AF561145

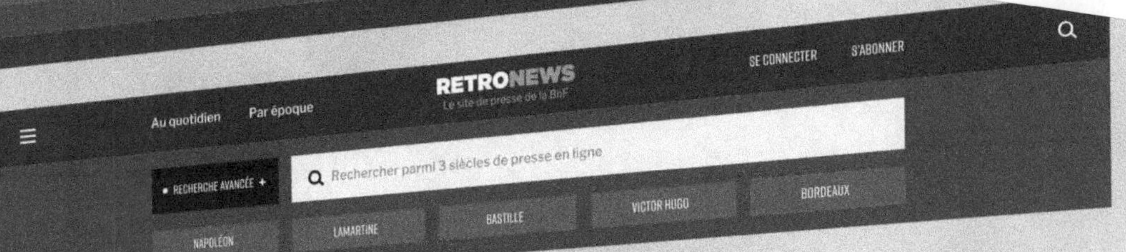
RETRONEWS
Le site de presse de la BnF
SE CONNECTER
S'ABONNER
Au quotidien
Par époque
RECHERCHE AVANCÉE +
Rechercher parmi 3 siècles de presse en ligne
NAPOLÉON
LAMARTINE
BASTILLE
VICTOR HUGO
BORDEAUX

ANNÉE 1886

ALMANACH-ANNUAIRE DES MÉDECINS PHARMACIENS

CONTENANT ÉGALEMENT LES NOMS & ADRESSES

DES OFFICIERS DE SANTÉ, DENTISTES

ET DES PRINCIPALES SAGES-FEMMES

POUR

Paris, les Départements, l'Algérie

ET LES COLONIES

Prix : 2 fr.

PARIS — ALCAN-LÉVY, IMPRIMEUR-ÉDITEUR
61, rue Lafayette, et 18, passage des Deux-Sœurs

ALMANACH-ANNUAIRE

DES

MÉDECINS, PHARMACIENS

ET DENTISTES

POUR 1886

Malgré tous les soins que nous avons apportés à cette publication, des erreurs ont pu encore s'y glisser. Nous prions dans ce cas, les personnes intéressées à nous envoyer leurs rectifications. Elles seront faites immédiatement pour l'édition suivante.

ANNÉE 1886

ALMANACH-ANNUAIRE

DES

MÉDECINS

PHARMACIENS

CONTENANT ÉGALEMENT LES NOMS & ADRESSES

DES OFFICIERS DE SANTÉ, DENTISTES

ET DES PRINCIPALES SAGES-FEMMES

POUR

Paris, les Départements, l'Algérie

ET LES COLONIES

Prix : 2 fr.

PARIS

ALCAN-LÉVY, IMPRIMEUR-ÉDITEUR

61, rue Lafayette, et 18, passage des Deux-Sœurs

1886 ≈ JANVIER		
7 h. 56 à 4 h. 12		
1	V	CIRCONCIS.
2	S	S. Clair
3	D	Ste Geneviév.
4	L	S. Rigobert
5	M	S. Siméon
6	M	*Epiphanie*
7	J	Ste Mélanie
8	V	S. Lucien
9	S	S. Adrien
10	D	S. Agathon
11	L	S. Théodore
12	M	S. Arcadius
13	M	Bap. J.-C.
14	J	S. Hilaire
15	V	S. Maur
16	S	S. Guillaume
17	D	S. Antoine
18	L	Ch. de S. Pier.
19	M	S. Sulpice
20	M	S. Sébast.
21	J	Ste Agnès
22	V	S. Vincent
23	S	S. Raymond
24	D	S. Timothée
25	L	Conv. S. Paul
26	M	S. Polycarpe
27	M	S. J. Chrys.
28	J	S. Charlem.
29	V	S. Fr. de Sale
30	S	Ste Bathilde
31	D	Ste Marcelle

FÉVRIER		
7 h. 33 à 4 h. 56		
1	L	S. Ignace
2	M	*Purificat.*
3	M	S. Blaise
4	J	S. Gilbert
5	V	Ste Agathe
6	S	S. Amand
7	D	S. Romuald
8	L	S. Jean de M.
9	M	Ste Apoline
10	M	Ste Scholast.
11	J	S. Séverin
12	V	Ste Eulalie
13	S	S. Grégoire
14	D	S. Valentin
15	L	S. Faustin
16	M	Ste Julienne
17	M	S. Flavien
18	J	S. Simoné.
19	V	S. Gabin
20	S	S. Sadoth
21	D	*Septuagés.*
22	L	Ste Isabelle
23	M	S. Méraud
24	M	S. Mathias
25	J	S. Taraise
26	V	S. Nestor
27	S	Ste Honorine
28	D	*Sexagésim*
l'année russe retarde de 12 jours		

MARS		
6 h. 44 à 5 h. 42		
1	L	S. Aubin
2	M	S. Simplice
3	M	Ste Cunégond
4	J	S. Casimir
5	V	Ste Perpét.
6	S	Ste Colette
7	D	*Quinquag.*
8	L	S. Jean de D.
9	M	*Mardi-gr.*
10	M	*Cendres*
11	J	S. Euloge
12	V	S. Paul év.
13	S	Ste Euphra.
14	D	*Quadragés.*
15	L	S. Zacharie
16	M	S. Cyriaque
17	M	S. Patrice
18	J	S. Alexandre
19	V	S. Joseph
20	S	PRINTEM.
21	D	*Reminisce.*
22	L	S. Émile
23	M	S. Victorien
24	M	S. Simon m.
25	J	S. Irénée
26	V	S. Ludger
27	S	S. Jean er.
28	D	*Oculi*
29	L	S. Gontran
30	M	S. J. Climaq.
31	M	Ste Balbine

AVRIL		
5 h. 40 à 6 h. 28		
1	J	*Mi-Carême*
2	V	S. F. de Paule
3	S	Ste Irène
4	D	*Lætare*
5	L	S. Albert
6	M	Ste Prudence
7	M	Ste Hégésipp.
8	J	S. Gautier
9	V	Ste Marie égy.
10	S	S. Macaire
11	D	*La Passion*
12	L	S. Jules
13	M	S. Marcelin
14	M	S. Tiburce
15	J	S. Elme
16	V	S. Paterne
17	S	S. Anicet
18	D	*Rameaux*
19	L	S. Timon
20	M	S. Théodore
21	M	S. Anselme
22	J	Ste Opportun.
23	V	S. Georges
24	S	S. Léger
25	D	PAQUES
26	L	S. Clet
27	M	S. Anastase
28	M	S. Vital
29	J	S. Robert
30	V	S. Eutrope

MAI		
4 h. 42 à 7 h. 13		
1	S	S. Ph. S. Jacq.
2	D	S. Athanase
3	L	Inv. Ste Croix
4	M	Ste Moniq.
5	M	Conv. S. Aug.
6	J	S. Jean P. L.
7	V	S. Stanislas
8	S	S. Désiré
9	D	S. Grégoire
10	L	S. Antonin
11	M	S. Isidore
12	M	S. Boniface
13	J	S. Servais
14	V	S. Pacôme
15	S	S. Jean Nép.
16	D	S. Honoré
17	L	S. Pascal
18	M	S. Éric
19	M	S. Yves
20	J	S. Bernard
21	V	S. Hospice
22	S	Ste Julie
23	D	S. Didier
24	L	S. Vinc. de L.
25	M	S. Urbain
26	M	S. Phil. de N.
27	J	Ste Caroline
28	V	S. Germain
29	S	S. Maxime
30	D	S. Félix
31	L	*Rogations*

JUIN 1886		
4 h. 3 à 7 h. 52		
1	M	S. Pamphile
2	M	S. Pothin
3	J	ASCENSION
4	V	S. Quirin
5	S	S. Claude
6	D	S. Norbert
7	L	S. Lié
8	M	S. Médard
9	M	Ste Pélagie
10	J	S. Landry
11	V	S. Barnabé
12	S	Ste Stéphanie
13	D	PENTECOTE
14	L	S. Basile
15	M	S. J. Fr. Rég.
16	M	S. Cyr
17	J	S. Avit
18	V	Ste Marine
19	S	S. Gerv. S. P.
20	D	*Trinité*
21	L	ÉTÉ
22	M	S. Paulin
23	M	Ste Basilide
24	J	FÊTE-DIEU
25	V	S. Prosper
26	S	S. Maxence
27	D	Ste Adèle
28	L	S. Irénée
29	M	S. Pier. S. P.
30	M	C. de S. P.

Deberny à Paris

1886 ♌ JUILLET 4 h. 2 à 8 h. 5			♍ AOUT 4 h. 34 à 7 h. 37			♎ SEPTEMBRE 5 h. 18 à 6 h. 41			♏ OCTOBRE 6 h. 1 à 5 h. 38			♐ NOVEMBRE 6 h. 48 à 4 h. 38			♑ DÉCEMB. 1886 7 h. 34 à 4 h. 4		
1	J	S. Thibaut	1	D	Ste Sophie	1	M	S. Gilles	1	V	S. Remi	1	L	TOUSSAINT	1	M	S. Éloi
2	V	Visit. de ND	2	L	S. Pier. a. L.	2	J	S. Alphonse	2	S	SS. Ang. gar.	2	M	*Trépassés*	2	J	Ste Bibianne
3	S	S. Anatole	3	M	S. Étienne p.	3	V	S. Grégoire	3	D	S. Denys	3	M	S. Hubert	3	V	S. Fulgen.
4	D	Ste Berthe	4	M	S. Dominiq.	4	S	Ste Rosalie	4	L	S. Fr. d'Ass.	4	J	S. Charles	4	S	Ste Barbe
5	L	Ste Zoé	5	J	S. Lucain	5	D	S. Bertin	5	M	S. Placide	5	V	Ste Bertille	5	D	S. Nicet
6	M	Ste Angèle	6	V	*Transfig.*	6	L	S. Eleuthère	6	M	S. Bruno	6	S	S. Léonard	6	L	S. Nicolas
7	M	Ste Aubierge	7	S	S. Gaëtan	7	M	S. Cloud	7	J	Ste Juliette	7	D	S. Ernest	7	M	S. Ambroise
8	J	Ste Céline	8	D	S. Emilien	8	M	*La Nativité*	8	V	Ste Brigitte	8	L	*Reliques*	8	M	S. Alfred
9	V	S. Cyrille	9	L	S. Camille	9	J	S. Omer	9	S	S. Denys év.	9	M	S. Mathurin	9	J	Ste Léocadie
10	S	Ste Félicité	10	M	S. Laurent	10	V	Ste Pulchérie	10	D	S. Fr. Borgia	10	M	S. Juste	10	V	Ste Valère
11	D	Tr. S. Benoit	11	M	Ste Suzanne	11	S	S. Hyacinthe	11	L	S. Probe	11	J	S. Martin	11	S	S. Damase
12	L	S. Gualbert	12	J	Ste Claire	12	D	S. Raphaël	12	M	S. Conrad	12	V	S. René	12	D	Ste Roseline
13	M	S. Eugène	13	V	S. Hippolyte	13	L	S. Mauril.	13	M	S. Édouard	13	S	S. Brice	13	L	Ste Luce
14	M	FÊTE NAT.	14	S	S. Eusèbe	14	M	Ex. de Ste Cr.	14	J	S. Calixte	14	D	S. Pantène	14	M	S. Nicaise
15	J	S. Henri	15	D	ASSOMPT.	15	M	S. Nicomède	15	V	Ste Thérèse	15	L	Ste Gertrude	15	M	S. Eusèbe
16	V	N-D. M.C.	16	L	S. Roch	16	J	S. Corneille	16	S	S. Gal	16	M	S. Eucher	16	J	Ste Adélaïde
17	S	S. Alexis	17	M	S. Mammès	17	V	S. Lambert	17	D	Ste Edvige	17	M	S. Agnan	17	V	Ste Olympe
18	D	S. Frédéric	18	M	Ste Hélène	18	S	S. Ferréol	18	L	S. Luc	18	J	S. Romain	18	S	S. Gatien
19	L	S. V. de Paul	19	J	S. Louis év.	19	D	S. Janvier	19	M	S. Savinien	19	V	Ste Élisabeth	19	D	S. Cyprien
20	M	Ste Marguerit	20	V	S. Bernard	20	L	S. Eustache	20	M	S. Agricol	20	S	S. Edmond	20	L	S. Philadelp.
21	M	S. Victor	21	S	S. Privat	21	M	S. Mathieu	21	J	Ste Ursule	21	D	Prés. de ND	21	M	HIVER
22	J	Ste Madeleine	22	D	S. Pie	22	M	S. Maurice	22	V	S. Phil. Hér.	22	L	Ste Cécile	22	M	S. Fabien
23	V	S. Apollinair	23	L	Ste Jeanne	23	J	AUTOMNE	23	S	S. Léotade	23	M	S. Clément	23	J	Ste Victoire
24	S	Ste Christ.	24	M	S. Barthélem	24	V	S. Gérard	24	D	S. Magloire	24	M	S. J. de la Cr.	24	V	Ste Émilienne
25	D	S. Jacq. maj.	25	M	S. Louis roi	25	S	S. Firmin	25	L	S. Crépin	25	J	Ste Cather.	25	S	NOEL
26	L	Ste Anne	26	J	S. Zéphirin	26	D	Ste Justine	26	M	S. Évariste	26	V	S. Pier. d'Al.	26	D	S. Étienne
27	M	S. Pantaléon	27	V	S. Césaire	27	L	S. Cosme	27	M	S. Frumence	27	S	S. Maxime	27	L	S. Jean ap.
28	M	S. Nazaire	28	S	S. Augustin	28	M	S. Venceslas	28	J	S. Sim. S. Jud	28	D	*Avent*	28	M	SS. Innocent
29	J	Ste Marthe	29	D	S. Merry	29	M	S. Michel	29	V	S. Narcisse	29	L	S. Saturnin	29	M	Ste Éléonore
30	V	S. Rufin	30	L	Ste Rose	30	J	S. Jérôme	30	S	S. Marcel	30	M	S. André	30	J	S. Sabin
31	S	S. Ign. L.	31	M	S. Fiacre				31	D	S. Quentin	*Fonder. Deberny*			31	V	S. Sylvestre

LES PROGRÈS DE LA THÉRAPEUTIQUE

En 1885

Par le Dr DUPOUY

RÉDACTEUR EN CHEF DU MONITEUR DE L'HYGIÈNE PUBLIQUE

D'après les travaux présentés à l'Académie de médecine et aux Sociétés savantes françaises et étrangères

---

L'Agaricine

L'agaricine est la résine cristalline extraite des agarics.

Voici, en résumé, le résultat des expériences faites par le professeur Pribram, à Prague, sur l'action et le mode d'emploi de l'agaricine.

Dans la grande majorité des cas, le médicament fut donné à des phtisiques, puis dans d'autres affections pulmonaires, dans plusieurs cas de lésions organiques du cœur, dans un cas d'hémiplégie et dans un cas d'hyperhidrose. Dans presque tous, l'agaricine se montra très active, mais dans les cas de sueurs profuses de longue date, l'action ne renaît que peu à peu après les doses répétées. Chez un très petit nombre de malades seulement, la suppression complète ne put être obtenue. On donna des pilules de 5 milligr., sans addition de poudre de Dower. Les doses moindres restaient sans résultat. A 5 milligr., les fortes sueurs étaient amoindries; à 1 centigr. les sueurs modérées cessaient complètement. Les sueurs profuses des phtisiques diminuèrent assez rapidement pour s'arrêter plusieurs jours après. Les doses de 3 centigr. furent au besoin bien supportées. Dans le cas d'hyperhidrose, un homme de cinquante-huit ans avait des sueurs profuses le jour et la nuit. Il existait seulement un léger catarrhe des sommets. La dose de 1 centigr. pendant quatre soirs resta inefficace. Mais les sueurs cessèrent avec une dose plus forte (0,015 à 0,02). Le médicament commence son effet cinq à six heures après avoir été administré. Comme action accessoire de l'agaricine, il faut noter une augmentation de la fréquence du pouls; au dire des malades, la toux se calme. Dans un cas de tuberculose péritonéale, la diarrhée cessa pendant tout le cours du traitement.

Conclusions. — 1. L'agaricine est un remède précieux, sûr dans presque tous les cas pour supprimer les sueurs, surtout chez les phtisiques.

2. — Sur un organisme sain, la perspiration de l'agaricine se maintient toujours à une même valeur.

3. — Même dans le cas de fortes sécrétions sudorales, la suppression de celle-ci par l'agaric n'amène aucun changement essentiel dans la somme des excrétions par la peau et les poumons.

4. — Cette compensation paraît résulter de la diminution de la quantité d'eau ingérée, car la sensation de soif s'amoindrit, et de la plus grande quantité d'eau contenue dans l'urine.

5. — L'agaricine fait disparaître les sueurs modérées après une seule dose de un centigramme, les sueurs profuses après des doses plus fortes.

6. — Il n'y a pas de phénomènes accessoires fâcheux.

7. — Chez les phtisiques, la faiblesse diminue avec la disparition des sueurs; la marche de la maladie reste la même.

L'Antipyrine

Dans ces derniers temps, l'antipyrine a été expérimentée de divers côtés, sur une grande échelle, et elle a fait l'objet de nombreux travaux. Nous allons essayer de les résumer aussi clairement que possible.

L'antipyrine dérive de la *méthyloxyquinizine*. Celle-ci se forme par l'action de l'*éther acétylacétique* sur la *phénylhydrazine*; il y a d'abord élimination d'eau et formation d'un produit de condensation huileux; celui-ci est chauffé pendant deux heures au B. M.; il perd une molécule d'alcool et donne la *méthyloxyquinizine*. La masse liquide est versée dans un peu d'éther qui dissout une petite quantité de matière colorante; il se sépare une masse cristalline, qu'on lave à l'éther et qu'on sèche à 100°.

L'antipyrine n'est pas autre chose que la *diméthyloxyquinizine*, $C^{22} H^{12} Az^2 O^2$ et résulte de l'introduction d'un nouveau groupe méthylique dans l'*oxyméthylquinizine*, qui de base secondaire passe à l'état de base tertiaire.

Pour l'obtenir, on chauffe en tubes scellés, à 100°, un mélange à parties égales d'*oxyméthylquinizine*, d'iodure de méthyle et d'alcool méthylique. La masse obtenue est décolorée par ébullition avec une solution d'acide sulfureux; on distille l'alcool, et on ajoute de la lessive de soude qui précipite la diméthyloxyquinizine sous forme d'une huile pesante. On agite avec de l'éther employé en grande quantité, et on évapore la solution éthérée.

L'antipyrine se présente sous forme de cristaux incolores ou de poudre cristalline blanchâtre, sans odeur sensible, d'une saveur légèrement amère, fondant vers 110° à 113°. Elle est facilement soluble dans l'eau, dans l'alcool et dans le chloroforme, bien moins soluble dans l'éther.

La solution aqueuse au centième donne avec le tannin un précipité blanc abondant; 2 centimètres cubes de cette solution additionnés de 2 gouttes d'acide azotique fumant, se colorent en vert; par l'ébullition et une nouvelle addition d'acide, la coloration passe au rouge.

Deux centimètres cubes d'une solution plus étendue, au millième donnent, avec une goutte de solution de perchlorure de fer, une coloration rouge foncé qui tourne au jaune clair par addition de douze gouttes d'acide sulfurique concentré.

La solution aqueuse d'antipyrine doit être neutre, incolore ou faiblement jaunâtre, sans saveur trop marquée, et ne doit pas être modifiée par l'hydrogène sulfuré.

L'antipyrine produit un abaissement de température remarquable, sans effets secondaires, même à des doses élevées.

Tout en possédant les propriétés de la kairine, elle n'en a pas les inconvénients.

A la dose de 4 à 6 grammes, donnée en trois fois, à une heure d'intervalle, elle abaisse sûrement la température d'une façon lente et progressive jusqu'au chiffre normal; cette action se maintient pendant six à huit heures, quelquefois même pendant un temps plus long; l'ascension secondaire de la température, qui n'est pas brusque comme pour la kairine, ne s'accompagne ni de frissons, ni de sueurs profuses, les malades éprouvent même une sensation de bien-être, et n'ont, dans le courant de la première heure, que quelques sueurs d'une durée de 10 à 20 minutes au plus. Les sueurs peuvent cependant devenir abondantes, mais on les évite facilement en administrant, 10 minutes avant la première prise d'antipyrine, 5 milligrammes d'agaricine ou un demi-milligramme d'atropine.

L'antipyrine ne produit rien qui rappelle l'ivresse quinique ou salicylique : peu ou pas de bourdonnements d'oreilles, pas de surdité, pas de maux de tête; chez quelques malades, on observe de l'intolérance stomacale, un peu de répugnance et des vomissements qui obligent de recourir aux injections souscutanées et à la voie rectale.

On l'emploie à la dose de 2 à 5 grammes; l'abaissement de température est de 2 à 3 degrés; on l'administre entre onze heures et deux heures pour couper la fièvre, le soir; celle-ci ne revient qu'après six à douze heures, et la température remonte graduellement sans frissons.

M. Huchard a administré l'antipyrine à des typhoïdiques et a observé un notable abaissement de la température morbide, sans production de sueurs, de nausées ou d'éruptions cutanées. Il a cru devoir modifier la méthode allemande, qui consiste à donner 2 grammes d'antipyrine la première heure, 2 grammes la deuxième heure, et ensuite 1 gramme toutes les heures jusqu'à défervescence suffisante. Il préfère administrer 1 gramme du médicament toutes les deux ou trois heures, en surveillant, au moyen du thermomètre, les effets produits. Chez un typhoïdique adulte, arrivé au douzième jour de la maladie, il a rapidement obtenu la chute de la fièvre, et la dothiénentérie a évolué régulièrement, avec une température normale; il ne s'est produit aucune modification dans le taux de l'urée. Chez les phtisiques, les effets antithermiques sont encore plus nets et plus constants; on supprime aisément les accès quotidiens de fièvre hectique si rebelles à toute autre médication, et les malades ressentent un soulagement très marqué.

M. Dujardin-Beaumetz a obtenu des résultats semblables, réellement précieux, surtout chez les phtisiques; mais il a constamment observé des sueurs profuses qui deviennent excessives chez certains malades dont la transpiration est ordinairement abondante. D'autre part, il a constaté que, chez les typhoïdiques, bien que la température initiale soit souvent moins élevée que dans la tuberculose, l'effet antithermique du médicament est moins certain et moins marqué; on est obligé de recourir à des doses plus fortes, 4 et 5 grammes et même davantage. Il semble résulter des notions acquises sur l'antipyrine que c'est à coup sûr un phénol; ses effets thérapeutiques ou toxiques sont analogues à ceux fournis par l'acide phénique; sa réaction à l'égard du perchlorure de fer est presque identique.

M. Cadet de Gassicourt a donné 50 centigrammes d'antipyrine à un enfant de dix ans atteint de rougeole pendant son séjour à l'hôpital. Il n'y a donc, dans ce cas, aucune possibilité de confondre l'action thérapeutique avec une défervescence spontanée, puisque la date du début de la maladie est certaine. La température était de 40°,1; une demi-heure après, elle descendit à 40 degrés; trois heures et demie plus tard, à 37 degrés. Le soir, elle était encore à 37 degrés, et elle se maintint le lendemain à ce chiffre. Il ne se produisit pas de sueurs, et la rougeole évolua normalement, mais sans fièvre, grâce à l'antipyrine. M. Cadet de Gassicourt a fait remarquer quelle perturbation profonde l'action antithermique de ce médicament devra apporter dans la clinique, puisque c'est d'ordinaire sur la marche de la température que le médecin se base pour suivre l'évolution d'un grand nombre de maladies, pour apprécier leur forme, leur pronostic, leur durée, pour rechercher diverses complications parfois latentes. Il faudra substituer à ce guide, souvent si précieux, d'autres moyens d'investigation et de contrôle Si l'action de l'antipyrine sur les vaisseaux et sur la contractilité des capillaires, signalée par Hénocque, se confirme, on est en droit d'en attendre d'heureux effets sur les lésions congestives elles-mêmes.

Le Bromhydrate de conine

M. Narris Walfendez, qui a expérimenté le bromhydrate de conine, a rendu compte des résultats qu'il en a obtenus dans les termes suivants :

Ayant vu souvent échouer le bromure de potassium dans le traitement de l'épilepsie, j'ai essayé un médicament dont on ne s'était pas servi jusqu'ici dans ce but. Si les résultats n'ont pas été aussi favorables qu'on aurait pu l'espérer, ils sont assez satisfaisants pour encourager des essais ultérieurs. Je me propose de donner ici un résumé de sept cas; nous avons l'espoir d'en réunir par la suite un plus grand nombre. Dans tous, on avait administré le bromure de potassium jusqu'à l'apparition des accidents de bromisme.

L'auteur, ayant donné le résumé des sept observations, arrive aux conclusions que l'on peut tirer de ces sept cas : c'est que ce médicament peut souvent rendre de sérieux services; que les cas dans lesquels il échoue sont ceux qui dépendent d'une lésion grave du cerveau. Dans tous les cas légers, il est utile.

Les inconvénients que produit le médicament sont la céphalalgie, un malaise qui dure ordinairement une heure, malaise accompagné souvent d'injection de la conjonctive. Avec les doses employées, on n'a observé aucun phénomène qui ait appelé l'attention du côté du cœur et des gros vaisseaux. Cette dose n'a jamais dépassé 25 centigrammes en vingt-quatre heures. D'apres mon expérience, un enfant de huit ans supporte bien une dose de 10 centigrammes, un enfant de sept ans peut en prendre 8 centigrammes sans accidents.

Le Bromure de nickel

Da Casta a recommandé l'emploi du bromure de nickel sous forme de pilules et de sirop, contre l'épilepsie.

Pilules

Bromure de nickel..................	0 gr. 60
Poudre de guimauve..............	0 40
Extrait de gentiane..............	0 40

Sirop

Bromure de nickel..................	10 gr.
Eau..	120
Glycérine................................	15
Sucre......................................	250

Faites 12 pilules.

Ce sirop présente une belle couleur verte.

Le bromure de nickel se prépare par saturation de l'acide bromhydrique avec le carbonate de nickel, à chaud, filtration et évaporation à siccité au bain-marie.

L'Acide borique.

L'acide borique est supérieur au sublimé corrosif et à l'acide phénique, parce qu'il n'est pas toxique comme le sublimé, et parce qu'il n'a pas d'odeur comme l'acide phénique.

Dans les excoriations, érosions, plaies, gerçures, crevasses du mamelon, il faut appliquer sur le sein des compresses imbibées de la solution suivante :

Eau distillée...........	200 grammes
Acide borique..........	6 —

Pour empêcher l'évaporation du liquide, on met immédiatement sur les compresses un morceau de taffetas gommé. Sur le taffetas, une couche de ouate; le tout est maintenu à l'aide d'un bandage de corps.

Bond préconise la préparation suivante pour les brûlures étendues :

Poudre d'acide borique...........	1 gramme
Glycérine..................................	3 gram. 50 cent.
Huile d'olive............................	30 grammes.

L'acide borique est destiné à entrer dans la composition des eaux de toilette. En voici les raisons :

L'action des acides très dilués sur la peau est bien connue. La parfumerie en a même tiré un certain parti. Il existe dans le commerce une lotion contre les rides, qui porte un nom célèbre, et qui n'est autre chose qu'une eau aromatique acidulée avec un peu d'acide chlorhydrique. L'acide borique doit remplacer celui-ci.

En médecine, on n'emploie pas volontiers, et pour cause, les minéraux. Le glycéré d'amidon contenant 1 pour 20 d'acide tartrique est aujourd'hui classique contre la couperose, l'acné et les rougeurs du visage. Seulement, c'est un médicament qu'on n'emploie qu'au moment du besoin.

Celui que propose aujourd'hui M. P. Vigier a l'avantage de pouvoir être continué indéfiniment. Voici sa composition :

Acide borique........................	1 gramme
Eau de rose..........................	100 —
Eau de miel d'Angleterre...........	V gouttes.

Mouiller, matin et soir, le visage avec cette lotion. Comme on le voit, c'est une nouvelle application de l'acide borique, déjà si utile à la thérapeutique.

M. Magitar a communiqué la recette de sa liqueur dentifrice antiseptique. La voici :

Borate de soude.........................	1 gr.
Thymol.....................................	0 gr. 50 cent.
Eau distillée............................	500 gr.

Faites dissoudre. Pour corriger la fétidité de l'haleine, laver plusieurs fois la bouche dans la journée avec cette solution. Traiter les dents cariées, afin de les obturer, si c'est possible.

La Caféine

En raison des propriétés toniques, stimulantes et diurétiques de la caféine, M. Huchard la prescrit en solution d'après la formule suivante :

Eau distillée........................	300 grammes
Benzoate de soude.................. }	ãã 5 grammes
Caféine............................... }	

2 à 5 cuillerées à bouche par jour.

Cette potion est quelquefois mal supportée et donne lieu à des accidents pénibles de gastralgie ; il faut alors l'administrer en injections hypodermiques, d'après la formule suivante :

Salicylate de soude................	3 grammes
Caféine...............................	4 grammes
Eau distillée........................	Q. S. pour faire 10 centimètres cubes.

Chaque centimètre cube contient ainsi 40 centigrammes de caféine. On peut en administrer de 40 à 80 centigrammes par jour.

Ces injections abaissent la température dans la fièvre typhoïde et combattent d'une façon efficace les phénomènes de dépression générale. C'est un diurétique puissant, très utile à la dernière période des affections cardiaques; son action sur la période algide du choléra ne paraît pas, jusqu'à présent, bien évidente.

La Cocaïne

Relativement à l'action physiologique de cet alcaloïde, M. Brown-Séquard a communiqué à la *Société de Biologie* une série d'expériences qui tendent à démontrer que l'action de la cocaïne se produit par une irritation sur les nerfs périphériques.

Pour cela il a comparé les résultats obtenus sur le larynx par le chloroforme et par la cocaïne, et il les a trouvés identiques.

Ainsi, par exemple, chez les animaux qui furent soumis à l'irritation par ces corps, au moyen d'injections faites sur la muqueuse laryngée, il a constaté l'anesthésie généralisée et l'analgésie de la plaie.

Le savant physiologiste conclut de ses observations que la cocaïne agit sur les centres nerveux et détermine le phénomène de roulement et de tournoiement du côté opposé à celui où a été faite l'injection.

L'action de la cocaïne a été constatée également :

1° Sur les fermentations. — D'après la note adressée par M. Charpentier à la *Société de Biologie*, les résultats obtenus par l'action de la cocaïne sur les phénomènes de la fermentation et de la germination se trouveraient contrôlés. Cet alcaloïde suspend la vie de ces éléments sans la détruire.

2° Sur la parturition. — M. Doléris a badigeonné le col utérin avec une solution de cocaïne, au moment où sa dilatation atteignait la dimension d'une pièce de deux francs. Il a badigeonné avec la même solution (au 4 centièmes) la région vulvaire dans la période d'expulsion.

Dans presque tous les cas, il a obtenu une diminution considérable des douleurs, principalement des douleurs périnéales causées par l'effort de la tête sur le périnée.

L'action anesthésique de la cocaïne a été mentionnée dans les vomissements de la grossesse, d'après la formule suivante :

Chlorhydrate de cocaïne........................	2	grammes
Eau distillée..	300	—

Une cuillerée à soupe toutes les demi-heures, jusqu'à cessation des vomissements.

On l'a expérimentée avec succès comme adjuvant du cathétérisme pour éteindre la sensibilité urétrale. M. Weiss en a fait usage dans le cas de brûlures en badigeonnages. Dans les opérations dentaires, elle abolit la sensibilité de la dentine. D'après M. le Dr Picard, une douleur intolérable de la verge aurait été guérie par des instillations de chlorhydrate de cocaïne, à l'aide d'une solution de deux et demi p. 100.

Presque tous les ophtalmologistes ont insisté sur la propriété qu'a ce sel de produire l'anesthésie locale, et sur ses effets comme agent thérapeutique dans la chirurgie ophtalmologique. Les méthodes employées sont les instillations et les injections de solution dans le sac et les conduits lacrymaux.

Ce médicament a certains avantages sur l'atropine, en ce qu'il facilite mieux l'examen de l'œil et le traitement des affections de cet organe.

Depuis les travaux de Karl Roller, sur l'insensibilisation de la conjonctive et de la cornée par le chlorhydrate de cocaïne, le champ d'action de cet alcaloïde, dit le docteur de Larabie, s'est rapidement étendu. Aujourd'hui les expériences faites pour anesthésier les muqueuses du larynx, du pharynx, de l'estomac, du vagin, du rectum, donnent la mesure des bons effets qu'on est en droit d'attendre dans le traitement des affections de ces organes ou pour faciliter les opérations chirurgicales qu'on y pratique.

L'emploi de la cocaïne s'étant généralisé et les usages de ce précieux médicament étant devenus très nombreux, il peut être utile de signaler quelques modifications introduites par M. Schnitzler dans l'administration de cette substance.

Pour augmenter et prolonger l'action analgésique de la cocaïne, M. Schnitzler ajoute à la solution de la cocaïne une dose convenable de morphine. M. Schnitzler unit également à la cocaïne l'acétate de plomb, le salicylate de soude, le sous-nitrate de bismuth, etc., pour agir contre les différentes affections de la bouche, du larynx, du pharynx et de la poitrine.

A cause de son prix élevé, M. Schnitzler a cherché à remplacer la cocaïne par des succédanés. C'est dans ce but qu'il a essayé la caféine en solution à 5 o|o. Celle-ci exerce aussi une action analgésique et anesthésique sur la muqueuse de la bouche, du pharynx et du larynx, mais à moindre degré que la cocaïne. M. Schnitzler a aussi commencé à employer, au lieu de la cocaïne, un extrait alcoolique des feuilles fraîches de coca. Cet extrait est préparé de la manière suivante : On exprime le suc des feuilles fraîches et réduites à la consistance d'une bouillie. Ce suc est additionné d'une quantité égale d'alcool. On expose le mélange pendant huit jours à l'air libre, dans un endroit obscur, puis on filtre. On obtient de cette manière un liquide d'une couleur vert jaunâtre foncée, qui a une odeur agréable et une saveur aromatique.

Les feuilles sèches ne sont pas si efficaces et n'ont pas l'odeur et la saveur aromatique des feuilles fraîches.

M. Schnitzler a employé cet extrait à l'intérieur, à la dose de 1 à 2 grammes à la fois et à la dose de 5 à 10 grammes par jour. Ainsi administré, l'extrait produit un bien-être général et en même temps une excitation agréable : à une dose plus grande, on observe une excitation plus forte des systèmes vasculaire et nerveux.

Dans l'application locale de cet extrait, on observe une analgésie et une anesthésie des muqueuses presque égales à celles produites par la cocaïne. Cet extrait présente le grand avantage de coûter très bon marché ; 1 gramme ne coûte que 22 centimes, tandis que 1 gramme de cocaïne coûte actuellement plus de 20 fr.

Le Narangillo

Cette plante contient une substance alcaline, donnant toutes les réactions d'un alcaloïde, et formant des sels avec les acides ; on lui a donné le nom de *xanthoxyline*. Elle contiendrait, en outre, un hydrocarbure, le *xanthoxylène*, analogue au pilocarpène, un stéaroptène cristallisé, et une huile essentielle dont l'odeur rappelle à la fois celle de la mélisse et du citron.

Cette plante, en raison même de la similitude de ses propriétés avec celles du jaborandi, mériterait d'être soumise aux expériences thérapeutiques.

La Pyridine

La pyridine (C^5H^5Az) se développe lors de la distillation sèche des matières organiques dans les produits de la substance osseuse (huile animale de Dieppel Anderson), le goudron de houille, les alcaloïdes importants comme la cinchonine, la quinine, la morphine ; on la retrouve dans les produits condensés de la fumée de tabac (Wohl et Eulenberg) ; enfin, dans la nicotine elle-même, où le noyau pyridique a été constaté en 1880 par Cahours et Stars, en même temps que toute une série analogue, vérifiée ensuite par Œchsner. Quelle qu'en soit l'origine, quel que soit son mode de préparation, la pyridine est un liquide incolore, qui se vaporise à l'air en répandant une odeur très pénétrante ; miscible avec l'eau en toutes proportions, elle forme avec les acides minéraux des sels très solubles, mais qui se dissocient facilement.

M. G. Sée a fait connaître récemment les résultats thérapeutiques qu'il a obtenus avec la pyridine dans le traitement de l'asthme.

D'après lui, le meilleur mode d'introduction de la pyridine dans l'organisme n'est ni l'injection sous-cutanée des sels pyridiques, à cause de leur rapide dissociation, ni l'inhalation de la pyridine pure, qui provoque des troubles nerveux ; c'est l'aspiration de la pyridine versée sur une assiette et mêlée à la dose de 4 à 5 grammes, avec l'air confiné d'une chambre close et jaugeant à peine 25 mètres cubes d'air ; la substance s'évaporant facilement, elle imprègne l'atmosphère et pénètre rapidement dans le sang, car on la retrouve presque aussitôt dans les urines ; néanmoins les inhalations doivent durer vingt à trente minutes et être répétées trois fois par jour.

Tous les malades éprouvent immédiatement une diminution marquée de l'oppression ; la respiration devient libre, facile, et la soif d'air moins impérieuse ; c'est qu'en effet l'impressionnabilité du nerf vague et l'excitabilité du bulbe sont singulièrement atténués ; pendant ce temps, le cœur reste calme régulier, et le pouls conserve son rhythme, ainsi que sa force. A la fin de la séance, ou une heure après, beaucoup éprouvent une tendance irrésistible au sommeil, qui ne devient jamais complet ou profond, et ne s'accompagne ni de la perte de l'intelligence, ni d'insensibilité ; or cette singulière somnolence éloigne complètement la pyridine de toute la classe des anesthésiques, tels que le chloroforme, l'éther. Pendant ce sommeil, qui n'est d'ailleurs pas constant, on ne provoque plus que difficilement les sensations suivies de phénomènes réflexes, et cependant l'énergie contractile n'est pas perdue. Au point de vue de la musculation, cette substance ne produit en effet ni paralysie, ni convulsion, ni même de tremblement ; mais il se manifeste une sorte de résolution des muscles avec une détente de leur tonicité, par suite de la diminution du pouvoir réflexe qui est le caractère propre de la pyridine, et lui constitue une propriété spéciale qu'on ne trouve jamais à un même degré parmi les effets des substances éminemment toxiques, comme la nicotine ou l'atropine qui *la fournissent.* Il résulte de cet état musculaire et cérébral un bienfait considérable. tous les asthmatiques indistinctement passaient leur nuit troublée par de violents accès d'oppression. Ils jouissent maintenant d'un repos absolu avec ou sans somnolence, tous réclament l'inhalation répétée selon le procédé et selon la durée indiqués.

Après deux ou trois séances, la sibilance de la poitrine diminue ou disparaît ; l'auscultation ne révèle plus à la place des râles secs et généralisés, que des râles muqueux disséminés, de sorte que l'air pénètre facilement à travers les mucosités devenues fluides qui encombraient à l'état de condensation les dernières bronchioles ; le murmure respiratoire, qui était affaibli ou même aboli par l'emphysème concomitant, ne tarde pas à reparaître ; l'expectoration est plus facile ; les crachats devenus plus liquides perdent leur caractère purulent et leur odeur fétide, et finissent par diminuer. Les suites de l'aspiration pyridique sont nulles au point de vue de la santé générale ; l'effet respiratoire persiste et plusieurs malades ont vu disparaître complètement leurs accès de suffocation. Chez d'autres, l'action physiologique des inhalations s'atténue au bout de six à dix jours ; il devient alors utile d'y adjoindre le *traitement ioduré*.

Analyse des observations. — Les observations au nombre de 14 (3 femmes et 11 hommes, âgés de 30 à 68 ans), portent sur 9 asthmatiques et 5 cardiaques. Dans trois cas d'ASTHME NERVEUX les accès disparurent complètement après huit et quinze jours de traitement; chez trois autres malades, atteints d'asthme catarrhal avec emphysème datant au moins d'un an, les accès devinrent moins intenses et moins fréquents ; le septième cas se rapporte à une bronchite grave ancienne putride, avec dilatation des bronches ; le malade est en voie de guérison ; le huitième cas a trait à un asthme permanent datant de l'enfance : amélioration très marquée. Enfin le neuvième cas se rapporte à un asthme ayant douze ans de date : après un soulagement très marqué, le malade fut obligé, à cause des vertiges et des nausées, de suspendre le traitement.

La deuxième catégorie comprend cinq cas d'asthme cardiaque, tous compliqués d'œdème, d'albuminurie, la plupart avec une hypertrophie du cœur droit, les autres avec une lésion concomitante de l'aorte et une insuffisance des valvules aortiques qui ne ferment plus la communication avec le cœur gauche. Tous ces cardiaques accusèrent une amélioration immédiate et très prononcée au point de vue de la respiration qui était entravée.

Résumé et conclusions. — 1° Quelle que soit la forme de l'asthme, qu'il soit nerveux, emphysémateux ou catarrhal, que l'asthme soit d'origine goutteuse ou dartreuse, l'ioduration constitue la vraie méthode curative ; quand l'iodisme survient, c'est la pyridine qui trouve son emploi et qui doit être considérée comme le moyen le moins incertain de guérir les accès ; c'est le meilleur palliatif de l'iode et le remède le plus efficace.

2° La pyridine est supérieure à l'injection de morphine ; son action est plus durable et bien plus inoffensive.

3° Dans l'asthme nevro-pulmonaire simple on peut faire cesser ainsi les accès d'une manière complète. Pour l'asthme grave compliqué de lésions pulmonaires permanentes, la durée du traitement doit dépasser huit à dix jours pour consolider l'amélioration obtenue. Lorsqu'il s'agit de l'asthme cardiaque avec ou sans complications rénale et hydropique, la pyridine peut encore rendre les plus grands services pour combattre le plus persistant, le plus pénible des phénomènes qui tour-

server davantage des récidives, et a ce grand avantage de ne pas produire d'accidents du côté du tube digestif. Depuis six mois que je m'occupe de cette question, j'ai eu l'occasion de traiter quelques malades par le tannate de mercure : deux d'entre eux, que j'avais soignés depuis le début de leur vérole, et à qui j'avais prescrit du protoiodure de mercure et de l'iodure de potassium, présentaient après quinze mois de nouveaux accidents du côté de la gorge et de la vulve : l'un après douze jours de traitement, et l'autre après quatorze jours, voyaient leurs ulcérations complétement disparues. Chez un jeune homme de vingt ans et une jeune femme de vingt-cinq, les accidents secondaires ont disparu en moins de trois semaines : chez un autre malade, les accidents secondaires ont été un peu plus longs à s'en aller, et le tannate de mercure a dû être prescrit pendant un mois et demi. Enfin, chez une jeune fille de dix-huit ans qui avait contracté la vérole deux ans auparavant, et était atteinte de syphilides pustuleuses en même temps que de plaques du côté de la gorge et de la vulve, et qui, malgré le protoiodure de mercure et l'iodure de potassium, avait toujours présenté les ulcérations spécifiques du côté de la gorge et du côté de la langue, le tannate de mercure administré à la dose de 40 centigrammes a fait disparaître ces accidents en quinze jours. De ces six malades, quatre avaient déjà pris antérieurement du protoiodure qu'ils supportaient mal, à cause de la diarrhée qui en résultait et de l'agacement occasionné du côté des gencives ; avec le tannate de mercure, je n'ai observé de diarrhée dans aucun de ces cas, ni de stomatite ; l'appétit est resté toujours bon. »

La Thalline

La thalline ou tétrahydroparaméthyloxyquinoline, découverte par Skraup (de Vienne), a été étudiée par le docteur Rudolph de Jaliksch (de Vienne).

Ce médecin a reconnu des propriétés antifébriles, à la dose de 20,50 ou 75 centigrammes, à la thalline et à ses sels (sulfate, tartrate et chlorhydrate de thalline).

Le chlorhydrate de thalline s'altère assez promptement à la lumière, il est d'une conservation difficile, aussi faut-il renoncer à son emploi.

Le sulfate et le tartrate de thalline représentent une poudre cristalline, blanchâtre, le premier possédant une odeur aromatique assez accusée, le second ayant une odeur qui rappelle celle de la couamrine. Les solutions concentrées de ces sels ont une saveur aromatique agréable.

Le sulfate de thalline, très soluble dans l'eau bouillante, se dissout dans cinq fois son poids d'eau froide ; ses solutions se colorent légèrement en brun à la lumière. Quant au tartrate, il est soluble dans dix parties d'eau.

Une réaction caractéristique est celle que prennent les solutions de ces deux sels sous l'influence de quelques gouttes de perchlorure de fer ; il se prodnit une coloration verte très sensible qui fait place au bout de deux à vingt-quatre heures à une coloration jaune rougeâtre. Cette coloration verte est également obtenue à l'aide de réactifs divers, du bichromate de potasse, de l'acide chromique, du nitrate de mercure, du chlore, du brôme et de l'iode en solutions aqueuses, et du nitrate d'argent.

Quant à l'éthylthalline ($C H^{11}Az$) et à ses sels, ils sont également solubles dans l'eau et se distinguent de la thalline par la coloration rouge que donne le perchlorure de fer à ses solutions.

Or, ces produits divers possèdent des propriétés antithermiques réelles, mais la préférence doit être accordée au sulfate de thalline, qui paraît plus actif que le tartrate et le chlorhydrate. Le docteur de Jacksch a pu ainsi, dans plus de 100 cas de fièvres dues à des maladies différentes (fièvre intermittente, dothiénentérie, rhumatisme, rougeole, érysipèle, état puerpéral fébrile, pneumonie, tuberculose, etc.), abaisser la température jusqu'à la normale, sans produire aucun accident. Pour la fièvre intermittente, on réussit à supprimer l'accès en prescrivant la thalline deux ou trois heures avant son apparition ; donné même après le début de l'accès, le médicament a pu en abréger la durée et en amoindrir l'intensité. Mais il ne guérit pas la fièvre intermittente, les accès se reproduisent, et il faut toujours avoir recours en dernier lieu au sulfate de quinine ; ce qui prouve que, si la thalline est un antithermique puissant, elle n'est pas un antipériodique.

Les sels de thalline paraissent très efficaces dans la fièvre typhoïde et dans la fièvre des tuberculeux ; ils agissent également sur la fièvre du rhumatisme, mais ne produisent aucun effet sur les phénomènes douloureux et la durée de la maladie.

La Terpine

Comme on le sait, la terpine est un bihydrate de térébenthine. M. G. Sée a fait une communication sur son action thérapeutique à l'Académie de médecine, de laquelle il résulte que :

1° Elle détermine sur les vaisseaux bronchiques un resserrement assez considérable pour arrêter les sécrétions bronchiques, ainsi que les hémorrhagies de la muqueuse pulmonaire.

2° La dose à employer est de 80 centigr. à 1 gr. 20 par

jour, en solution dans un liquide alcoolique avec addition d'*un sirop* quelconque.

M. Lépine a employé jusqu'à ce jour la terpine dans les bronchites chroniques, dans quelques cas de néphrite chronique, et les résultats ont été très satisfaisants.

M. Daniel Mollière, chirurgien-major de l'Hôtel-Dieu de Lyon, a également affirmé à M. Debout en avoir obtenu d'excellents résultats dans la néphrite chronique.

La dose employé a varié de 20 à 40 centigrammes.

M. Lépine a remarqué que, contrairement à l'action de l'essence de térebenthine, la terpine ne diminue pas la sécrétion bronchique, mais au contraire, elle l'augmente et la fluidifie.

Quant à la néphrite chronique, elle agirait comme un diurétique par action directe sur l'épithélium rénal, et non à la façon de la digitale.

Les effets de la terpine sont les mêmes que ceux de la térébenthine, mais ils sont incomparablement plus actifs, plus rapides et surtout plus inoffensifs ; la terpine ne présente aucun des incouvénients de l'essence de térébenthine. Introduites dans l'estomac, les capsules térébenthinées produisent un goût âcre de cuisson, la salivation avec la sécheresse de la muqueuse buccale, de l'inappétence avec du malaise, des nausées et même des vomissements, des coliques et souvent la diarrhée. Aucun de mes malades n'a accusé la moindre sensation désagréable après l'ingestion des pilules, rarement après l'ingestion de la solution alcoolique et je n'ai constaté aucun trouble gastro-intestinal, même après l'usage prolongé du médicament pendant plusieurs semaines. Si l'on juge que chez les phtisiques l'intégrité des fonctions digestives est, quelle que soit la médicamentation employée, un desideratum essentiel, on saisira facilement les avantages que ce nouvel agent thérapeutique procure dans le traitement des formes bronchorréiques de la phtisie pulmonaire.

RÉSUMÉ. — La terpine constitue un modificateur énergique de la muqueuse respiratoire et un antisécrétoire puissant.

1° Elle diminue et tarit rapidement l'expectoration purulente dans les formes catarrhales de la phtisie, que la sécrétion muco-purulente provienne des bronches irritées par les tubercules ou de la paroi des cavernes pulmonaires, que la maladie soit au début ou dans la phase de la fonte purulente, ou même à la période des excavations formées, la terpine sera indiquée toutes les fois que la formation de pus est assez abondante pour fatiguer le malade, pour épuiser ses forces, pour entraîner le dépérissement ;

2° Elle sera employée avec succès dans les hémoptysies de la tuberculose commençante, c'est-à-dire lorsque la maladie n'est pas arrêtée au développement des grandes cavités avec anévrismes de l'artère pulmonaire ;

3° Dans le traitement des catarrhes pulmonaires, des bronchites chroniques indépendantes de l'asthme et ne provoquant qu'une dyspnée par encombrement des bronches, la terpine constitue le meilleur moyen d'amoindrir l'hypersécrétion bronchique ;

4° Son action prompte, sûre et exempte d'inconvénients physiologiques, doit la faire préférer aux préparations de térébenthine ou de goudron, ou de bourgeons de sapin qui en contiennent si peu, à l'essence de térébenthine qui n'est pas tolérée. Elle présente même, à cause de sa parfaite innocuité et de sa parfaite digestibilité, des avantages sur la créosote ;

5° Les meilleurs procédés pour administrer ce médicament sont la forme pilulaire ou la solution alcoolique et la meilleure dose est d'un gramme par jour ;

6° Dans l'asthme nerveux, emphysémateux ou catarrhal qu'il faut distinguer du catarrhe primitif, l'iode et la pyridine ont une supériorité incontestable.

SEINE

DOCTEURS EN MÉDECINE ET EN CHIRURGIE (1)

MM.

Abadie (Ch.), 1870. — *Maladies des yeux.* — Lundi, mercredi, vendredi, à 5 h., rue Volney, 9. Clinique de 1 à 3 h., boul. Saint-Germain, 172.

(1) Les croix à cinq branches indiquent les décorations dans l'ordre de la Légion d'honneur; les croix à quatre branches indiquent les décorations étrangères.

Nous avons marqué d'un astérisque (*) les noms des docteurs en médecine résidant à Paris, qui font partie de la Société centrale de l'Association des médecins de France.

Abeille (A.-M.-H.), ✻, Montpellier, 1837; de 1 à 3 h., rue Roquépine, 15.

Abélanet (H.), 1879, de 1 à 2 h., 19, place des Vosges.

Ackermann (Victor), Paris, 1880; Gradde-Rue, 41, à Champigny.

Adam (L.), 28 mars 1849. — *Maladies des oreilles et surdité.* — De 2 à 5 h., rue de Larochefoucauld, 45.

Adam, 31 janvier 1879; pharmacien en chef de l'hôpital Lariboisière.

Agard, Paris, 13 août 1874; de 1 à 3 h., rue de Bondy, 22.

Aguilhon de Sarran. — *Maladies de la bouche et des dents.* — De 11 à 4 h., rue d'Antin, 19 (avenue de l'Opéra).

Ajello, 1874; médecin de la Société des gens de lettres, du bureau de bienfaisance, de 2 à 3 h., rue d'Alésia, 89.

Albanel, 4 décembre 1856; rue de Trévise, 28; *n'exerce pas.*

Albert, 30 août 1862; de midi à 2 h., rue Compans, 35.

Albin Laforgue, O. ✻, ✻, ✻, 1er août 1846. — *Fondateur de la méthode pulvérulente pour le traitement des maladies utérines. — Inventeur du pulviphore vaginal.* — Mardi et vendredi, à 3 h., rue Cadet, 26.

Alias-Rousel, à Champigny-sur-Marne.

Alibert, 1880; les mardis, jeudis et samedis, de 1 à 3 h., rue de Sèvres, 64.

*Alix**, 26 mai 1848; de 11 à 2 h., rue de Rivoli, 10.

Allaire (Louis-Victor), O. ✻, 1852; rue Perdonnet, 15: *n'exerce pas.*

*Allix** (Emile), Bruxelles, 12 octobre 1859; Paris, 27 février 1867; de midi à 1 h., rue Saint-Florentin, 6.

Amanieu, Paris, 24 août 1871; de 3 à h., boul. Arago, 7 et 9.

*Ameuille**, ✻, 28 juillet 1838; de 1 h. à 3 h., rue d'Hauteville, 11.

*Amodru**, Paris, 30 janvier 1879; mardi, jeudi, samedi, de 2 à 4 h., avenue des Champs-Elysées, 66.

Ancelin, Paris, 16 juillet 1870; de 11 h. à midi, rue Gerbert, 7.

Ancona (d'), 1849; de 1 à 2 h., rue de Lisbonne, 58.

*Andrey**, Paris, 19 février 1869; de 1 à 2 h., rue Truffaut, 37.

*Andrieu** (E.), ✻, 21 janvier 1859. — *Traitement spécial des maladies de la bouche, prothèse et chirurgie dentaires.* — Chirurgien-dentiste de la Maison d'accouchements et de l'hospice des Enfants-Assistés; de 11 à 4 h., rue de la Paix, 2.

*Andrieu** (A.), 11 déc. 1861; de midi à 1 h., r. Charenton, 130.

Andrieu (L.-M.), 1869; de 2 à 3 h., boulevard Barbès, 7.

Angelo, 1883, rue d'Amsterdam, 37.

*Anger** (Benjamin), ✻, décembre 1865; chirurgien de l'hôpital Lariboisière, agrégé de la Faculté de Paris, de 3 à 5 h., boulevard Haussmann, 33.

*Anger** (Théophile), ✻, 1867; chirurgien de l'hôpital Cochin; tous les jours, le mercredi et le dimanche exceptés de 1 à 3 h., rue de Penthièvre, 16.

Angerville, d'-méd. de la Société des Dames du Commerce; mercredi, vendredi, de 6 à 7 h. du soir; 20, r. de Grammont.

Angulo-Heredia, 1874; lundi, mercredi et vendredi, de 2 à 4 h., boulevard Haussmann, 151.

Anselmier (V.), 18 juin 1854; de 1 à 3 h., rue de Châteaudun, 16.

Antraigues, 6 janvier 1829; de 1 à 4 h., boul. Pereire, 48.

Apostoli (Georges), 1872. — *Electrothérapie*. — *Maladies des femmes et maladies nerveuses*. — De 5 à 7 h., rue Molière, 5. — Clinique, rue du Jour, 19, les mardis, jeudis et samedis, à 2 h.

Argent (d'), 1880; lundi, mercredi, vendredi, de 1 à 3 h., rue Duban, 14, à Passy.

Arnaud (Ch.). ✻. 12 mai 1847; les lundis, mercredis et -dredis, de midi à 2 h., rue Nollet, 56.

Arnaud (A.), 30 août 1860; de midi 1/2 à 2 h., rue Lafayette, 194.

Arnould, 1856; de 2 à 4 h., rue Claude-Bernard, 55.

***Arronsohn** (Paul), 1856; de 2 à 3 h., lundi, mercredi, vendredi, boulevard Haussmann, 130.

Arragon, 1883; tous les jours, de 5 à 7 h., r. des Canettes, 7.

Arsonval (d'), à Sceaux (Seine).

Arthuis, ✻, C. ✻, 8 janvier 1868; tous les jours de 1 à 2 h., rue de Greffulhe, 6.

Artigues, 1884; rue Gay-Lussac, 66.

Astier, Paris, 23 juin 1880; de 3 à 4 h., boul. Malesherbes, 132.

Aubeau (A.), 1880; de 3 à 5 h., boulevard des Capucines, 39.

Aubœuf, 1882; de 1 à 3 h. et de 8 à 9 h. du soir, boul. Ornano, 25.

Aubrun (Mirambeau), 21 mars 1838; les mardis, jeudis et samedis, de midi à 2 h., rue Charles V, 15.

Aubry, ✻, 1843; les lundis, mercredis et vendredis, de midi à 2 h., rue Monsieur-le-Prince, 61.

Auburtin, 28 juillet 1852; ex-chef de clinique à l'hôpital de la Charité; de midi à 2 h., boulevard Saint-Germain, 223.

***Audhoui** (S.-V.), avril 1868; médecin de la Pitié; rédacteur en chef de la *Thérapeutique contemporaine médicale et chirurgicale*; les mardis, jeudis et samedis, de 1 à 3 h., rue du Vieux-Colombier, 18.

Audigé, Paris, janvier 1874; lundi, mercredi et vendredi, de 2 à 3 h., avenue Bosquet, 26.

Audigé, 1881, de midi à 2 h., rue de Belleville, 9.

Augier, 9 février 1856; lundi, mercredi, vendredi, de 1 à 3 h. boulevard Beaumarchais, 95.

Augouard (Eudoxe), ✻, 22 déc. 1849; méd. du ministère de l'Instruction pub. et des Beaux-Arts; de 1 à 2 h. pl. des Vosges, 20.

Aulagnier, O. ✻, 31 août 1827; médecin principal des armées, en retraite; ex-médecin en chef de l'École polytechnique; rue du Dragon, 21; *n'exerce plus*.

Auvard, 1884, les lundis, mercredis, vendredis, de 1 à 3 h. rue de Lille, 21.

Avezou (Ch.), 1879; anc. int. des hôpitaux, de 1 à 3 h., rue des Deux-Portes-Rivoli, 1.

Avrard (Ch.), 1880; lundi, mercredi, vendredi, de 1 à 3 h., rue Chomel, 9.

Aysaguer, 1879; *Larynx, Nez, Oreilles;* mardi, jeudi, samedi, de 4 à 6 h., rue Saint-Séverin, 18.

Azambuja (d'), ✻, 1840; lundi, mercredi, vendredi, de 1 à 4 h., rue Notre-Dame-de-Nazareth, 7.

Bacchi, Paris, 29 juillet 1874. — Chef de la clinique ophthalmologique à l'hospice des Quinze-Vingts, les mardis, jeudis et samedis, de 4 à 6 h., rue d'Hauteville, 67.

Bachelet, Strasbourg, 2 décembre 1840; de midi à 2 h., rue Oberkampf, 129.

Bachelet (P.-E.), Aberdeen, 185; London, 1853; autorisé à exercer en France par arrêté de 1866; de 4 à 5 h., rue de l'Arc-de-Triomphe, 4.

Badaire, avenue de Paris, 144, à Saint-Denis.

Bader, janvier 1854; lundi, mercredi, vendredi, de 1 à 2 h., rue de Lille, 30.

Baget, 6 décembre 1839; de 2 à 4 h., rue de la Roquette, 132; *n'exerce plus.*

Bagnol (Jérôme), 1882; rue Truffaut, 80.

***Baillarger**, O ✻, 29 décembre 1837; médecin de l'hospice de la Salpêtrière, membre de l'Académie de médecine; à l'établissement Esquirol, à Ivry; mardi et vendredi, de 1 à 3 h., rue de l'Université, 8.

***Baillon**, ✻, 1855; professeur d'histoire naturelle à la Faculté de médecine; rue Cuvier, 12; *n'exerce pas.*

***Bailly** (E.), 30 décembre 1856; agrégé et ancien chef de clinique d'accouchements de la Faculté; lundi, mercredi, vendredi, de 2 à 4 h., rue Rouget-de-Lisle, 7.

***Baizeau**, C. ✻, médecin-inspecteur, membre du Conseil de santé des armées, rue Bonaparte, 11.

Balbiani, 1854; professeur au Collège de France; rue Soufflot, 18.

Baldou, 1882; avenue de Villiers, 106.

Baldy, ✻, 29 novembre 1859; de 2 à 3 h., rue Boursault, 61.

Ball, ✻, 3 janvier 1862; prof. à la Faculté, médecin des hôpitaux, membre de l'Académie de médecine; les lundis, mercredis, vendredis, de 2 à 3 h.; les mardis, jeudis, samedis, de 4 à 6 h., boul. Saint-Germain, 179.

Balland (H.), 1880; de 4 à 6 h., exceptés les jeudis et dimanches, rue Julien-Lacroix, 5.

***Ballet**, ✻, 23 août 1863; de 11 h. à midi, quai d'Orléans, 39.

Ballet (Gilbert), 1881; lundi, mercredi, vendredi, de 1 h. 1/2 à 3 h., rue du Colisée, 37.

Ballue, Paris, 20 août 1870, de midi à 2 h., rue Albouy, 12.
Ballu, à Nanterre.
***Balzer** (F.), 1878 ; médecin des hôpitaux, de 2 à 3 h., rue Castellane, 15.
Bamberger, 1859 ; rue de la Tour, 78, à Passy.
Bar (Paul), 1881 ; les lundis, mercredis, vendredis, de 2 à 3 h., rue Saint-Florentin, 4.
Baraduc (H.), juin 1877. — *Maladies nerveuses*. — Les lundis, mercredis et vendredis, de 2 à 4 h., rue de Vaugirard, 48.
Baraduc, rue Fromentin, 14.
Baratier, 1884. — *Maladies des voies urinaires*, de 1 à 4 h., boul. Saint-Marcel, 55.
Baratoux, 1831. — A 1 h., mardis et jeudis exceptés, rue Laffite, 51. — Clinique : mardi, jeudi et samedi, à 4 h., rue Séguier, 17.
Barbarin (Joseph), 1883 ; mardi, jeudi et samedi, de midi à 2 h., rue des Solitaires, 32.
Barbet (F.-M.-P.), 1885 : lundi, mercredi, vendredi, dimanche. de midi à 6 h., rue Boileau, 12.
Barbé (H.-J.-A.), 13 février 1856 ; de 11 h. à midi, rue Vintimille, 5.
Barbette, 6 janvier 1848 ; de midi à 3 h., rue Etienne-Marcel, 29.
Barbaud (Ch.), 1884 ; avenue Duquesne, 45.
Barbeu-Dubourg (A.), août 1866 ; de 2 à 4 h., rue Grange-Batelière, 6.
Barborin, 1876 ; de midi à 1 h., rue de Paris, 39, à Joinville-le-Pont (Seine).
Barde, 15 avril 1859. *Voir* **Beni-Barde**.
Bardet (G.), 1876 ; mercredi, de 5 à 6 h., rue Notre-Dame-des-Champs, 119 *bis*.
Barette, 1883 ; prosecteur à la Faculté ; mardis, jeudis, samedis, de 4 à 6 h., rue Philippe-du-Roule, 4.
Barié (E.), 1877 ; chef de clinique à la Faculté, les mardis, jeudis et samedis, de 1 h. 1/2 à 3 h., avenue de l'Opéra, 18.
Barlemont, Paris, 6 décembre 1869 ; de midi à 2 h., rue Lavoisier, 4.
Barnier (J.), 27 janvier 1855 ; de 1 à 3 h., rue Sainte-Anne, 46.
Baron, 1884 ; rue des Epinettes, 20, à Saint-Maurice (Seine).
Barrault (Ern.), Paris, 27 janvier 1855 ; de 1 à 3 h., rue Gay-Lussac, 5.
Barré, Paris, 27 juillet 1861 ; de 3 à 5 h., rue de Seine, 34.
Barré (Ed.)., 1876 ; de midi à 2 h , boulevard de Clichy, 49.
Barrera, 1883 ; rue de l'Echiquier, 28.
***Barth**, 10 mars 1880 ; médecin des hôpitaux, lundi, mercredi, vendredi, de 1 à 2 h., rue de Lille, 46.
Barthélemy (T.), 1880 ; de 2 h. 1/2 à 3 h. 1/2, rue Paradis, 21.
Barthès, rue du Four, 10, à Ivry.
Bassère (A.), Paris, 25 mai 1873 ; avenue de Neuilly, 179.

Bassereau (L.), ✻, mai 1840 ; de 2 à 4 h., rue de Tournon, 20.
Basset (A.), 28 août 1860. — *Voies urinaires*. — De 2 à 3 h., samedi excepté, boulevard du Temple, 12.
•**Basset** (P.-L.). ✻, 12 décembre 1857 ; médecin-inspecteur des eaux de Royat, cité Trévise, 2 ; *n'exerce pas*.
Basset (P.-H.), 1884 ; cité Trévise, 2 ; *n'exerce pas*.
Basset, à Saint-Ouen (Seine).
Bastard (H.), 1882 ; les lundis, mardis, jeudis et samedis, de 3 à 4 h., rue Galilée, 56.
Bastien, 28 novembre 1855 ; de midi à 2 h., bd St-Germain, 14.
Batigne, Paris, 6 août 1880 ; rue de Douai, 40 *bis*.
Baucher, Paris, 17 janvier 1857 ; de 1 à 3 h., rue de Flandre, 16.
Bauchet (A.), 2 décembre 1859 ; rue de la Mare, 3.
Bandet, Paris, 1er juin 1866 ; rue de la Mairie, 27, à Vanves.
•**Baudin** (E.), 27 mars 1858 ; de 2 à 4 h., excepté le mardi, boulevard de Magenta, 5.
Baudot (E.), 8 janvier 1862 ; mardi, jeudi et samedi, de 4 à 5 h., rue Taitbout, 50.
Baumfeld, 1884 ; de 4 à 6 h., rue de la Cerisaie, 13.
Bautribos, Paris, 20 décembre 1879 ; place Daumesnil, 12.
Bay, Paris, 6 août 1881 ; rue Bleue, 1 *bis*.
Bayart (Emile), de 1 à 3 h., boulevard Charonne, 34.
Bayle, 1865 ; de 3 à 4 h., rue des Pyrénées, 373.
Bazy, 1880, chef de clinique chirurgicale, à l'Hôtel-Dieu, les mardis, jeudis et samedis, de 2 à 4 h., rue de l'Oratoire, 8.
•**Beaumetz** ✻, 1862. *Voir* **Dujardin-Beaumetz.**
Beaumont (Paul), ✻, 1839 ; de 9 à 4 h., rue de Bruxelles, 15.
Beaurepère (Al. de), 1872. — *Maladies des femmes*. — De 2 à 4 h., rue Taylor, 22.
Beauvais (Gustave de), O. ✻, ✻ I, 12 juin 1852 ; ancien chef de clin. de la Faculté de méd. à l'Hôtel-Dieu, méd. en chef de Mazas, de 2 à 3 h. 1/2, le vendredi exc. ; rue de Trévise, 39
•**Béclard**, O. ✻, 26 février 1842 ; membre de l'Académie de médecine, professeur et doyen de la Faculté de Paris, à l'Ecole de médecine ; *n'exerce pas*.
Béclère (A.), fils, 1882 ; les lundis, mercredis, vendredis, de 1 à 2 h., rue de l'Echiquier, 22.
Béclu, 1879, à 1 h., rue du Havre, 11.
Bédié (J.-H.), O. ✻, 1849 ; boulevard de Latour-Maubourg, 50.
Begin (Emile), ✻, Strasbourg, mai 1828, médecin bibliothécaire de la Bibliothèque nationale, rue du Dragon, 15.
Béhier (Augustin), ✻, 1870, rue de l'Arcade, 36 ; *n'exerce pas*.
Belhomme (L.), ✻, 1862 ; de midi 1/2 à 2 h. 1/2, boulevard de Sébastopol, 102 ; clinique, rue Saint-Denis, 273.
Belin, Paris, 15 avril 1879 ; rue Gauthey, 29.
Bélières (L.), 1879 ; de 1 à 3 h., rue Taitbout, 14.
Belleudy, 1867 ; de 9 à 11 h. du matin, r. du Cherche-Midi, 33.

Belliol, 4 janvier 1825 ; de midi à 2 h., r. des Bons-Enfants, 30.
Belot (Charles) de Régla, C. ✠, 1845 — *Traitement spécial des affections anémiques par l'aérothérapie et l'oxythérapie.* — De 1 à 4 h., avenue de Wagram, 24.
Beltz, de 1 à 3 h., faubourg Saint-Honoré, 157.
Bénard, 1865 ; de 1 à 2 h., rue Censier, 28.
Benard (Louis), 1871 ; de midi à 2 h., rue des Plantes, 10.
Benard (Paul), Paris, 2 mars 1880 ; médecin consultant aux Eaux de Saint-Christau, rue de l'Estrapade, 15 ; *n'exerce pas à Paris.*
Bénard (Henri), 1882, les mardis, jeudis et samedis de midi à 2 h., rue du Temple, 150.
*__Beni-Barde__, ✻, C. ✠, 15 avril 1839, médecin en chef de l'établissement hydrothérapique d'Auteuil et de l'établissement d'hydrothérapie médicale de la rue Miroménil ; de 8 à 9 h. 1/2, rue Boileau, 12, à Auteuil ; de 10 à 11 h. 1/2 et de 4 à 5 h. 1/2, rue Miroménil, 63.
Benoit (G. du Martouret), 1876 ; de 1 à 3 h., rue de Douai, 49.
Benoit (Mlle), lundi, mercredi, vendredi et samedi, de 2 à 4 h., rue de Malleville, 2, près la rue de Lisbonne.
Benou ; de 2 à 4 h., rue de Crimée, 178.
Béral, 10 décembre 1851 ; de 2 à 4 h., rue du Dragon, 21.
*__Berger__ (Paul), A. ✿, 1873 ; agrégé, chir. de l'hôp. de Bicêtre ; les lundis, mercredis, vendredis, de 1 h. à 3 h., rue du Bac, 4.
*__Bergeron__ (E.-J.), C. ✻, 15 février 1845 ; médecin honoraire des hôpitaux (*Enfants malades*), membre de l'Académie de médecine ; les lundis, mercredis, vendredis, de 2 à 4 h., rue Saint-Lazare, 75.
Bergeron (Henri), ✻, mars 1866 ; de 1 à 2 h., mercredi excepté, rue de Rivoli, 138.
Bergeron (A.), Paris, 30 décembre 1874 ; rue du Bac, 34.
Bergès (P.), Paris, 1868 ; les lundis, mercredis et vendredis, de 2 à 3 h., rue de Rivoli, 194.
*__Bergier__ (A.-L.), ✻, 12 avril 1851 ; lundi, mercredi et vendredi, de 2 à 3 h., rue Clapeyron, 3.
Bergonier, ✻, 1er août 1834 ; de midi à 2 h., rue de la Chaussée-d'Antin, 28.
Beringier, 1880 ; de 1 à 3 h., rue de Sèvres, 91.
Bérillon (E.), 1884 ; de 1 à 3 h., rue Vieille-du-Temple, 12.
Berlin, 1882 ; de 1 à 3 h., avenue Victor-Hugo, 42.
Bermond (Al.), 1884 ; de midi à 2 h., rue Berthollet, 8.
Berne (Georges), 1884 ; *massage médical* ; tous les jours, de 1 à 4 h., rue Nouvelle, 4.
Berne (V.-P.-P.), 1884 ; rue Ravon, 1, près la place Condorcet, à Bourg-la-Reine (Seine).
Bernheim, 1882 ; les mardis, jeudis et samedis, de 1 à 3 h., rue de Turbigo, 61.
*__Bernier de Bonrnonville__, 1873 ; de 1 à 3 h., rue du Four, 57.

*__Bernutz__, 10 novembre, 1846 ; méd. des hôpitaux ; de midi à 2 h., rue des Saints-Pères, 7 *bis*.
Berrut, 28 août 1855. — Polyclinique de chirurgie des femmes ; le jeudi, à 9 h. ; leçon, de 3 à 5 h., rue Bellechasse, 29.
Berruyer, de 1 à 3 h., rue de Rivoli, 51.
Bert (Paul), juillet 1863 ; rue Guy-de-la-Brosse, 9.
Berthelot, O. ✻, 1865 ; rue Mazarine, 3.
Berthelot, 1863 ; de 1 à 3 h., rue de Londres, 42.
Bertherand (A.), O. ✻, ✿ I., 1837, membre correspondant de l'Académie de médecine. — *Gazette médicale de l'Algérie*. — De 1 à 3 h., rue Bergère, 29.
Berthet, 27 décembre 1860 ; de 1 à 3 h., rue Baudin, 27.
Berthiot (A.), 1875 ; de 1 à 3 h., excepté le vendredi, faubourg Saint-Antoine 70 et 72.
*__Bertholle__ (T.), 30 mars 1858 ; de midi à 1 h., av. Mac-Mahon, 14.
Bertillon (Jacques), 1883 ; chef des travaux statistiques de la ville de Paris ; rue de Laval, 26.
Bertin (de), Paris, 13 mars 1830 ; avenue du Perreux, 98, à Nogent-sur-Marne.
Bertrand (Hector), O. ✻, 1853 ; lundi, mercredi, vendredi, de 1 à 3 h., boul. de Latour-Maubourg, 18.
Bertrand (A.-A.-C.-A.), 1865. — *Maladies des poumons et de la gorge*. — A 2 h., rue du Faubourg-Montmartre, 21.
Bertrand-Denamps, 1838 ; rue de Turenne, 52.
Besnard, rue Montenotte, 32.
*__Besnier__ (Ernest), ✻, 24 décembre 1857 ; médecin de l'hôpital Saint-Louis, membre de l'Académie de médecine ; de 2 à 4 h., les lundis, mercredis, jeudis et samedis, rue des Mathurins, 37.
Besnier (Jules), ✻, 2 mars 1867, médecin du collège Rollin ; les lundis, mercredis et vendredis, de 1 à 3 h., rue Vignon, 30.
*__Besson__ (Eugène), 27 août 1857 ; rue de Seine, 95 ; *n'exerce pas*.
*__Besson__ (Elie), 1872 ; de 1 à 2 h., boulevard Saint-Michel, 84.
Bétancès (R.-E.), 1854 ; de 4 à 6 h., rue de Châteaudun, 6 *bis*.
Beylard, 1852 ; avenue d'Iéna, 66 ; *n'exerce plus*.
Bez, Paris, 17 janvier 1877 ; rue de Rambuteau, 2.
Bezançon, 18 mai 1849 ; rue de Tournon, 29 ; *n'exerce plus*.
Bezançon (J.-Jos.), 21 mai 1862 ; de midi à 1 h., Grande-Rue, 56, à Boulogne (Seine).
Biat, 1884 ; rue Christine, 9.
Bich, 1884 ; rue de Vaugirard, 55.
*__Bidard__, 6 mai 1857 ; de 2 à 3 h., rue de Suresnes, 9.
Bignon (Jules), avenue du Bois de Boulogne, 12 ; *n'exerce pas à Paris*. L'été à Vichy, place de l'Hôtel-de-Ville.
Bigot, ✻, 1837 ; rue Ménessier, 7.
Bilhaut, 1872 ; les mardis, jeudis et samedis de 1 à 3 h., boulevard Henri IV, 46.
Billard, 31 août 1842 ; de 10 h. à midi, rue de Pontoise, 22.

Billod, O. ✻, 1846 ; mercredi et vendredi, de 2 à 4 h., rue Michel-Ange, 11.
Billon (Paul), de 1 à 3 h., rue Miroménil, 36.
Binet, 1883 ; de midi à 2 h., rue Saint-Paul, 32.
Birabeau, 1884 ; de 1 à 3 h., boulevard Saint-Germain, 58.
Biscarrat (E.), 1865 ; les lundis, mercredis et samedis, de 1 à 2 h., rue de Belleville, 45.
***Bissieu** (Emile), ✻, 1856 ; *Accouchements ; gynécologie* ; de 1 à 3 h., excepté le samedi, rue Cambacérès, 29.
Bitterlin, 16 mars 1854 ; rue du Four, 20 *bis*, à Saint-Maur.
***Blache**, ✻, décembre 1868 ; *Maladies des enfants* ; de 1 à 3 h., rue de Suresnes, 5.
Blacher, 1869 ; consultations gratuites à son dispensaire, rue Lévis, 87, les lundis, mercredis et vendredis, de 10 h. à midi ; de 1 à 3 h., rue de Constantinople, 43.
***Blachez**, ✻, août, 1858 ; agrégé de la Faculté de médecine, médecin de l'hôpital des Enfants assistés, de 1 à 3 h., les mardis, jeudis et samedis, boulevard Saint-Germain, 147.
Blanchard (Emile), ✻, membre de l'Institut, professeur au Muséum d'Histoire naturelle, rue de l'Université, 34 ; *n'exerce pas.*
Blanchard, 1872 ; de midi à 2 h., boul. de la Villette, 27.
***Blanchard**, 1876 ; de 1 à 3 h., rue Claude-Bernard, 90.
Blanchard (Raphaël), 1880 ; agrégé à la Faculté ; rue Monge, 9 ; *n'exerce pas.*
***Blanche** (Emile), O. ✻, 25 août 1848 ; membre de l'Académie de médecine, rue des Fontis 15, à Auteuil ; tous les jours, de 10 h. à midi, et de 1 h. 1/2 à 2 h. 1/2, rue Berton, 17, à la maison de santé de Passy.
Blanche (Tony), 1874 ; de midi à 1 h., rue Ambroise-Paré, 11.
Blaquart (Ch.), 1872 ; rue du Conservatoire, 8.
Blavot, Strasbourg, 15 mars 1858, de midi à 1 h., rue Clignancourt, 13.
Blayac (Emile), Montpellier, 1876, de 1 à 3 h., rue Truffault, 50.
Blechmann (Jules), 1883 ; lauréat de la Faculté de Paris ; de 1 à 3 h., rue de Châteaudun, 5.
***Blet**, médecin de la Chambre des députés, les lundis, mercredis, vendredis, à 2 h., place du Palais-Bourbon, 3.
Bloch, 1865 ; de 1 à 3 h., rue du Conservatoire, 13.
Bloch (Adolphe), 1873 ; ex-médecin de l'hôpital du Havre ; de 1 à 3 h., boulevard Poissonnière, 10.
Bloch (E.-A.), Paris, 9 juin 1880 ; avenue de Saint-Mandé, 86.
Bloch, Nancy, 10 août 1880 ; avenue de Villiers, 5.
Blondeau (Léon), 24 décembre 1851 ; ex-chef de clinique de la Faculté à l'Hôtel-Dieu ; de 2 à 4 h., rue de la Paix, 4.
Blondet (E.-P.), 30 janvier 1860 ; de 2 à 3 h., boulevard Poissonnière, 12.
Blot (D.), 27 juin 1839 ; de 1 à 3 h., avenue de Neuilly, 128.
***Blot** (Hippolyte), ✻, 1849 ; membre de l'Académie de méde-

cine et de la Société de chirurgie, agrégé libre et ancien chef de clinique d'accouchements à la Faculté de médecine; lundi et vendredi, de 3 à 5 h., avenue de Messine, 26.

Blum (A.), 1870, agrégé, chirurgien des hôpitaux; mardi, jeudi, samedi, à 4 h., rue Joubert, 21.

Blumenthal, 2 mai 1868; de 2 à 3 h., rue Croix-des-Petits-Champs, 11.

Bobowich, à Clichy-la-Garenne (Seine).

'Bochefontaine, 1873; chef du laborat. de path. expérim. à la Faculté, de 4 à 6 h., boulevard Saint-Michel, 38.

Boh, 1878; de 1 à 3 h., rue Clignancourt, 36.

Boille, 1869; de 1 à 3 h., rue Mazagran, 10.

Boillet, ✿ A., O. ✠, 20 juin 1855; de 2 à 3 h. r. d'Angoulême, 6.

'Boinet, O. ✻, 28 février 1838; de 1 à 3 h., mardi, jeudi, samedi, rue de la Banque, 20.

Boisseau du Rocher, Paris, 30 avril 1879; de 1 à 3 h., rue d'Isly, 10.

Boissier, 1876; de 1 à 3 h., rue Saint-Honoré, 217.

Boisson, Paris, 9 avril 1881; rue du Petit-Chemin, 8, à Sceaux.

'Boivin (J.-J.), 19 décembre 1850; de midi à 1 h., rue d'Hauteville, 36.

'Boncour (Paul), 1878, anc. int. des hôpitaux de Paris, de 1 à 3 h., faubourg Saint-Honoré, 3.

Boncour (J.), à Asnières.

Bonenfant, ✻, 1864; de midi à 2 h., rue d'Auteuil, 41.

Bonhomme, à Boulogne.

Bonin, 23 juillet 1861; les lundis, mercredis et vendredis, de midi à 2 h., rue de Berlin, 18.

'Bonnafont, O. ✻, G. O. ✠, 1834; médecin principal de 1re cl. en retraite, membre correspondant de l'Académie de médecine de Paris et de Madrid, de l'Académie des sciences de Lisbonne, etc. — *Traité complet des maladies de l'oreille.* — *Plusieurs mémoires de chirurgie;* rue Mogador, 3.

'Bonne (H.), 1875; de midi à 1 h., rue Saint-Sulpice, 24.

Bonnecaze, à Courbevoie.

'Bonnefin, 29 août 1851; à 2 h. 1/2, rue des Saints-Pères, 63.

Bonnefond, rue de Rennes, 57.

Bonnefoy, ✿ A., 1874; de 1 à 2 h.; av. Ledru-Rollin, 51.

Bonnet-Delaville, 1876, rue Saint-Honoré, 83.

Bonnet de Malherbe, ✻, 1838; r. Castiglione, 10; *n'ex. pas.*

Bonnet (V.), 5 août 1861; pharmacien du 28 juin 1846, de midi à 2 h., cours de Vincennes, 8.

Bonnet (N.-E.), 1885; lundi, mercredi, vendredi, de 1 à 3 h., rue de Ponthieu, 12.

Bonnière, Montpellier, 1er mars 1856. — Dispensaire, 42, faub. Montmartre, de 11 à 1 h., lundi, mercredi, vendredi; de 1 à 5 h., boul. Montmartre, 16.

Bonnieux (Emile), 1883, avenue Wagram, 45.

Bonnot (Ph.). 1880; les lundis, mercredis, vendredis, de 4 à 6 h., boul. de Strasbourg, 50.
*__Bonvallet__, ✻, 21 mars 1834; de 1 à 3 h., rue Jean-Jacques-Rousseau, 19.
*__Boggs__ (A.), ✻, mai 1856; de 1 à 3 h., r. St-Honoré, 362.
Bordier, ✻, 1868; de 1 à 2 h., avenue Marceau, 44.
Bosia, 1861; de midi à 2 h., les mardis, jeudis et samedis, rue Vital, 20 (Passy).
Bosset, rue Saint-Jacques, 328.
*__Bossu__ (A.), ✻, 7 mai 1834; médecin de l'Infirmerie Marie-Thérèse. — De 2 à 3 h., et de 9 h. à midi, les jeudis et samedis, rue Saint-Benoît, 5.
*__Bottentuit__, ✻, 14 mai 1869; rédacteur en chef de la *France médicale*, médecin consultant aux eaux de Plombières, rue de Londres, 56; *n'exerce pas à Paris.*
*__Bouchard__, ✻, 29 décembre 1866; professeur à la Faculté, médecin des hôpitaux, lundi, mercredi, vendredi, de 2 à 4 h., rue de Rivoli, 174.
*__Bouchardat__, O. ✻, ✿ A., 11 avril 1832; professeur d'hygiène à la Faculté de médecine; membre de l'Académie de médecine; de 10 h. à midi et demi, rue du Cloître-Notre-Dame, 8.
Bouchardat fils, 1869; agrégé de la Faculté, boulevard Saint-Germain, 108.
*__Bouchereau__ (G.), ✻, 6 décembre 1866; médecin de l'asile Sainte-Anne, rue Cabanis, 1.
Boucheron (A.), 1875; anc. int. des hôpitaux. — Oculiste et auriste des lycées de Paris, 24, rue du Quatre-Septembre, à 4 h. — *Clinique*, 53, rue Saint-André-des-Arts, de 1 à 3 h.
Bouchet, porte de Paris, 2, à Saint-Denis.
*__Bouchut__, O. ✻, 12 avril 1843; agrégé de la Faculté, médecin de l'hôpital des Enfants malades; de 1 à 2 h., rue de la Chaussée-d'Antin, 38.
Bouchut (Henri), 1884; licencié ès sciences; les mardis, jeudis et samedis, à 4 h.
*__Boucomont__ (F.), 29 avril 1859; rue de Rennes, 141.
Boudet, Paris, 6 janvier 1880; rue de l'Isly, 4.
Boudin, Paris, 24 avril 1876; rue des Petits-Champs, 33.
Bouffé, 1877; de 1 à 4 h., les lundis, mercredis et vendredis, rue de Rome, 37.
Bougier (H.), 86, rue Monge.
Bougon (G.-H.-M.), 14 août 1873; de 1 à 3 h., fg Montmartre, 45.
Bouillié, 28 mai 1859; à Vitry-sur-Seine.
*__Bouilly__, agrégé à la Faculté, chirurgien des hôpitaux; lundi, mercredi, vendredi, de 1 à 3 h., boulevard Haussmann, 43.
Bouland (L.), 1865; de 3 à 5 h., av. des Champs-Elysées, 108.
Boulay (E.), 1880; les mardis, jeudis et samedis, de 2 à 4 h., avenue des Ternes, 44.
Bouley (Paul), 1874, rue des Saints-Pères, 61; *n'exerce pas.*
Boulland, 11 juin 1860; avenue d'Italie, 168.

Boulanger (L.), 1885 ; de 2 à 4 h., rue Verte, 14, à Bois-Colombes.

*__Bouloumié__ (P.), ✻, 1866; médecin consultant, à Vittel, du 15 mai au 1er octobre, rue Caumartin, 10 ; *n'exerce pas à Paris.*

Bource, 1883 ; rue des Abebsses, 4.

Bourceret, ✿ A., rue d'Auteuil, 16.

Bourchier (Mlle) 1882 ; rue du Bac, 62.

Bourcy, Paris, 1883 ; de 4 à 6 h., rue Nouvelle, 3.

Bourdet, 1843 ; rue de Rennes, 165.

*__Bourdin__, 28 décembre 1838 ; de 10 à 11 h., place de la Mairie, 4, à Choisy-le-Roi (arr. de Sceaux).

*__Bourdon__ (Hippolyte), O. ✻, 13 juillet 1843 ; médecin de l'hôpital de la Charité ; de 2 à 3 h., mardi excepté, rue du Bac, 32.

Bourdoncle, 22 août 1839 ; lundi, mercredi, vendredi, le matin ; mardi, jeudi, samedi, l'après-midi ; r. St-Louis-en-l'Ile, 27.

*__Boureau__, ✻, 18 janvier 1856 ; chirurgien en chef de Saint-Lazare, de 2 à 4 h., rue Mazagran, 9.

Bourey, 1 83 : de 4 à 6 h., boulevard Saint-Germain, 21.

Bourgeois (L.), 19 août 1858 : de 1 à 3 h. boulevard Poissonnière, 12.

Bourgeois (Ant.), 1865 : de 1 à 2 h., rue de Rennes, 165.

Bourgoin (A.-E.), ✻, 1863 ; professeur à l'École de pharmacie, agrégé à la Faculté, membre de l'Académie de médecine, rue de Sèvres, 149.

Bourguelle, rue Vallette, 4.

Bourneville (D.-M.), 1871 ; les mercredis et vendredis, de 1 à 2 h., rue des Carmes, 14.

Bousquet (F.), 1872 ; membre de la Société obstétricale ; lundis, mercredis, vendredis, de 2 à 3 h., rue Nicolas, 24.

Boussi, les lundis, mercredis, vendredis, de midi à 3 h., rue Turenne, 128.

Bousson, ✻, 18 février 1830 ; docteur dentiste de l'Institution des Jeunes Aveugles, de 11 à 5 h., rue Saint-Honoré, 185.

Bouetlant (L.). — *Maladies des femmes.* — Diplômé ès sciences, rue de Flandre, 92.

Boutigny d'Evreux, 1869 ; de 3 à 5 h., rue Notre-Dame-des-Champs, 5.

*__Boutin__ (L.), ✻, 23 avril 1853 ; de 1 h. 1/2 à 3 h., rue de Hambourg, 18.

Bouvyer (Jules), ✻, ✿ A, ✱, 1856 ; rue Lavoisier, 1 ; *n'exerce pas à Paris*. Médecin consultant aux eaux de Cauterets (Hautes-Pyrénées), boulevard Latapie-Flurin, 9, du 1er juin au 30 septembre.

Bouyer (M.-L.-C.-S.), 1883 ; rue de Dunkerque, 36 *bis*.

Bovet (Ch.), 1881 ; inspecteur à Pougues-les-Eaux (Nièvre) rue Nouvelle-Boissière, 14.

Boyé, 1882 ; chef de clinique adjoint de la Faculté, boulevard Saint-Michel, 137.

Boyer (Barthélemy), 2 mars 1856 ; rue de Madrid, 25.
***Boyer** (Lucien), ✱, 22 décembre 1836 ; de 1 à 2 h., rue de l'Odéon, 16.
Boyer (Paul), 1880 ; de 2 à 3 h., le samedi excepté, rue Notre-Dame-de-Nazareth, 12.
Boyer; de midi à 2 h., rue de Tilsitt, 12.
Bra, Paris, 14 mars 1882 ; de 2 à 3 h., rue Beuret, 8.
Brame, de 1 à 3 h., rue Nollet, 106.
Branly (Edg.), Paris, 10 août 1877 ; de 1 à 4 h., rue de la Chaussée-d'Antin, 27.
Branly, 1882 ; avenue de Breteuil, 42.
Brault, 1881 ; mardis, jeudis, samedis, de midi à 2 h., r. de l'Isly, 9.
Braud ✱, 1831 ; de 4 à 6 h., faub. Saint-Honoré, 52.
Braunberger (Jules), 1879 ; de 1 h. à 2 h. 1/2, place de la Nation, 13.
Brazier, 31 décembre 1879 ; les lundis, mercredis, vendredis, de 2 à 4 h., rue Vintimille, 6.
***Brémond** ✱, ✿ I., Montpellier, 30 décembre 1837 ; chirurgien du lycée Henri IV et de l'asile national de Vincennes. de 1 à 2 h., faubourg Montmartre, 13.
***Brémond** fils ✱, 1871 : médecin du lycée Fontanes, — *Rhumatismes*. — *Bains thérébentinés*. — Tous les jours, excepté le dimanche, de 2 à 5 h., rue Caumartin, 67.
Brémond (Félix) ✿ A., O. ✱, 1864. — *Goutte, rhumatisme, syphilis*. — Mardi, jeudi, samedi, de 1 à 3 h., r. Rochechouart, 66.
Brès (Mme veuve Madeleine), Paris, 3 juin 1875. — *Maladies des femmes et des enfants*. — Les lundis, mercredis, vendredis, de 1 à 4 h., rue de l'Université, 38. — *Hygiène de la femme et de l'enfant*, journal paraissant le 15 de chaque mois : France, 10 fr.; étranger, 15 fr.; le numéro, 1 fr.
Berton, 1884, rue Gay-Lussac, 52.
Breuillard, 1878. — *Aérothérapie*. — De 2 à 5 h., avenue de Messine, 6. — *L'été à Saint-Honoré-les-Bains*.
Briand, de 1 à 3 h., rue des Feuillantines, 9.
Briau (René), O. ✱, 18 février 1836 ; bibliothécaire de l'Académie de médecine ; de midi à 3 h., les lundis, mercredis, jeudis et samedis, rue Joubert, 37.
Bricon, avenue des Gobelins, 60 ; *n'exerce pas*.
***Briois** (C.-J.), 4 novembre 1881 : *La Tour Saint-Jacques de Paris*, 3 vol. in-8° avec gravures. — De midi à 3 h., rue Saint-Bon, 3.
Briguel, 1869 ; de midi à 1 h., boul. Rochechouart, 84.
Brissaud, 1867 ; rue Daunou, 2.
Brissaud (E.), 1880 ; médecin des hôpitaux ; les mardis, jeudis et samedis, de midi et demi à 2 h., rue Mazarine, 9.
Brissé Saint-Macary, 1884 ; rue des Feuillantines, 5.
Brochard-Rigaud, de 11 à 3 h., rue de Lille, 57.
***Brochin**, ✱, 20 août 1837 ; rédacteur en chef de la *Gazette*

des Hôpitaux, médecin consultant au Mont-Dore, de midi à 2 h., boul. Saint-Michel, 7. Au Mont-Dore, hôtel Bellon.

***Brochin** (Albert), 1873 ; mardi, jeudi, samedi, de midi à 2 h., boul. Saint-Michel, 51.

Brocq (L.), 1882 ; les lundis, mercredis, samedis, de 1 à 3 h., 5, place de la Sorbonne.

Brohon, 1877 ; de 1 à 3 h., rue de Bondy, 90.

***Brongniart** (J.), 20 juin 1860 ; ancien interne des hôpitaux de Paris, médecin aux eaux de Contrexéville (Vosges) ; à Contrexéville du 15 mai au 1er octobre. — Rue Royale, 10 ; *n'ex. pas à Paris*.

Broquère (Raoul), Paris, 7 août 1875 ; rue Lafayette, 54.

***Brouardel**, O. ✻, 14 janvier 1865 ; professeur à la Faculté, membre de l'Académie de médecine, médecin de la Pitié ; mardi, jeudi et samedi, de 4 à 6 h., boul. Saint-Germain, 195.

Brown-Sequard, ✻, 1846, professeur au Collège de France ; les lundis, mercredis, vendredis, de 1 à 3 h., rue Soufflot, 15.

Bruchet (C.-P.), 1881 ; chef de clinique de la Faculté ; mardi, jeudi, samedi, de 1 à 3 h., rue du Caire, 9.

Brulfert, 1872 ; de 1 à 3 h., rue Martel, 8.

***Brun** (A.), O. ✻, 7 août 1834 ; trésorier de l'Association générale des médecins de France ; de midi à 1 h., rue d'Aumale, 23 ; *n'exerce pas*.

Brun (Félix), Paris, 24 juillet 1881 ; prosecteur à la Faculté de médecine ; les lundis, mercredis, vendredis, de 4 à 5 h., rue de la Bienfaisance, 39.

Brun (de), 1884 ; les lundis, mercredis, vendredis, de 1 à 3 h., rue de la Sourdière, 18.

Bruslé (H.-J.-P.), 1879 ; de 1 à 3 h., rue Gay-Lussac, 38.

***Bucquoy** (J.), ✻, 27 décembre 1855 ; agrégé de la Faculté, membre de l'Académie ds médecine, médecin de l'hôpital Cochin ; de 1 à 2 h., rue de l'Université, 81.

***Budin** (P.), 1876 ; agrégé à la Faculté ; accoucheur de l'hôpital de la Charité ; à 3 h., lundi, mercredi, vendredi, boulevard Saint-Germain, 129.

Buisson, 1865 ; de midi à 2 h., rue de l'Aqueduc, 1.

Bujon, rue Boissy-d'Anglas, 11 ; *n'exerce pas*.

Bureau (Ch.), 1870 ; lundi, mercredi, vendredi, de 1 à 4 h., rue de la Chaussée-d'Antin, 43.

***Bureaux** (P.), 18 février 1867 ; de 2 à 4 h., rue de la Gare, 4.

Burel, 1883, rue Nollet, 26.

Buret (Frédéric), 1883, de 2 à 3 h., mardis, jeudis et samedis, rue Notre-Dame-de-Lorette, 44.

Butel, rue Haxo, 127.

Butte (L.), 1883 ; lundi, vendredi, de 1 à 3 h. ; mercredi, de 4 à 6 h., rue Régis, 8.

Buzot (H.), 1876 ; les lundis, mercredis, vendredis, de 2 à 3 h., rue Lafayette, 132.

Cabrié (L.-P.), 1859 ; rue Alfred-Stevens, 4.
*Caby (E.), 1856 ; de 2 à 4 h., rue Saint-Georges, 38.
Cadet-Naudet, 1883 ; de midi à 3 h., rue Turenne, 92.
***Cadet de Gassicourt**, ✻, 19 février 1856 ; méd. de l'hôpital Trousseau (enfants malades) ; les lundis, mardis, jeudis et samedis, de 1 à 2 h. 1/2, boul. Haussmann, 46.
Cadiat, 1874 ; agrégé; de midi à 1 h., rue du Pré-aux-Clercs, 6.
Cadier, 1866 ; de 3 à 5 h., rue de l'Arcade, 24. — Clinique, lundi et vendredi à midi, rue Suger, 13.
Cadiz, 1883 ; boul. de Magenta, 137.
Cagnat, Paris, 25 mai 1875 ; rue Béthisy, 1, à Noisy-le-Sec..
Cahen, 29 juillet 1879 ; de 1 à 3 h., rue de Reuilly, 51.
Cahon (Albert), 1872 ; de 2 à 4 h.. rue des Couronnes, 36.
Caire (Paulin), 1873 ; à Nanterre (Seine).
Cailletet, 20 mai 1868 ; de midi à 1 h., rue du Cherche-Midi, 23.
Caillette, à Créteil (Seine).
Callais, 1883 ; rue de Bezons, 24, à Courbevoie.
Callandreau (Pierre), 6 août 1880 ; rue St-André-des-Arts, 27.
Calle (de la); rue Bastia, 4.
Calmeau, 1880 ; de 1 à 2 h., rue Oberkampf, 99.
Calmeil, O. ✻, 17 juin 1825 ; médecin en chef de la Maison de Charenton ; le jeudi et le dimanche, de midi à 5 h., à la Maison de Charenton (arrondissement de Sceaux).
Calmettes (René), Paris, 1878. — *Oreilles, nez, larynx.* — Les lundis, mercredis, vendredis, de 2 à 5 h., rue Portalis, 14.
***Calvo** (Dominique), ✻, 21 août 1854. — *Maladies vénériennes, des femmes et de la peau.* — De 4 à 7 h., rue de Condé, 15.
***Calvo** (Léon), O. ✻, 20 décembre 1865 ; de midi à 2 h. 1/2, rue de Richelieu, 10. — Dispensaire et clinique pour les maladies vénériennes, des femmes et de la peau, les lundis et jeudis, de 4 à 6 h., rue Lamartine, 6.
Camp-Gontran, 1885 ; de 1 à 3 h., rue Sophie-Germain, 5.
Campardon (C.), ✻, 5 avril 1858. — *Maladies de l'utérus et maladies syphilitiques.* — De 1 à 3 h., rue de Bondy, 52.
Campenon (V.), professeur agrégé à la Faculté ; chir. des hôp.; lundi, mercredi, vendredi, de 1 à 3 h., rue des Sts-Pères, 83.
Campion, de 1 à 3 h., rue Miroménil, 23.
Camps, rue Sophie-Germain, consult. de 1 à 3 h.
Camus, aux Lilas.
Camus (E.), 19 mai 1856 ; médecin des bureaux du ministère de l'agriculture et du commerce ; lundi, mercredi, vendredi, de 1 à 2 h., rue Godot-de-Mauroy, 34.
Cancalon, rue d'Alençon, 7.
Canuet, 12 juillet 1855 ; de 2 1/2 à 4 h., rue Cambacérès, 5.
Capitan (Joseph), 1883 ; de midi 1/2 à 2 h., r. d Ursulines, 17.
Carat, Paris, 16 mai 1874 ; route d'Orléans, à Montrouge.
Carel, 1872 ; de 1 à 3 h., rue Condorcet, 14. — Clinique, rue Pierre-Lescot, 7, les mardis, jeudis et samedis, à 9 h. du matin.

Caresme, ✵, 22 février 1866 ; les lundis, mercredis, vendredis, de 1 à 2 h., rue de la Fidélité, 16.
Carles, Paris, 30 juin 1872; avenue du Roule, 34, à Neuilly (Seine).
Carlet (Lucien), 1884 ; de 1 à 3 h., avenue de la Prospérité, 12, à la Varenne-Saint-Hilaire.
Carnet, 1862. — *Surdité*. — De 2 à 3 h., rue de Valois, 17.
Carpentier (G.), ✵, 1870 ; les mardis, jeudis et samedis de 2 à 6 h., rue Boileau, 13.
Carpentier-Méricourt, ✵, 27 août 1844 ; méd. du ministère des finances ; de 2 à 3 h., rue Villedo, 6.
Carpentier-Méricourt fils, 1875 ; rue Villedo, 6.
Carret (Franç.), 1883 ; quai d'Austerlitz, 1.
Carrié, Paris, 20 janvier 1879 ; boul. de Magenta, 21.
Carrière (J.-J.), ✵, 6 avril 1868 ; de 2 à 3 h., mardi excepté, rue Portalis, 2.
Cartaya (Domingo), 1856 ; avenue Kléber, 29 ; *n'exerce plus*.
*****Cartaz**, 1875 ; de 2 à 3 h., jeudi excepté, rue Daunou, 18.
Castex, Paris, 15 novembre 1881 ; lundi, mercredi, vendredi, de 5 à 7 h., rue Miromesnil, 64.
Cattin, 1858 ; rue du Rendez-Vous.
Catuffe, 1883 ; lundi, mercredi, vendredi, de 2 à 4 h., avenue de Neuilly, 62.
*****Caulet**, décembre 1864 ; de 2 à 3 h., le jeudi, rue Vézelay, 16.
Cauvet, rue du Sommerard, 13.
Cavayé (Raphaël), 1882 ; de 1 à 3 h., rue des Saussaies, 1.
Cayla, 22 mai 1839 ; de midi à 2 h., Grande-Rue, 48, à Arcueil (arr. de Sceaux).
Cayron, 1877 ; de 1 à 3 h., place de la Chapelle, 26.
Cazalis (Adolphe), Montpellier, 21 août 1826 ; rue de Rivoli, 33 ; *n'exerce plus*.
Cazalis (Henri), 1875, méd. consultant aux eaux d'Aix-les-Bains, rue Notre-Dame-de-Lorette, 51 ; *n'exerce pas à Paris*.
Cazaux (Marcellin), ✿ A., C. ✱, 1867; de 1 à 3 h., rue des Pyramides, 10. — L'été aux Eaux-Bonnes.
Cazeneuve, 1883 ; de 1 à 2 h., av. d'Orléans, 8.
*****Celières**, ✵, Montpellier, 5 juillet 1852 ; médecin de la Maison des Quinze-Vingts ; de 1 à 3 h., rue Biscornet, 28.
Cellard (Henri), 1877; de 2 à 3 h., les lundis, mercredis, vendredis, rue Perdonnet, 19.
*****Celle**, ✵, 21 mai 1840 ; rue Taitbout, 29 ; *n'exerce pas*.
Chabert, août 1875 ; de midi à 2 h., rue d'Hauteville, 22.
Chaigneau (Georges), Strasbourg, 21 août 1867 ; de 1 à 3 h. passage de l'Industrie, 20.
Chalvon, 1858 ; lundi, mercredi, samedi, de 2 à 3 h., rue du Théâtre, 107.
*****Chambard**, ✿ A., O. ✱, ✱, 1846. — *Maladies nerveuses*. — Les mardis, jeudis et samedis, de 3 à 6 h., rue Saint-Lazare, 97.

Chambellan (Victor), 1882; les mardis, jeudis et samedis, de 1 à 2 h., boulevard de Sébastopol, 61.
Chambaud, 1860; de 2 à 3 h., et de 8 à 9 h. du s., r. Cujas, 21.
Chambert (P.-R), 1884; rue Pierre-Guérin, *4 bis*.
Champenois, O ✻, médecin inspecteur, rue Mayet, 11.
Champetier de Ribes, 1879; lundis, mercredis, vendredis, de 1 à 3 h., rue des Beaux-Arts, 8.
Champouillon, rue des Mathurins, 59. — *L'été à Luxeuil.*
Chancerel (C.), 1826; de 1 à 3 h., excepté le jeudi, faubourg Poissonnière, 98.
Chanet (André), Montpellier, 31 août 1840; de 1 à 4 h., rue de Provence, 49.
Chanu (G.), ✻, 8 février 1867; de 1 à 3 h., rue des Princes, 4, à Meudon.
Chantemesse, 1884, rue du Cardinal-Lemoine, 16.
Chantreuil, 26 nov. 1844; de midi à 2 h., rue Etienne-Marcel, 27.
Chapman; de 1 à 3 h., rue de Rivoli, 224. Domicile particulier : avenue Kléber, 44.
Chapotel, 1883; 9, rue Thiers, à Choisy-le-Roi (Seine).
Chapusot (P.-L.), 25 avril 1866; rue de Castiglione, 10.
***Charcot**, O ✻, 16 mars 1853; professeur de la Faculté, médecin des hôpitaux, membre de l'Académie des sciences et de l'Académie de médecine; de 3 à 6 h., lundi, mercredi, vendredi, boulevard Saint-Germain, 217.
Charlopin, Montpellier 1868; rue Juge, 15.
Charon, place de Rennes, 5.
***Charpentier** (L.-A.-A.), décembre 1863; ex-chef de clinique d'accouchement, professeur agrégé à la Faculté (section d'accouchement); les lundis, mercredis, vendredis, de 1 à 3 h., rue de Miromesnil, 66.
***Charpentier** (E.), 1870; méd. de l'hosp. de Bicêtre; les mardis, jeudis, samedis, de 1 à 3 h., rue Pierre-Guérin, 27, et Villa-Montmorency (1, avenue du Square, Auteuil).
Charvot, 1858; médecin inspecteur des écoles, de 1 à 2 h., rue du Maroc, 1.
Chassaing, 1879: de 1 à 3 h., rue Vieille-du-Temple, 30.
Chatelain (Elie), 1883; mardi, jeudi et samedi, de 1 à 3 h., avenue des Gobelins, 25.
Chatillon, 29 août 1847; de 1 à 2 h., rue de la Harpe, 1.
Chatin (G.-A.), O. ✻, 2 mai 1843; membre de l'Académie de médecine et de l'Institut, directeur de l'Ecole supérieure de pharmacie; avenue de l'Observatoire, 4; *n'exerce pas.*
Chatin (J.-M.), 1871; maître de conférences à la Faculté des sciences, boulevard Saint-Germain, 128; agrégé à l'Ecole de pharmacie; *n'exerce pas.*
Chauffard, 1882; médecin des hôpitaux; mardi, jeudi, samedi, de 1 à 2 h., rue Paul-Louis-Courier, 15.
Chausit, 25 juillet 1849; de 3 à 4 h., rue Duban, 22, à Passy.

Chautemps, 1875 ; de 1 à 2 h., rue Turbigo, 87.
Chauveau, 1878 ; dentiste, de 10 à 4 h., rue des Pyramides, 15.
Chauvel, Strasbourg, 1863 ; professeur à l'École du Val-de-Grâce ; les mardis et vendredis, de 1 à 3 h., rue de l'Abbé-de-l'Épée, 9.
Chazarain, 1859 ; de 1 à 3 h., rue Berryer, 3.
Chenet (R.), 1877 ; de 1 à 3 h., excepté le jeudi, rue d'Hauteville, 52.
Chénier, à Montreuil-sous-Bois.
'**Chereau** (Achille), ✱, 9 août 1841 ; bibliothécaire de la Faculté de médecine de Paris, lauréat et membre de l'Académie de médecine, membre titulaire et correspondant de plusieurs Sociétés savantes. — *Travaux sur les ovaires et leurs maladies.* — *Recherches historiques, biographiques et paléographiques sur les médecins de la cour de France*, etc. — De 8 à 10 h. du matin, de 6 à 8 h. du soir, rue de Berne, 4.
Chéron, O. ✱, 10 août 1866 ; docteur ès sciences naturelles ; de 1 à 3 h., rue Taitbout, 43.
Chervin, ✱ I., ✱, 1878. — *Directeur de l'institution des Bègues de Paris;* tous les jours, de 10 h. à midi, avenue Victor-Hugo, 82.
Cheurlot (E.), 1868 ; de 1 à 3 h., les mercredis et vendredis exceptés ; avenue Marceau, 48.
Chevalet, 1875 ; de 2 à 4 h., boul. Malesherbes, 92.
Chevalier (A.), 1853 ; rue de Seine, 91 ; *n'exerce pas.*
Chevallereau, 1879. — *Maladies des yeux.* — De 1 à 3 h., rue de Birague, 14 ; de 4 à 6 h., rue des Pyramides, 14.
'**Chevandier** (A.), 30 mars 1846 ; de 9 à 11 h., rue des Petits-Hôtels, 14, et boulevard de Magenta, 132.
Chevassu, O. ✱, médecin principal de l'armée en retraite, de 1 à 2 h.; avenue du Maine, 204.
Chevassus, Paris, 5 décembre 1881 ; rue des Moines, 46.
Chevreul, G. C. ✱, au Jardin des Plantes.
Chipier (Lucien), 1879 ; méd. adj. à Saint-Lazare ; de 1 à 3 h., rue de Londres, 11.
'**Chiray** (H.), 1875 ; de 8 à 9 h. du matin, et de 1 à 2 h. du soir, rue de la Boëtie, 122.
Choffé, 1873 ; de 1 à 3 h., quai Saint-Michel, 27.
Chollet, 1884, rue de Condé, 22.
Chonnow, docteur en médecine et en chirurgie de la Faculté de Berlin, en 1849 ; Paris, 27 mars 1857 ; de 1 à 3 h., r. Laffite, 39.
Choquet, 1880 ; rue de Seine, 13 ; *n'exerce pas.*
Chouppe (H.), 1873 ; les lundis, mercredis et vendredis, de 1 3 h., rue Galilée, 10.
Christian, médecin en chef de la maison de Charenton (Seine).
'**Christian** (J.-C.), directeur de la maison de santé de Bagneux, rue de Châtillon, 7.
'**Claisse** (H.-P.), ✱, 17 février 1864 ; méd. en chef de l'insti-

tution des Jeunes-Aveugles; de 2 à 3 h., le jeudi excepté, boulevard Saint-Germain, 226.
Clain, à Clamart (Seine).
Claude (Abel), ✻, 1867; de 2 à 4 h., rue Caumartin, 43.
Claude (G.), à Maisons-Alfort.
Claudel, médecin en chef du Sénat, au palais du Luxembourg.
Claverie, 1870; de midi à 1 h., rue Lhomond, 2.
Clémenceau, 1865; de midi à 1 h., rue Montaigne, 15.
Clément, 1864; de 1 à 4 h., rue Lafayette, 53.
Clément (Paul), 1873; de 2 à 4 h., rue de Provence, 62.
Clerc (F.-F.), ✻, 25 juillet 1845; médecin honoraire de Saint-Lazare, médecin en chef du dispensaire de salubrité. — *Traité pratique des maladies vénériennes*. — *Maladies vénériennes*. — De 4 à 6 h., tous les jours, rue de Clichy, 12.
·**Clermont**, 1878; les lundis, mercredis et vendredis, de 4 à 5 h., rue Saint-Dominique, 17.
·**Clin**, 6 déc. 1854; de midi à 2 h., rue Fossés-St-Jacques, 20.
Cloquet, Paris, 8 juillet 1874; rue de Buzenval, 5, à Boulogne.
Cocheteix, rue des Feuillantines, 11.
Codet de Boisse, 1883; de 1 à 3 h., rue Rambuteau, 54.
Coffin (P.-E.), ✻, 6 mars 1851; de 1 à 2 h., excepté le jeudi, rue Soufflot, 1.
·**Coignard**, ✻, 1854; médecin aux eaux de Cusset; de 1 à 3 h., rue de Constantinople, 10.
·**Coizeau** (Ant.), 15 août 1855: de 1 à 3 h., rue d'Hauteville, 65.
·**Coizeau** (Benjamin), 25 août 1855; de midi à 2 h., rue Notre-Dame-de-Lorette, 54.
Colignon (Jules), 1868; de midi à 4 h., rue de Castiglione, 1.
·**Colin**, O. ✻, 2 décembre 1852; méd. inspecteur; de 11 à 1 h., boulevard Saint-Michel, 95.
Collache, 1883; de 1 à 3 h., rue Jouffroy, 34.
Collardot, Paris, 23 février 1881; de 1 à 2 h., allée de Bagatelle, 5, à Nogent-sur-Marne.
Collet (F.-P.-J.), 1884; faubourg Saint-Honoré, 185.
·**Collin** (Ph.-V.), 12 janvier 1860; ex-interne des hôpitaux; à 1 h., lundi, mercredi, vendredi, rue de Vaugirard, 254.
·**Collin** (P.-L.), O. ✻, 20 août 1860. — De midi à 3 h., rue de la Paix, 10.
·**Collineau**, 30 août 1859; lauréat de l'Institut; les mardis et samedis, de 10 à 11 h., rue d'Hauteville, 84.
Colombel (H.), 15 mars 1862; de 3 à 4 h., rue Béranger, 6.
Colonna-Ceccaldi, O. ✻, 1877; clinique des maladies des enfants, de 10 à 11 h., rue de Seine, 53. — Les mardis, jeudis jeudis et samedis, de 1 à 3 h., rue de Clichy, 14.
Colson (Ad.), 1878; de 2 à 3 h., rue Montesquieu, 9.
·**Colvis**, 2 mars 1860; de 1 à 3 h., rue Lafayette, 48.
Combe, Paris, 1879 — *Maladies de la bouche et des dents*: de 11 à 3 h., boul. Haussmann, 87.

Combeaud, 1872; rue Crozatier, 83.
Combes (Louis), 1872; rue Eugénie, 1, à Saint-Mandé.
Combes (Emm.), 1835; de 11 à 1 h., rue de Rivoli, 80.
Comby, Paris, 30 décembre 1881; rue de Larochefoucauld, 43.
***Commenge** (O.), ✱, 3 janvier 1860; les lundis, mercredis et vendredis, de 1 1/2 à 3 h., avenue Victoria, 18.
Compagnon, 1879; de 3 à 5 h., excepté les jeudis et dimanches, faubourg Poissonnière, 171.
Conil (Pierre), 1883; mardi, jeudi, samedi, de 4 à 6 h., rue de Naples, 39.
Conqueret, 1857; de 1 à 3 h., boulv. des Batignolles, 51.
Constans, O. ✱, inspecteur général du service des aliénés, de 1 à 2 h.; rue Paul-Louis-Courier, 11 *bis*.
Constansin, 1884; rue Berthollet, 13 *bis*.
***Coquereť**, O. ✱ I. 9 juillet 1834; à 3 h., mardi, jeudi et dimanche exceptés, rue Richelieu, 21.
Corlieu, ✱, ✱, 27 août 1851; lauréat de l'Académie, de 2 à 3 h., avenue de l'Opéra, 4.
***Cornil**, ✱, janvier 1865; professeur de la Faculté, médecin des hôpitaux; les mardis, jeudis et samedis, de 3 à 5 h., rue Saint-Guillaume, 19.
Cornilleau, Paris, 7 août 1879; rue La Charrière, 17.
Corties, 1860; de 1 à 4 h., boulevard de Strasbourg, 69.
***Cossé**, 1856; rue Richer, 41; *n'exerce pas*.
Cosson, O. ✱, 1847; membre de l'Académie des sciences, rue La Boétie, 7; *n'exerce pas*.
Costa, 1847: de 1 à 2 h., rue Lafayette, 213.
Cotin, 24 juillet 1847; de midi à 1 h., rue du Bac, 110.
Cotté, 1876; de 1 à 3 h., boul. Voltaire, 75.
Coudoin, méd. de la Société des employés en librairie; de 1 à 3 h., excepté les jeudis et dimanches, rue Saint-André-des-Arts, 40.
Coudray, 1884, rue Mozart, 56.
Coulbeaux, 1879; pharmacien, 1869; de 1 à 3 h., rue des Trois-Bornes, 30.
Coulier, C. ✱, rue Gay-Lussac, 26; *n'exerce pas*.
Coulon, 1883; de 1 à 3 h., rue de la Butte-Chaumont, 58.
Coumetton, Paris, 5 août 1878; de 3 à 4 h., rue Mouton-Duvernet, 1.
Coupard (G.); *Maladies du larynx et du nez*. — De 1 à 4 h., rue Auber, 17.
Couranjou, 1860; — De 1 à 3 h., rue Duphot, 12.
Courgey, Paris, 17 septembre 1877; rue Nationale, 66, à Ivry.
Courmont (A.), 1875; à 2 h., rue de Mézières, 8.
Courot, 1855; de midi à 2 h., boul. de Magenta, 66.
Coursserant (H.), 1877. *Maladies des yeux*. — De 3 à 5 h., rue du Cherche-Midi, 13. — Clinique tous les jours à 1 h., rue du Dragon, 19.

***Courtaux**, 1871; de midi à 2 h., tous les jours, excepté le mardi, rue d'Amsterdam, 50.
Courtillier, 15 décembre 1847; de 3 à 4 h., boul. de Magenta, 168.
Courtin (E. A.), 1883; boulevard des Filles-du-Calvaire, 1.
Courtois, 24 juillet 1854; de midi à 2 h., rue de Flandre, 40.
Courtys (L.-C.-D. DE), 1862; de 2 à 5 h., place du Théâtre-Français, 2.
Cousin (P.), 1877; les lundis, mercredis, vendredis, de 2 à 4 h., boul. Malesherbes, 83.
Couzon, 1883; de 2 à 4 h., rue de Navarin, 26.
Cramoisy, ۞, I. ✱, ✱, 27 août 1851. — *Maladies des femmes.* — De 1 à 3 h., rue Meslay, 35.
Crapart, 1865; de 1 h. à 2 h., rue de Seine, 74.
Crauk, 1872; de 1 à 3 h., rue Godot-de-Mauroi, 9.
***Crequy** (U.), 31 août 1858; de 1 à 2 h. 1/2, rue Cail, 25.
***Crestey** (P.), 20 août 1855; tous les jours de 2 à 3 h., rue Tronchet, 23.
Cretin (A.), 30 décembre 1845; de 2 à 4 h., excepté le samedi et le dimanche, rue de Turin, 3.
Creyx (Aug.), 1881. — Tous les jours, de 2 à 4 h., dimanche excepté. Clinique, mardi, jeudi, samedi, de 8 1/2 à 10 h., rue Salomon-de-Caus, 4.
Cros (Antoine), ۞, A., ✱, ✱, 17 août 1857; mardi, jeudi et samedi, de 3 à 6 h., rue de Marignan, 14.
Crosnier, Paris, 11 mars 1875, rue de Douai, 29.
Crosnier de Varigny, 1884; quai Voltaire, 33.
Crouigneau, 1884; de 1 à 2 h., les dimanches et fêtes exceptés, rue Rochechouart, 91.
Crouzat, 1881; accoucheur; lundi, mercredi, vendredi, de 1 à 3 h., boul. Sébastopol, 24.
***Cruet**, 1879; dentiste; anc. int. des hôpit.; de 10 à 4 h., rue de la Paix, 2.
***Cruveilhier** (Ed.), ✵, 18 mars 1865; agrégé libre de la Faculté, chirurg. de la maison de santé; tous les jours, de 1 à 3 h., avenue de la Grande-Armée, 26.
Cueva (A. de la), 1881, de 1 à 3 h., rue Ménilmontant, 50,
Cuffer, 1878; médecin des hôpitaux: lundi, mercredi, vendredi. de 2 à 3 h., rue Richepanse, 7.
Culan, 1878; de 1 à 3 h., rue de la Chapelle, 10.
Curie, ✵, 1854; de 2 à 4 h., rue de Saint-Simon, 2.
***Cusco** O. ✵, 10 août 1848; de 2 à 5 h., mardi et vendredi exceptés, rue des Petits-Champs, 97.
Cuvier, de midi à 2 h., à la Banque de France.
***Cyon** (de), ✵, C. ✱, 1864; de 2 à 4 h., le mardi excepté; boulevard Haussmann, 99.
Cyr, 1866; rue Cambacérès, 21; *n'exerce pas à Pari*. — Inspecteur-adjoint à Vichy.

Daga, O, ✻, médecin-inspecteur; rue du Bac, 70.

Dagonet, ✻, 1849; professeur agrégé à l'ancienne Faculté de Strasbourg, médecin de l'asile Saint-Anne.

Dagonet fils, 1884; à l'asile Sainte-Anne.

Dagot, boulevard Beaumarchais, 2.

Dalain, de 1 à 3 h., rue de Vaugirard, 35.

·**Dally**, ✻, 1859. — *Orthopédie.* De 10 à 2 h., rue Legendre, 5.

Dal Piaz, ✻, 5 janvier 1855; de midi à 6 h., r. Montaigne, 11 *bis*.

Damaschino, ✻, janvier 1867; professeur à la Faculté, médecin des hôpitaux; mardi, jeudi et samedi, de 1 à 4 h. 1|2, rue de l'Université, 26.

Dambax, 1866; rue Keller, 19.

·**Danet**, O, ✻, 27 décembre 1857; de 1 à 4 h., r. de Rome, 10.

·**Danjoy**, 28 mars 1862; l'été à la Bourboule; rue du Havre, 7; *n'exerce pas à Paris.*

·**Danlos**, 1874; médecin des hôpitaux; lundi, mercredi, vendredi, de midi à 2 h., rue Labruyère, 49.

Darcy, Montpellier, 1852; rue de Paris, 38, à Asnieres.

Daremberg, 1876; rue de la Ville-l'Évêque, 30.

Dareste, 26 mai 1847; directeur du laboratoire de Tératologie a l'École des Hautes-Études; rue de Fleurus, 37; *n'exerce pas.*

Darier (A.); de 10 à 11 h., rue de Seine, 81.

Darin, 1863; de 1 à 4 h., boulevard des Capucines, 41.

Darney, 1872; boulev. de Sébastopol, 66.

Darses (F.), 1875; de 1 à 3 h., jeudi et dimanche exceptés, rue Saint-Honoré, 207.

Dauchez (N.). — *Maladies des enfants.* — De 2 à 3 h., le mardi excepté, rue Madame, 23.

Daumas, Montpellier, 1870; de midi 1/2 à 2 h., rue de Bagnolet, 66.

·**Daupley** (Ed.). 1867; rue de l'Aqueduc, 58.

Dautel (L.), 1883; lundi, mercredi, vendredi, de 1 1/2 à 3 h., rue Valette, 21.

Dauzats (G.), 1877; de 1 à 2 h., rue des Imbergères, à Sceaux (Seine).

Davaine (A.), 1879; ancien interne des hôpitaux de Paris; de 1 à 2 h., rue Le Peletier, 9.

Daverne, 7 décembre 1854; de midi à 5 h., rue Rodier, 9.

Davesne (L.), O. ✻, 22 avril 1863; de 4 à 5 h., place des Vosges, 9.

David (Th.), 1877; de midi à 4 h., boul. Saint-Germain, 180.

David, 1884, boulevard Saint-Germain, 3.

De Beaurepère, 1872; de 2 à 4 h., mardi et jeudi exceptés, rue Taylor, 22.

De Beurmann, 1879; médecin des hôpitaux; lundi, mercredi, vendredi, de 1 à 2 h. 1/2 rue des Petites-Écuries, 55.

Debertin, à Nogent-sur-Marne.
Debierre (Léon), 1881 ; à 4 h., rue Meslay, 46. — Clinique des maladies des yeux, de 5 à 7 h.
Debout d'Estrées, ✻, décembre 1865. — Médec. inspect. des eaux de Contrexéville ; rue de Suresnes, 3.
Debove, 1873 ; agrégé à la Faculté, médecin de l'hôpital des Tournelles ; les lundis, mercredis, vendredis, de 2 à 3 h. ; rue Drouot, 28.
Debrand, mardi, jeudi, samedi, de 2 à 4 h., rue du Mont-Thabor, 12.
Decaisne (E.), Montpellier, 17 juillet 1857 ; rédacteur scientifique de *la France* ; rue de Grenelle-Saint-Germain, 53 ; *n'exerce pas.*
Decaisne (Gaston), 1879 ; chef de clinique-adjoint à la Faculté de médecine ; les lundis et vendredis, de 9 à 3 h., rue Madame, 34.
Decaudin, 1878 ; ancien interne des hôpitaux ; de 1 à 3 h., rue Feydeau, 5.
Decaye, 1879 ; de 1 à 3 h., rue Monge, 65.
•**Dechambre**, O. ✻, Strasbourg, 6 février 1844 ; médecin du Conseil d'État, membre de l'Académie de médecine, rédacteur en chef de la *Gazette hebdomadaire de médecine et de chirurgie*, directeur de la publication du *Dictionnaire encyclopédique des sciences médicales* ; les lundis, mercredis, vendredis, de 1 1/2 à 3 h., rue de Lille, 91.
•**Decori** (C.), janvier 1866 ; de midi à 1 h. 1/2, boulevard de Strasbourg, 10.
Decorse, Paris, 31 août 1871 ; rue du Plateau, à Charenton-Saint-Maurice (Seine).
Deel, 1872 ; de 2 à 3 h., rue de la Coutellerie, 4.
Defaut, 1877 ; les lundis, mercredis, vendredis de 2 à 3 h., avenue du Roule, 34, à Neuilly (Seine).
Deffaux, 1877 ; lundi, mercredi, vendredi, de midi à 2 h., rue du Sommerard, 35.
Degoix (C.), 1877 ; de midi à 2 h., rue Rochechouart, 24 *bis.*
Dehaut (F.), 20 août 1860 ; de midi à 3 h., rue du Faubourg-Saint-Denis, 147.
•**Dehenne**, ✿ A, 1876, à 4 h. 1/2, rue Saint-Lazare, 14. — *Clinique des yeux*, rue Monsieur-le-Prince, 24, à 1 h.
Deilagorce, à Puteaux.
Dejardin (A.), 1836. — *Maladies de la bouche, appareils prothétiques.* — De midi à 4 h., boul. Sébastopol, 37.
Dejerine, 1879 ; rue Jacob, 14.
Delage, Paris, 1880 ; de midi à 2 h., gratuites le vendredi de 3 à 5 h., rue de Balagny, 61.
De Lajarride, à Montreuil-sous-Bois.
De Lamare. *Voir* **Lamare (de)**.
Delanef, 1883 ; de 1 à 3 h., rue Mouffetard, 82.

Delaplagne, 1857; de midi à 4 h. et de 6 à 7 h. du soir, boulevard de Sébastopol, 36.

Delaporte (A.), ✱, 1872; les lundis, mercredis et vendredis, de 1 à 3 h., rue Pasquier, 24.

Delarue ✱, 23 avril 1839; de 1 à 3 h., rue des Martyrs, 59.

Delarue, 1884, place des Pyrénées, 2.

Delasiauve ✱, 9 août 1830; médecin honoraire des aliénés à la Salpêtrière, rue du Sommerard, 35.

Delaunay (J.), 1877; les lundis, mercredis, vendredis, de 1 à 2 h., rue Clerc, 43.

Delaunay (Gaëtan), 1875; de 1 à 3 h., boulevard de Magenta, 95.

Delaunay, à Rosny-sous-Bois.

Delbet ✱, 1860; médecin du Ministère de la justice, de 3 à 4 h., excepté le jeudi, rue des Beaux-Arts, 5.

Delbourg, 8 décembre 1859; de midi à 3 h., boulevard de Sébastopol, 89.

Deléclusee, Paris, 13 juillet 1880; rue du Sault, 4, à Vitry.

Delefosse (Eug.-Ed.), 1873. — Rédacteur en chef des *Annales des maladies des organes génito-urinaires*. — Tous les jours à 8 h. du matin, et excepté le mercredi, de 3 à 4 h., place Saint-Georges, 22.

***Delens** (E.), 1870, agrégé de la Faculté, chirurgien de l'hôpital Saint-Antoine; mardi, jeudi, samedi, de 4 à 5 h., rue de la Boëtie, 58.

De l'Epine. *Voir* **Buot de l'Epine**.

Deleschamps, Paris, 23 juillet 1869; de midi à 3 h., rue des Ecoles, 24.

Delestre, dentiste; **Goldenstein**, médecin chirurgien-dentiste, successeur; de 9 à 4 h., rue Drouot, 14.

Delfau (Gérard), 1874, ancien interne des hôpitaux de Paris, rue des Carmes, 14. — Médecin consultant aux eaux de Capvern (Hautes-Pyrénées), du 15 mai au 15 octobre.

Deligny (L.), 1877; de 2 à 4 h., excepté le samedi, rue Pauquet, 22.

Delineau ✱, O ✱, 26 décembre 1873. — *Maladies des femmes et des enfants.* — Le matin, de 7 à 8 h., et à 2 h. 1/2, boulevard Richard-Lenoir, 20.

Delisle, 1880; de 4 h. 1/2 à 6 h., rue Gay-Lussac, 30.

De L'Isle, avenue de Gravelles, 43, à Charenton.

Delmont, Paris, 1er juillet 1868; de 2 à 3 h., rue Michel-Ange, 8.

Delon, avenue Aubert, 38, à Vincennes; *n'exerce pas.*

Delpeuch (A.), 1883; de 1 h. 1/2 à 3 h., faub. Poissonnière, 34.

Delthil (Edouard), ✪ A, 1869; lauréat de la Faculté; lundis, mercredis et vendredis, de 1 à 2 h., Grande-Rue, 60, à Nogent-sur-Marne (Seine).

De Madec ✱, décembre 1881; de 9 à 10 h. du matin et de 3 à 6 h., avenue de Wagram, 54 *bis*.

Demandre, 1877; rue de Gravel, 44, à Levallois-Perret.

Demarle, 23 juillet 1862, pharmacien, 1859; de 10 à 2 h., rue de Rambuteau, 2.
Demay (F.-L.), 1880; lundi, mardi, jeudi, samedi, de 1 à 3 h., avenue des Ternes, 2.
Demeurat (L.), ✻, Paris, 1845; pharmacien de 1re classe, Paris, 1876; de midi à 4 h. et de 7 à 9 h. du soir, rue de Lourmel, 32 (Grenelle).
Demonts-Porcelet, Paris, 15 avril 1874; de 1 à 3 h., rue de Rivoli, 4.
Demoulins de Riols, 1858; de 1 à 2 h., rue Saint-Placide, 53.
Deniau, 1883; lundi, mercredi, vendredi, de 2 à 4 h., rue Pierre-le-Grand, 7.
Denis, 1852; de midi à 2 h., rue de Dunkerque, 69.
Denisart (V.), 21 août 1840; de midi à 1 h., avenue de Neuilly, 77.
***Denouh**, 21 août 1852; de midi à 1 h., boulevard Beaumarchais, 34.
Deny, 1877; médecin de l'hôpital de Bicêtre; de 1 1/2 à 3 h., rue de la Pépinière, 18.
***Depasse**, 1876; de 1 à 3 h., et de 8 à 9 h. les mardis, jeudis et samedis, place Saint-Sulpice, 8.
Depelchin, 1869; rue de Lille, 1.
***Depierris** (Jean), 1883; de midi à 2 h., rue St-Bernard, 9.
Depoux, les lundis, mercredis, vendredis, de 1 à 3 h., place Chaptal, 21 *bis*, à Levallois-Perret (Seine).
Dequevauviller, ✻, 7 mai 1884; ancien interne des hôpitaux, lauréat de l'Institut et de la Faculté de médecine; les lundis, mercredis et vendredis, de 1 à 2 h., rue Saint-André-des-Arts, 33.
Derlon, 1871; de 1 à 2 h., rue Saint-Dominique, 101.
Désarènes. *Voir* **Garrigou-Desarènes**.
Deschamps, boulevard Saint-Michel, 53.
Deschamps, à Neuilly (Seine).
Deschamps (Léon), 1883; de 1 à 3 h., boul. de Magenta, 157.
Deschamps, à Epinay.
Descoust, 1878; les lundis, mardis, jeudis et samedis, de 1 à 3 h., rue Hérold, 16.
***Descroizilles**, ✻, 22 février 1862; médecin de l'hôpital des Enfants; tous les jours, de 1 à 3 h., excepté le dimanche, rue Louis-le-Grand, 5.
Desfossez, à Boulogne-sur-Seine.
***Desjardins de Morainville**, ✻, 12 décembre 1837; de midi à 2 h., rue Caumartin, 69.
***Desmarres** (A.), ✻, C. ✠, Montpellier, 30 janvier 1864; de 1 à 4 h., le samedi excepté, rue Joubert, 43.
***Desnos**, ✻, 7 janvier 1855; médecin des hôpitaux; de 1 à 2 h., rue du Pré-aux-Clercs, 18.
Desnos (Ernest), 1882; mardi, jeudi et samedi, de 1 à 3 h., rue de Rivoli, 136.

'**Desormeaux**, O. ✻, 19 août 1844; chirurgien honoraire des hôpitaux, chirurgien du Lycée Louis-le-Grand; de midi à 1 h., rue de Verneuil, 11.
Desparquets, 8 août 1843; de midi à 2 h., rue Beauregard, 8.
Desplats, ✻, 1857; agrégé de la Faculté de médecine, agrégé de l'Université; faubourg Saint-Honoré, 223, *n'exerce pas*.
Desplats (H.-J.), 6 mars 1868; les lundis, mercredis, vendredis, de midi à 2 h., rue de Miromesnil, 96.
Desportes, rue de l'Embarcadère, 10, à Charenton (Seine).
Desprès (Armand), ✻, 28 décembre 1864; agrégé libre de la Faculté, chirurgien des hôpitaux; de midi à 3 h., rue Jacob, 3.
Desruelles, 9 juin 1852; de 1 à 3 h., les lundis, mercredis et jeudis, avenue Percier, 8 *bis*.
Destouches, 1837; de 1 à 3 h., rue Saint-Ferdinand, 39.
Destrem (A.), 1879; de 1 à 3 h., rue Beuret, 4.
Destureaux, à Suresnes (Seine).
Detis, à Suresnes (Seine).
Détourbe (Abel), 1880; de 4 à 5 h., rue de la Roquette, 18.
Detrieux, 1879; de 10 à 11 h. du matin et de 5 à 7 h. du soir, rue Pastourelle, 33.
Detray, 1872; de 1 à 3 h., rue des Tournelles, 1.
Devailly, 22 décembre 1837; de midi à 2 h., rue d'Hauteville, 18.
Deville, ✻, 1841; de midi à 1 h., rue du Pré (Montreuil-sous-Bois).
'**Devillers**, Paris, 30 novembre 1876; de 1 à 3 h., boulevard de Clichy, 41.
Devillez, ✿ A, Paris, 8 décembre 1869; de 11 à midi, rue Primatrice, 5.
'**Devilliers** (*Voir* **Villiers de**).
'**Dewevre**, 1883, boulevard de Port-Royal, 56.
'**Dewulf-Pontonnier**, ✻, 1er août 1839; lundi, mercrdi, vendredi, de 1 à 3 h., rue Cuvier, 14.
Dezarnaulds, 11 août 1856; de midi à 2 h., rue Beautreillis, 10.
Dezauche, à Colombes (Seine).
Dezermaux, 1857, de 1 à 3 h., rue Bourdaloue, 9.
'**D'Heilly** (E. T.), ✻, 21 mai 1864; médecin de l'hôpital Trousseau; les lundis, mercredis et vendredis, de 1 à 3 h., rue Halévy, 12.
D'heurle, ✻, 27 mars 1847; lundi, mercredi, vendredi, de 1 à 2 h., boulevard Saint-Germain, 64.
Dhomont, Paris, 1880; de midi à 2 h., rue Claude-Bernard, 25.
'**Diday**, 1873, de 4 à 5 h., rue de Saint-Pétersbourg, 35.
Diday (C.-P.), 1837; de 1 à 4 h., rue de la République, 71.
'**Didiot**, C. ✻, 1848; méd. inspect., directeur de l'Ecole du Val-de-Grâce; de 10 à 11 h., boulevard Saint-Germain, 15.
Didsbury, 1883; rue Meyerbeer, 3.
'**Diéder**, 1853; de 2 à 4 h., rue Notre-Dame-de-Lorette, 53.

·**Dieulafoy**, 1869; agrégé, médecin des hôpitaux; lundi, mardi, jeudi, samedi, de 2 à 3 h. 1/2, rue Caumartin, 16.

Dive, de 1 à 3 h. tous les jours, et le jeudi de 7 à 9 h. du soir, boulevard Ornano, 66.

Doit-Lambron (Maurice), 1884, *à Luchon, du 1er juin au 1er octobre*. — Boulevard Saint-Germain, 16. — *N'exerce pas à Paris.*

Doléris, 1880; mardi, jeudi, samedi, de midi à 2 h., rue Miromesnil, 74.

Donadieu, 2 juillet 1858; de 2 à 3 h., rue du Caire, 11.

Donon, Paris, 30 décembre 1879; lundi, mercredi, vendredi, de 1 à 2 h. 1/2, rue Truffault, 28.

Doré (E.), ✿, 1883; lundi, mercredi, jeudi, samedi, de 2 à 4 h., mercredi soir, de 8 à 9 h., rue de Rivoli, 66.

·**Doucet**, de 2 à 4 h., rue des Martyrs, 74.

Doury, 1882, de 1 à 3 h., rue Blomet, 73.

·**Douvillé** (J.), 20 août 1858; de 1 à 2 h., rue de Rivoli, 124.

Dreyer-Dufer, O. ✠, 1873; chirurgien en chef aux ambulances de campagne de l'armée du Rhin et du Nord, 1870-1871. — *Maladies de l'estomac et du tube digestif*, les mardis, jeudis et samedis, de 2 à 4 h., rue Richer, 52. — Clinique de midi à 1 h.

·**Dreyfous**, 1870; de 1 à 3 h., rue des Capucines, 9.

·**Dreyfus-Brissac** (L.), 1878; médecin de l'hôpital Tenon, les lundis, mercredis et vendredis, de 1 à 2 h., rue de Clichy, 46.

·**Dromain**, 1877, de 1 à 3 h., rue Bonaparte, 45

·**Dromard**, 31 août 1853; de 1 à 3 h., boulevard de Magenta, 46.

·**Drouadaine**, 23 août 1867; de 1 à 3 h., rue des Moines, 18.

Dubois (Alphonse), 26 décembre 1859; tous les jours de 1 à 2 h., rue Bausset, 10.

Dubois (O.), 1868; de 1 à 3 h., rue Fontaine-Saint-Georges, 22.

Dubois (Raphaël), 1873; boulevard Montparnasse, 154, *n'exerce pas.*

Dubois (Emile), 1880; de 1 à 3 h., rue Brézin, 23.

Dubouchet (V.), 1867; de 2 à 4 h., boul. des Capucines, 8.

Dubousquet-Laborderie, 1883; méd. du bur. de Bienf., de 1 à 2 h., rue Soubise, 11, à Saint-Ouen (Seine).

Duboys de Lavigerie, 1880; tous les jours à 4 h., rue Mogador, 5.

Dubourg (*V.* **Barbeu-Dubourg**).

·**Dubrisay** (J.), ✵, 1860; lundi, mercredi, vendredi, de 2 à 4 h., rue de Marengo, 6.

Dubroca, 1879; à 1 h., rue des Abbesses, 48.

·**Dubuc**, ✵, 4 mai 1864. — *Voies urinaires. — Lithotritie.* — De midi à 3 h., jeudi excepté, rue Taitbout, 83.

Dubuisson, 1874, boulevard Montparnasse, 46.

Ducamp (Ch.), 1876; de 1 à 2 h., les lundis, mardis, jeudis et samedis, avenue de Wagram, 53.

Du Castel, 1872; méd. de l'hôpital Tenon; de 2 à 3 h., mardi, jeudi, samedi, rue de Bellechasse, 14.
Ducat, Strasbourg, 1866; de midi à 1 h., rue Compans, 23.
*__Duchaussoy__, ✻, 30 août 1854; agrégé libre de la Faculté; les mardis, jeudis et samedis, de midi à 3 h., rue des Beaux-Arts, 8.
Duchesne (Léon), 22 janvier 1864; anc. interne des hôpitaux de Paris; de 1 à 2 h., rue des Saints-Pères, 85.
Ducor (P.), 1879; les lundis, mercredis et vendredis, de 1 à 3 h., rue Jouffroy, 68 *bis*.
Ducoudray, rue de la Victoire, 60.
*__Duguet__, 15 février 1866; agrégé à la Faculté de médecine, médecin de Lariboisière; lundi, mercredi et vendredi, de midi 1/2 à 2 h. 1/2, rue de Londres, 60.
*__Duhomme__, 15 avril 1859; de 2 à 3 h., passage Saulnier, 11.
*__Dujardin-Beaumetz__, O. ✻, 1862; médecin de l'hôpital Cochin, membre de l'Académie de médecine; les lundis, mercredis, vendredis, de 2 à 3 h., boulevard Saint-Germain, 176.
Dumesnil *voir* **Mesnil**.
Dumolin, rue des Arts, 21, à Levallois-Perret.
*__Dumont__ (G.), ✻, 1845; rue de Courcelles, 24; *n'exerce pas*.
*__Dumonteil-Grandpré__, Paris, 1875; à Aubervilliers (Seine).
*__Dumontpallier__, O. ✻, ✿ A., 21 février 1857; médecin de l'hôpital de la Pitié, ancien chef de clinique médicale de l'Hôtel-Dieu, médecin du Lycée Louis-le-Grand; tous les jours, de midi à 2 h., rue Vignon, 24.
Dumouly, Paris, 27 août 1880; de 2 à 3 h., rue Chevalier, 100, à Levallois-Perret (Seine).
Dunoyer, ✻, 1849; de 5 à 6 h., rue du Dragon, 30.
Du Perier, 1883; boulevard Arago, 38.
Dupertuis (G.), 1878; mardi, jeudi et samedi, de 1 à 3 h., rue Pergolèse, 48.
Dupierris, 31 janvier 1860; de 2 à 3 h,, rue Saint-Florentin, 4.
Duplaix, 1883; rue Saint-Lazare, 107.
Duplantier, 1877; de 1 à 3 h., rue Custine, 1.
*__Duplay__ (S.), ✻, février 1865; les lundis, mercredis, vendredis, de 2 à 4 h., rue Saint-Lazare, 107.
Dupont (Maurice), 1882; directeur de l'Etablissement d'aérothérapie, rue des Pyramides, 17.
*__Dupouy__ (Edmond), 1869; rédacteur en chef du *Moniteur de l'Hygiène publique*; de 2 à 3 h., boul. Sébastopol, 81.
Duprat, rue Monsigny, 17.
Dupré, 4 mars 1840; professeur particulier d'anatomie, de pathologie et de chirurgie herniaire; de 2 à 5 h., boulevard Saint-Germain, 74, en face le jardin de Cluny.
Dupré, 1857; inspecteur de la salubrité, de 3 à 5 h., avenue d'Orléans, 19.
Dupré, 1884; cours de Vincennes, 37.

Dupré, 1884; rue Montorgueil, 67.
Dupuy (J.-N.), 1855; de midi à 2 h., boul. de Sébastopol, 76.
Dupuy (R.), rue Catullienne, 5, à Saint-Denis.
***Durand** (Mary), ✻, Montpellier, 6 février 1854; rédacteur en chef du *Courrier médical;* de midi à 2 h., rue de Rivoli, 196.
***Durand** (J.-B.), ✻, 9 janvier 1843; de midi à 2 h., rue du Bac, 92.
***Durand** (A.), 1872. — *Vin Durand diastasé.* — Rue Laugier, 84.
***Durand**, Paris, 28 août 1854; de 1 à 3 h., rue de Ponthieu, 11.
***Durand** (Arthur), Paris, 24 décembre 1870, mardis et samedis, de midi à 1 h., à Arcueil (Seine).
Durand, Paris, 20 juillet 1874; à Puteaux (Seine).
***Durand-Fardel**, ✻, 13 août 1840; inspecteur des sources d'Hauterive à Vichy; mardi, jeudi, samedi, de midi à 2 h., rue Guénégaud, 17.
Dureau, rue de Latour-d'Auvergne, 16.
***Duroziez**, 21 juillet 1853; ancien chef de clinique à l'hôpital de la Charité; de 1 à 3 h., rue Saint-Roch, 10.
Durut, 7 août 1854; de 2 à 5 h., rue Chabanais, 10.
Dusart, ✻, 1865; de midi à 2 h., avenue de Villiers, 16.
Dusaussay, 1877; de 2 à 4 h., rue Mogador, 5.
Dutrieux-Bey (P.) ✻ ✿, profes. honor. à l'Ecole de médecine du Caire, ancien médecin oculiste à l'hôpital européen d'Alexandrie, de 3 à 5 h., 9, rue du Faubourg-Poissonnière. — *Clinique des maladies des yeux*, de midi à 2 h., rue du Faubourg-Saint-Denis, 63.
Duval (J.-G.-L.-A.), 4 avril 1849; de midi à 3 h., rue Jacob, 20
Duval, 1859 Etablissement d'orthopédie et d'hydrothérapie, rue du Dôme, 3.
Duval (Mathias), 1869; agrégé de la Faculté, cité Malesherbes, 11, rue des Martyrs.
***Duvernet** (E.), Paris; les mardis, jeudis et samedis, de 3 à 5 h. 1/2, rue du Bac, 1.
***Duvivier**, O. ✻, O. ✠, 8 mai 1844; de midi à 3 h., rue Vignon, 28.
Echerac (D'), juin 1865; médecin de l'Administration de l'Octroi; de midi à 2 h., rue de Rivoli, 74.
Edelmann, Paris, 20 juin 1878; route de Flandre, 48, à Pantin.
Ehrhardt (Ch.), juin 1863; de 1 à 2 h., les jeudis et dimanches exceptés, rue Meslay, 10.
Eloy (Ch.), Paris, 7 avril 1878; lundi, mercredi, vendredi, de 1 1/2 à 3 h., place de l'Etoile, 18.
Emanaud, Paris, 31 juillet 1873; de 1 à 2 h., rue de Rivoli, 142.
***Emond**, ✻, ✿ A, 23 juillet 1858; médecin consultant au Mont-Dore; de 1 à 3 h., boulev. Beaumarchais, 113.
***Empis**, ✻, 29 juillet 1850; agrégé libre de la Faculté, membre de l'Académie de médecine, médecin des hôpitaux: de 1 à 3 h., rue Bertin-Poirée, 16.

***Erambert** (A.), ✻, 9 janvier 1865; rue de Miromesnil, 38.
Ernous, 1879; boulevard Saint-Germain, 34; *n'exerce pas.*
Ernous (L.-E.), 1880; de 1 à 3 h., rue Laborde, 7.
Escarra (A.-R. de), 14 février 1868; de midi 1/2 à 2 h., boulev. Sébastopol, 67.
Esbach, 1877; de 2 à 5 h., place de Valois, 6.
Etchebarne, 1878; de 1 à 3 h., rue de Moscou, 23.
Estienne, 1839, boulevard des Invalides, 15; *n'exerce plus.*
Evans (John); avec rendez-vous, de 9 h. à midi; sans rendez-vous, de 1 à 4 h., avenue de l'Opéra, 19.
Eymery, 3 août 1877; de midi à 2 h., place de la Réunion, 67.
Eyrolles, Paris, 7 avril 1848; de 1 à 4 h., rue Amelot, 80.
***Fabre** (Amable), O. ✻, 1859; de 1 à 3 h., rue Vaneau, 37; *n'exerce pas.*
Fabre, les mardis, jeudis et samedis, de 2 à 4 h., rue des Batignolles, 44.
Fabre, 1882, place Saint-Georges, 30.
Fagart, ✿ A, 1878. — *Electrothérapie.* — *Traitement des maladies utérines*; de 2 à 5 h., rue de Londres, 30.
Faisans (L.), 1882; médecin des hôpitaux; lundis, mercredis, vendredis, de 1 à 3 h., rue Saint-Lazare, 62.
***Faivre** (Philippe), ✻, 3 juillet 1840; de midi à 4 h., rue de Chabannais, 14.
***Falret** (Jules), ✻, 30 mai 1853; le mardi et le vendredi, de 1 à 3 h., rue du Bac, 114.
***Fano**, ✻, ✠, 4 novembre 1851; agrégé à la Faculté de médecine de Paris; tous les jours, de 3 à 5 h., rue d'Abbeville, 5
***Farabeuf**, ✻, agrégé à la Faculté, chef des travaux anatomiques, rue de l'École-de-Médecine, 7.
Farges, à Asnières.
Faucher, 1881; ex-interne des hôpitaux; de 1 à 3 h., excepté les mardis et vendredis, rue de Miroménil, 49.
Faucon, 1832; rue Claude-Bernard, 29.
Fauconnet, 1877; de midi à 2 h., rue de Belleville, 55.
Fauny, Paris, 5 février 1874; de 2 1/2 à 3 h. 1/2, dimanches et fêtes exceptés. — Clinique de midi à 2 h., et le soir de 7 à 9 h., boulevard Rochechouart, 21.
Fauquez (R)., 1879, ✿ I. méd. adjoint de Saint-Lazare. Lauréat de la Faculté de médecine, directeur de l'établissement hydrothérapique (Thermo-Gymnase Soleirol), rue de la Chaussée-d'Antin, 49; les mardis, jeudis et samedis, de 3 à 5 h., rue Sainte-Anne, 11.
Faure, à Fontenay-aux-Roses.
Faure-Laubarèdes, Paris, 26 juillet 1847; boulevard Pereire, 191.
***Faure-Miller** (John), ✻, août 1870; médecin du Hertford British hôpital, les lundis, merdredis, vendredis, de 3 h. 1[2 à 5 h., rue de Matignon, 28.

·**Fauvel** (Ch.), ✻, ✿ A, C. ✶, 1861; ex-interne des hôpitaux de Paris; professeur libre de laryngoscopie et de rhinoscopie. — *Traité pratique des maladies du larynx, précédé d'un Traité complet de laryngoscopie, avec 144 fig. dans le texte et 20 planches, dont 7 en chromo-lithographie*, 1876. Tous les jours de 2 à 4 h., avenue de l'Opéra, 13. — Consultations gratuites pour les indigents à sa clinique, rue Guénégaud, 13, les lundis et jeudis, de 9 à 11 h. du matin.

Fauvelle, rue de Médicis, 11.

·**Faval,** 1877; de 1 à 3 h., les lundis et vendredis exceptés, rue de Sèvres, 38.

Favre (Henri), 1851, rue Duret, 31; *n'exerce pas.*

Favrel, 1884; rue Davy, 2, et avenue de Saint-Ouen, 45.

Fayard, 1870; de 1 à 2 h., rue de Poitou, 7.

Febrer, 1867; de 1 à 3 h., rue de Turin, 22.

·**Federowicz (de),** 1866; les lundis, mercredis, vendredis, de 3 à 5 h., rue Nouvelle, 6.

·**Felizet** (G.-M.), ✻, 1873; chirurgien des hôpitaux; les mercredis, vendredis et dimanches, de 1 à 3 h., rue de Hambourg, 17.

·**Feltz,** ✿ A., 1868; rue d'Aubervilliers, à Saint-Denis (Seine).

Féraud, 1881; de 1 à 2 h., rue de Prony, 91.

Ferdut (E.), 1865; mardi, jeudi, samedi, de 2 à 3 h., rue du Regard, 5.

Féré, Paris, 18 mars 1882; mardi, jeudi, samedi, de 1 à 3 h., rue Chomel, 5.

·**Féréol** (F.), ✻, 16 mai 1859; médecin de la Charité, membre de l'Académie de médecine; de 2 h. 1/2 à 4 h. excepté le mardi et le vendredi, rue des Pyramides, 8.

·**Fernet** (Charles), mars 1865; médaille d'or des hôpitaux, agrégé de la Faculté, méd. de l'hôpital Beaujon; lundi, mercredi, vendredi, de 1 à 2 h. 1/2, rue la Boëtie, 28.

Ferrand (E.-J.-R.), 21 juillet 1851; de midi à 2 h., avenue de Neuilly, 92 (arrond. de Saint-Denis).

·**Ferrand** (A.), décembre 1862; médecin de l'hôpital Laennec; de midi à 2 h., les mardis, jeudis, et samedis, rue du Bac, 110.

Ferraton, O. ✻, 1843, de midi à 1 h., quai d'Orléans, 42.

Ferraton, 1883; quai de Béthume, 14.

Ferrier, 1884. — *Maladies de la bouche et des dents,* — De 11 à 3 h., rue Boissy-d'Anglas, 39.

Féry, rue Saint-Jacques, 220.

·**Feulard,** ✻, 23 août 1848; de 4 à 5 h., rue Charlot, 8.

Fèvre, 1879, lundis, mardis, jeudis et samedis, de midi à 2 h., rue du Château, 102.

·**Fiaux,** ✻, 1er mai 1843; lundi, mercredi, vendredi, de 2 à 4 h., rue de la Boëtie, 57.

Fiaux (Louis), 1875; rue Condorcet, 59.

Fibich, 1883; rue Linné, 3.

Fichon, de 1 à 2 h., à Vitry-sur-Seine.
***Fieuzal**, ✻, mai 1863; méd. en chef de l'hop. des Quinze-Vingts; les mardis, jeudis et samedis, de 4 à 6 h., faubourg Saint-Honoré, 93; à la Clinique des Quinze-Vingts, 13, rue Moreau, tous les jours à 2 h., le vendredi excepté: à la maison de santé, rue St-Antoine, 143 (hôtel Sully) tous les jours de midi à 2 h., le vendredi excepté.
Fiévet, 28 août 1855; de 4 à 6 h., boulevard Saint-Michel, 5.
Figuier (Louis), ✻, août 1840; agrégé de l'Ecole de pharmacie; rue Newton, 7; *n'exerce pas*.
Fillastre, de 1 à 2 h., rue Fondary, 56.
***Filleau**, 1868; de 4 à 6 h., boulevard du Temple, 43 et place de la République, 1.
Finance (de), 1878; de 1 à 3 h., rue Notre-Dame-de-Nazareth, 56.
***Finot** (L.), 31 juillet 1850; de 1 à 2 h., faubourg Poissonnière, 13.
***Fiquet** (A.), 1876; de 2 à 4 h., rue de Maubeuge, 24.
***Firmin**, ✻, 22 août 1850; de 1 à 3 h., rue de Rivoli, 1.
Fisher, ✻, 24 novembre 1863; de 4 à 6 h., boulev. Saint-Marcel, 68; *n'exerce plus*.
Fissiaux, Paris, 19 janvier 1879; de 2 à 3 h., rue Martel, 11.
Flament, Paris, 13 mars 1876; rue de la Chapelle, 94.
Flandin (Ch.), ✻, 30 mai 1832; de 8 à 10 h., rue de Varenne, 88.
Flasschœn, (Ch.-J.), 1883, de 1 à 3 h., les dimanches et lundis exceptés, rue Saint-Georges, 6.
Fleurot, 1884; rue du Rendez-Vous, 6.
***Fligel**, ✻, 1870; *maladies des enfants*, mardi, jeudi et samedi de 2 à 4 h. 1/2, rue de Suresnes, 15.
Floquet, 1879; de 1 à 3 h., rue de la Gaîté, 10.
***Fodéré**, Strasbourg, 19 février, 1842; de 1 à 3 h., avenue de Villars, 12.
***Foissac** (P.), O ✻, 11 août 1825, ex-méd. en chef de la Maison d'éducation de la Légion d'honneur de Saint-Denis; de 2 à 4 h., place de la Madeleine, 13.
Foissy, 22 août 1842; de midi à 1 h., rue de Jussieu, 37.
Foissy, 1876; rue de Jussieu, 37.
Foley, 1855; de 11 à 4 h., boulevard Pereire, 128.
Fonson, Paris, 11 août 1877; rue Lafayette, 151.
Fontaine, 1861. — *Etablissement médico-pneumatique.* — *Bains d'air comprimé.* — *Asthme, Emphysème, Bronchite chronique, Anémie, Coqueluche, Surdité catarrhale.* — *Cloches fixes et mobiles pour anesthésie par le protoxyde d'azote oxygéné (procédé Paul Bert).* — De 2 à 4 h., rue de Châteaudun, 53.
Forestier (E.), 29 novembre 1865; méd. inspect. des écoles, de midi à 1 h., rue de Belleville, 97.
Forget (Amédée), O. ✻, 16 juin 1840; membre honoraire de la Société de chirurgie et de la Société de médecine de Paris,

ex-chirurgien consultant des maison d'éducation de la Légion d'honneur; lundi, mercredi et vendredi, de 1 à 3 h., rue de Trévise, 41.

*Forget (Louis-Eugène), 30 août 1847; les mardis, jeudis et samedis, de 4 à 5 h., rue Monsieur-le-Prince, 60.

Forné, rue du Cardinal-Lemoine, 28.

Fortin, 1866; de midi 1/2 à 2 h., rue Pierre-Lescot, 1.

Fortina, Turin, 1846; Paris, 1858; de midi à 2 h., rue du Havre, 1.

Foubert, 1854; de 1 à 2 h., les jeudis exceptés, rue de Trévise, 29.

Foucart (E.), 1875; de 1 à 2 h., rue de Tournon, 17.

Foucaud de l'Espagnery, 27 août 1839; docteur en chirurgie, 28 novembre 1839; de 9 à 11 h. du mat., r. des Saints-Pères, 71.

***Foucault**, 20 mars 1835; de 4 à 6 h., à Nanterre (arrondissement de Saint-Denis).

Foucher (Octave), 1861; de 1 à 2 h., rue Mongenot, 15, à Saint-Mandé.

Foulliaron, 1881; de 1 à 3 h., boulevard de Belleville, 1.

Fouques, Strasbourg, 2 août 1843; rue Fondary, 37.

Fourès, Montpellier, 1867; de midi à 2 h., boulevard Barbès, 3.

Fourmentin, Paris, 1874; de midi à 2 h.. faub. du Temple, 80.

Fournaise, 1872; de 1 à 3 h., rue des Francs-Bourgeois, 26.

Fournet, ✻, 28 août 1839; ex-chef de clinique à l'Hôtel-Dieu. — De midi à 1 h., rue du Cherche-Midi, 14.

***Fournié** (Edouard), O. ✻, Montpellier, 4 mars 1857; médecin de l'Institut des sourds-muets. — De 2 à 4 h., rue Louis-le-Grand, 11.

***Fournier** (Al.), ✻, 13 février, 1860; professeur à la Faculté, médecin de l'hôpital Saint-Louis, membre de l'Académie de médecine; tous les jours de 3 à 5 h., et de plus, le mardi, de 5 à 7 h. du soir, rue Volney, 1.

Fournier (G.), 1874; rue Vignon, 5.

Fournier (H.), 1884; mardi, jeudi samedi, de 1 à 3 h., rue Mollien, 3.

Fournol (Léon), mercredi, jeudi et vendredi, de 1 à 3 h., rue Thiers, 54 (Billancourt. — Seine.)

***Foville**, ✻, 1857; inspecteur général des établissements de bienfaisance et des asiles d'aliénés, secrét. général de l'Assoc. des médecins de France; les mardis et vendredis, de 1 à 3 h., boulevard Saint-Germain, 177.

Fraigniaud, ✻, ✻, 13 décembre 1853; à 3 h., jeudi excepté, quai Conti 13 (impasse Conti, 2.)

Franckel. (*Voir* **Lévy**).

***Franco** (L.), 1874; de 1 à 3 h., avenue d'Italie, 89.

François, 1883; de 1 à 3 h., rue Joubert, 35.

François-Franck, 1875; mardi, jeudi et samedi, de midi à 2 h., rue Saint-Philippe-du-Roule, 5.

Frébault, 29 mai 1849; de 1 à 2 h., rue Saint-Dominique, 143.
Frébault fils, 1882; à midi, rue Saint-Dominique, 143.
Frédault, 2 février 1848; de 1 à 4 h., rue Bellechasse, 35.
Frédault fils, 1877; rue Bellechasse, 35.
'**Frémineau**, 3 janvier 1856; docteur en chirurgie, août 1862; docteur ès sciences naturelles; les mardis, jeudis et samedis, de 3 à 5 h., place de la République, 21.
'**Frémy** (Ch.), O. ✻, 23 mai 1843; méd. honoraire des hôpitaux, de 3 à 4 h., mercredi excepté, rue des Capucines, 9.
Frère, ✻, 28 mars 1838; lundi mercredi, vendredi, de 1 à 2 h., rue Charlot, 15.
Freulet, Paris, 1874; à Courbevoie (Seine).
Fricher, Paris, 5 janvier 1870; de 3 à 5 h., rue Notre-Dame-de-Lorette, 36.
'**Fropo**, C. ✻, médecin-inspecteur du service de santé de l'armée, avenue Duquesne, 32.
Fumouze (Armand), mai 1865; pharmacien de 1re classe; faubourg Saint-Denis, 78; *n'exerce pas.*
Fumouze (V.), 1870; pharmacien de 1re classe; faubourg Saint-Denis, 78; *n'exerce pas.*
Gabalda (Adrien), 2 juillet 1879; de 2 à 4 h., rue du Cherche-Midi, 11.
Gachet, Montpellier, juin, 1858; lundi, mercredi, vendredi, de 3 à 4 h., faubourg Saint-Denis, 78.
Gage-Lebas, 28 août 1867; rue de Grenelle, 9; *n'exerce pas.*
Gager (J.-L.-A.), 4 décembre 1856; de 2 à 3 h., rue de Flandre, 59.
Gaillard (Georges), Paris, 1878; lauréat de la Faculté; de 10 à 5 h., rue de Rivoli, 182.
Galet, Montpellier, 28 juin 1829; de midi à 1 h., rue Lacépède, 7.
Galezowski, ✻, 1865; clinique, rue Dauphine, 26, de 1 à 3 h.; de 3 1/2 à 6 h., boulevard Hausmann, 103.
'**Galippe** (Victor), de 10 à 4 h., rue Sainte-Anne, 65.
Galland, 1879; de 1 à 3 h., rue Saint-Placide, 52.
'**Gallard**, O. ✻, 29 janvier 1855; médecin de l'Hôtel-Dieu, médecin en chef de la Compagnie du Chemin de fer d'Orléans; de 4 à 5 h, tous les jours, excepté le vendredi, rue Monsigny, 7.
Galliard, 1881; de 1 h. 1/2 à 2 h. 1/2, rue de la Victoire, 43.
Gallois, à Maisons-Alfort (Seine).
'**Gandil**, 1867; de 1 à 2 h., rue des Marais, 50.
Gannal (F.), ❀ A., 1858. — *Embaumements.* — Rue de Seine, 6.
Gantillon (H.-E.), 1858; de 2 à 3 h., rue Castiglione, 10. A partir de 5 h., rue Garnier, 25, à Neuilly.
Garavel, 1864; boulevard de l'Hôtel-de-Ville, 30, à Montreuil.
Garcia, Paris, 23 décembre 1879; avenue de Wagram, 83.

Gillet (Henry), ✻, 1847; boul. Malesherbes, 192, *n'exerce plus.*
Gillon, 18 novembre 1853; de midi à 1 h., rue de Flandre, 23, à Aubervilliers.
Gilson (H.), 1884; mardi, jeudi, samedi, de 1 à 3 h., rue Sainte-Beuve, 3.
Gingeot (Paul), 13 juillet 1867; médecin des hôpitaux; de 1 à 2 h., rue de Bourgogne, 50.
Girard (F.), 29 mai 1863; de 3 à 5 h., place de Valois, 6.
Giraud, Bordeaux, 1880; professeur à l'Ecole dentaire de France. — Tous les jours, de midi à 5 h. — Clinique les mardis, jeudis et samedis, de 9 à 11 h. du matin, rue Godot-de-Mauroy, 3.
Giraudeau, 1884, mardis, jeudis et samedis de 1 à 3 h., boulevard Malesherbes, 58.
Giraudeau Saint-Gervais, juillet 1866; de midi à 3 h., rue Richer, 12; *n'exerce pas.*
***Giraud-Teulon** ✻, 15 mors 1848; membre de l'Académie de médecine; de 1 à 3 h. tous les jours, le mardi exéepté, rue d'Edimbourg, 1.
Girma, Paris, 1881; rue de Seine, 23, à Ivry.
Girou de Buzareingues, O ✻, 19 juillet 1832; de 2 à 3 h., rue La Condamine, 18.
Gobillot, Strasbourg; de 11 h. à midi, passage de la Visitation, 11 *bis.*
Godlewski, Paris, 3 novembre, 1869; de 1 à 2 h., avenue de Neuilly, 89, à Neuilly.
Godo, Paris, 4 décembre 1870; de 1 à 3 h., boulevard Diderot, 30.
Goguel (A.), 1875; de 2 à 4 h., rue de l'Echiquier, 27.
Goguyer-Deschaumes. *Voir* **Deschaumes**.
Goin (Emile), août 1864; médecin-inspecteur des eaux de Sail-sous-Couzan (Loire); de 2 à 3 h., rue de Lyon, 1.
Goix, 1881; de 1 à 2 h., rue de Joinville, 40.
***Goizet**, O. ✻, 2 juin 1864; médecin en chef de l'Institut électro-balnéothérapique; le matin de 7 à 9 h. et le soir de 1 à 2 h., rue de la Fidélité, 7.
Goldstein, 1875; de 2 à 3 h., rue de Belleville, 53.
***Gombault** ✻, 26 juin 1858; médecin de l'hôpital Beaujon; de 1 h. 1[2 à 3 h., les mardis et vendredis exceptés, rue Rouget-de-l'Isle, 3.
Gombault (Albert), 1877; chef du laboratoire pathologique à la Faculté de médecine, de midi à 2 h., rue de Vaugirard, 41.
Gomer-Chambellan, 1883; boulevard de Sébastopol, 61.
Gontard, 1845; de 2 à 4 h., rue de l'Arbre-Sec, 46.
Gontier (L.), 13 août 1842; rue Saint-Honoré, 64; — *n'exerce plus.*
Good, 28 février 1869; de 1 à 2 h., avenue du Bois-de-Boulogne, 23.

Gorecki, 1872; de 1 à 3 h., rue Dauphine, 16.

Gornard-Chantreau, 1880; de 1 à 3 h., rue Notre-Dame-de-Lorette, 45.

***Gosselin**, (L.), ✻, 16 mars 1843; professeur honoraire à la Faculté de médecine de Paris, chirurgien honoraire des hôpitaux, membre de l'Institut et de l'Académie de médecine; lundi, mercredi, vendredi, de 1 à 3 h., boulevard Saint-Germain, 282.

Gosset, 10 mai 1854; de 2 à 4 h., rue Lafayette, 36.

Goubert (Emile), 1878, de 2 à 3 h., rue Lafayette, 219.

Gouël, 1867; médecin de l'hôpital de Villepinte (phtisiques), de 2 à 3 h., lundi excepté, rue Castellane, 10.

Gouey, 19 juin 1841; de 2 à 4 h., rue du Bac, 42.

Gougelet, 1883; les mardis, jeudis et samedis, de 1 à 3 h., boulevard de Magenta, 105.

***Gouguenheim,** mars 1866; médecin de l'hôpital Bichat et du Conservatoire de musique, lundi, mercredi, jeudi et vendredi de 1 à 4 h., boulevard Haussmann, 73.

***Goujon**, O. ✻, août 1866; les mardis, jeudis et samedis, de midi à 4 h., rue de Picpus, 90, et place Daumesnil, 15.

Goupil (Edmond), 1861. — Consultations particulières de midi à 6 h., gratuites les mardi, jeudi et samedi, de 8 h. du matin à 8 h. du soir, rue de Rivoli, 14.

Goupil, rue Vallier, 85, à Levallois-Perret.

Gouraud (Xavier), ✻, 19 avril 1865; médecin de l'hôpital de la Pitié et du collège Stanislas; les mardis, jeudis et samedi, de 2 à 4 h., rue du Bac, 40.

Gourgue, 1882; lundi, mercredi, vendredi, de 3 à 5 h., rue Chauveau-Lagarde, 2.

***Gouverné,** Paris, 16 juillet 1879, mardi, jeudi, samedis, de 2 à 5 h., rue Blanche, 53.

Goyard, 1870; de 2 à 3 h., avenue Montaigne, 55.

Gozzoli, 1875; de 2 à 4 h., faubourg du Temple, 25.

Gral, 1883, rue du Cardinal-Lemoine, 65, *n'exerce pas.*

Grabscheid, 1857; de midi à 9 h., rue Greneta, 55.

Grammaire, 2 août 1847; de 2 1|2 à 4 h., boul. Magenta, 79.

***Grancher,** 1873; agrégé à la Faculté, médecin de l'hôpital Necker, lundi, mercredi, vendredi, de 1 à 3 h., rue d'Anjou-Saint-Honoré, 65.

Grandchamps (de), boulevard de Courcelles, 88.

Grandmont, *voir* **Gillet de Grandmont.**

Grandvaux, 1870; de 2 à 4 h., les jeudis et dimanches exceptés, rue Legendre, 29.

***Grange,** ✻, 17 juin 1845; docteur ès sciences, 1846, de 3 à 4 h., rue de Lancry, 17.

***Grangé,** 1874; les lundis, mercredis, vendredis, de midi à 2 h., rue Guichard, 2.

Grasset, 18 août 1838; de 1 à 3 h., rue Bellefond, 35.
***Grassi**, ✻, juin 1856; agrégé de l'Ecole supérieure de pharmacie, ancien directeur de la Pharmacie centrale des hôpitaux, boulevard **Haussmann**, 40; *n'exerce pas*.
***Gratiot** (V.), 24 août 1854; les mardis, jeudis et samedis, de 1 à 3 h., rue de Berlin, 33.
***Graux** (Gaston), 1878; anc. interne des hôpitaux, médecin aux eaux de Contrexéville; à Contrexéville, du 15 mai au 15 octobre. — Les mardi et vendredi, de 1 à 2 h., rue d'Enghien, 48; *n'ex. pas à Paris*.
Greffier, anc. interne des hôp. de Paris, de 1 à 3 h., rue des Martyrs, 24.
Grégoire, 1883; rue Pierre-l'Hermite, 5.
Gréhant, ✿, I. aide-naturaliste au Muséum, rue Berthollet, 17.
Grelat, 22 avril 1861; à Boulogne.
Greletty, Paris, 25 juin 1873; de 3 à 5 h., cité d'Hauteville, 10.
Grenat (Ant.), 30 juin 1843; de 1 à 2 h., rue Turenne, 34.
***Grenet**, 1871; de 2 à 4 h., rue de Verneuil, 52.
Grenier, rue de Vaugirard, 55; *n'exerce plus*.
Grenier, 1878; rue de Turin, 26.
Greslou (Gab.-Louis); *accoucheur*, de 2 à 3 h., rue d'Alger, 11.
Griffon du Bellay (M.-T.), 1856; médecin en chef de la marine; *n'exerce pas*.
Grimaud, février, 1852; de midi à 1 h., rue de Berlin, 33.
Grimaux (Edouard), 1865; agrégé de chimie à la Faculté de médecine de Paris, boulevard Montparnasse, 123.
Gromolard, 1882; de 2 à 4 h., rue Lafayette, 94.
Gros, 1884; de 1 à 3 h., rue de la Goutte-d'Or, 63.
Grout (Franklin), 1874, rue Berton, 17.
Gruby, Vienne, 16 mai 1834; autorisé à exercer en France en 1841; de midi à 2 h., rue Saint-Lazare, 66.
Guardia, 1853, rue Faraday, 17, *n'exerce pas*.
Guède (A.), Paris, 1854; rue de la Pompe, 82; *n'exerce pas*.
Guedeney, Paris, 1883; faubourg St-Jacques, 25.
Gueit-Dessus, 31 août 1853; lundi, mercredi, vendredi, de midi à 2 h., boulevard Saint-Michel, 39.
Guelpa, 1875; les lundis, mercredis, vendredis, de 5 à 6 h. du soir, faub. du Temple, 27; les lundis, mercredis et vendredis, de 1 à 2 h., boul. de Strasbourg, 79.
Guéneau (Edm.), 19 avril 1866; de 1 à 2 h., à Levallois-Perret.
***Gueneau de Mussy**, O. ✻, 23 août 1839; médecin honoraire des hôpitaux, agrégé libre de la Faculté, membre de l'Académie de médecine; de 1 à 3 h., excepté le mardi, rue de Courcelles, 73.
***Guéneau de Mussy** (Henri), O. ✻, 1844; médecin des hôpitaux; membre de l'Académie de médecine; sociétaire du collège royal des médecins de Londres, de 1 h. à 3 h., rue du Cirque, 15.

***Guenébaud,** rue de Rennes, 85.

***Guéniot,** 10 janvier 1862; chirurgien de l'hospice des Enfants assistés, professeur agrégé d'accouchements à la Faculté; membre de l'Académie de médecine; *accoucheur*; mardi, de 2 à 3 h., jeudi et samedi, de 2 à 4 h., rue de Lille, 1.

Guénot (Mme), 1881; de 2 à 4 h., rue J.-J.-Rousseau, 1.

Guerder, 1863; les lundis et vendredis à 3 h., boulevard de Sébastopol, 73.

***Guérin** (Jules), O. ✻, 4 août 1827; membre de l'Académie de médecine, les lundis, mercredis et vendredis, de 1 à 3 h., rue de Vaugirard, 46. — *Publication trimestrielle de ses œuvres. Les 3 premières livraisons de 200 pages chacune, ont paru. — 14 fr par an. Bureau, rue de Vaugirard,* 46.

Guérin (Alphonse), C. ✻, janvier 1847; membre de l'Académie de médecine; chirurgien de l'Hôtel-Dieu; de midi à 2 h., rue Jean-Goujon, 11 *bis*.

***Guérin-Carnet,** 1861. — De 4 à 5 h., rue de Valois, 17.

Guérin-Meneville, ✻, Paris, 26 mai 1857, de 2 à 4 h., rue de Richelieu, 16.

Guerlin, Paris, 17 avril 1878; de 1 à 3 h., rue Gabrielle, 50, à Charenton (Seine).

***Guerrier** (H.), 1883: de 1 à 3 h., jeudi excepté, rue de **Maubeuge**, 7.

Gueury, O. ✻, méd. inspect., membre du Conseil de santé des armées.

Guiard, 1883, mardis, jeudis et samedis, de 2 à 4 h., rue de la Bienfaisance, 42.

***Guibout** (Eugène), ✻, 25 avril 1850; médecin des hôpitaux, de midi à 2 h., rue de la Banque, 1.

Guieysse, 16 février 1866; rue d'Hauteville, 94; *n'exerce plus*.

***Guignard,** ✻, route de Montrouge, 95 (Petit-Vanves. — Seine).

Guignard, route d'Orléans, 65, à Montrouge.

Guillaume (Charles), 1875; de midi à 1 h. 1/2 et de 6 1/2 à 8 h., boulevard de Ménilmontant, 125

Guillaumet (P.), 1876; médecin adjoint de Saint-Lazare, lauréat de la Faculté de Paris, de 2 à 3 h., rue du Faubourg-Saint-Denis, 220.

***Guillier,** ✻, 30 avril 1841; Grande-Rue de la République, 56, à Saint-Mandé (Seine), à midi.

Guillier (Octave), 1882; de 1 à 3 h., excepté le mardi et le vendredi, rue Bonaparte, 8.

Guillon (Alfred), ✻, C. ✠, 1861. — *Voies urinaires. — Lithotritie.* — Lundi, mercredi, vendredi, de 4 à 5 h.; mardi, jeudi, samedi, de 2 à 3 h., rue St-Lazare, 90.

Guillot, 1867; de midi à 2 h., boulevard Beaumarchais, 24.

Gurgey, rue Nationale, à Ivry-sur-Seine.

Gustin (Louis). juillet 1864; pharmacien, 30 août 1857; rue Drouot, 23.

Gutierrez-Ponce (J.), Paris, 1877; New-York, 1874; membre du Collège royal des chirurgiens d'Angleterre, 1870, D. D. S., New-York, 1874; de 4 à 5 h., rue Pierre-Charron, 2; le mercredi, de 1 à 2 h.

Guyard (Armand), 1876; de 1 à 3 h., rue Saint-Antoine, 236.

***Guyet** (F.), 1878, de 1 à 3 h., avenue de l'Alma, 67.

***Guyon** (Félix), ✻, ✪ I, 1858; le mardi, de 1 à 3 h., rue Roquépine, 11 *bis*.

Guyot, ✻, 24 décembre 1856; médecin des hôpitaux, de 2 à 4 h., rue de Madrid, 21.

Guyot, 27 mars 1859; boulevard Voltaire, 70.

***Guyot** (Théoph.), Paris, 15 juin 1880; de 1 à 2 h. 1[2, le jeudi excepté, boulevard Malesherbes, 147.

Hache, 3 décembre 1830; de 11 h. à 1 h., rue de Tournon, 8.

Hache, 1884; les mardis et samedis, de 5 à 6 h., rue de Tournon, 8.

Hacquart, aux Lilas.

Haelling, Paris, 10 août 1876; rue du Rond-Point, à Montrouge.

Hahn, 1874; lundi, mercredi, vendredl, de 9 h. à mdii, r. Saint-Placide, 31.

Haillot, février 1876; les lundis, mercredis et vendredis, de midi à 2 h., rue des Francs-Bourgeois, 43.

Hallade, Paris, 4 août 1880; rue de Courbevoie, 59, à Colombes.

***Hallé,** 13 août 1863; de 1 à 2 h., rue de Varennes, 38.

***Hallopeau** (H.), 1871; agrégé, méd. de l'hôp. Saint-Louis; les lundis, mercredis, vendredis, de 2 à 3 h., rue d'Astorg, 30, et boulevard Malesherbes, 45.

Hammelrath, 1853; de 1 à 3 h., rue de Rivoli, 73.

***Hamon (de Fresnoy)**, 1852. — *Accouchements.* — *Gynécologie.* — Mardis, jeudis, samedis, de 1 à 3 h., rue Jacob, 21.

Hamy (Ern.), Paris, 12 août 1868; rue de Lübeck, 40; *n'exerce pas.*

Hannequin, 1884; rue St-Placide, 31.

***Hanot,** 1875; agrégé de la Faculté de Paris, médecin des hôpitaux; lundi, mercredi, vendredi, de 1 à 3 h., rue de Rivoli, 122.

Hanriot, 1880; de 11 h. à midi, rue Saint-Benoît, 5.

***Hardy,** O. ✻, 15 avril 1836; professeur à la Faculté, membre de l'Académie de médecine, médecin de l'hôpital Saint-Louis; lundi, mercredi, vendredi, de 2 à 4 h., boul. Malesherbes, 5.

Hardy (Ch.), 28 août 1860. — De 2 à 4 h., r. de Miroménil, 79.

Hardy (E.), 1859; rue de Rennes, 90.

Harmand (J.), ✻; de 5 à 6 h., lundi, mercredi, vendredi, rue Treilhard, 15.

Harzé, ✻, médecin de la légation de Belgique, de 1 à 3 h., rue de la Victoire, 76.

Hauregard, 1867; rue de l'Ancienne-Comédie, 14.

Haussmann, 1882; les mardis, jeudis et samedis, de 1 à 3 h., rue de Clichy, 19.

Havage, Paris, 20 janvier 1882; rue Treilhard, 4.

*****Hayem,** 15 mai 1868; professeur de thérapeutique et matière médicale à la Faculté, médecin des hôpitaux; les lundis, mercredis, vendredis, de 4 à 6 h., rue de Vigny, 7.

Hays, Paris, juin 1878; rue d'Angoulême, 8.

Heermann, 1858; de 2 à 4 h., faub. Saint-Honoré, 58.

*****Heilly (d')** (E.-T.). *Voir* d'**Heilly.**

Hélie (H.), 1884; lundi, mercredi, vendredi, de 1 à 3 h., boul. Beaumarchais, 95.

Hellet, Paris, 6 août 1878; rue de la Fabrique, 16, à Clichy.

Hémey (L.), 1866; de 1 à 2 h., rue de Paradis, 48.

Henneguy, 1875; de midi à 1 h., rue du Sommerard, 17.

Hennequin, août 1865; de 1 à 2 h. 1/2, rue de Maubeuge, 31.

Hénocque (Albert), ✿ A. 1870, directeur-adjoint du laboratoire de médecine de l'Ecole des Hautes-Etud. au Collège de France; les lundis, mercredis et vendredis, de 1 à 3 h., avenue de Villiers, 87.

Henry de Navenne, 18 juin 1838. — De 9 h. du matin à 6 h. du soir, rue de l'Université, 171.

Henszel (C.), 1873; de 1 à 3 h., rue de Rivoli, 23.

*****Hérard,** O. ✻, 7 janvier 1847; membre de l'Académie de médecine, médecin de l'Hôtel-Dieu, agrégé libre de la Faculté, tous les jours, de 1 à 3 h., rue de Rome, 11.

*****Herbert** (Allan), 1872; méd. du Hertfort british hospital; de 1 1/2 à 3 h., rue Duphot, 18.

Herck, 1884; rue Berthollet, 20.

Hergault, 3 juin 1854; de midi à 1 h., rue de Palestro, 23.

Héricourt (J.), 51, rue Miromesnil.

*****Hermand,** 1855, rue Gay-Lussac, 25.

Hermel (E.-M.), 19 juin 1837; lundi, mercredi, vendredi, de 1 à 2 h., rue Mogador, 8.

Hermet, 1876. — De 3 à 5 h., boulevard Malesherbes, 30. — Clinique mardi et samedi à midi, rue des Petits-Carreaux, 29.

Hersent, 27 décembre 1845; de 2 à 4 h., rue de Grenelle, 102; *n'exerce pas.*

Hervé de Lavaur (L.-G.), ✻, 1849; méd. en chef du minist. des affaires étrangères; lundi, mercredi, vendredi, de 1 à 3 h., rue Taitbout, 48.

*****Hervieux,** ✻, 3 décembre 1846; membre de l'Académie de médecine, médecin de la Maternité; de 1 à 3 h.; lundi, mercredi, vendredi, rue de la Victoire, 12.

Hestrès, 1872; les mardis, mercredis, vendredis et samedis, de 2 à 4 h., rue des Ecuries-d'Artois, 24.

Himely, 25 février 1834; de 1 à 3 h., rue Geoffroy-Marie, 3.

Hirne, 1876; de 1 à 3 h., lundi, mercredi, vendredi, rue de Rivoli, 36.

Hirtz (Hipp.), Strasbourg, 1870; mardi, jeudi et samedi, de 2 à 4 h., rue Taitbout, 25.
***Hirtz** (Lucien), 1877; lauréat de la Faculté de médecine; de 1 à 2 h., rue Baudin, 23.
Hirtz (E), 1878; mardi, jeudi et samedi, de 1 à 3 h., boulevard Haussmann, 76.
Hirtzmann, Paris, 1874; de midi à 2 h., rue d'Angoulême, 76.
Hœlling, rue du Rond-Point, 10, à Montrouge.
Hoffmann (L.), ✿ A., ✱, Paris, 20 août 1835; mardi, jeudi et samedi, de 3 à 5 h., rue Choron, 12; l'été, à Pontaillac, près Rohan (Charente-Inférieure).
Hoffmann fils, Paris, 1866; de 1 à 2 h. 1\|2, rue Doudeauville, 19.
Hogg, 1877; pharmacien, 1874; avenue des Champs-Elysées, 62; *n'excrce pas*.
Holmann, Paris, 1877; lundi, mercredi, vendredi, de 2 à 4 h., avenue du Roule, 49.
·**Horteloup** (Paul), O. ✱, 1865; chirurgien de l'hôpital du Midi, de 1 h. 1\|2 à 3 h., sauf le mercredi, rue de la Victoire, 76.
Hottenier, 1875; de 1 à 3 h., rue Louis-le-Grand, 10.
Hottot (E.), ✱, décembre 1864; de midi à 1 h., boulev ourdon, 40, a Neuilly (Seine).
Hubert, 1875; de 3 à 5 h., rue Castellane, 6. — Clinique de midi à 3 h., place Saint-André-des-Arts.
***Huchard** (Henri), ✱, 1872; médecin de l'hôpital Bichat; mardi, jeudi et samedi, de 1 à 3 h., avenue des Champs-Elysées, 67.
Huchard (Ferdinand); rue de Maubeuge, 44.
Hugot, 1834; de 2 à 4 h., rue des Saints-Pères, 14.
Huguet (Hilarion), 26 juillet 1852. — De 2 à 3 h., rue Saint-Lazare, 117.
Huguet, 1846; de 2 à 4 h., rue Basse-du-Rempart, 64.
Hulot, 3 août 1847; de midi à 1 h., rue Lafayette, 150.
Humbert (A.), Strasbourg, 28 février 1867; de 2 à 4 h., rue Jacquart, 3.
Humbert (Gaston), 1873, agrégé à la Faculté, chirurg. de l'hôpital du Midi; les lundis, mercredis et vendredis, de 1 à 2 h., rue Vignon, 38.
Hureau de Villeneuve, 1863; lauréat de l'Institut, de midi à 1 h., rue Lafayette, 95.
***Hutinel**, agrégé à la Faculté, médecin des hôpitaux; rue de la Boëtie, 13.
Hyades, ✱, 1870, rue Oudinot, 6.
Inglessi, 1879; de 2 à 4 h., rue des Halles, 2.
Iszenard, 1876; rue de la Boulangerie, à Saint-Denis (Seine).
Izard (Frédéric), ✱, 29 novembre 1865; rue de Paris, 122, à Vincennes.
·**Jaccoud**, O. ✱, 13 juillet 1860; prof. à la Faculté, memb. de

l'Académie de médecine; médecin des hôpitaux; lundi, mercredi, vendredi, de 1 à 4 h., le samedi de 3 à 5 h., boulevard Haussmann, 62.
Jacquart (Alexis), 28 mars 1839; de 2 à 4 h., rue Coquillière, 32.
Jacquemard, de 3 à 5 h., quai du Marché-Neuf, 6.
Jacquemard, de 2 à 4 h., excepté le dimanche, rue Erlanger, 2, à Auteuil.
Jacquemard, 1884; rue de l'Abbé-Groult, 65.
Jalabert (E.), 1878; de 1 à 3 h., vendredi ex., pl. de la Nation, 3.
Jalaguier, 1880; chirurgien des hôpitaux, rue des Beaux-Arts, 12.
Jam (de Velluire), 1879; rue Franklin, 41.
***James,** ✻, 7 décembre 1840; de 2 à 4 h., rue Cambon, 51.
Jamin (Robert), 1883, ancien interne des hôpitaux; lundi, mercredi, vendredi, de 1 1|2 à 3 h., rue de la Victoire, 87.
Janets (Edm.), 17 février 1866; de 1 1/2 à 2 h. 1/2, rue de l'Hôtel-de-Ville, 2, à Vincennes.
Janicot, médecin-consultant à Pougues, rue de Berne, 9; *n'exerce pas à Paris.*
Janin, 1863.— De 2 à 5 h.; le dimanche, de 1 à 2 h.; clinique, mardi, jeudi, samedi, de 9 à 10 h., du matin, rue Salomon-de-Caus, 4.
Japhet, O. ✻, 1856; médecin inspecteur des Eaux d'Enghien, rue de la Bienfaisance, 40. — A Enghien de mai à octobre, avenue de Ceinture, 5.
Jardin, Paris, 4 juillet 1871; rue du Pré, 78, à Montreuil-sous-Bois.
Jardin (J.). — *Maladies des voies urinaires.* — De 3 à 5 h., rue du 29-Juillet, 6.
Jarjavay (Louis), 1883; lundis, mercredis, vendredis, de 4 à 6 h., rue Laffitte, 15.
***Jarriand,** ✻, ✠, 11 avril 1856; de midi à 2 h., rue de Choiseul, 16.
Jarry (L.), 1880; de 1 à 3 h., rue de Rivoli, 80.
Jasiewicz (Jules), 1884; de 1 à 3 h., rue Prony, 75.
***Jaubert** (A.), ✻, août 1865; les lundis, mercredis, vendredis, de 1 à 2 h., boulevard de Clichy, 12.
***Javal** (Emile), 2 mars 1868; les mardis, jeudis et samedis, de 9 à 11 h., rue de Grenelle, 58.
***Jean** (Alfred), chef de clinique adjoint à la Faculté; les lundis, mercredis, vendredis, de 1 à 3 h., rue des Mathurins, 51.
Jeanne, ✻, 29 décembre 1832; de midi à 1 h., cité Pigalle, 6.
Jégu, 1884; rue Cambon, 22.
Jirou, 13 avril 1874; de 2 à 4 h., avenue Marceau, 40.
Jobbé-Duval, 1875; les lundis, mercredis, jeudis et samedis, de 1 à 3 h., les mardis, vendredis et dimanches, de 8 à 10 h., rue Crozatier, 77.

Jobert (de Marcigny), 1869. — *Maladies contagieuses et de la peau.* — Tous les jours, de 1 à 4 h., rue Labruyère, 8.
Joffroy, 1873 ; agrégé, médecin de Bicêtre ; les mardis, jeudis et samedis, de 4 à 5 h., rue Godot-de-Mauroi, 28.
Johnston, O. ✻, 1861 ; de 1 à 4 h., boul. Malesherbes, 10.
Joly, 1847 ; hydrothérapie, boulevard Saint-Germain, 69.
Joly, 1871 ; faubourg Saint-Honoré, 160.
***Josat**, ✻, 5 mars 1840 ; inspecteur du service de la vérification des décès ; de 1 à 2 h., rue de Rivoli, 196.
Joseph, 27 décembre 1856 ; de 1 à 2 h., excepté le mardi, avenue d'Italie, 162.
Josephson, 1873 ; de 2 à 4 h., rue du Château-d'Eau, 14.
***Josias**, ✻, 26 juillet 1851 : lundi, mardi, vendredi, de 1 à 2 h., rue de Paris, 37, Charenton-Saint-Maurice (arrondissement de Sceaux).
Josias (Albert), 1881 ; chef de clinique de la Faculté ; les mardis. jeudis et samedis, de 1 à 2 h., rue de Suresne, 21.
Jouin, 1879 ; rue Washington, 34.
Jouin, (F.), ✿ A., 1884, ancien interne des hôpitaux, de 1 à 3 h., rue Richer, 42.
Joulié, à Gennevilliers.
Jouly, rue Meissonnier, 8.
Jounia, 1863 ; de midi à 2 h., rue de Belleville, 42.
***Jourdanet**, ✻, août 1846 ; rue de Berry, 1.
Jourjon, 1870 ; de midi à 1 h. 1|2, avenue Ledru-Rollin, 32.
Jouslain (A.), 1865 ; de midi à 3 h., avenue Marceau, 28.
Jousseaume, 1862 ; de midi à 2 h., rue de Vanves, 6.
Jousset, 21 juillet 1846, de 2 à 4 h., boulevard Saint-Germain, 209.
Jousset fils (Pierre), 1883 ; de 2 à 3 h., rue Saint-Simon, 6.
Jousset de Bellesme, 1865 ; de 2 à 4 h., rue Chanoinesse, 12.
Joyeux, 1883 ; rue Monge, 38.
Jozan (baron de), C. ✠, 20 mars 1843. *Traité pratique des maladies des voies urinaires et des organes générateurs de l'homme*, 1 vol., 21e édition, entièrement refondue, contenant 355 figures d'anatomie, et 29 figures chromolithographiques, prix 5 fr. : — *Traité pratique complet des maladies des femmes.* 1 vol., 8e édition, 925 pages, 205 figures anatomiques, prix : 5 fr. — *Traité de la spermatorrhée ou pertes séminales involontaires.* 1 vol., 9e édition, prix : 5 fr. — De midi à 2 h., rue de Rivoli, 182.
Jozan (Georges), 1879. — *Voies urinaires et séminales*, — Lundi, mercredi, vendredi, de midi à 2 h., rue de Rivoli, 182.
Juglar, ✻, 19 mai 1846 ; de 9 à 11 h., rue Saint-Jacques, 167.
Juhel-Renoy, 1882 ; lundi, mercredi, vendredi, de 1 à 2 h., rue de Phalsbourg, 16.
Jullien (Jules), 1868 ; de 2 à 4 h., rue Fontaine-Saint-Georges, 30.

Jullien (Louis), 1873; mardi, jeudi, samedi, de 4 à 6 h., rue de l'Université, 2.

Jumon (L.), 6 décembre 1880; de 1 à 4 h., rue de Trévise, 15.

Kahn, rue Barye, 9 (parc Monceaux).

Karth, 1883; boulevard Barbès, 19.

Keinhadjian-Mihran, ✱, Faculté de Paris, 31 octobre 1882; tous les jours, de 2 à 3 h., le mercredi soir de 8 à 9 h., rue des Petits-Carreaux, 7.

Keller (Ch.), 1871; *Etablisssement hydrothérapique*, faub. Saint-Honoré, 127.

Kéraval (P.), 1879; de 1 à 3 h., rue du Pont-Neuf, 18.

Kinzelbach, Paris, 1879; de 1 à 3 h., boulevard Voltaire, 167.

Kirmisson (E.), Paris, 1879; professeur agrégé à la Faculté, chirurgien des hôpitaux; les mardis, jeudis et samedis, de 2 à 3 h., boulevard Saint-Germain, 30.

***Klein**, 1872, les lundis, mercredis, vendredis, de 1 à 3 h., rue Hauteville, 94.

Klopsk (A.-K.), 1854; rue Cambon, 37.

Klotz (L.), boulevard Saint-Michel, 127.

Knop, à Clichy-la-Garenne. (Seine).

Kohn, ✱, 1870; lundi, mercredi, vendredi, de 3 à 5 h., rue de la Chaussée-d'Antin, 39.

Korab-Bojemski (De), 1874; rue Jadin, 3 *bis*.

Kraft (Mme Olga) 1884; rue de Rennes, 144.

Kraft (Mlle Olga), rue Brochant, 5.

Kresz, 3 mars 1842; de midi à 2 h., rue des Bourbonnais, 14.

Kügler, pharmacien de 1re classe, docteur ès sciences, boul. Malesherbes, 87, au coin de la rue de Lisbonne,

Kuhff, Paris, 1874; de midi à 3 h., rue de Rivoli, 69.

Kunemann, rue Saint-Florentin, 13.

***Labadie-Lagrave**, ✱, 1873; médecin de la Maternité; mardi, jeudi et samedi, de 2 à 4 h., avenue Montaigne, 8.

***Labarraque** (Henri), ✱, 14 avril 1837; de midi 1[2 à 2 h., boulevard de Strasbourg, 57.

Labarthe (Paul), ✿ A., 1871. — *Syphilis et voies urinaires.* — Tous les jours, excepté le mardi, de 3 à 5 h., boulevard Poissonnière, 28.

Labat (C.), ✱, 13 mars 1852; de 2 à 3 h., rue Royale, 21.

Labbé (Edouard), ✱, 9 juillet 1858; médecin des hôpitaux; de 1 h. 1/2 à 3 h., rue du Mont-Thabor, 15.

***Labbé** (Léon), O. ✱, 1861; agrégé de la Faculté, membre de l'Académie de médecine, chirurgien de l'hôpital Beaujon: lundi, mercredi, vendredi, de 1 h. 1/2 à 4 h., boulevard Haussmann, 117.

Labbé (Donatien), 1881; ancien interne des hôpitaux; mardis, jeudis et samedis, de 1 à 3 h., rue de Chaillot, 22.

Labbé (Charles), 1882; rue de la Boétie, 58.

Labbée (Er.), 30 décembre 1868; de 1 à 3 h., rue Saint-Lazare, 94.
Labonne (H.), 1884; licencié ès sciences; boul. Voltaire, 18.
***Laborde**, août 1864; rédacteur en chef de la *Tribune médicale*; de 2 à 4 h., rue de l'Ecole-de-Médecine, 15.
***Laboulbène**, O. ✻, 8 mars 1851; professeur à la Faculté, membre de l'Académie de médecine, médecin de l'hôpital de la Charité; lundi, mercredi et vendredi, de 1 à 3 h., boulevard Saint-Germain, 181.
Laboulée (A.), Paris, 1878; de 1 à 2 h., rue du Liégat, 82, à Ivry.
***Labric**, ✻, 13 janvier 1852; médecin de l'hôpital des Enfants; de 1 à 2 h., rue de l'Université, 28.
Laburthe, 1867; anc. int. des hôp., de 1 à 2 h. 1/2, et le matin à 8 h., rue Blanche, 84.
Labuskière, 5, rue Cœtlagon.
Lacaille, Paris, 1881; de midi à 2 h., rue Crozatier, 43.
Lacaille (Michel), 1883; lundi, mercredi, vendredi, de 2 à 4 h., rue Brézin, 15.
Lacambre, 1846; de 1 à 3 h., rue Berthollet, 14.
Lacaze, 1841; rue Truffaut, 50.
Lacaze-Duthiers, 1850; professeur de zoologie à la Faculté des sciences à la Sorbonne, rue de l'Estrapade, 7.
Lacombe, 1874; médecin de l'hôpital Tenon, de 1 à 3 h., lundi, mercredi, vendredi, boulevard Malesherbes, 20.
Lacôte, de midi à 2 h., rue de Rennes, 121.
Lacroix, Paris, 1876; de 1 à 3 h., rue de Villiers, 20.
***Lacronique** (J.-B.), C. ✻, 1843, rue d'Amsterdam, 27; *n'exerce pas.*
Lacroze, ✻, 13 juillet 1857; jeudi, de 10 h. à midi, avenue Marceau, 51.
***Ladreit de la Charrière**, O. ✻, 17 avril 1861; médecin en chef de l'Institution des sourds-muets, de midi à 3 h., excepté le mercredi, rue Bonaparte, 1.
Lafage (Joseph), 1881; lundi, mercredi, vendredi, de 1 à 3 h., avenue de Neuilly, 119, à Neuilly (Seine).
Laféron (A.), 1868; de 2 à 3 h., jeudis et dimanches exceptés, rue d'Abbeville, 17.
Laffont, Paris, 1877; rue Saint-Hilaire, 7, à Saint-Maur.
Lafont (A.), 16 février 1866; de 1 à 2 h., rue Monge, 111.
Lafont (M.), 1880; mardi, jeudi, samedi, de 2 à 3 h., rue Saint-Honoré, 245.
Laforest (M.-C.), Paris, 1878; médecin de l'annexe des Enfants assistés; de 1 à 2 h., rue Saint-Nicolas, 1, à Choisy-le-Roi.
Laforgue. *Voir* **Albin-Laforgue**.
Lagelouze (E.), 1882; de 3 à 5 h., rue de Vaugirard, 150.
Lagneau, 15 juillet 1851; de 1 à 3 h., rue de la Chaussée-d'Antin, 38.

Lagoguey-Gallet, 7 janvier 1863; de 11 h. à midi, boulevard Saint-Denis, 8.
Lagorce (de), Paris, 1879, à Puteaux (Seine).
***Lailler** (C.), ✻, 29 juin 1848; médecin de l'hôpital Saint-Louis; lundis, mercredis, vendredis, de 1 à 3 h., rue de Bruxelles, 3.
Laisné, 1868; de 1 à 3 h., boulevard Montparnasse, 40.
Lallement, 1881; Grande-Rue, 161, à Nogent-sur-Marne.
Laloy , 1876; rue des Pyrénées, 383.
Laloy fils, r. des Pyrénées, 383, (au coin de la r. de Lisbonne).
Lamare (vicomte de), ✻, 26 juin 1838; rue Cambacérès, 21; *n'exerce pas*.
Lamau, 1870; de 3 à 5 h., rue du Bac, 146.
Lambert, Paris, 1881; rue de Fontenay, 18, à Châtillon.
***Lambert** (de), 1870; lundi, mercredi, vendredi, de 1 à 2 h., avenue des Ternes, 53.
***Lamblin**, 1871; lauréat de la Faculté; de midi 1/2 à 2 h. 1/2, rue Saint-Roch, 37.
Lamouroux (Alf.), 3 août 1865, pharmacien 1866; rue de Rivoli, 150; *n'exerce pas*.
Lamy, Paris, 1873; de 1 à 3 h., rue de Turin, 38.
Lancelot, 1861; de 1 à 3 h., le jeudi excepté, place Voltaire, 1.
***Lancereaux** (E.), ✻, 7 mars 1862; professeur agrégé de la Faculté de Paris, membre de l'Académie de médecine, médec. de l'hôpital Saint-Louis; de 1 à 3 h., rue de la Bienfaisance, 44.
Landau (J.), 1873; de 10 à 5 h., rue Drouot, 7.
***Landois**, 1866; rue d'Angoulême-du-Temple, 18.
***Landolt** (Edm.), ✻, Paris, 1874; Zurich, 1869; médecin-oculiste consultant à l'Institution des jeunes aveugles. — *Clinique des maladies des yeux*, rue Saint-André-des-Arts, 27, tous les jours, de midi à 2 h. — Tous les jours, excepté le samedi, de 4 à 6 h., rue Volney, 4.
***Landouzy** (L.), avril 1876; méd. de l'hôp. Tenon; de midi à 2 h., les mardis, jeudis et samedis, r. Chauveau-Lagarde, 4.
Landowski (Paul), 1874; lundi, mercredi, vendredi, de 2 à 3 h., rue Blanche, 36.
Landrieux, 1872; méd. de l'hôpital Saint-Antoine, les mardis, jeudis, samedis, de 2 à 4 h., rue Richer, 26.
Landrin, ✻, 9 août 1867; de 2 à 3 h., quai de Valmy, 69.
Landry (P), 1858; de 2 à 4 h., rue de la Boëtie, 58.
Landry, 1884; rue Geoffroy-Saint-Hilaire, 12.
Landur, 2 mars 1867; de 2 à 3 h., rue Ordener, 12.
Lanessan (de), 1852; rue des Halles; *n'exerce pas*.
Langenhagen (de), 1883; anc. int. des hôpitaux, de 2 à 3 h., cité Rougemont, 3.
Langlebert (Ed.), ✻, 18 août 1843. — *Maladies syphilitiques*. — De 4 à 7 h., rue de l'Odéon, 10.
Langlebert (J.), 1879. — *Maladies des voies urinaires*. — De 1 à 3 h., rue de l'Odéon, 10.

Lanne, Paris, 1856; de 3 à 4 h., boulevard Pereire, 186.
***Lannelongue**, ✳, août 1867; professeur de la Faculté, chirurgien des hôpitaux; mardi, jeudi et samedi, de 4 à 6 h., rue François 1er, 3.
Lannes (R.), rue du Faubourg-Saint-Denis, 67.
***Lanoix** (G.), ✳, mai 1863; vaccine animale: mardi, mercredi et jeudi, de midi à 3 h., avenue Montaigne, 51.
***Lanquetin**, 17 avril 1858; rue d'Amsterdam, 21; *n'exerce plus.*
Lansac, 1874; de 10 h. à midi et de 8 à 10 h. du soir, rue Saint-Maur, 153.
Lapasset, 1884; rue Hautefeuille, 9.
Lapersonne (de), 1883; chef de clinique ophthalmologique de la Faculté; lundi, mardi, mercredi, vendredi, de 2 à 4 h., rue de la Bienfaisance, 4.
Lapierre, à Gentilly (Seine).
***Lapra** (A.), ✿, mars 1865; faubourg Saint-Honoré, 205; *n'ex. plus.*
Larabrie (de), avenue Kléber, 10.
Larat, Paris, 1882; de 3 à 6 h., rue Saint-Lazare, 28.
***Larcher** (O.), ✿ A., O. ✳, 24 décembre 1867; lundi, mercredi et vendredi, de 1 à 3 h., rue de Passy, 97.
Lardileys, Paris, 1881; rue Thouin, 11.
Large, Paris, 22 janvier 1880; de 1 à 3 h., rue Castex, 1.
Larmande, 1867; tous les jours, excepté les jeudis et dimanches, de 1 à 3 h., rue Poulet, 21.
***Larrey** (le baron), G. O. ✳, 16 août 1832; ex-député, agrégé libre de la Faculté, ancien médecin en chef, ex-inspect. et Présid. du Cons. de santé des armées, membre de l'Institut, de l'Académie de médecine, de la Société de chirurgie, rue de Lille, 91; *n'exerce pas.*
Larrivé, 1882; de 2 à 4 h., excepté le mardi, place de Rennes, 5.
Lartigue, 1841; rue de Châteaudun, 39; *n'exerce pas.*
Lartigue, 1872; rue Campagne 1re, 15.
Lasgoutte, 1880; de 1 à 3 h., rue Bréa, 7.
Lasniée, 1874, boulev. Henri IV, 33; *n'exerce pas.*
Lataste, 1880; de 1 à 3 h., rue Radziwil, 9.
Latour, rue de Copenhague, 3.
Latour de Lorde, rue de la Chapelle, 134.
Latteux-d'Espagne (Paul), 1869; rue Jean-Lantier, 4.
Latty, Paris, 1872; les lundis, mercredis et vendredis; de 1 à 3 h., rue Saint-Lazare, 13.
***Laugier** (Maurice), ✳, 4 août 1870; ancien interne des hôpitaux; tous les jours, excepté le samedi, de midi à 1 h., rue de Clichy, 14.
Laugier (Paul), 1873; Les lundis, mercredis et vendredis, de 2 à 3 h., rue de Buffon, 71.
Launay (Henry), de midi à 2 h., rue Beauregard, 41.

Launoy, à Issy (Seine).
Laurand (Georges), Paris, 1881; anc. interne des hôpitaux, de 1 à 3 h., excepté le mercredi, avenue Kléber, 77.
*****Laurans** (G.), 1864; de 1 à 3 h., boulevard Barbès, 21 *bis*.
*****Laurent**, 1841; de 1 à 3 h., rue de la Roquette, 1.
*****Laurent-Préfontaine**, 4 avril 1853; de 4 à 5 h., rue Taitbout, 37.
Lavallée (L. C.), 1881; de 1 à 3 h., rue de Bretagne, 8.
Laverde (L.), décembre 1877; de 1 à 3 h., faubourg Saint-Honoré, 201.
Lavergne, 1883; boulevard Saint-Michel, 65.
Lavielle (Ernest), 1878; de 1 à 3 h., rue Richer, 46.
Lavoye, 1859, pharmacien; de 11 h. à midi et de 7 à 9 h. du soir, rue Mouffetard, 143.
Lebaron, Paris, 1881; de midi à 2 h., rue de Lille, 4.
Lebeau (A.), juillet 1861; de 1 à 2 h., avenue de Clichy, 127.
Le Bec, Paris, 1880, ex-prosecteur des hôpitaux; mardi, jeudi et samedi de 2 à 4 h., rue du Bac, 97.
Lebel, à Vincennes (Seine).
Lebel (P.-A.-A.), docteur-médecin, Faculté de Paris, 1852; pharmacien, 1842, faubourg Saint-Martin, 31.
*****Lebel** (Charles-André), 1874; de midi à 2 h., rue Greneta, 4.
Leblanc, 1875; de midi à 1 h., place Pereire, 5.
Lebled, 14 décembre 1843; de 4 à 5 h., rue de Rivoli, 74.
*****Le Blond** (A.), 1870), médecin de Saint-Lazare. — *Rédacteur en chef des Annales de gynécologie.* — Les mardis, jeudis, samedis, de 2 à 3 h., rue d'Hauteville, 53.
Leblond, 1883; de 1 à 3 h., rue de Rome, 58.
Lebon, ✻, 1866, rue Vignon, 29.
*****Leboucq**, 5 mai 1865; de midi à 1 h., rue Lecourbe, 73.
Leboucher, ✻, 27 août 1851; de 1 à 4 h., excepté le vendredi, rue du Faubourg-Poissonnière, 12.
Lebreton, ✻, 23 mai 1829; rue Bonaparte, 59 *bis*; *n'ex. plus.*
Lebreton (Maurice), 1884; de 2 à 3 h., excepté le jeudi, rue Bonaparte, 59 *bis*.
Lebreton (Ch.), 1834; de midi à 2 h., rue Troyon, 8.
Lebrun, 1882; de 2 à 4 h., rue Saint-Antoine, 211.
Le Clerc. — *Maladies vénériennes.* — *Voyez* **Clerc**.
Leclerc (C.), 30 mars 1863; de 1 à 3 h., les mardis et vendredis, boulevard Malesherbes, 37. — L'été, à Plombières.
Leclerc, de 1 à 3 h., rue Berzélius, 36.
Lecoarer, Paris, 1878; avenue des Erables, 18, à Saint-Maur.
*****Lecoconnier**, juillet 1870; lauréat de l'Académie, lundi, mercredi, vendredi, de 1 à 2 h., et le vendredi, à 8 h. du soir, boulevard Saint-Germain, 68.
*****Le Coin**, août 1869; lundi, mercredi, vendredi, de 1 à 3 h., rue Guénégaud, 15.

Lecoq, ✻ 1864; mardi et samedi, à 3 h., rue Mouton-Duvernet, 18.

***Lécorché**, ✻, ✿ A., 30 juin 1858; agrégé de la Faculté, médecin des hôpitaux; mardi, jeudi, samedi, de 1 à 2 h., rue du Général-Foy, 14.

Ledé, 1879; les mardis, jeudis et samedis, de 1 à 4 h., rue du Pont-Louis-Philippe, 19.

***Le Dentu**, ✻, ✿ A., 1867; agrégé de la Faculté, chirurgien de l'hôpital Saint-Louis, mardi, jeudi et samedi, de 1 h. 1{2 à 3 h., rue Taitbout, 45.

Le Dien (Paul) 1879; boulevard Malesherbes, 155, *n'exerce pas.*

Ledoux-Lebard, 1881; les lundis, mercredis et vendredis, de 1 à 2 h., rue des Marronniers, 20, à Passy.

***Ledreux**, 1860; de 1 à 3 h., faubourg Poissonnière, 134.

Leduc, 1881; mardi, jeudi, samedi, de 2 à 4 h., rue de la Rochefoucauld, 28.

Lefebvre, 1830; rue Oberkampf, 78.

***Lefebvre** (Alfred-Michel), ✻, 31 décembre 1844; de 1 à 3 h., boulevard de Magenta, 24.

Lefebvre (Gustave), ✻, 1877; de 1 à 3 h., boulevard de Magenta, 28.

Lefebvre; route de Courcelles, 85, à Levallois-Perret.

Lefèvre, à Montreuil-sous-Bois.

***Le Fort** (Léon), ✻, 5 février 1858; professeur à la Faculté, membre de l'Académie de médecine, chirurgien de l'Hôtel-Dieu; lundi, mercredi, vendredi, à 1 h., rue de la Victoire, 96.

Legendre, 31 août 1852; chirurgien, ancien prosecteur des hôpitaux; de 2 à h., rue de Miroménil, 19.

Legendre (Henri), ancien interne des hôpitaux, les lundis, mercredis, vendredis, de 1 à 3 h., rue Nouvelle, 3.

***Legouest**, C. ✻, 1845; président du Conseil de santé des armées, ex-professeur au Val-de-Grâce, membre de l'Académie de médecine; de 2 à 4 h., rue Bonaparte, 12.

***Legrand** (Maximin), ✻, ✿ A., 27 janvier 1848; ex-chef de clinique de la Faculté, à l'hôpital de la Charité; médecin-consultant à Aix-les-Bains (Savoie); rue de Grenelle-Saint-Germain, 39.

Legrand (A.), 17 décembre 1847; à midi, avenue de Neuilly, 135 (arrondissement de Saint-Denis).

Legrand, rue Violet, 11, à Grenelle.

***Legrand du Saulle**, O. ✻, 1er décembre 1856; médecin de la Salpêtrière et méd. en chef de l'infirmerie spéciale des aliénés près la préfecture de police. — De 1 h. 1{2 à 3 h., les mardis, jeudis, samedis, quai Saint-Michel, 29.

***Legras**, 12 décembre 1866; de 2 h. 1{2 à 3 h. 1{2, passage Saulnier, 7.

Legras et **Labonne**, Paris, 1882 et 1884; directeurs de la Pharmacie française, place de la République, 1 et 3.
Legros, ✻, 25 décembre 1866; de midi à 2 h., rue Turenne, 50.
Legros, Paris, 9 août 1875; rue Meslay, 46.
Legros, 1880, boulevard Beaumarchais, 113.
***Legroux**, ✻, 11 janvier 1867; agrégé de la Faculté, médecin de l'hôpital Laennec; les mardis, jeudis et samedis, de 4 à 6 h., rue de Rivoli, 178.
***Legué**, 1873; de midi à 3 h., rue Saint-Fiacre, 5.
Leguey, O. ✻, 1835; médecin du ministère de la guerre; boulevard Malesherbes, 136.
***Le Guillou**, O, ✻, 30 août 1834; de midi à 2 h., avenue des Ternes, 53.
***Le Juge de Segrais**; ✻, les lundis, mardis, jeudis et samedis, de 1 1[2 à 3 h. 1[2, rue de Miromesnil, 98.
Lelièvre, 1842; de 4 à 6 h., rue Geoffroy-Marie, 16.
***Lelion**, 1867; de 2 à 3 h., rue de Bruxelles, 40.
Leloir (Henri), 1881; lundi et vendredi, de 2 à 4 h., rue Monge, 17.
Lelongt, O. ✻, 1877; de 3 à 5 h., rue Sainte-Anne, 34.
***Lelorain**, 1872; de 4 à 6 h., rue Monge, 16.
***Lelu**, Paris, 1872; de 2 à 3 h. 1[2, rue Montyon, 13.
Le Maguet (L.), ✻, 14 août 1865; les lundis, mercredis et vendredis, de 1 à 2 h., boulevard Beaumarchais, 3.
Lemaire, 1873; de 2 à 5 h., rue du Battoir, 9.
Lemann, à Clichy-la-Garenne (Seine).
Lemarchand (Const.), ✻, 1834; ex-médecin-inspect., des bains de mer de Tréport. — *Hydrothérapie maritime en toutes saisons*; de 1 à 2 h., rue d'Hauteville, 52.
Lemardeley, rue de Courcelles, 71, à Levallois-Perret.
Lemaréchal, 1880, lundi, mercredi, vendredi, de 2 à 4 h., rue Séguier, 1 (quai des Grands-Augustins).
Lemenager, 24 août 1862; de 1 à 2 h., vendredi et dimanche exceptés; boulevard Beaumarchais, 68.
Lemoine (Emile), 1876. — Les mardis, jeudis et samedis, à 3 h., rue de la Victoire, 10.
Lemoine (John), 1879, de 2 à 4 h., rue de Turbigo, 5.
Lemoine (Ernest), 1883; de 2 à 4 h., rue de la Victoire, 41.
Lemoisne, 25 mars 1868, de 2 à 4 h., dimanches et mardis exceptés, boulevard Beaumarchais, 54.
Lemos (L. de), diplômé de l'Ecole dentaire de Paris, de 10 1/2 à 5 h., rue Radziwill, 9.
Lenoir, 1868; de midi à 2 h., rue du Bouloi, 22.
***Le Noir**, 1877; professeur des sciences médicales. — *Affections nerveuses et chroniques*; mardis, jeudis, samedis. — De midi à 2 h., rue de Cluny, 11.

Léon-Dufour (G.), 1851 ; médecin en chef de hôpital militaire du Gros-Gaillou, rue Saint-Dominique, 106.

Léon-Petit (Ernest), 1881. — *Massage médical, hydrothérapie.* — De 4 à 6 h., faubourg Saint-Honoré, 108.

Lepaulmier, 20 juin 1856 ; de midi à 2 h., rue Taitbout, 48.

Lepecq de la Clôture, O. ✻, 2 novembre 1833 ; de midi à 1 h., rue Casimir-Périer, 17.

***Lepère** (Eug.). ✻, 3 janvier 1850; de 2 à 3 h., rue de Berlin, 11.

***Le Petit,** O. ✻, Montpellier, 16 mars 1850. — De 8 à 9 h. et de 2 à 4 h., rue Montaigne, 17.

***Le Pileur,** 27 juin 1835 ; à Sceaux (Seine).

***Le Pileur** (L.), 1874 ; médecin de la prison de Saint-Lazare ; de 2 à 4 h., excepté le jeudi, rue de l'Arcade, 12.

Lépine (Ph.-Jules); 25 août 1830; de 1 à 3 h., rue Saint-Georges, 54.

***Lereboullet,** ✻, Strasbourg, 1866, agrégé au Val-de-Grâce ; les mardis, jeudis et samedis, de 1 à 2 h. 1/2, rue de Lille, 44.

Leriche, 1864, jeudi de 4 à 5 h., dimanche de 11 à 1 h., rue Boutarel, 10.

Leroux, 1840 ; rue Blomet, 73.

Leroux (Georges), ✻, 1878 ; de 3 à 5 h., boul. Malesherbes, 19.

Leroux (Charles), 1880 ; de 1 à 3 h., le jeudi excepté, rue Chauveau-Lagarde, 16.

Leroux (Henri) ; Paris, 1880 ; chef de clinique des maladies des enfants, les mardis, jeudis et samedis, de 1 à 2 h., rue de l'Université, 10.

Leroy (L.), 14 janvier 1868 ; de 1 à 2 h., le mercredi excepté, rue la Boétie, 30.

Leroy, Paris, 1881, rue Saint-Denis, 31, à Bondy.

***Le Roy des Barres,** ✻, 1874 ; les lundis, mercredis, vendredis, de 2 à 3 h., rue des Ursulines, 16 *bis*, à Saint-Denis (Seine),

***Le Roy d'Etiolles** (R.), ✻, 22 juillet 1850 ; rue de Londres. 50 ; *n'exerce plus.*

***Leroy de Méricourt** (Alfred), C. ✻, 1853 ; membre de l'Académie de médecine, directeur des *Archives navales de médecine* ; de midi à 2 h., rue Cambacérès, 5.

***Leroy-Dupré** (L.-A.), 13 août 1846 ; de 9 à 10 h., à Bellevue, près Paris, villa des Tybilles, 2.

Le Sourd, I., C. ✻, août 1864 ; directeur de la *Gazette des hôpitaux* : de 9 à 11 h., les lundis, mercredis et vendredis, rue de l'Odéon, 4.

Lesueur, 1840 ; de midi à 1 h., avenue d'Eylau, 25.

Letellier (E.), 25 février 1858 : de midi à 1 h., place Saint-André-des-Arts, 3.

Letellier (Gaston), 1876 ; rue des Petits-Hôtels, 9. — *L'hiver à Cannes ; n'exerce pas à Paris.*

Letorsay, 1850; de 1 à 2 h., avenue du Maine, 12.

Letourneau, 1858; de midi 1/2 à 2 h., boulevard Saint-Michel, 70.

Letulle, Paris, 1879; médecin des hôpitaux, lundi, mercredi, vendredi, de midi à 2 h., rue du Louvre, 3.

***Leudet**, 30 mai 1857; de 2 à 3 h., rue Taitbout, 43.

Levan, novembre 1852; de 1 à 2 h., avenue du Bel-Air, 34, (Saint-Mandé-Paris).

Level, 🙰 A. 1841; de midi à 2 h., rue Truffaut, 50.

***Leven** (Manuel), ✻, décembre 1860; médecin en chef de l'hôpital Rothschild; lundi, mercredi, vendredi, de 2 à 4 h., rue Richer, 10 et 12.

Le Véziel, rue de Berlin, 20.

***Levi**, ✻, 1857; de 3 à 5 h., rue de Lille, 1.

Levi (Pellegrino), décembre 1864; rue Vintimille, 24.

Levraud, 1868; de midi à 2 h., boulevard Voltaire, 98.

Levy (Emm.), 1879; les mardis, jeudis et samedis, de 1 à 3 h., rue d'Hauteville, 4.

Levy dit **Franckel**, 1882; de 1 à 3 h., rue Hallé, 20.

Lewet, dentiste, rue Sainte-Anne, 12.

***Ley** (Jules,) ✻, O. ✻, 29 novembre 1859; Lundi, mercredi, vendredi, de 4 à 6 h., rue Saint-Honoré, 217.

***Lhéritier**, O. ✻, 2 décembre 1834; médecin inspecteur honoraire des eaux de Plombières; lundi et vendredi, de 2 à 5 h., rue Notre-Dame-de-Lorette, 18, *n'exerce pas*.

Lhéritier de Chézelles, rue Berthollet, 11.

Lhuillier (L.), 23 décembre 1858; de 1 à 3 h., rue Pastourelle, 8.

***Lhuillier** (O.), 1867; de 4 à 5 h., boulevard du Temple, 25.

Lhuillier, 1884, rue de Verneuil, 8.

Liandier (Louis), 1883; les mercredis et vendredis, de 1 à 3 h., rue Saint-Martin, 245.

***Libermann** (H.-A.-F.), O. ✻, Strasbourg, 22 décembre 1857; médecin de l'hôpital du Gros-Caillou; de 1 à 3h., rue Vignon, 19.

Liébaut, 2 avril 1862; *Etablissement hydrothérapique; Maison de santé;* place du Marché-Central, 10, à Nogent-sur-Marne (arrondissement de Saint-Denis).

Liébaut, rue Notre-Dame-de-Lorette, 47.

Liégard (Aug.), ✻, 1871; de midi à 3 h., rue de Vaugirard, 274.

Liégey, 15 décembre 1836; de 1 à 3 h., rue Saint-Louis, 11, à Choisy-le-Roi (Seine).

Ligerot (Jean), avenue de Neuilly, 183, à Neuilly (Seine).

Lignerolles (de), 1869; de 1 à 3 h., rue Saint-Augustin, 5.

Limbo (Saint-Germain); les lundis, mercredis et samedis, de midi à 3 h., boulevard Malesherbes, 110.

Linarix, Paris, 1877; de 1 à 3 h., rue Racine, 5. — *Maladies des voies respiratoires.*

Lionnet (Raymond), O. ✱, O. ✱, les lundis, mercredis, vendredis de 4 à 6 h., rue Corvetto, 2.

Liouville, 1867; agrégé à la Faculté, médecin des hôpitaux, quai Malaquais, 3.

Lisle (de), avenue de Gravelle, à Charenton (Seine).

Lissonde (Laurent), 1874; lundi, mercredi, vendredi, de 1 à 3 h., rue de Clichy, 67.

Llosa, 1852; de midi à 1 h., rue Vavin, 6.

Lobligeois (Ch.), 28 août 1856; de 1 à 2 h., rue Ste-Anne, 69.

***Loewenberg**, 1866. — *Maladies des oreilles, du nez et de la gorge.* — De 2 à 4 h., rue Auber, 15.

Loewenhard (S.), 9 août 1867; les mardis, jeudis et samedis, de 2 à 3 h., rue du Montparnasse, 44.

Loiseau (Ch.), ✱, I., ✱, 1855; de 2 à 3 h., rue Pernelle, 12.

***Loiseau** (Gustave), 15 avril 1861; de midi à 2 h., rue de Grenelle, 166.

Lombard père, ✱. 27 mars 1820; de 1 à 2 h., Grande-Rue, 40, à Issy (arr. de Sceaux).

Lombard (Nicolas), O. ✱, 22 décembre 1834; de 2 à 3 h., rue du Bac, 65.

Loquet, décembre 1865; de midi à 2 h., boulevard Sébastopol, 32.

Lordereau, 1873; de midi à 2 h., rue Godot-de-Mauroy, 24.

Lorey, 1875; les mardis, jeudis et samedis, de 1 à 3 h., rue St-Honoré, 163.

Lostalot-Bachoué (Alfred de), ✱, janvier 1868; rue Favart, 8.

***Loubrieu**, juin 1868, médecin des Ecoles communales des sourds-muets et aveugles. — *Maladies des oreilles et des yeux*, — De 3 à 5 h., rue de Rivoli, 50.

***Loughnan** (C.-F.), autorisé à exercer la médecine en France en 1870; de 2 à 3 h., rue de Berri, 38.

Louis (Edmond), août 1849; médecin de la manufacture des Tabacs, de 2 à 3 h., rue de la Nativité, 31.

Loupie, 1880: de 1 à 2 h., rue Maye, 27.

Louvet, 1871; pharmacien, de 9 à 11 h., et de 7 à 9 h. du soir, rue Doudeauville, 39.

Love fils, 1880; lundi, mercredi, vendredi, de 2 à 4 h., boulevard des Italiens, 28.

Loviot, 1879; de 1 à 3 h., les mardis, jeudis et samedis, rue Lafayette, 58.

Luc, 1883; lundi, mercredi, vendredi, de 1 à 3 h., rue Saint-Guillaume, 29.

***Lucas-Championnière** (Just), 1870; chirurgien des hôpitaux; les mardis, jeudis et samedis, de 2 à 3 h., faubourg Poissonnière, 50.

***Lucas-Championnière** (Paul); les lundis, mercredis et vendredis, de midi à 2 h., rue d'Enghien, 30.

Luce, 1879; de 2 à 4 h., consultation gratuite le mercredi, de 6 à 8 h., avenue des Gobelins, 33.
Lugagne, Montpellier, 28 août 1859; à Pantin.
Luigi, 1859; de 1 à 3 h., rue du Cardinal-Lemoine, 18.
Lutaud (Aug.), ✻, 1874; de 3 à 4 h., mardi excepté, boul. Haussmann, 25.
Lutier, à Gennevilliers.
Lutz, 1859; agrégé de la Faculté de médecine et de l'Ecole de pharmacie, pharmacien en chef de l'hôpital Saint-Louis; de 10 à 11 h., à l'hôpital Saint-Louis, rue Bichat, 40.
*__Luys__, ✻, décembre 1857; membre de l'Acad. de méd., médecin de la Charité; à Ivry, tous les jours, rue de la Mairie, 23, à la maison de santé d'Ivry. — A Paris, rue de Grenelle, 20, tous les matins, de 9 à 11 h., et les lundis et vendredis, de 2 à 3 h.
*__Lyon__, 27 août 1852; de la Faculté de Paris; de 1 à 3 h., rue de l'Echiquier, 17.
Mac-Carthy, 12 février 1844; de 1 à 2 h., boulevard Malesherbes, 17.
Mac-Gavin (J.-D.), fellow agrégé de la Faculté d'Edimbourg (Ecosse), 1848; autorisé par arrêté ministériel à exercer en France; de 1 à 2 h., les vendredis et dimanches exceptés, rue Saint-Philippe-du-Roule, 4.
*__Machelard__, 30 août 1841; de 1 à 2 h., rue Servandoni, 20.
Macqret, 1880; de 1 à 2 h., avenue de Montsouris, 12.
Madeline, à Clamart (Seine).
Madet (Jacques), 1882; rue Blanche, 63.
Maffei, ✻, O. ✻, docteur de l'Université de Padoue (Italie), le 3 juin 1846; autorisé à exercer en France par décret du 13 août 1853; de midi à 2 h., rue Saint-Honoré, 203.
*__Magitot__ (Emile), ✻, 29 décembre 1857; de 11 à 3 h., le samedi excepté, rue des Saints-Pères, 8.
Magnac, 27 août 1855; de 11 h. à midi, rue Casimir-Périer, 11.
Magnan (V.), 26 décembre 1866; médecin de l'Asile Sainte-Anne; les lundis, mercredis et vendredis, de 1 à 3 h., rue Cabanis, 1.
Magnant, 1877; lundi, mercredi, vendredi, de 1 à 3 h., rue de Turbigo, 57.
Magne, Paris, 1878; de 1 à 5 h., rue Réaumur, 17.
*__Magnin__, 8 juillet 1846; de 1 à 2 h., rue Notre-Dame-de-Lorette, 9.
Mahon, 1850; de 1 à 5 h., rue du Havre, 7.
Mahon (de Molènes), 23 juillet 1853; de midi à 4 h., lundi et jeudi, rue de Rivoli, 30.
Maigret (J.), 1884; de 1 à 2 h., avenue de la République, 44, à Montrouge.
Maillot, C. ✻, 1828; ancien président du Conseil de santé des armées; rue du Vieux-Colombier, 21; *n'exerce pas.*

Maire, 8 juin 1866; de 3 à 5 h., rue Mazagran, 3.
Makarow, Paris, 1874: de 1 à 3 h., boulevard de Grenelle, 67.
Malassez, au Collège de France, de 2 à 4 h., boulevard Saint-Germain, 168.
Malécot, 1884; mardi, jeudi, samedi, de 1 à 3 h., rue Daunou, 16.
***Malhéné**, juin 1866; de 1 à 2 h., excepté le vendredi, rue d'Auteuil, 6, (Paris-Auteuil).
Malherbe, *Voyez* **Bonnet de Malherbe.**
Mallet, 1857; de midi 1[2 à 2 h., quai du Marché-Neuf, 6.
Mallet, 1868; de 1 à 2 h., rue Corbeau, 3.
Mallet (Ch.), 1882, de midi à 2 h., rue de Charenton, 245.
Malterre (P.-L.), ✻, ✿ A., mars 1867; — *Maladies de l'oreille.* — Les lundis, mercredis, vendredis, de 2 à 4 h., boulevard Beaumarchais, 48.
Manoury (P.); rue Saint-Antoine, 170.
Marcano, mardi, jeudi, samedi, de 4 à 6 h., rue de Rome, 56.
Marcel, à Epinay.
Marcet (A.), de 1 à 3 h., les mardis et vendredis, rue Moncey, 18.
***Marchal** (E.), ✿ A., O. ✻, Strasbourg, 1864; les lundis, mercredis, vendredis et samedis, de 2 à 3 h., rue St-Lazare, 123.
Marchal (Alfred), 1879; de 1 à 3 h., rue Saint-Lazare, 20.
Marchand, 1875; agrégé à la Faculté de médecine, chirurgien de l'hôpital Cochin, mardi, jeudi, samedi, de 3 à 5 h., rue Lafayette, 83 *bis*.
Marchand (Léon), 28 février 1861; profess. à l'Ecole supérieure de pharmacie de Paris; à Thiais, près Choisy-le-Roi (Seine), *n'exerce pas.*
Marchand, 1879; les mardis, jeudis et samedis, de 1 h. à 3 h., rue Bochard-de-Sarron, 2.
Marchandon, 12 juin 1856; de 2 à 3 h., rue du Petit-Chemin, 3, à Sceaux (Seine).
Marchant (Gérard), 1881; chef de clinique chirurgicale à la Charité; mardi, jeudi, samedi, de 4 à 5 h., rue de Rennes, 66.
Marc-Lorin; rue de l'Abbé-Grégoire, 26.
Mareau (E.), Paris, 1881; de 1 à 3 h., rue d'Hauteville, 3.
Marelle, Paris, 1878; de 1 à 2 h., rue de Paris, 37, à Colombes (Seine).
Marès (Paul), boulevard Saint-Michel, 91.
***Marey**, ✻, 26 avril 1859; membre de l'Académie de médecine et de l'Académie des sciences, professeur au Collège de France; lundi, mercredi, vendredi, de 2 à 4 h., boulevard Delessert, 11.
***Marey** (G.), 1884; de 1 à 3 h., rue d'Aboukir, 103.
Marfaing, 1875; médecin inspecteur des Eaux de Guillon

(Doubs), Grande-Rue de Saint-Mandé (Seine), 108. — *L'été à Guillon.*

Marié (Alex.), 1853; de 2 à 5 h., rue Brochant, 37.

Marié (Paul), 1880; de 1 à 3 h., rue des Martyrs, 10.

Marie, 1883, rue du Pré-aux-Clercs, 10.

Marieux (L.), 1883; de 1 à 2 h. 1/2, rue du Commerce, 79.

***Marjolin**, ✳, 4 juin 1839; chirurgien honoraire des hôpitaux, membre de l'Académie de médecine; de 1 à 2 h., rue Chaptal, 16.

Marmottan, 30 janvier 1858; rue Desbordes-Valmore, 31; Passy; *n'exerce plus.*

Marnata, (J.-M.-P.), 1870; ✳, ✱, de 1 à 3 h., avenue Parmentier, 98.

***Marrotte**, O. ✳, 3 février 1835; médecin des hôpitaux, membre de l'Académie de médecine; les lundis, mercredis, vendredis, de 1 à 2 h. 1/2, rue de la Victoire, 86.

Marquet, Nancy, 1879; directeur de la maison de santé et d'hydrothérapie, boul. Exelmans, 35, à Auteuil.

Marquez (R.), Paris, 5 août 1880; de midi à 2 h., rue de la Chapelle, 80.

Martel, 1874; ex-chef de clinique d'accouchements à la Faculté; de 1 à 3 h., mardi, jeudi, samedi, rue Saint-Lazare, 97.

Martel (Eugène), Paris, 29 mars 1877; boul. Saint-Germain, 21.

***Martellière**, 11 janvier 1854; de 1 à 3 h., rue du Caire, 10.

Martin (Jules), ✳, 1865; de 1 à 3 h., rue Condorcet, 64.

***Martin** (A.), médaille du siège 1870-71, ✱, ✱, 1848; de 4 à 6 h., rue des Vosges, 18.

Martin (Antonin), ✳, 1855; de 1 à 2 h., boulevard Diderot, 1.

Martin (Henri), ✳, janvier 1865; de 2 à 3 h., rue Ste-Claire, 4 (Passy).

Martin (G.), 1870; le mardi, de midi à 2 h., rue Mouffetard, 145, *n'exerce plus.*

Martin (Lucien), 1878; de midi 1/2 à2 h., avenue Malakoff, 46.

Martin (Hipp.), 1879; les lundis, mercredis, vendredis, de 1 à 3 h., rue de la Chaussée-d'Antin, 62.

Martin (Alfred), 1880. — *Laryngoscopie et rhinoscopie.* — Les mardis, jeudis et samedis, de 3 à 5 h., rue de Madrid, 22; Clinique, les lundis, mercredis, vendredis, de 10 h. à midi, rue des Grands-Augustins, 15.

Martin (Ad.), 1883; de midi à 2 h., rue Censier, 51.

Martin (A. J.), 1883; rue Perdonnet, 1; *n'exerce pas.*

***Martin-Lauzer**, ✳, 17 février 1840; les mardis, jeudis, samedis, de midi à 2 h., rue de Grenelle, 39.

***Martin Saint-Ange**, O. ✳, 9 août 1829; de 1 à 3 h., les lundis, mercredis et vendredis, quai Voltaire, 33.

***Martineau**, ✳, 23 décembre 1863; médecin de l'hôpital de Lourcine; de midi à 2 h., rue Cambon, 24.

Martinet (A.), 1884; mardis, jeudis, samedis de 1 à 3 h., rue Turin, 28.

*****Marty**, Montpellier, 15 décembre 1837; rue de Flandre, 86.

Mary, 1880; de 1 à 2 h., rue Rambuteau, 64.

Massol (L.-A.-H.), 28 août 1851; de 2 à 5 h., faubourg Saint-Denis, 132.

Masson (C.), 27 avril 1849; de midi à 1 h., rue de Bourgogne, 63.

Masson (d'Ardres), ✻, 24 mai 1855; de 1 à 3 h., r. Joubert, 28.

Masson (Victor), 24 août 1858; les lundis, mercredis, vendredis, de 2 à 4 h., rue de Paradis, 56.

*****Masson** (C.), 1860; accoucheur, de 1 à 2 h., av. des Ternes, 69.

*****Materne**, juillet 1869; Etabliss. hydrothérapique, rue Miroménil, 63.

Mathan, 26 mai 1863; Grande-Rue, 87, à Boulogne.

Mathieu (Albert), 1885; les mardis, jeudis et samedis, de 3 h. à 4 h., rue de Lafayette, 83.

Mathieu-Sicaud, *Voir* **Sicaud**.

*****Matice**, 19 mai 1846; méd. hon. des hôpitaux; de 4 à 5 h., lundi, mercredi, vendredi, boulevard Haussmann, 91.

Mauche (E.-A.-M.), O. ✻, 1851; boul. Saint-Germain, 77.

*****Mauduit**, 30 juin 1863; de 11 h. à 1 h., rue du Temple, 13.

Maugeis (E.), 1845; de 2 à 4 h., rue du Faub.-St-Denis, 126.

Maugin (H.), de 1 à 3 h., avenue de la Grande-Armée, 50 *bis*.

*****Maurel** (H.), 14 mai 1853; de 1 à 3 h., boul. Denain, 9.

*****Mauriac**, ✻, 16 mars 1860; médecin de l'hôpital du Midi; tous les jours, excepté le dimanche, de 3 à 5 h., et, de plus, le jeudi soir, de 7 à 9 h., r. Grétry, 2.

*****Maury**, ✻, 1872. — De 1 à 3 h., jeudi et samedi exceptés, rue Saint-Pétersbourg, 21.

*****Mayer** (Alex.), ✻, Strasbourg, 6 décembre 1842; médecin de l'inspection générale de la salubrité et de l'hospice des Quinze-Vingts, en retraite; lundi, mercredi et vendredi, à 2 h. 1/2, rue Caumartin, 25.

Mayer, Paris, 1881; tous les jours, de 6 à 7 h. et le jeudi de 1 à 3 h., rue Rousselet, 31.

Maygrier, Paris, 7 août 1880; accoucheur des hôpitaux; rue des Ecoles, 23 *bis*.

Mazars, Paris, 5 mai 1879; place Condorcet, à Bourg-la-Reine.

Méhu (C.-J.-M.), 18 décembre 1862; pharmacien, 23 août 1862; pharmacien de l'hôpital de la Charité, tous les jours jusqu'à midi, rue Jacob, 47.

Meige (L.). 1863; rue de l'Université, 2; *n'exerce pas*.

Ménard, Montpellier, 1857; de 1 à 2 h. 1/2, rue de la Tour, 95, à Passy.

Ménard, 1884, rue des Ecuries-d'Artois, 11.

Menard de Bailleul, ✻, 26 juillet 1852; de midi à 2 h., rue Castellane, 11.

Mène, ✻, 15 janvier 1859; médecin de la maison de santé de Saint-Jean-de-Dieu; de 4 à 5 h., rue Oudinot, 20.

Menguin, Montpellier, 1863; r. de Paris, 112, à Puteaux (Seine).

*·***Menière** (E.), ✻, avril 1868. — *Maladies des oreilles.* — De 2 à 5 h., excepté le samedi, boulev. des Capucines, 8, médecin-auriste du dispensaire Furtado-Heine, rue Delbet, 6; consultations gratuites les mardis et vendredis, de 11 h. à midi; médecin-auriste de la Cie P. L. M. — *Clinique otologique.* — Consultations gratuites les mardis et vendredis, de midi à 2 h., rue des Grands-Augustins, 20.

·**Menière** (d'Angers), A. O. ✻, ✻, 1873. — *Maladies des femmes. Clinique.* — De 1 à 3 h., rue des Grands-Augustins, 15; de 4 à 5 h., sauf le vendredi, rue Rougemont, 10.

Menu, 1874; pharmacien de 1re cl., 1872; de 10 h. du matin à 9 h. du soir, rue Rodier, 25.

Menu (O.), 1873; de 1 à 2 h., rue Poissonnière, 42.

·**Mercier** (Pierre-J.), 1876; rue de Prony, 25; médecin-consultant à Bourbonne-les-Bains.

Mercier (Jules), 1877; de 2 à 4 h. et de 8 à 10 h., rue de Provence, 43.

Mercier (A.-M.-C.), 1884, faubourg Saint-Martin, 171.

Mérijot, Paris, 1873; de 2 à 3 h., rue de Rivoli, 13.

Merklen, Paris, 1881; médecin des hôpitaux; les lundis, mercredis, vendredis, de 1 à 3 h., avenue Percier, 10.

Merle, 1869; à Vichy, place de la source de l'hôpital, 4, pendant la saison. — A Paris, rue Nicolo, 28 (Passy); *n'exerce pas à Paris.*

Merner (Louis), 1882, rue d'Assas, 118.

Mervy, de 2 à 4 h., boulevard Malesherbes, 52.

Mesnard, Paris, 1879; rue des Ursulines, 16, à Saint-Denis.

·**Mesnet**, ✻, 21 janvier 1852; médecin des hôpitaux, membre de l'Académie de médecine, directeur de la Maison de santé d'aliénés de la rue de Charonne, 161.

·**Mesnier**, 1879; rue Martin, 5, à Clamart (Seine).

Mesnil (O. du), ✻, avril 1864; méd. de l'Asile de Vincennes, à Créteil.

Mesny (A.-M.), 1872; de 1 à 2 h.. rue Crozatier, 18.

·**Métivier**, 9 juillet 1860; mardi, jeudi, samedi, de midi à 1 h., rue des Pyrénées, 373.

Mettais, ✻, 1838; rue de Vanves, 6.

Mette, décembre 1874; rue des Filles-du-Calvaire, 7.

Meunier, 1860; de 2 à 4 h., boul. des Capucines, 9.

·**Meuriot**, 1868; directeur de la maison de santé spéciale de Passy; tous les jours, de midi à 3 h., quai de Passy, rue Berton, 17.

·**Meyer** (Edouard), ✻, 1863; à 3 h. 1/2, boulevard Haussmann, 73. Clinique des maladies des yeux, rue Jacob, de midi à 1 h.

Meymar (Alex. de), 1882; passage Masséna, 2, à Neuilly.
Meynard, 1884; rue Descartes, 11.
Meyners d'Estrey, 1857; directeur de la Revue bibliographique des sciences médicales, place Saint-Michel, 6.
Mézières, 26 août 1846; de 3 à 4 h., faubourg Saint-Honoré, 157.
***Mialhe**, ✻, 1er mars 1838; agrégé libre de la Faculté; membre de l'Académie de médecine; rue Saint-Honoré, 235; *n'exerce pas.*
Miard (Antony), 1866; à 4 h., le jeudi excepté, rue Caumartin, 39.
Michaux (Victor), ✻, 1852; de midi à 2 h., rue du Vieux-Colombier, 6.
Michaux, 1884; rue des Sts-Pères, 40.
Michaux (E.), Paris, 3 août 1881; de 1 à 2 h., rue de Pantin, 19, à Aubervilliers.
Michaux, 1883; rue Saint-Louis-en-l'Ile, 64.
***Michel** (Edouard), ✻, 1863; de 1 h. 1/2 à 3 h., rue Rougemont, 14.
***Michel-Evariste** ✻, 5 août 1868; médecin inspecteur adjoint des Eaux minérales de Cauterets, rue Fromentin, 10. — *N'exerce pas à Paris.* — A Cauterets, du 1er juin au 1er octobre.
***Michel** (Joseph), anc. int. des hôp.; de 1 à 3 h., excepté le mercredi; rue St-Philippe-du-Roule, 3.
Michel (E.-J.-B.), 21 juin 1873; boul. du Château, 35 à Neuilly (Seine).
Michelon, ✻, ✻, 1876; de 3 à 5 h., rue de Châteaudun, 8 *bis.*
***Michon**, 26 juillet 1860; doct. ès lettres, r. de Babylone, 33; *n'exerce pas.*
***Mignon**, de 1 à 3 h., rue de La Rochefoucauld, 41.
Mignot-Danton, 1855; de midi à 1 h., rue Letellier, 23.
Miguet (E.), ✻. 21 mai 1834; rue Levert, 23.
Miguet fils, 1870; de 4 à 6 h., rue Levert, 19.
***Millard** (A.), ✻, 13 août 1858; médecin de l'hôpital Beaujon; les lundis, mardis, jeudis et samedis, de 2 à 3 h. 1/2, rue Rembrandt, 4.
***Miller**. (*Voir* **Faure-Miller**.)
Milne-Edwards (Alphonse), ✻, 1861; membre de l'Institut, professeur au Muséum; rue Cuvier, 57; *n'exerce pas.*
Minière, 1884; rue de Rennes, 149
Minteguiaga (de), 1868; de 2 à 4 h., le dimanche excepté, rue Dauphine, 18.
Miot (C.), 1867; clinique des maladies de l'oreille, du nez et de

la gorge; à midi, les lundis, mercredis, vendredis, rue Saint-André-des-Arts, 41; de 3 à 4 h., rue Meyerbeer, 3.

Miot (Aristide), 1871; de 3 à 4 h., excepté le jeudi, boulevard du Temple, 41.

Miquel, 1872; les lundis, mercredis et vendredis, de 1 à 3 h., boulevard Beaumarchais, 56.

Miquel (Pierre) ✿ A, 1882; les dimanches et jeudis de midi à 3 h., les mardis et samedis de 5 à 7 h., rue des filles du Calvaire, 6.

***Miramont** (de), 26 avril 1837; inspecteur des bains de mer d'Etretat; les lundis, mercredis et vendredis, de 2 à h., rue Notre-Dame-de-Lorette, 18.

Mitivié (A.), 1861; boulevard Saint-Germain, 260; *n'exerce pas.*

Mock, 1880; de 1 à 3 h., rue de la Chapelle, 35.

***Moissenet** (J.), ✻, 1840; médecin honoraire de l'Hôtel-Dieu; lundis, mardis, jeudis et samedis, de 2 à 4 h., rue Richepance, 9.

***Moity** (Ch.), 1858; de midi à 2 h., rue des Batignolles, 49.

Moizard (Paul), 1877; médecin des hôpitaux, les mardis, jeudis et samedis, de 1 à 2 h., rue Moncey, 17.

Moizard (P.), 1881; de 1 à 3 h., rue du Rocher, 75.

Molard, C. ✻, 1848; les lundis et jeudis, de midi à 3 h., rue de Valenciennes, 12.

Molènes (de), 25 juillet 1853; les lundis et jeudis, de 1 à 4 h., rue de Rivoli, 30.

Molin, 2 juillet 1847; de midi 1/2 à 3 h. 1/2, rue des Saussaies, 10.

Molinier, 1844; rue St-Bernard, 42.

***Moloy** (A.-C.-J.), 30 juillet 1840; de 3 à 4 h., quai du Louvre,. 16.

***Monceaux** (Pierre-Victor), 6 janvier 1855; de 3 à 4 h., rue de Vaugirard, 37.

Monin, ✿ A., 1877; de 2 à 4 h., rue de Bréa, 14.

***Monod** (G.), O. ✻, 1er février 1831; chirurgien honoraire des hôpitaux, membre fondateur de la Société de chirurgie, agrégé libre de la Faculté de Paris; rue Lafayette, 114; *n'exerce plus.*

***Monod** (Louis), 6 juin 1868; de 1 à 2 h., jeudi et dimanche exceptés; rue des Ecuries-d'Artois, 5.

***Monod** (Charles), 1873, agrégé à la Faculté de médecine; chirurgien de l'hôpital d'Ivry; les mardis, jeudis et samedis, de 1 à 2 h., rue Cambacérès, 12.

Mony (Adolphe), ✻, 1868; rue Spontini, 70, *exerce dans l'Allier, à Sarre.*

Monribot, à Epinay.

Montagard, 1844; de 1 à 2 h., faubourg du Temple, 100.

Montagard fils, 1877; de 1 à 3 h., faubourg du Temple, 44.

Montargis, 17 août 1844; de 2 à 3 h., rue du Bac, 42.

***Montfumat** (G. de), avril 1867; de midi à 2 h., rue des Pyramides, 5.

Monthus, 1868; de 2 à 5 h., rue de la Montagne-Sainte-Geneviève, 3.

Montignac, 1876; de midi à 2 h. et de 7 à 9 h. du soir, boulevard Voltaire, 128.

Montméja (de), 1870; ✱, rédacteur en chef de la *Revue médico-photographique des hôpitaux de Paris*; les lundis, mercredis et vendredis, de midi à 2 h., boulevard du Palais, 11 *bis*.

***Morand** (A.), ✱, 26 mai 1869; de 1 à 3 h., rue de la Tour, 18.

***Moreau** (de Tours) (Paul), 1875; de 1 à 2 h., rue Bleue, 17.

Moreau (Emile), 1850; rue du Vingt-Neuf Juillet, 7.

***Moreau-Marmont** (Joseph), ✱, A., O. ✱, 29 janvier 1858. — *Maladies de la bouche, prothèse dentaire*. — De 11 h. à 4 h., le mardi excepté, rue Louis-le-Grand, 7.

***Moreau** (Martial), 11 janvier 1864; de midi à 2 h., rue de Sèvres, 23.

Moreau-Wolf, ✱, C. ✱, 31 août 1864. — *Voies urinaires*. — A 1 h., mardi, jeudi, samedi, clinique, rue des Grands-Augustins, 15; de 4 à 5 h., rue des Petits-Champs 39.

Morel, Paris, 8 juillet 1878; les mardis, jeudis, samedis, de 2 à 4 h., rue de Rivoli, 17.

Morelot, 1870; de 2 à 4 h., rue Réaumur, 68 *bis*.

Moret, 2 juillet 1856; médecin de l'Asile Mathilde; de 1 à 2 h., rue de Rivoli, 5.

Moretin, 22 juin 1854; lundi, mercredi, vendredi, de 2 à 3 h. 1/2, rue de Rivoli, 68.

***Moricand**, 30 juin 1856. — De 2 à 3 h., rue de Courcelles, 86.

***Moricourt** (J.), 11 avril 1864. — *Métallothérapie* (*maladies nerveuses*), — tous les jours de midi à 1 h. 1/2 mercredis et vendredis de 3 à 5 h., clinique : dimanche 9 h.,, rue de Chanaleilles, 9.

***Morin**, ✱, 18 juin 1856; de 2 à 3 h., rue Bleue, 17.

Morin (Edm.), 1872; de 2 à 4 h., excepté le jeudi, rue Saint-Hyacinthe, 7 (marché Saint-Honoré).

Morisson, 1874; dimanche, lundi, mercredi, vendredi, place de la Nativité, 3, à Bercy.

Morisson, Paris, 1878; rue Delaporte, 14, à Maisons-Alfort.

Morvan (Ch.), Paris, 3 août 1848; de 11 à 1 h., rue Monge, 21.

***Motet**, ✱, 1859; tous les jours jusqu'à 3 h., rue de Charonne, 161.

Moulin (Ch.-F.-C.), 17 août 1866; de 2 à 6 h., place-Saint-Michel, 2.

Mouly, 1881; de 3 à 5 h., boulevard de Sébastopol, 5.

***Mounier** (R.), C. ✱, 1834; ex-médecin en chef à l'Ecole du Val-de-Grâce; de 1 à 3 h., rue du Vieux-Colombier, 21.

***Moura** (Bertrand), 30 mars 1854; de 3 à 5 h., rue de la Chaussée-d'Antin, 37.

Mourlion, 1880; de 2 à 3 h., rue de la Tour, 80 (Passy).
Moussaud, 13 juin 1861; de 1 à 4 h., boulevard de Sébastopol, 7.
Mousteu (U.-C.), 25 février 1862; vendredi, de 1 à 4 h., rue du Regard, 16.
***Moutard-Martin**, O, ✻, 2 décembre 1846; médecin de l'Hôtel-Dieu, membre de l'Académie de médecine et du Conseil de surveillance de l'Assistance publique, de 1 à 3 h., tous les jours, excepté le vendredi, boulevard Haussmann, 136.
***Moutard-Martin** (R.), 1878; médecin de Ste-Périne, les mardis, jeudis et samedis, de 1 à 2 h., rue de Lille, 52.
Moutier (L.-A.), 1884; de 2 à 4 h., rue des Halles, 20.
***Mouton**, 26 août 1856; de midi à 1 h., faubourg Saint-Antoine, 119.
Mouton, 1860; de 1 à 3 h., boulevard Voltaire, 260.
Mouzard, ✻, 14 juillet 1836; rue de Constantinople, 45; *n'exerce plus.*
***Moynier** (Eugène), ✻, ✻, 29 janvier 1855; ancien chef de clinique de la Faculté à l'Hôtel-Dieu; *accoucheur*; de 1 à 2 h., rue Caumartin, 19.
Mozer, 1859; rue des Petits-Hôtels, 14, et boulevard de la Villette, 228.
Mugnier, 1883; de 1 à 2 h. 1/2, les dimanches et mardis exceptés, rue Cardinet, 22, et rue Barye, 12.
Muleur (G.), 1884; lundi, mercredi, vendredi, de 1 à 3 h.; dimanche, de 10 1/2 à 11 h. 1/2, boulevard de Courcelles, 8.
Mulot, O. ✻, de 2 à 4 h., rue du Dragon, 8.
***Murray**, 1865; de midi à 2 h., rue Nollet, 71.
Muselier, 1876; médecin des hôpitaux; rue de Rennes, 136.
***Nadaud**, février 1873; de 1 à 3 h., rue d'Aboukir, 103.
Napias (Henri), ✻, I., 1871; mardi, jeudi, samedi, de midi à 2 h., rue du Rocher, 68.
Naquet, 1839; rue de Moscou, 44.
Naret (G.-L.), Faculté de Paris, 1862; de 3 à 5 h., excepté le jeudi, rue Montholon, 34.
Naudet, Paris, 11 mars 1882; boulevard Voltaire, 69.
Naulin, 1869; de midi à 2 h., rue de Charenton, 208.
Naury (I.), 1881; de 1 à 3 h., boulevard de Clichy, 10.
***Navarre**, 1876; de 1 à 3 h., rue Coypel, 2.
Neble (Emile), Paris, 1881; les lundis, mercredis, vendredis, de 1 à 3 h., rue Legendre, 146.
Neboux, ✻, 27 mai 1840; rue Lallier, 8; *n'exerce plus.*
***Nélaton** (Ch.), 1880; prosecteur de la Faculté, chirurgien des hôpitaux, avenue d'Antin, 1.
Nepveu, 1871; de 4 à 5 h., rue d'Hauteville, 66.
***Nérat**, ✻, Paris, 25 juillet 1850; lundi, mercredi, vendredi, de 2 à 3 h., place Malesherbes, 24.
Netter, 1870; à 2 h., rue du Château-d'Eau, 15.

Neubauer, Nancy, 1878 ; Grande rue, 26, à Asnières.
Neumann (Em.), 1873 ; lundi, mercredi, vendredi, de 2 à 4 h., rue de Châteaudun, 43.
Neyreneuf, Paris, 1872; rue du Mont-Valérien, 17, à Suresnes (Seine).
***Nicaise**, ✻, 1866 ; agrégé de la Faculté, chirurgien des hôpitaux ; de 1 à 3 h., les mardis, jeudis et samedis, boulevard Malesherbes, 37.
***Nicolas** (Adolphe), O. ✻, 1872, I.; boulevard Pereire, 126. — *L'été à la Bourboule.*
Nicolas, 4 juillet 1883; les mardis, jeudis et samedis, de 1 à 3 h., faubourg Poissonnière, 54.
Nicot, 1829 ; les lundis et vendredis, de 10 à 4 h., rue de Boulainvilliers, 41.
***Niderkorn** (Félix), Paris, juillet 1872 ; de 1 à 2 h., excepté le samedi et le dimanche, rue des Dames, 26.
Niquet, 5 décembre 1878 ; rue Compoise, 77, à Saint-Denis.
***Nitot**, 1880 ; ancien interne ; de 1 à 3 h., rue de Provence, 18.
***Nivert**, 1862 ; les lundis, mercredis et vendredis, de 1 à 4 h., rue Bayard, 22 (rond-point des Champs-Elysées).
***Noël**, ✻, Strasbourg, 1854; lundi, mercredi, samedi, de 1 à 3 h., boulevard Malesherbes, 168.
Nogaro, 1876 ; de 1 à 2 h., et de 8 à 9 h. du soir ; dimanches et jeudis exceptés, rue d'Aboukir, 77.
***Nonat** (A.), O. ✻, 28 mai 1832 ; agrégé libre de la Faculté, médecin honoraire des hôpitaux ; tous les jours, de 1 à 4 h., rue Chauveau-Lagarde, 14.
Nordau (Max), A., 1882 ; de midi à 2 h., rue de Berne, 37.
***Nottin**, ✻, 25 juillet, 1870 ; de midi à 2 h., vendredi excepté, rue de Provence, 62.
Nouet, Paris, 1875 ; faubourg Saint-Denis, 72.
Nutte, Paris, 12 mai 1881 ; rue de Courcelles, 36 *bis*, à Montrouge.
***Nuzillat**, rue de Savoie, 20.
***Oberlin** (G.), 1878; méd.-adjoint de Saint-Lazare, de 2 à 4 h., rue Lafayette, 77.
Obissier (H.), 1872 ; de 1 à 3 h., boulevard Saint-Denis, 6.
Obled, 1878 ; rue des Saints-Pères, 8.
Odin (Marius), — *L'été à St-Honoré-les-Bains* ; — rue de Verneuil, 51 ; *n'exerce pas à Paris.*
Oger ; lundi, mercredi, vendredi, de 2 à 4 h., rue Pauquet, 21 (avenue Marceau).
Ohier, boulevard Saint-Michel, 117.
Olivier, 1884; rue des Fossés-Saint-Jacques, 20.
Ollier, 1882 ; de 1 à 3 h., avenue des Gobelins, 67.
Ollivier (Auguste), ✻, 31 décembre 1863 ; agrégé de la Faculté, médecin de l'hôpital des Enfants malades, mardi, jeudi, samedi de 1 1/2 à 3 1/2, rue de l'Université, 5.

Ollivier (E.-P.), O. ✻, 13 août 1864; docteur de Strasbourg; boulevard Latour-Maubourg, 43.
Ombrédanne, 1868; de 1 à 3 h., faubourg Saint-Antoine, 249.
***Onimus** (Ernest), ✻, 15 juin 1866; de 1 à 3 h., place de la Madeleine, 7.
***Ordenstein** (L.), août 1867; de 1 à 3 h., rue Le Peletier, 42.
Orfila, ✻, 1851; agrégé de la Faculté, secrétaire général de l'Association des médecins de la Seine; de 11 h. à midi, rue Casimir-Delavigne, 2.
Ornellas (d'), 1854; de 1 à 2 h., rue de Logelbach, 7, parc Monceau (rotonde).
Ortel, rue Parmentier, 27, à Ivry.
Ortet (B.-J.), 29 décembre 1862; de midi à 2 h., rue des Beaux-Arts, 10.
Ory, ✻, 1875; de 2 à 3 h., mardi, jeudi, samedi, place de Passy, 2.
Oudin, 1881; de 1 à 3 h., rue de Belzunce, 12.
Oulmont (Paul), 1878; médecin des hôpitaux; les lundis, mercredis et vendredis, de 1 à 2 h., rue d'Aumale, 9.
Outin, Paris, 1880; rue d'Avron, 57.
***Oyon**, 1873; de 1 à 3 h., excepté le jeudi, rue Miroménil, 88.
Ozanam, ✻, 28 décembre 1849; de 1 à 3 h., rue d'Assas, 33.
Ozenne, 1884; de 1 1/2 à 3 h., vendredi excepté, rue de Maubeuge, 17.
Ozouf, 29 août 1848; de 1 à 3 h., faubourg Poissonnière, 64.
Pachot, Paris, 1878; rue de Fontenay, 108, à Vincennes.
Pailliet (J.-L.), 16 avril 1852; de 4 à 5 h., rue Hautefeuille, 4.
Pailloux (Cl.-Alex.), ✻, 1829; faubourg Poissonnière, 21.
Pajot (Ch.), ✻, 21 avril 1842; professeur d'accouchements et maladies des femmes, à la Faculté; les lundis, mercredis et vendredis, de 11 h., à midi, rue Monsieur-le-Prince, 14.
***Panas**, ✻, 15 mars 1860; professeur de clinique ophthalmologique à la Faculté de médecine, chirurgien de l'hôpital Lariboisière; lundi, mercredi et vendredi, de 1 à 3 h., rue du Général-Foy, 17.
Panien, 1er juillet 1841; de 8 à 10 h., rue de Sèvres, 23.
Pannevel, Paris, 1868; les mardis, jeudis et samedis, de 1 à 2 heures, avenue de Neuilly, 38 *bis*.
Pannier, 1882; de midi à 2 h., rue de Vaugirard, 240.
Papadakis (Georges), 1883; de 1 à 2 h., boulevard Saint-Marcel, 72.
Papillon, ✻, boulevard Saint-Michel, 52.
Paquelin, 1870; mardi, jeudi, samedi, de 1 à 3 h., place Vendôme, 12.
Paquet (F.), Paris, 1873; auteur d'une Nouvelle Méthode de médecine dosimétrique; de 1 à 4 h., rue Hippolyte-Lebas, 3.
Parent, 1874; de 5 à 6 h., avenue Carnot, 12.

Parenteau, 1878; de 4 à 6 h., rue du Rocher, 73. — Dispensaire de 1 à 3 h., rue Coquillière, 31.
Parinaud, ✻, de 3 à 5 h., rue de la Pépinière, 7, clinique pour les maladies des yeux, à 1 h., avenue de Clichy, 50.
Paris (J.-L.), ✻, 17 août 1826; de 1 à 2 h., rue de Rome, 49.
Paris (C.-E.), 22 août 1860; de 1 à 3 h., boulev. Pereire, 196.
Parizot, 1881; de midi 1/2 à 2 h., boulevard Saint-Germain, 23.
Parsavant, Paris, 1877; de 1 à 2 h., Grande Rue, 46, aux Prés-Saint-Gervais (Seine).
Partenay, 1869; de 2 à 3 h., rue de Saint-Pétersbourg, 7.
Pascal, 1871; rue Franklin, 22.
Pascalis, 1884; méd. du bur. de bienfaisance du 2e arrondis. de 1 à 3 h.; le dimanche de 9 à 11 h., lundi, mercredi, vendredi, de 7 à 9 h. du soir, rue Réaumur, 80.
***Passant**, ✻, 17 mai 1854; médecin du ministère des travaux publics; de 3 à 4 h., rue de Grenelle, 39.
Pasteau, 1879; de 2 à 4 h., boul. Voltaire, 147.
Pasteur, G. C., ✻, rue d'Ulm, 45.
Pastoureau, médecin princip. en retraite, rue du Cherche-Midi, 67.
***Paul** (Constantin), ✻, 14 février 1861; agrégé de la Faculté médecin des hôpitaux, membre de l'Académie de médecine de 1 à 3 h., les lundis, mercredis, vendredis, rue Cambon, 45
Paul-Boncour. *Voyez* **Boncour**.
***Paulier**, 31 août 1868; de 1 à 2 h., rue Monge, 118.
Paulier, 1875; de 2 à 3 h., rue de Mirebel, 4.
Paulin, 1879; dentiste des collèges Rollin et Sainte-Barbe, de 1 à 5 h., rue Taitbout, 11.
Paulmier, 1876; de midi à 2 h., excepté le dimanche, rue Lemercier, 15.
Pautry, 1883; rue Jacob, 23.
Paynel, 1878; de 2 à 4 h., aven. de Clichy, 142.
***Payraud**, 17 décembre 1857; de 2 à 3 h., rue Lepic, 20.
***Péan** (J.-E.), O. ✻, 28 avril 1860; chirurgien de l'hôpital Saint-Louis; les lundis, mercredis, vendredis, de 3 à 5 h., place Vendôme, 21.
Pean (J.), 1879; de 1 à 3 h., avenue de la République, 16.
Pebayle, Montpellier, 13 mars 1843; de midi à 2 h., rue Mouffetard, 94.
Pechenet fils, 1880; de midi à 7 h., rue des Halles, 5.
Péchin, rue du Cherche-Midi, 4 *bis*.
Peisson, 15 mars 1883; de 1 à 3 h., rue Soufflot, 20.
Pelaprat (C.-L.), 7 juin 1882; de 1 à 3 h., rue Antoinette, 10 *bis*.
Pelissart, 1869; de 1 à 2 h., rue Delambre, 10.
Pellat, Paris, 1872; rue du Pré-Saint-Gervais, 21 *bis*, à Pantin.
Pelletan (J.), 1858; directeur du *Journal de Micographie*; de 1 à 3 h., boul. Saint-Germain, 176.

Pellier, 1878; tous les jours de 1 à 3 h., et les lundis et vendredis de 7 à 8 h. du soir; rue Turbigo, 89.
Pellieux, 1857; de 11 h. 1[2 à 1 h., rue Letellier, 16.
Pellissier, 1864; de 2 à 4 h., boulevard de Sébastopol, 139.
Peltier, Paris, 1877; de 4 à 6 h., rue de Marseille, 2.
Peniers, 10 août 1867; de midi à 1 h., rue Saint-Honoré, 390; *n'exerce pas*.
Penoyée (A.), Paris, 1872; *accouchements et maladies des femmes*; de 2 à 4 h., rue de Louvois, 8.
Pentray, 1869; de 1 à 2 h., rue Vieille-du-Temple, 78.
Peraté, 19 août 1858; de 2 à 4 h., rue des Ecuries-d'Artois, 26.
***Percheron**, 1875; lundi, mercredi, vendredi, de 1 à 3 h., rue du Pré-aux-Clercs, 12.
Perdrier, 1882; de midi à 4 h., passage Vivienne, 13.
Pereton, ✻, 1867; de 1 à 3 h., jeudis et dimanches exceptés, boul. Saint-Germain, 3.
Perier (E.-J.-F.), C. ✻, 21 août 1838; médecin inspecteur, membre du Conseil de santé des armées; rue de Solférino, 8; *n'exerce pas*.
***Perier**, ✻, 13 avril 1864; agrégé de la Faculté de médecine de Paris, chirurgien des hôpitaux; lundi, mercredi, vendredi, de 1 à 3 h., rue Drouot, 7.
Perier (E.), 1878; de midi à 2 h., excepté le dimanche, rue Miromesnil, 11.
Perier, à Asnières (Seine).
***Peron**, à Asnières (Seine).
Perrée (Mme) 1881; mardi, jeudi et samedi, de 2 à 4 h., rue Caumartin, 66; lundis, mercredis, vendredis, clinique de 1 à 3 h., rue Notre-Dame-de-Nazareth, 30.
***Perrin** (E.-R.), ✻, ✪ A., 29 août 1842; de 1 à 2 h., lundi, jeudi excepté, rue de Saintonge, 66.
Perrin (C.-A.), 7 août 1848; de 2 à 3 h., bd de Belleville, 90.
***Perrin** (Maurice), O. ✻, 30 juillet 1851; professeur au Val-de-Grâce; membre de l'Académie de médecine, les lundis, jeudis et samedis, de 1 à 3 h., boulevard Saint-Germain, 136.
Perrussel (H.), ✻, 1869; de 2 à 4 h., jeudi excepté, rue de Londres, 13.
Peruy (J.-C.), O. ✻, 30 juin 1848; médecin principal, secrétaire du Conseil de santé des armées; rue de Rennes, 120.
***Peter** (Michel), ✻, 29 décembre 1859; professeur à la Faculté, médecin de la Pitié, membre de l'Académie de médecine; de 1 à 3 h., les lundis, mercredis et vendredis, rue de Hambourg, 20.
***Petit** (A.-E.), 20 août 1851; médecin de la prison de la Santé, de midi à 1 h., rue Meslay, 25.
Petit (Albert), 1882; de midi à 2 h., boulev. Saint-Marcel, 51.
Petit (André), 1883; chef de clinique de la Faculté, lundis, mercredis, vendredis, de midi à 2 h. 1/2, quai Voltaire, 33.

Petit (Henri), 1875 ; sous-bibliothécaire à la Faculté, rue Monge, 11.
Petit (Léon), 1881 ; de 4 à 6 h. — (Voir **Léon-Petit.**)
Petit, rue Soufflot, 5.
Petitot, 1884 ; rue Pierre-Charron, 22.
Petit-Vendol (Charles-Henri), 1876 ; chef de clinique chirurgicale de la Faculté, de 1 à 2 h., excepté le mardi et le vendredi, rue des Bernardins, 48.
Peut (Laurent) ; mercredi et samedi, de 7 à 9 h. du soir ; consultations tous les jours, de midi à 2 h., rue des Batignolles, 75.
*Peyrot, 1876 ; agrégé à la Faculté, chirurgien des hôpitaux, mardi, jeudi et samedi ; de 4 à 6 h., rue Laffitte, 18.
Pezzer (de), 1880 ; les mardis, jeudis et samedis, de 3 à 5 h., rue Saint-Florentin, 13.
*Pfeiffer (G.), Strasbourg, 25 mars 1854 ; de 1 à 3 h., rue d'Aumale, 5.
Philbert (E.), A., 1874 ; boulevard Beaumarchais, 34.
Philippeaux, ✳, 15 mai 1847 ; tous les jours, de 1 à 2 h., rue Linné, 20.
Philippar (J.-J.), 7 mars 1835 ; de 3 à 5 h., rue Saint-Augustin, 5.
Philippe (F.-F.), O. ✳, 1833 ; ancien médecin principal des armées, de midi à 1 h., rue Cart, 6, à Saint-Mandé.
Piberet, 30 août 1855 ; de 1 h. 1/2 à 3 h., faubourg Montmartre, 54.
Picard (Adolphe-Jules), A., ✳, 25 août 1860 ; les lundis, mercredis et vendredis, de 2 à 4 h., rue d'Alger, 5.
*Picard (Henri), 15 février 1868 ; les lundis, mercredis et vendredis, de midi à 2 h. ; les mardis et samedis, de 4 à 5 h., rue du Colisée, 44 ; clinique, 13, rue Suger, les mardis, jeudis et samedis, de midi à 2 h.
Picard (Ad.), 1878, de 2 à 4 h., rue de Dunkerque, 15.
Picqué (L.), Paris, 27 octobre 1876 ; de 1 à 2 h., rue de Cluny, 17.
*Piéchaud (Adolphe), 1872 ; consultations de 4 à 5 h., rue de Madrid 12.
Pieplu (Th.-E.), 16 avril 1856 : de 3 à 4 h., boulevard de Magenta, 32.
Pieplu, rue de Flandre, 112.
Pierin, 20 mai 1879 ; de 1 à 3 h., faubourg Saint-Martin, 51.
Pierreson (H.), 1862 ; de 1 à 3 h., rue de Miroménil, 19.
*Pietkiewicz, 1876 ; *service des maladies de la bouche* à l'hospice des Quinze-Vingts, et au lycée Saint-Louis, tous les jours, de 11 à 3 h., et les mardis et vendredis jusqu'à 2 h., rue des Mathurins, 62.
Pietra-Santa (de), 1842 ; ✳, de 1 à 2 h., avenue de Wagram, 54.

***Pietri**, ✻, 1836; de 2 à 4 h., jeudi excepté, rue de Ponthieu, 2.
Piettre, à la Varenne-Saint-Hilaire.
Pignol, 26 août 1862; de midi à 2 h., faubourg Saint-Martin 77.
Pillenet (Henri), 3 décembre 1873; de 2 à 3 h., le jeudi excepté, boulevard Magenta, 48.
Pillet (A.), docteur en médecine, 1879; de 1 à 5 h., rue de Rivoli, 62.
Pillon (G.), décembre 1862; mardi, jeudi, samedi, de 2 à 3 h., avenue de la Grande-Armée, 13.
Pilon, de midi à 1 h., rue Ménilmontant, 56.
***Pinard**, ✻, A., 1874; professeur agrégé, rue Roquépine, 11.
Pinard, 1883; de 1 à 3 h., rue du Pont-Neuf, 18.
Pinel, 1858; mardi, jeudi et samedi, de 1 à 4 h., rue de Passy, 47.
Pinel (Ch.-Ph.), 24 août 1858; de 1 à 3 h., av. Victor-Hugo, 175. Médecin des Conseils des prud'hommes; tous les vendredis. au tribunal.
Pioger, 16 avril, 1880; les lundis, mercredis, vendredis, de 1 à 3 h., avenue Pereire, 106, à Asnières.
***Piogey** (G.), O. ✻, 21 juin 1851; médecin de l'Asile de la Providence; de midi à 2 h., rue Saint-Georges, 24.
Piogey (Emile), 1882; de midi à 2 h., rue Saint-Georges, 24.
Piquantin, 1873; les lundis, mercredis, vendredis, à 1 h., rue Etienne-Marcel, 8.
Pivion, 1876; de 2 à 3 h., boulevard de la Villette, 210.
***Planchon**, ✻, 5 juin 1669; de 1 à 3 h., rue Cambacérès, 5.
Planchon (G.), boulevard Saint-Michel, 139.
Planteau, Paris 1883; de 1 à 3 h., boul. de la Gare, 129.
Plateau, 1877; de 1 à 2 h., rue Daru, 5.
Poignard, de 1 à 2 h., Grande-Rue, 7 *bis*, à Saint-Mandé.
Poignet (Constant), O. ✻, 1854; de 1 à 4 h., rue Mazagran, 5.
Poirier, 1880; les mardis, jeudis et samedis, de 2 à 5 h., rue de Vigny, 1.
Poirier (Paul), 1883; prosecteur à la Faculté, mardi et vendredi, de 5 à 6 h., rue Monge, 5.
Poitou-Duplessy, méd. princ. en retraite, anc. agrégé de l'Ecole de Rochefort, de 1 à 3 h., rue Jouffroy, 46.
***Polaillon**, ✻, 1865; agrégé à la Faculté, chirurgien de la Pitié, membre de l'Académie de médecine; de 1 à 3 h., les lundis, mercredis, vendredis; rue de Seine, 6.
Polichronie, C. ✻, ✻, Paris, 1874; lauréat de la Faculté de méd. de Paris; de 5 à 7 h., rue La Bruyère, 16.
Porak, A., Paris, 1878; accoucheur de l'hôpital Saint-Louis; lundi, mercredi, vendredi, de 2 à 3 h., boulevard Saint-Germain, 142.
Porquet (Louis), 1883; de 10 h. à midi et de 1 à 2 h., à Vire (Calvados).
Portalax, 1884, rue Lafayette, 208.

Portalier (A.); ✻, 8 août 1857; de 2 à 3 h., boulevard des Italiens, 26.
***Porte**, rue Michel-Ange, 17, à Auteuil.
Portefaix (Aristide), ✻, O. ✻, Montpellier, 30 août 1855; de 1 à 4 h., rue de Rivoli, 85.
***Potain**, ✻, 21 janvier 1853; mardi et samedi, de 1 à 6 h., boulevard Saint-Germain, 256.
Potin (E.), 1879; lundi, mardi, jeudi, samedi, de 1 1/2 à 2 h. 1/2, avenue de Villiers, 34.
Potiquet, 1882; lundi, mercredi, vendredi, de 1 à 3 h., rue Mollien, 3.
Pouchet (Georges), ✻, 8 janvier 1864; à 8 h. du matin, rue de Médicis, 5.
Pouchet (A.-Gabriel), 6 avril 1880; professeur agrégé à la Faculté de médecine, lundi, mercredi, vendredi, de 5 à 7 h., rue St-Yves, 2.
Pouget (Vict.), 27 avril 1841; à 8 h. du soir, rue Saint-Dominique, 75.
***Pouillet**, médecin de la Cie de l'Est, de 1 à 2 h., à Noisy-le-Sec.
Poumet, 7 mai 1842; de 11 à 1 h., rue Richelieu, 108.
Poupon, 29 mars 1843; les lundis, mercredis et vendredis, de midi à 2 h., rue de Rivoli, 63.
Pouzin, ✻, 1832; rue de Poitiers, 5; *n'exerce plus.*
Poyet (G.), 1876, anc. interne des hôpitaux. — De 2 à 4 h., rue Caumartin, 58. — Laryngoscopie et rhinoscopie.
Pozzi, Paris, 1873; agrégé à la Faculté, chirurgien des hôpitaux, mardis et samedis, de 1 à 2 h., place Vendôme, 10.
***Prat**, ✻, ✿ I., Strasbourg, 22 mai 1848; de 1 à 2 h., rue des Petits-Champs, 18.
Preel, 1875; rue Saint-Aubin, 5, à Vitry-sur-Seine.
Prengrueber, 1875; chirurgien des hôpitaux, de midi à 2 h., boulevard St-Germain, 13.
Privé, Paris, 17 mai 1881; r. Gabrielle, 4, à Charenton (Seine).
Prévost, rue Gay-Lussac, 29.
***Proust**, ✻, 1862, agrégé de la Faculté, médecin des hôpitaux; lundi, mercredi, vendredi, de 2 1/2 à 3 h. 1/2, boulevard Malesherbes, 9.
Prud'homme (P.), 1878; de 11 à 5 h., boulevard Poissonnière, 14 (maison du Pont-de-Fer).
Prunier (E.), 1860; de 1 à 2 h., Grande-Rue, 36 *bis*, à Saint-Mandé.
Prunier, ✿ A. 1875; pharm. en chef de l'hôpital du Midi.
Pruvost, 1871; de 1 à 3 h., rue de Rennes, 105.
Puel ✻, 24 juin 1840; de 10 à 11 h., boulv. Beaumarchais, 73.
Puica, Paris 1883; rue Myrrha, 29.
Puistienne, médecin inspecteur adjoint des eaux d'Aix (Savoie), de 1 à 3 h., rue des Martyrs, 23. *N'exerce pas à Paris.*
Pujol, boulevard du Port-Royal, 25.

Pujos, 1883; de 1 à 3 h. rue des Boulets, 19.
Putel fils; avenue de Neuilly, 152.
Putzuriano (Grégoire) 1879; de 2 à 4 h. rue Laffitte, 3.
*__Puy le Blanc__, médecin consultant aux Eaux de Royat, à Royat, du 1er juin au 15 septembre, rue de Montyon, 11. *N'exerce pas à Paris.*
Quarante (P.-Lucien), ✻, 1856; de 1 à 3 h., avenue de Wagram, 44.
Quehen, 1883.
Quénu, 1881, chirurgien des hôpitaux; les mardis, jeudis et samedis de 4 à 6 h., rue Vignon, 7.
Quesneville, 27 avril 1833; de 10 à 4 h., rue de Bucy, 12; *n'exerce pas.*
Queyssac, 1875; de midi à 1 h., rue des Entrepreneurs, 64.
Quinquaud (E.), 1872, professeur agrégé, médecin des hôpitaux; les mardis et jeudis de 3 à 5 h., et le samedi de 3 à 4 h., rue de l'Odéon, 5.
Rabbinowich, août 1865; de 4 à 5 h., rue de Seine, 63.
Rabejac, 1869; oculiste, de 2 à 3 h., rue Dupuytren, 7.
*__Radou__, ✻ A., 29 août 1860; de 2 à 4 h., rue Notre-Dame-des-Victoires, 7.
Raffegeau (D.), 1883; de 1 à 3 h. rue de la Glacière, 130.
Rafinesque (F.-C.), Paris 1878; mardi, jeudi et samedi, de 1 1/2 à 3 h., chaussée de la Muette, 14 (Passy).
Raige-Delorme, ✻, 20 août 1819; rue de Rennes, 64; *n'ex. pas.*
Raimondi, 1860; de 1 à 3 h., rue Ordener, 126 et rue Calmels, 15.
*__Rainouard__ (E.), août 1864; rue du Château-d'Eau, 30; *n'ex. pas.*
Rambaud (J.-J.), 31 août 1853; ex-prosecteur des hôpitaux; de 2 à 3 h., rue Jean-Lantier, 2.
Rambaud (Louis), 1883; de 1 à 3 h., le mercredi excepté, quai Bourbon, 23.
Ramonat, 1883; lundis, mercredis, vendredis, de 1 à 3 h., avenue des Ternes, 51.
Ramond (J.-B.), ✻, 17 août 1866; de 2 à 4 h., le dimanche excepté, rue François-Ier, 62.
Ramonède, 1883, rue Pierre-Charron, 22.
Ranguedat, 1883; de 1 à 3 h., avenue de Clichy, 91.
Ranque (Paul); de midi à 1 h., rue Champollion, 13.
Ransan-Séailles. (Voyez **Séailles**).
Ranse (de), ✻, 22 juillet 1861; rédacteur en chef de la *Gazette médicale de Paris;* mercredis et samedis, de 1 h. 1/2 à 2 h. 1/2, av. Montaigne, 85; du 1er juin au 1er sept., à Néris (Allier).
Ranvier, 1865; professeur au Collège de France; de midi à 2 h., avenue d'Orléans, 89.
Raoul, à Saint-Ouen (Seine).
Raoult, Paris, 1880; de 4 à 5 h., rue de Lauriston, 80.
*__Raoux__, 20 août 1857; de 1 à 2 h., rue des Martyrs, 41.

Ratel, rue Montmartre, 149.
Ravary, à Issy (Seine),
Ravaux (Mme), 1883; rue de l'Assomption, 75.
Raveau (C.), A., C. ✱, 1864; médecin du consulat d'Espagne; de 2 à 3 h., rue de Madrid, 21; l'été, à Cauterets.
Raymond, 1837; de midi à 1 h., Grande-Rue de Saint-Mandé, 11.
***Raymond** (L.). O. ✱, Montpellier, 1er février 1851; les lundis, mercredis, vendredis, de 1 à 4 h., rue de Navarin, 20.
***Raymond** (F.), 1876, agrégé à la Faculté de médecine, médecin des hôpitaux; les lundis, mercredis et vendredis, de 1 à 5 h., rue de Greffulhe, 8.
Raynaud, 1880; *accouchements;* de 6 à 8 h., excepté les dimanches et fêtes, rue Puteaux, 17.
***Réal** (L.-H.), 12 août 1852; de 4 à 6 h. 1/2, faubourg Saint-Denis, 55.
Reau (Gustave), 21 novembre 1868; de 2 à 4 h., rue de Rivoli, 80.
***Reber**, août 1863; de midi à 2 h., rue Littré, 7.
***Rech**, Montpellier, 1854; de 2 à 3 h., rue Castex, 4.
Reclus, Paris, 1876, agrégé à la Faculté, chirurgien des hôpitaux; mardis, jeudis et samedis, de 1 à 3 h., rue des Saints-Pères, 9.
Redard, 1879; lundis, mercredis, vendredis, de 5 à 6 h., rue de Constantinople, 2.
Reddon, 1883, rue de Penthièvre, à Sceaux.
Reeb, Paris, 1876, avenue de Bry, 188, à Nogent-sur-Marne.
Régeard, 1880; de 2 à 4 h., le mardi excepté, boulevard Saint-Martin, 13.
Regnard, boulevard Saint-Michel, 46.
Regnard, à Pantin.
Regnart, rue de la Fraternité, à Vincennes; *n'exerce pas.*
Regnauld (Jules), O. ✱, 21 janvier 1847; professeur de pharmacologie à la Faculté de médecine, directeur de la Pharmacie centrale des hôpitaux, membre de l'Académie de médecine; de midi à 2 h., boulevard Saint-Michel, 83.
Regnauld-Perrier, 1869; de 2 à 4 h., rue de la Monnaie, 25.
Regnier, 8 août 1829; de 1 à 3 h., rue Séguier, 12.
Regnier; de 2 à 4 h., samedis et dimanches exceptés, rue Saint-Lazare, 10.
Reinvillier, ✱, A., 31 décembre 1842. — *Maladies de la poitrine.* — De 4 à 6 h., rue de Provence, 23.
Reliquet, ✱, 11 février 1865. — *Maladies des voies urinaires.* — Tous les jours, de 2 à 3 h., boulevard de la Madeleine, 17.
Rémond (de Lagny), ✱, 31 août 1857; lundi, mercredi, vendredi, de 1 à 2 h., rue des Vosges, 20.
***Remoneau** (Alfred), 11 décembre 1855; de 4 à 5 h., rue des Filles-du-Calvaire, 23.
Rémy, 1875; de 2 à 4 h., avenue Victoria, 18.

Remy, 1880, rue de Rome, 74.
***Renault** (Alex.), Paris, 1874; anc. interne des hôpitaux; de 11 h. 1/2 à 1 h., rue d'Aumale, 6.
Renault, rue Monge, 19.
***Rendu**, 1873, agrégé, médecin de l'hôpital Necker; les mardis, jeudis et samedis, de 1 à 3 h., rue de l'Université, 28.
Rengade (J.), 1866; de midi à 2 h., avenue Trudaine, 2.
Renouard (E.), 1884; de 2 à 4 h., rue Saint-Lazare, 8.
Resenblitch, 1884; boulevard des Batignolles, 36.
Respaut, 1883. — *Maladies nerveuses.* — De 3 à 5 h., avenue Kléber, 72.
Reuet, Paris, 1881; de 1 à 2 h., boulevard de Port-Royal, 50.
Reuflet, 1879; les lundis, mardis, jeudis et samedis, de 1 h. à 2 h. 1/2, rue de Rivoli, 21.
Reullet, ✻, 4 mars 1829; rue de Paris, 13, à Aubervilliers (arrondissement de Saint-Denis).
Reulos (H.-E.), 1869; de midi à 2 h., avenue de Paris, 117, à Villejuif (Seine).
Reuss, 1878; de 2 à 4 h., boulevard Saint-Germain, 125.
Revillout, ✻, O. ✠, 1859; rédacteur en chef de la *Gazette des Hôpitaux;* mardi, jeudi, samedi, de 1 à 3 h., rue du Bac, 128.
Rey (Marius); de midi à 2 h., rue Saint-Lazare, 7.
***Reymond** (J.), ✻, 3 juin 1847; de 3 à 4 h., rue Washington, 2.
Reynier (Paul), Paris, 1880; agrégé à la Faculté; chirurgien des hôpitaux; les mardis, jeudis et samedis, de 1 à 3 h., rue de Rome, 11.
Reynier, Paris, 7 août 1880; de 1 à 2 h., avenue de Ségur, 42.
Rezard de Wouves, ✻, 12 juillet 1849; de midi à 1 h., rue de Constantinople, 23.
***Riant** (A.), ✻, C. ✠, janvier 1866; médecin de l'Ecole normale du département de la Seine; les lundis, mercredis et vendredis, de 3 à 4 h., faubourg Saint-Honoré, 138.
Ribard, rue du Point-du-Jour, 106.
Ribemont-Dessaignes (Alban), 1877, agrégé à la Faculté, accoucheur de l'hôpital Beaujon; lundi, mercredi, vendredi, de 3 à 5 h., boulevard Malesherbes, 10.
Ribes, ✻, 30 juillet 1824; à 5 h., rue d'Amsterdam, 27.
***Richard** fils, 1866; docteur dentiste: de 9 à 4 h., rue de la Chaussée-d'Antin, 15, et boulevard Haussmann, 40.
***Richard** (Paul), 1876; rue de Rivoli, 104.
Richard (E.), de 3 à 5 h., rue Jean-Jacques-Rousseau, 62.
Richard, à Vanves (Seine).
Richard-Maisonneuve, 1857; rue Malher, 6.
Riché (E.-E.), O. ✻, 1864: de midi à 2 h., avenue de Villiers, 71.
***Richelot** (G.-A.), ✻, 2 août 1831; rue Clapeyron, 25. — *n'exerce plus.*
***Richelot** (L.-Gustave) fils, 1873; professeur agrégé à la Fa-

culté, chirurgien des hôpitaux, *Rédacteur en chef de l'Union médicale*; lundi, mercredi, vendredi, de 1 à 2 h., rue Vignon, 22.

'**Richer** (Paul), 1878; chef de laboratoire, près la chaire de clinique des maladies du système nerveux; les mardis, jeudis et samedis, de 1 à 3 h., rue Soufflot, 15.

***Richet**, C. ✻, 23 mars 1844; professeur à la Faculté, chirurgien des hôpitaux, membre de l'Institut et de l'Académie de médecine; lundi, mercredi et vendredi, de 1 h., à 4 h., rue de l'Université, 15.

Richet (Charles), agrégé à la Faculté, rue Bonaparte, 5.

Richet (Louis-Claude), 9 août 1860; de 2 à 3 h., rue Fontaine-au-Roi, 59.

Ricklin, rue de Seine, 12.

***Ricord** (Philippe), G. O. ✻, 5 mai 1826; chirurgien honoraire de l'hôpital du Midi et de la Maison municipale de Santé, membre de l'Académie de médecine et de la Société de chirurgie, chirurgien consultant du dispensaire de Salubrité publique, vice-président de l'association des médecins de France; de 4 à 8 h., rue de Tournon, 6.

***Riégé** (C.-A.), ✻, 12 août 1854; de 1 1/2 à 3 h., jeudi excepté, rue d'Hauteville, 30.

***Rigal** (Auguste), juin 1866; agrégé à la Faculté, médecin de l'hôpital Necker; de 1 à 3 h., les lundis, mercredis et vendredis, rue Murillo, 6.

Rigaud (L.), 1883; de 2 à 3 h., rue des Boulangers, 44.

Rigaud (L.-J.), 1883, rue des Carbonnets, 32, à Bois-de-Colombes (Seine).

***Rigodin**, 1872; de 1 à 3 h., rue Godot-de-Mauroi, 7.

Rigout, 1866; le matin avant 10 h., à l'Ecole des Mines.

Rit, Montpellier, 1869; rue Grognard, 13, à Fontenay-sous-Bois.

Ritti, 1874; maison nationale de Charenton.

Rivalls, 24 août 1860; de 2 à 4 h., boulevard Voltaire, 78.— Clinique rue de Rennes, 125; lundi, mercredi, vendredi, de 2 à 3 h.,

Rives (E.), 1877; de 1 à 3 h., avenue des Gobelins, 76.

***Rivet** (Louis), 1880; de 1 à 3 h., rue de la Victoire, 6.

Rizat, Paris, 1877; rue Richer, 51.

Robert, ✻, 1865; professeur agrégé au Val-de-Grâce, rue Bonaparte, 29.

Robert, 1881; de 1 à 3 h., rue de Naples, 13.

Robert (Adhémar), 1884, ancien interne des hôpitaux, rue des Moines, 17.

***Robert de Latour** (de). ✻, 19 août 1824; à Saint-Cloud, rue Nationale, 108.

Robertet, 1833; rue de l'Abbé-de-l'Epée; 14 *n'exerce pas.*

***Robin** (Ch.), ✻, 31 août 1846; professeur à la Faculté, membre de l'Institut et de l'Acad. de méd.; de midi à 1 h., boulevard Saint-Germain, 94.

Robin (A.), 17 février 1864; de 1 à 2 h., boul. de Reuilly, 15.

***Robin** (Alb.), ✻, 1877; mardis, jeudis et samedis, de 1 à 3 h., rue Saint-Pétersbourg, 4.

Robin (Laurent), 1880; de 2 à 4 h., rue de la Pépinière, 7.

Robinet , 21 avril 1854; lundis et vendredis, de 2 à 3 h., rue Mayet, 14.

Robinet (G.), 1880; rue du Cherche-Midi, 55; *n'exerce pas.*

Robiquet, ✻, 1840; de 11 h., à midi, boulevard de Strasbourg, 18, à Boulogne (Seine).

Rocha y Castilla, 1863; avenue de l'Alma, 23.

Rochard, insp. gén. du corps de santé de la marine, rue du Cirque, 4.

Rochard (J.-F.), ✻, 28 août 1838; de 1 à 3 h., ruedes Beaux-Arts, 12.

Rochefort (E.), ✻, 1872, secrétaire du Conseil supérieur de santé de la marine, rue de Berne, 6.

Rochet, 1870; de 2 à 4 h., boulev. Beaumarchais, 100.

Rochette, 27 mars 1838; de midi à 1 h., boulevard Saint-Denis, 1.

Rochette fils, 1871; de 1 à 2 h., boulev. Saint-Denis, 1.

Rochette, 1874; de 8 à 9 h., du matin et de 2 à 4 h., de relevée, avenue des Gobelins, 61.

***Rodet** (Paul), 1880; de midi à 2 h., avenue de Villiers, 72.

Roe, boulevard Montmartre, 16. — L'été à Aix-les-Bains (Savoie); *n'exerce pas à Paris.*

Rœlandts, à Courbevoie.

Roeser, 1876; de 1 à 3 h., boulev. de Magenta, 83.

***Roger** (Henri), O. ✻, 19 mars 1839; Membre de l'Académie de médecine, agrégé libre de la Faculté, médecin honoraire de l'Hôpital des Enfants, président de l'Association générale des médecins de France; de 1 à 2 h., le mardi excepté, boulevard de la Madeleine, 15.

Rogier (L.); de 1 à 3 h., rue Saint-Antoine, 168.

Rogron, 1880; les lundis, mercredis, vendredis et dimanches, de midi à 2 h., et de 7 à 9 h., du soir, boulevard Voltaire, 112.

Rojas, rue Logelbach, 3.

Rol, 1849; boulevard Haussmann, 36.

Rol, Paris, 21 janvier 1880; de 1 à 3 h., jeudis et dimanches exceptés, rue de la Terrasse, 7.

Rondeau (P.), lauréat de la Faculté, préparateur du laboratoire de physiologie; de 11 h., à midi, rue de la Pompe, 34 (Passy).

Roques, 1866; médecin des hôpitaux, les lundis, mercredis et vendredis, de 1 à 3 h., rue Vignon, 14.

Rosapelly, 1873; ex-interne des hôpitaux; de 1 à 2 h., rue de Buci, 10.
Rosenblith; de 1 à 3 h., rue Drouot, 34.
Rota, ✻, 18 mai 1847; directeur de la maison de santé Reboul-Richebracques; les mardis, jeudis et samedis, de midi à 2 h., rue Picpus, 90.
Rotillon (G.), les mardis, jeudis et samedis, de 1 à 3 h., boulevard Bonne-Nouvelle, 8.
Roth, 14 août 1829; de 3 à 4 h., rue Clapeyron, 25.
***Rotureau** (A.), 20 janvier 1843; de 1 à 3 h., boul. de la Madeleine, 17.
Rouanet (A.), au Bourget (Seine).
Roubaud (Albert), 5 février 1867; de 1 à 3 h., av. du Maine, 43.
Rougeot; de 1 à 3 h., rue de Rivoli, 59.
***Rougon** (J.-C.), ✻, 15 mars 1861; méd. consultant à Pougues; rue de Trévise, 31; *n'exerce pas à Paris.*
Rouhier, 1871; de 1 à 2 h. 1/2, rue de Richelieu, 102.
Rouilliard, faubourg Saint-Martin, 252.
Roulin (Louis), 1878; de 3 à 6 h., rue de Maubeuge, 16.
Rousseau (Edmond), avril 1866; de 2 à 3 h., jeudis et dimanches exceptés, rue Bourdaloue, 1.
***Rousseau** (Henri), août 1878; de 8 à 9 h. du matin, au Parangon, à Joinville-le-Pont (Seine).
Rousseau, 1883; de 1 à 3 h., excepté les jeudis et dimanches, rue de Bréa, 10.
Rousseau (Emilio), rue de Monceau, 90.
***Roussel** (Théoph.), 1845; membre de l'Académie de médecine; le dimanche de 8 à 11 h. du matin, rue des Mathurins, 64.
Roussel (J.), ✻; 1863; boulevard des Italiens, 26.
Roussel (Albéric), 1881; les mardis, jeudis et samedis, de 2 à 4 h., rue Charlot, 5.
Roussel (A.); de 11 à 1 h., rue Mignon, 5, à Champigny-sur-Marne (Seine).
Roussin (J.), 9 janvier 1854; de midi à 1 h., rue Daval, 6.
Routier, 1881; mardi, jeudi, samedi, à 1 h., rue Paul-Louis-Courier, 13.
Roux (J.-M.), 1856; de midi à 2 h., rue Cler, 53 *bis*.
Roux, Paris, 1876; rue de Rivoli, 53.
Roux, 1883; rue d'Ulm, 45.
Royer (Anatole), 14 août 1857; inspecteur des Eaux de Challes, rue de Berlin, 19; *n'exerce pas à Paris.*
Royer (Louis), 26 août 1859; de midi à 1 h., av. Laumière, 37.
Rozé, 1837; passage du Jeu-de-Boules, 1.
Ruault (Albert), 1883; mardis, jeudis et samedis, de 2 à 5 h., rue Chauchat, 23.
Ruaux, 1870; de 1 à 2 h., quai Saint-Michel, 13.
Rubé, 1872; anc. interne des hôpitaux; de 2 à 3 h., rue Nollet, 8.

Ruc, 25 avril 1869; de 1 à 3 h., rue Saint-Paul, 22.
Ruck; de 2 à 4 h., rue Washington, 41.
Rueff, de midi 1/2 à 3 h., rue de Turenne, 95.
Ruelle, 10 août 1873; de 11 à 1 h., rue de Meaux, 15.
Ruffey (M.-A.-D.), 26 août 1853; de midi à 2 h., rue du 29 Juillet, 5.
Ruffie (Jules), 1850; de 1 à 3 h., rue du Vieux-Colombier, 17.
Ryan, 1878; de 10 à 4 h., rue Royale, 25.
Sabatié, 1873; de 1 à 3 h., boulevard Beaumarchais, 111.
***Sabourin**, rue Montmartre, 103.
Sabourin, 1883; rue Racine, 13.
Sailly (E.), 30 avril 1861; de 2 à 3 h., faub. Poissonnière, 113.
Saint-André, 1860; les lundis, mercredis et vendredis, de 1 à 4 h., boul. de Strasbourg, 69.
***Saint-Germain** (de), ✻, 31 janvier 1861; chirurgien de l'hôp. des Enfants-Malades (Enfant-Jésus, rue de Sèvres); tous les jours, de 1 à 3 h., rue Royale-Saint-Honoré, 24.
Saint-Germain-Limbo. *Voir* **Limbo.**
Saint-Léger, 1879; lauréat de la Faculté de Paris; de 5 à 7 h., rue de l'Université, 34.
Saint-Martin, 1883,r e de auriston, 116.
Saint-Martin de Laplagne (de), Montpellier, 3 juillet 1837; de midi à 4 h., boul. de Sébastopol, 36.
Saint-Valon (de), 1865, rue Baillet, 1.
***Saint-Vel**, ✻, 1853; les lundis, mercredis, vendredis, de 1 à 3 h., rue de la Chaussée-d'Antin, 43.
Saint-Yves, avenue de Gravelle, 30, à Charenton (Seine).
Saison, 1868; de 4 à 6 h., rue Saint-Honoré, 277.
Saissinel, 1883; de 1 à 3 h., rue Pigalle, 73.
Salasc, Paris, 1880. — *Maladies de poitrine.* — Tous les jours, de 2 à 3 h., rue du Grand-Prieuré, 27.
Salathé, 1838; de midi à 1 h., rue de Vaugirard, 90.
Salathé fils, 1877; rue Michel-Ange, 27.
Salès (F.), 20 août 1855; de midi à 1 h., rue du Commerce, 83.
Sales (Bernard), Paris, 1875; boul. de Strasbourg, 18, à Boulogne (Seine).
Salis, Paris, 1876; rue de Paris, 67, à Pantin.
Sambucq, 1884; rue Monge, 29 *bis.*
Sambucy (L.), 1883; de 2 à 4 h., rue Cadet, 8.
Sampolo, juin 1861; de 8 à 9 h. du matin, rue Lafayette, 113.
***Sandras** (C.-L.), ✿ A., 31 mai 1856; de midi 1/2 à 2 h., tous les jours, et de 7 à 9 h. du soir le samedi, rue Rambuteau, 24.
***Sanné**, ✻, 16 avril 1869; de 1 à 3 h., avenue de Messine, 30.
Sappey (C.), ✻, 6 décembre 1848; membre de l'Académie, professeur d'anatomie à la Faculté de médecine; de midi à 1 h., rue de Fleurus, 16.
Sarrade (Henri), ✿ A., 1880; de 2 à 4 h., rue St-Georges, 43.

Sarret, ✻, 20 août 1840; médecin honoraire de la Chambre des Députés; de midi à 1 h., rue de Grenelle, 172.
Saulpic, à Vincennes.
Saury, 1879; médecin de la Maison de santé de Suresnes, quai de Suresnes, 23.
Sauvage, 1883; faubourg Saint-Honoré, 127.
***Savornin**, 26 août 1829; de midi à 1 h., boul. de la Villette, 212.
***Savornin** fils, 20 décembre 1863; de midi à 1 h., rue de Flandre, 118.
***Savoye**, 1872; mardi, jeudi, samedi, de 2 à 3 h., rue Affre, 2.
***Savreux**, 1874; de midi à 2 h., rue Rochechouart, 91.
***Savreux-Lachapelle**, ✻, 1868; de 2 à 3 h., rue de Berri. 39.
Schafer, de 2 à 4 h., rue de Rivoli, 30.
Schafier (H.), Paris, 1878; les mardis, jeudis et samedis, de 2 à 4 h., rue Richer, 2.
Scheving (N.-P.), 1852; lundi, mercredi et vendredi, de 1 à 3 h., rue Le Peletier, 7.
Scheving fils, 1881; de 2 à 3 h., rue de Provence, 19.
Schlemmer, médecin consultant au Mont-Dore, rue des Ecoles, 48.
***Schloss** (E.), ✻, 19 décembre 1856; de 1 à 3 h., rue d'Hauteville, 20.
Schlumberger, ✻, faubourg Saint-Honoré, 140; *n'exerce pas.*
Schmitt, 1884; de 1 à 3 h., rue de Chabrol, 26.
Schwartz (Ch.), 1873; les mardis, jeudis et samedis, de 2 à 4 h., rue Gay-Lussac, 19.
Schwartz, 1878; chirurgien des hôpitaux; les lundis, mercredis, vendredis, de 2 à 3 h. 1/2, boul. Saint-Germain, 122.
Schweich, Paris, 1869; de 2 à 3 h., rue de Bondy, 7.
Schreiber (Michel), 1883; rue de la Collégiale, 9.
Schuyten; rue de Paris, 45, à Charenton.
***Séailles**, Paris, 10 juillet 1877; lundi, mercredi, vendredi, de 1 à 3 h., rue de Rome, 77.
***Sée** (Germain), C. ✻, 15 juillet 1846; professeur à la Faculté, médecin de l'Hôtel-Dieu, membre de l'Académie de médecine; tous les jours de 1 à 5 h., excepté le mardi et le jeudi, avenue Montaigne, 85.
Sée (Lazare), 1854; de 1 à 2 h., villa Molitor, 7.
Sée (Marc), O. ✻, 23 mai 1856; de 1 à 3 h., boulevard Saint-Germain, 126.
Seeligmann (J.), Paris, 1859; de 4 à 5 h., rue St-Georges, 40.
***Segond** (Paul), 1880; agrégé à la Faculté, chirurgien des hôpitaux; mardi, jeudi, samedi de 3 à 5 h., quai d'Orsay, 11.
Seiler, 1881; de 9 à 11 h., et de 1 à 4 h., boulevard de Magenta, 26.
Selle, 1880; de 5 à 6 h., boulevard Latour-Maubourg, 23.
***Semelaigne**, ✻, 28 août 1851; au château de Saint-James, à Neuilly (arrondissement de Saint-Denis).

Senac-Lagrange, 1872; rue de Verneuil, 51. — L'été, du 1er juin au 25 septembre, aux eaux de Cauterets (Hautes-Pyrénées).

Sénac, rue des Pyramides, 5. — *L'été à Vichy*; *n'exerce pas à Paris.*

Sénac, rue Ménilmontant, 40.

Sénéchal, 20 novembre 1845; de 3 à 4 h., rue Cuvier, 57.

Sergent, 1863; de 1 à 2 h., faubourg du Temple, 74.

Serpaggi (Charles), Paris, 1877; de midi à 1 h., tous les jours, à Pierrefitte (Seine).

Serrand (Daniel), 1872; de 3 à 5 h., rue Saint-Honoré, 281.

Serrand (René), ✻, 1878; lauréat de la Faculté de médecine, consultant aux eaux de Luchon (Haute-Garonne), du 20 juin au 20 septembre; rue Duphot, 26.

Servant, 1877; boulevard Saint-Michel, 48.

Serré (de), 1849; rue Debrousse, 4.

Servaux (A.), 1863; pharmacien, 1861; médecin du théâtre des Bouffes et du théâtre des Nations; de 3 à 4 h.. rue Martel, 8 *bis*.

Seta, 1869; de 1 à 3 h., rue Condorcet, 21.

***Sevestre** (A.), 1874; médecin des hôpitaux, de 1 à 3 h., rue Scribe, 7.

Sicaud, 24 mai 1854; de midi à 2 h.; le jeudi, de 7 à 9 h. du soir, et le dimanche de 9 à 11 h., rue de Rennes, 167.

Sichel, 31 août 1866. Clinique, rue Jacob, 12, à midi 1/2; de 3 à 5 h., quai Voltaire, 25.

Signez (E.), ✿, 1878; de 1 à 3 h., jeudi et dimanche exceptés, boulevard Voltaire, 136.

Signoret, 1845; de midi à 2 h., rue de Rennes, 46.

Simard, 1878; de 1 à 2 h., rue du Point-du-Jour, 59.

***Simon** (Jules), ✻, 9 mars 1861; faubourg Saint-Honoré, 140.

Simon (A.-Léon), 27 juillet 1871; de 4 à 6 h., rue de la Tour-des-Dames, 5.

Simon (Léon) fils, 27 juillet 1847; de 4 à 6 h., rue de la Tour-des-Dames, 5.

Simon (C.), 1875; de 1 à 2 h., rue Bausset, 7.

Simonis-Empis, 29 juillet 1850. *Voyez* **Empis**.

***Sinety** (de), Paris, 1873; lundi, mercredi, vendredi, de 1 à 3 h., rue de la Chaise, 10.

***Siredey**, ✻, 31 janvier 1860; médecin de l'hôpital Lariboisière; membre de l'Académie de médecine; de 1 à 3 h., rue Saint-Lazare, 23.

Siredey (Armand), 1883; lundi, vendredi, de 5 à 6 h., d'Aumale, 126.

Siry père, ✻, 1828; rue de Ponthieu, 25; *n'exerce plus*.

Siry (Adolphe), ✻, ✻, 13 juillet 1859; de 1 à 3 h., rue de Ponthieu, 25.

Smester (A.,, de midi à 2 h., rue de Naples, 31.

Socquet, 1883 ; les mardis, jeudis et samedis, de 4 à 6 h., rue des Tournelles, 43.

Soin, Paris, 1881 ; rue des Pyrénées, 397.

Sottas, 1865 ; de 1 à 2 h., mardi, jeudi, samedi, rue Saint-Dominique, 113.

Soubiran, 30 août 1838 ; de midi à 2 h., avenue des Champs-Elysées, 142 ; *n'exerce pas.*

Soubise, 1869 ; à Fontenay-aux-Roses.

Soudée, Paris, 10 mars 1875 ; rue de Rivoli, 64.

Soudry, 8 mars 1864 ; rue du Marché, 6, à Neuilly.

Soula, 1883 ; rue Victor-Cousin, 4.

Soulages, rue Vivienne, 51.

Soulages (C.-C.), ✵, 1875 ; avenue de la Marne, 38, à Saint-Maur-des-Fossés ; *n'exerce pas.*

Soulier (Georges), 1883 ; place du Panthéon, 11.

Soulier (D.), 1877, Paris ; de 1 à 3 h., samedi excepté, rue de Corneille, 68, à Levallois-Perret.

Soyre (de) ; de midi à 2 h., le mercredi excepté, rue Jacob, 46.

Speckhahn, 1884, boulevard de Port-Royal, 68.

Spira, Nancy, 1881 ; de 1 à 2 h., boul. Saint-Germain, 86.

Stackler, 1881 ; ex-int. des hôpitaux : lundi, mercredi, vendredi, de 1 à 3 h., rue de Copenhague, 5.

Stapfer, 1874. — *Accouchements.* — Lundi, mercredi, vendredi, de 1 à 2 h., rue Marignan, 19.

Stein (E.), Leide, 1837 ; Moscou, 5 juin 1854 ; tous les jours, de 1 à 4 h., avenue de Villiers, 109.

Stevens, Londres et Philadelphie ; rue Cambon, 42.

Stoess, 12 juin 1866 ; *chirurgien dentiste* ; rue des Capucines, 4.

Straus, (J.), ✵ 1868 ; agrégé à la Faculté, méd. des hôpitaux ; lundi, mercredi et vendredi, de 4 à 6, rue Madame, 10.

Strebel, Montpellier, 30 août 1845 ; de 1 à 3 h., boulevard du Temple, 15.

Suberbie, Paris, 1853 ; de 3 à 5 h., rue de Marseille, 11.

Suchard, 1872 ; du 15 mai au 1er octobre anx eaux de Larey — rue d'Assas, 72 — ; *n'exerce pas à Paris.*

Suchet, 7 juillet 1865 ; de midi à 1 h., avenue de Neuilly, 197, à Neuilly.

Surbled, 1879 ; mardi et vendredi, de 1 à 3 h., rue Caumartin, 28.

Suss, Paris, 16 juillet, 1881 ; les lundis, mercredis, vendredis, de 2 à 4 h., rue de Rambuteau, 12.

Szwykowski (Casimir), ✵, Strasbourg 1845 ; de 10 à 2 h., rue Lemercier, 85.

Tachard, Paris, 1871 ; les lundis, mercredis, vendredis, de 1 à 3 h., rue de la Garenne, 2, à Colombes (Seine).

Talamon (Ch.), 1881 ; chef de clinique de la Faculté ; les mardis et samedis, de 1 1[2 à 3 h., rue Feydeau, 26.

Tanguy (J.-M.), Paris, 1881. — Pharmacien de 1866 ; de 9 à 11 h. du matin et de 7 à 9 h. du soir, rue de Meaux, 24.

Tannevel, à Neuilly (Seine).

Tapie (J.), 1874 ; mardi, jeudi, samedi, de 1 à 3 h., rue Blomet, 131.

Tapret, 1878 ; méd. des hôpitaux ; les mardis, jeudis et samedis, de 1 à 3 h., rue Volney, 8.

Taquet, 5 août 1869 ; rue des Ecoles, 34.

Tariotte, Paris, 1874 ; à Levallois (Seine).

Tarnier, O. ✻, 17 avril 1857 ; chirurg. en chef de la Maternité, professeur agrégé à la Faculté, membre de l'Académie de médecine, *accoucheur* ; le mardi de 1 à 2 h., les jeudis et samedis de 1 à 4 h., rue Duphot, 15.

Tarrius (P.), 1881 ; de 1 à 3 h., rue d'Allemagne, 139.

Tartenson, 1868. — *Goutte et Rhumatisme.* — De 1 à 3 h. ; rue du Général-Foy, 39.

Tartivel, 24 août 1852 ; à Bellevue (Seine-et-Oise).

Taurin, 26 décembre 1853 ; de midi à 2 h., rue Perronet, 3.

Tautain, ✻ A, 1878 ; de 5 à 6 1/2, place Voltaire, 6.

Tavenaux, 1880, rue Fondary, 54.

Tchernac, boulevard Maillot, 118, à Neuilly.

Teissier, 1852 ; rue du Sommerard, 25 ; *n'exerce pas.*

Tennesson, 1er décembre 1864 ; médecin des hôpitaux ; les mardis, jeudis et samedis, de 2 à 3 h., rue de Mailly, 2.

Terrier, 11 mars 1835 ; de midi à 1 h., rue du Dragon, 10.

Terrier (Félix), ✻, décembre 1871, agrégé de la Faculté de Paris, chirurgien de l'hôpital Bichat ; les mardis, jeudis, samedis, de 2 à 5 h., rue Pigalle, 22.

***Terrillon**, 1873, agrégé à la Faculté ; chirurgien de la Salpêtrière ; mardi, jeudi, samedi, à 1 h., boulevard Haussmann, 39.

Tessier (J.-P.), 8 mars 1872 ; de 2 à 4 h., rue de Rennes, 45.

Testaud, 1873 ; A. méd. de l'Etat civil ; de midi à 2 h., rue des Batignolles, 3.

Teste, 17 juillet 1837 ; de 2 à 4 h., rue Bourdaloue, 7.

Testu, 1881 ; de 10 à 11 h., et de 2 à 3 h., rue Monge, 9.

Tetard, 1884 ; de midi à 2 h., faubourg Saint-Martin, 134.

Texier, 1858 ; de midi à 2 h., rue d'Allemagne, 15.

Thelmier-Tholomier, 26 juillet 1866 ; de 1 à 2 h., les jeudis exceptés, rue Sauvageot, 5.

Thermes (Godefroy), ✻, mars 1867 ; de 4 à 6 h., rue de Lauriston, 10.

Thevenet (P.), ✻, O. ✠, 8 juillet 1858 ; les mardis, jeudis et samedis, de 3 à 4 h., rue de Chateaudun, 53.

Thevenod, 17 août 1839 ; de midi à 1 h., rue de Bourgogne, 51.

***Thévenot**, 1865 ; de 1 à 3 h., rue de Londres, 44.

Thiaut, 1870 ; de 1 à 3 h., rue Jacquemont, 4.

***Thibierge** (G.-E.), 30 décembre 1853 ; de 2 à 3 h., r. d'Alger, 9.

Thibierge (Georges), 1884; lundi, mardi, mercredi, vendredi, de 1 à 2 h., rue du Marché-Saint-Honoré, 5.
Thierry (E.), 1873; de 1 à 2 h., quai de Béthune, 22. (Ile St-Louis.)
***Thierry de Maugras**, O. ✻, 1845; tous les jours, de 1 à 3 h. rue de Clichy, 67.
Thil, 22 août 1866; de 1 à 3 h., rue Doudeauville, 68.
Thobois, route de la Révolte (Saint-Ouen), 78.
Thomas, 1875; rue Guy-de-la-Brosse, 6.
Thomas (Pierre), 1879, de 1 à 3 h., boulev. de Courcelles, 11.
Thomas, 1876; les mardis, jeudis, samedis de 1 à 2 h., avenue du Chemin de fer, au Raincy (S.-et-O.)
Thomas-Caraman, 1869; boulevard Malesherbes, 96. — L'été à Forges-les-Eaux (Seine-Inf.). — L'hiver à Amélie-les-Bains.
Thorel, ✻, 1870; de 1 à 3 h., excepté le vendredi, place d'Eylau, 1.
Thorens, 1873; de 1 h. 1[2 à 2 h. 1[2, rue de Penthièvre, 34.
Thulié, mai 1865; de 1 à 2 h. 1[2, avenue Beauséjour, 31.
Thuvien (Ad.). 1884; de 1 à 2 h. 1/2, avenue de Neuilly, 109, à Neuilly (Seine).
Tigé, 1837; de 2 à 3 h., rue d'Argout, 67.
Tillaux (Paul), janv. 1862; agrégé à la Faculté, chirurgien des hôpitaux, professeur directeur de l'amphithéâtre d'anatomie des hôpitaux; les mardis, jeudis et samedis, de 2 à 4 h., boulevard St-Germain, 189.
***Tillot** (Em.), 27 février 1860; médecin inspecteur des thermes de Luxeuil; rue Fontaine-Saint-Georges, 42; *n'ex. pas à Paris*.
Tisné, 1882; lundi, mercredi, vendredi, de 1 à 3 h.; vendredi soir de 7 à 9 h., rue d'Estrée, 18.
***Tison** (E.), 1873; médecin en chef de l'hôpital Saint-Joseph, de 1 à 3 h., mardi, jeudi, samedi, rue de l'Abbé-Grégoire, 31.
***Tison** (J.), 1876; de midi à 2 h., rue Monge, 31.
***Tissier**, ✻, ❂ A., 15 février 1860; ex-médecin à l'hôpital du Gros-Caillou, membre de la Commission d'hygiène; de 2 à 3 h., jeudi excepté; mercredi soir de 8 h. 1/2 à 9 h. 1/2; rue de Rivoli, 61.
Toledano, 1877; ex-médecin des Invalides. — *Maladies des yeux*. — De 3 h. 1/2 à 4 h. 1/2, le jeudi excepté, rue de Bourgogne, 29.
***Topinard**, ✻, ✠, 23 février 1860; r. de Rennes, 105; *n'ex. plus*.
Toullier, 1864; de midi à 2 h., rue de Sèvres, 61.
Tourangin (J.), 1er avril 1859; de 1 à 3 h., boulevard Voltaire, 20 *bis*.
Tourasse, 1870; à Saint-Maur-les-Fossés (Seine).
Tourneux, 1881; de 1 à 3 h., boulevard Richard-Lenoir, 36.
Tourreil, Paris, 19 mai 1880; de 2 h. à 4 h., rue des Halles, 13.
Touzé (A.), ✻, 17 juin 1863; de midi à 1 h., rue Demours, 3.

Touzelin, 1859 ; de 1 à 3 h., rue de Rivoli, 96.
Tranchant, 1873 ; rue Littré, 16.
Trapenard (Charles-P.-T.), 1873 ; lauréat de la Faculté ; de 4 à 5 h., le samedi excepté, boulevard Voltaire, 2 (place de la République).
Trélat (Ulysse), ✻, 8 avril 1854 ; professeur à la Faculté de médecine, membre de l'Académie de médecine, chirurgien des hôpitaux, mardi, jeudi, samedi, de 1 à 3 h., r. de l'Arcade 18.
Triboulet, ✻, 9 février 1853 ; médecin des hôpitaux, de 1 à 3 h., rue de l'Echiquier 46.
Tridon, 1875 ; de 1 à 2 h., rue de l'Abbaye, 14.
Triger (A.-G.), 19 mars 1849, de 1 à 3 h., excepté, le jeudi et le dimanche, faubourg Poissonnière, 155.
Tripet (Jules), 22 juillet 1881 ; de 1 à 3 h., excepté le dimandhe, boulevard de Magenta, 126.
Tripier (A.), 14 août 1856 ; de 2 à 4 h., rue de Hanovre, 4.
Troisier, 1874 ; agrégé à la Faculté ; médecin de l'hôpital Tenon ; lundi, mercredi, vendredi, de 1 à 2 h., r. Caumartin, 32.
Troncin (Eug.), 1873 ; de midi à 2 h., r. des Petits-Champs, 91.
Troseille, à Clamart (Seine).
Trousseau (Armand), 1883 ; de 5 à 6 h. le samedi excepté, rue Tronchet, 27. — *Maladies des yeux*. — Clinique, faubourg du Temple, 25, à 3 h.
Trumet de Fontarce, ✻, 1851 ; de midi à 1 h., rue du Général-Foy, 16.
*__Turner__, 1856 ; les lundis, mercredis et vendredis, de midi à 2 h., rue de Turin, 33.
Urnéta, rue des Ecoles, 41.
Vacary (Ch.). En été, à Aix-les-Bains (Savoie) ; de décembre à mars, rue Rochechouart, 47.
*__Vacher__, 1864 ; de 11 à 1 h., faubourg Saint-Denis, 132.
*__Vaillant__ (Léon), ✻, 1861, professeur au Muséum.
Vaissette (Paul) ; de midi à 3 h., mardi excepté, boul. des Batignolles, 29.
Valdès (C.), ✻, Montpellier, 17 juin 1857 ; rue Berryer, 3, du 1er octobre au 30 mai. — Médecin consultant à Luchon, du 1er juin au 20 septembre.
*__Valcourt__ (de), 23 décembre 1864 ; l'hiver à Cannes (Alpes-Maritimes), rue de Grenelle, 33, *n'exerce pas à Paris*.
Vallat, avenue Aubert, 68 *bis*, à Vincennes.
Vallienne, Paris, 4 juillet 1881 ; de 1 à 3 h., rue Saint-Placide, 30.
*__Vallin__ (E.), ✻, 7 février 1858 ; professeur au Val-de-Grâce ; de midi à 1 h., excepté le lundi, boulevard Saint-Germain, 180.
Vallois O. ✻, 1848 ; de 2 à 4 h., rue Saint-André-des-Arts, 50.
Vallon, rue du Midi, 20, à Vincennes.

Valmont, 1879 ; préparateur à la Faculté de médecine, de 4 à 6 h., rue de la Boétie, 90.
Valtat, 1877 ; de 1 à 3 h., rue de Turbigo, 20.
Vandenabeele, Paris, 1882, avenue Daumesnil, 172.
Van Gelder, Paris, 1879; rue Nollet, 64.
Variot (G.). 1882, chef de clinique-adjoint de la Faculté ; avenue de Neuilly, 44.
Varry, rue Saint-Placide, 60.
Vaucheret, 14 août 1855 ; de 2 à 4 h. le jeudi, rue de Bourgogne, 55.
Vautherin, 13 juin 1865 ; pharmacien de première classe, 15 décembre 1855, rue Laffitte, 34.
***Vazeille** (M.), ✠, 1879 ; lundi, mercredi vendredi, à 1 h. 1/2, rue de Vaugirard, 254.
Vazeille ; à Issy (Seine).
Vée (A.), 16 juillet 1869 ; pharmacien de première classe ; rue Vieille-du-Temple, 34 ; *n'exerce pas.*
Veil, 1882 ; les lundis, mercredis, vendredis, de 1 à 3 h., rue de Lisbonne, 17.
Venet, méd. des gardiens de Paris ; les mardis, jeudis et samedis, de midi à 1 h., rue Jacob, 41.
Veniel (G.), 1873 ; de 1 à 3 h., rue Blanche, 60.
Verchère, 1860 ; de 8 à 11 h., et de 2 à 6 h., rue des Halles 22.
Verchère, 1884 ; rue des Halles, 22.
Verdier, 22 juin 1859 ; inspecteur des enfants assistés, rue de la Cerisaie, 5; *n'exerce pas.*
Verdier, 1884; rue des Carmes, 7.
Verdier, rue de l'Entrepôt, 34.
Vergeade (Noël), 1881 ; lundis, mercredis, vendredis, de midi à 2 h., boulevard Saint-Marcel, 52.
Vergne, ✠, 17 avril 1848 ; de 1 à 3 h., boulevard Saint-Michel, 59.
Vergne, 1875 ; rue du Bouloi.
Vérité, 2 avril 1867; boulevard de Latour-Maubourg, 18. — *L'été aux Eaux de la Bourboule.*
***Verjon**, ✠, 5 février 1859 ; médecin inspecteur honoraire des Eaux de Plombières, boulevard Saint-Michel, 56; *n'exerce pas à Paris.*
***Verliac**, 29 août 1865; de 1 à 3 h., mercredis et samedis exceptés, rue Madame, 1.
Vermeil, 1880; anc. int. des hôp.; de 1 à 3 h., rue Prony, 46.
***Vernet** (Edme), 1858. — *Maladies chroniques des voies digestives.* — Lundi, mercredi, samedi, de 2 à 4 h., rue Saint-Honoré, 265.
***Verneuil**, O. ✠, 1850; professeur à la Faculté, chirurgien de la Pitié, membre de l'Académie de médecine; les mardis, jeudis et samedis, de 1 h. à 3 h., boulevard du Palais, 11.

·**Verrier** (Eugène), ✠. ✠, ✠, 21 août 1863; de 1 à 3 h., rue Saint-Honoré, 129.
Verrollot, Paris, 1867; rue du Parc, 10, à Ivry-sur-Seine.
Verwaest (A.), mars 1874; licencié ès sciences, mardis et samedis, de 9 à 11 h., rue Saint-Jacques, 169.
Veyssière (R.), anc. int. des hôp.; les lundis, mercredis, vendredis, de 2 à 3 h., rue Godot-de-Mauroy, 33.
Vialle (E.), 5 août 1872, *vaccinations, maladies des enfants*, de 1 à 3 h., boulevard Poissonnière, 20; clinique à 10 h., rue Bleue, 12.
Vibert, 1877; les mardis, jeudis et samedis, de 4 à 6 h., boul. Saint-Germain, 50.
Vicente, Paris, 1876; avenue de Clichy, 101.
Viciot, 1879; de midi à 2 h., et de 8 à 10 h. du soir, boulevard Barbès, 57.
Vidaillet, 1868; de 2 à 4 h., avenue de l'Opéra, 34.
·**Vidal** (E.), O. ✠, 27 janvier 1855; médecin de l'Hôpital Saint-Louis: lundi, mercredi, vendredi, de 1 à 3 h., rue Cambon, 49.
Vigier (E.), 23 janvier 1867; mardi, jeudi, samedi, de 1 à 3 h., avenue de Neuilly, 83, à Neuilly.
Vignolo, Paris, 1842; les mardis, jeudis et samedis, de midi à 3 h., rue du Four, 36.
Vigouroux (Romain), ✠, 1858; chef du service d'électro-thérapie de la Salpêtrière; de 3 à 5 h., rue de Clichy, 26 (précédemment, rue Saint-Lazare, 28).
Vigouroux (H.), ✠ A. ✠, ✠, Montpellier, 1878; de 1 à 3 h. le vendredi excepté, rue Saint-Martin, 140.
Viguès, ✠, 31 décembre 1850; ancien interne des hôpitaux, rue de Miroménil, 8, *n'exerce plus*.
Vilain (H.), 1876. — (Dr **Henry**.) — De 2 à 5 h., excepté le dimanche, faubourg Montmartre, 7.
Villain, 1877; de 1 à 3 h., rue du Caire, 51.
Villaret (Alexandre), 1862; de 1 à 3 h., rue du Mail, 14.
·**Villemin** (J.-A.), O, ✠, Strasbourg, 1853; les mardis, jeudis et samedis, de midi à 2 h., rue de Bellechasse, 31.
Villeneuve, 1865; de 3 à 4 h., rue Truffaut, 18.
Villeneuve, à Clichy-la-Garenne (Seine).
Villette, 31 juillet 1831; de 3 à 4 h., rue d'Aboukir, 68.
Villiers (Ch. de), ✠, 9 juillet 1836; membre de l'Académie de médecine, médecin en chef du chemin de fer de Lyon, de midi à 2 h., rue de l'Arcade,
Vimont, 30 mars 1847; de 1 à 2 h., boulevard Saint-Germain, 47.
Vimont (E.-G.), 1882; boulevard Saint-Germain, 47.
Vinache, Paris, 3 mars 1880; de 2 à 4 h., rue de Fleurus, 23.
Vincenot, à Gentilly.
Vincent, O. ✠, 1844; ancien médecin principal de l'armée, de 1 à 2 h., à l'Hôtel des Invalides.

Vincent, 1882; de 1 à 3 h., les lundis, mercredis et vendredis, rue Mouton-Duvernet, 22.
Vincent, rue de Vaugirard, 59 *bis*
***Vio-Bonato** (Antonio), ✠, C. ✠, 2 février 1861; de 1 à 3 h., rue Lafayette, 79.
Violet, Paris, 1876; de 1 à 3 h., rue Condorcet, 74.
Visinier, 1840; de 11 à 1 h., rue Moncey, 16.
Vivien, Montpellier, 21 décembre 1851; de 10 à 4 h., boulevard de Strasbourg, 67, *n'exerce pas*.
Vivien (Eugène), 1883; rue de Courcelles, 192.
***Voelker** (G.), 3 juin 1868; les mardis, jeudis et samedis, à 2 h., rue de la Michodière, 4.
Vogt, Paris, 8 juin 1881; rue d'Enghien, 22.
***Voisin** (Auguste), ✠, janvier 1858; médecin de l'hospice de la Salpêtrière; lundi, merc., vend., de 1 à 3 h., rue Séguier, 16.
***Voisin** (Jules), 1876; médecin de Bicêtre; de 1 à 3 h., lundi, mercredi et vendredi, faubourg Poissonnière, 58.
Vollant, ✿ I. 27 juin 1835; de midi à 1 h., avenue d'Italie, 74.
Vosy, 1872; de 1 à 2 h., rue de Seine, 13, à Choisy-le-Roi.
Voury, 1874; ancien interne des hôpitaux; à Châtel-Guyon, du 1er juin au 1er octobre; rue Saint-Lazare, 93.
Vrain, 1878; de 2 à 3 h., rue Monge, 19.
***Vulpian**, ✠, 21 juillet 1853; professeur à la Faculté, médecin de la Charité; les mardis, jeudis et samedis, de 4 à 6 h., rue Soufflot, 24.
Wallet, rue Delaroche, à Passy.
Walther, O. ✠, 1855; les lundis, mercredis, samedis, de 1 à 2 h., rue Tronchet, 2.
***Warmont** (A.-J.), 1858; de 1 à 3 h., rue du Four, 50.
Warren-Bey, ✠, ✠, 1875; de 2 à 4 h., rue Caumartin, 15.
***Watelet**, Paris, 1871; tous les jours, excepté le mercredi, de 1 à 2 h., rue de Sèvres, 139.
Watremez (Léon), 1879; de 1 à 3 h., quai Henri IV, 8.
Weber (Arthur), 1877; boulevard Pereire, 195.
***Wecker** (Louis de), O. ✠, Paris, 15 mai 1861; de 1 à 4 h., rue du Cherche-Midi, 55; de 4 à 6 h., avenue d'Antin, 31.
***Weill**, ✠, 1874; ex-médecin de l'hôpital de Rothschild, méd. du chemin de fer du Nord; les mardis, jeudis et samedis, à 2 h., rue Saint-Lazare, 101.
Weisgerber (A.), 1877; de midi à 2 h., rue Bleue, 6.
***Weisgerber** (H.), 1879; de 2 à 4 h., le jeudi excepté, faubourg St-Honoré, 262.
Weiss, 1873; rue du Chevet-de-l'Eglise, à Saint-Denis (Seine).
***Wertheim** (L.), ✠, médecin consultant; inspect. adjoint des eaux minérales du département de la Seine; de 3 à 4 h., rue de Lisbonne, 41.
***Wickham** (E.), 1885. — *Voies urinaires*. — Rue des Ecuries-d'Artois, 24.

Wickham (G.), chirurgien herniaire ; de 2 à 4 h., rue de la Banque, 16.
Wiet (E.), 1881 ; rue Lafayette, 144.
Wilhem, de 2 à 4 h., avenue de l'Observatoire, 49.
Willemin, 1847 ; inspecteur-adjoint des Eaux de Vichy, rue du Général-Foy, 34 ; *n'exerce pas*.
Willette (J.-T.), 1877 ; lundis, mercredis, vendredis, de 1 à 2 h., rue Lepic, 25.
Worbe, secrét. adj. biblioth. archiv. du Comité consultatif de santé de l'armée, avenue de Breteuil, 23.
Worms (Jules), O. ✲, Strasbourg, 6 décembre 1852 ; méd. en chef, honoraire de l'Hôpital de Rothschild ; médecin en chef de la Cie du Nord et de la Préfecture de la Seine ; lundi, mercredi, vendredi, de 4 à 6 h., rue Pierre-Charron, 32.
Worthington, Paris, 1875 ; rue de l'Arcade, 4.
Wouves (Rézard de), *Voyez* **Rézard**.
Wroznowski, de 8 à 11 h., rue Barouillère, 8.
Wuillamier, 1882, de 2 à 4 h., rue Notre-Dame-de-Nazareth, 10.
Yves, 1863 ; de 2 à 4 h., rue Basset, 1 (Vaugirard).
Yvon, 11 mars 1882 ; les lundis, mercredis et vendredis, de 1 à 3 h., place de la Bastille, 7.
Zabé, mai 1867 ; de 2 à 4 h., jeudi excepté, faubourg Poissonnière, 104.
Zuber, les lundis, mercredis, vendredis, de 1 à 3 h., rue d'Ulm, 30.

OFFICIERS DE SANTÉ ET DENTISTES (1).

MM.

Adam, 1875; dentiste; de midi à 4 h., quai Saint-Michel, 29

Alain, rue de Châteaudun, 23.

Albert, dentiste, rue Jouffroy, 5.

Alexandre (Aug.), dentiste, rue Brezin, 6 (Petit-Montrouge).

Alias, 1846; à Chennevières (arrondissement de Sceaux).

Amyot (Ernest), O. ✱, ✱, 9 novembre 1829; médecin dentiste de l'ambassade de Perse et des écoles de la ville de Paris; de 11 à 4 h., rue des Petits-Champs, 29.

Anjubault, dentiste; de 1 à 5 h., rue de Provence, 66.

Arrault, rue de Paris, à Aubervilliers (arrond. de Saint-Denis).

Astruc, 1837; dentiste; de 10 à 5 h., rue des Colonnes, 2.

Bachelet, 1868; rue de l'Arc-de-Triomphe, 4.

Bailly, dentiste; de 10 à 5 h., rue Taitbout, 5.

Ballu (C.), 7 novembre 1846 pour le département de la Seine; 11 novembre 1847 pour le département de Seine-et-Oise; docteur de la Faculté de Bruxelles, 1849; médecin de la Société d'assurances *La Préservatrice;* de 11 h. à midi, à Nanterre (arrondissement de Saint-Denis).

---

(1) Les noms sans indication de profession sont les officiers de santé.

Nota. — La liste des officiers de santé du département de la Seine comprend les médecins français qui exercent en vertu d'un diplôme d'officier de santé délivré pour le département de la Seine, soit par l'ancien jury médical, soit par la Faculté de Paris, et les médecins étrangers qui ont obtenu du ministre de l'instruction publique la déclaration d'*équivalence* de leur grade. La déclaration d'*équivalence* diffère de l'*autorisation* à exercer en ce que, dans le premier cas, le doctorat étranger n'est admis que pour le titre d'officier de santé, ce qui restreint le droit d'exercer à un seul département. Les officiers de santé français qui ont obtenu ou acquis le titre de docteur en médecine ou en chirurgie dans une Faculté ou Université étrangère ne peuvent, sans usurpation de titre, ajouter le mot *docteur* à leur nom; pour le rang et les droits professionnels en France, ils restent dans la classe des officiers de santé et ne peuvent, nonobstant leur titre de docteur étranger, exercer que dans le département pour lequel ils ont été reçus.

Nous avons ajouté à cette liste les dentistes du département de la Seine.

Barbe, dentiste, rue Montmartre, 34.
Barrett, dentiste américain, avenue de l'Opéra, 17.
Barrié, dentiste, avenue des Champs-Elysées, 108.
Barwis, 1856, dentiste; de 10 à 4 h., rue d'Alger, 10.
Bassot, dentiste, rue Lafayette, 230.
Baye, dentiste, rue des Petits-Champs, 75.
Bazire, dentiste. (*Voir Saint-Hilaire.*)
Beauregard, 1877; chirurgien-dentiste; de midi à 4 h., excepté le vendredi, rue Clapeyron, 1.
Bégué (Paul), dentiste, boulevard de Strasbourg, 69.
Bellot, dentiste, rue Brunel, 19.
Benoit, dentiste. (*Voir Van Hoeck.*)
Bensusan (Robert), dentiste, rue Caumartin, 17.
Bergeron, american-dentiste; expert près la justice de paix du 1er arrondissement, membre de l'École dentaire, dentiste de plusieurs collèges, de 10 à 5 h., rue Saint-Honoré, 243.
Bermond, dentiste. (*Voir Hadryan.*)
Bernard (Adolphe), 1858; de midi à 4 h., rue de Rivoli, 32.
Bernard, dentiste, rue Richelieu, 8.
Bertaux (G.), 1858, dentiste; de 8 à 5 h., rue St-Lazare, 115.
Bertin, 25 décembre 1829, dentiste; de 10 à 4 h., rue de la Jussienne, 11.
Béville, mars 1830; médecin du Comité de bienfaisance et des écoles; de 11 h. à midi, rue du Roi-de-Suède, 4, à Suresnes (arrondissement de Saint-Denis).
Bey, dentiste, rue de Clignancourt, 43.
Biard, 1857; de 11 à 1 h., rue des Carrières, 25, à Vincennes, *n'exerce pas.*
Billant, 1868; de midi à 3 h., rue de Berlin, 27.
Bing, dentiste, docteur de Philadelphie; de 10 à 4 h., rue Cambon, 26.
Blanc-Davesne, dentiste, rue Royale, 18.
Bloch, dentiste, rue Saint-Honoré, 336.
Bloch (Jules), 1838; chirurgien-dentiste; de 10 à 5 h., rue d'Abbeville, 17.
Blocmann, dentiste, rue des Pyramides, 18.
Blocmann fils, dentiste, rue des Pyramides, 18.
Bœrries, dentiste, successeur de Lefoulon; de 10 à 4 h., excepté le dimanche, rue Saint-Honoré, 352.
Bogue, dentiste, docteur en médecine et en chirurgie de New-York; de 9 à 4 h., boulevard Haussmann, 39.
Boivin (E.), dentiste, rue de Provence, 74.
Boivin (Jules), dentiste; de 1 à 5 h., rue Laffitte, 56.
Bolla, dentiste (*Voir Prevot*).
Bontemps, 21 novembre 1845; de midi à 2 h., rue de la Chapelle, 17.
Borges, dentiste (*Voir Stener*).
Bouchet, dentiste, avenue de Neuilly, 156.

Boullay, dentiste, rue des Abbesses, 6.
Boullay, dentiste, avenue de Clichy, 4.
Bourjeaud (Philippe), ancien chirurgien de la marine, rue Neuve-Fortin, 7.
Bousson, ✻, dentiste, rue Saint-Honoré, 185.
Bousson, dentiste, rue du Pont-Neuf, 9.
Bouvin, dentiste, rue St-Quentin, 38.
Bouys, dentiste, rue de Provence, 66.
Boyer (A.), 1849; chirurgien-dentiste, rue du Four, 17.
Braconnot, (H.), 1863; docteur de la Faculté d'Iéna, rue Condorcet, 53.
Brasseur, médecin-dentiste, successeur des Drs Toirac et Dalain; de 11 à 4 h., r. Mogador, 6, absent du 16 août au 1er octobre.
Breyck, dentiste, faub. St-Martin, 18.
Brière (M.-J.-L.), 1883; boulevard Pereire, 195, *n'exerce pas.*
Brigiotti, dentiste, avenue de l'Opéra, 7.
Brize (A.), chirurgien-dentiste du Lycée de Vendôme depuis 1862; de 1 à 6 h., rue Saint-Lazare, 120.
Buchlé, 1847; lundi, mercredi, vendredi; de 1 à 5 h., boul. Magenta, 5.
Burgué, avril 1850; de 10 h. à midi, r. des Fêtes, 36.
Burgué (A.), dentiste, de 9 à 6 h., boulevard Beaumarchais, 1.
Burridge (*Voir Parlmy et Wilkie.*).
Busquet, dentiste, rue de la Monnaie, 14.
Butlin, dentiste, rue de Tilsitt, 16.
Buttles (*Voir Bensusan*).
Carbonnel, dentiste, rue de la Paix, 17.
Carlos (J.-J.), chirurgien-dentiste, de midi à 5 h., faubourg St-Denis, 21.
Camus, dentiste, boulev. de Strasbourg, 76.
Carrère (J.), dentiste, place de la Bastille, 10.
Carrère (J.-F.), dentiste, rue de Rivoli, 66.
Carrin (C.), dentiste, rue d'Antin, 1.
Cassiau, dentiste, de 10 à 6 h., rue Monge, 85.
Cattiaux, 17 avril 1845; de 7 à 8 h. du matin et de 10 à 11 h.; consultations gratuites les lundis et vendredis, de 8 à 10 h. du soir, rue de Clavel, 4.
Chable, décembre 1854; pharmacien, 24 juin 1837; rue Vivienne, 36.
Chapusot, 27 octobre 1832; de midi à 2 h., rue Castiglione, 10.
Charlier (H.), chirurgien-dentiste; de 9 à 5 h., rue de l'Ouest, 14.
Charquet, dentiste, faubourg St-Antoine, 191.
Chatenier, Paris, 1873; boulevard de Port-Royal, 82.
Chaule, 1844; Grande-Rue de Montreuil, 52.
Chauvin, dentiste, rue Basfroi, 4.
Chesneau, dentiste, de 9 à 5 h., rue des Bons-Enfants, 32.
Choquet, dentiste, avenue des Ternes, 53.

Chrétien, dentiste, expert près le Tribunal de la Seine, de 10 à 4 h., rue Ste-Anne, 65.
Claise, dentiste, rue Greneta, 7.
Clarke, dentiste, rue du Général-Foy, 41.
Cochat, dentiste, rue de Maubeuge, 30.
Cointre, dentiste, rue Monge, 8.
Colin, dentiste, boulev. de Courcelles, 15.
Colson (A.), 1858; dentiste, de 10 à 4 h., rue St-Augustin, 41
Combes, dentiste, boulevard Richard-Lenoir, 26.
Commard, dentiste, rue Bréa, 15.
Contamine. (*Voir Didsbury aîné*).
Contenau (Vict.), dentiste, rue Vivienne, 42.
Cook, dentiste, boulev. Haussmann, 39.
Cornilleau, Paris, 1880; rue Saint-Denis, 33, à Gennevilliers.
Cortot, Paris, 1879; rue Olivier-de-Serres, 50.
Coudert, dentiste, rue du Dragon, 17.
Couillé, dentiste, rue Croix-des-Petits-Champs, 40.
Coulom, dentiste, rue Saint-Dominique, 94.
Courant (Théodore). — *Clinique d'électricité médicale.* — De midi à 6 h., rue Saint-Denis, 28, à Courbevoie (Seine).
Courlet, 22 décembre 1860; rue de Belleville, 52.
Cournaud (Fréd.), dentiste, de 10 à 5 h., rue St-Honoré, 332.
Courragé, rue Myrrha, 7.
Coutant, 13 mars 1850; à Montreuil; *n'exerce pas*.
Cramer, dentiste, rue Notre-Dame-de-Lorette, 19.
Crane et **Kingsley**, dentistes, boulev. des Capucines, 41.
Crignier, dentiste, administrateur de l'Institut odontotechnique de France, de 10 à 4 h., rue Taitbout, 27,
Cumming, dentiste, de 10 à 4 h., rue Royale, 12.
Damain, dentiste; de 10 à 4 h., rue Vivienne, 10.
Danel (Mlle), 1876; médecin, de 1 à 3 h., avenue d'Orléans, 110.
Danjou, rue Escudier, 35, à Boulogne (arrondissement de Saint-Denis).
Daudin, 1883, rue de l'Abbé-de-Lespée.
Daumont, dentiste, rue Mouffetard, 133.
Davenport, dentiste, boulev. Haussmann, 39.
David (Th.), ✻, docteur en médecine de la Faculté de Paris, 1877; dentiste, de 11 à 4 h., boul. St-Germain, 180.
David, dentiste, faub. Poissonnière, 27.
Debaise, dentiste, rue Saint-André-des-Arts, 22.
Dechargniat, dentiste, rue d'Amsterdam, 36.
Deck (D.), dentiste, rue Fontaine-St-Georges, 16.
Deflaugergues, dentiste, place de la Bastille, 7.
Dejardin, juillet 1856; dentiste; de 11 à 4 h., boul. de Sébastopol, 37.
Delabarre fils, ✻, ✠. (Voir docteur **Andrieu**, son successeur).
Delacour, dentiste, rue Montmartre, 148.
Delalain, dentiste; de 1 à 5 h., boul. St-Germain, 138.

Delehaye, 1865.
Delestrée (L.-A.), 1859, docteur belge, mardi, jeudi, samedi, de 1 à 3 h., rue Albouy, 3.
Delsart, 1858; de 10 à 5 h., rue Laffitte, 13.
Demesse, dentiste, boul. des Italiens, 11.
Derivaux, dentiste, rue de Rivoli, 154.
Dervillez, 18 mai 1854; docteur de la Faculté d'Iéna; de 1 à 3 h., rue de la Chaussée d'Antin, 56 *bis*.
Desachy (Emile), 1873; lauréat de la Faculté de médecine de Paris; de 1 à 3 h., rue de la Tour-d'Auvergne, 22.
Deschand, dentiste, rue Bonaparte, 72 *bis*.
Deschaux, dentiste, rue de la Chaussée-d'Antin, 42.
Deumier, dentiste, rue de Rivoli, 67.
Deville, dentiste, rue de Rivoli, 21.
Dice, dentiste, rue Delaborde, 42.
Didsbury (J.-M.), 27 juillet 1863; *dentiste licencié du Collège royal des chirurgiens d'Angleterre, successeur du docteur Lestrelin*; membre de la Société odontologique de la Grande-Bretagne; de 9 à 5 h., rue de la Paix, 10.
Didsbury (Henri), O. ✱, successeur de Contamine (ci-devant rue de la Paix, 17); de 8 à 4 h., rue Meyerbeer, 3.
Dodret, dentiste, faubourg Poissonnière, 62.
Donon (A.-E.), 13 décembre 1850; de midi à 3 h., à St-Denis.
Dowmont, dentiste, rue Laffitte, 27.
Dubois (Paul), dentiste, diplômé de l'Ecole dentaire libre de Paris; de 10 à 5 h., rue St-Lazare, 104.
Du Bouchet, *from Philadelphia*, Odontothecnie; de 3 1/2 à 4 h. 1/2, boul. des Capucines, 8.
Dubrac, dentiste, avenue de l'Opéra, 5.
Dubreuil (A.-H.), 1846, rue Guy-de-la-Brosse, 13.
Duc, 1844; de 2 à 4 h., rue Tiquetonne, 38.
Duchesne (J.-B.-A.), dentiste, rue Lafayette, 45.
Ducholet, 2 avril 1835; de midi à 1 h., rue de la Verrerie, 2.
Duclos, dentiste, rue Milton, 4.
Ducournau, dentiste, avenue de l'Opéra, 29.
Dugit, dentiste, rue du 29-Juillet, 6.
Dugos, dentiste, praticien 15 ans à l'Hôtel-Dieu: de 9 à 5 h., boul. Sépastopol, 22.
Duivepart, dentiste; de 10 à 4 h., rue Montmartre, 164.
Dumont (Th.), 5 mars 1856; de 11 à 2 h. rue Rochechouart, 84.
Duncombe, dentiste, faubourg St-Honoré, 84.
Duprey, dentiste, rue Lafayette, 83.
Duprey fils, dentiste, rue Lafayette, 83.
Dupuys, dentiste, rue Richelieu, 34.
Durand, faubourg Saint-Denis, 72; rue Richer, 23. Ecole et hôpital dentaires.
Ellison, dentiste, rue Legendre, 94.
Enouf, dentiste, rue des Filles-du-Calvaire, 18.

Epcillon, dentiste, rue de Provence, 69.
Evans (John), ✱, dentiste avenue de l'Opéra, 19.
Evans (Thomas), C. ✱, dentiste; rue de la Paix, 15.
Faivre, dentiste, avenue du Maine, 43.
Fattet, 1833; dentiste; de 10 à 4 h., rue Saint-Honoré, 255, (Frison, successeur).
Faurie, Paris, 1881; boulevard de Magenta, 86.
Faurie (Morisse), ex-interne des hôpit., profes. libre de pathologie des voies urin., de 9 h. du m. à 9 h. du s. Boul. Magenta, 75.
Fay, dentiste docteur en médecine et en chirurgie dentaire de Philadelphie, 1873; de 10 à midi et de 1 à 5 h., rue Laffitte, 3.
Feindel, dentiste, rue Lacbarrière, 2.
Fermen, dentiste, rue Compans, 44.
Figour, dentiste, rue Cadet, 20.
Fillatreau, dentiste, rue de Passy, 81.
Filliolle, dentiste, rue du Temple, 172.
Foissy, Paris, 1873; rue de Jussieu, 37.
Fondeville, dentiste, rue de la Boétie, 69.
Fouque, dentiste, faubourg Saint-Denis, 230.
Fournier, dentiste, rue de Rambuteau, 36.
Fournier, dentiste, rue Turenne, 81.
Franquet, 14 décembre 1852; de 1 à 2 h., rue St-Antoine, 110.
Franklin, dentiste, rue Bausset, 10.
Frébault, dentiste, faubourg Montmartre, 61.
Frédérick-Love. *Voyez* **Love**.
Fresco, dentiste, rue Blanche, 41.
Frison, successeur de Fattet, dentiste, rue St-Honoré, 255.
Froid (A.), dentiste, cité Trévise, 5.
Frois, dentiste, rue de Maubeuge, 24.
Gallay, dentiste, rue des Petits-Champs, 91.
Gallois, 1867; à Maisons-Alfort (Seine).
Gantillon (H.-E.), Savannah (Amérique), 1858, Paris, 1862; de 2 à 3 h., rue de Castiglione, 10.
Gardenat, dentiste, rue de Richelieu, 112.
Gardez, 3 mai 1850; à Romainville.
Garnier (Pierre), ✱, 29 avril 1841; de 11 h., à midi, rue de Clichy, 61.
Gaube, rue Sainte-Isaure, 23.
Genard, dentiste, rue de Turbigo, 54.
George (J.-B.), dentiste (anglais), de 10 à 4 h., rue de Rivoli, 224.
George, dentiste, boulevard Saint-Michel, 30.
Georgel (E.), chirurgien dentiste; faubourg Saint-Martin, 147.
Gigieux, dentiste, rue Lepic, 10.
Giraud (André), dentiste, rue Godot-de-Mauroy, 3.
Giraud-Jacowski, Philadelphie 1877; dentiste, de 10 à 4 h., rue de la Paix, 16.
Giret (Ad.), dentiste; de 9 à 5 h., faubourg Saint-Honoré, 236.
Gobert-Lemaire, 1843; de 9 à 4 h., rue Blanche, 2.
Godard, dentiste, rue Saint-Honoré, 235.

Goddé, chirurg.-dentiste, de 10 à 4 h., le jeudi excepté, rue Chaptal, 15.
Godon, dentiste, 1880; diplômé de l'Ecole dentaire de Paris, de 10 à 5 h., vendredi matin et dimanche exceptés, boulevard Haussmann, 72.
10 à 5 h., boulevard Haussmann, 72.
Goldenstein, ✠, 1866; médecin dentiste, successeur du docteur Delestre, de 9 à 4 h., rue Drouot, 14.
Grassal, dentiste, rue des Petits-Champs, 48.
Gresseteau, dentiste, rue Taitbout, 5.
Grosse (Et.-Jos.), 1er juin 1865; à Rosny-sous-Bois.
Guerne, chirurgien-dentiste; boulevard Magenta, 38.
Guglielmi, dentiste, boul. des Italiens, 12.
Guido, 1847; de 2 à 4 h., rue de Buci, 12.
Guillot, dentiste, boulevard de Strasboug, 62.
Guillet, dentiste, boulevard de Sébastopol, 89.
Hachet (Ch.), dentiste; de 10 à 5 h., rue Mayran, 10.
Hadryan-Bermond, dentiste, consultations de 1 à 2 h., rendez-vous de 9 h. à midi, et de 2 à 6 h., rue des Saints-Pères, 10.
Hallier, 1873; médecin orthopédiste, rue Vintimille, 3.
Harold-Watter, dentiste, rue Auber, 9.
Hartsfeld, dentiste; rue Condorcet, 23.
Hellot, dentiste, faubourg Montmartre, 13.
Helot, dentiste; de 7 h. du matin à 6 h. du soir, rue du Bac, 62.
Hénon (Jules), 1855; dentiste, ancien cabinet Boulu; de 9 à 4 h., rue Caumartin, 48.
Heriot (Charles), 13 décembre 1853; de 1 à 2 h., r. Oberkampf, 72.
Hettier, dentiste, rue de Buci, 3.
Hoffmann, dentiste, rue d'Aboukir, 6.
Hoffmann, doct. de Bruxelles; de midi à 2 h., r. Lafayette, 166.
Horay (Adolphe), 19 mars 1846; dentiste; boulevard Bonne-Nouvelle, 35.
Houel, dentiste, rue Lemercier, 10.
Imrie (William) et **Stevens**, successeurs de **M. Scott**, dentiste; de 9 à 5 h., rue Cambon, 42.
Institut odontotechnique de France, comprenant : 1° Société odontologique (syndicat dentaire); 2° Ecole dentaire; 3° Clinique dentaire (consultations gratuites tous les matins de 8 à 10 h.,— Président : Docteur Andrieu; Directeur de l'Ecole de clinique : M. Brasseur.
Jacob (d'Alize), 5 octobre 1831; de midi à 2 h., rue de Metz, 14.
Jasienski, 1870; de 1 à 5 h., boul. Beaumarchais, 2.
Jean, dentiste, boulevard Saint-Denis, 19.
Jeanson, Paris, 1856; de 1 à 3 h., faub. Saint-Antoine, 172 *bis*.
Joannin (J.-J.-J.), 4 mai 1848; de 2 à 6 h., rue du Château-d'Eau, 38.
Josset, Paris, 1880; de 1 à 3 h., rue des Abbesses, 9.

Jouland, Paris, 1875; rue du Parc, 22, à Ivry.
Joulié, 6 mai 1844; à Gennevilliers (arrondissement de Saint-Denis).
Julian-Paris, dentiste, avenue des Ternes, 63.
Juppet, 1852; à Fontenay-aux-Roses (arrondiss. de Sceaux).
Kern, dentiste, rue Vercingétorix, 86.
Kingsley, dentiste, boulev. des Capucines, 41.
Kuenzi, chirurg.-dentiste, successeur de Charles **Jacque** et de Louis **Regnart**; de 9 à 4 h., quai du Louvre, 22.
Kuhn, ✠, 1868, dentiste; de 11 à 4 h,, rue Scribe, 3.
Labbé, chirurg. dentiste; de 10 h. à midi, et de 2 à 4 h., place du Havre, 16.
Lagrange, dentiste, boulevard de Strasbourg, 68.
Lallemand, dentiste, faub. Poissonnière, 62.
Lallement, dentiste, rue du Pont-Neuf, 21.
Lambert, dentiste, rue d'Orsel, 2.
Landau (Joseph), dentiste; de 10 h. à midi, et de 1 à 5 h rue Drouot, 7.
Lanfray, dentiste, rue de Rivoli, 33.
Lang, dentiste, rue de la Michodière, 20.
Lapierre, dentiste, rue de la Tour-d'Auvergne, 25.
Lapierre, Paris, 1878; rue de la Mairie, 12, à Gentilly.
Lasnier, dentiste; de 10 à 6 h., rue de Richelieu, 18.
Lavabre, rue Ramey, 5.
Lawrence, dentiste, rue Caumartin, 13.
Lebigot, dentiste, rue St-Honoré, 171.
Lebon (Edmond), 1883, faubourg Saint-Antoine, 277.
Lebrun, dentiste, rue de Belleville, 51.
Lecaudey, 8 avril 1859; docteur de la faculté d'Erlangen, 27 juillet 1863; de 8 à 4 h., boulev. Haussmann, 17.
Leclerc, dentiste, faub. du Temple, 137.
Legat, dentiste, rue de Trézel, 1.
Legret, dentiste, Grande-Rue, à Boulogne (Seine).
Lelièvre, rue des Trois-Bornes, 31.
Lemerle (Lucien), dentiste, boulevard de Sébastopol, 41.
Lemos, dentiste, 1881, diplômé à l'Ecole dentaire de Paris; de 10 à 5 h., rue Radzivill, 9.
Léon, dentiste; de midi à 6 h., rue de la Chaussée-d'Antin, 8.
Le Payen, chir.-dentiste; de 9 à 5 h., boul. de Magenta, 147. — Consultations gratuites le matin, de 9 à 10 h.
Lepilleur, 1856; à Boulogne (arr. de Saint-Denis).
Le Pontonier, 1868; boulevard de la Gare, 139.
Lequesne, ✠, 21 septembre 1823; Grande-Rue, 82, à Nogent-sur-Marne (arr. de Sceaux).
Leriche, dentiste, rue Ramey, 35.
Leroy, dentiste, rue Lemercier, 91.
Le Sève, dentiste, de 10 à 5 h., rue St-Honoré, 420.

Le Thière, ⁂, ✠, 9 mai 1846; Giessen, 1852; de 3 à 5 h., rue Notre-Dame-de-Lorette, 58.
Levadour, dentiste, de 10 à 4 h., boulevard Montmartre, 11.
Levadour (L.) fils; diplômé de l'Ecole dentaire de Paris, de 10 à 4 h., rue Papillon, 18 (square Montholon, rue Lafayette).
Levêque, dentiste, rue Montorgueil, 86.
Levier, dentiste, rue Réaumur, 1.
Lévy, chirurgien-dentiste, faub. St-Martin, 61.
Lévy, dentiste, rue St-Honoré, 314.
Lhopital, dentiste, rue de Passy, 75.
Lombard, dentiste, boulevard Haussmann, 48.
Loup, dentiste, boulevard Malesherbes, 11.
Love (Frédérick), ⁂, ✠, ✠, docteur en médecine de l'Université d'Iéna en 1841; jury médical français, 1851; de 1 h. à 3 h., mercredis et dimanches exceptés, rue d'Aumale, 9.
Loyal, Paris, 1880; rue Bénard, 1.
Luis, dentiste, boulev. des Italiens, 25.
Lurtz, dentiste, rue St-Lazare, 100.
Lux, dentiste, rue Bichat, 65.
Luyts, dentiste, rue de Belleville, 79.
Macaulay, dentiste, boulev. Malesherbes, 21 *bis*.
Macquard, dentiste, rue Richer, 53.
Magne, dentiste, rue Lepic, 36.
Magné, dentiste, place de la Nation, 1.
Magnier, dentiste, faub. St-Antoine, 323.
Maille, dentiste, cité Bergère, 2.
Mandement, dentiste, rue Laffitte, 18.
Marcotte, dentiste, rue de Palestine, 2.
Martial, dentiste, boulev. St-Germain, 92.
Martial-Lagrange, dentiste, rue de Seine, 77.
Martinelli, 18 décembre 1850; rue Nollet, 61.
Martinot, dentiste, rue Notre-Dame-de-Lorette, 8.
Massacrie-Durand (Emile), 13 mai 1851; de 11 h. à midi, rue du Faubourg-Saint-Denis, 72.
Masson, dentiste, rue Lemercier, 85.
Maugeis, 14 novembre 1845; de 11 à 1 h., faub. St-Denis, 126.
Mayer (Adolphe), 3 décembre 1851; de 2 à 4 h., r. Lecourbe, 93.
Melinat, dentiste, boulevard St-denis, 9.
Mellier, rue de Sèvres, 110.
Menier, dentiste, rue Miroménil, 80.
Michaels, O. ✠, ✠, chirurgien-dentiste américain, professeur de dentestérie opérative à l'Ecole dentaire de France; de 10 à 4 h., avenue de l'Opéra, 45.
Micod, dentiste, rue de la Coutellerie, 1.
Mirimonde (de), dentiste, faubourg St-Denis, 209.
Mitchell (David), dentiste, 1881; de 9 à 5 h., faubourg Saint-Honoré, 5.

Moc, dentiste, rue de la Victoire, 85.
Moffat, dentiste, boulevard Haussmann, 39.
Montpellier, 25 novembre 1848; de midi à 2 h., r. d'Arcole, 11.
Mooer, dentiste, rue Saint-Honoré, 416.
Moore (James-E.), dentiste, de 2 à 4 h., aven. de l'Opéra, 34.
Moricet, Paris, 1877, rue Ramey, 38.
Morize, dentiste, faubourg Montmartre, 41.
Motte, Paris, 1870, de 1 à 3 h. et le soir de 7 à 9 h., boulevard Voltaire, 139.
Neech, dentiste, de 18 à 4 h., boulevard des Capucines, 39.
Neech (Edw.), dentiste, rue Basse-du-Rempart, 64.
Nicholson, chirurgien-dentiste, de 10 à 4 h., boulevard Haussmann, 179.
Nujador, nentiste, rue Legendre, 165.
Oudart, dentiste, rue Richelieu, 49.
Parlmy et **Wilkie**, dentistes, boulevard des Capucines, 35.
Pascal, dentiste, successeur de **Rouillon;** de 9 à 4 h., rue Lamartine, 54.
Paulin, dentiste, *docteur en médecine*, 1879; de 1 à 5 h., rue Taitbout, 11.
Pechenet, 1859, rue des Halles, 5.
Pernard, dentiste, rue de Rennes, 59.
Perrigault, dentiste, rue Tronchet, 16.
Phelaon-Préterre, dentiste, avenue de Clichy, 28.
Philippe, dentiste, boulevard Saint-Denis, 4.
Picard (Eug.), dentiste, rue Gaillon, 25.
Picot, dentiste, rue de Paradis, 6.
Piégeay, dentiste, rue de la Roquette, 128 *bis*.
Pierret, dentiste; de 10 à 4 h., place de la Madeleine, 3.
Pigneret, dentiste, rue Demours, 1, à Neuilly.
Pillette, 1860; dentiste; de 10 à 3 h., boulev. des Italiens, 10.
Pinard (D.), dentiste; de 2 à 5 h., rue Laffitte, 18.
Pincot, 1er août 1879; rue de Paris, 3, à Bagnolet.
Piron (F.), 18 novembre 1846; de midi à 2 h., rue de l'Eperon, 10.
Poinsot, chirurgien-dentiste, professeur à l'école dentaire libre de Paris, membre de la chambre syndicale des dentistes de France, de 10 à 5 h. du soir, rue Chauchat, 10.
Poirier, dentiste, rue Montmartre, 169.
Poirson (V.), ✱, 2 mai 1853; de 3 à 5 h., rue des Grands-Augustins, 18.
Pomme de Mirimonde, dentiste, boulevard de Magenta, 62.
Pouey de Livron, dentiste, boulevard Voltaire, 130.
Potel, dentiste diplômé de l'Ecole dentaire de Paris, rue de Turin, 21.
Pourbaix, dentiste, rue de la Chaussée-d'Antin, 8.
Pourchet, dentiste, rue de la Chaussée-d'Antin, 24.
Poussard, 21 décembre 1854; rue Lamartine, 5.

Poussard, dentiste, rue Custine, 4.
Prest (A.), dentiste; de 10 à 4 h., rue Richepance, 8.
Preterre, dentiste; de 11 à 3 h., boulevard des Italiens, 29.
Prevel, dentiste, rue St-Honoré, 279.
Prévot, dentiste, rue Lafayette, 39.
Prin, dentiste, rue de Charenton, 113.
Prudhomme, dentiste, boulevard Poissonnière, 14.
Puissigur (J.), dentiste, rue Bergère, 35.
Puissigur, dentiste, rue de la Roquette, 32.
Pujos, 12 mai 1846; boulevard Voltaire, 243.
Quincerot (Ch.-L.), chirurgien-dentiste, 1883; jeudi, samedi, de 3 à 4 h., rue Lafayette, 95, et rue Montholon, 8.
Radiguet, dentiste, de 1 à 5 h., faubourg du Temple, 100.
Rafael, dentiste, rue Jouffroy, 12.
Raoul-Albert, dentiste, de 8 h. du matin à 8 h. du soir, rue Jouffroy, 5.
Raspail (Camille), 23 décembre 1854; de 11 à 1 h., rue Barra.
Ravary, 1861; à Issy.
Régnart (Félix), 28 octobre 1843; dentiste; de 8 h. du matin à 6 h. du soir quai du Louvre, 18.
Regnault, 1838; de midi à 2 h., rue Montmartre, 155.
Regnault, dentiste, expert près le Tribunal civil de Paris, de 10 à 5 h., rue de Châteaudun, 22.
Renault, dentiste, rue de la Chapelle, 73.
Rétoré, dentiste, rue Dauphine, 25.
Rey, dentiste, rue de Maubeuge, 11.
Ribeaucourt, 7 décembre 1853; de 1 à 3 h., rue de Sèvres, 74.
Ribouleau, dentiste, rue Saint-Martin, 322.
Richard (d'Aulnay), 26 octobre 1833; dentiste, de 10 à 4 h., rue de la Chaussée-d'Antin, 15.
Richard-Chauvin, dentiste, rue Lamartine, 20.
Ridard, dentiste, rue des Fossés-Saint-Marcel, 14.
Robbe (de Rhégart), 18 mai 1854; de 3 à 5 h., rue d'Amsterdam, 80.
Roelandts, 11 mai 1848; de 8 à 9 h. du matin, rue Hébert, 5. à Courbevoie (Seine).
Rogers (William), dentiste, de 10 à 4 h.. rue St-Honoré, 270.
Roget, dentiste, rue de Navarin, 31.
Roland, 27 août 1852; de 11 à 7 h., place Henri IV, 20, à Suresnes (arrondissement de Saint-Denis).
Rolin, dentiste, rue de Rivoli, 142.
Ronnet, dentiste, chef de clinique à l'hôpital dentaire de Paris, de 10 à 5 h., rue des Filles-Saint-Thomas, 5.
Rossi-Hartwick de 9 à 5 h., rue St-Honoré, 185.
Rottenstein, dentiste, rue Royale, 25.
Rouch (Benjamin), 12 mars 1856; de 2 à 4 h., rue Cadet, 5.
Roux, dentiste, rue des Bons-Enfants, 1.
Roux, 22 mai 1854; rue Montorgueil, 19.

Rouxel, Paris, 1878; rue du Ruisseau, 39.
Rouy, dentiste, rue Vivienne, 53.
Royer, dentiste, boulevard de Magenta, 157.
Royer, dentiste, rue Saint-Augustin, 41.
Rosembert, dentiste, rue des Francs-Bourgeois, 43.
Ruelle (Henri), 11 juillet 1860; de midi à 1 h., rue de Meaux, 15.
Ruff, dentiste, rue de Rambuteau, 61.
Sabra-Lévêque, dentiste, quai des Orfèvres, 4.
Saint-Hilaire, dentiste, de 9 à 6 h., place Louvois 2.
Sallefranque, Paris, 1876; r. de la Station-du-Parc, à St-Maur.
Salmon, 28 décembre 1854; à Suresnes.
Salomon, 29 décembre 1854; rue Lechapelais, 12.
Sandilhon, 16 aût 1859; de 2 à 4 h., rue Oberkampf, 121.
Sarazin, de 1 à 3 h., rue Lécluse, 8.
Sassey, 11 octobre 1817; de 10 à 11 h., rue Saint-Aubin, 14, à Vitry (arr. de Sceaux).
Saumur, dentiste, rue Oberkampf, 46.
Saussine, 1863; médecin-dentiste; de 9 à 5 h., rue Drouot, 24.
Sautier, dentiste, rue Notre-Dame-des Victoires, 32.
Sauvez, dentiste, rue d'Amterdam, 78.
Savary, 18 avril 1847; dentiste; de 10 à 4 h., rue Saint-Honoré, 235.
Schmitz, dentiste, rue de Penthièvre, 36.
Schwartz, avenue de Neuilly, 150.
Séailles (Debordieu), 20 avril 1842; rue Saint-Martin, 215.
Secretain, 22 avril 1841; de midi à 2 h., quai de Gesvres, 8.
Séguy de Villiers (P.), dentiste, faubourg Saint-Denis, 66.
Sempé, dentiste, boulevard des Capucines, 23.
Seymour, dentiste, rue Castiglione, 10.
Shelley, dentiste, boulevard Haussmann, 33.
Sichel, dentiste, boulevard du Temple, 38.
Siffre (Achille), dentiste; de midi à 3 h., rue St-Jacques, 320.
Silvestre, 19 mai 1854; rue de Turbigo, 38.
Simondetti (Louis), 1857; dentiste, de 9 à 6 h., rue Richelieu, 28 *bis*.
Simon, dentiste, rue de Seine, 62.
Sirugues (J.), 12 août, 1856; de 1 à 3 h., rue Réaumur, 15.
Soury, dentiste, rue Lallier, 1.
Soustrogne, dentiste, rue du Commerce, 13.
Stanislas, dentiste, rue Vignon 32.
Steele, dentiste, rue de Sèvres, 63.
Stein (Elie), Leyde 1er février 1837; Moscou, 1834; autorisé à exercer dans le département de la Seine, par arrêté ministériel de 1859; de 1 à 3 h., avenue de Villiers, 109.
Stener, dentiste, rue Vivienne, 33.
Stephane, dentiste, boulevard Bonne-Nouvelle 2.
Stevens (Mordaunt), O. ✠, docteur-dentiste, Londres et Philadelphie, 1869. — de 9 à 2 h. avec rendez-vous pris à l'a-

vance; de 3 à 4 h. sans rendez-vous, rue Cambon, 42 (près la Madeleine).
Stevens (F.), dentiste, boulevard Malesherbes, 21 *bis*.
Suhrer (Charles-Théodore), 12 mai 1840; de midi à 2 h., boulevard de Magenta, 1.
Sursin, rue Littré 20.
Sursois, dentiste, rue Blanche, 2.
Sursois, dentiste, faubourg St-Martin, 18.
Sus, 2 septembre 1824; rue Saint-Denis, 39, à Noisy-le-Sec (arrond. de Saint-Denis).
Talbot, 22 octobre 1834: dentiste, r. Notre-Dame-de-Lorette, 41.
Talrich (Jules), 1860; modeleur en cire de la Faculté de médecine; de 2 à 5 h., boulevard Saint-Germain, 97.
Tariotte (A.), dentiste, rue Fléchier, 4.
Tayac, dentiste, boulevard de Sébastopol, 117.
Tellotte, 1878; rue Claude-Bernard, 7.
Théault, dentiste, de 9 à 5 h., rue d'Argout, 58.
Tissier (Pierre), 12 novembre 1846; rue Saint-Opportune, 3.
Tronchon, dentiste, faub. St-Martin, 176.
Trosseille, tous les jours, de 1 à 4 h,, jeudis et dimanches exceptés, et les lundis, mercredis et vendredis de 7 à 9 h., du soir, rue de Rambuteau, 28.
Turbiau, 1857; dentiste; de 9 à 5 h., place de Valois, 7.
Turbiau fils, dentiste, place de Valois, 7.
Ulliel, dentiste, rue de Belleville, 21.
Vacher, dentiste, de 11 à 5 h., rue de Sèvres, 45.
Vaillant, dentiste, rue Borda, 3.
Valadon, médecin-dentiste; rue de Rivoli, 48.
Valotte, dentiste, rue Ménilmontant, 43.
Van-Hoeck, dentiste de 9 à 5 h., rue de l'Abbé-Grégoire, 20.
Varengue, 3 septembre 1850; pharmacien, rue de Reuil, 9, à Suresnes (arr. de Saint-Denis).
Variclé (Antony), 1872; dentiste de 9 à 5 h., rue de Rivoli, 104.
Vautier, 5 novembre 1841; médecin-dentiste; de 10 à 4 h., rue Jean-Jacques Rousseau, 13.
Vautier fils, dentiste; rue J.-J.-Rousseau, 13.
Veluet (E.), de 1 à 3 h., rue du Regard, 18.
Verbrugghe, dentiste, boulevard Poissonnière, 4.
Verdier, dentiste; de 1 à 5 h., rue Laffitte, 18.
Viard, dentiste, rue de Châteaudun, 14.
Viau (G.), chirurgien-dentiste, 1881; professeur à l'Ecole dentaire de Paris, de 10 à 4 h., boulevard Haussmann, 47.
Vigot, rue Notre-Dame-de-Lorette, 12.
Vincenot, ✠, 14 août 1845; docteur de la Faculté d'Erlangen, 1838; de 9 à 10 h., rue d'Arcueil, 37, à Gentilly (arr. de Sceaux); à Paris, rue des Fossés-Saint-Jacques, 26.
Vivière, dentiste, rue Bonaparte, 5.
Vuacheux, dentiste, rue Gomboust, 7,

Wagner, dentiste, rue de la Fidélité, 8.
Wallach, dentiste, rue St-Lazare, 123.
Ward, dentiste, avenue de l'Opéra, 35.
Warde, dentiste, boulevard Montmartre, 2.
Weber, dentiste, de 1 à 4 h., rue Duphot, 25.
Wickham (G.), ✠; G. C. ✠; C. ✠, ✠, O. ✠; chirurgien-herniaire; de 4 à 5 h., rue de la Banque, 16.
Wiesner, dentiste, rue des Petits-Champs, 39.
Yot, dentiste, place de Rennes, 3.
Ysermans, dentiste, dentiste, rue Bertin-Poirée, 16.

PHARMACIENS

MM.

Abadie, 1882. — *Pharm. homéopathique spéciale.* — Rue de la Victoire, 82.
Abadie (Marius), rue d'Auteuil, 32.
Acard (Ed.), pharmacien de 1re classe ; 1877 ; r, St-Honoré, 213. Au coin de la rue du 29 juillet
Acquérin, (Albert), 1880 ; rue Lepic, 24.
Adam, 1839 ; docteur en médecine, 1879 ; pharm. en chef de l'hôpital Beaujon, faubourg Saint-Honoré, 208.
Adam, 1865 ; rue Bonaparte, 45.
Adde, rue du Marché-St-Honoré, 7.
Adrian, 1859. — *Produits pharmaceutiques.* — Rue de la Perle, 11.
Agard, rue du Temple, 143.
Ailhet, 1869 ; boulevard des Batignolles, 78.
Alexandre, rue des Mathurins, 19.
Alix, 1843 ; rue d'Allemagne, 112.
Allié, 1865 ; *maison J.-P. Laroze et Cᵒ*, rue des Lions-Saint-Paul, 2.
Aloncle, rue de Turbigo, 57.
Altmeyer 1882 ; route d'Asnières, 81, à Levallois-Perret (Seine).
Amiard, rue de Bagnolet, 109.
Anastay, boulevard des Filles-du-Calvaire, 16.
Andler, rue Legendre, 191.
Andrieux (Ch.), ex-méd. aide-major au Val-de-Grâce, rue de Maubeuge, 15.
Anger, boulevard Pereire, 169.
Arnal (F.), 30 juin 1843 ; aux Lilas.
Arnaud, 1853 ; rue Montmartre, 141.
Arnault, rue Saint-Lazare, 101.
Arnault, rue Myrrha, 21.
Arnoul, rue Turbigo, 22.
Arrault, 1828 ; rue Lepic, 11.
Astier(P.), 1882 ; avenue Kléber, 72. ***Pilules de Suez.***
Aubert, 1872 ; rue Saint-Charles, 118.
Auby, 1873 ; avenue d'Italie, 6.
Auby, 1873 ; boulevard Arago, 37.
Auclair, (A.), 1er septembre 1848 ; rue du Bac, 142.
Aucompte, 1882 ; rue d'Allemagne, 148.
Aumonier, 1873 ; rue Saint-Placide, 58.
Aureille, 1878 ; faubourg Saint-Denis, 98.

Avisard, 1861 ; rue de Jussieu, 45.
Azémar, 1874 ; rue Montholon, 28.
Bach, 1878 ; rue du Chemin-Vert, 112.
Bagros, 1875 ; rue d'Auteuil, 42.
Bain (J.), 1864 ; rue de Londres, 15.
Bain, 1875 ; rue d'Anjou-St-Honoré, 56, et rue des Mathurins, 103.
Bainier, 1874 ; rue de Belleville, 44.
Balmelle, 1877 ; faubourg Poissonnière, 41.
Bals, 1829 ; rue des Dames, 8.
Barascud, 1874 ; (*anc. Pharm. Lagnoux*), rue du Cherche-Midi, 57, et rue de l'Abbé-Grégoire, 19.
Barbara, à Clichy (Seine) ; rue de Paris, 10.
Barbier (Jh.), 1851 ; rue des Lombards, 50, 52 et 54.
Barbier (N.), 1857 ; rue du Commerce, 72.
Bardet (A.-A.), 1858 ; rue de Sèvres, 76.
Bardin, 1869 ; rue Gay-Lussac, 38.
Bardoulat, 30 août 1855 ; faub. Saint-Martin, 222 ; *n'ex. plus*.
Bargallo, 1878 ; rue d'Allemagne, 94.
Barion (Auguste), rue de Grenelle, 42.
Barnouin (A.), 1868 ; rue de Lyon, 43.
Barnouvin, avenue de Neuilly, 153, à Neuilly (Seine).
Barral (Louis), 27 juillet 1841 ; rue Saint-Honoré, 41.
Barré, 1878 ; rue Charles V, 14.
Barré-Gallois, boulevard Latour-Maubourg, 25.
Barrier, 1854 ; boulevard de Belleville, 43.
Barthellemy, 1883 ; faubourg Saint-Antoine, 273.
Barthélemy, rue Claude-Bernard, 72.
Baslé ; rue de la Tombe-Issoire, 51.
Baudin, rue Keller, 20.
Baudon, 1859 ; rue Charles V, 12.
Bayle, 1875 ; rue Mouton-Duvernet, 20.
Bazenerie, 1873 ; rue de Port-Mahon, 10.
Beaulavon ; Grande-Rue, 18, à Alfortville.
Beaumont (Léon), boulevard de la Villette, 31.
Beck, à Sceaux.
Bédu, 1868 ; rue Saint-Maur, 205.
Béguin, 1874 ; rue Ménilmontant, 51.
Bellanger, rue Payenne, 4.
Beluze, 1851 ; rue de Vaugirard, 315.
Benoist (Gustave), 1869. — Pharmacie normale des deux continents. — Avenue Kléber, 91.
Benoit, 1859 ; avenue du Maine, 43.
Béral ; rue de la Paix, 14.
Bergeaud, 1885 ; boul. Victor-Hugo, 127, à Clichy (Seine).
Béringer, 1872 ; rue du Vieux-Colombier, 3.
Berna, 1871 ; rue Rebeval, 43.
Berthiot, 1852 ; rue du Faubourg-Saint-Antoine, 107.

Berthiot, 1878; rue d'Avron, 20.
Bertrand, avenue de Versailles, 182.
Besse, rue de la Monnaie, 23.
Barthélemy; rue Claude-Bernard, 72.
Besson, 1878; rue de la Villette, 27.
Betis, 1880; rue Saint-Denis, 8.
Beynet, rue de Chaillot, 10.
Biard, 1877; rue Réaumur, 15.
Bidet, Grande-Rue, à Nogent-sur-Marne (Seine).
Bidot, 1854; rue du **Havre**, 12.
Bienaimé, succ. **Menu**, docteur, 1874. — *Maladies secrètes.* — rue Rodier, 25.
Blacque, 1878; rue Clignancourt, 38.
Blancard, 1879; rue Bonaparte, 40.
Blaquart, 1868; rue Petit, 6, à Saint-Denis (Seine).
Blondeaux (E.-C.), reçu officier de santé le 8 décembre 1848 et pharmacien le 2 août 1856; rue Ramey, 42.
Blondin (J.), 1861; à Choisy-le-Roi, avenue de Paris, 103.
Blot, 1868; rue Crozatier 6.
Blottière (C.), successeur de **Gille**, rue de Sèvres, 56.
Bobbé, à Levallois (Seine).
Bobée, 1875; avenue Bosquet, 40.
Bocquillon (Henry), 1re cl.; Paris 1884; rue Condorcet, 62.
Boette, rue Blanche, 65.
Bœuf, 1869; rue Lourmel, 19.
Boille, **Neuville**, successeur (voir **Neuville**).
Boisson, rue Montmartre, 100.
Boissy, 1875; succ. de **Gallois**, place Vendôme, 2, et rue Saint-Honoré, 356.
Boivent, 1881; Pharmacie normale de Belleville, rue de Belleville, 197.
Bombled, rue des Dames, 56.
Bon (A.-G.), 1875; rue Legendre, 44.
Boncour, 1881. — *Zucco-quina.* — Rue des Saints-Pères, 39.
Bonnefond, docteur. — *Spécialité au pin Mugho et à la créosote.* — *Pulvérisateur à vapeur.* — Rue de Rennes, 57.
Bonnet, 1849; docteur, 1863; cours de Vincennes, 8.
Bonnet (C.), 1868; boulevard du Temple, 4.
Bonnet, 1861; rue des Marais, 70.
Bonnet, 1881; rue Jean-Jacques-Rousseau, 42.
Borel, avenue des Batignolles, 83, à Saint-Ouen (Seine).
Bordenave, 1878; rue Saint-Honoré, 115.
Borel, aven. des Batignolles, 85, à Saint-Ouen (Seine).
Bornet, 1867; rue de Bourgogne, 19.
Bos, 1879; rue de Flandre, 72.
Bouchage, 1878; rue de Belleville, 37.
Boucher, rue Saint-Denis, 43.
Boudard, 1865; rue de l'Ouest-Plaisance, 79.

Boué, 1874; de midi à 2 h. et de 7 à 9 h., rue du Grenier-Saint-Lazare, 34 (rue Saint-Martin, 202).
Boulay, 1879; rue Saint-Ferdinand, 1.
Boulet, avenue Duquesne, 38.
Boullier, anc. int. des hôp., 1882; boulv. Montparnasse, 135 b.
Boullier, boulevard Montparnasse, 135 *bis*.
Bourdet (Ernest), 1871; boulev. Saint-Martin, 25.
Boureau, faub. Saint-Martin, 242, et rue Lafayette, 227.
Bouret, rue Compoise, 69, à Saint-Denis (Seine).
Bourgeaud, 13 août 1853; rue Rambuteau, 20.
Bourgoin, 1865; professeur à l'Ecole de pharmacie de Paris, agrégé à la Faculté, membre de l'Académie de médecine, pharm. en chef de l'hôpital des Enfants, rue de Sèvres, 149.
Bourguignon, rue de Paris, 56, à Charenton.
Bourre, rue de Jouy, 12.
Boury, 1877; rue de Belleville, 100.
Bouteland, rue de Flandre, 92.
Boutigny-Duhamel (voir **Fournier** (Eug.).
Boutron. — *Produits pharmaceutiques spéciaux*. — *Fer Bravais*. — Rue Saint-Lazare, 40 et 42.
Bouyssou, (T.), 1880; avenue des Ternes, 90.
Bouyssous (J.), 1877; avenue Kléber, 106.
Bouzigues (Alcide), 1877; rue des Halles, 7.
Bove, 1850; rue de Bellechasse, 40, et rue de Las Cases, 1.
Boyer (F.-F.), 25 avril 1838; rue de l'Abbaye, 14.
Boyer, avenue Trudaine, 6.
Boymond (M.), 1872; faub. Saint-Honoré, 21.
Brancher, 1873; avenue de Clichy, 56.
Bravais (Raoul), 1861; *Fer dialysé Bravais;* rue Lafayette, 13.
Bréau, à Levallois (Seine).
Bremant, 1880; rue de Poitou, 23.
Bretonneau, 1859; rue de Marengo, 6.
Briant, rue de Rivoli, 150.
Bricemoret, 1865; avenue Montaigne, 48.
Briesenmeister, 1874; rue Philippe-de-Girard, 96.
Brirot, 1874; rue de Flandre, 47.
Brissaud, 1854; docteur-médecin, 1867; boul. Magenta, 75.
Brisset (C.), 5 août 1852; rue Frileuse, 58, à Gentilly (arrond. de Sceaux).
Broca-Soucellier. 1881; avenue Victor Hugo, 23.
Brossard, 1879; boulevard Saint-Germain, 15.
Brouant, 1871. — *Médicaments étrangers et homéopathiques*.— Avenue Victor-Hugo, 91 (place d'Eylau).
Bru, avenue d'Italie, 61.
Bruel, 1879; faubourg Montmartre, 10.
Brunaud, 1843; rue de Turbigo, 8.
Bruneau, rue Poulet, 38.
Bruno (G.), 1882; rue de La Chapelle, 102.

Brunschwik, 1872; rue de Richelieu, 16.
Buffet, 1859; rue d'Aboukir, 99.
Buffière, rue des Francs-Bourgeois, 11.
Bugniot, 1877; rue et place de la Ville-l'Evêque, 34.
Burill (Yves), 1882; rue de Lyon, 35.
Buts, 1880; rue Lebon, 5.
Cabanès, 1876; ex-int. des hôpit., boulevard Haussmann, 34.
Cabanne-Tellé, 1875; rue Mouffetard, 145.
Cadenat, 1880; rue de Flandre, 150.
Caen, 1883; rue de Courcelles, 64, à Levallois-Perret (Seine).
Cahan, 1857; avenue Victoria, 8.
Cahen, 1864; docteur en médecine, 1879; rue de Reuilly, 51.
Callmann, 22 août 1863; boulevard de Strasbourg, 11.
Camus, 1877. — *Sirop sulfureux Camus.* — Boulevard St-Marcel, 58.
Cantrelle, 1879; rue des Dames, 123.
Cappez, 1878; rue d'Amsterdam, 21.
Carré, 1865; rue de La Chapelle, 64.
Carrié (Voir **Philippe**, successeur).
Casthelaz (John), rue Sainte-Croix-de-la-Bretonnerie, 19.
Casthelaz (Ch.), boul. Malesherbes, 36.
Catellan-Ladislas, 1871. — *Pharmacie homéopathique spéciale.* — Faubourg Saint-Honoré, 104.
Catillon, 1865. — *Peptone sous forme de solution, poudre, cachets, sirop, vin, élixir, chocolat.* — *Poudre de viande.* — *Glycérine pure, glycérine créosotée, vin à la glycérine et quina, vin d° ferrugineux, élixir de pepsine à la glycérine.* (Voir à la dernière page des *Annonces.*) — Rue Saint-Vincent-de-Paul, 23.
Causie, rue Vieille-du-Temple, 19.
Cavaillès, 20 janvier 1855; rue du Quatre-Septembre, 9.
Cavillier, 1881; avenue de la Grande-Armée, 63.
Causie, rue Vieille-du-Temple, 19.
Cazin (Léon), 1882; faubourg Montmartre, 32.
Chabault (H.), rue Jouffroy, 27, et rue de Tocqueville, 82.
Chandron, fils, 1869; rue Ramey, 16.
Chanteaud, 1874; rue de Charenton, 274.
Chanteaud, 1855; rue des Francs-Bourgeois, 54; *n'exerce pas.*
Chanterelle, 1877; rue d'Aboukir, 119.
Chapelle, 1874; rue des Bourguignons à Bois-de-Colombes (Seine).
Chapotot, boulevard Ornano, 56.
Chappès, 1875; rue Saint-Denis, 143.
Chalard. *Voy.* **Vigier.**
Charlet, 1870; rue des Billettes, 14.
Chassaing, Guénon et Cie. — *Vin et sirop digestifs à la Pepsine et à la Diastase; sirop de Clermont à l'arséniate de fer soluble.* — Avenue Victoria, 6.
Chassevant, 29 août 1865; rue Dauphine, 8.

Chassin, rue des Tournelles, 2.
Chateau, 1878; rue Saint-Dominique, 75.
Chatenier, 1871; boulevard de Port-Royal, 82.
Chatin (G.-A), ✻. 1844; professeur à l'Ecole de pharmacie, membre de l'Académie de médecine, avenue de l'Observatoire, 4, *n'exerce pas.*
Chaulnes, 1844; rue de Paris, 43, à Vincennes.
Chaumel du Planchat, 1880. rue Lafayette, 87.
Chaumelle (B.), Strasbourg, 1858. — *Coaltar Le Beuf.* — *Phénophosphate de chaux anti-névralgique.* — Rue Réaumur, 25.
Chaumeton, boulevard Voltaire, 119.
Chaumont, faubourg Saint-Martin, 222.
Chauvet, 1873; rue de Meaux, 44 *bis*.
Chauvin, rue Montmartre, 103.
Chavanon 1859; rue de Valois, 2.
Chennevière, 1869. — *Chlorhydro-phosphate de chaux.* — Avenue de Wagram, 50, boulevard de Courcelles, 130.
Chermezon, 1876; rue de l'Ouest, 39; (rue du Texel, 18.)
Chevalier, 1868, rue de Meaux, 17.
Chevalier (A.), 1881; rue Saint-Honoré, 276.
Chevalier, rue du Four-Saint-Germain, 23.
Chevrier (J.-A.), ✻ 28 juin 1856; faubourg Montmartre, 21.
Chicandard, 1881, rue St-Honoré, 372.
Chiron, 1868; boulevard de Magenta, 19.
Chopart, 1857; rue de Rome, 15.
Christen (E.), 1856; rue du Caire, 31
Clérambourg; Massignon, successeur; rue St-Honoré, 93.
Clerfont, 1868, place Vendôme, 28.
Clermont (A.), 1871; rue Vivienne, 8.
Clin et Cie, 1868; rue des Fossés-Saint-Jacques, 20.
Clochez (A.), 1re cl., lauréat de l'Ecole supérieure de pharmacie; 31 janvier 1885; avenue d'Orléans, 16.
Cocardas, à Choisy-le-Roi.
Cocheux, 1872; rue Saint-Lazare, 75.
Cocquelet (E.-A.), 18 janvier 1862; rue de la Chapelle, 75.
Coignet, 1879; lauréat de l'Ecole de Pharmacie, pl. Pereire, 7.
Coirre, 31 mars 1848; rue du Cherche-Midi, 79.
Collin, 1880; rue du Bac, 86.
Collin, 1880; rue d'Allemagne. 76.
Colomb, 1883; boulevard Beaumarchais, 91.
Colomby (B.), avenue d'Orléans, 63.
Colomer (Eugène), 1858; rue Vivienne, 36.
Combarieu (A.), juin 1861; lauréat des hôpitaux civils de Paris, rue de la Chapelle, 19.
Combarieu, 1860; rue Vaneau, 39.
Combeaud, 1875; rue Crozatier, 83.
Combret,... à Antony (arrondissement de Sceaux).
Contamine, place Victor-Hugo, 8, et rue de Sontay, 1.
Coqueugniot, 1873; avenue de Villiers, 11.

Coquil, 7 août 1873; rue Saint-Martin, 345.
Coquille (J.), 1881; rue de la Gaîté, 16.
Cornier (Armand), 1883, rue Lemercier, 2.
Cortot, avenue Saint-Charles, 119, à Grenelle.
Cosson, 1878; rue de Courcelles, 69, à Levallois-Perret (Seine).
Costantin, 1884. *Pharmacie commerciale de Montmartre*, rue des Martyrs, 93.
Coste, 1873; rue de Montreuil, 135.
Coudereau, 1857; docteur en médecine, 1869; à Choisy-le-Roi (arrond. de Sceaux).
Coulbeaux, 1869; rue des Trois-Bornes, 30.
Coulin, 1875; rue de Clignancourt, 13.
Coupillion, rue Lecourbe, 31.
Coutela, rue des Francs-Bourgeois, 43.
Crinon, 1864; rue Turenne, 45.
Daigueplats, 1880; rue Popincourt, 38.
Dalmon (J.), 1872; faub. Saint-Denis, 80.
Damont, rue Rochechouart, 84.
Dancourt, 1853; rue Caumartin, 60.
Dardel, 1875; rue du Temple, 26.
Darly, 1873; avenue d'Italie, 128.
Darrasse, août 1848. — *Drogueries médicinales*, *Produits chimiques*, *Préparations pharmaceutiques*. — Rue Simon-le-Franc, 21.
Dattez (H.), 1881, ex-int. des hôp.; rue de Charonne, 136.
Daure, 1830; rue de Vaugirard, 140.
Dausse aîné (*Extraits*), rue Aubriot, 4 et 6.
Dautreville, 1870; ex-int. des hôp. de Paris; rue Saint-Paul, 34.
Daverne, 1863; rue Rodier, 9.
David, 1872. — *Glycérine phosphatée David*. — Boulevard Barbès, 41.
David, 1860; à Saint-Denis (Seine).
De Belin, 1858; boulevard de Vaugirard, 111.
De Belin, boulevard de Vaugirard, 111.
Debonnaire, 1869; faubourg Saint-Honoré, 20.
Decagny, 1881. — Place St-André-des-Arts, 3.
Deffès, 1852; rue de la Lingerie, 15, et rue de la Poterie, 1.
Defresne, rue de la Verrerie, 56.
Deglos, boulevard Montparnasse, 38.
Dehanot, 1853; rue Mandar, 8.
Deharambure, Pillard, successeur, r. St-Martin, 324.
Dehaut (F.), 1847; docteur. — Lundis et vendredis; de midi à 3 h., faubourg Saint-Denis, 147.
Déjardin, 1866; boulevard Haussmann, 103.
Delage, 1864; rue Oberkampf, 63.

Delage, 1875 ; rue de la Roquette, 7.
Delamour, 1871 ; avenue de Villiers, 33.
Delarbre, rue Monge, 65.
Delehaye, 26 août 1856 ; rue de Belleville, 149.
Delpech (E.), 15 juin 1865 ; rue du Bac, 23.
Delpeyrou, Paris, 24 mai 1879 ; faubourg Montmartre, 70.
Demange, 1882 ; boulevard Voltaire, 171.
Demarle (L.-G.), août 1858 ; rue Rambuteau, 2.
Demazière, rue Jouffroy, 75.
Demeurat, 1845 ; rue de Lourmel, 32.
Demonchaux, 1878 ; rue de Ponthieu, 27.
Denis, 1874 ; rue des Abbesses, 44.
Derode — *Pharmacie homéopathique spéciale*, rue de Châteaudun, 43.
Desbrière-Gagnière, rue le Peletier, 9.
Descayrac, 1850 ; place Maubert, 23.
Descoster, 1872 ; rue de la Goutte-d'Or, 34.
Deslauriers-Comar, (*V.* Fournier Eug.)
Desnoix (C.-J.), rue Vieille-du-Temple, 17.
Desobry, 1879 ; rue Etienne-Marcel, 31.
Destouches, 1866 ; rue Gérando, 9.
Détay (L.), faubourg du Temple, 44.
Dethan, 1855 ; rue Baudin, 23.
Détraux, cité Cadet, rue Cadet, 31.
Détray, 1860 ; rue des Tournelles, 1.
Devie, 1874 ; rue d'Angoulême, 9.
Dhuicque, 1859 ; rue Pigalle, 59 *bis*.
Didelot-Trouillet, 1868 ; rue des Lombards, 26.
Dimanche, 1881, ex-interne des hôpitaux, rue du Soult, 24, à Vitry-sur-Seine.
Domeny, 1869 ; rue du Faubourg-Saint-Martin, 204.
Dony, 1862 ; rue Bréa, 5.
Dreux, 1868 ; rue Sedaine, 73.
Dreyer, 1857 ; rue des Deux-Ponts, 11.
Duboé-Dausse et Cie, rue Aubriot, 4 et 6.
Dubosc, 1er mars 1847 ; rue Vieille-du-Temple, 75.
Du Boüays, 1876 ; quai de la Gare, 131.
Dubrac (E.), 27 avril 1855 ; rue Oberkampf, 78.
Ducarre, rue Lecourbe, 5.
Duchamp, 1869. — *Crème de chloral.* — *Huile de foie de morue de Derocque.* — Rue de Poitou, 15.
Duchapt, 1878 ; rue Ménilmontant, 83.
Duché, faubourg Saint-Denis, 6.
Duclaux, rue Duban, 22, à Passy.
Ducom, 1842 ; pharmacien en chef à l'hôpital Lariboisière.
Ducoux, 1871 ; successeur de **Kock**, rue de Richelieu, 44.
Ducro, rue de Rambuteau, 84.
Ducrocq, rue J.-J.-Rousseau, 19.

Ducrot (G.), 1875; rue Saint-Honoré, 41.
Duflot (H.). — *Vin Duflot (Anthirhumatismal)*, 1872; rue de Trévise, 30.
Duflos, 1872; rue Lafayette, 8.
Dugué, 1873; rue du Faubourg-Saint-Honoré, 122.
Duguet, 1880; rue de Sévigné, 12.
Dumas, 1872; rue Vic-d'Azir, 8.
Dumez, 1868; à Saint-Denis (Seine).
Dunand, mars 1856; rue du Marché-Saint-Honoré, 5.
Dunesme aîné, Grande-Rue, 72, à Saint-Mandé
Dunesme jeune, rue Saint-Honoré, 115.
Dupouy, 1867; faubourg Saint-Antoine, 191.
Dupuy, 1870; successeur de **Royer**, rue Saint-Martin, 225.
Dupuy (Henri), 1880, rue des Trois-Frères, 20.
Dupuy (E.), boul. des Invalides, 34.
Duquesnel, rue de Laborde, 6.
Durand, 1859; rue Laugier, 84.
Durel, 1859; boulevard Denain, 7.
Duriez (E.), place des Vosges, 20.
Duroziez (M.), 1850; boulevard Saint-Michel, 58.
Ecalle, pharmacie homéopatique spéciale, rue du Bac, 38.
Echassoux, 1877; rue Linné, 18.
Emanaud, docteur en médecine, rue de Rivoli, 142.
Emery (E.), 1874. — *Pandigestine, synthèse des quatre ferments de la digestion Phénol de thym, synthèse des phénols végétaux extraits de Labiées, m. d.*, 1878 et 1879. — Boulevard de Magenta, 132 (carrefour Lariboisière).
Esbach, rue de Charonne, 176.
Escande, 1867; boulevard de Reuilly, 11.
Esmenard (Ch.-E.), 1862; avenue de Clichy, 123
Eyguière (E.), 18 mars 1854; rue de Vanves, 5.
Eyrolles, 31 août 1852, rue Amelot, 80.
Fagner, 1853; rue Jacob, 48.
Faivre, 1853; rue d'Aboukir, 130.
Fauchet, 1844; rue Boissy-d'Anglas, 31.
Fauny, 1878; boulevard Rochechouard, 21.
Faure, 1875; rue de Vaugirard, 328.
Faure, 1882; rue St-Roch, 36.
Fautras, rue St-Maur, 153.
Feltz, 1874; rue Vignon, 10.
Feningue, rue de la Réunion, 86.
Feron, à Puteaux (Seine).
Ferré, ✻, 1868; rue de Richelieu, 102.
Ferrier, rue Balagny, 70.
Ferrier, rue du Midi, 5, à Vincennes (arr. de Sceaux).
Ferrouillat-Régis, 1878; rue de Rivoli, 35.

Fichot, Grande-Rue, 49, à Boulogne (arr. de Saint-Denis).
Fiévet, août 1875; personnellement; rue Réaumur, 53, et rue de Palestro, 29. Vis. t. les j.. dim. excepté., de 3 h. 1|2 à 6 h.
Figarol, 1868; rue des Lombards, 24.
Figuier, 1846; docteur en médecine, agrégé à l'Ecole de pharmacie, rue Newton, 7.
Finance, 1872; boulev. Rochechouart, 5.
Flach, 1867; rue de la Cossonnerie, 8.
Flamand, à Champigny (arr. de Sceaux).
Fleutiaux (G.), rue Lévis, 87.
Floquet, 1879; rue de Verneuil, 33.
Fontaine, à Levallois (Seine).
Fontoynont, 1862; rue Lévis, 9, et avenue de Villiers, 6.
Forterre, rue de la Fromagerie, 17, à Saint-Denis (Seine).
Fouché (Al.), 28 juin 1845; rue du Bac, 45.
Fourcy, 1877; ex-interne des hôpitaux. — *Liqueur de fer Fourcy*. — Rue de Charonne, 4.
Fournier (G.), 1871. — Place de la Madeleine, 2.
Fournier (L.), 1877; rue Ramey, 26, et rue Custine, 23.
Fournier (Eug.), Pharmacies Vauquelin-Deslauriers et Comar-Boutigny-Duhamel, et Stanislas **Martin** *réunies*); rue de Cléry, 31, et rue Poissonnière, 2.
Fourquet (J.), 1859; rue des Lombards, 29.
Franck, avenue d'Italie, 89.
François, 1873; rue Nollet, 73, et rue Legendre, 79.
Fraudin, Grande-Rue, 38, à Boulogne (Seine).
Frazier, rue de Paris, 48, à Saint-Denis (Seine).
Freyssinge, 1881; *Capsules Dartois à la créosote du hêtre*. — *Goudron Freyssinge*. — *Salicol Dusaule*. — *Cresson Maître*. — *Salicylate de lithine*. — *Bromure de zinc*; rue de Rennes, 105.
Fumouze (Armand), 1865; rue du Faubourg-St-Denis, 78.
Fumouze (V.), 1867; faub. Saint-Denis, 78.
Gage (Paul), 1868; rue de Grenelle, 9.
Gaillac; rue St-Aubin, 13, à Vitry (arr. de Sceaux).
Gaillard (C.), 1875; avenue de Saint-Mandé, 94.
Galbrun, 1871; rue Beaurepaire, 4.
Galibert, 1881; rue Doudeauville, 23, et rue Stephenson, 58.
Gallepie, 1843; rue Monge, 30.
Gallois, 1855; ancienne maison **Dublanc**, rue Meslay, 4.
Gamot, 1874; rue de Vaugirard, 249.
Garbe, 1874; rue de Villiers, 4.
Gardy (M.), 1854; rue Caumartin, 45.
Garet (Alfred), 1859; successeur de **Lebel**; rue de l'Hôtel-de-Ville, 7, à Vincennes (arr. de Sceaux).
Garnaud, 1880; rue de Phalsbourg, 1.
Garnier-Lamoureux, rue Tiron, 2.
Gaumé, 1879; rue de Passy, 66.
Gautier, 1881; rue de Belleville, 116.

Gay, rue Montholon, 28.
Gelin, 1866; rue Rochechouart, 38.
Gendron, 1865; boulevard Beaumarchais, 38 *bis*.
Genevoix et **C**[ie], Pharmacie centrale, rue de Jouy, 7.
Genevoix, 1879; rue des Beaux-Arts, 14.
Genevoix (Charles), 1855; rue Vercingétorix, 8.
Geoffrion, 1862; rue de la Grande-Truanderie, 20.
Gérard, faubourg Saint-Antoine, 17.
Gérard, avenue de Saint-Ouen, 90.
Gérardin, rue Dufour, 11, à St-Maur (arr. de Sceaux).
Gerbaud, 1875; rue de Rivoli, 20.
Gerl (P.), 1883; rue Rochechouart, 12.
Germain (G.), 1873; rue de Ménilmontant, 51. — *Pilules lorraines*; *sirop broncho-tonique*.
Gervais, 1843; rue de Belleville, 253.
Gibard, 1880; rue de Turenne, 121.
Gicquel. — *Papier et cigares anti-asthmatiques*. — *Pâte et sirop pectoraux Gicquel*. - *Fer Cherrier et Gicquel*. - R. Delaroche, 4.
Giffard (E.), 1868; Vitry-sur-Seine (arrondissement de Sceaux).
Gigon, 1872; ancienne pharmacie Baumé. — *Gouttes amères de Baumé préparées par Gigon*. — *Sirop de narcéine*. — *Tribromure de Gigon*. — *Bromure de potassium pur granulé*, *accompagné d'une cuillère-mesure* — *Elixir de Colombo composé* (kina, Colombo, et écorces d'oranges amères), rue Coquillière, 25.
Gillet (C.), 1868; rue des Trois-Bornes, 7, et rue Pierre-Levée, 2.
Gillet, 22 décembre 1832; Grande-Rue, 64, à Nogent-sur-Marne (arrondissement de Sceaux).
Girand, 150, rue de Flandre.
Giral, 1880; rue de la Réunion, 92.
Girard (Antoine-Alfred), 8 avril 1843; propriétaire des *sirops* et de la *pâte* de *Pierre Lamouroux*, rue Vauvilliers, 45.
Girard, rue de Maubeuge, 31.
Girardin, 1877; rue Malher, 4.
Girardin, avenue de la République, à Montrouge (Seine).
Giraud, 1866; rue Monge, 65.
Giraud, avenue Mac-Mahon, 14.
Gobillard (L.), 1872; rue Montorgueil, 51.
Goblet, rue Mansart, 1.
Gobley-Vigier, rue du Bac, 70.
Godin, 1864. — *Huile de foie de morue au benzoate de fer*. — Faubourg Saint-Martin, 96.
Godineau, pharmacie des Pyrénées, rue des Pyrénées, 74.
Gondard (L.), boulevard Saint-Michel, 12.
Gonnard, 1875; rue de Charenton, 243.
Gonneaud, rue Saint-Nicolas, 5.
Gorgeot, 1850; rue de l'Eglise, à Montrouge (Seine).
Gornard-Chantreau, 1873; *n'exerce plus*. — Docteur 1880; de 1 à 3 h., rue Notre-Dame-de-Lorette, 45.

Gory (Ulysse) rue Bourtibourg, 4.
Gostiaux, 1867 ; *tænifuge garanti*, rue des Amandiers, 46.
Got, rue du Midi, 17, à Vincennes (arrondissement de Sceaux).
Goupil, 1880 ; boulevard Saint-Marcel, 4.
Grand, 1871 ; place Maubert, 5.
Granddemange, 1872 ; rue Saint-Maur, 104.
Grandvaux, rue de l'Hôtel-de-Ville, 21, à Vincennes (arrondissement de Sceaux).
Gras (Théod.), 1872 ; successeur de Desbrière, r. Le Peletier, 9.
Grassi (J.), ✻, 1845 ; docteur en médécine, 1856, agrégé de l'Ecole supérieure de pharmacie de Paris, ancien pharmacien en chef, direct. de la pharm. cent. des Hôpit., rue Favart, 8.
Grez, 1869. — *Elixir chlorhydro-pepsique*. — rue Labruyère, 34.
Grignon (A.), 30 août 1851 ; rue Duphot, 2
Grignon (E.), 31 août 1853 ; rue Duphot, 2.
Grignon (Gustave), avril 1866 ; docteur, décembre 1867, ancien interne des hôpitaux ; avenue de Neuilly, 58, à Neuilly.
Grillon. — *Tamar indien*. — Rue Rambuteau, 27.
Groz (A.), 1870 ; rue Simart, 16.
Grujard, 1876 ; rue Saint-Denis, 31.
Guedeney, 1879 ; faubourg Saint-Jacques, 25.
Guelpa, 1876 ; 68, rue Corneille, à Levallois-Perret.
Guelpa, rue Vallier, 22, à Levallois-Perret (Seine).
Guénot, rue de Maubeuge, 12.
Guéridaud, 1874 ; rue de Sèvres, 55.
Guérin, 1868 ; rue Ménilmontant, 18.
Guérin, 1874 ; r. St-Martin, 125. — (*Détail du Kousso-Philippe*).
Guernier. — *Voir* **Guyot**.
Guerreau, 1883 ; place du Château, 8, à Neuilly (Seine).
Guibal (S.), Grande-Rue, 56, à Issy (Seine).
Guichard, à Boulogne.
Girardin, avenue de la République, à Montrouge (Seine).
Giraud, avenue Mac-Mahon, 14.
Guignard, rue Charlemagne, 21.
Guillard, 1852 ; à Asnières.
Guillaume, 1867 ; boulevard Voltaire, 180.
Guillaume, boulevard de Ménilmontant, 125.
Guillon, 1879 ; boulevard Voltaire, 134.
Guillot (Ch.), avenue de Neuilly, 117, à Neuilly (Seine).
Guillou, 1874 ; boulevard Saint-Germain, 177.
Guinot (F.), 1882 ; avenue d'Orléans, 79, et rue d'Alésia, 87.
Guy, 23 août 1842 ; rue de Châteaudun, 35.
Guyard, à Clamart.
Guyettant, 1869 ; rue du Cherche-Midi, 5.
Guyot, rue de Seine, 61. — *Liqueurs, capsules, sirop, pâtes et cigares au goudron, pommade et savon au goudron.*
Hafner (J.), 1re classe, 1885 ; r. Lemarois, 2 (P.-du-Jour, av. de Versailles, 197).

Havas, 1854 ; rue Drouot, 11.
Hayès, 1873 ; avenue de la Grande-Armée, 8.
Hayès, 1873 ; *homéopathie*, avenue de la Grande-Armée, 6.
Hébré, 1er juin 1849 ; Grande-Rue, 91, à Pantin (arrondiss. de Saint-Denis).
Heintz, 1879 ; et **Heydenreich**, successeurs du docteur G. Fournier, rue Chauveau-Lagarde, 5, et rue de l'Arcade, 10.
Hemmerlé, 1875 ; boulevard de Strasbourg, 65.
Hennart, 1876 ; rue Daunou, 2.
Henri et **Plisson**, à Suresnes.
Henry, 1874 ; rue Mazagran, 14.
Herviaux, rue du Chemin-de-Fer, 5, à Saint-Denis (Seine).
Hertzog, 1875 ; rue de Grammont, 28.
Hettich (Paul-Landély), 1882 ; place Voltaire, 1.
Herviaux, rue du Chemin de Fer, 5, à St-Denis (Seine).
Hickel (G.), Strasbourg 1863. — Paris 5 août 1881 ; rue d'Angoulême, 46, et rue de Nemours, 22.
Hoffmann (François-Louis) 21 avril 1840 ; officier de santé, 5 juillet 1862 ; docteur de la faculté de Bruxelles ; r. Lafayette, 227 ; *n'exerce plus*.
Hogg (Thomas-Paul), 1850 ; rue Castiglione, 2.
Hogg fils, 1874 ; avenue des Champs-Elysées, 62.
Hottot, 17 février 1857. — *Pepsine Boudault* ; aven. Victoria, 7.
Houareau, 1873 ; rue du Moutier, 42, à Aubervilliers (Seine).
Houdas, rue de Maubeuge, 86.
Houdé, 1880 ; ancienne maison Vée, faubourg St-Denis, 42.
Houssaye, 1875 ; avenue de Villiers, 86.
Houssaye (W.), rue de la Pompe, 126.
Houyvet, rue des Lombards, 44.
Huet, 1872 ; et *parfumeur*, avenue de Clichy, 92.
Hugler, boulevard Malesherbes, 87.
Huguet, 1882 ; rue Simart, 18.
Isambert, 1865 ; rue Commines, 13.
Jacquemin, faubourg Saint-Antoine, 183.
James, 31 mars 1838 ; rue de Buci, 7.
Janot, 1869 ; rue Sainte-Apolline, 21.
Jarlet, 1869 ; r. de la Chaus.-d'Antin, 14, et r de Provence, 69.
Jaunet, 1865 ; ex-interne des hôpitaux ; boulev. Magenta, 63.
Jeangrand, rue de la Charbonnière, 7.
Jeanmaire, rue des Lombards, 28, et boul. de Sébastopol, 14.
Jeannier, 1851. — *Extrait antiscorbutique*. — Rue St-André-des-Arts, 52.
Jeanson, 1879 ; avenue Friedland, 37.
Jeannetiot, 1878 ; rue de Courcelles, 77.
Jeannetiot, rue de Courcelles, 77.
Joigneaux, 1877 ; rue de Tracy, 14.
Jolivet, 1879 ; faubourg Saint-Honoré, 114.
Jolly (L.), 1863 ; faubourg Poissonnière, 64.

Jonquet, Paris, 1880 ; rue Secrétan, 26.
Josset (L.), 1882; boulevard Arago, 6.
Joubert, 1868 ; rue des Lombards, 8.
Joulie, 1868; pharmacien en chef à l'hôpital Dubois.
Jourdan, 1867 ; rue Feydeau, 21.
Joux, 1872 ; grande rue de Saint-Mandé, 19.
Jugeat, faubourg du Temple, 133.
Julhe (A.), Grande-Rue de la République, 54, à Saint-Mandé (Seine).
Julhes, 1867 ; faubourg du Temple, 123.
Julliard (J.-B.-L.-A.), 6 avril 1847, rue Montmartre, 72.
Jutteau, rue Brézin, 27.
Kauffmann (F.-M.), 1868 ; aven. Kléber, 91, près le Trocadéro.
Kirn, boulevard Haussmann, 17.
Kuenemann, rue Lafayette, 146.
Kügler, boulevard Malesherbes, 87.
Labelonye (Jules), rue d'Aboukir, 99.
Labonne, 1878 ; successeur du Dr **Legros**, boulevard des Batignolles, 24.
Labonne (H.), et **Legros** (M.), directeurs de la Pharmacie française, place de la République, 1 et 3.
Laboureur (Louis), 1877 ; boulevard d'Enfer, 2.— *Solution Bourguignon. — Elixir du docteur Kœnig.*
Laboureur (Charles), 1878 ; rue Jouffroy, 5.
Lacaze (Léon), 1879 ; faubourg Saint-Antoine, 191.
Lachartre, 1879; rue de Passy, 7.
Lacoste, 1868 ; rue Descartes, 25.
Lacourie, 1869 ; ex-préparateur de chimie et de pharmacie, boulevard Barbès, 29.
Lacroix, 1877 ; rue du Temple, 140.
Ladret, 1878 ; rue de Clichy, 79.
Lafont, 1877 ; rue Notre-Dame-de-Nazareth, 38.
Lafont, avenue de Paris, 169, à Saint-Denis (Seine).
Lucagne, 1857; rue d'Allemagne, 113.
Lallement (G.), 1883 ; avenue du Maine, 178.
Lalliard, rue des Buttes-Chaumont, 81.
Lallier, 1879 ; boulevard Saint-Germain, 78.
Lambert, Paris, 1881 ; boulevard Richard-Lenoir, 16.
Lamberton, 1874 ; rue Saint-Dominique, 116.
Lamouroux (Alfred), 1866 ; rue de Rivoli, 150, entrée rue Jean-Tison, 11 ; **Briant**, successeur.
Lamy, 1864 ; rue Mouffetard, 137.
Lance-Briand, Paris, 1881 ; rue de Passy, 21.
Langlebert, 1880 ; rue des Petits-Champs, 55.
Lanos, 1876 ; passage Brady, 4.
Lardaux (Ph.), 1884 ; rue Bourtibourg, 4.
Laroche (E) ✿ I, 1857 ; rue Miroménil, 29.

Laroze (J.-P.), 21 août 1832; rue des Lions-Saint-Paul, 2.
Laroze (J.-F.), 21 août 1854; rue des Petits-Champs, 26.
Latour, 1880; rue des Lyonnais, 4.
Laurant, Grande-Rue, 83, à Boulogne (Seine).
Lauras, rue Ordener, 75.
Laurent, 1875; rue Jouffroy, 1.
Laurier, 1873; rue Saint-Antoine, 146.
Lavigne, novembre 1842; rue Cler, 35 (Gros-Caillou).
Lavoye, 1876; rue Mouffetard, 143.
Lebaigue (Eug.), 1860; laboratoire d'analyses et de recherches, rue Vieille-du-Temple, 117.
Le Bail, 1879; rue des Martyrs, 8.
Lebeault (A.), rue Fontaine-Saint-Georges, 1.
Lebrun, rue Lafayette, 47.
Lebrun, faubourg Montmartre, 50.
Lecerf, 1880; faubourg Saint-Antoine, 222.
Leclert, 20 février, 1873; rue Molière, 8.
Lecomte, 1880; rue Jeanne-d'Arc, 62.
Lecomte (G.), rue Nationale, 61.
Le Conte, avenue de Clichy, 96.
Lecordonnier, rue François-Miron, 82.
Lecouppey, 1855; rue des Ecouffes, 23.
Lécuyer et **Autran**, à Bourg-la-Reine.
Lefeuvre, 1878; rue Vavin, 18.
Lefort (J.), ✳, 1845; memb. de l'Académie de médecine, rue des Petits-Champs, 87.
Legendre, mai 1881; Grande-Rue de Saint-Mandé, 72.
Legentil, 1873; rue de Turbigo, 13.
Legrand, 1840; rue de l'Hôtel-de-Ville, 17, à Vincennes (arr. de Sceaux).
Legrand, 1878; rue de Laval, 1.
Legras, 1853; boulevard Magenta, 139.
Legras (P.), faubourg Saint-Denis, 222.
Legros, place de la République, 1 et 3.
Leitsner, 1867: avenue de Lamotte-Piquet, 23 *bis*.
Lejeune, 1849; Grande-Rue, 9, à Maisons-Alfort.
Leker, 1877; rue des Martyrs, 90.
Lelièvre, Grande-Rue, 51, à Issy (arrond. de Sceaux).
Lemaire, 1872. — *Apozème de santé, doux laxatif rafraîchissant contre la constipation, les hémorroïdes, la migraine, etc.; Elixir fortifiant des enfants, de Lemaire, dose: une cuillerée à café matin et soir; Poudre digestive Lemaire; Elixir stomachique viscéral à la menthe et au vin d'Espagne, selon la formule de M. le docteur Gendrin.* — Rue de Grammont, 14.
Lemaire, 1882; boulevard Voltaire, 4.
Lemarchand, 1862. — *Plastron émanateur philopulmonaire;*

pilules de longue vie, toniques, dépuratives, digestives; élixir chimique contre le mal de mer. — Avenue Marceau, 55.
Lemoine, 1865; rue Oberkampf, 24.
Léonard, route de Montrouge, 154, à Malakoff (Seine).
Léoutre, rue des Pyramides, 27.
Leperdriel (Ch.), Montpellier, 15 mars 1862; rue Sainte-Croix-de-la-Bretonnerie, 54.
Lepetit (J.), Grande-Rue, 45, à Boulogne (Seine).
Lepinte, 1874; rue Saint-Dominique, 72.
Le Riverand (Victor), 1842; rue Marignan, 27.
Leroy; Lissonde successeur. — *Véritables grains de santé du Dr Frank.* — *Essence éthérée balsamique.* — Maison d'expédition, rue des Petits-Champs, 91.
Leroy, avenue d'Orléans, 74.
Lescot, 1868; rue Charlot, 25.
Lesecq, avenue de Clichy, 34.
Lesueur, boulevard Diderot, 58.
Le Sueur, Paris, 1867. — *Préparations homéopathiques.* — Rue de Rennes, 66.
Levasseur, O. ✠, ✠, 1854; rue du Pont-Neuf, 7.
Leveillé, 1879; avenue des Gobelins, 27.
Levrey, 1875; boulevard Malesherbes, 87.
Lhioreau, 1873; rue du Château-d'Eau, 49.
Lhotte, 1869; boulevard Montparnasse, 84.
Ligneul, rue de Paris, 17, à Vincennes (arr. de Sceaux).
Limousin, ✠, 1859. — *Chloral; cachets médicamenteux, inhalations d'oxygène* (voir aux Annonces); rue Blanche, 2 *bis*.
Lingrand, 1878; *Pharmacie Continentale*, boulevard Haussmann, 116.
Lionnet, 1842; faubourg Saint-Martin, 31.
Lissonde, rue des Petits-Champs, 91.
Lochert, rue de Sablonville, 29, à Paris-Neuilly (Seine).
Logeais, avenue Marceau, 37, et rue de Chaillot, 56.
Lombard, 1878; faubourg Saint-Martin, 158.
Longuet, 1871; rue Vintimille, 24.
Longuet, 1876; boulevard Richard-Lenoir, 84.
Loque, 1881; rue Montmartre, 103.
Lougnon, rue du Grand-Prieuré, 13.
Louismet (J.), 9 mars 1878; rue de Paris, 100, à Clichy-la-Garenne.
Louvet, 1865; docteur en médecine, rue Doudeauville, 39.
Lutz, 1842; pharmacien en chef à l'hôpital Saint-Louis, rue Bichat, 24.
Luzier, 1878; rue Poncelet, 22.
Mac-Auliffe, 1867; boulevard de l'Hôpital, 119
Machabey, 1868; rue des Dames, 99.
Maheux, rue Legendre, 44.

Malaurie (L.), 1832; rue Saint-Frambourg, 5, à Ivry (arrond. de Sceaux).
Malavant, 1879; rue des Deux-Ponts, 19.
Malewski, 1853; rue du Commerce, 16.
Mallet, 1879; rue de la Huchette, 16, et rue Zacharie, 1.
Manche (F.), 1867 ; rue de Lafayette, 108.
Manent et **Rousse**, 1883; boulevard de Clichy, 34.
Marais (J.-H.), 1856; rue Saint-Denis, 29.
Marc-Lorin, rue de l'Abbé-Grégoire, 26.
Marcotte, 1863; faubourg Saint-Honoré, 90.
Marq (Ch.), rue de Prony, 105.
Mariani, 1873; boulevard Haussmann, 41.
Marini (A.), 1884: 12 à 1 h. 1/2. — 6 h. 1/2 à 8 h. du soir. — Boulevard Ménilmontant, 125.
Marié, 1871 ; rue Brochant, 37.
Marius-Abadie, 1884 ; rue d'Auteuil, 32.
Maroan (A.-A.), 1877; rue Croix-Nivert, 52, à Grenelle.
Marquez, à Châtillon-sous-Bagneux (Seine).
Marquez, à Clichy (Seine), rue de Paris, 13.
Martignac, 1881 ; rue Mazarine, 60.
Martin (A.), 1874; faubourg Saint-Antoine, 108.
Martin (Alexandre), 1851 ; faubourg Saint-Honoré, 177.
Martin (F.-Stanislas), 1833; rue des Jeûneurs, 14. V. **Fournier** (Eug.).
Martin, 1877; rue des Trois-Couronnes, 54.
Martin (Gabriel), 1871 ; rue des Amandiers, 35.
Martineau (C.) 1865; rue Soccard, 28, Levallois-Perret (Seine).
Martineau, rue Sedaine, 56.
Martinet, 1876; rue Geoffroy-Saint-Hilaire, 37.
Marty, 1858. — *Pastilles balsamiques incisives et sirop pectoral.* — Rue des Feuillantines, 13.
Massignon, rue Saint-Honoré, 93.
Maszier, 1872; boulevard Voltaire, 264.
Mattel et **Nicod**, pharmaciens, rue des Lombards, 2 et 4.
Maublanc, rue de Seine, 51.
Mauchien, 1842. — *Sirop et pâte pectorale béchiques.* — *Poudre du docteur Durand contre le mal de mer.* — Rue Réaumur, 43.
Maupin, rue Turenne, 95, et rue de Poitou, 1.
Maür, rue Guilhem, 28.
Mayaud, 1867; rue Keller, 38.
Mayer, 1873; rue Lecourbe, 89.
Mayet (C.-F.), ✵, 1er août 1845; maison Lebault et Cie, rue Palestro, 29.
Mayet (H.-F.), 23 décembre 1873; rue Saint-Marc-Feydeau, 9, et rue des Panoramas, 4.
Mayeur, chaussée du Pont, 7, à Boulogne (Seine).
Mazeron, faubourg Poissonnière, 72.

Mazurier, avenue de la Reine, 108, à Boulogne (Seine).
Méhu, 1862; pharmacien en chef de l'hôpital de la Charité, rue Jacob, 47.
Mélard, 1862; rue Washington, 3.
Mellet (Odile), 1880; boulevard Saint-Germain, 168.
Melot, 1860 ; rue des Couronnes, 33.
Ménigault, 1865; rue d'Avron, 59.
Mennesson, 1843; avenue de Saint-Ouen, 78.
Mentrel, rue des Frères-Herbert, 26, à Levallois (Seine).
Meny, 1871; rue d'Aubervilliers, 20.
Mercier, rue de la Réunion, 80, et rue des Orteaux, 28.
Mercier, 1885; rue Racine, 30, et place de l'Odéon, 3.
Merklen, avenue de Paris, 69, à Saint-Denis (Seine).
Mestivier, 1881. — *Grains créosotés, kina-coca et pâte de bleuets Sabourdy*. — Rue de Choiseul, 3.
Métivier, rue Saint-Honoré, 275.
Mette, 1867; rue de Bretagne, 24.
Meunier, rue d'Enghien, 6.
Meynet, rues du Pont-d'Ivry et Véron, à Alfortville (Seine).
Michard, à Puteaux (Seine).
Michel (F.), 1871 ; avenue d'Eylau, 6.
Midy, 1873; faubourg Saint-Honoré, 113, et rue la Boëtie, 69.
Miesch-Drion, boulevard de la Villette, 228.
Mignet (F.), rue des Lombards, 12.
Millant, 1872; rue du Commerce, 54.
Millet, rue des Francs-Bourgeois, 41.
Milville, 1865; rue du Rocher, 7.
Missol, 1859; rue Montorgueil, 19.
Moire, 1875; rue Montmartre, 151.
Moisan, rue d'Angoulême, 65.
Moncour, avenue des Princes, à Boulogne (Seine).
Monin, avenue de Neuilly, 48 (Seine).
Monnier (Jules), 1875 ; août 1863; rue Soufflot, 1.
Montagu, 1877; successeur de **Pradel**, rue du Four, 31.
Moppert, 1872; rue du Temple, 51.
Moricet, 1876; rue Ramey, 38.
Morin, 1869; faubourg du Temple, 49.
Mougin, avenue d'Orléans, 16.
Moulin (Cl.), 1868; rue Louis-le-Grand, 30.
Mouysset, 1869 ; rue des Jardins-Modèles, 1, à Asnières (Seine).
Moysses, 1878; rue des Aubépines, à Bois-Colombes (Seine).
Muller, 1868; rue de la Bienfaisanée, 40, et rue Treilhard, 1.
Musset, boulevard Saint-Germain, 142.
Mutin, 1871; rue d'Hauteville, 7.
Naline, rue de Paris, 82, à Saint-Denis (Seine).
Nalis (T.), 1861; rue du Temple, 118.
Natton, 1883. *Pharmacie de la Banque de France*. — *Sarracenia purpurea*. *Végétal anti-goutteux*.— *Vin d'algues marines bromo-*

iodophosphaté.—Les divers produits de Kola-Bâh Natton.— rue Coquillère, 35.
Naudascher, 1878. — *Laboratoire central de produits pharmaceutiques spécialisés.* — Dépôt : rue Vieille-du-Temple, 100, à Paris. — Usine rue des Renardières, à Courbevoie (Seine).
Naudin, rue Mouton-Duvernet, 7.
Navlet, 167, avenue de Neuilly, à Neuilly (Seine).
Nedelec, 1868 ; rue de la Pompe, 82.
Née, 1876 ; rue Duban, 22, à Passy.
Neuville, 1880 ; rue de Provence, 63, et cité d'Antin, 35.
Nicot (A.), 1874 ; r. des Nonnains-d'Hyères, 37, et r. de Jouy, 1.
Nitot, rue de Clichy, 39.
Nivet (J.). rue Brézin, 37.
Noblet, rue Saint-Honoré, 176.
Noel, 1877 ; place Sainte-Opportune, 10.
Oberlin (Alf.), 1873 ; ancienne pharmacie Secrétan, pl. Cadet, 17.
Ollivier (E.-P.), O. ✻, 1852 ; rue de Latour-Maubourg, 45 ; *n'exerce pas.*
Omer-Dabat, 1844 ; Grande-Rue, 70, à Bourg-la-Reine.
Pachaut, 1883. — *Elixir de Pepsine.* — Boulev. Haussmann, 130, et rue Delaborde, 53.
Pagelle (D.), 1880 ; rue Vallier, 79, à Levallois-Perret (Seine).
Pagnien, 1877 ; rue Saint-Denis, 160.
Paille, Grande-Rue, 83, à Boulogne (Seine).
Panchèvre, 1869 ; rue des Batignolles, 56.
Paquet, 1844 ; rue de Courcelles, 71, à Clichy (arrondi ssement de Saint-Denis).
Parent, successeur de **Catellan**, rue de Rivoli, 59.
Passalaigue, faubourg Saint-Honoré, 98.
Passemard, 1854 ; boulevard Magenta, 84.
Paulet (Jules), rue d'Amsterdam, 31.
Pautauberge, 1878 ; boulevard Voltaire, 91.
Paynel, 1871 ; avenue de Clichy, 142.
Peigné (J.), 1878 ; route d'Asnières, 46, à Levallois-Perret (Seine).
Pelisse, 1869 ; rue de la Sorbonne, 4, et rue des Ecoles, 49.
Pelissier, rue Saint-Maur, 92.
Pellier, à Levallois (Seine).
Pennès (J.-A,), 1838 ; rue de Latran, 2.
Pény (H.), rue du Faubourg-Poissonnière, 41.
Pepet, rue du Faubourg-Poissonnière, 20.
Pépin, Grande-Rue, 9, à Maisons-Alfort (Seine).
Perdriget (J.-E.), 1858 ; rue de la Chaussée-d'Antin, 39.
Perinelle (Ch.), 1877 ; boulevard Voltaire, 69.
Pernette, Paris, 1879 ; rue des Moines, 26.
Parret, 1877 ; rue de Reuilly, 127.
Perret-Trouette, ex-interne des hôpitaux de Paris et des hôpitaux militaires ; *Papaine (pepsine végétale tirée du carica*

papaya), *Pepsine Perret* ; *produits P. sur Ancre*, *Cataplasmes et sinapismes Hamilton* ; rue Saint-Antoine, 163 et 165.
Perrin, 1875 ; place de la Nation, 1.
Petit (A.), 1862 ; *pharmacie Mialhe* ; rue Favart, 8.
Petit (Ch.-P.), 1860 ; rue des Quatre-Vents, 16.
Petit (H.), 1877 ; rue Descartes, 50.
Petithuguenin (P.-A.), Paris, 1870 ; rue Drouot, 23, *pharmacie commerciale*.
Petitjean, 1882 ; avenue Ste-Foy, 4, à Neuilly (Seine).
Peyrot, 1866 ; avenue de Neuilly, 162.
Pharmacie centrale, *officine*, rue de Jouy, 7.
Pharmacie française, place de la République, 1 et 3.
Pharmacie normale, rue de Seine, à Ivry.
Pharmacie rationnelle, faub. Poissonnière, 4. (V. Schaffner.)
Pharmacie St-Augustin, boulevard Malesherbes, 61.
Philipon, 1875 ; rue des Écoles, 30.
Philippe, 1843 ; successeur de Loygue et Carrié. — *Liqueur ferrugineuse de Carrié*. — *Carton, élixir et cigarettes anti-asthmatiques de Carrié*. — *Eau de mars*. — *Véritable pommade de Bossu*. — *Kousso contre le ver solitaire, par doses, en poudre, capsulé ou granulé*. — Rue de Bondy, 38.
Picard, avenue des Ternes, 63.
Picard, rue de Vanves, 63.
Picard, rue de Paris, à Saint-Denis.
Pierrhugues, 1874 ; rue Vieille-du-Temple, 30.
Piet, place Clichy, 7.
Pillard, 1859 ; successeur de Deharambure, rue St-Martin, 324.
Pinard, 1873 ; rue des Martyrs, 36.
Pinard, boulevard Malesherbes, 19.
Pinault, 1872 ; rue du Château-d'Eau, 76.
Plancher (C.), 1869 ; rue Lafayette, 96.
Plateau (J.), 25 janvier 1851 ; rotonde du passage Colbert, 8.
Plateau (M.), août 1883 ; pharmacie Baltz, place de Passy, 2.
Poindron (Ch.), 1877 ; rue des Blancs-Manteaux, 14.
Poisson, 1870 ; rue St-Lazare, 27.
Poisson (L.), 1874 ; rue de Vaugirard, 255.
Poissonnier, 1874 ; rue de la Réunion, 92.
Pommier, 1870 ; rue Saint-Sulpice, 18, et rue de Seine, 78.
Poncet, 1867 ; rue d'Allemagne, 5.
Portier (L.-A.), 1860 ; boulevard du Temple, 24.
Port, 1876 ; faubourg du Temple, 28.
Pottier, rue du Val, 12, à Vanves (Seine).
Poulenc (Gaston), 1876 (NTC) ; fabricant de produits chimiques, rue Neuve-Saint-Merri, 7.
Pourchot, 1871 ; rue de Sèvres, 109.
Poure, 1854 ; rue Vieille-du-Remple, 46.
Pousson, 1880 ; rue Montmartre, 151.
Pouzadoux, rue Washington, 40.

Pradel et **Paquignon**, rue Drouot, 19.
Prelier, rue Vieille-du-Temple, 100.
Prévost, rue Brochant, 19, et rue Nollet, 99.
Prioult, rue de Turenne, 111.
Prulière, 1880; boulev. Saint-Germain, 223.
Quemont, 1872; rue des Bourguignons, à Bois-Colombes. (Seine).
Quentin, 1862; rue des Vosges, 15.
Quesneville, 1834; rue de Buci, 12.
Quillard, rue Montorgueil, 67.
Quirin, rue de Flandre, 118.
Quiserme, rue de Paris, 79, à Saint-Denis (Seine).
Racle (Georges), rue Monsieur-le-Prince, 42.
Radanne, 1853; rue du Pont-Louis-Philippe, 9.
Raffray, avenue des Gobelins, 11.
Ramadier, 1872; rue Saint-André-des-Arts, 44.
Rébé, 1879; boulevard Malesherbes, 70.
Rebien (Clément), rue Notre-Dame-de-Lorette, 38.
Reeb, 1883; avenue de Neuilly, 158, (Seine).
Rémond, 32, rue du Rocher.
Régis, **Ferrouillat**, rue de Rivoli, 35.
Régnier, 1881; rue des Saints-Pères, 12.
Renard, 1853; rue Vieille-du-Temple, 21.
Renard, 1872; rue Folie-Méricourt, 24.
Renaud, rue de la Procession, 88.
Renault, 1870; rue du Roi-de-Sicile, 26.
Renaux, 1867; boulevard Saint-Germain, 58.
René-Mesnil, 1864; rue du Commerce, 89.
Reymann, faubourg Saint-Martin, 222.
Reynal, 1851: officier de santé, 3 mai 1850; rue Taitbout, 28.
Richard (F.), 1852; rue de Baune, 23.
Riche, ✵, 1859; professeur agrégé à l'Ecole de pharmacie.
Riethe (V.), rue Grange-aux-Belles, 7.
Rigaud et **Dusart**, rue Vivienne, 8.
Rigout, rue de Levant, à Vincennes (arrondis. de Sceaux).
Rives, 1862; rue de la Glacière, 86.
Rivière (J.), 1853; rue de la Chaussée-d'Antin, 68.
Robacher, 1876; boulevard de Belleville, 112.
Boberts et Ce, rue de la Paix, 5.
Robinet (G.), 1874; rue du Cherche-Midi, 55.
Roch, 1843; rue Saint-Louis-en-l'Ile, 27.
Roche, avenue Parmentier, 38.
Rocher, 1878; rue Perrée, 1.
Rochert, 1882; rue de Sablonville, 25, à Neuilly (Seine).
Rochette, 1874; docteur en médecine, avenue des Gobelins, 61.
Rodet (Raphaël), 1883; boul. de Clichy, 7.
Rogé et **Cavaillès**; rue du Quatre-Septembre, 9.

Rogers de l'Illinois, 1874; pharm. américain, rue du Havre, 1 et rue de Provence, 120.
Roguet, 1882; rue de Belleville, 145.
Romand, rue Lecourbe, 133.
Rondet (Henri) de Voreppe, . ✿ A, ✠, 1875. — Avenue de l'Observatoire, 47 et 100, boulevard de Port-Royal.
Rosey, 1874, carrefour de l'Odéon, 3.
Rouault, 1874; rue Monge, 74.
Rouet, rue d'Aboukir, 130.
Rougier, 1849; rue Clignancourt, 27.
Romand, rue de la Boétie, 7 et 9.
Rousseau, Paris, 1880; rue de Rome, 54.
Rousseau, rue Bleue, 3 *bis*.
Roussel, rue Washington, 10.
Roussel (M.), 1860; rue du Cherche-Midi, 2.
Rousselet, rue de Montreuil, 39, à Vincennes (arr. de Sceaux).
Rouxel, rue du Ruisseau, 39.
Roy, 1875; rue Michel-Ange, 3, (à Auteuil).
Ruault, rue Saint-Maur, 197.
Ruinaut, 1873; place du Théâtre-Français, 2.
Sabourdy, 1875; rue de Choiseul, 3, voir **Mestivier**, succes.
Sagaire, 1870; rue Salomon-de-Caus, 4.
Saison, 1868; boulevard Voltaire, 34.
Sallé, 1862; rue de Bourgogne, 49.
Salmon (P.), 1874; rue Saint-Lazare, 70.
Sampso (de), 1839; rue Rambuteau, 44.
Sansade, 1875; rue de Rivoli, 114.
Saunion, rue Claude-Bernard, 79.
Sauvage, 1880; rue Scribe, 11.
Sauvé, rue du Château-d'Eau, 25.
Sauvière, rue Traversière, 63.
Sauzéat, 1878; rue Rambuteau, 63.
Savignac (de), rue de la Réunion, 86.
Savoye, 1875; boulev. Poissonnière, 4.
Schaffner (H.), 1867; pharmacie ration., faub. Poissonnière, 4.
Schmidt, 1880; boul. du Temple, 24.
Schmitt, à Choisy-le-Roi.
Schnabel, 1878; oue des Poissonniers, 61.
Schneider (A.), 1862; faubourg Saint-Martin, 181.
Schreiner, rue des Petits-Champs, 26.
Secrétan, 1860; médailles d'argent 1860-1871. — *Globules tocnifuges de Secrétan.* — *Thymol Secrétan.* — *Soda Secrétan.* — Gros: rue de la Pompe, 66 et rue Decamps, 52.
Seguier, 1846; boulevard Voltaire, 69.
Seguin, faubourg Saint-Denis, 201.
Seguin-Surun, 1840; rue Saint-Honoré, 378.
Semery (de), 1857; rue Montaigne, 22.

Sentubéry, 1845; faubourg Montmartre, 6.
Sersiron (E), rue du Bac, 69.
Servant, 1858. — *Spécialité de vins de quinquina*; boul. Richard-Lenoir, 114, et rue Folie-Méricourt, 55.
Servaux, ✳, 1861; docteur en médecine, 1863; r. Martel, 8 *bis*.
Seunes, 1874; avenue Trudaine, 32.
Sévin (J.), 1870; rue Saint-Honoré, 54.
Sibeud, 1876; rue Oberkampf, 152.
Sicard, rue de Rennes, 145.
Sicard, 1868; à Noisy-le-Sec.
Signeux, route de la Reine, 108, à Boulogne.
Signeux, 1879; passage Montesquieu.
Sokolowski, 1842; rue Jacob, 3.
Sireygeol, rue Escudier, 43, à Boulogne (Seine).
Solirène, 1880; rue Soufflot, 17.
Sommé (Auguste), 1861; ex-interne des hôpitaux de Paris; rue Nollet, 1.
Sonnerat, 1869; rue Gaillon, 16.
Soulé, 1841; rue de Bagnolet, 32.
Soyrac, 1870; avenue du Maine, 63, et rue Vandamme, 18.
Spindler, 1873; boulev. Richard-Lenoir, 26.
Stanislas, boulev. National, 103, à Clichy (Seine).
Steiner, avenue d'Orléans, 27.
Stevenin, 1881; *analyses chimiques*. — Rue Miromesnil, 58.
Sudrot, rue de Paris, 60, à Saint-Denis (Seine).
Surun (F.), 1862; rue Saint-Honoré, 378.
Swann, 1850; rue Castiglione, 12.
Swift (J.-F.), rue Cler, 38.
Swift, rue de Tournon, 17.
Taine, place des Pyrénées, 4.
Tallon, avenue d'Antin, 49.
Talmier, 1872; faubourg Saint-Denis, 102.
Talon, 1875; boulevard Montparnasse, 153.
Tanguy, 1881; docteur en médecine, de 9 à 11 h. et de 7 à 9 h. du soir, rue de Meaux, 24.
Tannier, 1868; rue de Charonne, 63.
Tanret, 1872; rue Basse-du-Rempart, 64.
Tardif, 1874; rue de Maubeuge, 86.
Tardif, avenue des Ternes, 37.
Tarin, 1866; place des Petits-Pères, 9.
Teilliet, rue Parmentier, 5, à Ivry (Seine).
Teilloux, rue des Amandiers, 119.
Teissonnière, rue de Berlin, 21.
Tercinet, 1883; boulev. Henri IV, 27.
Théault, 1877; boulev. Voltaire, 73.
Thévenot, 1867; rue Jessaint-La-Chapelle, 24.
Thibaut, 1870; rue des Petits-Champs, 76.

Thibault, boulevard Saint-Michel, 127.
Thomas (J.-B.), 1863 ; avenue d'Italie, 48.
Thomas (H.), 1861 ; rue de Flandre, 25.
Thomas, 1879 ; rue d'Hauteville, 31.
Thomerel, 1874 ; rue Frémicourt, 43.
Thurisset, rue du Départ, 3.
Thurisset, rue de Ponthieu, 2.
Tieursin, 1874 ; boulevard de Strasbourg, 79.
Torchebœuf, 1868 ; boul. Victor-Hugo, 41, à Saint-Ouen.
Torchon (maison), rue Jacob, 19.
Tostain, rue du Temple, 191.
Touraud, 1854 ; rue de Lancry, 14.
Traiffort, 1872 ; boulevard de la Villette, 12.
Trapenard, 1880, rue des Dames, 35.
Tremeau, 1875 ; rue du Commerce, 46.
Trehyou (F.), ✠, 1871 ; *Pilules Trehyou au benzoate de lithine ferrugineux ou sans fer*, rue Sainte-Anne, 71.
Tripier (E.), rue Bréa, 5.
Trotry-Girardière, rue d'Auteuil, 32.
Trouette-Perret, ex-internes des hôpitaux de Paris et des hôpitaux militaires : *Papaïne (pepsine végétale tirée du Carica Papaya Pepsine Perret; produits P sur Ancre. — Cataplasmes et Sinapismes Hamilton*. — Rue Saint-Antoine, 163 et 165.
Ungerer, rue Lacondamine, 53.
Vaillant, avenue des Ternes, 1, et avenue de Wagram, 49.
Valluet, 1863; rue Lafayette, 151.
Van Ballenberghe, 1872 ; rue Marcadet, 26.
Vandeville, 1876. — *Analyses, essais pathologiques*, rue Lepic, 5.
Vandremoire, 1820 ; rue de Paris, à Nanterre (arrondissement de Saint-Denis).
Van Steenberghe (E.), 1883 ; av. de la Mothe-Piquet, 23 *bis*.
Varengue, 1857 ; officier de santé, 1830 ; rue de Reuil, 9, à Suresnes (arrondissement de Saint-Denis).
Vasseur, rue Saint-Lazare, 34.
Vassy, rue Legendre, 70.
Vatou, rue Galande, 38.
Vaucheret, 1876 ; boulev. de Clichy, 81.
Vauquelin-Deslauriers (*v.* Fournier Eug.).
Vautherin, 1855 ; docteur le 13 juin 1864 ; rue Laffitte, 34.
Vaux, 1881 ; rue Croix-Nivert, 60.
Vée (A.-A.), 1859 ; rue Vieille-du-Temple, 24.
Vercamer, rue Notre-Dame-des-Champs, 7.
Verchère, 1848 ; rue des Halles, 22.
Vérité, 1864 ; rue des Orfèvres, 4.
Vermande, 1880 ; rue Vincent, 3.
Vermoret, rue du Pont, 3, à Charenton.
Verwaest, 1872, docteur en médecine, licencié ès sciences. — *Elixir dentifrice alcalin*. — Rue Saint-Jacques, 169.
Veyrières, 1873 ; rue de Passy, 56.

Vezard, 1877; rue de Bretagne, 46.
Vial (Em.), ✵, 1858; rue Bourdaloue, 1, et rue de Châteaudun, 20.
Viala, avenue des Ternes, 14.
Vialla, 1857; pharmacien à l'hôpital de Bicêtre.
Vié-Garnier, 1868; 1re classe, avenue des Ternes, 63.
Vieillard, 1880; rue de Trévise, 30.
Vigier (F.), 1869; successeur de Guillemette, boulevard Bonne-Nouvelle, 12.
Vigoureux, 1868; rue de Vaugirard, 33.
Vincent (J)., 1878; boulevard de la Gare, 139.
Violet, 1882; rue Mouffetard, 92.
Vioz, boul. des Batignolles, 41.
Virenque, 1875; place de la Madeleine, 8.
Viron, pharmacien en chef de la Salpêtrière.
Virotte-Ducharme, 1875; boulevard Haussmann, 177.
Viseur, 1872; rue Lecourbe, 112.
Voisard, à Puteaux (Seine).
Vollant (E.), 1873; avenue Lamotte-Piquet, 29.
Volle, 1879; rue de Flandre, 107.
Vorin, 1864; rue des Gravilliers, 29.
Weber (Georges), 1835. — *Pharmacie homœopathique spéciale.* — rue des Capucines, 8.
Weber (Ch.), 1856; rue Saint-Honoré, 352.
Weil, rue Bayen, 40.
Weil, route d'Orléans, 62, à Montrouge (Seine).
Vercamey, 7, rue Notre-Dame-des-Champs.
Willemet-Papin, 1869; rue Saint-Séverin, 6.
Wuhrlin, 1879; rue Taitbout, 45.
Würtz (Fréd.), 1870; boul. des Batignolles, 41.
Yvon, 1875; rue de la Feuillade, 7.
Zurniden, 1873; rue Notre-Dame-des-Champs, 7.
Zurniden, rue du Plateau, 21, à Saint-Maurice.

PRINCIPALES SAGES-FEMMES

EXERÇANT DANS LE DÉPARTEMENT DE LA SEINE

Mmes

Alliot, 1842, ex-sage-femme en chef de la Maternité; de 1 à 3 h., rue Séguier, 3.
Anné-Garnier, 1867; de 2 à 4 h., tous les jours, excepté le dimanche; rue Sainte-Hyacinthe, 4.
Audoyer-Favier, avenue de Wagram, 13.
Aumoitte, 1855; de 5 à 6 h.; boulevard Saint-Vincent-de-Paul, 100, à Clichy-la-Garenne.
Auvray (M.-H.), 1883, boulevard Saint-Germain, 15.
Batilly (M.-R.), 1883, rue des Immeubles-Industriels, 1.
Baux (Marie-J.), 1881, place du Commerce, 16.
Bellot (Anna), 1882, rue Monge, 34.
Bernard (Rose-C.), 1883, rue Domrémy, 12.
Berté (Marie-G.), 1882, à Charenton, rue de Paris, 50.
Boeland (M.-J.), 1883, boulevard Barbès, 58.
Bonizo (Louise), 1883, rue Chapon, 19.
Bour, reçoit des pensionnaires; rue Vieille-du-Temple, 18.
Bouton (Marguerite), 1882, place de la Madeleine, 21.
Bouton (L.-G.), de 2 à 4 h., rue des Ursulines, 14.
Bouvier (E.-Louise), 1882, rue des Martyrs, 54.
Brandon (Gabrielle), 1882, parc d'Issy, rue Bourgain, 6.
Braud (R.-G.-C.), 1848, rue de Marseille, 13.
Briais (Aline-G.), 1883, boulevard de Reuilly, 33.
Brillet (F.-J.), 1882, faubourg Saint-Denis, 150.
Briquet (Denise), 1881, faubourg du Temple, 16.
Brodhurst, 1864, s.-femme anglaise; rue des Petits-Champs, 95.
Brouard (M.-A.), 1876, rue d'Avron, 30.
Cabias (A.), sage-femme de 1re classe; les mardis et vendred de 2 à 5 h., rue Saint-Georges, 39.
Cahuet (Marguerite), 1867, rue Chaptal, 22.
Callé, 1re classe, 1831, ex-sage-femme en chef de la Maternité; lundi, mercredi, vendredi, de midi à 2 h., boulevard du Port-Royal, 95.
Carnéglia (M.-Augustine), 1883, rue de Jussieu, 27.
Castel-Mérault, de 11 à 1 h., boulev. de La Chapelle, 33.
Cerfontaine (Marguerite), 1883, rue Castex, 11.
Chaffard (Eugénie), 1883, rue Vauvillier, 11.
Chantemps (Joséphine), 1883, boulevard de Port-Royal, 29.
Chapuy (Marie-L.), 1883, avenue d'Italie, 64.
Chédeau, *née* **Duranton** (Angèle), sage-femme de 1re classe, rue de Bourgogne, 36.

Clautiaux (Héloise), 1882, rue Caplat, 3.
Cochin, femme **Bros**, 1859, élève de la Maternité; de 1 à 4 h., prend des pensionnaires; Grande-Rue, 47, à Champigny-sur-Marne (Seine).
Collet (M.-Henriette), 1867, rue de Sablonville, 56, à Neuilly.
Constant (Rose), 1883, avenue de Villiers, 3.
Coppé (Julie). 1re classe, 1861, rue Saint-Antoine, 208.
Corbillon (S.-Mathilde), 1883, rue Saulnier, à Puteaux.
Cornibe (Adèle-C.), 1883, rue Delots, 8.
David (Albertine), 1882, rue Saint-Merri, 14.
Deborme (E.-A.), 1883, rue Houdon, 26.
Delahaye (Léontine), 1882, rue d'Alésia, 74.
Delahaye (Louise), 1882, rue Legoff, 4.
Delestrée (E.); de 1 à 4 h., rue Molière, 17.
Deloge (Juliette), 1883, rue Claude-Bernard, 37.
Delorme (Adelina), 1883, rue de la Tombe-Issoire, 105.
Deschamps (M.-E.), 1883, rue de Courcelles, 79.
Deslandes; de 1 à 3 h., rue Vieille-du-Temple, 34.
Didier, 1862, rue Oberkampf, 36.
Didierjean (Marie-A.), 1876, à Alfortville, rue Véron, 71.
Duez (Ernestine), 1883, rue Lecourbe, 57.
Dupont (Blanche), 1881, rue Saint-Dominique, 99.
Elleaume (Louise), 1883, rue de Wattignies, 20.
Fallou (Estelle), 1878, avenue Sainte-Foy, 6, à Neuilly.
Fauveau (Adélaïde), 1882, rue de Verneuil, 20.
Ferrand, 1882, rue Riquet, 86 *bis*.
Ferrand, faubourg Saint-Honoré, 58.
Galand (Rose), 1883, rue du Temple, 94.
Garcelon (Eugénie), 1882, rue de Monceau, 24.
Garnier (Eugénie), 1882, École de médecine.
Garnier, 1re classe; avenue des Gobelins, 36.
Gauchery (Lia-V.), 1883, rue de Flandre, 50.
Gaudin (Léonore), 1883, rue Saint-Lazare, 8.
Georges (Virginie), 1871, place Moncey, 16.
Girault (Julia), 1883, rue Custine, 28.
Gille, 1re classe. Médaille d'or; de 1 à 3 h., rue du Chateau-d'Eau, 78.
Gourgue (Marie), 1878, rue Richelieu, 16.
Grenouilhat (Marie), 1882, rue Git-le-Cœur, 17.
Gros-Denis 1875; de 1 à 3 h., avenue de St-Ouen, 48.
Gross, ✻, 1863, élève de M. Danyau et de Mme Alliot; médaille d'honneur du ministre de l'intérieur; de 1 à 4 h., le jeudi excepté, avenue des Champs-Elysées, 63.
Guenot (Françoise), 1838, rue des Pyrénées, 377.
Guerraz, *née* **Floquet**, boulev. Ornano, 44.
Guerollot (A), 4, rue Monge.
Guillard (Isabelle), 1883, boulevard Rochechouart, 17.
Gunsett (Marie), 1883, rue Félix-Hurez, 18.

Hauswirth 1883, rue de Suresnes, 27.
Heden (Marianne), 1883, rue Doudeauvllle, 4.
Hugonnier (F.-J.), 1883, rue Ducouédic, 52.
acob, 1re classe; de 2 à 4 h., place Sainr-Michel, 6.
Jullien (Agnès), 1882, boulevard Voltaire, 280.
Junk, de Trèves, 1858; de 1 à 4 h., rue Saint-Lazare, 100.
Labarre (Marie), 1879, rue du Château, 42.
Laborie (P.-M.), 1881, rue Montmartre, 26.
Laborie (P.), 1881; de 3 à 5 h., rue Saint-Honoré, 129.
Lachapelle, *née* **Savreux**, 1852. — *Traitement (sans repos ni régime) des maladies des femmes, suites de couches, déplacements de l'utérus, causes de stérilité.* — *Conseils pour l'âge critique.* — De 4 à 5 h., rue du Mont-Thabor, 27.
Lachaud (Catherine), 1858, rue Boursault, 22.
Lançon (Louise), février 1855; consultations les dimanches et jeudis, de 1 à 6 h., rue Cauchois, 9.
Ledon, rue d'Orléans-Saint-Honoré, 12.
Legrand (V.), 1re cl., 1873; de 2 à 3 h. r. de Montholon, 36.
Leroy (Céleste), 1871, rue des Envierges, 4.
Lesieux (M.-A.), 1882, boulevard de l'Hôpital, 119.
Ley (Emma), 1882, rue des Gravilliers, 33.
Liénard (Germaine), 1882, passage Doudeauville, 11.
Maignan (Elisa-Reine), 1882, rue Portefoin, 14.
Maigron (Marie), 1874, rue Rodier, 37.
Marion (Pélagie), 1883, rue Saint-Denis, 140.
Maraval (A.-L.), 1882, rue St-Anne, 64.
Martin (Aline-C.), 1883 rue Cafarelli, 16.
Merchadier (Jeanne), 1877, rue Grégoire-de-Tours, 6.
Michoux (Anne), 1881, rue Dulong, 46.
Milcent, *née* **Ballin**, 1re classe, 1834, rue Charlot, 49.
Milcent (Henriette), 1re classe, rue Charlot, 49.
Mirande (Jeanne), 1883, rue du Dragon, 28.
Morihien (V.), 1re classe, 1872; lundi, mercredi, vendredi de 2 à 4 h., 46, avenue d'Orléans et 2, rue Bergère. — *Grande maison d'accouchements de 1er ordre avec joli jardin, prend des pensionnaires à toutes époques de grossesse, traitement des maladies de dames.*
Musset (A.); de 2 à 4 h., rue du Château-d'Eau, 78.
Nelli (Eugénie), 1879, rue des Filles-bu-Calvaire, 18.
Netter (Flore), 1883, rue des Jardins, 61, à Nogent-sur-Marne.
Ombrouck (Eugénie), rue des Juifs, 16.
Ourtau, *née* **Gibert**, 1880, rue de Charenton, 180.
Pasquier, de 1 à 4 h.; 92, rue de Bondy. *Plus de suites de couches. Méthode nouvelle. Brochure, prix 2 fr., en vente chez l'auteur.*
Pautaire, 1re classe, rue du Faubourg-Saint-Honoré, 74.
Pavy (M.), rue Bréa, 15.
Pérouzat (Cécile), 1883, cité du Midi, 5, boulev. de Clichy, 48.

Peschand (Marie), 1877, passage Gat-Bois, 19.
Philippon (Blanche), 1883, rue Myrrha, 20.
Pillon (Adélie), 1883, rue Montbrun, 7.
Pilon (F.-Aline), 1883, rue du Bois, 88, à Levallois-Perret.
Piscot (Jules), sage-femme médaillée de la Maternité. — *Maison de santé*. — De 1 à 3 h., rue de Rivoli, 43.
Pontonier (Elisa), 1883, rue de Charenton, 160.
Potel (Laurence), 1882, rue Denfert-Rochereau, 47.
Rameil (M.-E.), 1879, rue des Cinq-Diamants, 44.
Rapicault (Céline), 1882, rue de Paris, 101, à Saint-Denis.
Raveau, rue de Berri, 48.
Récapé (Marie), 1872, rue Saint-Antoine, 168.
Rémier (veuve Maria), 1883, boulevard Barbès, 58.
Renardat (Marie), 1883, faubourg du Temple, 22.
Richard, rue Sainte-Anne,
Roëland, de 1 à 4 h., rue St-Luc, 9.
Roffet (M.-Aglaé), 1882, rue de Vanves, 30.
Rosset (Albertine), 1882, rue de Dunkerque, 54.
Roth (Amélie-J.), 1882, rue Saint-Bernard, 18.
Roussel (veuve) 1856, rue Saint-Lazare, 31.
Roussille (Clémentine), 1869, rue du Rocher, 40.
Schuttz (S.-Emilie), 1882, rue de l'Ancienne-Comédie, 6.
Seigner, née **Deoffinis**, 1883, à Bois-de-Colombes, rue du Chemin-Vert.
Simon (Augustine), 1882, route de Versailles, 34, à Boulogne.
Soyre (veuve de), 1840, sage-femme en chef de l'hôpital des Cliniques, mardi, jeudi, samedi, de midi à 2 h., hôpital des Cliniques; rue de l'École-de-Médecine, 21.
Stein (Florentine), 1883, rue Beaurepaire, 27.
Tanner (Léop.-Louise).
Tellier (Marie), 1882, quai Saint-Michel, 21.
Texier (Marie), 1883, rue Saulnier, 6, à Puteaux, arrondissement de Saint-Denis (Seine).
Theis (Anne-S.), 1883, rue des Deux-Ponts, 32.
Thiéblemont (M.-L.), 1883, rue de Meaux, 44 *bis*.
Thirion (M.-Rose), 1883, route Stratégique, 6 (Ivry-sur-Seine).
Thissier (Alexandre), 1883, faubourg Saint-Martin, 123.
Tisci (Pauline), 1883, rue de Saint-Pétersbourg, 35.
Touchais, rue Rochechouart, 28.
Touchard *née* **Accary**, 1re classe, faub. Saint-Denis, 150.
Travers (Félicité), née **Hardy**, 1880, rue du Faubourg-Saint-Antoine, 172 *bis*.
Turrel (Delphine), née **Dizolle**, 1883, avenue de Clichy, 182.
Vernet, 1872; boulevard de Magenta, 157.
Vogin (Madeleine), 1883, rue Malar, 17.
Weber, 1862; rue de Provence, 80.

MASSEURS ET VENTOUSEURS

MM.

Aubert (*mass.*), rue du Bac, 60.
Blanquart. — *Massage et pratiques d'hydrothérapie*, sous la direction de MM. les docteurs ; avenue de Villiers, 8 ; ci-devant, rue de la Chaussée-d'Antin, 19.
Bouland (Jules), à l'hôpital des Cliniques.
Brunot (Mme). — *Ventouses sèches et scarifiées, pose de sangsues ; massage et frictions* ; rue Saint-Honoré, 348.
Château (Mme), — *masseuse*, rue Condorcet, 50. — *L'été aux thermes d'Enghien.*
Constance (Mme), femme **Nousperger**, r. Sainte-Placide, 6 *bis.*
Coquard (F.). — *Masseur, ventouseur et électriseur*, rue des Innocents, 9.
David (C.), masseur. — *Application du massage médical, sous la direction des médecins traitants*, rue de Constantinople, 21.
Duprat, *masseur, frictions, bains et douches de vapeur à domicile, ventouses sèches et scarifiées*, pl. du Marché St-Honoré, 19.
Grandjean (Mlle), *frictions, massages et ventouses*, rue des Innocents, 9.
Mann, *ventouseur de l'hopital de la Charité.*
Marguerie (Mme). — *Massage, frictions*, rue Duperré, 16.
Noizet (M. et Mme). — *Massage et électricité* ; anciens ventouseurs de l'Hôtel-Dieu ; rue de Rivoli, 62.
Rémy, *ventouseur*, ancien infirmier de 1re classe des hôpitaux de Paris, avenue de Wagram, 44.
Schmitt (Mme), *massage et ventousses*. faubg. Poissonni re, 32
Sénécal (M. et Mme), *massage*, rue de Penthièvre, 25.
Servière (M. et Mme). — *Massagé.* — Rue Montmartre, 163.

GARDES-MALADES

Les Messieurs de Bon-Secours, gardes-infirmiers pour toutes maladies, avenue des Ternes, 96.

Société des gardes-malades de 1re classe, rue Buffault, 10.

Administration des gardes-malades, fondée en 1866. — Trois maisons : rue Saint-Antoine, 170 ; rue Montholon, 13 ; et rue des Petits-Champs, 5. (*V. aux annonces*).

Mmes

Avisseau, boulevard Saint-Martin, 45.
Blai, *ventouseuse*, rue Maubeuge, 92.

Bonsol, ex-infirmière des hôpitaux, faubourg Saint-Denis, 199.
Bouloc, rue des Juges-Consuls, 3.
Brunet, rue Saint-Honoré, 217.
Camby, malades et *dames en couches*, rue des Acacias, 60.
Canaple (veuve), pose les ventouses, rue Cadet, 20.
Canevet, rue de Ponthieu, 24.
Carles, rue du Rocher, 88.
Cayer, rue du Cloître-Saint-Merri, 8.
Chagot, rue de la Grange-Batelière, 18.
Clément, rue d'Angoulême-du-Temple, 27.
Cordouan, rue Rochechouart, 21.
Détiange, boulevard-St-Germain, 82.
Domitille, rue Blanche, 69.
Durand, rue Servandoni, 13.
Gobert, rue Saint-Martin, 201.
Godard (Caroline), rue Rodier, 14.
Gueldry (Joseph), Mr, passage des Acacias, 11.
Hartmann, rue de la Tour-d'Auvergne, 27.
Julien, 3, cour du Commerce.
Kroger, rue du Faubourg-Saint-Honoré.
Lafaurie, rue des Saints-Pères, 38.
Langlois (veuve), rue de Duras, 5, en face l'Elysée.
Lefève, rue Larochefoucault, 62.
Leroy, rue Godot-de-Mauroy, 22.
Marasse, rue du Faub.-Saint-Martin, 142.
Marcheteau, rue Coquillière, 29.
Marcou, rue de Rennes, 62.
Maurice, rue de la Chaussée-d'Antin, 25.
Metcalfe, directrice de l'Association des gardes-malades, rue St-Honoré, 209.
Monory, rue de Valenciennes, 8, près la gare du Nord.
Morel (née Weber), spécialité pour la clinique et les dames en couches, rue Lafayette, 176.
Nancy-Robert, rue St-Antoine, 178.
Nicolas (veuve), boulevard Sébastopol, 9.
Pecheux (veuve), rue du Rocher, 95.
Petit, rue Blainville, 2.
Poyedaban, rue du Faubourg-Saint-Honoré, 84.
Remier (veuve), sage-femme, spécialité pour la garde des dames en couches, rue Saint-Luc, 9.
Remy, *pose les sangsues;* avenue de Wagram, 44.
Richard, rue Sainte-Appolline, 4.
Simien, rue de Sèvres, 23.
Sylvestre, cour du Dragon, 11.

MÉDECINS. — Promotions 1884-85 dont les adresses ne sont **pas parvenues.** (1)

Louis Jean.	Vivier.	Inglessis.	Iagu.	Gouze.	Libreton.
Pradet.	Legendre.	Narula.	Lejeune.	Lemoyne.	Maret.
Bonnaire.	Milsonneau.	Rigolet.	Palis.	Mavel.	Pennel.
Bertrin.	Larbouret.	Ismeïl Hassen.	Lejard.	Duchesne.	Metzer.
Mazel.	Devoti.	Hottinger.	Lerefait.	Bourdin.	Deschamps.
Bogdan.	Secretan.	Plegueux.	Barry.	Boutineau.	Blusson.
Fernand Robert.	Le Couëdic.	Laroche.	Sadoc.	Vaisse.	Blesson.
Didier Placé.	Bajon.	Darrigade.	Colombe.	Levasseur.	Serapinol.
Cheron.	Tissier.	Cohen.	Gervais.	Alvarez.	Dubourg.
Bessières	M. Wassermann.	Duroselle.	Launois.	Barbier.	Hélie.
Chatard.	Ismaïl Rifat.	Vazeille.	De Crésantiques.	Monier.	Daima.
Soyer.	Lescarret.	Perochaud.	Carilian.	Legrix.	Turbert.
Dupaquier.	Maritoux.	Darier.	Breillot.	Duhamel.	Alem.
Mailfaire.	Tardif.	Gallois.	Largeau.	Ricard.	Bellier.
Cami-Debat.	Sarrazin.	Dutrieux.	Tuffier.	Velude.	Mathieu.
Villard.	Studer.	Combarieu.	Hagiescou.	Morin.	Sauca
Martin.	Levêque.	Tabournel.	Fafournoux.	Brault.	Couscience.
Coculet.	Petiau.	Marquet.	Labry.	Ménegas.	Eymeri.
Rouiller.	Hollenfeltz.	Picard.	Richardière.	Garçin.	Grenier.
Branchu.	Abadie.	Fortineau.	Colleville.	Barbe.	Ambresin.
Badre.	Méry.	Voitineau.	Caulier.	Mme Ve Sarraute.	Mercat.
Guilmoto.	Forgeot.	Année.	Rogier.	Sené.	Jasiéwiez.
Coillot.	Petitjean.	Sciaky.	Oursel.	Goudal.	Gourdin.
Begué.	Duchatellier.	Guyot.	Boulanger.	de Casaubon.	Soula.
Artault.	Cormack.	Tepie.	Maréchal.	Gourichon.	Marsset.
Collin Henry.	Baulland.	Costilhes.	Dargaud.	Quehery.	Sautelli.
Delétang.	Foulquier.	Walther.	Piliotis.	Pauzat.	Mlle Mesnard
Barbé.	Lence-Briand.	Gaultier-Boissière	Lainey.	Pourrat.	Herocon.

(1) Ces noms seront classés dans leur ordre aussitôt que les adresses nous seront parvenues.

LISTE PAR DEMEURES

DES

MÉDECINS ET PHARMACIENS

DU DÉPARTEMENT DE LA SEINE

PARIS

Abbaye (RUE DE L').
14 Tridon, D.
14 Boyer, Ph.
Abbé-de-l'Epée (RUE DE L').
9 Chauvel, D.
14 Robertet, D.
Abbé-Grégoire (RUE DE L').
19 Barascud, Ph.
20 Van Hoeck, Dent.
26 Marc-Lorin, D.
31 Tison, D.
Abbé-Groult (RUE DE L').
65 Jacquemard, D.
Abbeville (RUE D').
5 Fano, D.
17 Laféron, D.
17 Bloch, Dent.
Abbesses (RUE DES).
4 Bource, D.
6 Boullay, Dent.
9 Josset, O.
44 Denis, Ph.
48 Dubroca, D.
Aboukir (RUE D').
6 Hoffmann, O.
12 Gaudefroy, D.

68 Villette, D.
77 Nogaro, D.
99 Labélonye, Ph.
99 Buffet, Ph.
103 Nadaud. D.
103 Marey, D.
119 Chanterelle, Ph.
130 Rouet, Ph.
130 Faivre, Ph.

Affre (RUE).
2 Savoye, D.

Aiguillerie (RUE DE L').
5 Lemarchand, D.

Albouy (RUE D').
3 Delestrée, O.
12 Ballue, D.

Alençon (RUE D').
7 Cancalon, D.

Alesia (RUE D').
87 Guinot, Ph.
89 Ajello, D.

Alfred-Stévens (RUE)
4 Cabrié, D.

Alger (RUE D').
5 Picard, D.
9 Thibierge, D.
10 Barwis, Dent.
11 Greslou, D.

Allemagne (RUE D').
5 Poncet, Ph.
15 Texier, D.
74 Garnier, D.
76 Collin, Ph.
94 Bargallo, Ph.
112 Alix, Ph.
113 Lucagne, Ph.
139 Tarrius, D.
148 Aucompte, Ph.

Alma (AVENUE DE L').
23 Rocha y Castilla, D.
67 Guyet, D.

Amandiers (RUE DES).
35 Martin (G.), Ph.
46 Gostiaux, Ph.
119 Teilloux, Ph.

Ambroise-Paré (RUE).
11 Blanche, D.

Amelot (RUE).
80 Eyrolles Ph. et D.

Amsterdam (RUE D').
14 Gérard, D.
21 Lanquetin, D.
21 Cappez, Ph.
27 Lacronique, D.
27 Ribes, D.
31 Paulet, Ph.
36 Dechargnat, Dent.
37 Angelo, D.
50 Courtaux, D.
78 Sauvez, Dent.
80 Gieure, D.
80 Robbe, O.

Ancienne-Comédie (RUE DE L').
14 Hauregard, D.
21 Gillet de Grandmont, Clinique.

Angoulême (RUE D').
6 Boillet, D.
8 Hays, D.
9 Devic, Ph.
18 Landois, D.
46 Hickel, Ph.
65 Moisan, Ph.
76 Hirtzmann, D.

Anjou-Saint-Honoré (RUE D').
56 Bain, Ph.
65 Grancher, D.

Antin (AVENUE D').
1 Nélaton, D.
7 Rousselin, D.
17 Pinard, Dent.
31 Wecker, D.
49 Tallon, Ph.

Antin (CITÉ D').
35 Neuville, Ph.

Antin (RUE D').
1 Cassin, Dent.
19 Aguillon de Sarran, D.

Antoinette (RUE).
10 *bis* Pelaprat, D.

Apennins (RUE DES).
21 Jobert, D.

Aqueduc (RUE DE L'),
1 Buisson, D.
58 Daupley, D.

Arago (BOULEVARD).
6 Josset, Ph.
7 Amanieu, D.
37 Aubry, Ph.
38 Du Périer, D.
Arbalète (RUE DE L').
32 Fleutiaux, O.
Arbre-Sec (RUE DE L').
46 Gontard, D.
Arcade (RUE DE L').
4 Worthington, D.
8 Villiers, D.
10 Heintz et Heydenreich, Ph.
12 Le Pileur, D.
18 Trélat, D.
24 Cadier, D.
36 Béhier, D.
Arc-de-Tromphe (RUE DE L').
4 Bachelet, D.
Arcole (RUE D').
11 Montpellier, D.
Argout (RUE d').
67 Tigé, D.
58 Théault, Dent.
Assas (RUE D').
33 Ozanam, D.
72 Gautier, D.
72 Suchard, D.
118 Merner, D.
Assomption (RUE DE L')
75 Ravaux (Mme), D.
Astorg (RUE D').
30 Hallopeau, D.
Auber (RUE).
9 Harold-Watter, Dent.
15 Loewenberg, D.
17 Coupard, D.
Aubert (AVENUE).
78 Bouvard, D.
Aubervilliers (RUE).
20 Meny, Ph.
Aubriot (RUE).
4-6 Duboé-Dausse, Ph.
Aumale (RUE D').
5 Pfeiffer, D.
6 Renault (Alex.), D.
9 Love, O.
9 Oulmont (P.), D.
15 Gelineau, D.
23 Brun (A.), D.
26 Siredey (A.), D.
Austerlitz (QUAI D')
1 Carret, D.
Auteuil (RUE D').
6 Malhéné, D.
16 Bourceret, D.
32 Abadie, Ph.
41 Bonenfant, D.
42 Bagros, Ph.
Avron (RUE D').
20 Berthiot, Ph.
57 Outin, D.
59 Ménigault, Ph.
Babylone (RUE DE).
33 Michon, D.
Bac (RUE DU).
3 Duverdet, D.
4 Berger (Paul), D.
23 Delpech (E.), Ph.
32 Bourdon (Hippol.), D.
34 Bergeron, D.
36 Chouppe, D.
38 Ecalle, Ph.
40 Gouraud, D.
42 Goucy, D.
42 Montargis, D.
45 Fouché (Al.), Ph.
62 Bourchier (Mlle), D.
62 Hélot, Dent.
65 Lombard (N.), D.
68 Laboureur, Ph.
69 Sersiron, Ph.
70 Gobley-Vigier, Ph.
70 Daga, D.
86 Collin, Ph.
92 Durand, D.
97 Le Bec, D.
110 Cotin, D.
110 Ferrand, D.
114 Falret (Jules), D.
128 Révillout, D.
142 Auclair, Ph.
146 Lamau, D.
Bagnolet (RUE DE).
32 Soulé, Ph.
66 Daumas, D.

109 Amiard, Ph.

Baillet (RUE).

1 Saint-Valon (de), Ph.

Bailly (RUE).

11 Langronne, D.

Balagny (RUE DE).

61 Delage, D.
70 Andler, Ph.

Banque (RUE DE LA).

1 Guibout (Eugène), D.
16 Wickham (G.), O.
20 Boinet, D.

Bara (RUE).

7 Raspail, D.

Barbès (BOUL.).

3 Fourès, D.
7 Andrieux, D.
19 Karth, D.
21 *bis* Laurens, D.
29 Lacourie, Ph.
41 David, Ph.
57 Viciot, D.
58 Rius, D.

Barouillière (RUE).

8 Wroznowski, D.

Barye (RUE).

9 Kahn, D.
12 Mugnier, D.

Basse-du-Rempart (RUE).

64 Tanret, Ph.
64 Neech (Edw.), Dent.
64 Huguet, D.

Basset (RUE).

1 Yves, D.

Bastia (RUE).

4 Calle (de la), D.

Bastille (PLACE DE LA).

7 Yvon, D.
7 Deflaugergues, Dent.
10 Carrère (J.), Dent.

Bastille (RUE DE LA).

6 Garnier (A.-L.), D.

Batignolles (AVENUE DES).

95 Basset, D.

Batignolles (BOUL. DES).

24 Labonne, Ph.
29 Vaissette, D.
33 Weber, D.
36 Resenblitch, D.
41 Wurtz, Ph.
51 Conqueret, D.
78 Ailhet Ph.

Batignolles (RUE DES).

3 Testaud, D.
13 Geneix, D.
41 Vioz, Ph.
44 Fabre, D.
49 Moity, D.
56 Panchèvre Ph.

Battoir (RUE DU).

9 Lemaire, D.

Baudin (RUE).

23 Dethan, Ph.
23 Hirtz (L.), D.
27 Berthet, D.

Bausset (RUE).

7 Simon (A.-C.), D.
10 Dubois (Alp.), D.
10 Franklin, Dent.

Bayard (RUE).

22 Nivert, D.

Bayen (RUE).

40 Weil, Ph.

Beaumarchais (BOULEVARD).

1 Burgue, D.
1 Jasienski, O.
2 Dagot, D.
3 Le Maguet, D.
7 Garsaux, D.
24 Guillot, D.
34 Denouh, D.
34 Philbert, D.
38 *bis*, Gendron, Ph.
48 Deroche, D.
48 Malterre, D.
54 Lemoisne, D.
56 Miquel, D.
68 Lemenager, D.
73 Puel, D.
91 Colomb Ph.
95 Augier, D.
95 Hélie, D.
98 Géry, D.
100 Rochet, D.
111 Sabatié, D.
113 Emond, D.

113 Legros, D.

Beaune (RUE DE).

23 Richard, Ph.

Beauregard (RUE).

8 Desparquets, D.

41 Launay, D.

Beaurepaire (RUE).

4 Galbrun, Ph.

Beauséjour (AVENUE DE).

31 Thulié, D.

Beautreillis (RUE).

10 Dezarnaulds, D.

Beaux-Arts (RUE DES).

5 Delbet, D.

8 Duchaussoy, D.

8 Champetier de Ribes, D.

10 Ortet, D.

12 Rochard, D.

12 Jalaguier, D.

14 Genevoix (Em.), Ph.

14 Genevoix fils, D.

Bel-Air (AVENUE DU).

34 Levan, D.

Bellechasse (RUE).

14 Du Castel, D.

29 Berrut, D.

31 Villemin, D.

35 Frédault, D.

35 Frédault fils, D.

1 Burgué, Dent.

1 Jasienski, O.

2 Dagot, D.

3 Le Maguet, D.

7 Garsaux, D.

24 Guillot, D.

34 Denouh, D.

34 Philbert, D.

40 Bove, Ph.

Bellefond (RUE).

1 Quincerot, D.

35 Grasset, D.

Belleville (BOULEVARD DE).

1 Foulliaron, D.

43 Barrier, Ph.

90 Perrin, D.

112 Robacher, Ph.

Belleville (RUE DE).

9 Audigé, D.

21 Ulliel, Dent.

37 Bouchage, Ph.

42 Jounia, D.

44 Bainier, Ph.

45 Biscarrat, D.

52 Courlet, O.

51 Lebrun, Dent.

53 Goldstein, D.

55 Fauconnet, D.

79 Luyts, Dent.

97 Forestier, D.

100 Fichot, Ph.

116 Gautier, Ph.

145 Roguet, Ph.

149 Delehaye, Ph.

149 Gilet, D.

197 Boivent, Ph.

253 Gervais, Ph.

Belloy (RUE DE).

16 Gavinzel, D.

Belzunce (RUE DE).

12 Oudin, D.

Bénard (RUE).

1 Loyal, O.

Béranger (RUE).

6 Colombel, D.

14 Macquart, Dent.

Bergère (CITÉ).

2 Maille, Dent.

Bergère (RUE).

29 Bertherand, D.

35 Puissigur, Dent.

Berlin (RUE DE).

11 Lepère, D.

18 Bonin, D.

19 Royer, D.

20 Le Véziel, D.

21 Teissonnière, Ph.

27 Billant, O.

33 Gratiot, D.

33 Grimaud, D.

Bernardins (RUE DES).

48 Petit (Ch.-H.), D.

Berne (RUE DE).

(*anciennemt Mosnier*).

4 Chereau, D.

6 Rochefort, D.

9 Janicot, D.

37 Nordau, D.

Berri (RUE DE).

1 Jourdanet, D.
38 Loughnan, D.
39 Savreux-Lachapelle, D.

Berryer (RUE).

3 Valdès, D.
3 Chazarain, D.

Berthollet (RUE).

8 Bermond, D.
11 Lhéritier de Chézelles, D.
13 *bis* Constantin, D.
14 Lacambre, D.
17 Gréhant, D.
20 Herck, D.

Bertin-Poirée (RUE).

16 Empis, D.
16 Yzermans, Dent.

Berton (RUE).

17 Blanche, D.
17 Grout, D.
17 Meuriot, D.

Bervic (RUE).

2 Fourès, D.

Berzélius (RUE).

36 Leclerc, D.

Béthune (QUAI DE).

14 Ferraton, D.
22 Thierry, D.

Beuret (RUE).

4 Destrem, D.
8 Bra, D.

Bichat (RUE).

40 Lutz, D. et Ph.
65 Lux, Dent.

Bienfaisance (RUE DE LA).

4 De la Personne, D.
10 Landolt, D.
39 Brun (F.), D.
40 Japhet, D.
40 Muller, Ph.
42 Guiard, D.
44 Lancereaux, D.

Billettes (RUE DES).

14 Charlet, Ph.

Birague (RUE DE).

14 Chevallereau, D.

Biscornet (RUE).

28 Celières, D.

Blanche (RUE).

2 Gobert-Lemaire, O.
2 Limousin, Ph.
2 Surseois, Dent.
36 Landowski (Paul), D.
41 Fresco, Dent.
53 Gouverné, D.
60 Veniel, D.
63 Madet, D.
65 Boette, Ph.
84 Laburthe, D.

Blancs-Manteaux (RUE DES).

14 Poindron, Ph.

Bleue (RUE).

1 *bis* Bay, D.
3 *bis* Rousseau, Ph.
6 Weisgerber (A.), D.
12 Vialle, D. *Clinique.*
17 Morin, D.
17 Moreau fils.
19 Château, D.

Blomet (RUE).

73 Doury, D.
73 Leroux, D.
131 Tapie, D.

Bochard-de-Sarron (RUE).

2 Marchand, D.

Boileau (RUE).

12 Beni-Barde, D.
12 Barbet, D.
13 Carpentier, D.

Bois-de-Boulogne (AVENUE DU)

12 Bignon (J.), D.
23 Good, D.

Boissy-d'Anglas (RUE).

11 Bujon, D.
31 Fauchet, Ph.
39 Ferrier, D.

Boissière (NOUVELLE RUE).

14 Bovet, D.
59 *bis* Lebreton (M.), D.

Bonaparte (RUE).

1 Ladreit de la Charrière, D.
5 Richet, D.
5 Vivière, Dent.
8 Guillier, D.

11 Baizeau, D.
12 Legouest, D.
29 Robert, D.
40 Blancard, Ph.
43 Blachez, D.
45 Dromain, D.
45 Adam, Ph.
47 Brochard, D.
59 *bis* Lebreton, D.
72 *bis* Deschand, Dent.

Bondy (RUE DE).
7 Schweich, D.
22 Agard, D.
38 Philippe, Ph.
52 Campardon, D.
90 Brohon, D.

Bonne-Nouvelle (BOULEVARD).
2 Stephane, Dent.
8 Rotillon, D.
12 Vigier, Ph.
35 Horay, Dent.

Bons-Enfants (RUE DES).
1 Roux, Dent.
30 Belliol, D.
32 Chesneau, Dent.

Borda (RUE).
3 Vaillant, Dent.

Bosquet (AVENUE).
26 Audigé, D.
40 Bobée, Ph.
49 Gellée, D.

Boulainvilliers (RUE DE)
41 Nicot, D.

Boulangers (RUE DES).
44 Rigaud, D.

Boulets (RUE DES).
19 Pujos, D.

Bouloi (RUE DU).
22 Lenoir, D.
22 Vergne, D.

Bourbon (QUAI)
23 Ramdaud, G.

Bourdaloue (RUE).
1 Rousseau, D.
1 Vial, Ph.
7 Teste, D.
9 Dezermaux, D.

Bourdonnais (RUE DES).
14 Kresz, D.

Bourgogne (RUE DE).
19 Bornet, Ph.
29 Tolédano, D.
49 Sallé, Ph.
50 Gingeot, D.
51 Thévenod, D.
55 Vaucheret, D.
63 Masson, D.

Bourguignons (RUE DES).
6 Labas, D.

Boursault (RUE).
61 Baldy, D.

Bourtibourg (RUE).
4 Lardaux, Ph.

Boutarel (RUE).
10 Leriche, D.

Brady (PASSAGE).
4 Lanos, Ph.

Bréa (RUE).
5 Tripier, Ph.
7 Lasgoutte, D.
10 Rousseau, D.
14 Monin, D.
15 Commard, Dent.

Bretagne (RUE DE).
8 Lavallée, D.
24 Mette, Ph.
46 Vezard, Ph.

Breteuil (AVENUE DE).
23 Worbe, D.
42 Branly, D.

Brézin (RUE).
6 Alexandre, Dent.
15 Lacaille, D.
23 Dubois (E.), D.
27 Jutteau, Ph.
37 Nivet, Ph.

Brochant (RUE).
5 Gasne, D.
5 Kraft (Mme Olga), D.
19 Prévost, Ph.
37 Marié, D. et Ph.

Brunel (RUE).
19 Bellot, D.

Bruxelles (RUE DE).
3 Lailler, D.

15 Beaumont, D.
40 Lelion, D.

Buci (RUE DE).
3 Heltier, Dent.
7 James, Ph.
10 Rosapelly, D.
11 Poupelle, D.
12 Quesneville, D. et Ph.
12 Guido, O.

Buffon (RUE).
71 Laugier. D.

Butte-Chaumont (RUE DE LA).
58 Coulon, D.
81 Lalliard, Ph. (13, rue Perdonnet).

Cabanis (RUE).
1 Bouchereau, D.
1 Magnan, D.

Cadet (PLACE).
17 Oberlin, Ph.

Cadet (RUE).
5 Rouch, O.
8 Sambucy, D.
20 Figour, Dent.
26 Albin-Laforgue, D.
31 Détraux, D.

Cail (RUE).
25 Créquy, D.

Caire (RUE DU)
8 Deniau, D.
9 Bruchet, D.
10 Martellière, D.
11 Donadieu, D.
31 Christen, Ph.
51 Villain, D.

Calmels (RUE).
15 Raimondi, D.

Cambacérès (RUE).
5 Canuet, D.
5 Leroy de Méricourt, D.
5 Planchon, D.
12 Monod, D.
21 Cyr, D.
21 Lamare (vicomte de), D.
29 Bissieu, D.

Cambon (RUE).
18 Séguin-Surun, Ph.
22 Jégu, D.
24 Martineau, D.
26 Ring, Dent.
37 Klopsk, D.
42 Stevens, Dent.
45 Paul (Constantin), D.
49 Vidal, D.
51 James, D.

Campagne-Première (RUE)
15 Lartigue, D.

Canettes (RUE DES).
7 Arragon, D.

Capucines (BOULEVARD DES).
8 Menière (E.), D.
8 Dubouchet, D.
9 Meunier, D.
23 Sempé, Dent.
35 Parmly et Wilkie, Dent.
39 Aubeau, D.
39 Neech, Dent.
51 Darin, D.
41 Crane et Kingsley, Dent.
41 Darin, D.

Capucines (RUE DES).
4 Stoess, D.
8 Weber, Ph.
9 Dreyfous, D.
9 Fremy, D.
20 Brocq, D.

Cardinal-Lemoine (RUE DE).
16 Chantemesse, D.
18 Luigi, D.
28 Forné, D.
65 Gral D.

Cardinet (RUE).
22 Mugnier, D.

Carmes (RUE DES).
7 Verdier, D.
14 Bourneville, D.
14 Delfau, D.

Carnot (AVENUE).
11 Hillairand, D.
12 Parent, D.
24 Truck, D.
26 Maugin, D.

Carrières (RUE DES).
25 Biard, O.

Casimir-Delavigne (RUE).
2 Orfila, D.

Casimir-Perier (RUE).
11 Magnac, D.
17 Lepecq de la Clôture, D.
Castellane (RUE).
6 Hubert, D.
10 Gouël, D.
11 Ménard de Bailleul, D.
15 Balzer, D.
Castex (RUE).
1 Large, D.
4 Rech, D.
Castiglione (RUE).
1 Colignon, D. Dent.
2 Hogg, Ph.
10 Bonnet de Malherbe, D.
10 Chapusot, O.
10 Seymour, Dent.
10 Gantillon, O.
12 Swann, Ph.
Caumartin (RUE).
10 Bouloumié, D.
13 Lawrence, Dent.
15 Warren-Bey, D.
16 Dieulafoy, D.
17 Bensusan, Dent.
19 Moynier fils, D.
25 Mayer (Alex.), D.
28 Surbled, D.
32 Troisier, D.
39 Miard, D.
43 Claude, D.
45 Gardy, Ph.
48 Hénon, O.
58 Poyet, D.
60 Dancourt, Ph.
66 Perrée (Mme), D.
67 Brémond fils, D.
69 Desjardins de Morainville, D
Censier (RUE).
28 Bénard, D.
51 Martin (A.), D.
Cerisaie (RUE DE LA).
5 Verdier, D.
13 Baumfeld, D.
Chabannais (RUE).
10 Durut, D.
14 Faivre (Ph.), D.

Chabrol (RUE DE).
26 Schmitt, D.
Chaillot (RUE DE).
10 Beynet, Ph.
22 Labbé (Donation), D.
56 Logeais, Ph.
Chaise (RUE DE LA).
10 De Sinety, D.
Champollion (RUE).
13 Ranque (Paul), D.
Champs-Elysées (AVENUE DES).
62 Hogg fils, D. et Ph.
66 Amodru, D.
67 Huchard (Henri), D.
108 Bouland, D.
108 Barrié, Dent.
142 Soubiran, D.
Chanaleilles (RUE DE).
9 Moricourt, D.
Chanoinesse (RUE).
12 Jousset de Bellesme, D.
Chapelle (PLACE DE LA).
26 Cayron, D.
Chapelle (RUE DE LA).
10 Culan, D.
17 Bontemps, O.
19 Combarieu, Ph.
35 Mock, D.
64 Carré, Ph.
73 Renault, Dent.
75 Cocquelet, Ph.
80 Marquez, D.
94 Flament, D.
102 Bruno, Ph.
102 Marquez, D.
134 Latour de Lorde, D.
Chaptal (RUE).
2 Delacroix, Ph.
15 Goddé, Dent.
16 Marjolin, D.
Charbonnière (RUE DE LA).
7 Jeangrand, Ph.
Charenton (RUE DE).
28 Laffore (de), D.
113 Prin, Dent.
130 Andrieu, D.
208 Naulin, D.
243 Gonnard, Ph.

245 Mallet, D.
274 Chanteaud, Ph.

Charlemagne (RUE).
21 Guignard, Ph.

Charles V (RUE).
12 Baudon, Ph.
14 Barré, Ph.
15 Aubrun, D.

Charlot (RUE).
5 Roussel (Albéric), D.
8 Feulard, D.
15 Frère, D.
25 Lescot, Ph.

Charonne (BOULEV. DE).
34 Bayart, D.

Charonne (RUE DE).
4 Fourcy, Ph.
8 Portier, D.
63 Tannier, Ph.
136 Dattez, Ph.
161 Mesnet, D.
161 Motet, D.
176 Esbach, Ph.

Château (BOULEV. DU).
35 Michel, D.

Château (PLACE DU).
8 Guerreau, Ph.

Château (RUE DU).
102 Fèvre, D.
115 De St-Paul, D.

Château-d'Eau (RUE DU).
14 Josephson, D.
15 Netter, D.
25 Sauvé, Ph.
30 Rainouard, D.
38 Joannin, O.
49 Lhioreau, Ph.
76 Pinault, Ph.

Châteaudun (RUE DE).
5 Blechmann, D.
6 *bis* Bétancès, D.
8 *bis* Michelon, D.
14 Viard Dent.
16 Anselmier, D.
20 Vial, Ph.
22 Regnault, Dent.
23 Alain, O.
35 Guy, Ph.
39 Lartigue, D.
43 Neumann, D.
43 Derode et Deffès, Ph.
53 Fontaine, D.
53 Thevenet, D.

Chauchat (RUE).
10 Poinsot, Dent.
23 Ruault, D.

Chaussée-d'Antin (RUE DE LA).
4 Briquet, D.
8 Léon, Dent.
8 Pourbaix, Dent.
15 Richard, Dent.
20 Bergonier, D.
24 Pourchet, Dent.
27 Branly, D.
29 Rougé, Dent.
33 Lajon, O.
37 Moura, D.
38 Bouchut, D.
38 Lagneau fils, D.
39 Kohn, D.
39 Perdriget, Ph.
42 Deschaux, Dent.
43 Bureau, D.
43 Saint-Vel, D.
44 Jarlet, Ph.
49 Braud, O.
49 Fauquez. *Hydroth.*
56 *bis* Dervilliers, O.
62 Martin (Hipp.), D.
68 Rivière, Ph.

Chauveau-Lagarde (RUE).
2 Gourgue, D.
4 Landouzy, D.
5 Heintz et Heydenreich, Ph.
14 Nonat, D.
16 Leroux, D.

Chemin-Vert (RUE DU).
112 Bach, Ph.

Cherche-Midi (RUE DU).
2 Roussel, Ph.
4 *bis* Péchin, D.
5 Guyettant, Ph.
11 Gabalda, D.
13 Coursserant, D.
14 Fournet, D.
23 Cailletet, D.

33 Belleudy, D.
34 Vaillant, D.
55 Robinet (G.), D. et Ph.
55 Wecker, D.
57 Barascud, Ph.
67 Pastoureau, D.
79 Coirre, Ph.

Choiseul (RUE DE).
3 Mestivier, Ph.
16 Jarriand, D.

Chomel (RUE).
5 Féré, D.
9 Avrard, D.

Choron (RUE)
6 Geneste, D.
12 Hoffmann, D.

Christine (RUE).
9 Biat, D.

Cirque (RUE DU).
4 Rochard, D.
15 Guéneau de Mussy (H.), D.

Clapeyron (RUE),
1 Beauregard, C
3 Bergier, D.
25 Richelot père, D.
25 Roth, D.

Claude-Bernard (RUE).
7 Télotte, O.
25 Dhomont, D.
29 Faucon, D.
55 Arnould, D.
72 Barthélemy, Ph.
79 Saunion, Ph.
90 Blanchard, D.
90 Gautier, D.

Clavel (RUE).
4 Cattiaux, O.

Clef (RUE DE LA).
8 Paulier, D.

Cler (RUE).
35 Lavigne, Ph.
38 Swift, Ph.
43 Delaunay, D.
53 *bis* Roux, D.

Cléry (RUE DE).
31 Fournier, Ph.— *Anc. maison Vauquelin-Deslauriers, Comar et Boutigny-Duhamel.*

Clichy (AVENUE DE).
4 Boulay, Dent.
34 Lesecq, Ph.
50 Parinaud, D.
56 Brancher, Ph.
91 Ranguedat, D.
92 Huet, Ph.
96 Leconte, D. et Ph.
101 Vicente, D.
123 Esmenard, Ph.
127 Lebeau, D.
142 Paynel, D. et Ph.

Clichy (BOULEVARD DE).
7 Rodet, Ph.
10 Naury, D.
12 Jaubert, D.
34 Manent et Rousse, Ph.
41 Devillers, D.
49 Barré, D.
81 Vaucheret, Ph.
138 Vizioz, Dent.

Clichy (PLACE).
7 Piet, Ph.

Clichy (RUE DE).
12 Clerc, D.
14 Laugier, D.
14 Colonna-Ceccaldi, D.
19 Haussmann, D.
26 Vigouroux, D.
39 Nitot, Ph.
46 Dreyfus-Brissac, D.
61 Garnier, O.
67 Thierry-de-Maugras, D.
67 Lissonde, D.
79 Ladret, Ph.

Clignancourt (RUE DE).
5 Duchesse, O.
13 Coulin, Ph.
13 Blavot, D.
27 Rougier, Ph.
36 Boh, D.
38 Blacque, Ph.
43 Bey, Dent.

Cloître-Notre-Dame (RUE DU).
8 Bouchardat, D.

Cloître-Saint-Merri (RUE DU).
10 Defresne, D.

Cluny (RUE DE).
11 Le Noir, D.
17 Picqué, D.
Coëtlogon (RUE).
5 Labusquière, D.
Colbert (PASSAGE).
8 Pateau, Ph.
Colisée (RUE DU).
37 Ballet, D.
44 Picard, D.
Collégiale (RUE DE LA).
9 Schreiber, D.
Colonnes (RUE DES).
2 Astruc, Dent.
Commerce (RUE DU).
13 Soustrogne, Dent.
16 Malewski, Ph.
46 Tremeau, Ph.
54 Millant, Ph.
72 Barbier, Ph.
79 Marieux, D.
83 Salès, D.
89 René Mesnil, Ph.
Commines (RUE).
13 Isambert, Ph.
Compans (RUE).
14 Gérard, D.
47 Grange, D.
37 Périer (E.), D.
22 Chollet, Ph.
23 Ducat, D.
35 Albert, D.
44 Fermen, Dent.
Compiègne (RUE DE).
4 Guibert, D.
Condé (RUE DE).
15 Calvo, D.
22 Chollet, D.
22 Swift, Ph.
Condorcet (RUE).
2 Kupfer, Ph.
14 Carel, D.
21 Séta, D.
23 Hartsfeld, Dent.
53 Braconnot, O.
59 Fiaux, D.
62 Bocquillon, Ph.
64 Martin (Jules), D.
74 Violet, D.
Conservatoire (RUE DU).
8 Blaquart (Ch.), D.
13 Bloch, D.
Constantinople (RUE DE).
2 Redard, D.
10 Coignard, D.
20 Coignard, D.
23 Rezard de Wouves, D.
43 Blacher, D.
45 Mouzard, D.
Conti (QUAI).
11 Dumas, D.
Conti (IMPASSE).
2 Fraigniaud, D.
Copenhague (RUE DE).
3 Latour, D.
5 Slackler, D.
Coquillière (RUE).
25 Gigon, Ph.
31 Parenteau, D. *Clinique.*
32 Jacquart, D.
35 Natton, Ph.
Corbeau (RUE).
3 Mallet, D.
Corvetto (RUE).
2 Lionnet, D.
Cossonnerie (RUE DE LA).
8 Flach, Ph.
Courcelles (BOULEVARD DE).
8 Muleur, D.
11 Thomas, D.
15 Colin, Dent.
188 Grandchamps (de), D.
30 Chenevière, Ph.
Courcelles (RUE DE).
24 Dumont, D.
73 Guéneau de Mussy, D.
77 Jeunetiot, Ph.
86 Moricand, D.
92 Vivien, D.
Couronnes (RUE DES).
33 Melot, Ph.
36 Cahon, D.
Coutellerie (RUE DE LA).
1 Nicod, Dent.
4 Deel, D.
5 Chassaing, Ph.

Coypel (RUE).
2 Navarre, D.
Crimée (RUE DE).
178 Benou, D.
Croix-des-P.-Champs (RUE).
11 Blumenthal, D.
49 Couillé, Dent.
Croix-Nivert (RUE).
52 Maroan, Ph.
60 Vaux, Ph.
Crozatier (RUE).
6 Blot, Ph.
18 Mesny, D.
43 Lacaille, D.
77 Jobbé-Duval, D.
83 Combeaud, Ph.
Cujas (RUE).
21 Chambaud, D.
Custine (RUE).
1 Duplantier, D.
4 Poussard, Dent.
23 Fournier, Ph.
Cuvier (RUE).
12 Baillon, D.
14 Dewulf-Pontonnier, D.
57 Milne-Edwards (Alph.), D.
57 Sénéchal, D.
Dames (RUE DES).
8 Bals, Ph.
26 Niderkorn, D.
35 Trapenard, Ph.
56 Bombled, Ph.
60 Basset, O.
99 Machabey, Ph.
123 Cantrelle, Ph.
Daru (RUE).
5 Plateau, D.
Daumesnil (AVENUE).
172 Vandenabeele, D.
Daumesnil (PLACE).
12 Bautribos, D.
15 Goujon, D.
Daunou (RUE).
2 Brissaud, D. et Ph.
2 Hennart, Ph.
16 Malécot, D.
18 Cartaz, D.

Dauphine (RUE).
8 Chassevant, Ph.
16 Gorecki, D.
18 Minteguiaga (de), D.
25 Rétoré, Dent.
Daval (RUE).
6 Roussin, D.
Davy (RUE)
2 Favrel, D.
Debrousse (RUE).
4 De Serré, D.
Decamp (RUE).
52 Secrétan, Ph.
Delaborde (RUE).
6 Duquesnel, Ph.
7 Ernous, D.
42 Dice, Dent.
53 Pachaut, Ph.
Delambre (RUE).
10 Pelissart, D.
Delaroche (RUE).
4 Gicquel, Ph.
Delessert (BOULEVARD).
11 Marey, D.
Demours (RUE) (*Ternes*).
1 Pigneret, Dent.
3 Touzé, D.
Denain (BOULEVARD).
7 Durel, Ph.
9 Maurel, D.
Départ (RUE DU).
3 Thurisset, Ph.
Desbordes-Valmore (RUE).
31 Marmottan, D.
Descartes (RUE).
11 Meynard, D.
25 Lacoste, Ph.
50 Petit, Ph.
Descombes (RUE).
25 Christian, D.
Deux-Ponts (RUE DES).
11 Dreyer, Ph.
19 Malavant, Ph.
Deux-Portes (RUE DES).
1 Avezou, D.
Diderot (BOULEVARD).
1 Martin, D.
30 Godo, D.

58 Lesueur, Ph.

Dôme (RUE DU).

3 Duval, D.

Douai (RUE DE).

29 Crosnier, D.
40 *bis* Batigne, D.
49 Benoit du Martomet, D.

Doudeauville - la - Chapelle (RUE).

19 Hoffmann fils, D.
23 Galibert, Ph.
39 Louvet, D. et Ph.
68 Thil, D.

Dragon (RUE DU).

8 Mulot, D.
10 Terrier, D.
15 Bégin, D.
17 Coudert, Dent.
19 Courssérant, *Clinique.*
21 Aulagnier, D.
21 Béral, D.
30 Dunoyer, D.

Drouot (RUE).

7 Périer, D.
7 Landau, Dent.
11 Havas, Ph.
14 Goldenstein, Dent.
19 Pradel et Paquignon, Ph.
23 Gustin, D.
23 Petithuguenin, Ph.
24 Saussine, Dent.
28 Debove, D.
34 Rosenblith, D.

Duban (RUE).

14 D'Argent, D.
22 Chausit, D.
22 Née, Ph.

Dunkerque (RUE DE).

15 Picard, D.
36 *bis* Bouyer, D.
69 Denis, D.

Duphot (RUE).

2 Grignon (A.), Ph.
2 Grignon (E.), Ph.
12 Couranjou, D.
15 Tarnier, D.
18 Herbert (A.), D.
25 Weber, Dent.
26 Serrand, D.

Dupuytren (RUE).

7 Rabejac, D.

Duquesne (AVENUE).

32 Fropo, D.
38 Boulet, Ph.
45 Barbaud, D.

Duret (RUE).

31 Favre, D.

Du Sommerard (RUE).

13 Cauvet, D.
17 Henneguy, D.
25 Teissier, D.
35 Delasiauve, D.
35 Deffaux, D.

Echiquier (RUE DE L').

17 Lyon, D.
22 Béclère, D.
27 Goguel, D.
28 Barrera, D.
46 Triboulet, D.

Ecluses (RUE DES).

47 Sabatowski, D.

Ecole-de-Médecine (PLACE DE L').

Béclard, doyen de la Faculté.
Hébert, D. et Ph., à l'hôpital des Cliniques.

Ecole-de-Médecine (RUE DE L')

7 Farabeuf, D.
15 Laborde, D.

Ecoles (RUE DES).

6 Bourneville, D.
8 George, D.
23 *bis* Maygrier, D.
24 Deleschamp, D.
30 Philipon, Ph.
34 Taquet, D.
41 Urneta, D.
48 Schlemmer, D.
49 Pennès et Pelisse, Ph.

Ecouffes (RUE DES)

23 Lecouppey, Ph.

Ecuries-d'Artois (RUE DES).

5 Monod, D.
11 Ménard, D.
24 Hestrès, D.

24 Wickham (R.), D.
26 Pératé, D.

Edimbourg (RUE D').
1 Giraud-Teulon, D.

Enfer (BOULEVARD D').
2 Laboureur, Ph.

Enghien (RUE D').
6 Meunier, Ph.
22 Vogt, D.
30 Lucas-Championnière, D.
48 Graux, D.

Entrepôt (L').
34 Verdier, D.

Entrepreneurs (RUE DES).
64 Queyssac, D.

Eperon (RUE DE L').
10 Piron, O.

Erlanger (RUE D').
2 Jacquemard, D.

Estrapade (RUE DE L').
7 Lacaze-Duthiers, D.
15 Bénard (Paul), D.

Estrées (RUE D').
18 Tisné, D.

Etienne-Marcel (RUE).
8 Piquantin.
27 Chantreuil, D.
29 Barbette, D.
31 Desobry, Ph.

Etoile (PLACE DE L').
18 Eloy, D.

Eugénie (RUE) (*Saint-Mandé*).
1 Combes, D.

Exelmans (BOULEVARD).
35 Marquet, D.

Eylau (AVENUE D').
6 Michel, Ph.
25 Lesueur, D.

Eylau (PLACE D').
1 Thorel, D.
3 Malatier, D.

Faraday (RUE).
17 Guardia, D.

Favart (RUE).
8 Lostalot-Bachoué, D.
8 Petit, Ph.

Fêtes (RUE DES).
36 Burqué, O.

Feuillade (RUE DE LA).
7 Yvon, Ph.

Feuillantines (RUE DES).
5 Brissé Saint-Macary, D.
9 Briand, D.
11 Cocheteix, D.
13 Marty, Ph.

Feydau (RUE).
5 Decaudin, D.
21 Jourdan, Ph.
26 Talamon, D.

Fidélité (RUE DE LA).
7 Goizet, D.
8 Wagner, Dent.
16 Caresme, D.

Filles-du-Calvaire (BOULEVARD DES).
1 Courtin, D.
16 Anastay, Ph.
18 Enouf, Dent.

Filles-du-Calvaire (RUE DES).
6 Miquel, D.
7 Mette, D.
23 Remoneau, D.

Filles-St-Thomas (RUE DES).
5 Girondeau, D.
5 Romet, Dent.

Flandre (RUE DE).
16 Baucher, D.
25 Thomas, Ph.
40 Courtois, D.
47 Brirot, Ph.
59 Gager, D.
72 Bos, Ph.
86 Marty, D.
92 Boutelant, Ph.
92 Boutelant (L.), D.
107 Volle, Ph.
112 Pieplu, D.
118 Savornin fils, D.
118 Quirin, Ph.
150 Girand, Ph.
152 Piéplu, D.

Fléchier (RUE).
4 Tarriotte, Dent.

Fleurus (RUE DE).
16 Sappey, D.
23 Vinache, D.

37 Dareste, D.

Folie-Méricourt (RUE).
24 Renard, Ph.
55 Servant, Ph.

Flocon (RUE).
16 Gros, Ph.

Fondary (RUE).
37 Fouques, D.
54 Tavenaux, D.
56 Fillastre, D.

Fontaine-au-Roi (RUE).
59 Richet, D.

Fontaine-St-Georges (RUE).
1 Lebeault, Ph.
16 Deck, Dent.
22 Dubois, D.
30 Jullien, D.
42 Tillot, D.

Fontis (RUE DES) (*Auteuil*).
15 Blanche, D.

Fortin (RUE NEUVE).
7 Bourjeaud, O.

Fossés-du-Temple (RUE DES).
4 Escoffier, D.

Fossés-St-Jacques (RUE DES).
20 Clin, D. et Ph.
20 Grison, Ph.
20 Olivier, D.
24 Hochet, D.
26 Vincenot, O.

Fossés-St-Marcel (RUE DES).
14 Ridard, Dent.

Four (RUE DU).
17 Boyer, Dent.
23 Chevalier, Ph.
31 Montagu, Ph.
36 Vignolo, D.
57 Bernier de Bournonville, D.
50 Warmont, D.

Foy (RUE DU GÉNÉRAL).
14 Lécorché, D.
17 Panas, D.

François Ier (RUE).
3 Lannelongue, D.
62 Ramond, D.

François-Miron (RUE).
82 Lecordonnier, Ph.

Francs-Bourgeois (RUE DES).
11 Bufflère, Ph.
26 Fournaise, D.
41 Millet, Ph.
43 Haillot, D.
43 Coutela, Ph.
43 Rozembert, Dent.
54 Chanteaud, Ph.

Franklin (RUE).
22 Pascal, D.
41 Jam de Velluire, D.

Frémicourt (RUE).
43 Thomerel, Ph.

Friedland (AVENUE).
37 Jeanson, Ph.

Fromentin (RUE).
10 Evariste (Michel), D.
14 Baraduc, D.

Gaillon (RUE).
16 Sonnerat, Ph.
25 Guillon, D.
25 Picard (Eug.), Dent.

Gaîté (RUE DE LA).
10 Floquet, D.
16 Coquille, Ph.

Galande (RUE).
38 Vatou, Ph.

Galilée (RUE).
10 Chouppe, D.
56 Bastard, D.

Gare (BOULEVARD DE LA).
129 Planteau, D.
139 Vincent, Ph.
139 Le Pontonnier, O.

Gare (QUAI DE LA).
131 Du Boüays, Ph.

Gare (RUE DE LA).
4 Bureaux, D.

Gauthey (RUE).
29 Bélin, D.

Gay-Lussac (RUE).
5 Barrault, D.
5 Potiquet, D.
19 Schwartz, D.
25 Hermand, D.
26 Coulier, D.
29 Prevost, D.
30 Delisle, D.

38 Bruslé, Dent.
38 Bardin, Ph.
46 Gauvin, D.
52 Berton, D.
66 Artigues, D.

Général-Foy (RUE DU).

16 Trumet de Fontarce, D.
14 Lecorché, D.
17 Panas, D.
34 Willemin, D.
39 Tartenson, D.
41 Clarke, Dent.

Geoffroy-Marie (RUE).

3 Himely, D.
16 Lelièvre, D.

Geoffroy-St-Hilaire (RUE).

12 Landry, D.
37 Martinet, Ph.

Gérando (RUE).

9 Destouches, Ph.

Gerbert (RUE).

7 Ancelin, D.

Gesvres (QUAI DE).

8 Secretain, O.

Git-le-Cœur (RUE).

11 Gazeau, D. (*clinique*).

Glacière (RUE DE LA).

130 Raffegeau, D.
86 Rives, Ph.

Gobelins (AVENUE DES).

11 Raffray, Ph.
25 Chatelain, D.
27 Leveillé, Ph.
33 Luce, D.
60 Bricon, *D*.
61 Rochette, D. et Ph.
67 Ollier, D.
76 Rives (E.), D.

Godot-de-Mauroy (RUE).

3 Giraud, Dent.
7 Rigodin, D.
9 Crauk, D.
24 Lordereau, D.
28 Joffroy, D.
33 Veyssière, D.
34 Camus, D.

Gomboust (RUE).

7 Vuacheux, Dent.

Goutte-d'Or (RUE DE LA).

34 Descoster, Ph.
63 Gros, D.

Grammont (RUE DE).

14 Lemaire, Ph.
20 Angerville, D.
28 Hertgoz, Ph.

Grande-Armée (AVENUE DE LA).

6 et 8 Hayès, Ph.
13 Pillon, D.
26 Cruveilhier, D.
50 *bis* Maugin, D.
63 Cavillier, Ph.

Grande-Truanderie (RUE DE LA)

20 Geoffrion, Ph.

Grand-Prieuré (RUE DU).

13 Lougnon, Ph.
27 Salasc, D.

Grands-Augustins (RUE DES).

15 Martin (Alf.), D. (*clinique*).
15 Menière (d'Angers). *Cliniq.*
15 Moreau Wolf. *Clinique.*
18 Poirson, O.
20 Menière (E.), D. (*clinique*).

Grange-aux-Belles (RUE).

7, Riethe, Ph.

Grange-Batelière (RUE DE LA).

6 Barbeu-Dubourg, D.
18 *Union médicale* (Richelot, réd. en chef).

Gravilliers (RUE DES).

29 Vorin, Ph.

Greffulhe (RUE DE).

6 Arthuis, D.
8 Raymond, D.

Grégoire-de-Tours (RUE).

8 Tavignot, D.

Grenelle (BOULEVARD DE).

67 Makarow, D.

Grenelle (RUE DE).

9 Gage-Lebas, D. et Ph.
20 Luys, D.
33 Valcourt (de), D.
39 Legrand, D.
39 Martin-Lauzer, D.
39 Passant, D.
42 Barion, Ph.
53 Decaisne, D.

54 Jousset, D.
58 Javal, D.
73 Gavarret, D.
102 Hersent, D.
166 Loiseau (G.), D.
172 Sarret, D.

Greneta (RUE).

4 Lebel (Ch.-André), D.
7 Glaise, Dent.
55 Grabscheid, D.
73 Barbier, Dent.

Grenier-Saint-Lazare (RUE)

34 Boué, Ph.

Grétry (RUE).

2 Mauriac, D.

Groult-d'Arcy (RUE).

98 Garnier, D.

Guéménée (IMPASSE).

8 Bérard, D.

Guénégaud (RUE).

13 Fauvel, D. *Clinique.*
15 Le Coin, D.
17 Durand-Fardel, D.

Guichard (RUE).

2 Grangé, D.

Guilhem (RUE).

28 Maür, Ph.

Guillaume-Tell (RUE).

17 Appay, D.

Guy-de-la-Brosse (RUE).

6 Thomas, D.
9 Bert, D.
13 Dubreuil, O.

Halévy (RUE).

4 Gillet de Grandmont, D.
12 d'Heilly, D.

Hallé (RUE).

20 Lévy, dit Franckel, D.

Halles (RUE DES).

2 Inglessi, D.
5 Pechenet, O.
5 Pechenet fils, D.
7 Bouzigues, Ph.
7 Paris, O.
13 Lanessan (de), D.
13 Tourreil, D.
20 Moutier, D.
22 Verchère, D. et Ph.
22 Verchère fils, D.

Hambourg (RUE DE).

17 Félizet, D.
18 Boutin, D.
20 Peter, D.

Hanovre (RUE DE).

4 Tripier, D.

Harpe (RUE DE LA).

1 Chatillon, D.

Haussmann (BOULEVARD).

17 Lecaudey, O.
17 Kirn, Ph.
25 Lutaud, D.
33 Anger (Benjamin), D.
33 Shelley, Dent.
34 Cabanès, Ph.
36 Rol, D.
39 Terrillon, D.
39 Bogue, Dent.
39 Davenport, Dent.
39 Cook, Dent.
39 Moffat, Dent.
40 Cadet de Gassicourt, D.
40 Grassi, D.
40 Richard, D.
41 Mariani, Ph.
43 Bouilly, D.
47 Viau.
48 Lombard, Dent.
62 Jaccoud, D.
72 Godon, Dent.
73 Gouguenheim, D.
73 Meyer, D.
76 Hirtz (E.), D.
87 Combe, D.
91 Matice, D.
99 Cyon (de), D.
103 Galezowski, D.
103 Dujardin, Ph.
116 Lingrand, Ph.
117 Labbé, D.
130 Arronsohn, D.
130 Pachaut, Ph.
136 Moutard-Martin, D.
151 Angulo-Heredia, D.
153 Fiaux, D.
177 Virotte-Ducharme, Ph.
179 Nicholson, Dent.

Hautefeuille (RUE).
4 Paillet, D.
9 Lapasset, D.
Hauteville (CITÉ D')
10 Greletty, D.
Hauteville (RUE D')
3 Mareau, D.
4 Lévy (Emm.), D.
7 Mutin, Ph.
11 Ameuille, D.
18 Devailly, D.
20 Schloss, D.
22 Chabert, D.
30 Riégé, D.
31 Thomas, Ph.
36 Boivin, D.
52 Chenet, D.
52 Lemarchand, D.
53 Le Blond, D.
65 Coizeau, D.
66 Nepveu, D.
67 Bacchi, D.
84 Collineau, D.
94 Guieysse, D.
94 Klein, D.
Havre (PLACE DU).
16 Labbé, Dent.
Havre (RUE DU).
1 Fortina, D.
1 Rogers, de l'Illinois, Ph.
7 Danjoy, D.
7 Mahon, D.
11 Béclu, D.
12 Bidot, Ph.
Haxo (RUE).
127 Butel, D.
Henri IV (BOULEVARD).
27 Tercinet, Ph.
33 Lasniée, D.
46 Bilhaut, D.
Henri IV (QUAI).
8 Watremez, D.
Hérold (RUE).
16 Descoust, D.
Hippolyte-Lebas (RUE).
3 Paquet, D.
Hôpital (BOULEVARD DE L').
119 Mac-Auliffe, Ph.

Huchette (RUE DE LA).
16 Mallet, Ph.
Iéna (AVENUE D')
66 Beylard, D.
72 Bovet, D.
Industrie (PASSAGE DE L').
20 Chaigneau, D.
Invalides (BOULEVARD DES).
15 Estienne, D.
34 Dupuy, Ph.
Invalides (HOTEL DES).
Mary-Durand, D.
Vincent, D.
Isly (RUE DE L').
4 Boudet, D.
9 Brault, D.
10 Boisseau du Rocher, D.
Italie (AVENUE D').
6 Auby, Ph.
48 Thomas, Ph.
61 Bru, Ph.
74 Vollant, D.
89 Franco, D.
89 Franck, Ph.
128 Darly, Ph.
162 Joseph, D.
168 Boulland, D.
Italiens (BOULEVARD DES).
10 Pillette, Dent.
12 Guglielmi, Dent.
25 Luis, Dent.
26 Portalier, D.
26 Roussel, D.
28 Arrigi y Ponce, Dent.
28 Love, D.
29 Preterre, Dent.
Jacob (RUE)
3 Desprès, D.
3 Sokolowski, Ph.
12 Meyer (E.), D. *Clinique.*
12 Sichel, D. *Clinique.*
14 Dejerine, D.
19 Torchon (Maison) Ph.
20 Duval, D.
21 Hamon de Fresnoy, D.
23 Pautry, D.
41 Venet, D.
46 Soyre (de), D.

47 Méhu, D. et Ph.
48 Fagner, Ph.

Jacquart (RUE).

3 Humbert, D.

Jacquemont (RUE).

4 Thiaut, D.

Jadin (RUE).

3 *bis* Korab-Bojemski (de), D.

Jean-Goujon (RUE).

11 *bis* Guérin (Alph.), D.

Jean-Jacques-Rousseau (RUE)

1 Guénot (Mme), D.
13 Vautier, Dent.
13 Vautier fils, Dent.
19 Bonvallet, D.
19 Ducrocq, Ph.
42 Bonnet, Ph.
62 Richard, D.

Jean-Lantier (RUE).

2 Rambaud, D.
4 Latteux-d'Espagne, D.

Jeanne-Darc (RUE).

62 Lecomte, Ph.

Jean-Tison (RUE).

1 Lamouroux, Ph.

Jessaint (RUE).

24 Thévenot, Ph.

Jeu-de-Boule (PASSAGE DU).

1 Rozé, D.

Jeuneurs (RUE DES).

14 Martin, Ph.

Joinville (RUE DE).

40 Goix, D.

Joubert (RUE).

21 Blum, D.
28 Masson, D.
35 François, D.
37 Briau, D.
43 Desmarres, D.

Jouffroy (RUE).

1 Laurent, Ph.
5 Laboureur, Ph.
5 Raoul Albert, Dent.
12 Rafael, Dent.
27 Chabault, Ph.
34 Collache, D.
39 Gariel, D.
46 Poitou-Duplessy, D.
55 *bis* Ducor, D.
68 *bis* Ducor, D.
75 Demazière, Ph.

Jour (RUE DU).

19 Apostoli, D. *Clinique*.

Jouy (RUE DE).

1 Nicot, Ph.
7 Genevoix et Cie, Ph.
12 Bourre, Ph.

Juge (RUE).

15 Charlopin, D.

Julien-Lacroix (RUE).

5 Balland, D.
103 Bayle, D.

Jussienne (RUE DE LA).

21 Bertin, Dent.

Jussieu (RUE DE).

37 Foissy, D.
37 Foissy fils, O.
45 Avisard, Ph.

Keller (RUE).

19 Dambax, D.
20 Baudin, Ph.
38 Gibert, D.
38 Mayaud, Ph.

Kléber (AVENUE).

10 Larabrie (de) D.
29 Cartaya, D.
44 Chapman, D.
72 Astier, Ph.
72 Respaut, D.
77 Laurand, D.
91 Kauffmann, Ph.
106 Bouyssous, Ph.

La Boétie (RUE DE).

7 Cosson, D.
13 Hutinel, D.
28 Fernet, D.
30 Leroy, D.
57 Fiaux, D.
58 Delens, D.
58 Labbé, D.
58 Landry, D.
69 Fondeville, Dent.
69 Midy, Ph.
90 Valmont, D.
122 Chiray, D.

Labruyère (RUE).
8 Jobert de Marcigny, D.
16 Polichronie, D.
34 Grez, Ph.
43 Moricand, D.
49 Danlos, D.

Lacépède (RUE).
7 Galet, D.

La Charbonnière (RUE DE).
7 Jeangrand, Ph.

Lacharrière (RUE).
2 Feindel, Dent.
17 Cornilleau, D.

La Condamine (RUE).
18 Girou. de Buzareingues, D.
51 Ungerer, Ph.

Lafayette (RUE).
8 Duffos, Ph.
11 Gillette, D.
13 Bravais (Raoul), Ph.
36 Gosset, D.
39 Prevot, Dent.
45 Duchesne, Dent.
47 Lebrun, Ph.
48 Colvis, D.
53 Clément, D.
54 Broquère, D.
58 Loviot, D.
77 Oberlin, D.
79 Vio-Bonato, D.
83 Mathieu, D.
83 Duprey, Dent.
83 Duprey fils, Dent.
83 *bis* Marchand, D.
87 Chaumel du Planchat, Ph.
94 Gromolard, D.
95 Hureau de Villeneuve, D.
96 Plancher, Ph.
108 Manche, Ph.
113 Sampolo, D.
114 Monod, D.
115 Gillebert d'Hercourt, D.
132 Buzot, D.
144 Wiet, D.
146 Kueneman, Ph.
150 Hulot, D.
151 Fonson, D.
151 Valluet, Ph.
166 Hoffmann, O.
194 Arnaud, D.
208 Portafax, D.
213 Costa, D.
219 Goubert, D.
227 Boureau, Ph.
230 Bassot, Dent.

Laffitte (RUE).
3 Fay, Dent.
3 Davaine, D.
3 Putzuriano, D.
13 Delsart, O.
15 Jarjavay, D.
18 Herschel, D.
18 Peyrot, D.
18 Verdier, Dent.
27 Dowmont, Dent.
34 Vautherin, Ph.
39 Chonnow, D.
51 Baratoux, D.
55 Boivin, Dent.

La Glacière (RUE DE).
130 Raffegeau, D.

La Harpe (RUE DE).
1 Chatillon, D.

Lallier (RUE).
1 Soury, Dent.
8 Neboux, D.

Lamartine (RUE DE).
5 Poussard, O.
20 Richard-Chauvin, Dent.
54 Pascal, Dent.
60 Calvo, D. *Dispensaire.*

Lamotte-Piquet (AVENUE).
23 *bis* Leitsner, Ph.
29 Vollant, Ph.

Lancry (RUE DE).
5 Gelez, D.
14 Touraud, Ph.
17 Grange, D.

Larochefoucauld (RUE DE).
28 Leduc, D.
41 Mignon, D.
43 Comby, D.
45 Adam, D.

Las Cases (RUE DE).
1 Bove, Ph.

Latour-Maubourg (BOULEV.).
16 Vérité, D.
18 Bertrand, D.
23 Selle, D.
25 Barré-Gallois, Ph.
45 Ollivier, D. et Ph.
50 Bédié, D.

Latran (RUE DE).
2 Pennès, Ph.

Laugier (RUE).
84 Durand, D. et Ph.

Laumière (AVENUE).
37 Royer, D.

Lauriston (RUE DE).
10 Thermes, D.
80 Raoult, D.
116 Saint-Martin, D.

Laval (RUE DE).
1 Legrand, Ph.
26 Bertillon, D.

Lavoisier (RUE).
1 Bouvyer, D.
4 Barlemont, D.

Lebon (RUE).
5 Buts, Ph.

Lechapelais (RUE).
12 Salomon, O.

Lécluse (RUE).
8 Sarazin, O.

Lecourbe (RUE).
5 Ducarre, Ph.
31 Coupillion, Ph.
73 Leboucq, D.
89 Mayer, Ph.
93 Mayer, O.
112 Viseur, Ph.
133 Romand, D. et Ph.

Ledru-Rollin (AVENUE).
32 Jourjon, D.
51 Bonnefoy, D.

Legendre (RUE).
5 Dally, D.
29 Grandvaux, D.
44 Bon, Ph.
70 Vassy, Ph.
94 Ellison, Dent.
146 Nèble, D.
165 Nujador, Dent.

Lemercier (RUE).
2 Cornier, Ph.
10 Houel, Dent.
15 Paulmier, D.
85 Szwykowski, D.
87 Masson, Dent.
93 Leroy, Dent.

Le Peletier (RUE).
7 Scheving, D.
9 Davaine, D.
9 Gras, Ph.
9 Desbrières-Gagnière, Ph.
19 Mandement, Dent.
42 Ordenstein.

Lepic (RUE).
5 Vandeville, Ph.
10 Gigieux, Dent.
11 Arrault, Ph.
16 Hermet, D.
16 Beauregard, O.
20 Payraud, D.
24 Acquérin, Ph.
25 Willette, D.
36 Magne, Dent.

Lesueur (RUE).
18 Oldendorff, D.

Letellier (RUE).
16 Pellieux, D.
23 Mignot-Danton, D.

Levert-Belleville (RUE).
23 Miguet, D.
19 Miguet fils, D.

Lévis (RUE).
9 Fontoynont, Ph.
87 Blacher, D. *Dispensaire.*
87 Fleutiaux, Ph.

Lhomond (RUE).
2 Claverie, D.

Lille (RUE DE).
1 Lévi, D.
1 Depelchin, D.
1 Guéniot, D.
4 Lebaron, D.
21 Auvard, D.
30 Bader, D.
44 Lereboullet, D.
46 Barth, D.
52 Moutard-Martin, D.

57 Brochard-Rigaud, D.
91 Dechambre, D.
91 Larrey (baron), D.

Lingerie (RUE DE LA).
15 Deffès, Ph.

Linné (RUE),
3 Fibich, D.
18 Echassoux, Ph.
20 Philippeaux, D.

Lions-St-Paul (RUE DES).
2 Allié, Ph.
2 Laroze, Ph.

Lisbonne (RUE DE).
17 Veil, D.
41 Wertheim, D.
58 Ancona (d'), D.

Littré (RUE).
7 Reber, D.
16 Tranchant, D.
20 Sursin, O.

Logelbach (RUE DE).
3 Rojas, D.
7 d'Ornellas, D.

Lombards (RUE DES).
2 et 4, Mattel et Nicod, Ph.
8 Joubert, Ph.
12 Mignet, Ph.
14 Monthus, Ph.
24 Figarol, Ph.
26 Didelot-Trouillet, Ph.
28 Jeanmaire, Ph.
29 Fourquet, Ph.
44 Houyvet, Ph.
50, 52 et 54 Barbier, Ph.

Londres (RUE DE).
11 Chipier, D.
13 Perrussel, D.
15 Bain, Ph.
30 Fagart, D.
42 Berthelot, D.
44 Thévenot, D.
50 Le Roy d'Etiolles, D.
56 Bottentuit, D.
60 Duguet, D.

Louis-le-Grand (RUE).
5 Descroizilles, D.
7 Moreau-Marmont, D.
10 Hottenier, D.
11 Fournié, D.
30 Moulin, Ph.

Lourcine (RUE DE)
Morin, Ph., à l'Hôp.

Lourmel (RUE DE)
19 Bœuf, Ph.
32 Demeurat, D. et Ph.

Louvois (RUE).
2 Bazire, Dent.
8 Pénoyée fils, D.

Louvois (PLACE).
2 Saint-Hilaire, Dent.

Louvre (QUAI DU)
16 Moloy, D.
18 Regnart, Dent.
22 Kuenzi, Dent.

Louvre (RUE DU)
3. Letulle, D.

Lübeck (RUE DE)
40. Hamy, D.

Lyon (RUE DE)
1 Goin, D.
35 Burill (Yves), Ph.
43 Barnouin, Ph.

Lyonnais (RUE DES).
4 Latour, Ph.

Mac-Mahon (AVENUE).
14 Bertholle, D.
14 Giraud, Ph.

Madame (RUE).
1 Verliac, D.
10 Straus, D.
23 Dauchez, D.
34 Decaisne, D.

Madeleine (BOULEVARD DE LA).
15 Roger, D.
17 Reliquet, D.
17 Rotureau, D.

Madeleine (PLACE DE LA).
3 Pierret, Dent.
7 Oninus, D.
8 Virenque, Ph.
10 Goldenstein, Dent.
13 Foissac, D.
22 Fournier (G.), L. et Ph.

Madrid (RUE DE).
12 Piéchaud, D.
21 Guyot, D.

21 Raveau, D.
22 Martin (Alf.), D.
25 Boyer, D.

Magenta (BOULEVARD DE).

1 Suhrer, O.
5 Baudin, D.
5 Buchlé, O.
19 Chiron, Ph.
21 Carrié, D.
21 Ozenne, D.
24 Lefebvre, D.
26 Seiler, D.
28 Lefebvre (G.), D.
32 Piéplu, D.
46 Dromard, D.
48 Pillenet, D.
59 Gasselin, D.
62 Pomme de Mirimonde, Dent.
63 Jaunet, Ph.
66 Courot, D.
75 Faurie, O.
79 Grammaire, D.
83 Roeser, D.
84 Passemard, Ph.
87 Gillebert-d'Hercourt, D.
95 Delaunay, D.
105 Gougelet, D.
126 Tripet, D.
132 Chevandier, D.
132 Emery, Ph.
137 Cadiz, D.
139 Legras, Ph.
147 Le Payen, Dent.
151 Vacher, D.
157 Deschamps, D.
157 Royer, Dent.
168 Courtillier.

Mail (RUE DU).

14 Villaret, D.

Mailly (RUE DE).

2 Tennesson. D.

Maine (AVENUE DU).

12 Letorsay, D.
43 Benoit, Ph.
43 Roubaud, D.
43 Faivre, Dent.
63 Soyrac, Ph.
178 Lallement, Ph.
204 Chevassu (M.-P.), D.

Malakoff (AVENUE DE).

46 Martin (Lucien), D.

Malaquais (QUAI).

3 Liouville, D.

Malesherbes (BOULEVARD)

5 Hardy, D.
9 Proust, D.
10 Johnston, D.
10 Ribémont-Dessaignes, D.
11 Loud, Dent.
17 Mac-Carthy, D.
19 Lèroux, D.
19 Pinard, Ph.
20 Lacombe, D.
21 *bis* Macaulay, Dent.
21 *bis* Stevens, Dent.
30 Hermet, D.
36 Guelpa, Ph.
37 Leclerc, D.
37 Nicaise, L.
45 Hallopeau, D.
52 Mervy, D.
58 Giraudeau.
61 Pharmacie St-Augustin.
70 Rebé, Ph.
83 Cousin, D.
87 Kügler, D.
87 Levrey, Ph.
92 Chevalet, D.
96 Thomas-Caraman, D.
110 Limbo, D.
132 Astier, D.
136 Leguey, D.
147 Guyot (Théop.), D.
155 Le Dien, D.
168 Noël, D.
192 Gillet, D.
10 Jouslain, D.

Malesherbes (CITÉ).

11 Duval (Mathias), D.

Malesherbes (PLACE).

24 Nérat, D.

Malher (RUE).

4 Girardin, Ph.
6 Richard-Maisonneuve, D.
12 Geoffroy, D.

Malleville (RUE).
2 Benoit (Mlle), D.
Mandar (RUE).
8 Dehanot, Ph.
Mansart (RUE).
1 Goblet, Ph.
Marais (RUE DES).
50 Gandil, D.
70 Bonnet, Ph.
Marcadet (RUE).
26 Van Ballenberghe, Ph.
Marceau (AVENUE).
28 Jouslain, D.
37 Logeais, Ph.
40 Jirou, D.
44 Bordier, D.
48 Cheurlot, D.
51 Lacroze, D.
55 Lemarchand, Ph.
63 Michel, D.
Marché-d'Aguesseau (R. DU).
16 Sudry, D.
Marché-Neuf (QUAI DU).
6 Jacquemard, D.
6 Mallet, D.
Marché-St-Honoré (RUE DU).
5 Thibierge, D.
5 Dunand, Ph.
7 Adde, Ph.
Mare (RUE DE LA).
3 Bauchet, D.
Marengo (RUE DE).
6 Dubrisay, D.
6 Bretonneau, Ph.
Marie-Antoinette (RUE).
10 *bis* Vizerie, O.
Marignan (RUE DE).
14 Cros (Ant.), D.
19 Stapfer, D.
27 Le Révérend, Ph.
Maroc (RUE DE).
1 Charvot, D.
Maronniers (RUE DES).
20 Ledoux-Lebard, D.
Marseille (RUE DE).
2 Peltier, D.
11 Suberbie, D.
Martel (rue).
8 Brulfert, D.
8 *bis* Servaux, D. et Ph.)
11 Fissiaux, D.
Martyrs (RUE DES).
8 Le Bayle, Ph.
10 Marié, D.
23 Puistienne, D.
24 Greffier, D.
36 Pinard, Ph.
41 Raoux, D.
59 Delarue, D.
74 Doucet, D.
90 Leker, Ph.
93 Costantin, Ph.
Mathurins (RUE DES).
13 *bis* Gaume, D.
19 Pillas, D.
19 Alexandre, Ph.
37 Besnier (Ernest), D.
51 Jean, D.
62 Pietkjewicz, D.
59 Champouillon, D.
64 Roussel, D.
Matignon (RUE)
28 Faure-Miller (John), D.
Maubert (PLACE).
5 Grand, Ph.
23 Descayrac, Ph,
Maubeuge (RUE DE).
7 Guerrier, D.
11 Rey, Dent.
12 Guénot, Ph,
15 Andrieux, Ph.
16 Roulin, D.
17 Ozenne, D.
24 Fiquet, D.
38 Cochat, Dent.
31 Hennequin, D.
31 Girard, Ph.
44 Huchard (Ferd.) , D.
86 Houdas, Ph.
Mayet (RUE).
11 Champenois, D.
14 Robinet, D.
27 Loupie, D.
Mayran (RUE).
10 Hachet, Dent.

Mazagran (RUE).
3 Maire, D.
5 Poignet, D.
9 Boureau, D.
10 Boille, D.
14 Henry, Ph.
15 Chenet, D.
Mazarine (RUE).
3 Berthelot, D.
9 Brissaud (E.), D.
60 Martignac, Ph.
Meaux (RUE DE).
13 Chevalier, Ph.
24 Tanguy, D. et Ph.
15 Ruelle, D.
44 *bis* Chauvet, Ph.
Médéah (RUE DE).
17 Genevoix, Ph.
Médicis (RUE DE).
5 Pouchet, D.
11 Fauvelle, D.
Meissonnier (RUE).
8 Jouly, D.
Ménessier (RUE).
7 Bigot, D.
Ménilmontant (BOULEVARD).
125 Guillaume, D. et Ph.
Ménilmontant (RUE).
16 Tailhardat, D.
18 Guérin, Ph.
43 Valotte, Dent.
5 Germain, Ph.
50 Cueva (de la), D.
56 Pilon, D.
83 Duchapt, Ph.
Meslay (RUE).
4 Gallois, Ph.
10 Ehrhardt, D.
25 Petit, D.
35 Cramoisy, D.
46 Debierre, D.
46 Legros, D.
Messine (AVENUE DE).
6 Breuillard, D.
26 Blot (H.), D.
30 Sanné, D.
Metz (RUE DE).
14 Jacob, O.

Meyerbeer (RUE).
3 Miot (C.), D.
1 Didsbury (Henry), Dent.
3 Didsbury, D.
Mézières (RUE DE).
8 Courmont.
Michel-Ange (RUE).
3 Roy, Ph.
8 Delmont, D.
11 Billod, D.
17 Porte, D.
27 Salathé fils, D.
Michodière (RUE DE LA).
4 Vœlker, D.
20 Lang, Dent.
Milton (RUE).
4 Duclos, Dent.
Mirebel (RUE DE).
4 Paulier (A.), D.
Miromesnil (RUE).
8 Viguès, D.
11 Périer, D.
19 Pierreson, D.
19 Legendre, D.
23 Campion, D.
29 Laroche, Ph.
36 Billon, D.
38 Erambert, D.
49 Faucher, D.
58 Stevenin, Ph.
63 Beni-Barde, D.
63 Materne, D.
64 Castex, D.
66 Charpentier, D.
74 Doléris, D.
79 Hardy, D.
80 Menier, Dent.
88 Oyon, D.
96 Desplats, D.
98 Le Juge de Segrais, D.
Mogador (RUE).
3 Bonnafont, D.
5 Duboys de Lavigerie, D,
5 Dusaussay, D.
8 Hermel, D.
Moines (RUE DES).
17 Robert, D.
18 Drouadaine, D.

26 Pernette, Ph.
46 Chevassus, D.

Molière (RUE).
5 Apostoli, D.
8 Leclert, Ph.

Molitor (VILLA).
7 Sée (Lazare), D.

Mollien (RUE).
Fournier, D.
Potiquet, D.

Monceau (RUE DE).
7 Denisart, D.
0 Rousseau, D.

Moncey (RUE).
16 Visinier, D.
17 Moizard (Paul), D.
18 Marcet, D.

Monge (PLACE).
3 Benard, D.

Monge (RUE).
5 Poirier, D.
8 Cointre, D.
9 Blanchard, D.
9 Testu, D.
11 Petit, D.
16 Lelorain, D.
17 Leloir, D.
19 Renault, D.
19 Vrain, D.
21 Morvan, D.
29 *bis* Sambucq, D.
30 Gallepie, Ph.
31 Tison, D.
38 Joyeux, D.
65 Decaye, D.
65 Delarbre, Ph.
74 Rouault, Ph.
85 Cassiau, Dent.
86 Bougier, D.
111 Lafont, D.
118 Paulier, D.
119 Renault, D.

Monnaie (RUE DE LA).
14 Busquet, Dent.
23 Besse, Ph.
25 Regnault-Perrier, D.

Monsieur-le-Prince (RUE).
14 Pajot, D.
24 Dehenne, D. (*Clinique*).
42 Racle, D.
60 Forget, D.
61 Aubry, D.

Monsigny (RUE).
7 Gallard, D.
17 Duprat, D.

Montagne-Sainte-Geneviève (RUE DE LA).
3 Monthus, D.
9 Garran de Balzan, D.

Montaigne (AVENUE).
8 Labadie-Lagrave, D.
48 Bricemoret, Ph.
51 Lanoix, D.
55 Goyard, D,
85 Sée, D.
85 De Ranse, D.

Montaigne (RUE).
11 *bis* Dal Piaz, D.
15 Clémenceau, D.
17 Le Petit, D.
22 Semery (de), Ph.

Montenotte (RUE).
32 Besnard, D.

Montesquieu (RUE).
5 Signeux, Ph. Dans le pass.
9 Colson, D.

Montholon (RUE).
28 Gay, Ph.
34 Naret, D.

Montmartre (BOULEVARD).
2 Warde, Dent.
11 Levadour, Dent.
16 Bonnière, D.
16 Garnier (Paul), D.
16 Roe, D.

Montmartre (FAUBOURG).
6 Sentubery, Ph.
7 Vilain, D.
10 Bruel, Ph.
13 Brémont (J.-J.-L.), D.
21 Bertrand, D.
21 Chevrier, Ph.
32 Cazin, Ph.
41 Morize, Dent.
45 Bougon, D.
50 Lebrun, Ph.

54 Piberet, D.
70 Delpeyrou, Ph.

Montmartre (RUE).
34 Barbe, Dent.
64 Frébault, Dent.
72 Julliard, Ph.
100 Boisson, Ph.
103 Chauvin, Ph.
103 Sabourin, D.
144 Arnaud, Ph.
148 Delacour, Dent.
149 Ratel, D.
151 Pousson, Ph.
155 Regnault, O.
164 Duivepart, Dent.
169 Poirier, Dent.

Montorgueil (RUE).
19 Roux, O.
19 Missol, Ph.
51 Gobillard, Ph.
67 Dupré, D.
67 Quillard, Ph.
86 Levêque, Dent.

Montparnasse (BOULEVARD).
38 Deglos, Ph.
40 Laisné, D.
46 Dubuisson, D.
84 Lhotte, Ph.
105 Villemin, D.
123 Grimaux, D.
135 *bis* Boullier, Ph.
153 Talon, Ph.
154 Dubois, D.

Montparnasse (RUE).
44 Loewenhard, D.

Montreuil (RUE DE).
52 Chaule, O.
69 Jaume, D.
135 Coste, Ph.

Montsouris (AVENUE DE).
12 Macqret, D.

Mont-Thabor (RUE DU).
4 Valcourt (de), D.
12 Debrand, D.
15 Labbé, D.
26 Bayle, D. de Philadelphie, embaumeur.

Montyon (RUE DE).
11 Puy-le-Blanc, D.
13 Lelu, G.

Moscou (RUE DE).
23 Etchebarne, D.
33 Gendrin, D.
44 Naquet, D.

Mouffetard (RUE).
82 Delanef.
92 Violet, Ph.
94 Pebayle, D.
133 Daumont, Dent.
137 Lamy, Ph.
143 Lavoye, D. et Ph.
145 Cabanne-Tellé, Ph.
145 Martin, D.

Mouton-Duvernet (RUE).
1 Coumetton, D.
7 Naudin, Ph.
16 Coumetton, D.
18 Lecoq, D.
20 Bayle, Ph.
22 Vincent, D.

Mozart (RUE).
56 Coudray, D.

Muette (CHAUSSÉE DE LA).
4 Thuillier, D.
14 Rafinesque, D.

Muguet (RUE DU).
15 Villequier, O.

Murillo (RUE).
6 Rigal, D.

Myrrha (RUE).
7 Courragé, O.
21 Arnault, Ph.
29 Puica, D.
39 Bouillier, Ph.

Naples (RUE DE).
13 Robert, D.
31 Smester, D.
39 Conil, D.

Nation (PLACE DE LA).
1 Magne, Dent.
1 Perrin, Ph.
3 Jalabert, D.
13 Braunberger, D.

Nationale (RUE).
61 Lecomte, Ph.

Nativité (RUE DE LA).
31 Louis, D.
Nativité (PLACE DE LA)
3 Morisson, D.
Navarin (RUE DE).
20 Raymond, D.
26 Couzon, D.
31 Roger, Dent.
Navarre (RUE DE).
113 Gervais (H.), D.
Neuilly (VEE DE).
38 *bis* Pannevel, D.
44 Variot, D,
48 Monin, Ph.
56 Dally, N.
62 Catuffe, 2.
65 Thuvien, D.
77 Denisart, D.
83 Vigier, D.
92 Ferrand, D.
109 Thuvien, D.
117 Guillot, Ph.
119 Lafage, D.
128 Blot, D.
135 Legrand, D.
150 Lantier, D.
150 Schwartz, Dent.
152 Putel fils, D.
153 Barnouvin, Ph.
156 Bouchet, Dent.
158 Reeb, Ph.
162 Peyrot, Ph.
167 Navlet, Ph.
179 Bassère, D.
183 Ligerot, D.
197 Suchet, D.
Newton (RUE).
7 Figuier, D.
Nicolo (RUE).
28 Merle, D.
Nollet (RUE).
1 Sommé, Ph.
8 Rubé, D.
26 Burel, C.
56 Arnaud, D.
61 Martinelli, O.
64 Van Gelder, D.
71 Murray, D.
73 François, Ph.
99 Prévost, Ph.
106 Brame, D.
Nonnains-d'Hyères (RUE DES).
37 Nicot, Ph.
Notre-Dame-de-Lorette (RUE).
7 Soulier, Ph.
8 Martinot, Dent.
9 Magnin, D.
12 Vigot, O.
18 Lhéritier, D.
18 Miramont (de), D.
19 Cramer, Dent.
36 Fricher, D.
38 Rebien, Ph.
39 Chaillou, D.
41 Talbot, Dent.
44 Buret, D.
45 Gornard-Chantreau, D.
47 Liébaut, D.
51 Cazalis, D.
53 Diéder, D.
54 Coizeau, D.
58 Lethière, O.
Notre-Dame-de-Nazareth (RUE).
7 Azambuja (d'), D.
10 Guérard, D.
10 Wuillamier, D.
12 Boyer (Paul), D.
30 Perrée (Mme), D. *Clinique.*
38 Lafont, Ph.
56 Finance (de), D.
Notre-D.-des-Champs (RUE).
5 Zurniden, Ph.
5 Boutigny d'Evreux, D.
7 Vercamer, Ph.
32 Sautier, Dent.
77 Milliot, D.
79 Billard, D.
119 *bis* Bardet, D.
Notre-D.-des-Victoires (RUE)
7 Radou, D.
Nouvelle (RUE).
3 Bourcy, D.
3 Legendre (Henri), D.
4 Berne, D.

6 Federowicz (de), D.

Oberkampf (RUE)

24 Lemoine, Ph.
46 Saumur, Dent.
63 Delage, D. et Ph.
72 Hériot, O.
78 Lefebvre, D.
78 Dubrac, Ph.
99 Calmeau, D.
121 Sandilhon, O.
129 Bachelet, D.
152 Sibeud, Ph.

Observatoire (AVENUE DE L').

3 Muselier, D.
4 Chatin, D.
47 Rondet, Ph.
49 Wilhem, D.

Odéon (PLACE DE L').

3 Mercier, Ph.

Odéon (RUE DE L').

4 Le Sourd, D.
5 Quinquaud, D.
10 Langlebert, D.
10 Langlebert (J.), D.
16 Boyer, D.

Odessa (RUE D').

1 Lacour, Ph.

Olivier-de-Serres (RUE).

50 Cortot, O.

Opéra (AVENUE DE L').

4 Corlieu, D.
5 Dubrac, Dent.
7 Brigiotti, Dent.
8 Moore (James), Dent.
13 Fauvel (Ch.), D.
16 Viau, Dent.
17 Barrett, Dent.
18 Barié, D.
19 Evans, D.
20 Gellé, D.
29 Ducournau, Dent.
34 Vidaillet, D.
35 Ward, Dent.
45 Michaels, Dent.

Oratoire (RUE DE L')

8 Bazy, D.

Ordener (RUE).

12 Landur, D.
75 Lauras, Ph.
126 Raimondi, D.

Orfèvres (QUAI DES).

4 Sabra-Lévêque, Dent.

Orfèvres (RUE DES).

4 Vérité, Ph.

Orléans (AVENUE D').

8 Cazeneuve, D.
16 Clochez, Ph.
19 Dupré, D.
27 Steiner, Ph.
63 Collomby, Ph.
75 Leroy, Ph.
79 Guinot, Ph.
89 Ranvier, D.
110 Danel (Mlle), O.

Orléans (QUAI D').

39 Ballet, Ph.
42 Ferraton, D.

Ornano (BOULEVARD).

25 Aubœuf, D.
56 Chapotot, Ph.
66 Dive, D.

Orsay (QUAI D').

11 Segond, D.

Orsel (RUE D').

2 Lambert, Dent.

Oudinot (RUE).

6 Hyades, D.
20 Mène, D.

Ouest (RUE DE L').

39 Chermezon, Ph.
79 Boudard, Ph.
115 Charlier, Dent.

Paix (RUE DE LA).

2 Andrieu, D. Dent.
2 Cruet, D. Dent.
4 Blondeau, D.
5 Roberts et Cie, Ph.
10 Didsbury, Dent.
10 Collin, D.
14 Béral, Ph.
15 Evans, Dent.
16 Giraud-Jacowski, Dent.
17 Carbonnel, Dent.

Palais (BOULEVARD DU).

11 Verneuil, D.
11 *bis* Montméja (de), D.

Palais-Bourbon (PLACE DU).
3 Blet, D.
Palestine (RUE DE).
2 Marcotte, Dent.
Palestro (RUE DE).
23 Hergault, D.
29 Mayet (C.-E.), Ph.
Panoramas (RUE DES).
4 Mayet, Ph.
Panthéon (PLACE DU).
11 Soulier, D.
Papillon (RUE).
18 Levadour fils, Dent.
Paradis (RUE DE).
6 Picot, Dent.
21 Barthélemy, D.
40 Mayer, D.
48 Hémey, D.
56 Masson, D.
Paris-Charonne (RUE DE).
41 Cathala, O.
48 Cathala, Ph.
86 Arnal, Ph.
Parmentier (AVENUE).
38 Roche, Ph.
98 Marnata, D.
Pasquier (RUE),
24 Delaporte, D.
Passy (PLACE DE).
2 Ory, D.
Passy (RUE DE).
7 Lachartre, Ph.
21 Lance-Briand, Ph.
47 Pinel, D.
56 Veyrières, Ph.
66 Gaumé, Ph.
69 Baetz, Ph.
75 Lhopital, Dent.
81 Fillatreau, D.
97 Larcher (O.), D.
Pastourelle (RUE).
8 Lhuillier, D.
33 Detrieux, D.
Paul-Louis-Courier (RUE).
11 *bis* Constans, D.
13 Routier, D.
15 Chauffard, D.
Pauquet (RUE).
21 Oger, D.
22 Deligny, D.
Payenne (RUE).
4 Bellanger, Ph.
Penthièvre (RUE DE).
16 Anger (Théoph.), D.
26 Schmitz, Dent.
34 Thorens, D.
Pépinière (RUE DE LA).
7 Parinaud, D.
7 Robin (Laurent), D.
18 Deny, D.
Perche (RUE DU).
9 Lecomte, D.
Percier (AVENUE).
8 *bis*, Desruelles, D.
10 Merklen, D.
Perdonnet (RUE).
1 Daireaux, D.
1 Martin (A.-I.) D.
19 Cellard, D.
15 Allaire, D.
Pereire (BOULEVARD).
48 Antraigues, D.
126 Nicolas, D.
128 Foley, D.
150 *bis* Carpentier, D.
169 Anger, Ph.
186 Lanne, D.
191 Faure-Laubarèdes, D.
195 Weber, D.
195 Brière, O.
196 Paris, D.
Pereire (PLACE).
5 Leblanc, D.
7 Coignet, Ph.
Pergolèze (RUE).
48 Dupertuis, D.
Perle (RUE DE LA).
11 Adrian, Ph.
Pernelle (RUE).
12 Loiseau (Ch.), D.
Perrée (RUE).
1 Rocher, Ph.
Perronet (RUE).
3 Taurin, D.

Petites-Ecuries (RUE DES).
55 De Beurmann, R.
Petits-Carreaux (RUE DES).
6 Picard, D.
7 Kémadjian-Mihran, D.
29 Hermet, D. (*Clinique.*)
29 Cartaz, D. (*Clinique.*)
Petits-Champs (RUE DES).
18 Prat, D.
26 Laroze, Ph.
26 Schreiner, Ph.
29 Amyot, Dent.
33 Boudin, D.
39 Wiesner, Dent.
39 Moreau-Wolf, D.
48 Grassal, Dent.
55 Langleberl, Ph.
75 Baye, Dent.
76 Thibaut, Ph.
87 Lefort, Ph.
91 Troncin, D.
91 Leroy, Ph.
91 Gallay, Dent.
95 Garrigou-Desarènes, D.
97 Cusco.
99 Bourdon, D.
Petits-Hotels (RUE DES).
9 Letellier, D.
14 Chevandier, D.
14 Mozer, D.
Petits-Pères (PLACES DES).
9 Tarin, Ph.
Peyronnet (RUE).
3 Taurin, D.
Phalsbourg (RUE DE).
4 Garnaud, Ph.
16 Jubel-Renoy, D.
Philippe-de-Girard (RUE).
96 Briesenmeister, Ph.
Picpus (BOULEV. DE).
74 Legrand, Dent.
Picpus (RUE DE).
90 Rota, D.
90 Goujon, D.
Pierre-Charron (RUE).
2 Gutierrez-Pons, D.
22 Petitot, D.
22 Ramonède, D.
32 Worms, D.
Pierre-Guérin (RUE)
4 *bis* Chambert, D.
27 Charpentier, D.
Pierre-le-Grand (RUE)
7 Deniau, D.
Pierre-Lescot (RUE).
4 Fortin, D.
7 Piquantin, D.
Pierre-Levée (RUE).
2 Gillet, Ph.
7 Carel, D. *Clinique.*
Pierre-l'Hermitte (RUE).
5 Grégoire, D.
Pigalle (CITÉ).
6 Jeanne, D.
Pigalle (RUE).
22 Terrier, D.
59 *bis* Dhuicque, Ph.
73 Saissinel, D.
Plantes (RUE DES).
10 Bénard, D.
Point-du-Jour (RUE DU).
59 Simard, D.
106 Fischer, D.
106 Ribard, D.
Poissonnière (BOULEV.).
4 Savoye, Ph.
4 Verbrugghe, Dent.
9 Dumont, O.
10 Bloch (Ad.), D.
12 Blondet, D.
12 Bourgeois, D.
14 Prudhomme, Dent.
20 Vialle, D.
28 Labarthe, D.
Poissonnière (FAUB.).
4 Schaffner, Ph. rationnelle,
9 Worms, D.
9 Dutrieux-Bey, D.
12 Leboucher, D.
13 Finot, D.
20 Chardon, Ph.
21 Pailloux, D.
23 Villiers (de), D.
27 David, Dent.
31 Vauquelin, D.
34 Delpeuch, D.

41 Pény, Ph.
50 Lucas-Championnière, D.
54 Nicolas, D.
58 Voisin (Jules), D.
62 Dodret, Dent.
62 Lallemand, Dent.
64 Ozouf, D.
64 Jolly, Ph.
72 Mazeron, Ph.
98 Chancerel, D.
104 Zabé, D.
113 Sailly, D.
134 Ledreux, D.
155 Triger fils, D.
171 Compagnon, D.

Poissonnière (RUE).

2 Fournier (Eug.), Ph. — *Anc. mais. Vauquelin-Deslauriers. Comar et Boutigny-Duhamel.*
42 Menu (O.), D.

Poissonniers (RUE DES).

61 Schnabel, Ph.

Poitiers (RUE DE).

5 Pouzin, D.

Poitou (RUE DE).

1 Maupin, Ph.
7 Fayard, D.
15 Duchamp, Ph.
23 Brémant, Ph.

Pompe (RUE DE LA).

6 Ménard, D.
34 Rondeau, D.
66 Secrétan, Ph.
76 Conan, D.
82 Guède, D.
82 Nedelec, Ph.
126 Houssaye, Ph.

Poncelet (RUE).

22 Luzier, Ph.

Ponthieu (RUE DE).

2 Thurisset, Ph.
2 Piétri, D.
3 Rowlatt, D.
11 Durand, D.
12 Bonnet (N.), D.
25 Siry, D.
25 Siry fils, D.
27 Demonchaux, Ph.

Pont-Louis-Philippe (RUE DU).

9 Radanne, Ph.
19 Ledé, D.

Pont-Neuf (RUE DU).

7 Levasseur, Ph.
9 Bousson, Dent.
18 Keraval, D.
18 Pinard, D.
21 Lallement, Dent.

Pontoise (RUE DE).

22 Billard, D.

Popincourt (RUE).

38 Daigueplats, Ph.
80 Louvrier, Ph.

Portalis (RUE).

2 Carrière (J.-J.) D.
14 Calmettes, D.

Port-Mahon (RUE DU).

10 Bazenerie, Ph.

Port-Royal (BOULEVARD DE).

25 Pujol, D.
50 Reuet, D.
56 Dewevre, D.
68 Speckhahn, D.
82 Chatenier, Ph. et O.

Poterie (RUE DE LA).

1 Deffès, Ph.

Poulet (RUE).

21 Larmande, D.
36 Bruneau, Ph.
39 Gaspais, D.

Pré-aux-Clercs (RUE DU).

6 Cadiat, D.
10 Marie, D.
12 Percheron, D.
18 Desnos, D.

Primatice (RUE).

5 Devillez, D.

Procession (RUE DE LA).

88 Renaud, Ph.

Prony (RUE DE).

25 Mercier, D.
46 Vermeil, D.
75 Jasiewicz, D.
91 Féraud, D.
103 Marq, Ph.

Provence (RUE DE).
4 Gérin-Rose, D.
18 Nitot, D.
19 Scheving fils, D.
23 Reinvillier, D.
43 Mercier (J.), D.
49 Chanet, D.
62 Nottin, D.
62 Clément, D.
63 Boille-Neuville, Ph.
66 Anjubault, Dent.
66 Bouys, Dent.
69 Jarlet, Ph.
69 Epcillon, Dent.
74 Boivin, Ph.
102 Gazeau, D. *Clinique.*
120 Rogers, Ph.

Puteaux (RUE).
17 Raynaud, D.

Pyramides (RUE DES).
5 Montfumat, D.
5 Sénac, D.
8 Féréol, D.
10 Cazaux, D.
14 Chevallereau, D.
15 Chauveau, D.
17 Dupont, D.
18 Blocmann, Dent.
18 Blocmann fils, Dent.
27 Léoutre, Ph.

Pyrénées (PLACE DES).
2 Delarue, D.
4 Taine, Ph.

Pyrénées (RUE DES).
74 Godineau, Ph.
373 Métivier, D.
373 Bayle, D.
383 Laloy, D.
383 Laloy fils, D.
397 Soin, D.
405 Coulomb, Ph.

Quatre-Septembre (RUE DU).
9 Cavaillès, Ph.
24 Boucheron, D.

Quatre-Vents (RUE DES).
16 Petit, Ph.

Racine (RUE).
5 Linarix, D.
30 Mercier, Ph.
13 Sabourin, D.

Radziwill (RUE).
9 Lataste, D.
9 Lemos, Dent.

Rambuteau (RUE).
2 Bez, D.
2 Demarle, D. et Ph.
12 Suss, D.
20 Bourgeaud, Ph.
24 Sandras, D.
27 Grillon, Ph.
28 Trosseille, O.
36 Fournier, Dent.
44 Sampso (de), Ph.
54 Codet de Boisse, D.
61 Ruff, Dent.
63 Sauzéat, Ph.
64 Mary, D.
84 Ducro, Ph.

Ramey (RUE).
5 Lavabre, O.
16 Chandron, Ph.
26 Fournier, Ph.
35 Leriche, Dent.
38 Moricet, Ph. et O.
42 Blondeaux, O. et Ph.

Râpée (QUAI DE LA).
58 Batault, D.

Réaumur (RUE).
1 Levier, Dent.
15 Sirugues, O.
15 Biard, Ph.
17 Magne, D.
25 Chaumelle, Ph.
43 Mauchien, Ph.
53 Fiévet, Ph.
68 *bis* Morelot, D.
80 Pascalis, D.

Rébeval (RUE).
43 Berna, Ph.

Récollets (RUE DES).
Lutz, Ph. et D., à l'hôpital Saint-Louis.

Regard (RUE DU).
5 Ferdut, D.
16 Mousteu, D.
18 Veluet, O.

Régis (RUE).
8 Butte, D.
Rembrandt (RUE).
4 Millard, D.
Rendez-vous (RUE DU).
6 Fleurot, D.
Cattin, D.
Rennes (PLACE DE).
3 Yot, Dent.
3 Larrivé, D.
Rennes (RUE DE).
45 Tessier, D.
46 Signoret, D.
47 Genouville, D.
57 Bonnefond, D. et Ph.
59 Pernard, Dent.
64 Raige-Delorme, D.
66 Le Sueur, Ph.
66 Marchant, D.
85 Guenebaud, D.
85 Venet, D.
86 Depelchin, D.
90 Hardy (E.), D.
105 Topinard, D.
105 Pruvost, D.
105 Freyssinge, Ph.
120 Péruy, D.
120 Giberton-Dubreuil, D.
121 Lacôte, D.
125 Rivalls, D. *Clinique.*
136 Muselier, D.
141 Boucomont, D.
144 Kraft (Mme), D.
145 Sicard, Ph.
148 Gaujot, D.
149 Minière, D.
165 Bourdet, D.
165 Bourgeois.
167 Mathieu-Sicaud, D.
République (AVENUE DE LA).
16 Péan (E.), D.
République (PLACE DE LA).
1 Filleau, D.
1-3. Legras et Labonne, D.
21 Frémineau, D.
Reuilly (AVENUE DE).
19 Germont, D.
Reuilly (BOULEVARD DE).
11 Escande, Ph.
15 Robin, D.
Reuilly (RUE DE).
51 Cahen, D. et Ph.
127 Perret, Ph.
Réunion (PLACE DE LA).
67 Eymery, D.
Réunion (RUE DE LA).
86 Mercier, Ph.
92 Poissonnier, Ph.
Révolte-St-Ouen (ROUTE DE LA).
37 Torchebeuf, Ph.
73 Thobois, D.
Richard-Lenoir (BOULEVARD).
16 Lambert, Ph.
20 Delineau, D.
26 Combes, Dent.
26 Spindler, Ph.
36 Tourneux, D,
84 Longuet, Ph.
114 Servant, Ph.
Richelieu (RUE).
8 Bernard, Dent.
10 Calvo (Léon), D.
16 Guérin-Meneville, D.
18 Lasnier, Dent.
19 Leclert, Ph.
21 Coqueret, D.
28 *bis* Simondetti, O.
34 Dupuys, Dent.
44 Ducoux, Ph.
49 Oudart, Dent.
95 Douvry, O.
102 Ferré, Ph.
102 Rouhier, D.
108 Poumet, D.
112 Gardenat, Dent.
Richepance (RUE).
7 Cuffer, D.
8 Prest, Dent.
9 Moissenet, D.
Richer (RUE).
2 Schafier, D.
10-12 Leven, D.
12 Giraudeau St-Gervais, D.
23 Ecole et Hôpital dent.
26 Landrieux, D.

41 Cossé, D.
42 Jouin, D.
46 Lavielle, D.
51 Rizat, D.
52 Dreyer-Dufer, D.
53 Macquart, Dent.

Rivoli (RUE DE).

1 Firmin, D.
4 Demont-Porcelet, D.
4 Cerviotti, D.
5 Moret, D.
10 Alix, D.
13 Mérijot, D.
14 Goupil, D.
17 Morel, D.
20 Gerbaud, Ph.
21 Deville, Dent.
21 Reuflet, D.
23 Henszel, D.
30 Mahon de Molènes, D.
30 Schafer, D.
32 Bernard, D.
33 Cazalis, D.
33 Lanfray, Dent.
35 Ferrouillat-Régis, Ph.
36 Hirne, D.
43 Valadon, Dent.
50 Loubrieu, D.
51 Berruyer, D.
6 Ballet, D.
53 Roux, D.
59 Parent, Ph.
59 Rougeot, D.
61 Tissier, D.
62 Pillet, D.
63 Poupon, D.
64 Soudée, D.
66 Doré, D.
66 Carrère (J.-F.), Dent.
67 Deunier, Dent.
68 Moretin, D.
69 Kuhff, D.
73 Hammelrath, D.
74 D'Echerac, D.
74 Lebled, D.
80 Réau, D.
80 Combes, D.
80 Jarry, D.
85 Portefaix, D.
96 Touzelin, D.
104 Richard, D.
104 Varielé-Antony, Dent.
114 Sansade, Ph.
122 Hanot, D.
124 Douvillé, D.
136 Desnos (Ernest), D.
138 Bergeron (H.), D.
142 Rolin, Dent.
150 Lamouroux, D.
142 Emanaud, Ph. et D.
154 Derivaux, Dent.
174 Bouchard, D.
178 Legroux, D.
182 Gaillard, D.
182 Jozan (baron de), D.
182 Jozan (Georges), D.
194 Bergès, D.
196 Durand, D.
196 Josat, D.
224 Chapman (John), D.
224 George, Dent.

Rochebrune (RUE).

18 Laplaigne, D.

Rochechouart (BOULEVARD).

5 Finance, Ph.
21 Fauny, D.
21 Fauny, Ph.
24 *bis* Degoix, D.
72 Gillet de Grandmont. *Clin.*
84 Briguel, D.

Rochechouart (RUE).

12 Gerl, Ph.
24 *bis* Degay.
38 Gelin, Ph.
47 Vacary, D.
66 Brémond, D.
84 Damont, Ph.
91 Savreux, D.
91 Crouigneau, D.

Rocher (RUE DU).

7 Milville, Ph.
32 Rémond, Ph.
40 Billant, O.
68 Napias, D.
73 Parenteau, D.
75 Moizard, D.

Rodier (RUE).
9 Daverne, D. et Ph.
25 Menu, D. et Ph.
Roi-de-Sicile (RUE DU).
26 Renault, Ph.
Rome (RUE DE).
10 Danet, D.
11 Hérard, D.
11 Reynier (Paul), D.
12 Gazeau, D.
15 Chopard, Ph.
37 Bouffé, D.
49 Paris, D.
54 Rousseau, Ph.
56 Marcano, D.
58 Leblond, D.
74 Rémy, D.
77 Séailles-Ransan, D.
Roquépine (RUE).
11 Pinard, D.
11 *bis* Guyon, D.
15 Abeille, D.
Roquette (RUE DE LA).
1 Laurent, D.
7 Delage, Ph.
18 Détourbe, D.
32 Puissigur, Dent.
128 *bis* Piegay, Dent.
132 Baget, D.
Rosiers (RUE DES).
3 *ter* Routil, D.
Rougemont (CITÉ).
3 De Langenhagen, D.
Rougemont (RUE).
10 Ménière d'Angers, D.
14 Michel (Edouard), D.
Rouget-de-l'Isle (RUE).
3 Gombault, D.
7 Bailly, D.
Roule (AVENUE DU).
49 Holmann, D.
Rousselet (RUE).
31 Mayer, D.
Royale (RUE).
10 Brongniart, D.
10 Pisset, D.
12 Cumming, Dent.
18 Blanc-Davesne, Dent.
21 Labat, D.
24 Saint-Germain (de), D.
25 Ryan, D.
25 Rottenstein, D.
Ruisseau (RUE DU).
39 Rouxel, Ph. et O.
Saint-André-des-Arts (PLACE).
Hubert, D. *Clinique.*
3 Decagny, Ph.
3 Letellier, D.
22 Smyttere, D.
Saint-André-des-Arts (RUE).
27 Debaise, Dent.
27 Callandreau, D.
27 Laboureur, et fils, Ph.
27 Landolt, D. *Clinique.*
33 Dequevauviller, D.
40 Coudoin, D.
41 Miot, D. *Clinique.*
44 Ramadier, Ph.
50 Vallois, D.
53 Boucheron, D. (*clinique*).
52 Jeannier, Ph.
60 Perdrix, D.
Saint-Antoine (FAUB.).
17 Gérard, Ph.
70 et 72 Berthiot, D.
107 Berthiot, Ph.
108 Martin, Ph.
119 Mouton, D.
168 Rogier, D.
172 *bis* Jeanson, O.
183 Jacquemin, Ph.
191 Lacaze, Ph.
191 Charquet, dent.
222 Lecerf, Ph.
249 Ombrédanne, D.
277 Lebon, O.
323 Magnier, Dent.
Saint-Antoine (RUE).
110 Franquet, O.
146 Laurier, Ph.
163 Perret-Trouette, Ph.
168 Rogier, D.
170 Manoury, D.
211 Lebrun, D.
236 Guyard, D.

Saint-Augustin (RUE).
5 Lignerolles (de), D.
5 Philippar, D.
1 Colson, Dent.
1 Royer, Dent.
Saint-Benoît (RUE).
5 Bossu, D.
5 Hanriot, D.
Saint-Bernard (RUE).
9 Depierris, D.
11 Raynaud (J.-F.-H.), D.
42 Molinier, D.
Saint-Bon (RUE).
3 Briois, D.
Saint-Charles (RUE).
118 Aubert, Ph.
119 Cortot, Ph.
Saint-Cloud (AVENUE DE).
45 Bachelet, Ph.
Saint-Denis (BOUL.)
1 Rochette, D.
1 Rochette fils, D.
4 Philippe, Dent.
6 Obissier, D.
8 Lagoguey-Gallet, D.
9 Melinat, Dent.
19 Jean, Dent.
Saint-Denis (FAUBOURG).
6 Duché, Ph.
1 Carlos, Dent.
2 Houdé, Ph.
4 Pézieux, Dent.
5 Réal, D.
63 Dutrieux-Bey, D. *Clinique.*
66 Séguy de Villiers, Dent.
72 Nouet, D.
72 Durand, O.
78 Gachet, D.
78 Fumouze-Albespeyres, D. et Ph.
80 Dalmon, Ph.
98 Aureille, Ph.
102 Talmier, Ph.
126 Maugeis, O.
132 Vacher, D.
132 Massol, D.
147 Dehaut (F.), D. et Ph.
201 Séguin, Ph.
205 Gibart, D.
209 Mirimonde, Dent.
220 Guillaumet, D.
222 Legras, Ph.
230 Fouque, Dent.
Saint-Denis (RUE).
8 Betis, Ph.
22 Barbier, Ph.
29 Marais, Ph.
33 Grujard Ph.
43 Boucher, Ph.
143 Chappès, Ph.
168 Pagnien, Ph.
273 Belhomme, D. *Clinique*
Saint-Dominique (RUE).
17 Clermont, D.
72 Lepinte, Ph.
75 Pouget, D.
75 Château, Ph.
101 Derlon (E.), D.
106 Léon-Dufour, D.
113 Sottas, D.
116 Lamberton, Ph.
143 Fréhault (Ch.-F.), D.
143 Fréhault fils, D.
Sainte-Anne (RUE).
11 Fauquez, D.
12 Lewet, Dent.
34 Lelongt, D.
46 Barnier, D.
50 Giachino, D.
65 Galippe, D.
65 Chrétien, Dent.
69 Lobligeois, D.
71 Trehyou, Ph.
Sainte-Apolline (RUE).
21 Janot, Ph.
Sainte-Beuve (RUE).
3 Gilson, D.
Sainte-Claire (RUE).
4 Martin (H.), D.
Sainte-Croix-de-la-Bretonnerie (RUE).
19 Casthelaz, Ph.
54 Leperdriel, Ph.
Sainte-Foy (AVENUE).
4 Petitjean, Ph.

Sainte-Isaure (RUE).
23 Gaube, O.
Sainte-Opportune (PLACE).
10 Noël, Ph.
Sainte-Opportune (RUE).
3 Tissier, O.
Saint-Ferdinand (RUE).
1 Boulay, Ph.
39 Destouches, D.
Saint-Fiacre (RUE).
5 Legué, D.
Saint-Florentin (RUE).
4 Dupierris, D.
4 Bar, D.
6 Allix, D.
13 Kunemann, D.
13 Pezzer (de), D.
Saint-Georges (PLACE).
22 Delafosse, D.
30 Fabre, D.
Saint-Georges (RUE).
6 Flasschœn, D.
24 Piogey, D.
24 Piogey (Emile), D.
38 Caby, D.
40 Seeligmann, D.
43 Sarrade, D.
54 Lépine, D.
Saint-Germain (BOULEVARD).
3 David, D.
3 Pereton, D.
11 Bastien, D.
13 Prengrueber, D.
15 Brossard, Ph.
15 Didiot, D.
16 Doit-Lambron, D.
20 Gennes (de), D.
21 Bourey, D.
21 Martel, D.
23 Parizot, D.
30 Kirmisson, D.
34 Ernous, D.
47 Vimont, D.
47 Vimont fils, D.
50 Vibert, D.
58 Birabeau, D.
58 Renaux, Ph.
64 D'Heurle, D.
68 Lecoconnier, D.
69 Joly, D.
74 Dupré, D.
77 Mauche, D.
78 Lallier, Ph.
86 Spira, D.
92 Martial, Dent.
93 Garrigou-Désarènes, D. — *Clinique.*
94 Robin, D.
97 Talrich, O.
108 Bouchardat, D.
122 Schwartz, D.
125 Reuss, D.
126 Sée (M.), D.
128 Chatin, D.
29 Budin, D.
136 Perrin (M.), D.
138 Delalain, Dent.
142 Porak, D.
142 Musset, Ph.
147 Blachez, D.
168 Malassez, D.
168 Mellet, Ph.
172 Abadie, D. (*clinique*).
176 Dujardin-Beaumetz, D.
176 Pelletan, D.
177 Foville, D.
177 Guillou, D.
179 Ball, D.
180 Vallin, D.
180 David (Th.), D., Dent.
181 Laboulbène, D.
189 Tillaux, D.
195 Brouardel, D.
209 Jousset, D.
217 Charcot, H.
218 Voyssière, D.
223 Auburtin, D.
223 Prulière, Ph.
226 Claisse, D.
256 Potain, D.
259 Klopsk, D.
260 Mitivié, D.
282 Gosselin, D.
Saint-Guillaume (RUE).
19 Cornil.
29 Luc, D.

Saint-Honoré (FAUBOURG).
3 Boncour (Paul), D.
5 Mitchell, Dent.
20 Debonnaire, Ph.
51 Boymond, Ph.
52 Braud, D.
58 Heermann, D.
94 Duncombe, Dent.
90 Marcotte, Ph.
93 Fieuzal, D.
98 Passalaigue, Ph.
104 Catellan-Ladislas, Ph.
108 Léon Petit, D.
113 Midy, Ph.
114 Jolivet, Ph.
122 Dugué, Ph.
127 Keller, D.
127 Sauvage, D.
138 Riant, D.
140 Simon (Jules), D.
140 Schlumberger, D.
157 Beltz, D.
157 Mézières, D.
160 Joly, D.
177 Martin, Ph.
185 Collet, D.
201 Laverde, D.
205 Lapra, D.
222 Giret, Dent.
223 Desplats, D.
262 Weisgerber, D.

Saint-Honoré (RUE).
41 Ducrot, Ph.
54 Sévin, Ph.
64 Gontier, D.
83 Bonnet-Delaville, D.
93 Massignon, Ph.
115 Bordenave, Ph.
129 Verrier, D.
160 Joly, D.
163 Lorey, G.
171 Lebigot, Dent.
176 Noblet, Ph.
184 Doneïk, D.
185 Bousson, D. Dent,
203 Maffei, D.
207 Darses, D.
211 Dowmont, Dent.
213 Acard, Ph.
217 Boissier, D.
217 Ley, D.
235 Mialhe, D.
235 Savary, Dent.
235 Godart, Dent.
243 Bergeron, Dent.
245 Lafont, D.
255 Frison, Dent.
265 Vernet, D.
267 Migon, D.
270 Rogers, Dent.
275 Métivier, Ph.
276 Chevalier, Ph.
277 Saison, D.
279 Prével, Dent.
281 Serrand, D.
314 Lévy, Dent.
332 Cournaud, Dent.
336 Bloch, Dent.
352 Bœrries, Dent.
352 Weber, Ph.
356 Boissy, Ph.
362 Boggs, D.
372 Chicandard, Ph.
378 Séguin-Surun, Ph.
390 Peniers, D.
390 Rossi-Hartwick, Dent.
416 Mooer, Dent.
420 Le Sève, Dent.

St-Hyacinthe-St-Honoré (RUE)
7 Guibert, D.
7 Morin (Edm.), D.

Saint-Jacques (FAUBOURG).
Byassou, Ph., à l'hôpit. du Midi.
25 Guedeney, D. et Ph.

Saint-Jacques (RUE).
75 Rouget, Ph.
167 Juglar, D.
169 Verwaest, D. et Ph.
220 Féry, D.
320 Siffre, Dent.
328 Bosset, D.
330 Edwards, D.

Saint-Lazare (ENCLOS).
Ducom, D. et Ph., à l'hôp. Lariboisière.

Saint-Lazare (RUE).
2 Bovet (Ch.), D.
7. Rey, D.
8 Renouard, D.
10 Regnier, D.
13 Latty, D.
14 Dehenne, D.
20 Marchal, D.
23 Siredey, D.
27 Poisson, Ph.
28 Larat.
34 .Vasseur, Ph.
40-42 Boutron, Ph.
62 Faisans, D.
66 Gruby, D.
70 Salmon, Ph.
75 Bergeron, D.
75 Cocheux, Ph.
90 Guillon, D.
93 Voury, D.
94 Labbée (Ernest), D
97 Martel, D.
97 Chambard, D.
100 Lurtz, Dent.
101 Weill, D.
101 Arnault, Ph.
104 Dubois, Dent.
107 Duplay, D.
107 Duplaix.
115 Bertaux, Dent.
117 Huguet, D.
120 Brize, Dent.
123 Marchal (E.), D.
123 Wallach, Dent.

Saint-Louis-en-l'Ile (RUE).
27 Bourdoncle, D.
27 Roch, Ph.
64 Michaux, D.

Saint-Louis (PASSAGE).
5 Chapusot, O.

Saint-Mandé (AVENUE).
86 Bloch, D.
94 Gaillard, Ph.

Saint-Mandé (GRANDE RUE DE).
7 *bis* Poignard, D.
11 Raymond, D.
19 Joux, Ph.
56 Guillier, D.
72 Legendre, Ph.

Saint-Marcel (BOULEVARD).
4 Goupil, Ph.
33 Dunogier, D.
51 Petit (A.), D.
52 Vergeade, D.
55 Baratier, D.
58 Camus, Ph.
68 Fisher, D.
72 Papadakis, D.
72 Gibier (Paul), D.

Saint-Marc-Feydeau (RUE).
9 Mayet, Ph.

Saint-Martin (BOULEVARD).
13 Régeard, D.
25 Bourdet, Ph.

Saint-Martin (FAUBOURG).
18 Breyck, Dent.
18 Sursois, Dent.
31 Lebel, D.
31 Lionnet, Ph.
51 Pierin, D.
61 Lévy, Dent.
77 Pignol, D.
96 Godin, Ph.
134 Tétard, D.
140 Gérard, D.
147 Georgel, D.
158 Lombard, Ph.
171 Mercier, D.
176 Tronchon, Dent.
181 Schneider, Ph.
204 Domeny, Ph.
220 Redon, D.
222 Chaumont, Ph.
242 Boureau, Ph.
252 Rouilliard.
Reymann, Ph.

Saint-Martin (RUE).
125 Guérin, Ph.
140 Vigouroux, D.
215 Séailles, O.
225 Dupuy, Ph.
245 Liandier, D.
322 Ribouleau, Dent.
324 Pillard, Ph.
345 Coquil, Ph.

Saint-Maur (RUE).
92 Pellissier, Ph.
104 Granddemange, Ph.
153 Lansac, D.
153 Fautras, Ph.
197 Ruault, Ph.
205 Bedu, Ph.

Saint-Merri (RUE).
7 Poulenc, Ph.

Saint-Michel (BOULEVARD).
5 Fiévet, D.
7 Brochin, D.
12 Gondard, Ph.
30 George, Dent.
38 Bochefontaine, D.
39 Gueit-Dessus, D.
46 Regnard, D.
48 Servant, D.
51 Brochin (A.), D.
52 Papillon, D.
53 Deschamps, D.
56 Verjon, D.
58 Duroziez, Ph.
59 Vergne, D.
65 Lavergne, D.
70 Letourneau, D.
83 Regnauld, D.
84 Besson, D.
91 Marès, D.
95 Dolin, D.
105 Cezilly, D.
117 Ohier, D.
127 Thibault, Ph.
127 Klotz, D.
129 Hamy, D.
137 Boyé, D.
139 Planchon, D.

Saint-Michel (PLACE).
2 Moulin (E.), D.
4 De Ranse, D.
6 Meyners d'Estrey, D.

Saint-Michel (QUAI).
13 Ruaux, D.
27 Choffé, D.
29 Adam, (D.-Dent.)
29 Legrand du Saulle, D.

Saint-Nicolas (RUE).
5 Gonneaud, Ph.

Saintonge (RUE DE).
66 Perrin, D.

Saint-Ouen (AVENUE DE).
45 Favrel, D.
78 Mennesson, Ph.
80 André, D.
90 Gérard, Ph.

Saint-Paul (RUE).
22 Ruc, D.
32 Binet, D.
34 Dautreville, Ph.

St-Pétersbourg (RUE).
4 Robin (Alb.), D.
7 Partenay, D.
11 Gaucher, D.
21 Maury, D.
35 Diday, D.

Saint-Philippe (RUE).
3 Michel, D.
4 Barrette, D.
4 Mac-Gavin, D.
5 François-Frank, D.

Saint-Placide (RUE).
26 Gaye, D.
30 Vallienne, D.
31 Hannequin, D.
31 Hahn, D.
53 Demoulins de Riols, D.
52 Galland, D.
58 Aumonier, Ph.
60 Varry, D.

Saint-Quentin (RUE).
38 Bouvin, D.

Saint-Roch (RUE).
10 Duroziez, D.
36 Faure, Ph.
37 Lamblin, D.

Saint-Séverin (RUE).
6 Willemet-Papin, Ph.
17 Redard, D.
18 Aysaguer, D.
25 Decagny, Ph.

Saint-Simon (RUE).
2 Curie, D.
6 Jousset fils, D.

Saints-Pères (RUE DES).
7 *bis* Bernutz, D.
8 Magitot, D.

8 Obled, D.
9 Reclus, D.
12 Regnier, Ph.
14 Hugot, D.
29 Boncour, Ph.
40 Foucaud, D.
40 Michaux.
61 Bouley, D.
63 Bonnefin, D.
71 Foucaud de l'Espagnery, D.
83 Campenon, D.
85 Duchesne, D.

Saint-Sulpice (PLACE).

8 Depasse, D.

Saint-Sulpice (RUE).

2 Bagnol, D.
18 Pommier, Ph.
24 Bonne, D.

St-Vincent-de-Paul (RUE).

23 Catillon, Ph.

Saint-Yves (RUE).

2 Pouchet, D.

Salomon-de-Caus (RUE).

4 Janin, D.
4 Creyx, D.
4 Sagaire, Ph.

Saulnier (PASSAGE).

7 Legras, D.
11 Duhomme, D.

Saussaies (RUE DES).

1 Cavayé, D.
10 Molin, D.

Sauvageot (RUE).

5 Tholomier, D.

Savoie (RUE DE).

20 Nuzillat, D.

Scribe (RUE).

3 Kuhn, Dent.
7 Sevestre, D.
11 Sauvage, Ph.

Sébastopol (BOULEV. DE).

5 Mouly, D.
7 Moussaud, D.
14 Jeanmaire, Ph.
22 Dugos, Dent.
24 Crouzat, D.
36 Delaplagne St-Martin, D.
37 Dejardin fils, Dent.
41 Lemerle, Dent.
52 Loquet, D.
61 Gomer-Chambellan, D.
66 Darney, D.
67 Escarra (de), D.
69 Liné, D.
73 Guerder, D.
76 Dupuy, D.
81 Dupouy, D.
89 Delbourg, D.
89 Guillet, Dent.
102 Belhomme, D.
117 Tayac, Dent.
139 Pellissier, D.

Secrétan (RUE).

26 Jonquet, Ph.

Sedaine (RUE).

56 Martineau, Ph.
73 Dreux, Ph.

Séguier (RUE).

1 Lemaréchal, D.
12 Régnier, D.
13 Clerc, D.
16 Voisin (Aug.), D.
17 Baratoux. *Clinique.*
17 Bouffé. *Clinique.*

Ségur (AVENUE DE).

42 Reynier, D.

Seine (RUE DE).

6 Gannal, D.
6 Polaillon, D.
12 Ricklin, D.
13 Choquet, D.
34 Barré, D.
51 Maublanc, Ph.
53 Colonna-Ceccaldi, D. *Clinique.*
61 Guyot, Ph.
62 Simon, Dent.
63 Rabbinowitch, D.
74 Crapart, D.
77 Martial-Lagrange, Dent.
78 Pommier, Ph.
81 Darier.
91 Chevalier (A.), D.
95 Besson, D.

Servandoni (RUE).

20 Machelard, Ph.

Sévigné (RUE DE).
12 Duguet, Ph.
Sèvres (RUE DE).
23 Panien, D.
23 Moreau, D.
38 Faval, D.
45 Vacher, D.
55 Guéridaud, Ph.
56 Blottière, Ph.
61 Toullier, D.
63 Steele, O.
64 Alibert, D.
74 Ribeaucourt, O.
76 Bardet, Ph.
91 Beringier, D.
109 Pourchot, Ph.
110 Mellier, O.
139 Watelet, D.
149 Bourgoin, D. et Ph.
Simart (RUE).
18 Huguet, Ph.
Simon-le-Franc (RUE).
21 Darasse, Ph.
Solférino (RUE DE).
8 Perier, D.
Solitaires (RUE DES).
32 Barbarin, D.
Sontay (RUE DE).
1 Contamine, Ph.
Sophie-Germain (RUE).
5 Camps, D.
Sorbonne (RUE DE LA).
4 Pelisse, Ph.
Soufflot (RUE).
1 Coffin, D.
1 Monnier, Ph.
5 Petit D.
15 Richer, D.
15 Brown-Séquard, D.
17 Solirène, Ph.
18 Balbiani, D.
20 Peisson, D.
24 Vulpian, D.
Source (RUE DE LA).
38 Clairat, D.
Sourdière (RUE DE LA).
18 Brun (de), D.

Spontini (RUE).
70 Mony, D.
Stephenson (RUE).
58 Galibert, Ph.
Strasbourg (BOULEVARD DE).
10 Decori, D.
11 Calmann, Ph.
50 Bonnot, D.
57 Labarraque, D.
62 Guillot, Dent.
65 Hemmerlé, Ph.
67 Vivien, D.
69 Corties, D.
69 Saint-André, D.
69 Bégué, D.
73 Lagrange, Dent.
76 Camus, Dent.
79 Tieursin, Ph.
79 Guelpa, D.
Strasbourg (RUE DE).
15 Fleury, D.
Suger (RUE).
13 Cadier, D. *Clinique.*
13 Picard, D. *Clinique.*
Suresnes (QUAI DE).
23 Saury, D.
Suresnes (RUE DE).
3 Debout d'Estrées, D.
5 Blache, D.
9 Bidard, D.
15 Fligel, D.
21 Josias, D.
Taitbout (RUE).
5 Bailly et Gresseteau, Dent.
11 Paulin, D.
14 Belières, D.
25 Hirtz, D.
27 Crignier, Dent.
28 Reynal, Ph. et O.
29 Celle, D.
37 Laurent-Préfontaine, D.
43 Chéron, D.
43 Leudet, D.
45 De Dentu, D.
45 Wuhrlin, Ph.
48 Hervé de Lavaur, D.
48 Lepaulmier, D.
50 Baudot, D.

80 Laguerre, D.
83 Dubuc, D.

Taylor (RUE).

22 Beaurepère (de), D.

Temple (BOULEVARD DU).

4 Bonnet, Ph.
12 Basset, D.
25 Strebel, D.
24 Schmidt, Ph.
25 Lhuillier, D.
38 Sichel, Dent.
41 Miot, D.
43 Filleau, D.

Temple (FAUBOURG DU).

25 Gozzoli, D.
25 Trousseau, D. *Clinique.*
27 Guelpa, D.
28 Port, Ph.
44 Délay, Ph.
44 Montagard fils, D.
49 Morin, Ph.
74 Sergent, D.
80 Fourmentin, D.
91 Seize, Ph.
100 Radiguet, Dent.
100 Montagard, D.
123 Julhe, Ph.
124 Pouget, D.
133 Jugeat, Ph.
137 Leclère, Dent.

Temple (RUE DU).

13 Mauduit, D.
26 Dardel, Ph.
51 Moppert, Ph.
118 Nalis, Ph.
140 Lacroix, Ph.
143 Agard, Ph.
150 Bénard, D.
172 Filliole, Dent.
176 Tailleférie, D.
191 Tostain, Ph.

Ternes (AVENUE DES).

1 Vaillant, Ph.
2 Demay, D.
14 Viala, Ph.
37 Tardif, Ph.
44 Boulay, D.
51 Ramonat, D.
53 Le Guillon, D.
53 Lambert (de), D.
53 Choquet, Dent.
63 Julian-Paris, Dent.
63 Vié-Carnier, Ph.
69 Masson (C.), D.
90 Bouyssou, Ph.

Terrasse (RUE DE LA).

7 Rol, D.

Thann (RUE DE).

7 Gauchas, D.

Théâtre-Grenelle (RUE DU).

107 Chalvon, D.

Théâtre-Français (PLACE DU).

2 Courtys, D.
2 Ruinaut, Ph.

Thouin (RUE).

11 Lardileys, D.

Tilsitt (RUE DE).

12 Boyer, D.
16 Butlin, Dent.

Tiquetonne(RUE).

14 Dupont, Ph.
38 Duc, O.

Tiron (RUE).

2 Garnier-Lamoureux, Ph.

Tocqueville (RUE DE).

82 Chabault, Ph.

Tombe-Issoire (RUE DE LA).

51 Baslé, Ph.

Tour (RUE DE LA). (*Passy*).

18 Morand, D.
78 Bamberger, D.
95 Ménard, D.
80 Mourlion, D.

Tour-d'Auvergne (RUE DE LA)

4 De Cuverville, D.
16 Dureau, D.
22 Desachy, O.
25 Lapierre, Dent.

Tour-des-Dames (RUE DE LA).

5 Simon père, D.
5 Simon fils, D.

Tournelles (RUE DES).

1 Détray, D.
1 Detray, Ph.
43 Socquet, D.

Tournon (RUE DE).
6 Ricord (Ph.), D.
8 Hache, D.
8 Hache fils, D.
17 Foucart, D.
17 Swift, Ph.
20 Bassereau, D.
29 Bezançon, D.
Tracy (RUE DE).
14 Joigneaux, Ph.
Traversière (RUE).
63 Sauvière, Ph.
Treilhard (RUE).
1 Muller, Ph.
4 Havage, D.
15 Harmand, D.
Trévise (CITÉ).
2 Basset, D.
2 Basset fils, D.
5 Froid, Dent.
Trévise (RUE DE).
15 Jumon, D.
21 Duflot (H.), Ph.
28 Albanel, D.
29 Foubert, D.
30 Vieillard, Ph.
31 Rougon, D.
39 Beauvais (de), D.
41 Forget, D.
Trézel (RUE).
1 Legat, Dent.
Trois-Bornes (RUE DES).
7 Gillet, Ph.
30 Coulbeaux, D. et Ph.
31 Lelièvre, O.
Trois-Couronnes (RUE DES).
54 Martin, Ph.
Trois-Frères (RUE DES).
20 Dupuy, Ph.
Tronchet (RUE).
2 Walther, D.
16 Perrigault, Dent.
23 Crestey, D.
27 Trousseau, D.
Troyon (RUE).
8 Lebreton (Ch.), D.
Trudaine (AVENUE).
2 Rengade, D.
6 Boyer, Ph.
32 Seunes, Ph.
Truffault (RUE).
18 Villeneuve, D.
28 Donon, D.
36 Ungerer, Ph.
37 Andrey, D.
50 Blayac, D.
50 Lacaze, D.
50 Level, D.
80 Bagnol, D.
Turbigo (RUE DE).
5 Lemoine (John), L.
5 Brunaud, Ph.
13 Legentil, Ph.
18 Gierzinski, D.
20 Vallat, D.
22 Arnould, Ph.
38 Sylvestre, O.
54 Génard, Dent.
57 Magnant, D.
57 Aloncle, Ph.
61 Bernheim, D.
87 Chautemps, D.
89 Pellier, D.
Turenne (RUE).
34 Grenat, D.
45 Crinon, Ph.
50 Legros, D.
52 Bertrand-Denamps, D.
81 Fournier, Dent.
92 Cadet-Naudet, D.
95 Rueff, D.
95 Maupin, Ph.
111 Prioult, Ph.
121 Gibart, Ph.
128 Boussi, D.
Turin (RUE DE).
3 Cretin, D.
21 Potel, Dent.
22 Febrer, D.
26 Grenier, D.
28 Martinet, D.
33 Turner, D.
38 Lamy, D.
Ulm (RUE D').
30 Zuber, D.
45 Pasteur, D.

45 Roux, D.

Université (RUE DE L').

2 Jullien, D.
2 Meige, D.
5 Ollivier, D.
6 Richer (Paul), D.
7 Gautier, D.
8 Baillarger, D.
10 Leroux, D.
15 Richet, D.
26 Damaschino, D.
28 Labric, D.
28 Rendu, D.
34 Blanchard, D.
34 St-Léger, D.
37 Moreau, D.
38 Brès (Mme), D.
81 Bucquoy, D.
171 Henry de Navenne, D.

Ursulines (RUE DES).

17 Capitan, D.

Val-de-Grâce (HÔPITAL DU).

Didiot, D.

Valenciennes (RUE DE).

12 Molard, D.
Perrin, D.

Valette (RUE).

4 Bourguelle, D.
21 Dautel, D.

Valmy (QUAI).

69 Landrin, D.

Valois (PLACE DE).

6 Girard, D.
6 Esbach, D.
7 Turbian, Dent.
7 Turbian fils, Dent.

Valois (RUE DE).

2 Chavanon, Ph.
17 Guérin-Carnet, D.
37 Guinier, D.

Vandamme (RUE).

18 Soyrac, Ph.

Vaneau (RUE).

37 Fabre, D.
39 Combarieu, Ph.

Vanves (RUE DE).

3 Eyguière, Ph.
6 Jousseaume, D.
6 Mettais, D.
32 Dieulé, O.
63 Picard, Ph.

Varennes (RUE DE).

38 Hallé, D.
53 Depaul, D.
88 Flandin, D.

Vaugirard (BOULEVARD DE).

111 Belin (de), Ph.

Vaugirard (RUE DE).

33 Vigoureux, Ph.
35 Dalain, D.
37 Monceaux, D.
41 Gombault (Albert), D.
46 Guérin (Jules), D.
48 Baraduc fils, D.
55 Grenier, D.
55 Bich, D.
55 Moreau, D.
59 *bis* Vincent, D.
90 Salathé, D.
140 Daure, Ph.
150 Lagelouze, D.
240 Pannier, D.
249 Gamot, Ph.
254 Collin, D.
254 Vazeille, D.
255 Poisson, Ph.
274 Liégard, D.
315 Beluze, Ph.
328 Faure, Ph.

Vauvilliers (RUE).

45 Girard, Ph.

Vavin (RUE).

6 Llosa, D.
18 Lefeuvre, Ph.

Vendôme (PLACE).

10 Pozzi, D.
12 Paquelin, 2.
21 Péan, D.
28 Clerfont, Ph.

Ventadour (RUE).

6 Faivre, D.

Vercingétorix (RUE).

8 Genevoix, Ph.
86 Kern, Dent.

Verdeau (PASSAGE).

13 *bis* Maheux, D.

Verneuil (RUE DE).
8 Lhuillier, D.
11 Désormeaux, D.
33 Floquet, Ph.
51 Sénac-Lagrange, D.
51 Odin (Marius), D.
52 Grenet, D.
Véro-Dodat (PASSAGE).
33 Girard, D,
Verrerie (RUE DE LA).
2 Ducholet, O.
56 Defresne, Ph.
Versailles (AVENUE DE).
182 Bertrand, Ph.
197 Hafner.
Verzelay (RUE).
16 Caulet, D.
Vicq-d'Azir (RUE).
3 Dumas, Ph.
Victoire (RUE DE LA).
6 Rivet, D.
10 Lemoine, D.
12 Hervieux. D.
41 Lemoine, D.
43 Galliard, D.
60 Ducoudray, D.
76 Harzé, D.
76 Horteloup, D.
82 Abadie, Ph.
85 Moch, Dent.
86 Marrotte, D.
87 Jamin, D.
96 Le Fort, D.
Victor-Cousin (RUE).
4 Soula, D.
Victor-Hugo (AVENUE).
12 Berlin, D.
23 Broca-Soucellier, Ph.
82 Chervin, 2.
91 Brouant, Ph.
175 Pinel, D.
Victor-Hugo (PLACE).
8 Contamine. Ph.
Victoria (AVENUE).
6 Chassaing, Guénon et Cie, Ph
7 Hottot, Ph.
8 Cahan, Ph.
17 Audiat, D.
18 Commenge, D.
18 Rémy, D.
Vieille-du-Temple (RUE).
12 Bérillon, D.
17 Desnoix, Ph.
21 Renard, Ph.
34 Vée, Ph.
30 Chassaing, D.
30 Pierrhugue, Ph.
46 Poure, Ph.
75 Dubosc, Ph.
78 Pentray, D.
100 Prelier, Ph.
117 Lebaigue, Ph.
Vieux-Colombier (RUE DU).
5 Béringer, Ph.
6 Michaux, D.
17 Ruffie, D.
18 Audhoui, D.
21 Maillot, D.
21 Mounier, D.
Vignon (RUE).
5 Fournier (A.-G.), D.
7 Quénu, D.
10 Feltz, Ph.
14 Roques, D.
19 Libermann, D.
22 Richelot (L.-G.), D.
24 Dumontpallier, D.
28 Duvivier, D.
29 Lebon, D.
30 Besnier (J.), D.
32 Stanislas, Dent.
38 Humbert, D.
Vigny (RUE DE).
1 Poirier, D.
7 Hayem, D.
Villars (AVENUE DE).
12 Fodéré, D.
Villedo (RUE).
6 Carpentier-Méricourt, D.
6 Carpentier-Méricourt fils, D.
Ville-l'Evêque (RUE DE LA).
30 Daremberg.
34 Bugniot, Ph.
Villette (BOULEVARD DE LA).
12 Traiffort, Ph.
27 Blanchard, D.

31 Beaumont, Ph.
210 Pivion, D.
212 Savornin, D.
228 Mozer, D.
228 Miesch-Drion, Ph.

Villette (RUE DE LA).
27 Besson, Ph.

Villiers (AVENUE DE).
5 Bloch, D.
11 Coqueugniot, Ph.
16 Dusart, D.
33 Delamour, Ph.
34 Potin (E.), D.
71 Quinton, D.
71 Riché, D.
72 Rodet, D.
86 Houssaye, Ph.
87 Henocque, D.
95 Troncin, D.
106 Baldou, D.
109 Stein, O.

Villiers (RUE DE).
4 Garbe, Ph.
5 Bloch, D.
11 Aubin, Dent.
20 Lacroix, D.

Vincennes (COURS DE).
8 Bonnet, D. et Ph.
37 Dupré, D.

Vincent (RUE).
3 Vermande, Ph.
5 Jounia, D.

Vingt-Neuf-Juillet (RUE DU).
5 Ruffey, D.
6 Jardin, D.
6 Dugit, Dent.
7 Moreau (Emile), D.

Vintimille (RUE).
5 Barbé, D.
6 Brazier, D.
24 Lévi, D.
24 Longuet, Ph.

Violet (PASSAGE).
12 Ducos, D.

Violet (RUE).
11 Legrand, D.

Visitation (PASSAGE DE LA).
11 *bis* Gobillot, D.

Vital (RUE).
20 Bosia, D.

Vivienne (PASSAGE).
13 Perdrier, D.

Vivienne (RUE).
8 Rigaud et Dusart, Ph.
10 Damain, Dent.
51 Soulages, D.
33 Stener, Dent.
36 Chable, O.
36 Colomer, Ph.
42 Contenau, Dent.
53 Rouy, Dent.

Volney (RUE).
1 Fournier, D.
4 Landolt, D.
8 Tapret, D.
9 Abadie, D.

Voltaire (BOULEVARD).
2 Trapenard, D.
4 Lemaire, Ph.
18 Labonne, D.
20 *bis* Tourangin, D.
34 Saison, Ph.
69 Naudet, D.
69 Perinelle, Ph.
70 Guyot, D.
73 Théault, Ph.
75 Cotté, D.
78 Rivals, D.
91 Pautauberge, Ph.
98 Levraud, D.
101 Cabarrau, D.
112 Rogron, D.
115 Gardin, D.
119 Chaumeton, Ph.
128 Montignac, D.
130 Pouey de Livron, Dent
134 Guillon, Ph.
136 Signez, D.
139 Motte, O.
147 Pasteau, D.
167 Kinzelbach, D.
171 Demange, Ph.
180 Guillaume, Ph.
243 Pujos, O.
260 Mouton, D.
264 Maszier, Ph.

Voltaire (PLACE).
1 Lancelot, D.
1 Landély-Hettich, Ph.
6 Tautain, D.

Voltaire (QUAI).
25 Sichel, D.
33 Martin Saint-Ange, D.
33 Crosnier de Varigny, D.
33 Petit, D.

Vosges (PLACE DES).
9 Davesne, D.
19 Abélanet, D.
20 Augouard, D.
20 Duriez (E.), Ph.

Vosges (RUE DES).
15 Quentin, Ph.
18 Martin, D.
20 Remond, D.

Wagram (AVENUE DE).
24 Belot de Régla, D.
44 Quarante, D.
45 Bonnieux, D.
49 Vaillant, Ph.
50 Chennevière, Ph.
53 Ducamp, D.
54 Pietra-Santa, D.
54 *bis* De Madec, D.
83 Garcia, D.

Washington (RUE).
2 Raymond, D.
8 Mélard, Ph.
10 Pouzadoux, D.
10 Roussel, Ph.
34 Jouin, D.
41 Ruck, D.

Zacharie (RUE).
1 Mallet, Ph.

ARRONDISSEMENT DE SAINT-DENIS

Asnières.

Boncour (J.), D.
Darcy, D.
Farges, D.
Garcin, D., av. Pereire, 126.
Kirn, Ph.
Mouysset, Ph.
Neubauer, D.
Perier, D.
Péron, D.
Pioger, D.
Roy, Ph.

Aubervilliers.

Arrault, O.
Dumonteil-Grandpré, D.
Gillon, D.
Houareau, Ph.
Michaux, D.
Reullet, D.

Billancourt.

Fournol, D.

Bois-de-Colombes.

Boulanger, D., 1885; de 2 à 4 h.
Chapelle, Ph.
Gérard, D.
Moyses, Ph.
Pioger, D.
Quémont, Ph.
Rigaud, D.

Boulogne

Bezançon, D., 1862; de midi à 1 h.
Bonhomme, D.
Bouché de Vitré, D.
Cloquet, D.
Danjou, O.
Fournol, D.
Fraudin, Ph.
Guichard, Ph.
Lepetit, Ph.
Lepilleur, O.
Mayeur, uh.
Mazurier, Ph.
Meige, D.
Moncourt, Ph.
Paille, Ph.
Sireyjol, Ph.

Le Bourget.

J. Martin, D.
Rouanet, D.

Clichy.

Barbara, Ph.
Bergeaud, Ph.
Bobowich, D.
Hellet, D.
Knop, D.
Lemann, D.
Louismet, Ph.
Marquez, Ph.
Stanislas, Ph.
Villeneuve, D.

Colombes.

Dezauche, D.
Hallade, D.
Marelle, D.
Tachard, D.

Courbevoie.

Bonnecaze, D.
Callais, D.
Courant, O.
Freulet, D.
Naudascher, rue des Renardières, 11.
Roelants, O.
Tranier, D., avenue des Machebiches, 17.

Epinav.

Deschamps, D.
Marcel, D.
Mouribot, D.

Fontenay-sous-Bois.

Rit, D.

Gennevilliers.

Cornilleau, O.
Joulié, O.
Lutier, D.

Les Lilas.

Arnal, Ph.
Camus, D.
Hacquart, O.
Joson, Ph.

Levallois

Altmeyer, Ph.
Caen, Ph.
Cosson, Ph.
Demandre, D.
Depoux, D.
Dumolin, D., rue des Arts, 21.
Dumouly, D.
Fontaine, Ph.
Gauthier, D.
Goupil, D.
Guelpa, Ph.
Gueneau, D.
Lannes, D.
Lefèvre, D., rue de Courcelles, 85.
Lemardeley, D., rue de Courcelles, 71.
Martineau, Ph.
Mentrel, Ph.
Pagelle, Ph.
Peigné, Ph.
Pellier, D.
Soulier, D.
Tariote, D.

Nanterre.

Ballu, O.
Caire, D.
Foucault, D.
Vaudremoire, Ph.

Neuilly.

Barnouvin, Ph.
Carles, D.
Catuffe, D.
Defaut, D.
Deschamps, D.
Ferrand, D.
Gantillon, D.
Godlewski, D.
Guerreau, Ph.
Guillot, Ph.
Hottot, D., boul. Bourdon, 40.
Lafage, D.
Legrand, D.
Ligerot, D.
Locbert, Ph.
Mazza, Ph.
Meymar (de), D.
Michel, D.
Monin, Ph.
Navlet, Ph.
Pannevel, D.
Petit-Jean, Ph.
Peyrot, Ph.
Putel, D.
Reeb, Ph., av. de Neuilly, 158.
Semelaigne, D.
Soudry, D.
Suchet, D.
Tannevel, D.
Tchernac, D.
Thuvien (Ad.), D., 1884; de 1 à 2 h. 1/2, av. de Neuilly, 109.
Variot, D.
Vaucheret, Ph.
Vigier, D.

Noisy-le-Sec.

Cagnat, D., rue Béthisy, 1.
Pouillet, D.
Sicart, Ph.
Sus, O.

Pantin.

Edelmann, D.
Hébré, Ph.
Lugagne, D.
Pellat, D.
Regnard, D.
Salis, D.

Pierrefitte.

Serpaggi, D.

Pré-Saint-Gervais.

Parsavant, D.

Puteaux.

Durand, D.

Feron, Ph.
Lagorce (de), D.
Menguin, D.
Michard, Ph.
Voisard, Ph.

Rosny-sous-Bois.

Delaunay, D.

Saint-Denis.

Badaire, D., av. de Paris, 141.
Bouchet, D., porte de Paris, 2.
Bouret, Ph.
Dupuy, D., rue Catulienne, 5.
Feltz, D.
Forterre, Ph.
Frazier, Ph.
Herviaux, Ph.
Iszenard, D.
Lafont, Ph.
Leroy des Barres, D.
Merklen, Ph.
Mesnard, D.
Naline, Ph.
Niquet, D.
Quiserme, Ph.
Sudrot, Ph.
Weiss, D.

Saint-Ouen.

Basset, D.
Borel, Ph.
Dubousquet-Laborderie.
Raoul, D.
Thobois, D.
Torchebeuf, Ph.

Suresnes.

Béville, O.
Destureaux (Henri), D.
Henri, Ph.
Neyreneuf, D.
Plisson, Ph.
Roland, O.
Salmont, O.
Saury, D, direct. de l'établissement d'aliénés.
Varengue, O. et Ph.

ARRONDISSEMENT DE SCEAUX

Arcueil.

Cayla, D.
Durand (Arthur), D.

Antony.

Combert, Ph.

Bagnolet.

Célisse, D.
Pincot, O.

Bicêtre.

Berthier, D., à l'Hospice.
Vialla, Ph. à l'Hospice.
Lucas, D.

Bourg-la-Reine.

Berne (V.-P.-P.), D., 1884 ; de 1 à 2 h., mardi, samedi.
Mazars, D.
Lécuyer et Autran, Ph.

Champigny.

Alias Roussel, D.
Ackermann, D.
Flamand, Ph.

Charenton.

Baron, D.
Béclard, D.
Christian, D.
Decorse, D.
De l'Isle, D., avenue de Gravelles, 43.
Desportes, D.
Guerlin, D.
Josias, D.
Loygne, Ph.
Magnier, Ph.
Mercier, Ph.
Privé, D.
Saint-Yves, D.
Schuyten, D., rue de Paris, 45.
Vermorel, Ph.
Vie, Ph.

Châtillon.

Christian, D.
Lambert, D.
Marquez, Ph.

Chennevières.

Alias, O.

Choisy-le-Roi.

Blondin, Ph.
Bourdin, D.
Chapotel, D.
Cocardasse, Ph.
Laforest, D.
Liégey, D.
Schmitt, Ph.
Vosy, D.

Clamart.

Clain, D.
Hébert, D.
Klein, D.
Madeline, D.
Mesnier, D.
Delacour, Ph.
Guyard, Ph.
Troseille, D.

Créteil.

Caillette, D.
Mesnil (du), D.
Monfray, O.

Fontenay-aux-Roses.

Faure, D.
Soubise, 1869, D.

Gentilly.

Brisset, Ph.
Lapierre, O.
Vincenot, O.

L'Hay.

Hache, D.

Issy.

Lamau, D.
Ravary, O.

Guibal, Ph.
Launoy, D.
Lelièvre, Ph.
Lombard, D.
Vazeille, D.

Ivry.

Barthès, D.
Courgey, D.
Girma, D.
Jouland, O.
Luys, D.
Malaurie, Ph.
Grinbot, Ph., *Pharmacie centrale* rue Nationale, 53.
Gurgey, D.
Laboulée, D.
Ortel, D., rue Parmentier, 27.
Pharmacie normale, rue de Seine.
Teilliet (H.-I.), Ph., rue Parmentier, 5.
Verrollot, D., rue du Parc, 10.

Joinville-le-Pont.

Barborin, D.
Rousseau, D.

Maisons-Alfort.

Beaulavon, Ph.
Claude, D.
Gallois, O.
Lejeune, Ph.
Meynet, Ph.
Morisson, D.
Pepin (J.), Ph., 1875; Grande-Rue, 9.

Malakoff

Guignard, D.
Bouron, O.
Lévêque, Ph.

Montreuil.

Blaise, Ph.
Chenier, D.
Delporte, Ph.
Deville, D.
Garavel, D.
Jardin, D.
Jeanmaire, Ph.
Lajarride (de), D
Lefebvre, D.
Leroux, Ph.

Montrouge.

Cara, D., route d'Orléans.
Girardin, Ph.
Guignard, D., r^te^ d'Orléans, 65.
Hœlling, D., rue du Rond-Point, 10.
Léonard, Ph.
Maigret, D.
Nutte, D.
Snowden, D.
Weil, Ph.

Nogent-sur-Marne.

Bertin (de), D.
Bidet, Ph.
Collardot, D.
Delthil, D., Grande-Rue, 60.
Gillet, Ph.
Lallemont, D.
Lequesne, O.
Liébaut, D. — *Etablissement hydrothérapique.*
Reeb, D.

Saint-Mandé.

Combes, D.
Diverneresse, D.
Dunesme, Ph.
Fond, Ph.
Foucher, D.
Guillier (P.-E), ❋, 1841; à midi, Grande-Rue, 56.
Julhe, Ph., Grande-Rue de la République, 54.
Marfaing, Grande-Rue, 108.
Levan, D.
Philippe, O. ❋, D.
Poignard, D.
Prunier, D., Gde-Rue, 36 *bis*.
Raymond, D.

Saint-Maur.

Bitterlin, D.
Gérardin, Ph.
Laffont, D.
Lecoarer, D.
Sallefranque, O.
Tourasse, D.
Soulages, D.

Saint-Maurice.

Baron, D.
Zurniden, D.

Sceaux.

Arsonval (d'), D.
Beck, Ph.
Boisson, D.
Dauzats, D.
Le Pileur, D.
Marchandon, D.
Puche, D.; *n'exerce pas.*
Reddon, D.

Thiais.

Marchand, D.

Vanves.

Baudet, D.
Guignard, D.
Richard, D.
Pottier, Ph., 1879.

Varenne-St-Hilaire (LA).

Carlet, D., 1884; de 1 à 3 h.
Piettre, D.

Villejuif.

Reulos, D.

Vincennes.

Bernard, D.
Chaulnes, Ph.
Delon, *n'exerce plus.*
Ferrier, Ph.
Garet, Ph.
Got, Ph.
Grandvaux, Ph.
Izard, D.
Janets, D.
Lebel, D.
Legrand, Ph.
Ligneul, 1875, Ph.
Pachot, D.
Regnart, D. *n'exerce pas.*
Rigout, Ph.
Rousselet, Ph.
Saulpic, D.
Vallat, D.
Vallon, D.

Vitry.

Deléc1use, D.
Dimanche, Ph.
Fichon, D.

AIN (1).

POPULATION : 365,462 hab.— 100 Docteurs en médecine; 11 Officiers de santé; 48 Pharmaciens. -- Association locale du département de l'Ain.

Cinq arrondissements : Bourg, Belley, Gex, Nantua, Trévoux.

BOURG.

D. *Adam, 1881, méd. adj. à l'hosp. Sainte-Madeleine.
*Bernasconi.
*Bouvier (Henri), 1879.
Brevet (Félix), 1855.
*Dupré (M.-V.), ✻, 1836, chir. en chef de l'hôp., méd. des épid., vice-prés. du Cons. d'hyg., prés. de la Soc. loc.
Grobon (Louis), 1866.
*Hudellet (E.-A.), 1829.
*Hudellet (Emile), 1873, méd. du lycée et de l'hôpital.
*Lacuire (Clém.), 1855, méd. en chef de l'asile Saint-Georges.
*Louis, ✻, méd. en chef de l'asile de la Madeleine, memb. du Cons. d'hyg.
*Nodet (Amédée), 1869, méd. de l'hosp. de la Charité.
Parant.
*Passerat (E.-Jos.), 1877.
*Pic (F.-Ad.), 1844, dir. de la

(1) La lettre D. indique les Docteurs; les lettres Of. les Officiers de santé, et les lettres Ph. les Pharmaciens. — Les noms en *italique* et entre parenthèses indiquent les bureaux de poste.

Les astérisques (*) désignent les membres de l'Association des Médecins de France.

maison d'accouch., chir. de l'hôp., memb. du Cons. d'hyg.
Ph. Bichel (Stan.), 1874.
Page (Franç.), 1869, memb. du Cons. d'hyg., insp. des pharm.
Hemery (Paul), 1878.
Isnard, 1873.
Picard (Louis), 1868.
Retisson, 1878.
Villard, 1879.

Bagé-le-Châtel.

D. *Bourgeois, 1874.
Ph. Florence (Oscar), 1880.

Chavannes-sur-Suran.

D. Monnard (Charles), 1867.

Coligny.

D. *Gauthier (Henri), 1876.
Of. *Pelletier.
Ph. Rochet (Armand), 1872.

Confrançon.

D. *Perrotte (J.-P.), 1857.

Curciat-Dongalon (*Saint-Trivier-de-Courtes*).

D. Herbet (A.-Al.), 1839.

Drom (*Ceysériat*).

D. *Gaillard (Hippolyte), 1878.

Montrevel.

D. *Bozonnet (Cl.-M.-H.), 1839.
Bozonnet (P.-Marie), 1879.
Of. Bourcet (L.-F.-Fr.), 1831.
Ph. Gaud (Alfred), 1861.

Pont-d'Ain.

D. Rasurel-Manissier.
Ph. Jules, 1874.

Pont-de-Vaux.

D. Chaballier (Gustave), 1861.
*Herbet (Fr.-E.), 1833, méd. de l'hôpital.
*Herbet (Auguste), 1872.
Ph. Durhône.
Pacotte (J.-B.), 1870.

Pont-de-Veyle.

D. *Dagalier (P.-A.), 1838, méd. de l'hôpital.

Saint-Julien-sur-Reyssouze.

D. Vitte (J.-J.), 1862.

Saint-Laurent-de-l'Ain.

Ph. Lymard (Louis).

Saint-Trivier-de-Courtes.

D. *Perruchet (Clovis-J.), 1858, méd. de l'hosp.

Villereversure.

D. *Favre (Philibert), 1876.
*Martel (Ch.-J.), 1835, insp. des Enf. trouvés du Rhône.

BELLEY.

D. Bozonet (A.-J.-E.), 1866.
Brillat-Savarin (G.-J.), 1854.
*Chaboux (Francisq.), 1879.
*Manjot (J.-A.-U.), 1860, sec. de la Soc. loc.
*Moquin (Ant.), 1867.
Ph. Humbert, 1874.
Julliand (Marin), 1876.
Vibert (J.-A.), 1857.

Ambérieu.

D. *Alliod (Paul), ✻, 1874.
Fournier (Edmond), 1878.
Ph. Bomboi (J.-Célestin), 1872.
Genevay (J.), 1884.

Artemare.

D. *Brun (Charles).

Champagne-en-Valromay.

D. Burband (J.-A.), 1858.

Culoz.

Of. Delastre.
Ph. Prost (Paul), 1872.

Hauteville.

D. *Fraucon (Eug.).

Lagnieu.

D. *Durochas (Marin).
*Mehier (J.-Ach.), 1852.
Prudon (Francisque).
*Raugé, 1879.
Tournier (M.-F.-C.), 1837.
Ph. Barbier (Jules), 1879.
Yvrard (Henri).

Lompnes.

D. *Dumarest.

Lhuis.

D. *Guillemant (Max-L.), 1851.
*Ravet (Gaston), 1874.

Ruffieu.

D. *Francon.

Saint-Rambert.

D. *Gros (Claude), 1875.
Ph. Vernier (A.), 1883.

Seyssel.

D. *Lacombe (Anthelme).
Lassale, 1869.
Ph. Girel (Claude), 1838.

Tenay.

D. *Baron (Fr.-M.), 1836.
*Liénard.
*Moirond.
Ph. Bourly (Etienne), 1880.

Virieu-le-Grand.

D. Charcot (Ferd.-Abel), 1877.

GEX.

D. Weil (Justin), 1876.
Hunel (Théoph.-Jos.), 1860.

Collonges.

D. Beau (Henri-Val.-A.), 1873.
*Gautier (J.-M.), 1839, vice-prés. de la Soc. loc.

Divonne.

D. Vidard (Edm.-Louis), 1876.
Ph. Weil.

Ferney.

D. *Gerlier (Félix), 1866.

Saint-Génis-Pouilly.

D. Ballivet (Jules-Alfred), 1878.

Saint-Jean-de-Gonville (*Collonges*).

D. *De Choudans (Ant.), 1878.

Thoiry.

D. *Ballivet.

Vanchy (*Bellegarde-sur-Valserine*).

Ph. Devaux (Désiré), 1872.

Vesenex (*Divonne*).

D. *Monpela (Léon), 1867.

NANTUA.

D. *Baudin (Camille), 1855, méd. de l'hôpit.
Ducrest (F.), 1884.
*Levrat (Joseph), 1880.
Ph. Mercier (Edmond).
Mercier (Lucien).
Touillon (Jacques), 1849.

Cerdon.

Ph. Chapuis (C.-R.-D.).

Châtillon-de-Michaille.

D. *Julliard (Louis-Jos.), 1879, dimanche matin.
Piquet (Louis-Ch.), 1880.

Dortan.

D. Japiot (L.-Emile), 1875.

Echallon (*St-Germain-de-Joux*).

Of. Bret (J.-J.).

Hotonnes (*Brenod*).

D. *Baillod (Jean-Pierre), 1877.

Jujurieux.

D. *Bonnet (L.-E.), 1842.
Millet (Emile), 1872.

Oyonnax.

D. *Castex (Ad.), 1868.
Panisset (Alfred), 1874.
Of. Chaley (Francisque).
Clerc (Aug.), 1845.
Ph. Fieux (Amand).

Poncin.

D. Delaigne (Ch.-J.), 1844.
*Labrely (Fréd.), 1850.
Of. Chevron (Ch.-P.), 1840.
Ph. Jézechel (Alex.), 1861.

Saint-Germain-de-Joux.

Of. Guillermet (L.-Ant.), 1867.

Saint-Jean-le-Vieux.

Ph. Chandouet (Aug.-Al.).

TRÉVOUX.

D.* Bolley-Donat, 1849.
Cluguet (J.-Ant.), 1878.
Desportes (Félix), 1882.
Ph. Gayet, 1846, memb. du Cons. d'hyg.
Ramboz (Louis).

Chalamont.

D. *Dutech (Hipp.), 1852, méd. de l'hôpital.
Of. Brun (Adrien-Honoré), 1880.
Ph. Riffard (Ernest), 1840.

Châtillon-les-Dombes.

D. *Bouveret (Abel), 1841.
Edouard (François), 1882.
*Fourchet (Hor.), 1866, méd. en chef de l'hôp., memb. du Cons. d'hyg.
Rouvier, 1883.

Ph. Oziol (Eugène).

Meximieux.

D. Roux (J.-F.), 1839, méd. de l'hôpital.

Ph. Macors (Ant.-J.), 1856.

Mézériat.

D. *Goumy.

Miribel.

D. Pelet (Fr.), 1855.
Rondet (J.-B.-M.), 1865.

Ph. Demars (Franç.-Jos.), 1877.

Montluel.

D. *Montvenoux, 1840, méd. de l'hôpit., memb. du Cons. d'hyg.
*Montvenoux fils, 1876.

Ph. Blanc (Ant.-Marie), 1876.
Chrestin (Joseph), 1859, ph. de l'hôpital.

Montmerle.

D. Bonnail (Louis), 1869.

Ph. Gayet (Antoine), 1879.
Liochon (Louis).

Sathonay.

D. *Chevelu (Franç.), 1874.

Ph. Charvet.

St-Trivier-sur-Moignans.

Of. *Lançon (J.-Aug.), 1866.

Thoissey.

D. Berthier (Sébast.), 1835.
*Berthier (J.-B.), 1872, méd. de l'hôp.
Ducher (Cl.), 1858, memb. du Cons. d'hyg.

Ph. Pelisson.

Villars (*Les Dombes*).

D. Barbe (Alexis), 1867.

Of. Saint-Aubin (Louis), 1834.

Ph. Cholet (Jules).

Vonnas.

Ph. Chabrand (Jules), 1872.

AISNE.

Population : 560,427 hab. — 133 Docteurs en médecine ; 65 Officiers de santé ; 85 Pharmaciens. — Association des Médecins de Laon, Vervins et Château-Thierry. — Association des Médecins de Soissons. — Association des Médecins de Saint-Quentin.

Cinq arrondissements : Laon, Château-Thierry, Saint-Quentin, Soissons, Vervins.

LAON.

D. *Blanquinque, 1871, secrét. de la Soc. loc.
*Hugot (Franç.-Charles), ✻, I., 1853, présid. de la Soc. loc.
*Journal (Em.-Jos.), 1867.
*Rousseaux, 1875.

Ph. Baudemant.
*Charriez.
Hébert.
Letellier.
Rol.

Anizy-le-Château.

D. *Sarrazin.

Ph. Delavière (A.), 1878.

Beaurieux.

D. *Fené (Victor-Adrien), 1836.
*Lescuyer.

Béthancourt.

D. Darbel.

Blérancourt.

Of. *Pelletier (Pierre-Noël), 1857.

Ph. Leboime.

Brunehamel.
D. *Bernier (Jean-Bapt.), 1841.
Mora (J.-L.), 1876 ; vendredi matin.
Ph. Billaudel, 1879.

Bruyères (*Laon*).
D. Devauchelle.
Of. *Piermé (César-Alex.), 1829.

Caillouël-Crépigny (*Chauny*).
Of. Pottier.

Charmes.
D. Lefèvre.

Chauny.
D. *Capette (Nic.-Isid.), 1854.
*Hutin (Louis-Ch.), 1848.
Lefranc, 1883.
*Moussette (Paul-G.), 1855.
*Tizon.
*Walmé (Art.-Louis), 1858.
Ph. Barnit (Jean-Bapt.), 1842.
Caigniet (Eug.-Victor).
Fenez.
Neveu.

Chevrigny (*Urcel*).
Of. *Galimant, 1875 ; de 1 à 2 h.

Condé-sur-Suippe. (*Guignicourt*).
D. Deligny, 1883.

Corbeny.
D. *Leroux (P.-Agaton), 1840.
*Parmentier, 1877.
Ph. Jolly.

Coucy-le-Château.
Of. *Devant (Em.-Eloi), 1844.
Valissant (Léon-Alb.), 1864.
Ph. Vauvillé (J.), 1883.

Craonne.
Of. Balossier Désiré), 1862.

Crécy-sur-Serre.
D. *Leclère (Jean-Pierre), 1837.
*Morcrette, 1873.
Of. Bogé.
*Leclère (Jean-Bapt.), 1837.
Ph. Moreau.

Crépy-en-Laonnois.
D. *Tizon.
*Zimberlin (P.), 1861 ; dimanche, de 2 à 4 h., jeudi, de 10 h. à midi.
Ph. Bastard.

Dercy (*Crécy-sur-Serre*).
Of. *Jénot (Edm.-Alfred), 1857.

Dizy-le-Gros.
Of. *Marache (César-Ad.), 1866.

Fargniers (*Tergnier*).
Of. *Maréchal (Louis-M.), 1836.

Fère (La).
D. *Geoffroy (Aug.-Ern.), 1861, chir. de l'hôp.
*Labouret (Edouard), 1834.
Richepin.
Ph. Delamotte (Désiré), 1835.
Tonneau.

Festieux.
D. Fromigier.

Folembray.
D. *Haguenthal.

Frières-Fallouël.
Of. *Grégoire (Louis-H.), 1867.

Guignicourt.
D. Colnet.

Laval (*Urcel*).
Of. *Beauvais, 1871.

Marchais-sous-Liesse. (*N.-D. de Liesse*).
D. Chevallet-Rouchs.

Marle.
D. *Coffignon (Narcisse), 1847, vice-prés. de la Soc. loc.
*Galoy (Félix-Alf.), 1864.
Ph. Blanquinque (L.-E.), 1867.

Montcornet.
D. *Adam (Ch.-Emile), 1860.
*Gérard fils, 1878.
Ph. Lemarchal, 1878.
Levent, 1879.

Moulins (*Beaurieux*).
Of. Picard, 1877.

Neufchâtel-sur-Aisne.
Of. *Nivert, 1874.
Ph. Fleury.

Notre-Dame-de-Liesse.
D. *Lecygne (Auguste), 1834.
Lecygne fils.
Ph. Tourneux.

Nouvion-et-Catillon.
Of. Foulon (Jean-Louis), 1858.
Nouvion-le-Comte
(*Nouvion-et-Catillon*).
D. Gaudard.
Pierrepont-en-Laonnois
Of. Wimy (Aimable), 1852.
Prémontré (*Coucy-le-Château*).
D. *Viret, méd. dir. de l'asile.
*Millet, méd. adj. de l'asile.
Rozoy-sur-Serre.
Of. *Cury fils.
Ph. Lahaye (Jules), 1851.
Saint-Erme-Outre.
D. *Forest.
Of. Joffroy, 1875.
Saint-Gobain.
D. *Lefranc, 1853.
Ph. Dauré.
Sissonne.
Of. *Leleu (Emile-Elie), 1852.
Tavaux-Ponséricourt.
D. Richepin, 1875.
Tergnier.
D. Faloy.
Of. *Croquet (Victor).
Ph. Brénoy.
Lecomte.
Trosly-Loire.
Of. Colnet (Jean-Franç.), 1865.
Urcel.
Of. *Julliard.
Vauxaillon (*Anisy-le-Château*).
Of. *Valissant (L.-Eug.), 1834.
Vigneux (*Montcornet*).
D. *Martin (Paul), 1851.
Of. Martin (Narcisse), 1849.

Ph. Bourrières, 1839.
Detiaque (Albert), 1872.
Duvernois, 1880.
Margry, 1880.
Charly.
D. Petit, 1876.
Levadour, chirurg.-dentiste.
Ph. Barbot (Aug.-Léon), 1859.
Chezy-sur-Marne.
Of. *Outin (Arm.-Parfait), 1853.
Coincy.
Of. Bours (Joseph), 1878.
Condé-en-Brie.
D. Leclerc (Charles), 1880 1836.
*Lenicolais (Jean-Vict.), .
Ph. Komorowski (Alex.), 1869.
Coulonges - en - Tardenois
Of. Watebled (Aug.), 1849.
Fère-en-Tardenois.
D. Danton (L.-Isidore), 1842.
Danton (Jules), 1875.
Leclerc (P.-Gabriel), 1844.
Ph. Andrieux, 1874.
Ferté-Milon (La).
D. *Rivière, 1876.
Ph. Ridet (P.-F.-L.), 1881.
Gandelu.
D. *Humbourg (Touss.), 1858.
Pont (Gaston), 1877.
Jaulgonne.
(*Varennes-Jaulgonne*).
D. *Dumont (Alph.-Vict.), 1855.
Neuilly-Saint-Front.
D. *Coppeaux (Fr.-P.), 1852.
Ph. Villin (Louis), 1879.
Viels-Maisons.
D. Robichon (G.), 1864 ; à toute heure.

CHATEAU-THIERRY.

D. Germain (Victor), 1856.
*Jousseaume (Cam.), 1858.
*Lacaze (Léon), 1843.
Lefèvre (Gustave), 1876.
*Petit (Henri-Auguste), 1851, méd. des hôp., direct. de l'établ. hydrothér.

SAINT-QUENTIN.

D. Bara, 1877.
*Blin (Louis-Alex.), 1855, prés. de la Soc. loc. de l'arrond.
Cailleret.
*Carpentier, 1876.
*Cordier (Hil.-I.), ✻, 1845.

*Delaissement, 1868.
*Demonchaux (Ed.), ※, 1833.
*Desprez (Eug.-Mar.), 1858, chir. en chef de l'Hôtel-Dieu, secr. général de la Soc. loc. de l'arrond.
*Doublet (Vict.-Jos.), 1848.
Dutems (L.-Franç.), 1856.
*Lobjeois (Adolphe), 1849.
*Mourette (Bénoni), 1859, secr. des séances de la Soc. loc. de l'arrond.
Muller.
*Rietsch.
Turbau.
Of. Guyot.
Ph. Bastard.
Brancourt.
Chauvin.
Dassonvillé.
Deroy.
Ehrmann.
Flayelle (Paul-Hector).
Lejeune.
Lenglet.
Lenoir.
Lubaczewski.
Parmentier.
Rochate.
Thomas (Abel), 1880.

Beaurevoir (*Le Catelet*).
Of. *Hardy (Etienne), 1834.

Bohain-en-Vermandois.
D. Cambus, 1870.
*Deflandre (Jean-Fr.), 1853, de midi à 1 h.
Lefèvre-Deflandre, 1883 ; de 1 à 3 h.
Ph. George (Jean-Marie).
Prince (Hyacinthe), 1861.

Catelet (Le).
D. *Divry (Pierre-Louis), 1837.
Ph. Garanger.

Essigny-le-Grand.
(*Montescourt-Lizerolles*).
Of. *Lambert (Sév.-Victor), 1855.

Flavy-le-Martel.
Of. *Causse, 1876.
Ph. Varoqueaux.

Fresnoy-le-Grand.
D. *Painetvin (Marcelin), 1865.
Ph. Julien (Jean-Antoine), 1834.

Hamegicourt.
(*Moy-de-l'Aisne*).
Of. Lalaux (Félix-Ad.), 1857.

Hargicourt (*Bellicourt*).
D. *Drugbert.
Goglioso)Antonio).

Levergies.
Of. Vaillant.

Monbrehain.
D. *Dieu, 1876.

Moy-de-l'Aisne.
D. Desmazes, 1874.
Ph. Dupuis.

Nauroy (*Bellicourt*).
D. Bas (William).

Origny-Sainte-Benoîte.
D. Charlier.
Ph. Blanchard, 1864.

Parpeville (*Ribemont*).
Of. *Poix, 1876.

Prémont.
Of. Hutin.

Ribemont.
D. *Vieillard, 1872.
Of. *Lemoine (Jean-Baptiste).
Ph. Rabelle, 1876.

Savy (*Roupy*).
Of. Carpeza (Théodore), 1848.

Seraucourt (Grand).
Of. *Cat (Evariste), 1844.
Ph. Brancourt (Louis), 1861.

Vaux.
Of. Magnier (A.), 1872 ; de midi à 2 h.

Vermand.
D. Tricotteux.
Of. Givry.
Ph. Milon.
Dubois (J.), 1878.

SOISSONS.

D. *Billaudeau (Léon-H.), 1840, prés. de la Soc. loc. de l'arrond.

Ferrand, 1880.
*Fournier (Oct.), 1853, vice-prés. du Cons. d'hyg., méd. des épid., vice-prés. de la Soc. loc. de l'arrond.
*Marchand (Bon.), 1857, trés. de la Soc. loc. de l'arrond.
*Marcotte (Alph.), 1857, sec. de la Soc. loc. de l'arrond.
Woymant (G.), 1877.
Ph. Cayasse, 1882.
Foulon.
Job, 1881.
Letellier (Alexandre), 1850.
Périchost (Armand), 1872.
Tassin (Paul-Gervais), 1838, attaché à l'Hôtel-Dieu.
Tassin (Edmond), 1874.
Bigand.

Ambleny (*Vic-sur-Aisne*).
Of. Bohn, 1881.

Braisne.
D. Chateaubourg (de), 1882.
Of. *Benoist (C.), 1846.
Wimy, 1871.
Ph. Poëtte, 1877.

Cœuvres-et-Valséry.
Of. Fillon, 1882.

Hartennes.
D. Gaillard (Antoine), 1843.
Gaillard fils, 1880.

Longueval (*Fismes. — Marne*).
Of. *Dulieu (Ch.-Jules), 1884.

Oulchy-le-Château.
Of. *Manichon (François), 1866.

Pernant (*Soissons*).
Of. Marcq (Frédéric), 1849.

Vailly-sur-Aisne.
D. *Ancelet (Edouard), 1856.
*Bracou (Louis-Emile), 1863.

Vic-sur-Aisne.
D. *Gleize (Louis-Arist.), 1856.
Of. *Morlière (Louis-Fr.), 1820.
Ph. Houpin.

Villers-Cotterets.
D. *Brassart, 1877, méd. adj. du dépôt de mendicité de la Seine.
*Préaux, 1881; de midi à 2 h.
*Vendrand (H.), 1864, méd. du dépôt de mendicité de la Seine.
Ph. Desmons.
Poumerol (Léonard), 1856, pharm. du dépôt de mendicité de la Seine.

VERVINS.

D. *Dupuy (Décadi-Dest.), 1873.
Fauchart (A.), 1885.
*Penant (Aug.), 1853, méd. de l'hôp. et des épid.
*Trencart, 1840, méd. de la pris. et du chem. de fer.
Ph. Blanquinque (Henri), 1865.
Hennequin, 1867.

Aubenton.
D. Boquet (Alfred), 1878.
*Landragin (Célestin), 1837.
Ph. Quivy de Létang.

Bernot (*Origny-Ste-Benoite*).

Buironfosse.
Of. Thiéry (Adolphe), 1863.

Capelle-en-Thierarche (La).
D. *Menesson (Alf.-Aug.), 1853.
Ph. Bodard, 1869.

Etréaupont.
D. Pennellier (Eugène), 1848.

Etreux.
D. Godfrain (Charles), 1877.
Ph. Lebon (Jules-Cam.), 1864.

Grougis (*Guise*).
Of. *Bondiguet (Gustave), 1849.

Guise.
D. *Devillers (Louis-Al.), 1861.
*Dollez (Adolphe), 1837, méd. de l'hôpital.
*Dollez (Ch.-Alex.), 1866.
Gronnier, 1874.
Gigon.
Monart (Louis-Henri), 1848.
Sauvage.

Hirson.
D. Coroze, 1876, méd. de la garnison.

Hénouille, 1880.
*Rousseau (L.-Aug.), 1837.
Ph. Lefèvre (Vital), 1861.
Letuppe (E.).

Marly (*Guise*).

Of. Laurent (Alcide), 1854.

Martigny - en - Thiérarche. (*Aubenton*).

Of. *Hugon (Alfred), 1872.

Mondrepuis (*Hirson*).

Of. *Dupuis (Jean-Bapt.), 1861.

Nouvion-en-Thiérache.

D. Lemaire.
Porez (Auguste), 1858.
Ph. Page.

Ohis (*Hirson*).

Of. *Laroche (Jules-Aug.), 1862.

Origny-en-Thiérarche.

D. *Bocquet (L.-Clovis), 1843.
Richepin.
Ph. Gosset (Aug.), 1876.

Plomion.

Of. Ravaux (J.-Jean), 1852.
Ph. Sergent.

Sains.

D. Deruelle, 1870.
Ph. Wauthier.

Saint-Michel (*Hirson*).

D. Corbeau (Valéry), 1878 ; samedi.

Tupigny (*Iron*).

Of. *Gendre (Jos.-Franç.), 1853.

Vaux-Andigny (*Vassigny*).

Of *Peteaux (Joseph), 1851.

Voulpaix (*Vervins*).

Of. *Lalaux (Ernest), 1852,

Wassigny.

D. *Maréchal (Jules-Jos.), 1865.
Of. *Maréchal (Ch.-Const.), 1856.

ALLIER.

Population : 405,783 hab. — 129 Docteurs en médecine; 11 Officiers de santé; 66 Pharmaciens. — Association locale des Médecins du département.

Quatre arrondissements : Moulins, Gannat, Montluçon La Palisse.

MOULINS.

D. *Berthomier (André), 1875.
*Bruel (Léon), ✻, 1862, méd. chef du lycée.
Décrand (Jacq.), 1867, anc. chef de clinique de la Faculté de Montpellier.
Francheschini (Franç.), 1875.
*Guéneau (René), 1856, méd. de l'hôpit. général.
Lebard (Ant.), 1877.
Lejeune, 1884.
*Meige (Léon), ✻, 1863, sec. de la Soc. loc.
*Meplain (Firm.), 1868; de midi à 1 h. 1/2
*Petit (P.-Louis), ✻, 1849, chir. en chef de l'hôpital Saint-Joseph.
*Reignier (J.-Bapt.), 1836, m. en chef de l'hôpital Saint-Joseph, trés. de la Soc. loc.
Reignier fils (Ambr.), 1879.
*Reverchon, dir. de l'asile des aliénés.
Ph. Bourdery (Ernest), 1874.
Charles (Jean), 1869.
Dupoux (Pierre), 1874.
Echégut (Emile), 1872.
Egalon (Eugène), 1871.
Failler (Claude), 1873.
Girard (Amable), 1865.
Gouat (André), 1883.

Richet (Auguste), 1875.
Sifflet (Philippe), 1856.
Virlogeux (Louis), 1880.

Bagneux.

D. Desfosses.

Beaulon (*Chevagnes*).

D. *Desvernois (Charles), 1866.

Besson (*Moulins*).

Verrier-Gonthier, 1879.

Bourbon-l'Archambault.

D. *Carnat (Georges), 1874.
*Prévost (Louis-E.), 1865.
*Regnauld (Paul), méd. insp. des eaux p. l'été.
Ph. Bourderioux (Alex.), 1865.
Vallet (Edouard), 1875.

Buxières.

D. Aumoine (Jules), 1876.

Chatel-de-Neuve.

D. Faure.

Chevagnes.

D. *Chégut (Louis), 1868, méd. des enfants assistés de la Seine,

Diou (*Dompierre-sur-Bèbre*).

Of. Colas (Jean), 1827.

Dompierre-sur-Bèbre.

D. Lorrain (Joseph), 1868.
Ph. Bernaërt (Séraphin).

Franchesse (*Bourbon-l'Archambault*).

D. *Gouraincourt, 1844, *n'ex. plus*.

Lurcy.

D. Camus-Govignon (Ar.), 1883.
Routy (Joseph), 1874.
Ph. Lafond (Louis), 1880.
Montalescot, 1868.

Montet.

D. Mercier, 1884.
*Forichon (Frédéric), 1866.
*Perethon de la Mallerée, 1880
Ph. Desbaux.

Neuilly-le-Réal.

Of. *Bergerat, 1859.

Pierrefite-sur-Loire.

D. *Bailleau (Guill.), ✻, 1860.

Saint-Menoux.

Of. Condamine (Ant.), 1878.

Souvigny.

D. Bollard (Louis), 1875.
Charrière (Octave), 1882.
Ph. Sulliet (Annet-Louis), 1883.

Veurdre (Le).

D. Petitjean, 1885.

Ygrande-d'Allier.

Of. *Gardien.

GANNAT.

D. Godemel (J.-Bapt.), 1878.
*Trapenard (Jacques), 1839, *n'ex. plus*.
*Vannaire (Antoine), 1859.
Of. Danval, *n'ex. plus*.
Ph. Desmazières (Ant.), 1871.
Metenier (Félix), 1875.
Trobert (Louis), 1879.

Bellenaves.

D. *Baratier (François), 1871.
*Desfilhes (J.-Bapt.), 1847.
Ph. Lacroix, 1874.

Chantelle.

D. *Mignot (René), 1846.
*Noir (Gustave-Philippe).
Ph. Lamotte (Henri), 1879.

Ebreuil.

D. *Viple (Antoine), 1856.
Ph. Paturet (Claude), 1876.

Echassières (*Louroux-de-Bouble*).

D. *Dubousset.

Escurolles.

Of. *Chapet.

Saint-Pourçain.

D. *Boudet (Pierre), 1859.
*Challier (Marc-Ant.), 1867.
*Ganière (Louis), 1865.
*Guillerault (Abel-Alf.), 1873.
Lalot, 1885.
*Leblanc (Etienne), 1874.
Ph. Augéras, 1854.
Biguet (Gabriel), 1869.
Girard (Louis), 1879.
Verne (E.), 1882.

MONTLUÇON

D. *Besson (Victor), 1877.
*Coulhon (Pierre), 1861.
*Danthon (Michel), 1864.
*Dechaux (Pierre), 1842.
*Duché (Emile), 1866.
*Dufour (Alexandre), 1854.
Petit, 1863.
Pannetier (H.), chir.-dent. à l'établissement thermal à Néris-les-Bains, les mardis, jeudis de chaque semaine, de 9 h. du matin à 6 h. du soir.
Ph. Baynard (Jean), 1877.
Bouillac (Pierre), 1873.
Bourgoing (Albert), 1868.
Cavy (Emile), 1865.
Dupuy (Louis), 1869.
Grandjean (Alexandre), 1867
Kontercroub (Eug.), 1862.
Sambon (Augustin), 1863.

Ainay-le-Château.

D. *Béraud (Philippe), 1844.
Renon (Aristide), 1874.
Ph. Bonpieds (Marien), 1866.

Archignat.

D. Petit (Arsène), 1864; tous les jours.

Bézenet.

D. *Bourillet (Marie-Fr.), 1876.
Ph. Chabrol (Arthur), 1856.

Blomart (*Montmarault*).

D. *Mony (Adolphe), 1860.

Cerilly.

D. Héraud (Adrien), 1880.
*Tardy, 1841.
*Vacher (Jean-Bapt.), 1868.
Ph. Meige (Ernest), 1863.

Commentry.

D. Barbrau (Elie), 1857.
*Du Souich.
*Fabre (Paul), 1872, médec. des mines.
*Meillet, 1874.
*Pereton, ✳, 1867.
Ph. Mourton (Victor), 1851.
Pannetier (Gabriel), 1850.

Cosne-sur-l'Œil.

D. *Delaume (Henri), 1877.
Ph. Choquelin (Charles), 1883.

Courçais (*Viplaix*).

D. Leblanc (Louis), 1860.

Doyet.

D. *Aucopt (Amable), 1867.
Ph. Mandosse (Joseph), 1874.

Hérisson.

D. Sadrain (G.), 1880; de midi à 2 h.
Taulaigne, 1880.
Of. *Simonet (François), 1853.
Ph. Renon (Pierre), 1872.

Huriel.

D. *Desmaroux (Georges), 1875.
*Philippon (Franç.), 1873.
Ph. Aucopt (Anatole), 1877.
Blanchonnet (Julien), 1857.

Marcillat-d'Allier.

Of. Désarménien (Gilbert), 1858.
Ph. Rapin (Jean), 1866.

Méaulne.

D. *Gougué (Alexandre), 1874.

Montmarault.

D. Camus (Claude), 1832.
*Vipie (Jean), 1863.
Ph. Guillaumet (Grég.), 1871.
Mercier (Jacques), 1868.

Néris.

D. *Bonnet de Malherbe, ✳, 1838.
Faure, O. ✳; *l'été.*
Goubeau; *l'été.*
*Peyrot (J.), 1877; médecin de l'hospice thermal, de midi à 2 h.
Ranse (de), ✳, 1861; *l'été.*
Ph. Lafond (Edmond), 1876.

Vernusse (*Montmarault*).

D. Thévenin.

LA PALISSE.

*Laborde (Jacq.), 1859, méd. cant. et de l'hosp., memb. du Cons. d'hyg.

Ph. Faure (Louis), 1838, memb. du Cons. d'hyg.
Garnier (J.-Bapt.), 1859; préparation de l'*Elixir iodo-tannique*.

Busset (*Cusset*).

Of. *Dhérat (François), 1837.

Chavroche (*Jaligny*).

D. Tessier (Georges), 1880.

Cusset.

D. *Berthomier (Cl.-Aug.), 1874.
*Fournier (Jean), 1867.
Perrin (Jules).
Stawecky (Adam), 1873.
Ph. Giat (G.-Eugène), 1861.
Perrier (Léon), 1852.

Donjon (Le).

D. *Favardin (Mar.), 1854, méd. cantonal.
Gacon (Gabriel), 1878.
*Gantheret (Achille), 1859, membre du Cons. d'hyg.
Ph. Sève (Fr.-J.), 1867.

Jaligny.

D. *Fay (Jean), 1847.
Of. Besson (Gilbert), 1876.
Ph. Labre (Célestin), 1878.

Lurey-Lévy.

D. Routy (Joseph), 1880.

Mayet-de-Montagne.

D. Duret (Léon), 1879.
Of. *Clamaron (Christ.), 1860.
Ph. Cornil (Toussaint), 1873.

Molles (*Cusset*).

D. *Gonthier, 1830.

Saint-Gérand-le-Puy.

D. Aguiard.
Bonneau (Gilb.), 1861.

Saint-Germain-des-Fossés.

D. *Nebout (Georges), 1873.
Salis (P.-Marie), 1842.
Ph. Bourdery.

Saint-Léon (*Jaligny*).

D. Meillet (Henri), 1874.
Picard.

Saint-Pierre-Laval).
(*Saint-Martin-d'Estreaux-Loire*).

D. Juillet (Charles), 1872.

Varennes-sur-Allier.

D. *Andrillard (Félix).
*Delagenète (Claude), 1869.
*Villard (Jean), 1832, médec. de l'hospice.
Ph. Bonneau, 1869.

Vichy.

D. Dubois (A.), 1721, méd. insp.
Willemin, 1847, méd.-insp. adjoint.
Cyr, 1866, insp. adjoint.
Aurillac (Honoré), 1864.
*Barudel, médec. en chef de l'hôp. militaire.
Biernawski (Alex.). 1871.
Bignon (Jacq.-Ant.), 1880.
*Champagnat (Lucien), 1867, méd. en chef de l'hôp. civ.
*Charnaux, 1867.
Chopart (L.-Jules), 1858.
Collongues, 1855.
*Cornillon, 1872.
*Durand-Fardel, 1840, méd. insp. d'Hauterive, prés. de la Soc. loc.
*Fournier (François), 1876.
Frantz-Glénard, 1875.
Lejeune (Paul), 1878.
Navaut (Ferdinand). 1878.
*Nicolas (G.), 1876, méd. adj. de l'hôp. civil.
*Nicolas, 1881, *l'été au Mont-Dore*.
*Reignier (Alexandre), 1874.
Roux (Jean), 1881.
*Souligoux (Léonce), ✻, 1868.
Theillon (A.); de midi à 4 h.
Ph. Bretet (Joseph), 1868.
Cherpin, 1843.
Desbret (Ferd.), 1864.
Desbret (Claudius), 1865.
Durin (Achille), 1876.
Forestier (Pierre), 1874.
Larbaud (Nicolas), 1850.
Mallat (Antonin), 1882; — *Source Mallat de St-Yone*.
Mercier, 1879.
Tabardin (Pierre), 1862.

ALPES (BASSES-).

Population : 131,918 hab. — 41 Docteurs en médecine ; 12 Officiers de santé ; 19 Pharmaciens.

Cinq arrondissements : Digne, Barcelonnette, Castellane, Forcalquier, Sisteron.

DIGNE.

D. Olivier (Ant.), 1856.
Rébory (André), 1848.
Romieu (Fr.-Charles), 1875.
Silve (Paul-J.-Jos.), 1878.
Ph. Clément (Paul-Marie), 1872.
Jauffret (Jules), 1882.
Maria (Jean-César), 1846.

Barrème.

Of. Isnard (Jean-Jacques), 1834.
Ph. Isnard (Jean-Jacques), 1850.

Gréoux.

Of. Monges (Siméon), 1875.

Malijai (*Les Mées*).

Of. Trabuc (Jules-Louis), 1836.

Mées (Les).

D. Cantel (Gust.-Valér.), 1854.
Salvan (Charles), 1879.
Ph. Constantin (Marc), 1877.

Mézel.

D. Bec (Léon), 1869.
Of. Chaudony (Eugène). 1842.

Oraison.

D. Aubert (Archange), 1885.
Laurens (Louis-Paul). 1851.
Ph. David.

Quinson.

D. Baudisson (J.-Bapt.), 1852.

Riez.

D. Allemand (P.-Léger), 1841.
Allemand (Pros.-Fr.), 1872.
Ph. Andréoletty (Ern.), 1872.
Estienne (Pierre), 1884.

Seyne.

D. Jaubert (Louis-Ant.), 1853 ; de midi à 2 h.
Richaud (Louis), 1877.

Thoard.

Of. Turriers (Napoléon), 1841.

Valensolle.

D. Bœuf (Hilarion-Jos.), 1857.
Savy (Martial), 1861.

BARCELONNETTE.

D. Blanc (Honoré), 1881.
Lautaret (Joseph), 1865.
Ph. Lidner.
Poète (Théod.), 1872.

Allos.

D. Garcin (Jean), 1882.
Of. Pelissier (Jean-Aug.), 1857.

Jausiers.

Of. Fortoul (Jean-Bapt.), 1879.
Trinchiéri (Franç.), 1846.

Puimoisson.

Of. Turriers (Léopold), 1870.

Saint-Paul-sur-Ubaye.

D. Signoret (Jacques), 1882.

CASTELLANE.

D. Autran (Jos.-Franç.), 1832.
Ph. Raynaud (Blaise), 1879.

Entrevaux.

Ph. Maurel (Paul), 1876.

Saint-André.

D. Joseph (Gaspard), 1851.

Sausses (Les) (*Entrevaux*).

D. Marcellin (Jos.-Pierre), 1859.

FORCALQUIER.

D. Bernard (Gabriel-Eugène), 1885 ; médecin des épid.
Giraud (Fernand-J.), 1881.
Maurel (Gabriel-Emile-Anatole), 1866.

Of. Pascal (Edouard), 1840, vice-prés., du Cons. d'hyg.
Ph. Nicolas (Jean-Aug.), 1872.
Planchud (Eugène), 1856.

Banon.

D. De Courtois, 1868.

Cereste.

Of. Chassan (Pierre-P.), 1834.

Mane (*Forcalquier*).

D. Nalin (Victor), 1878.
Ph. Bourelly (Jean), 1878.

Manosque.

D. Auquier (Louis), 1882.
Guillheaume (Touss.), 1878.
Serre (Adolphe), 1872.
Villeprand (Ludovic), 1869.
Ph. Aubert-Hilarion.
Magny (Rémy), 1874.
Rougon (Vict.-Eug.), 1876.

Saint-Etienne (*Banon*).

Of. Martin (Albert), 1883.

Saint-Tulle (*Manosque*).

Of. Sicard (Marc-Const.), 1846.

Simiane (*Banon*).

D. Estelle (Arcade), 1880.
Lamotte (Daniel), 1876.

Volx (*Manosque*).

D. Duplan (Jos.-André), 1852.

SISTERON.

D. Buès (J.-J.-Honor.), 1877.
Chabus (Louis-Franc.), 1840.
Civatte (Paul-Emile), 1870.
Robert (Auguste), 1848.
Robert (Marie), 1877.
Ph. Imbert (Nic.-Flav.), 1869.
Tardieu (Ch.-Joseph), 1843.
Tardieu (G.-M.-Ch.), 1875.

Escale (L') (*Volonne*).

D. Trabuc (Jean-Louis), 1833.

Turriers.

D. Eyssautier (Charles), 1880.

Volonne.

D. Buès (Joseph-Jean), 1840.

ALPES (HAUTES-).

Population : 121,787 hab. — 18 Docteurs en médecine; 6 officiers de santé; 11 Pharmaciens.

Trois arrondissements : Gap, Briançon, Embrun.

GAP.

D. Ayasse (Jos.-Laur.), 1858.
Blanc (Balthasar), 1873.
Coronat (Antonin), 1851.
Ph. Andrerey (Benoît), 1870.
Blanc (Eugène), 1876.
Finat (Benoît), 1858.
Fournier, 1837.
Jouvène (Faure), 1847.
Jouvène (Léon), 1874.

Lagrand (*Orpière*).

Of. Faure (Alph.).

Laragne.

D. Provansal (Daniel), 1860.

Saint-Bonnet.

Of. Jacques (Léon), 1881.
Ph. Lombard.

Saulce (La).

D. Michel (Félix), 1831.

Serres.

D. Jaubert (Auguste), 1881; de midi à 2 h.

Tallard.

Of. Héritier, 1840.

Veynes.

D. Baron (Jean), 1878.
Caral.
Giraud, 1882.

BRIANÇON.

D. Barbarin (Emile), 1873.
Vagnat (Charles), 1879.
Ph. Achard (Accurse), 1869, memb. du Cons. d'hyg.
Faure (René), 1856, membre du Cons. d'hyg.

Abriès.

Of. Guillaume (Jullien), 1880.

Aiguilles.

Of. Martin (Barth.), 1859, méd. cantonal.

St-Pierre-d'Argenson.

Of. Gardet, 1880.

Château-Ville-Vieille (*Queyras*).

D. Rozan, ex-méd. principal.

La Grave.

D. Guérin (Jacques), 1858.

Monetier-de-Briançon (Le).

D. Izoard, 1846, méd. cant.
Izoard, 1883.

EMBRUN.

D. Bompard (Léon), 1880.
Bonnet.
Ph. Arduin (R.-N.), 1842, ex-pharm. de la mais. centr.
Arduin (Auguste) fils.
Nègre (Eug.), 1864, pharm. spécialiste.

ALPES-MARITIMES.

Population : 203,604 hab. — 194 Docteurs en médecine; 18 officiers de santé; 13 assimilés; 71 Pharmaciens.

Trois arrondissements : Nice, Grasse, Puget-Théniers.

NICE.

D. Alliez (Firmin), 1876.
Arnulphy fils, 1876.
Audiberti, 1843.
Bacciloni.
Balestre, 1874.
Baréty (A.), 1874; à 2 h.
Baroschi (J.-B.), 1865.
Barriera (E.), 1870; de 1 à 3 h.
Baudon, ✱.
Bermondi, 1859.
Binet, 1852.
Boini.
Bonnal, 1862, dir. du Hammam (bains turcs).
Borras, 1850.
Bourdon (J.-P.), 1866, méd. des pauvres et adjoint de la Maternité.
Caziglio.
Chaudol.
Ciaudo, 1868, cons. du vacc.
Collongues, 1856.
Corporandy, 1864, médec. du lycée.
Cougnet, 1875.
Cret-Duverger, ✱.
Déclat, 1851.
Despiney.
Desprez, 1860.
Donaudy, 1854.
Dupeyron, 1877.
Faraut (Henri), 1866, méd. des pauvres.
Fighiera, 1865, médecin des pauvres, chir. de l'hôpital civil.
Garapon.
Gaziglia, 1854, médecin des pauv. et de la Maternité.
Giacobi, 1827.

Grandvilliers, 1854.
Goiran, 1860, méd. des pauv.
Grinda, 1858, méd. des pauv.
Guerrier.
Guillabert, 1859, chargé de la visite des marins.
Guiraud (Louis); 1864; de 2 à 3 h.
Halbron, ✻, 1855; de 1 à 4 h.
Henry.
Hugues, 1862.
Huillet, 1862, méd. adjoint du lycée.
Lambert, 1877.
Langaudin, 1849; l'été à Royat.
Macario, 1842; de midi à 2 h.
Macé.
Mansueti, 1851.
Marchessaux.
Massiera, 1841.
Maurin ✻, 1851, médec. de la douane, dir. de la Santé.
Menjeaud.
Mériot.
Milliot, 1871.
Moriez, 1876.
Naldi, 1846.
Niepce, 1840.
Nys.
Odin.
Planat (Félix).
Prompt.
Risso, 1854.
Schmeltz.
*Scoffier (Ed.), 1857, méd. hon. des pauvres et de l'hôp. civil.
Scoffier (Désiré), 1865.
Sturge (Allen).
Sturge (Emile Bowell).
Surcher.
Taberlet, du 1er novembre au 15 mai. *L'été à Evian-les-Bains.*
Taxil, 1859.
Thaon (Louis).
Thaon (A.), 1879.
Troque.

Of. Arnulphy, 1864.
Blanchi, 1872.
Carles fils, 1879.
Cauvin, 1876.

Diplômes étrangers assimilés au grade d'officier de santé pour le département.

Crossby, 1847.
Jacoby.
Lippert, 1862.
Meyoffer, 1855,
Montanari, 1861.
Prohl, 1841.
Zurcher, 1849.

Ph. Arnulphy, 1847.
Arnulphy fils, 1879.
Basso, 1875.
Camous, 1871.
Canivet, 1880.
Carbonel (Aug.), 1854.
Carbonel (L.), 1857.
Cauvin, 1836.
Cornillon, 1854.
Corporandy, 1857.
Daniel, 1879.
Deville, 1874.
Draghi, 1840.
Faraut (Jean), 1828.
Féraud.
Giraud (P.), 1866.
Guidasci, 1875.
Isnard, 1868.
Lambert, 1874.
Léconcini, 1854.
Plumey et Pégurier, ph. de la Comp. du chem. de fer de P.-L.-M.
Rey, 1845.
Rostagny, 1854.
Sauvaigo, 1857.
Serra, 1879.
Sue, 1871.
Vigon, 1866.

Aspremont (*Thourette*).

D. Gaziglia.

Breil.

D. Bermondi, 1859.
Vivalda, 1873.

Châteauneuf *dit* **Ville-Vieille** (*Contes*).

D. Dalbera, 1876.

Contes.

D. Faraut, 1856.
Ph. Faraut, 1840.

Escarene.

D. Rostagny, 1851.
Of. Cauvin (H.), 1876.
Ph. Cauvin (E.), 1838.
Cauvin (T.), 1856.

Lantosque.

D. Passeroni, 1854.

Levens.

D. Ciais, 1843.
Faraut (V.-J.-D.), 1868.
Mauran (J.-J.-H.), 1867.
Ph. Giletta, 1853.

Menton.

D. Améras.
Andral.
Bennet, 1864.
Carville, 1872.
Casal ✠, 1873.
Cazenave de la Roche (E.), 1850; de 1 à 3 h. *L'hiver à Menton. L'été aux Eaux-Bonnes.*
Chiais, 1877.
Colin (Paul), 1879; de 3 à 5 h.
Cube.
Daremberg. 1876.
Farina ✻, ✠, 1848, méd. du ch. de fer P.-L.-M. et de l'hôpital.
Fitz (Henri).
Gent, 1841.
Llewelyn-Reece.
Mariott, 1853.
Renle (G.-G.), 1865; de 1 à 3 h.
Roque, du 15 octobre au 14 mai à Menton; du 15 juin au 15 septembre à Evian-les-Bains.
Siordet, 1855.
Stiège, 1865.
Thieme.
Of. Réale.
Ph. Albertotti, 1842.
Bezos, 1875; ancienne pharmacie Gras.
Faraut, 1875.
Gras, 1833.
Jassoud, 1872.
Otto.
Valetta, 1853.

Moulinet (*Sospel*).

Of. Thaon, 1871.

Roquebrune (*Menton*).

D. Trinca, 1833.

Saint-Martin-Lantosque.

D. Cagnoli, 1871.
Ph. Borelli, 1837.
Ingigliardi, 1875.

Saorge (*Fontan*).

D. Daveo, 1860.

Sospel.

D. Boini, 1852.
Ph. Frezza, 1847.
Palanca.

Tourette.

D. Casiglia, 1832.

Trinité-Victor (La).

D. Rebat, 1855.

Utelle.

D. Roux, 1876,
Ph. Roubaudi, 1842.

Villefranche-sur-Mer.

D. Montolivo, 1834.
Jeannel (J.), 1837; à midi.

GRASSE.

D. Doussan (A.-B.), 1831, méd. de l'hôpital.
Féraud (Jules), 1868.
Laugier (J.-F.), 1868.
Ollivier (Antoine), 1855.
Philip (A.-J.); de 1 à 3 h.
Roustan (Etienne-A.), 1861, méd. de l'hôp. et du ch. de fer P.-L.-M.

Sassy, 1845, *n'exerce plus.*
Spitalier (Honoré), 1837.
Vidal (F.-A.) ✻, 1854, chirurgien de l'hôp., médec. entretenu de la marine.
Of. Mourard (H.-J.), 1848.
Ph. Appian, 1883.
Barrière, 1874.
Icard (B.-D.), 1860.
Jean, 1875.
Mistral, 1875.
Roux, 1874.

Antibes.

D. Cavasse, 1868.
Mougins de Roquefort, 1851.
Ollivier, 1866.
Raymond, 1879.
Rostan père, 1821, *n'ex. plus.*
Ph. Barnaud, 1862.
Foucard, 1832.
Jaubert, 1832.

Auribeau (*Grasse*).

D. Euzières, 1854.
Rey, 1832.

Bar (Le).

D. Maurel, 1864.

Biot (*Antibes*).

D. Guirard, 1831.

Bouxon (*Coursegoules*).

Of. Rue, 1832.

Broc (Le).

Of. Cauvin, 1833.

Cabris (*Grasse*)

Of. Cauvin, 1858.

Cagnes.

D. Curel, 1867.
Ph. Davin, 1824.
Vial, 1864.

Cannes.

D. Baron (J.-Ant.-Félix), 1853.
Battersby.
*Bernard, ✻, ✻, ✻.
Blanc, 1878, *hydrothérapie.*
Bourcart (Arthur), 1863.
Brandt (G.-H.), 1855. *L'hiver à Cannes.*
Bright (G.-C.), 1875; de 1 à 3 h.
Buttura (Ch.-Ant.), ✻, 1839.
Candellé.
Cazalis (Joseph), 1874; de 2 à 4 h. *L'été au Mont-Dore*, inspecteur.
Charles.
Charvet.
Clarck, 1854.
Delfau.
Fouque, 1866.
Fournier (Em.-Bl.-André), 1854.
Gimbert, 1865, médecin de la Comp. du chem. de fer P.-L.-M.
Girard, 1881.
Gruzu, 1864.
Guillermet.
Guiter (E.), 1880; de 2 à 3 h., sauf jeudi et dimanche.
James-Lewois.
Lange (J.-B.), 1839.
Leplichey, 1883, rue d'Antibes, 81.
Letellier, 1876.
Menzies.
Mercey (Albert de), 1869.
Milsom.
Osiechi (Henri).
Poisat, 1860.
Raynaud (Jos.-Math.), 1866.
Revel (Edouard), 1852.
Roustan (Aug.), 1867.
Seraillier (Oscar), 1867.
Sève (Esprit-Théoph.), 1873.
Stephens.
Tritschler.
Valcourt (de) (J.-Ed.), 1864.
Whiteley.
Wollaston (John-A.), 1870.
Of. Battersby fils, 1867.

Diplômes étrangers.

Bright (Georges-Ch.), 1875.
Franck, 1854.
Grosmann (Frédéric), 1872.
Marcet (William), 1870.
Severini, 1833.

Stephens Sanders, 1875.
Ph. Ardisson, 1868.
Bascoul, 1864.
Carlaven (C.), 1873.
Eybert, 1849.
Ginner, 1869.
Plésent, 1880.
Sausseron, 1879.
Tajasque, 1882.

Cannet (Le) (*Cannes*).

D. Czernicki, 1840.

Carros-Vence.

D. Euzière (J.), 1854.
Isnard, 1872.

Châteauneuf (*Grasse*).

Of. Mallet, 1857.

Colle (La).

D. Raybaud, 1821.
Raybaud fils, 1863.
Ph. Bernard, 1870.

Mouans.

D. Geoffroy, 1863.

Mougins.

D. Pontevès (de), 1864.

Saint-Cézaire (*Grasse*).

D. Aubin, 1858.
Ph. Camatte.

Saint-Jeannet (*Vence*).

Of. Euzières, 1835.

Valbonne (*Grasse*).

D. Segond (A.), 1876.
Of. Bousquet, 1858.
Ph. Caston.

Vallauris.

D. Jourdan, 1872.
Lisnard, 1870.
Ph. Girard, 1862.
Roubaud, 1855.

Vence.

D. Barraïa, 1878.
Binetti, 1858.
Toreille, 1876.
Ph. Bellissime, 1865.
Euzières, 1824.

PUGET-THÉNIERS

D. Gente (C.), 1863.

Cians (*Saint-Sauveur*).

Of. Goiran, 1833.

Guillaumes.

D. Ciais.

La Tour.

Ph. Salla, 1857.

Saint-Etienne-Mont.

D. Cossa, 1860.
Gente (J.), 1841.

Saint-Martin-d'Entraunes (*Guillaumes*).

Of. Ollivier.

Saint-Fons.

D. Audy.

Touet-de-Beuil.

D. Blanchi.

Valdéblore (*Saint-Sauveur*).

D. Lombard, 1845.

Villars (Le).

D. Audoly, 1863.
Fabry, 1872.
Of. Scovazzo, 1862.

ARDÈCHE

POPULATION : 384,378 hab. — 60 Docteurs en médecine ; 9 Officiers de santé ; 30 Pharmaciens.

Trois arrondissements : Privas, Largentière, Tournon.

PRIVAS.

D. Benoît (Camille), 1859.
Ferrand (Louis-Marie), 1837.
Nier (Charles-Antoine), 1826, vice-prés. du Cons. d'hyg.
Pouzet (Lucien), 1848.
Pouzet, 1877.
Ph. Chambouleyron (L.), 1876.
Dubois (Emile), 1871.
Sabatier (L.-Anat.), 1869.

Aubenas.

D. Dessus (Alphonse), 1864.
Martin (Henri-Aug.), 1873.

Saladin (L.-Prosper), 1856.
Tailhand (L.-Philippe), 1838.
Of. Lacombe (F.), 1879.
Ph. Artige.
Blache (H.), 1881.
Fayette.
Maurin (Victorin), 1873.

Bourg-Saint-Andéol.

D. Durand (Eug.-Louis), 1844.
Silhol (Jules), 1872.
Ph. Mure (Louis-Ed.), 1859.

Chomérac.

D. D'Hauteville, 1879.

Ollières.

Of. Delarbre (J.-L.), 1878.

Pouzin.

D. Helme (Emile), 1869.
Lamotte (J.-Charles), 1858, médecin-vaccinateur.
Ph. Clauzel (Jean-Pierre), 1840.

Saint-Marcel-d'Ardèche.

D. Gilles (Jean-Mathieu), 1854.
Raoux (Léon), 1827.

Saint-Pierreville.

Of. Tully (Victor-Joseph), 1865.

Teil-d'Ardèche (Le).

D. Maire (Alph.-Désiré), 1874.
Ph. Pradier (Casimir), 1879.

Vals.

D. Arnal (Clément), 1859.
Chabanne (S.), 1851 ; ancien inspecteur.
Charvet (Pierre-Marie), 1863.
Delafosse.
Lagarde, 1878.
Ollier (Vic.-Luc-Pr.), 1864.
Ph. Champetier (Ern.), 1860.

Villeneuve-de-Berg.

D. Puaux (Louis-Aug.), 1837.
Ph. Delhoste (Jacques), 1834.

Viviers.

D. Gondran (H.-A.), 1883 ; de 8 à 10 h. du matin.
Roux (Eug.-Alex.), 1856.
Maurin (Marie-Joseph), 1833.
Of. Roux (Hub.-Eugène), 1875.
Ph. Barnier.

Vogüé (*Villeneuve-de-Berg*).

Of. Cartoux (Cyprien), 1856.

Voulte (La).

D. Barrier (Jean-Bapt.), 1856, Jour et nuit.
Fombarlet, 1878.
Of. D'Hauteville (Louis), 1863.
Ph. Fayol (Prosper), 1873.

LARGENTIÈRE.

D. Bastide (Denis-Am.), 1847.
Dousson (Ch.-Casim.), 1849.
Tourvieille jeune, 1882.
Ph. Channac (Henri-M.), 1868.

Casteljau (*Berrias*).

D. Fuzet du Pouget (M.-E.), 1869

Jaujac.

D. Chabaud (Victor), 1874.
Of. Chabaud (Jos.-Sim.), 1837.

Joyeuse.

D. Guigon (Jos.-L.), 1853.
Ph. Ranchin (P.), 1869.

Nieigles (*Pont-de-Labeaume*).

Of. Testud (Cyprien), 1838.

Ruoms.

D. Deschanels (Ch.-H.), 1833.

Saint-Alban-sous-Sampzon (*Ruoms*).

D. Chalvet (Ant.), 1843.

Vallon.

D. Dupoux (Ed.-Alex.), 1870.
Ph. Peschier (Etienne), 1862.

Vans (Les).

D. Hermantier (J.-A.-A.), 1879.
Lautier.
Tourvieille (Charles), 1851.
Ph. Dussargues (Marcel), 1875.

TOURNON.

D. Dagrève (Elie), 1862.
Fargier-Lagrange (Ch.) fils, 1870.
La Saigne (J.-Mathias), 1849, vice-prés. du Cons. d'hyg., méd. des épid., méd. assermenté.

Ph. Barbéron (L.), 1874.
Cheynet (Noël), 1865.
Gaucherand (Aug.), 1874.

Annonay.

D. Adhéran (Isid.), A., 1856.
Arnal (C.), 1859.
Chomel (Laurent), 1868.
Dantony.
Dufour (Alex.), 1850.
Garidel (J.-Victor), 1839.
Giraud (Jean-Antoine), 1855.
Ph. Challéat (Régis-Aug.), 1867.
Poncer (J.-J.), 1872.
Vallette (Alexis), 1873.
Vallier, 1866.

Cheylard (Le).

D. Bouzol.
Ph. Blache (J.-P.-J.), 1870.

La Mastre.

D. Boyt (P.-L.-Victor), 1878.
Ph. Galtier (Daniel), 1850.

Saint-Agrève.

D. Vernet (Jean-Pierre), 1825.
Ph. Batoin (Isidore), 1873.

Saint-Félicien.

D. Réveil (E.).

Saint-Peray.

D. Lionneton (Victor), 1837.
Of. Delys (Raymond), 1876.
Ph. Boudard.

Satillieu.

D. Buisson (Pierre-Ch.), 1862.

Serrières.

D. Deboneville.
Poncet (Michel), 1863.

Vernoux.

D. Delarbre.
Dubois (Franç.-Louis), 1842.
Ph. Bac (Marie-Auguste), 1871.

ARDENNES.

Population : 333,587 hab. — 86 Docteurs en médecine ; 19 Officiers de santé ; 44 Pharmaciens. — Association locale des Médecins du département.

Cinq arrondissements : Mézières, Rethel, Rocroi, Sedan, Vouziers.

MÉZIÈRES.

D. *Amstein (Louis), 1869, memb. du Cons. d'hyg., méd. en chef de l'hôp. civ. et mil., méd. des épid. du serv. méd. gratuit et du service gratuit du chemin de fer.
*Bennet (Marie-J.), 1867, memb. du Cons. d'hyg.
*Toussaint (A.), 1851, chirur. en chef de l'hôp. civ. et mil., méd. des douanes, de la prison, du dispensaire, du serv. méd. grat., du chem. de fer, méd. assern., memb. du Cons. d'hyg., prés de la Soc. loc.
Ph. Dogny.
Rossignol.

Bouvellemont
(Poix-Terron).

Of. Charpentier, 1872.

Braux.

D. *Maquart (François), 1855, méd. des douanes et du service médical gratuit.
Of. *Autier.

Charleville.

D. *Carion, 1875.
Châtelain.
*D'Hôtel (J.-Victor).
Gilbert, dentiste.
Michaux, inspecteur des enfants assistés du départ.
Pillère.

*Toussaint (Jos.-Victor), 1865.
Touissaint.
Trevelot.
Ph. Carré (Louis-Albert), 1861.
Collignon (Ernest).
Hanotel (Remy-Aug.-Ch.).
Harlay (Ach.-Andr.), 1868.
Mailfait (Paul).
Richard (Louis).

Château-Regnault.

Ph. Segaud (E.), 1883. Spécialisation Dunon. Catalogue franco.

Flize.

D. Parmentier.

Gespunsart.

D. Blaise (Aug.), 1855, méd. des douanes, méd. asserm.

Hautes-Rivières.

D. Andrieu (H.-C.-M.), 1881.

Launoy-sur-Vence.

D. *Philippoteaux (Edmond), 1863, méd. du serv. méd. gratuit.

Mohon.

Ph. Beaudet (Clotaire), 1833.

Monthermé.

D. Renson (Edmond).
Ph. Guillaume, 1879.

Nouzon.

D. Lambert.
*Sabatier, 1865.
Ph. Provin (J.-Léon), 1854.

Poix-Terron.

D. D'Hôtel, 1879.

Renwez.

D. Lesur (Aug.), 1847, méd. du serv. méd. gratuit et du bur. de bienfaisance.
*Speckhahn (Ch.-Théoph.); de midi à 1 h.
Ph. Colson (Georges), 1884.

Signy-l'Abbaye.

D. Boley, 1883.
Ph. Ramige, 1880.

Thilay (*Monthermé*).

D. *Rousseau (Georges-Vict.), 1868.

Thin-le-Moutier.

D. Mathieu (Nicaise), 1850.

Vendresse.

D. D'Hôtel (P.-Marie), 1851, méd. asserm., méd. du serv. méd. gratuit.

RETHEL.

D. *Couttin, 1856.
Joly (Nic.-Ant.), 1833, médecin adjoint de l'hôp.
*Landragin (J.-A.-J.), 1850; *n'exerce pas.*
*Lecoq (J.-E.-E.), 1866, chir. adj. de l'hôp.
*Troyon, memb. du Conseil d'hygiène.
Ph. Leroy (J.-E.-N.), 1865, ex-interne des hôpitaux.
Malmy (Pierre), 1870, memb. du Cons. d'hyg.
Sauvage, 1883.

Asfeld.

D. Hincelin.
Mérieux père, 1883; *n'exerce plus.*
Of. *Mérieux (Ch.), 1866, méd. rur.

Château-Porcien.

D. *Lamiable (L.-J.), 1835, memb. du Cons. d'hyg.
Rith (Ignace), 1873.
Ph. Baudemant (P.-P.), 1874.

Chaumont-Porcien.

D. *Massul (Jules), 1872.

Fraillicourt.

(*Chaumont-Porcien*).

Of. Destrez (Elie), 1860.

Gomont (*Château-Porcien*).

Of. *Hardy, 1876.

Juniville.

Of. Faille (C.-E)., 1825, memb. du Cons. d'hyg.
Minguet (Léon), 1863, méd. rural.

Novion-Porcien.

Of. Malot, 1879.

Rocquigny.

Of. *Massus (Jules-R.), 1864.

Saulces-Monclin.

D. *Achard, 1875, memb. Cons. d'hyg.

Sévigny-Waleppe.

(Bannogne-et-Recouvrance).

D. Verjus (Victor), 1877.

Tagnon.

D. Voguet (Séraphin), 1877.

Of. *Flandrin (N.-P.-L.), 1862, anc. interne à l'Hôtel-Dieu de Reims et sous-aide major à l'armée d'Italie.

Thour (Le).

(Saint-Germainmont).

Of. Paté (N.-L.), 1858.

Vaux-Montreuil.

(Saulces-Monclin).

Of. Pasquier (Jean), 1847; mercredi toute la matinée.

Wasigny.

Of. Remy (Ollivier), 1868, méd. rural.

Ph. Rose.

ROCROI.

D. N...

Ph. Nisolle, 1876.

Auvilliers-les-Forges.

D. Maquart (Irénée), 1882.

Quinart (Pierre-Victor, 1847, méd. des douanes, du serv. méd. grat., médec. asserm., membre du Cons. d'hyg.

Ph. Bidermann, 1874.

Fumay.

D. Hamaide (Louis-Adolphe), 1861, memb. du Cons. d'hyg.

Ph. Thiébault (Ad.-Jos.), 1867.

Givet.

D. Chambart, 1877.

Dupierry (Ant.), 1841.

Gilbert, 1861.

Lambert (V.), 1881.

Ph. Grosieux, memb. du Cons. d'hyg.

Lacourte.

Hargnies *(Fumay).*

D. Delhalle.

Haybes-sur-Meuse.

Of. Sombret, 1877.

Liart.

Of Desplous (Jean), 1845, méd. du serv. méd. grat.

Maubert-Fontaine.

D. Abbadie (Domin.), 1841, méd. des épid., des douanes, du serv. méd. gratuit, méd. asserm.; memb. du Conseil d'hyg.

Collignon (Ulysse), 1881.

Revin.

D. Séjournet, 1877.

Ph. Dietrich, 1880.

Rimogne.

D. Desplous, 1879.

Signy-le-Petit.

D. Picry (Jules), 1862, méd. des douanes et du serv. médical gratuit, memb. du Cons. d'hyg.

Ph. Daras, 1879.

Vireux-Molhain.

D. Pitoux, 1876.

Ph. Jenot (R.-T.-L.), 1878.

Vireux-Wallerand.

(Vireux-Molhain).

Of. Leroy.

Pitoux.

SEDAN.

D. Aron, 1883.

Lapierre, 1879.

*Peltier, memb. du Cons. d'hyg.

*Péronne, ✻, 1870; de 1 à 2 h.

*Schaan.

Toulmonde (J.-N.), 1837, méd. en chef de l'hôp. civ., méd. des épidém., memb.

du Cons. d'hyg., corresp. de l'Académ.
Villefbroy.
Ph. Barré (Léon), 1878.
Barré (Arthur).
Grandpierre (Joseph).
Loret-Villette (J.-C.-A.), 1851, memb. du Jury méd, secrét du Cons. d'hyg. corresp. de la Soc. de pharm. de Paris.
Pimpernelle (Louis).
Ponsignon.
Quinet (Ernest).
Richelet (Léon), 1867.
Rogez (E.), 1884.

Carignan.

D. *Gairal fils.
Lion (J.-B.), 1856.
Ph. Lhote (J.-T.-A.), 1864.

Chemery (*Sedan*).

Ph. Pimpernelle (L.-H.), 1852.

Donchery.

D. Jeanjot (J.-B.-J.), 1856.
Moreaux (E.), 1881.

Douzy.

D. *Hunin (T.-V.-J.), 1866.
Of. Beller (J.-N.), 1826.

Francheval.

D. Goubault (Félix), 1881.

Margut.

D. *Harbulot, 1878.

Mouzon.

D. Jaisson (Jules-Henri), 1871, memb. du Cons. d'hyg.
Ph. Thiriet (Victor), 1840.

Raucourt.

D. *Berruzier, 1880.
*Ledant (J.-J.), 1849.
*Vauthier, 1879.

Vrigne-aux-Bois.

D. *Saintin (J.-B.), 1860.

VOUZIERS.

D. Garaudeau, 1878, memb. du Cons. d'hyg.
*Guelliot (Ch.), 1877, memb. du Cons. d'hyg.
Henrionnet, 1884.
*Rousseau (Paul), 1864, trésorier de la Soc. loc. du dép., memb. du Conseil d'hygiène.
*Vincent (Henri), 1857.
Ph. Christiaens (Aug.), 1862, memb. du Cons. d'hyg.
Guelliot (Désiré), 1867, memb. du Cons. d'hyg.

Attigny.

D. Beaudier.
*Lesur (Alfred), 1857, secrét. de la Soc. loc. du dép., memb. du Cons. d'hyg.
Ph. Bouffay (Jules), 1862, memb. du Cons. d'hyg.

Autry *(Grand-Pré).*

D. Lepoil, 1878.

Buzancy.

D. Barthélemy (Eugène), 1883.
Ph. Malherbe, 1879.

Chesne (Le).

D. *Martin, 1874.
Ph. Dapremont, 1879, memb. du Cons. d'hyg.

Grand-Pré.

D. Guérin (J.-A.-H.), 1858, memb. du Cons. d'hyg.
Ph. Quinslot, 1873.

Machault.

D. *Noël (L.-Paul), 1859, memb. du Cons. d'hyg.
Fauque (Pierre), 1875.

Marcq.

D. Mercier (Julien), 1881.

Senue (*Grand-Pré*).

Of. Duter (Franç.), 1829.

Tourteron.

D. Huguin, 1874.

ARIÈGE.

POPULATION : 240,601 hab. — 61 Docteurs en médecine ; 17 Officiers de santé ; 36 Pharmaciens.

Troi arrondissements : Foix, Pamiers, Saint-Girons.

FOIX

D. Blaquière (Jos.), 1857.
Dresch (Georges), 1872, insp. des pharm., membre du Cons. d'hyg.
Fauré (Charles), 1856, mem. du Conseil d'hyg.
Marrot, 1879.
Roques (Edmond), 1866.
Rousse, 1856.
Teulière (Auguste), 1867.
Ph. Cabé, 1883.
Brunet, 1878.
Roques, 1880.

Auzat (*Vic-Dessos*).

D. Galy (Jean-Paul), 1848.

Ax.

D. Astrié (Jean), 1838.
Of. Mourié-Maillé, 1863.
Ph. Marcailhou.

Bastide-de-Serou (La).

D. Soula, 1875.
Ph. Descola (Edouard), 1861, ins- des pharm., membre du Cons. d'hyg.

Cabannes (Les).

D. Bonnans (Martial), 1834.
Bonnans (Hircan), 1882.

Lavelanet.

D. Bayle (A.), 1869.
Jolieu (Eliacin), 1855.
Sartre (Raymond), 1882.
Ph. Gazave (Jules-Clém.), 1862.

Luzenac (*Les Cabannes*).

D. Mourié (Baptiste), 1835.

Mijanès (*Quérigut*).

D. Campoussy (Emile de), 1841.

Saint-Paul-de-Jarrat.

D. Déramond (Fréd.).

Saint-Pierre-de-Rivière (*Foix*).

D. Lagarde (Germain), 1854.

Saurat.

D. Pericat (Francis), 1843.
Ph. Jauze, 1878.

Serres-sur-Arget.

D. Buscail, 1877.

Tarascon-sur-Ariège.

D. Cabibel, 1883.
Ducasse, 1883.
Of. Auriol (Boniface).
Ph. Raynier (Julien), 1844.
Rességuier.

Vic-Dessos.

Ph. Labios (Nicolas).

PAMIERS.

D. *Allaux (B.-A.), 1868, méd. des épid., de l'hôp., secr. du Cons. d'hyg., prof. du cours départem. d'accouchement, insp. des phar. de l'arrond.
Nicouleau (P.), 1863, méd. de l'hosp., memb. du Cons. d'hyg., méd. des prisons.
*Pauly (Char.), 1883, méd. du collège.
Soula, 1884.
Sylvestre (Th.), 1843, méd. du chemid de fer.
Of. Charry (François), 1843.
Ph. Abadie (Célestin), 1878.
Cabanié (Aug.), 1841, memb. du Cons. d'hyg., inspect. des pharmacies.
Martin (Louis), 1878.
Moussous (Ant.), 1829.

Soula (Hyac.), 1855, memb. du Cons. d'hyg., inspect. des pharm.

Artigat (*Le Fossat*).

D. Ferriès (André), 1860.

Daumazan.

D. Castet (Casimir), 1874.
Of. Guichou (Jean), 1825.
Ph. Duffaud (Exupère), 1878.

Larroque-d'Olmes.

Of. Jolieu (Victor), 1869.
Ph. Barrie fils, 1876.

Lezat-sur-Lèze.

D. Palenc (Ch.), 1867.
Ph. Pons (Charles), 1841.

Mas-d'Azil.

D. Bernard (Gust.), 1855.
Cavaillé (E.-P.-P.), 1884.
Pujol (Hector), 1852.
Ph. Massicault (Hyac.), 1844.
Vignaux (Fréd.), 1829.

Mazères.

D. Donnezan fils, 1871.
Vidal (Jean-Paul).
Ph. Couardé (Ch.), 1855.
Dhers, 1873.

Mirepoix.

D. Astré (Victor), 1864.
Charry (Osm.-Adrien-Ant.), 1839.
Dupla (Albert), 1854.
Escudié, 1884.
Rives (Alex.), 1849.
Ph. Barrié (Julien), 1842.
Deumié (Raymond), 1880.

Saint-Ybars.

D. Batmale (Emile), 1879.
Burret (Jean), 1883.
Ph. Carrière (Robert), 1867.

Saverdun.

D. Ortel (Paul), 1867.
Sylvestre (Aristide), 1860.
Ph. Capdeville, 1868.
Destal, 1884.

Varilles.

D. Frézoul (Paul), 1862.
Papy (Hipp.), 1858.
Ph. Papy (Théod.), 1877.

Verniolle.

D. Rouningas, 1859.
Sans (Jean), Mirandole, 1832.

SAINT-GIRONS.

D. Artigues (Emile), 1880.
Caors (Jean-Baptiste), 1837, de 3 à 5 h.
Cazeneuve (Auguste), 1876. méd. de l'hôp. de Saint-Lizier.
Soueix (Louis), 1876; de 11 h. à midi.
Ph. Bataillé, 1882, memb. du Cons. d'hyg., insp. des pharm.
Mazeau, 1885.
Mieulet, 1880.
Vignes, 1882.

Betchat.
(*Salies-du-Sallat. — Hte-Garonne*)

Of. Aragon (Jean-Pierre), 1832.
Duraigne (Marie-Jos.), 1872.

Massat.

Of. Degeilh (Célestin), 1832.
Degeilh (Henri), 1881.

Bordes-sur-Lez
(*Castillon-en-Couserans*).

D. Sentein (J.-Bath.), 1866.

Castillon-en-Couserans.

Of. Estrémé (Gilles).
Ph. Tap (Henri), 1852.

Caumont (*Saint-Lizier*).

Of. Anouilh (Jean-Paul), 1847.

Ercé (*Oust*).

Of. Faur (Aug.-Léon-Alex.).

Lacourt

D. Bernadec (Régis), 1877.

Lorp (*Saint-Lizier*).

Of. Delcung (St-Martin-J.), 1857.

Prat-et-Bonrepaux.

Of. Anouilh (Bertrand), 1849.
Ph. Dufour (Théodore), 1843.

Rimont.

D. Dubuc.
Of. Carbonnel (Ferd.).

Saint-Lizier.

D. Fabre, directeur de l'Asile des aliénés.

Sainte-Croix.

Of. Dastas (Pierre), 1838.
Ph. Robert (Isidore), 1843.

Saverdun

Ph. Destal.

Seix.

D. Bordes-Pagès (Jacq.), 1845, memb. du Cons. d'hyg., insp. des pharm.
Pagès (Alexandre), 1854.
Rogale (Alexandre), 1840.
Ph. Dessort (Léon), 1842.

Soulan (*Aleu*).

Of. Souquet (Jean-Joseph), 1854.

Ustou (*Seix*).

D. Pagès (Alexandre) 1854.

AUBE.

Population : 255,325 hab. — 78 Docteurs en médecine; 21 Officiers de santé; 33 Pharmaciens. — Société locale des Médecins du département.

Cinq arrondissements : Troyes, Arcis-sur-Aube, Bar-sur-Aube, Bar-sur-Seine, Nogent-sur-Seine.

TROYES.

D. Bacquias, ✻, 1853, m. du Cons. d'hyg., méd. hon. de l'Hôtel-Dieu et du ch. de fer de l'Est.
*Finot, 1880, ch. adj. des h.
Bazin, 1877, méd. mil. (autrefois à St-Mards).
*Cahuzac, 1857.
*Coqueret, trés. de la Soc. locale, méd. adj. des hospices.
*Forest, 1856, méd. des hosp., membre du Cons. d'hyg.
Gaupillat, 1879.
*Hervey, 1873, secr. de la Soc. loc., méd. du chemin de fer de l'Est, médecin de l'Hôtel-Dieu.
*Jorry, 1880, méd. adj. des hosp.
*Lehmann, 1882.
*Lutel.
*Molé (Léon), 1874, memb. du Cons. d'hyg.
*Solmon, 1872, chir. adj. des hospices.
Vauthier, ✻, 1848, chir. de l'Hôtel-Dieu, vice-prés. du Cons. d'hyg., méd. du chemin de fer de l'Est.
*Viardin, 1863, chirurg. de l'Hôtel-Dieu, memb. du Cons. d'hyg.
Ph. Barbier.
Barotte.
Bourgoin, 1857.
Cassemiche.
Coué.
Daprez.
Delaunay, 1853.
Demandre.
Duprat.
Huguier-Truelle (J.-A.), 1860.
Jacquelin.
Michel.
Morant.
Namur.
Oudard.

Aix-en-Othe.

D. Millot (Jules), 1858.

Auxon.

Of. Michon (Alphonse), 1835.

Bouilly.

Of. *Jorry, 1856.

Ervy.

D. Bertrand.
*François.
Ph. Mossot.

Estissac.
D. Compérat.
Of. Mathieu, 1859.

Lusigny.
D. Charbonnel, 1844
, *Valnot, 1876.

Mergey (*Payns*).
Of. Sainton, 1816.

Montaulin (*Lusigny*).
D. Mariotte, 1863.

Montiéramey (*Lusigny*).
Of.*Junot (James).

Payns.
D. *Leclerc, 1872.

Piney.
D. *Martinet, 1860.
Of. Potel, 1829.

Rigny-le-Ferron.
D. Demeurat, 1852.

Saint-Lyé.
Of. Desplanches.

Saint-Mards-en-Othe.
D. Jouault.

Vauchassis (*Bercenay-en-Othe*).
Of. Fayard.

ARCIS-SUR-AUBE.

D. *Brivois, 1878.
Monnet.
Ph. Jacquin, 1855.
Morel, 1873.

Chavanges.
D. Brodard-Leroy, 1830.
Gabriel (Pierre), 1883.
Milliot, 1874.

Dampierre-de-l'Aube.
D. Mosmant, 1857.

Mailly.
D. *Colson, 1879.

Méry-sur-Seine.
D. Bézine, 1854.
Turquet, 1884.
Ph. Hariot, 1842.

Nogent-sur-Aube. (*Coclois*).
D. Bertrand, 1865.

Plancy.
D. Théveny, 1868.
Of.*Coffinet, 1861.

Pougy-sur-Aube.
Of. César, 1833.

Ramerupt.
Of.*Michaut, 1851.

BAR-SUR-AUBE.

D. Baratier (A.), 1884.
*Lebrun (P.), 1877; tous les jours à 1 h.
Matrion, 1864.
*Mougeot, ✻, 1844, méd. de l'hôp., méd. du chemin de fer et de la prison, prés. de la Soc. loc.
*Tacheron, 1870, chir. adj. de l'hôp., insp. des enfants en nourrice.
Ph. Humblot, 1875.
Jacquinot, 1853.
Lecoy, 1878.

Arsonval (*Bar-sur-Aube*).
Of. Pothier, 1831.

Brienne.
D. Barbelain (J.), 1883.
Vaudey (J.), 1870, de m. à 1 h.
Of. Camps, 1855.
Ph. Camus, 1881.

Clairvaux.
D. Lutier, 1869, méd. de la Maison centrale.

Dienville.
D. Delaine, 1836.
Lemoine, 1877.
Of. Adeline, 1879.

Molins.
D. Masson, 1876.

Rosnay-l'Hôpital.
Of. Picot, 1827.

Vendeuvre-sur-Barse.
D. *Herment, 1847.
Vauthier, 1852.
Of. Richez, 1835.
Ph. Fareu, 1850.

Ville-sur-Terre.

D. *Pesme.
Of. Adeline, 1846.

BAR-SUR-SEINE.

D. Carreau, 1853.
Fontaine, 1854.
*Sainton, 1860.
Trumet de Fontarce, ✱, 1852.
Ph. Andrieux (Fr.-V.), 1867.
Pascalis, 1879.

Chaource.

D. Baratier.
*Lambotin, 1870.

Chesley.

Of. Beudin, 1834.

Essoyes.

D. Thiellé, 1879.
Of. Bertrand, 1832.

Etourvy (*Chesley*).

D. Guilleminot, 1840.

Landreville.

D. *Gerard, 1875.
Of. Rigollot, 1849.
Serbource.

Mussy-sur-Seine.

D. Barteau (P.-A.), 1856.
D. Serbource

Riceys (Les).

D. *Ferrand, 1869.
*Tuilant, 1855.
Ph. Dubois, 1879.

Saint-Parres-les-Vaudes.

D. *Picardat, 1856.

NOGENT-SUR-SEINE.

D. Chertier, ✱, 1846.
*Janot, 1882.
*Olive, ✱, 1852, vice-prés. de la Soc. loc.
Olive fils, 1884.
Ph. Bachimont, 1870.
Bertholle, 1876.

Bercenay-le-Hayer.

D. Dautresme (Cy.), 1879.

Marcilly-le-Hayer.

D. Curie, 1869.
Dubois, 1884.

Maizières-la-Grande.

D. *Félizet, 1858.

Pont-sur-Seine.

D. Moussé, 1877.

Romilly-sur-Seine.

D. *Cadet, 1882.
*Wollaston, 1845.
Of. *Camps, 1860.
Ph. Despoisses.
Nicklès, 1849.
Ph. Serbource, 1879.

Trainel.

D. *Mangeon, 1881.
Roquairol.

Villenauve.

D. Berthiot.
*Martinet, 1862.
Ph. Dupont, 1876.

AUDE.

Population : 327,942 hab. — 136 Docteurs en médecine ; 14 Officiers de santé ; 73 Pharmaciens. — Association des Médecins de l'arrondissement de Narbonne.

Quatre arrondissements : Carcassonne, Castelnaudary, Limoux, Narbonne.

CARCASSONNE.

D. Bourrel (Charles), 1884.
Carbon (J.-B.), 1884.
Cordes (Félix), 1884.
Espallac (Jacques), 1853.
Fournié (Ernest), 1883.
Jalabert (Louis), 1861.
Marty (Auguste), 1870.
Moula (Paul), 1878

Petit (François), 1875.
Peyronnet (Paul), 1883.
Pitorre (A.-B.-J.), 1870.
Ressiguier (Claude), 1852.
Rigail (Sébastien), 1866.
Rivières (Jean), 1845.
Saunac (Joseph), 1872.
Septours (Albert), 1869; propriétaire de vignobles très estimés (grand crû d'Alaric).
Tournié (Désiré), 1881; à midi.
Of. Charry (Auguste), 1846.
Ph. Amans (Jules), 1877.
Bezombes (Albert), 1877.
Cambriel (Gustave), 1874.
Coste (Jean-Bernard), 1863.
Cros (Louis), 1882.
Goudy (Léo), 1879.
Jalard (Auguste), 1877.
Olmière (Joseph), 1880.
Régi (Charles), 1883.
Théron (Martin), 1877.

Alzonne.

D. Fournié (Gustave), 1874.
Ph. Gourdou (Paul), 1873.

Azille.

D. Raymond (Gustave), 1871.
Ph. Fedou (Jean), 1857.
Maury (Pierre), 1880.

Capendu.

D. Sarda (Frédéric), 1840.
Wrisez (Arthème), 1876.
Ph. Laffon, 1875.

Caunes.

D. Mahoux (Joseph), 1839.
Rieussec (Elie), 1880.
Ph. Marty (Just), 1868.
Pech (Louis), 1861.

Conques.

D. Bonnaud (Paul), 1881.
Mercier (E.), 1878; à 1 h.
Ph. Armand (Louis), 1841.

Cuxac-Cabardès.

D. Crouzet (Achille).
Ph. Hours, 1881.

Davejean.

D. Dupré (Théodore), 1856.

Espezel.

D. Chauvel (Pierre), 1878.

Lagrasse.

D. Laffage (Jules), 1854.
Laffage (Joseph).
Ph. Lacaze (Emile), 1869.

Lanet (*Mouthoumet*).

Of. Mary (Joseph), 1842.

Laure (*Peyriac-Minervois*).

D. Journet (Jean), 1883.

Leucate.

D. Allary (Léonce), 1880.

Mas-Cabardès.

D. Brieu (Justin), 1866.

Montolieu.

D. Simacourbe, 1870.

Montréal.

D. Valette (Fréd.), 1869.
Ph. Calvet (François), 1847.

Moux.

D. Canal (Eugène), 1880.
Huc (Calixte), 1855.

Paziols (*Tuchan*).

D. Cartade (Paul), 1873.

Pépieux (*Azille*).

D. Borie (Eugène), 1877.

Peyriac-Minervois.

D. Devilla (Camille), 1854.
Ph. Domps (Ferd.), 1864.

Puichéric (*Azille*).

D. Curade (Emile), 1868.
Ph. Fabre (Just), 1857.

Redorte (La) (*Azille*).

D. Galtier (Emile), 1844.

Rieux-Minervois (*Peyriac-Minervois*)

D. Anguille (Guillaume), 1862.
Delmas (Louis), 1875.
Ph. Sizaire (Nérée), 1853.

Roque-de-Fa (La) (*Mouthoumet*).

D. Roques d'Orbcastel (Raym.).

Saissac (*Montolieu*).

D. Trilhe (Hilaire), 1841.
Ph. Meynadier (Justin-Bertrand), 1883.

Trèbes.

D. Bernier (Pierre), 1869.
Lapeyre (Paul-Ant.), 1875.
Ph. Poudou (Antoine), 184J.
Verdier (Pierre), 1876.

Tuchan.

D. Chavanette (Jean), 1881.
Of. Séguy (Pierre), 1845.

CASTELNAUDARY.

D. Durand (Emile).
Heylles (Joseph), 1860.
Marfan (Antoine), 1852.
Solier (Jean-Louis), 1857.
Toussaint (François), 1871.
Ph. Mire (Gabriel), 1874.
Mordagne (Casimir), 1853.
Roussilhe (Marc-Louis), 1844.
Vidal (Jean-André), 1852.

Belpech.

D. Gaubert (Antoine), 1867.

Bram.

D. Sabarthez (J.-Pierre), 1836

Cennes-Monestiés.

Of. Pech (Victor), 1835.

Fanjeaux

Ph. Valette (Ferd.), 1837.

Fitou (*Leucate*).

Ph. Charles (François), 1880.

Salles-sur-l'Hers.

D. Descouts (Joseph), 1876.
Ph. Jamet (Clovis), 1864.

Villasavary.

D. Dambax (Léon), 1854.
Fortanier (Victor), 1864.
Ph. Sarrail (Antonin), 1870.

Villepinte (*Bram*).

D. Astre (Pierre), 1827.

Villespy (*Cennes-Monestiès*).

D. Clos (Auguste), 1883.

LIMOUX.

D. Bonneric (Edmond), 1880, vaccin. cantonal.
Cuxac (Jean), 1876.
Digeon (Fernand), 1852.
Jean (Jean), 1856.
Rougé (Calixte), 1862.
Ph. Barrière (Raymond), 1843.
Buy (Pierre), 1869.
Carbou, 1848.
Teisseyre (Raymond), 1858.

Aunat (*Espezel*).

D. Vaysse (Frédéric), 1832.

Belcaire (*Espezel*).

D. Pugens (J.-B.), 1875.

Belvèze (*Alaigne*).

D. Jammes (Marc), 1875.
Montpellier (Auguste) 1864.

Chalabre.

D. Laffite (Osmin), 1877.
Ph. Jammait.
Rascol, 1880.

Escouloubre (*Axat*).

D. Mis (Vincent), 1837, *n'exerce plus*.

Espéraza.

D. Dufour (Jean), 1835.
Ph. Allard, 1861.

Quillan.

D. Gorguos, 1866.
Vaysse (Louis), 1866, méd. des épidémies, méd. insp. des Eaux de Rennes-les-Bains.
Of. Sicre (Maurice), 1834.
Ph. Rey (Germain), 1853.

Rennes-les-Bains.

D. Vaysse, médecin inspecteur.

Saint-Hilaire.

D. Abbal.

NARBONNE.

D. *Augé (Pierre), 1867, memb. du Cons. d'hygiène, vice-président de la Soc. loc.
*Aussiloux (Charles), 1878, médecin de l'Hôtel-Dieu.
*Barthez (A.), 1880; de 1 à 4 h.
Charpenel, 1879.
*Coural, 1866, méd. du bur. de bienfaisance.

*Fabre (E.), 1856, chirur. en chef de l'Hôtel-Dieu, prés. de la Soc. loc.
Ferroul (Ernest), 1880.
*Janot (Aimé), 1852, secrét. de la Soc. loc.
*Joulié (André), 1880.
*Martin (de), 1859, médecin des hosp., memb. du Cons. d'hyg., trésor. de la Soc. locale.
Marty (Benjamin), 1843.
*Mècle (Jacques), 1866, chir. de l'Hôtel Dieu.
*Narbonne, 1881, chirurgien de l'Hôtel-Dieu.
*Peyrusse (Alex.), 1849, méd. des hosp. civ. et milit.
*Soulayrac (Régis), 1880, m. des hospices.
Viala, 1876.
Of. Guidoni, 1872.
Ph. Azibert, 1884.
Bertet, 1885.
Boué (Paul), 1855, pharm. du chemin de fer.
Bouges (Ludovic), 1874.
Bouis (Albert), 1880.
Campagne (Pascal), 1877.
Cathala, 1876.
Cougnat.
Fabre (Gustave), 1878.
Gleizes (Victor), 1850.
Montagné (Jean), 1880.
Pradel, 1883.
Rieusset, 1875.
Rival (Albert), 1880.
Viala (Irénée), 1876.
Viguier (Isidore), 1867.

Bize.

D. Agoustine frères, 1881.
D. *Sicard (Auguste), 1840.

Canet.

D. *Germa (Victorin), 1855, ex-méd. sanitaire.

Coursan.

D. *Latour.
Mariani.
Salles.

Cuxac-sur-l'Aude.

D. *Cathala (Jacq.), 1856, méd. du bur. de bienf.
Corbeille, 1883.
Escalaïs, 1883.
Ph. Pomarède (Pierre), 1844.

Durban.

D. Guidoni (Jean), 1872.
Of. Gaubert (Jean-Franç.), 1872.

Fabrezan.

D. *Falc (Nestor), 1866.
*Mouly, 1880.
Rouanet (Prosper), 1854.
Ph. Lanet (Pierre-Pons), 1859.

Ferrals.

D. Marty (Hector), 1880.
Of. Mauclair (François), 1845.

Fleury (*Coursan*).

D. *Vignard (Ch.-Félix), 1853.
*Caunes (Ludovic), 1863.
Ph. Bourjades (Léon), 1858.

Ginestas.

Ferran, 1884.
D. *Cayla (S.), 1874.
Ph. Pradal (Michel), 1859.

Gruissan.

D. Combes (Auguste), 1851.
*Payri (Pompée), 1863.
Ph. Labeur (Paul), 1862.
Portes (Jean-Bapt.), 1843

Lapalme (*Sigean*).

D. *Claret (Isidore, 1859.
*Pélissier, 1879.

Leucate.

D. *Allary (Léonce).

Lézignan.

D. *Daude.
*Garetta, 1875.
Gavary (Paul), 1879.
*Laffage (Louis), 1847.
*Testory, 1882.
Paul, 1882.
Ph. Bedry (Louis), 1867.
Bringer (Adolphe), 1846.
Castie (Louis), 1854.

Mailhac (*Ginestas*).

Of. Puel (Pierre), 1833.

Névian (*Narbonne*).
D. Cazanove (Adolphe), 1861.
Nouvelle (La).
Of. Lalanne (Alexandre), 1841.
Ph. Razouls (Adolphe), 1869.
Ornaisons (*Lézignan*).
D. *Gibert, 1882.
Ouveillan.
D. *Lazutte (Edouard), 1858.
Ph. Vidal (Ferd.), 1868.
Paraza (*Canet*).
D. Dal (Fréd.), 1883.
Raissac-d'Aude.
D. Delprat.
Saint-Hilaire.
Of. Mauclair (François), 1845.
Saint-Marcel (*Narbonne*).
D. *Foulquié, 1874.
Sallèles-d'Aude.
D. *Ebrard (Paul-Isidore), 1853.
Ph. Dreuille (Emmanuel), 1848.
Guiraud (Eugène), 1864.
Salles-d'Aude (*Coursan*).
D. *Armat, 1884.
*Castela (Augustin), 1855.
Of. Vié (Jean-François), 1838.
Sigean.
D. *Allary (Joseph), 1855, méd. cant. et du chem. de fer.
Caunet, 1884.
*David (Jean), 1887.
*Froment (Antoine), 1848.
*Gauthier, 1876.
*Tallavigne (Paul), 1854, méd. du bur. de bienf. et des Douanes, vaccin. cant.
Ph. Bonnefoux, 1874.
Pouderous (Félix), 1876.
Thézan (*Lézignan*).
Of. Laginière (Auguste), 1852.
Servier (Léon), 1851.

AVEYRON.

Population : 415,676 hab. — 143 Docteurs en médecine; 7 officiers de santé; 60 pharmaciens. — Association locale des Médecins du département de l'Aveyron.

Cinq arrondissements : Rodez, Espalion, Millau, Saint-Affrique, Villefranche.

RODEZ.

D. *Albespy (François), 1860, vice-prés. de la Soc. loc.
Artus (Arthur).
*Augé (Bernard), 1878, secr. de la Soc. loc.
*Bonnafé (Paul), 1880.
*Bonnefous (Adolphe), 1832.
*Bonnefous (Paul), 1866, chir. des hôp.
Lala (Jean-Baptiste), 1857, méd. des hôp.
Laurent-Damaze, 1880.
Longeaud, méd. de l'as. des aliénés.
*Nègre (Aimé), 1880, trés. de la Soc. loc.
*Rozier (Adrien), 1835, méd. honor. des hôp., présid. honor. de la Société loc.
*Viala (Jules), 1859, prés. de la Soc. loc.
Viallet (J.-Pierre), 1827.
Ph. Albenque (Jean-Franç.), 1851 memb. du Conseil d'hygiène.
Artus (J.-Am.), 1845.
Artus (Charles), 1849.
Burguien (Edouard), 1859.
Burguière (Léon), 1879.
Galy (Charles-Louis), 1844.

Nouvel (M.-C.-A.), 1870.

Cassagnes-Bégonhez.

D. Roques (Aug.), 1863.

Clairvaux (*d'Aveyron*).

D. Cabrol (Louis-Elisab.), 1832.
*Roques (Pierre-Jean), 1834.

Conques.

D. *Fournier (Jos.-Hipp.), 1842.

Crespin (*Sauveterre d'Aveyron*).

D. Granier (Paul-Alex.), 1840.

Lesclauzade (*Salles-la-Source*).

D. *Jausions, 1823

Marcillac.

D. Albespy (Jean), 1883.
*Cabantous (Paul-Léon), 1866.
Garrigues (Jean), 1824.
*Volonzac (A.), 1847, méd. de l'hôp.

Ph. Laraussie (Jean-Franç.), 1873

Moyrazès (*Rodez*).

D. *Foucras (Marie), 1866.

Naucelle.

D. *Farjou (Albert), 1866.

Ph. Alary (Justin-Louis), 1864.
Lacombe (Victor), 1878.

Onet-le-Château (*Rodez*).

D. Durand (Jules), 1869.

Pont-de-Salars.

D. *Durand (H.-G.), 1875.
*Jaoul (Henri), 1873.
Viala (François-Régis), 1833.

Randan.

D. Bonnefous (E.).

Réquista.

D. *Aimé (Jean-Emile), 1855.
Cayré (Etienne), 1868.

Ph. Muratet (Pierre Lamb.), 1875.

Rignac.

D. *Dermont (Ferdinand), 1851.
*Guizot (Etienne), 1864.
Maurandy, 1884.

Ph. Auréjac (Adrien), 1883.

Salmiech (*Cassagnes-Bégonhez*).

D. Barrau (de) (Adolphe), 1830.
Fabre (Emile-Joseph), 1864.

Salvetat (La).

D. Teulat (Edouard). 1879.

Sauveterre-d'Aveyron.

Of. Combes (M.-J.-H.), 1872.

ESPALION.

D. *Bousquet (Hyac.), 1860.
*Froment (Pierre-Jean), 1883.
*Olier (Emile), 1868.

Ph. Boyer (Léon), 1878.
Girard, 1879.

Campuac (*Villecomtal*).

D. *Bieulac (Emile), 1879.

Cantoin (*Sainte-Geneviève*).

D. Saurel (Jean-Baptiste), 1850.

Entraygues.

D. *Fournié (Henri), 1874.

Of. *Mazier (Marc.-Ant.), 1858.

Estaing.

D. *Alaux (J.-B.-D.), 1834.

Ph. Prat (Joseph-Germain), 1854.

Laguiole.

Of. Satettes (Séverin), 1846.

Ph. Marcenac (Pierre), 1859.
Maynié (Jean-François), 1851.

Mur-de-Barrez.

D. *Ouvrier (Ant.-Vic.), 1869.

Of. Bertrand (François-Is.), 1845.

Ph. Carcanague, 1885.
Julhe (Antoine), 1832.
Routaboul (Pierre-Auguste), 1860.
Roux (Ch.-Arth.), 1870.

Saint-Amans-des-Cots.

D. Galtier (Marie), 1881.

Of. Toulon (Jean-Louis), 1869.

Sainte-Geneviève.

D. Blanc (Jean-François), 1828.
*Blanc (J.-B.), 1874.

Ph. Cocural (Octave), 1879.

Saint-Geniez.

D. Cavalié (Etienne), 1827.
*Fajole (Gustave de), 1854.
*Lambel (Marie-Albert), 1865.
*Rouquayrol (M.-Etienne), 1850.

Ph. Cazes (Alfred), 1877.
Mercadié (Louis), 1880.

Taussac (*Mur-de-Barrez*).
D. *Redouly (Amable), 1827.

MILLAU.

D. *Bompaire (Jean-Paul), 1867, vice-prés. dela Soc. loc.
*Calmels (Gabriel), 1874.
*Déjean (Bernard), 1822.
*Lubac (Pierre), 1870.
Roquetaillade (J. de), 1874.
*Szafkowski (L.-Ruffin), 1836.
Verdier (Joseph), 1876.
Ph. Bonnafé (Ant.-Ch.), 1867.
Boubila (Victor), 1878.
Cazottes (Jules-And.), 1873.
Maurel (Franç.-Henri), 1847.
Tilbert-Rivière, 1855.

Aguessac.
D. Ricateau (André), 1851.
Lerou (Paul), 1874.
*Quézac.

Campagnac.
D. Privat (Frédéric), 1827.

Compeyre (*Aguessac*).
D. *Barascud (Jean-Pierre), 1838.

Creissels (*Millau*).
D. D'Hombres (Charles), 1861.

Laissac.
D. Bastide (Franç.-Xavier), 1828.
*Benoît (Emile), 1874.
*Bonnes.
Ph. Pons (Jean-Jos.), 1835.

Nant.
D. *Bouty (Louis-Germain), 1831.
*Buffard, 1880.

Pailhas (*Aguessac*).
D. *Bonneviallc (Hipp.), 1866.

Prévinquières-de-Recoules.
D. *Mas (Ant.-V.-E.), 1856.

Rivière.
D. Beaumevieille (Pierre), 1854.

Saint-Georges.
Of. Durand (Henri-Casim.), 1878.

Saint-Jean-du-Bruel.
D. Lemasson (Albin-Anne), 1862.
Ph. Guitard (Albert), 1879.
Maurel (J.-F.-R.), 1877.

Salles-Curan.
D. *Beaumelon (Désiré), 1869.
*Calvet (Charles), 1834.
Ph. Viala (Jean-Baptiste), 1852.

Sévérac-le-Château.
D. *Scudier, 1872.
*Molinier (Eug.-Vinc.), 1864.
Ph. Maury (Jean-Etienne), 1857.
Vernhet (Jean-Louis), 1863.

SAINT-AFRIQUE.

D. *Alric (Maurice), 1876.
Ancessy (Jean-Pierre), 1846.
*Blancard (Charles), 1868.
*Brengues (Jean), 1871.
Cabanes (Guill.-Louis), 1833. vice-prés. du Cons. d'hyg.
Desmonts (Numa-Théod.), 1865.
*Jacob (Gustave), 1879.
*Mouly (Aug.), 1878.
Privat (Lucien), 1855.
Ph. Desmonts (Théodore), 1834.
Hermet (Vincent), 1881.
Ricard (Paul), 1881.
Vernhet (Antoine), 1866.

Belmont (*d'Aveyron*).
D. *Cazes (Franc.-Xavier), 1841
*Malevialle (Henri), 1862.

Broquiès.
D. Bonnefous (E.), 1879.
Ph. Viguier (Théod.), 1874.

Brusque.
D. Bélugou (Jean), 1881.

Camarès.
D. *Martin (Aug.-Elis.), 1870.
Miran (Eugène), 1869.
Vernhes (Alexis), 1878.
Ph. Canquil (A.-P.-Th.), 1878.
Pancol (Adrien), 1865.

Cornus
D. Fisseux (Victor), 1878.

Coupiac.
D. Fabre.

Pousthomy (*Saint-Sernin*).
D. *Foulquier-Lavergne, 1844

Sainte-Eulalie-de-Larzac.
(*La Cavalerie*).
D. Laforêt (Célestin), 1823.
*Laforêt (Ferdinand), 1856.
Saint-Félix-de-Sorgues.
(*St-Affrique*).
Of. Nouguier (Charl.-Jos.), 1847.
Saint-Izaire (*Camarès*).
D. *Bernadou (Pierre-J.), 1832
Saint-Rome-de-Tarn.
D. Birot (And.), 1876.
Of. François (Jean-Bap.), 1859.
Ph. Bonnefils (Jean), 1874.
Saint-Sernin-sur-Rance.
D. *Augé (Antoine), 1832.
Augé (Denis), 1879.
*Cochi-Moncan, 1870.
*Mathieu (Joseph), 1850.
Ph. Verlac (Antoine-Aug.), 1853.
Saint-Sever (*Belmont*).
D. *Gaubert (Pierre), 1855.

VILLEFRANCHE.

D. *Besson (J.-Marie), 1869.
*Cabrit (J-P.-H.), 1846, memb. du Cons. d'hyg.
*Delpech (L.-D.-F.), 1838, méd. de l'hosp. et des épidémies.
*Gallon (Ant-Félix), 1872.
*Granier (B.-G.-Aug.), 1864.
Loupias (P.-R.), 1865.
*Magne (H.-D.), 1861, memb. du Cons. d'hyg.
*Pechdo (Louis-J.-M.), 1875, oculiste, memb du Cons. d'hyg.
Ph. Fabre (M.-A.-Ant.), 1855, memb. du Cons. d'hyg.
Garrigues (Cam.-Séverin), 1878.
Latapie (Ant.-Aug.), 1847.
Latapie (Anacréon), 1850.
Latapie (J.-Auguste), 1871.
Asprières.
D. Andrieu (Alph.), 1870.
Cabrié (F.), 1855.

Aubin.
D. Casaubon (G.), 1883.
Miquel (Louis), 1839.
*Ségala.
Ph. Massip (L.-Marie), 1873.
Capdenac.
Ph. Recoules (Léopold), 1877.
Cransac.
D. *Laticule (Amans), 1871.
*Miquel (L.), 1839, méd. insp. des eaux minér. de Cransac.
Ph. Guyot (Eugène), 1853.
Decazeville.
D. *Cayrade (J.-Ad.), 1864.
*Couly (A.-M.-Th.), 1863.
Puéchagut, 1884.
*Soulages (R.-J.), 1864.
Ph. Combres (Ant.-Benj.), 1868.
Nègre (Emile), 1868.
Soulages (Jean-Ant.), 1871.
Firmi (*Decazeville*).
D. *Fualdès (Adrien), 1872.
Pelou (François), 1870.
Foissac (*St-Julien-d'Empare*).
D. *Chincholle, 1874.
Gua (Le) (*Aubin*).
D. *Garabuau, 1857.
*Miquel, insp. à Cransac.
Ph. Carles (Emile), 1879.
Lanuéjouls (*Privezac*).
D. Marty (Germain), 1872.
Ph. Carrié (Hipp.), 1848.
Lunac (*Najac*).
D. *Roquette (J.), 1881.
Montbazens.
D. Boyer (Alf.-Aug.), 1868.
Caube.
*Causit (Adr.-Pr.), 1848.
Ph. Reynes (Victor), 1835.
Najac.
D. *Bach (Louis-Séverin), 1874.
Ph. Boussaguet (Fréd.), 1861.
Rieupeyroux.
D. *Alibert, 1881.

*Farjou (Ed.), 1834.
ph. Boyer (Annet.-A.-M.), 1877.

Saint-André (*Najac*).

D. *Olmière (C.-E.), 1844.

Villeneuve-d'Aveyron.

D. Chatelet (G.), 1814.
*Delfau (F.-Noel), 1874.
Ph. Lafon (L.-R.), 1862.

BOUCHES-DU-RHONE.

Population. : 589,928 hab. — 240 Docteurs en médecine; 76 officiers de santé; 167 Pharmaciens. — Association locale des Médecins du département.

Trois arrondissements : Marseille, Aix, Arles.

MARSEILLE.

D. Abeille (Alban), rue de la République, 85.
Albenois (Casimir), rue Venture, 9.
Alezais (Henri), 1882; de 2 à 3 h., jeudi et samedi, rue Breteuil, 47.
Amalbert (Marius), rue de la République, 21.
André père, rue Moustier, 11.
André fils, rue Moustier, 11.
*André (J.), rue Dieudé, 21.
Arnaud, rue Saint Sépulcre, 31.
Aubert (Louis), boulevard Longchamp, 29.
Audibert (Laurent), rue Arményn, 2.
Audiffrent (Georges), rue Saint-Jacques, 64.
Barthélemy (Louis), 1837, villa Doria, boulevard Chave.
*Barthès (Pierre), allées de Meilhan, 46.
Bastide (Paul), rue Sylvabelle, 28.
Batigne (Louis), rue Pisançon, 10.
Baudoin (Fortuné), rue des Dominicains, 4.
Bernard (Joseph-Pascal), rue Pisançon, 5.
Blanc (Pierre), à Saint Loup, 42.
Blanc-Aillaud, rue Thiers, 3.
*Blanchard (L.-L.), 1853, boulevard du Musée, 34.
Boissy-Dubois, rue Saint-Jacques, 65.
Bonnet (E.), à Seon-Saint-Henri.
Bos (Alphonse), rue de Forbin, 75.
*Bouisson (Gustave), trés. de la Société locale, rue Dieudé, 4.
Bouquet (Jules), 1847, rue Dieudé, 35.
*Bousquet (Alfred), 1840, rue de Rome, 67.
*Bousquet (Félicien), rue Paradis, 140.
Brémont (Georges), rue Paradis, 116.
Brengues (Adolphe), 1858, rue Mazagran, 23.
Caize, rue Saint-Jacques, 16.

Cambon, boulevard Philippon, 21.
Capdeville (Adolphe de), bd de Rome, 18, sec. de la Soc. loc.
Carcassonne, ✻, boulevard Dugommier, 6.
Cat (Joseph), à Saint-Marcel.
*Chapplain (Jules), ✻, 1844, chir. consult. des hôpitaux, prof. de clin. chir. à l'École prép. de méd., méd. de la Maison de correction, rue Lafon, 3.
Charles (L.-Léon) ✻, quartier Champain, rue de la Belle-de-de-Mai, 52.
Chevalier (H.), O. ✻, ✻, place Saint-Michel, 13.
Clément (Louis), place Saint Michel, 42.
Combalat, ✻, chir. en chef des hop., cours Pierre-Puget, 1.
Combe (Gustave), rue Saint-Savournin, 53.
Coste (M.), rue Paradis, 72.
Coureau, rue de la Loge, 23.
Couren (J.-B.-H.), rue du Coq, 45.
Cousin (G.), rue Sainte, 47.
*Crouset (G.), 1863, rue Lulli, 6.
Daime (Joseph), 1835, rue Curiol, 29.
Daniel (Henri), rue de la Palud, 61.
*D'Astros, ✻, boulevard du Musée, 18.
D'Astros (Léon), boulevard du Musée, 18
*D'Auvergne (Anat.), ✻, méd. des ch. de fer, rue Breteuil, 33.
Debelly, rue Grignan, 46.
De Mablanc (Hugues), boulevard du Musée, 26.
Descosse (Henri), rue Rouvière, 10.
*Despine (Prosper), rue du Loisir, 12.
D'Hurlaborde (Adolphe), rue Thubaneau, 33.
Dor (Paul), rue Dieudé, 16.
Dubreuil-Chambardel, boulevard Longchamp, 124.
Dugout-Bally, cours Lieutaud, 83.
Dussaud, rue Lafon, 2.
*Engelhardt, cours Pierre-Puget, 18.
Espanet (Fernand), place de la Joliette, 5.
Eyries (Arthur), boulevard National, 82.
Fallot (Arthur), cours Lieutaud, 133.
*Fanton (M.-J.), boulevard du Nord, 9.
Fauré (Th.), boulevard de Rome, 7.
*Fioupe (J.), rue Dragon, 54.
Flaissière (Simon), 1877; lundi, mercredi, vendredi de 1 1/2 à 3 h. (*Accouchements*.) Rue Paradis, 33.
*Flavard (Casimir), chir. en chef des hôp., boulevard de la Madeleine, 2.
Flavard (Eugène), chir. adj. des hôp., rue Lemaître, 16.
*Foex (Edouard), cours Pierre-Puget, 16.
Frezard (Charles), Marché des Capucins, 1.
Gaihard (Auguste), ✻, rue Montgrand, 18.

Gallerand, boulevard du Jardin Zoologique, 6.
Gamel (Louis-Paul), rue du Dragon, 53.
*Gariel (Jules), rue Sénac, 39.
*Garnier (Emile), rue Saint-Savournin, 17.
Gay de Taradel, 1829, rue d'Aix, 22.
Germain (L.), 1862 : de 2 à 3 h.
Goy (Lucien), boulevard du Musée, 33.
Grammont (Jean), rue Longue-des-Capucins, 37.
Gras (H.), rue de l'Académie, 12.
Hacks (Charles), boulevard Longchamp, 29.
Hahn (G.), grande rue St-Jacques, 64.
*Isaac (Henri), rue de Rome, 69.
*Isnard (Charles), 1869, rue de Rome, 73.
Isoard (Marius), ✿ A., cours du Chapitre, 25.
Jacquème (César), rue Saint-Féréol, 26.
Jallieu (Marius), cours Lieutaud, 25.
Jauffret (Gaston), boulevard de Longchamp, 15.
*Jourdan (Alex.), 1857, rue Saint-Jacques, 68.
Jourdan (Etienne), rue de la Bibliothèque, 6.
Jourdan (Xavier), rue de la Bibliothèque, 6.
Jubiot, O. ✱, méd. principal de 1re classe de l'hôp. militaire, rue de l'Académie, 11.
Jubiot fils, rue de l'Académie, 11.
Juillard, boulevard des Alpes, 51.
*Lachaux (Charles), 1857, médecin en chef honoraire l'asile des aliénés, rue Fongate, 8.
*Laget (Emile), rue Barthélemy, 20.
*Larche (Numa), 1857, rue Nationale, 26.
Lauzet (Désiré), rue Consolat, 1.
Lescalmel (Fréd.), boulevard du Muy, 41.
*Liautaud, 1862, rue Thubaneau, 35.
*Livon (Charles), rue Poirier, 14.
*Madaille (Eugène), rue de la République, 18.
*Magail (Alex.), 1848, rue Saint-Jacques, 80.
*Marcorelles, chir. des hôp., rue de Rome, 71.
Margaillan (Henri), rue Nationale, 8.
Marnac, rue des Trois-Mages, 31.
*Martin (A.), allées des Capucines, 38.
*Martin (E.), dir. de l'établiss. ophthalmique, au Prado, 76.
*Maurel (Alfred), boulevard du Musée, 54.
*Maurel (Anatole), boulevard du Muy, 37.
*Maurin (Ern.-Sélim), 1862, rue Longue-des-Capucins, 9.
*Melquiond (A.), rue Thiers, 15.
*Ménécier (Charles), ✱, 1862, cours Lieutaud, 49.
*Mérentié (Etienne), 1857. *Maladies chirurgicales des femmes.* De 2 à 4 h., rue Sylvabelle, 33.
*Metaxas (S.-J.), ✱, 1862, rue Mazagran, 22.
Michel (Ludovic), rue Lafon, 1.

*Millou (Dieudonné), boulevard de la Madeleine, 29.
*Mireur (Hipp.), 1867, rue de la République, 1.
Mistral, rue Paradis, 13.
*Mittre (Th.), 1854, rue Dieudé, 30.
Monier, allées des Capucines, 21.
Nicati (W.), rue Grignan, 32.
*Nicolas-Duranty (E.), 1860, rue Montaux, 4.
*Nicolas (Henri), rue Sénac, 33.
*Olive (P.-A.), ✻, rue de la République, 29.
Olive (G.), 22, rue Caisserie.
Ormières (Louis), cours Pierre-Puget, 60.
*Pauchon (Albert), rue Tapis-Vert, 60.
Payan (L.-A.), avenue d'Arenc, 256.
Perrin (Jules), rue Dieudé, 8.
*Pirondi (S.), ✻, 1833, prof. à l'Ecole de médecine, chir. cons. des hôpitaux, rue Sylvabelle, 80.
Plavette (E.), 1883, mardi, jeudi, samedi, de 2 à 3 h., allées des Capucines, 35
Poncel (Eugène), boulevard du Musée, 22.
*Queirel (Aug.), ✻, 1852, rue Saint-Jacques, 61.
*Rampal (Louis), professeur adjoint à l'Ecole de médecine, rue de l'Arsenal, 11.
Rampal neveu, rue Moustier, 9.
Raynaud (Guillaume), boulevard Dugommier, 15.
Richaud (J.-B.), 1836, rue de l'Arbre, 31.
Rostan, cours Belzunce, 5.
Rougier-Grangeneuve, rue Mazagran, 29.
Rouquette (Henri), rue de la République, 27.
*Roux de Brignoles, méd. en chef de l'hôp., bd du Nord, 14.
Ruelle (Paul de), rue Saintes, 19.
Sabatier (Léon), rue de la République, 37.
*Sauvet (J.-J.), 1843, méd. des prisons, secr. de la Soc. loc., rue Sylvabelle, 109.
*Seux (Vincent), 1865, prof. suppl. à l'Ecole de médecine, rue de Rome, 97.
Sicard (A.), O. ✻, 1830, rue d'Arcole, 4.
Simonnet (Adolphe), à Séon-Saint-Henri.
Simonnot (Alfred), à Séon-Saint-Henri.
*Solari (M.), 1857, rue des Feuillants, 14.
Soyard (Joseph), rue Moustier, 7.
Strong (Daniel), boulevard de la Madeleine, 135.
Testevuide (Adolphe), Grande-Rue, 34, à Saint-Just.
*Tityé (Adolphe), rue Coutellerie, 21.
*Trastour (A.), 1867, rue Moustier, 20.
Tron (P.), rue de la République, 7.
*Van Gaver (Ferd.), 1852, rue Châteauredon, 23.
Vayssettes (Gervais), 1881, lundi, mercredi, vendredi, de 1 à 3 h., rue d'Aix, 27.

Verne, rue Sainte-Victoire, 20.
Vernet (A.), rue de la Rotonde, 35.
Vésine-Larue (G.), cours du Chapitre, 29.
*Vidal (Paul), rue Sénac, 6.
*Villard (Aug.). ✿ A., ✱, 1855, méd. en chef de l'hôp., vice-prés. de la Soc. loc., rue Saint-Jacques, 20.
Villebrun (Edm.), boulevard du Musée, 66.
Villeneuve (Louis) fils, 1867, chirurgien en chef des hôpitaux, rue Papère, 8.
Vincent, rue Saint-Michel, 24.
Of. Amic (Louis), Grand-Chemin-d'Aix, 25.
*Auphan, 1839, rue Moustier, 8.
Balata (Jacques), quai du Port, 48.
Besson (Maurice), cours Saint-Louis, 5.
Burlot (Aimé), rue Radeau, 1.
Cassius (Ch.), rue d'Aix, 13.
Cauvin, Chemin-de-Saint-Julien, 40.
Chatelain (H.), rue Grignan, 71.
Chavant (Frédéric), rue Fort-du-Sanctuaire, 31.
Collin fils, rue Estelle, 2.
Collomp (Séraphin), rue de la République, 15.
Dalmas (Alphonse), pharmacien en 1841, docteur en 1841, de la Faculté de Paris; de 11 h. à midi, rue de la République, 38.
Dalmas (Louis), rue Suffren, 4.
Danove (P.), rue de Rome, 165.
Dusilliet (Joseph), rue Consolat, 36.
Faucher (Joseph), place Notre-Dame-du-Mont, 23.
Frèze (Antoine), rue de Rome, 25.
Froment (Alex.), boulevard de la Madeleine, 159.
*Gautier (Stanislas), rue de Rome, 82.
Giraud (Auguste-F.), avenue d'Arène, 205.
Giraud (A.), Grande-Route-de-Saint-Loup, 41.
Grangnard (L.), place Saint-Michel, 3.
Grimaud (François), Saint-Giniez.
Hancy (Emile), à Château-Gombert.
Honnorat (Sextius), à Saint-Giniez.
Monnereau (A.), place Notre-Dame-du-Mont, 34.
Offand (André), rue Sainte-Cécile, 2.
Pellegrin (Joseph), rue Sibié, 37.
Roubaud (Louis), rue de Rome, 11.
Rouit (Alex.), Chemin-d'Endoume, 250.
Savornin (Gilles), rue de Rome, 137.
Teissier (J.-F.), rue Thiers, 8.
Vallon (Jules), boulevard National, 118.
Ph. Alaize (Pierre), Grand-Chemin-d'Aix, 74.
André (Pierre), 1849, rue d'Aubagne, 49.
André (Marius), 1857, rue des Chartreux, 4 *bis*.

Anglès (François), 1861, rue de Rome, 46.
Ansaldi (Léopold), rue Paradis, 2.
Arnaud (Laurent-Alfred), rue Noailles, 21.
Arnoux (Félix), place de Lenche, 17.
Aubin (Joseph), traverse du Chapitre, 13.
Bicheron (Louis), Grand-Chemin-de-Toulon, 1.
Bonnet (Joseph), allées des Capucines, 7.
Bouiron (Antoine), rue Montebello, 13.
Boyer (Louis), rue de Breteuil, 59
Brun (Jean), cours Saint-Louis, 5.
Camoin neveu, rue Caisserie, 72.
Cassius (Charles), rue d'Aix, 13.
Casteran (Casimir), chem. vic. de Saint-Joseph, 6.
Castinel (Paul), boulevard Longchamp, 22.
Chaix (Jules), cours du Chapitre, 6.
Chaix (Paul), cours du Chapitre, 30.
Chaix (Henri), boulevard du Musée, 46
Chancel (César), rue d'Aix, 23.
Combe (Albert), rue d'Aubagne, 26.
Coste (H.-M.), 1844, rue de Rome, 183.
Coste (Auguste), rue de la République, 83.
Cotte (Henri), rue Hoche, 88.
Dalmas (Alphonse), 1829, rue Montée-des-Accoules, 1.
Daumas (Jean), boulevard Chave, 82.
Delassus (Aimé), avenue d'Arenc, 238.
Depouzier (Charles), allées de Meilhan, 76.
Dianoux (J.) fils, rue de la République, 105.
Digne (Jean), place Saint-Michel, 35.
Douard (Charles), chemin d'Endoume, 89.
Dufey (Ad.), rue des Minimes, 45.
Dugas (Aimable), cours Lieutaud, 69.
Emery, rue de la Grande-Armée, 9.
Etienne (Alphonse), rue Paradis, 118.
Eyriès (Victor), chemin de la Belle-de-Mai, 60.
Fabre (Louis), place de Rome, 9.
Farnarier (Félix), rue de Lodi, 109.
Félix, 1855, boulevard du Musée, 62.
Ferre (Paul), cours Pierre-Puget, 25.
Flaujat, boulevard de la Madeleine, 209.
Fontanier (Joseph), place de la Joliette, 5.
Foulhouze (Pierre), 1848, rue de Rome, 105.
Fournier (Théophile), quai du Canal, 1.
Frèze d'Alibert, rue de Rome, 25.
Froment, rue de Rome, 52.
Garnier (Ulysse), boulevard National, 81.
Gaucher (Louis), boulevard de la Madeleine, 65
Gilly (Am.), place Maronne, 4.
Gimié (Henri), 1860, rue d'Aubagne, 49.

Giraud (L.), 1881.
Giraud (Albert), rue Nationale 34.
Gouiran (Th.), rue Paradis, 262.
Gourrier (A.-J.), rue des Beaux-Arts, 4.
Grand (Jules), rue Saint-Savournin, 94.
Grosso (Casimir), rue Beauveau, 5.
Guichard (Al.), rue Nationale, 1.
Heyraud (H.), rue Saint-Savournin, 84.
Icard, cours Belzunce, 24.
Jacquème (César), rue Saint-Féréol, 46.
Jassoud (J.), rue Paradis, 50.
Jouvent (D.), rue de l'Arbre, 13.
Lagnez (Alphonse), rue du Grand-Puits, 14.
Lanet (Adolphe), 1843, rue de Rome, 73.
Lanet (Emile), rue de Rome, 73.
Lesbros (Sylvain), rue Sainte, 39.
Maria (Jos.), rue Vincent, 91.
Martin (Ernest), place Neuve, 18.
Martin (Eugène), cours Belzunce, 14.
Martinelli (Joseph), rue Belle-de-Mai, 99.
Maurin (Louis), avenue d'Arenc, 206.
Maurin (Gabriel), rue Vacon, 54.
Maxime (Vincent), chemin des Chartreux, 104.
Meyou (J.-B.), 1853, rue d'Anvers, 20.
Monges (Louis), 1850, boulevard de la Madeleine, 233.
Nalin, place Notre-Dame-du-Mont, 27.
Ollive (Auguste), 1855, allées de Meilhan, 42.
Onetto (François), rue Radeau, 1.
Payan (Frédéric), place Saint-Michel, 48.
Pèbre (Joseph-Barth.), rue de Rome, 159.
Pharmacie de la Miséricorde, rue Fonderie-Vieille, 2.
Pharmacie succursale du Bureau de bienfaisance, rue du Jardin-des-Plantes, 21.
Pharmacie succursale du Bureau de bienfaisance, Chemin-du-Moulin.
Pharmacie centrale, rue Noailles, 11.
Planche (Paul), boulevard de la Madeleine, 1.
Raybaud (Emile), rue de la République, 7.
Raymond (Casimir), boulevard de la Corderie, 2.
Rech (Séraphin-Hilar.), rue de la Madeleine, 63.
Ribière, rue de la République, 46.
Richard (Louis), rue de la Darse, 1.
Ripert (J.), cours Belzunce, 6.
Roche (Hector), 1845, rue Beauvau, 10.
Rols (J.), rue Pavé-d'Amour, 17.
Roubaud (Louis), 1861, rue de Rome, 11.
Roumieu d'Eyriès, rue du Grand-Puits, 14.
Roustan (Louis), rue des Feuillants, 6.

Roux (Henri), rue de la Liberté, 63.
Ruflié (Jean), rue Paradis, 77.
Sermant (Henri, rue Paradis, 53 *bis*.
Simon (Jules), quai du Port, 116.
Saint-Joseph, *pharmacie des Conférences*, rue Estelle, **24.**
Terrot (Louis), rue Saint-Dominique, 3.
Testanière (Louis), place Castellane, 11.
Valette (Emile), rue Paradis, 125.
Vial (Emile), cours Lieutaud, 100.
Vidal (Raymond), Grand-Chemin-d'Aix, 27.
Villevieille (Jean-de-Dieu), rue Noailles, 11.
Villevieille (Omer), boulevard Dugommier, 7.
Votrain (Frédéric), rue des Minimes, 2.

Allauch.

Of. Réguis (Jean-Franç.), licencié ès sciences. 1874; de 1 à 3 h.

Aubagne.

D. Corsy.
Gaimard (André).
Lombard.
Ph. Icardent (Léon).
Lafond, (Joseph).

Auriol.

D. *Chaffard (Ange), 1846.
Long (Félix).
Ph. Bonifay (Honoré), 1837.
Long (Basile), 1838.

Cassis.

D. Jourdan (Pierre), méd. princ. de la marine, en retraite.
Ph. Dallest (Louis), 1843.

Ciotat (La).

D. *Aillaud (Charles).
Bonnescuelle de Lespinois.
Bonnescuelle de Lespinois fils.
Gras (Evariste).
Ph. Pascal (Antoine).
Vallée (Hippolyte).

Cuges.

D. Corsy (Charles).
Of. *Camoin (Louis), 1834.

Gémènos.

Of. Ruffié (A.).
Ph. Taurel (Jean).

Gréasque.

Of. Moustier (Séverin), 1837.

Roquevaire.

D. Chauvet (Auguste), 1835.
Gastal.
Giraud.
Ph. Camoin (Louis).

AIX.

D. Bernard (J.-B.), 1851, méd. du bur. de bienfaisance.
Bourguet (Etienne), 1844, méd. insp. des eaux min., chir. de l'hôp., memb. du Cons. d'hyg., médecin des épidémies.
*Castellan (J.-L.), 1857, méd. des prisons, méd. du bur. de bienfaisance.
Chabrier (Léon-Victor), 1860, chir. de l'hôp.
Champsaur (A.), 1862, méd. de l'hôpital.
Chavernac, 1866.
Dargelos, méd. de l'hôpital et du chemin de fer.
Gouyet (Henri), 1856, chir. de l'hôpital.
Latil, 1879.
Léon (F.-A.), 1835, memb. du Cons. d'hyg.
Lisbonne (J.), 1837, médec. de l'hôpital.

*Possel (de), 1838.
Raimbaud (P.-E.), 1851, chir. de l'hôp., memb. du Cons. d'hyg., méd. du ch. de fer.
Silbert (S.), 1843, médec. de l'hôpit., memb. du Cons. d'hygiène.
Valon, méd. de l'hôp. et du ch. de fer.
Of. Blancard (E.), 1838.
Hermeli.
Gabet (H.), 1847.
Gimbert.
Goulin (D.), 1864.
Poilevé (J.-B.), 1849, méd. du bur. de bienfais., vérif. des décès, méd. cant.
Ph. Alexis (J.-P.), 1840, insp. des pharmacies.
Boyer.
Capdeville (U.), 1858, insp. des pharmacies.
Cat (E.), 1871.
Garcin, 1877.
Giraud (M.), 1841.
Gros (François).
Kieffer, 1870.
Laborie, 1877.
Laugier, 1872.
Laurent.
Pécout (Justin), 1843.

Berre.

Of. Saint-Gracien.
Ph. Bompard (Léon-Aug.), 1870.

Bouc-la-Malle.

Of. Bernard (Emile).

Cabriès (*Le Pin*).

D. Franc (Alex.).

Eguilles.

Of. Cairety (Thomas).
Ph. Reynaud (Jean-Bapt.), 1840.

Fuveau.

D. Barthélemy (Célestin), 1875.
Of. Barthélemy (Albert).
Ph. Authosserre (Eug.), 1871.

Gardanne.

D. Duchateau.
Of. Antonini, 1860.
Ph. Sauton (Jean.)

Grans.

D.* Rondard (Armand), 1843. vice-prés. de la Soc. loc.
Of. Bertrand (Paul), 1849.

Istres.

D. Paul (Amé), 1853.
Of. Tournon (J.-François), 1839.
Ph. Bicheron (Louis).
Garcin (J.-G.), 1871.
Jourdan (Philippe), 1870.

Lafare.

D. Augier (Marie-Joseph), 1836, médecin cantonal.

Lambesc.

D. Garnier.
Of. Laugier (Jos.-Hipp.), 1838.
Ph. Bernard (Jos.-Gasp.), 1842.
Fourest (Phil.).

Lançon.

D. Rancurel (Marc-Félix), 1838.

Marignane (*Martigues*).

D. Justinesy (Aimé), 1868.
Of. Amavet (Casimir).
Ph. Gas (Henri).
Remusat (Nicolas), 1851.

Martigues (Les).

D.* Michel (Fr.-Marius.), 1840, med. du chem. de fer.
*Szaefaier (Fr.-X.). 1840.
Ph. Autheman (André), 1857.
Maurand (H.-Aug.), 1858.
Remusat (Etienne), 1878, 1re classe.

Milles (Les)

Of. Pierre, (Pierre).

Pélissanne.

D. Lesbros (J.-Hil.), 1862.
Ph. Chauvet (Jean-C.), 1834.

Pennes (Les) (*Le Pin*).

Of. Melgrani (Ignace), 1867.

Peyrolles.

D. Martin (Cyprien), 1855.

Rognac.

Of. Giraud (Julien).

Roque d'Antheron (La).

Of. Brian (Eugène), 1879.

Saint-Cannat.

D. Pascal.

Saint-Chamas

D. Sanguin (J.-E.), 1853, méd. du chemin de fer.

Ph. Jauffret (Charles).

Salon.

D. Boulian (Félix).
*Roque (Alf.-Félicien), 1860. méd. du chemin de fer.
Valerian (Victor).

Ph. Chastel, 1870.
Constant (Pascal), 1844.
Valay-Campy, 1868.

Septèmes.

D. Dupeyron (Eugène).

Of. Leydet (S.-A.).

Simiane.

D. Cavalier.

Trets.

D. Audric (J.-Jos.), 1839, méd. du chemin de fer.
Villemus, (Alfred), 1875.

Ph. Giraud (Jean), 1852.
Meynier (Louis), 1873.

Velaux.

Of. Imbert (Bienvenu), 1872.

ARLES.

D. Arnaud, 1875.
*Cartier, 1855, vice-prés. de la Soc. loc.
Duffand
Dumas, à Caffan.
*Gay (A.), 1861.
Tardieu, 1866.
Urpart (J.-B.).
Vaquier, 1884.

Of. Pouret (César), 1846.

Ph. Blanc (Joseph), 1872.
Caste (Bernard), 1865.
Flaujat (F.), 1870.
Longuet (Jean), 1867.
Morel.
Nivière (Aimé), 1870.

Barbentane.

D. Pigeon (Th.-F.), 1866.

Of. *Mouret (Henri), 1844.

Boulbon (*Tarascon*).

Of. Autard, 1872.

Cabanes.

Of. Curel (Félix), 1880.

Château-Renard.

D. Bontoux, 1863.
Gratien.
Mascle, 1844.

Ph. Bontoux (Hilarion), 1854.
Espieux.

Eygalières (*Orgon.*)

D. Mouret, 1837.

Eyguières.

D. Girard (Agricole), 1851.

Ph. Arnaud, 1844.

Fontvieille.

Of. Marion, 1854.
Mitifiot (Benjamin), 1878.

Graveson.

Of. Terras (Emile), 1869.

Maillanne (*Graveson*).

Of. Perrand (Henri).

Mallemort.

D. Félix (Jules).

Of. Sicard (Paul).

Maussanne.

Of. Fréchier (Sylvestre), 1835.

Mouriès.

D. Fressant (Séraphin), 1862.

Of. Pecoul, 1838.

Ph. Bonifay.

Orgon.

Of. Curel, 1850.

Saint-Andiol.

Of. Meffre, 1829.

Saint-Louis-du-Rhône.

Of. Siguan, 1844.

Saint-Martin-de-Ceau.

D. Dumas, 1825.

Saint-Rémy.

D. *Mercurin (Ch.-Paul), 1868.
Terras (Emile).

Of. Arnaud (Pierre), 1846.

Ph. Alibert (Léon), 1866.
Collivet, 1841.
Rougemont (Em. de), 1872.

Sénas.

Of. Curel (Albert).
Roquebrune, 1850.
Sigaud.

Tarascon.

D. Bataillier, 1854.
Lignon.
Mourret, 1847.
Paoli.
Ph. Bain, 1873.
Jaussaud, 1872.
Lignon, 1847.
Riffart, 1853.

CALVADOS

Population: 454,012 hab. — 126 Docteurs en médecine; 49 Officiers de santé; 111 Pharmaciens. — Association locale des Médecins du Calvados.

Six arrondissements: Caen, **Bayeux**, Falaise, Lisieux, Pont-l'Evèque, Vire.

CAEN

D. *Auvray, 1866, prof. de clinique interne.
*Bourienne, 1853, dir. de l'Ecole de méd., prof. de d'accouch. et gynécologie. méd. de la douane, méd. cons. du lycée, président de la Soc. loc.
*Catois (Eug.-Henri), 1880, de 1 à 3 h.
*Chancerel, ✻, 1853, prof. de thérap., méd. du chemin de fer, trés. de la Soc. loc.
*Delouey, ✻, 1870, prof. de pathologie externe.
*Denis-Dumont, ✻, 1855, profess. de clinique ext., chir. des hôp., chir. cons. du lycée, méd. des épid., memb. du Cons. d'hyg.
*Duvivier (Adolphe), 1878, de 2 à 4 h.
*Fayel des Longrais, ✻ I., 1856, prof. de physiologie, sec. de la Soc. locale, membre du Cons. d'hyg.
*Gidon, 1874, prof. d'anat.
*Godefroy, 1847.
*Gosselin, 1882.
Hamon, 1861.
*Joubert, O ✻, méd. insp. des eaux de Bagnoles.
Juhel (Ach.), 1868.
*Le Chevalier, 1877.
*Léger, 1867, méd. du dispens.
*Le Roy-Lanjuinière, 1845, dir. hon. de l'Ecole.
*Letellier, 1861, médecin du dispens. et de la prison.
*L'Hirondel, 1873, méd. du dispens.
*Maheut, ✻, 1839, prof. de pathol. interne, inspect. des pharm., memb. du Cons. d'hyg.
*Mengin (Marie), 1874.
*Moutier, 1875, prof. suppl.
*Noury, chef de clin. chir. à l'Hôtel-Dieu, 1884.
*Quermonne, chef de clin. méd. à l'Hôtel-Dieu, 1884.
*Simon, 1874, prof. supp., méd. du lycée.
Vieillard, dir. du jardin botanique.

*Vigot, 1883, chef de clin., méd. à l'École de méd.
Of. Béziers (Paul), 1880.
Lebechot (Léon), 1872.
Mahieu (Louis-Bapt.), 1872.
Ph. Briard (Arsène-Lud.), 1880.
Charbonnier, 1868, profess. de pharmacologie.
Demelle (Paul), 1879.
Durand (Léonard), 1850.
Feron, 1855.
Gogeard (Julien), 1879.
Lebehot (Léon), 1859.
Le Blondel, 1854.
Lebœuf (Paul), 1878.
Le Canu, 1874.
Leroux (Louis), 1852, chir. des hôpitaux.
Loynel, 1849.
Mesnil, 1876.
Mullois (Victor), 1878, droguiste.
Pihier (Henri), 1880, profes. d'histoire naturelle.

Argences.

D. Deschamps.
Laville, 1850.
Ph. Levêque, 1872.

Bretteville-l'Orgueilleuse.

Of. Saint-James, 1847.
Ph. Lemonnier, 1832.

Cairon
(*Bretteville-l'Orgueilleuse*).

Ph. Boutrais, 1853.

Cheux.

Of. Lepelletier, 1881.

Clinchamps.

D. Godefroy.

Courseulles-sur-Mer.

D. *Tourmente, 1883.
Of. *Gondouin, 1845.
Ph. Cardine, 1857.

Creully.

D. *Bertin.
Chotard, 1878.
Ph. Vasnier, 1872.

Douvres (*La Délivrande*).

D. Desmasures, 1851.
Ph. Durand, 1870.

Evrecy.

Of. *Hautement, 1870.
Ph. Levasseur, 1861.

Lion-sur-Mer.

D. Gauthier.

Luc-sur-Mer.

D. *Tessel, 1870.

Moult.

D. Guillard.

Noyers.

Of. *Collet fils, 1864.
Ph. Renouf, 1852.

Ouistreham.

D. Gabriel, 1884.
Of. Lechevalier, 1885.
Ph. Bouquet (Eug.), 1882.

Ranville.

Of. Damalon, 1842.

Saint-Aubin-sur-Mer.

D. Sergent.
Ph. Mulot (Valentin), 1855.

Sainte-Honorine-du-Fay.

Of. Desmonts, 1841.

Tilly-sur-Seulles.

D. *Tahère, ✻, 1839.
Ph. Rocquencourt, 1862.
Vallée, 1877.

Troarn.

Of. *Lemonnier, 1869.
Ph. Loisel, 1873.

Varaville.

Of. *Leclerc, 1855.

Villers-Bocage.

D. *Binet, 1857.
Of. Chonnaux-Dubuisson, 1854.
Ph. Duvieu, 1850.
Pelcerf, 1875.

BAYEUX

D. *Basley, 1858.
*Chodorowski.
*Davy, 1871.
Le Brigant, 1884.
*Nicolle (Jules), 1873.
*Mottet, 1839.
Ph. Doulhys, 1861.

Dubreuil, 1879
Le Baron, 186
Lesieur, 1869.
Manoury, 1866.
Mouillard, 1863.
Pesquerelle, 1861.
Ponchin, 1878.
Tostain, 1884.

Anctoville.

Of. Roger, 1862.

Balleroy.

D. *Gassion, 1873.
*Guernier, 1861.
Ph. James, 1861.

Cambe (La).

D. Droulon, 1880.
Fouchard, 1864.
Ph. Lelièvre, 1868.

Caumont.

D. *Bisson, 1861.
Saint-Quentin-des-Rivières (Léon-Aimé), 1840.
Ph. Labbey, 1870.

Cormolain.

Of. Delaplanche, 1860.

Formigny.

Ph. Guibert, 1864.
*Legrix, 1842.

Isigny.

D.* Herbline, 1875.
Ph. Hébert, 1852.
Héroult, 1830.
Marie, 1867.
Pilastre, 1881.

Littry.

D. *Trillest (Alph.), 1877.
Ph. Godefroy, 1874.
Michel, 1852.

Trévières.

D. *Lacour, 1852.
Ph. Delle (F.), 1882.

FALAISE.

D. *Barbot, 1877.
*Le Bas, 1877.
Lechevalier, 1877.
Liette, 1848.
Turgis O. ✻ 1865, méd. en chef de l'hôpital.
Turgis fils, 1884.
Ph. Courteilles, 1879.
Dubuis, 1850.
Germain, 1858.
Lebarbier, 1865.
Lemonnier, 1865.
Levavasseur, 1862.

Bretteville-sur-Laize.

D. Fouques, 1836.
Of. Deschamps, 1884.
Ph. Fages (Jean), 1877.

Cesny-Bois-Halbout.

Of.* Langrais, 1853.

Clecy.

Of. *Lefranc (E.), 1873; de 7 à 8 h. matin, 1 à 2 h. soir.

Gouvix (*Bretteville-sur-Laize*).

D. Lebray, 1853.

Grainville (*Langannerie*).

Of. Marguerite, 1853.

Martigny (*Falaise*).

Of. Hardy (J.-T.), 1877.

Morteaux-Coulibœuf.

D. Mannoury, 1842.

Pont-d'Ouilly.

D.* Poisson (Ch.-Nic.), 1854.
Ph. Blacher (Amédée), 1861.

Port-en-Bessin.

Of. Lefèvre, 1876.

Saint-Laurent-de-Contel.

Of. Renouf, 1837.

Saint-Marc-d'Ouilly.

Ph. Godard (X.), 1870.

Saint-Silvain.

Ph. Bacon, 1847.

Thury-Harcourt.

D. Barbier.
*Fouasnon, 1852.
Of. *Millevingt, 1867.
Ph. Dessillons, 1853.
Savary (M.), 1872.

LISIEUX.

D. *Colombe, 1882, de 11 h. à midi; samedi de 11 à 2 h.

*Decornière (A.), 1869.
De la Croix.
*Jame, 1860.
Lacroix (de), 1883.
*Lesigne, 1883.
Levillain, 1842.
Levillain (Emile), 1884.
*Notta, ✻, 1850.
Reboul, 1840.
*Vauquelin, 1862.
Ph. Brochet, 1873.
Courteille, 1861.
Gibourdel, 1860.
Guérin, 1864.
Leroy, 1866.
Vesque, 1862.

Canon.

D. Leneveu (Gaston), 1883.

Crèvecœur-en-Auge.

Of. Jaquot, 1874.
Ph. Leroy, 1881.

Fervacques.

D. Hue, 1861.
Of. *Dutac, 1866.

Livarot.

D. Grégoire (H.-E.-N.), 1883, de 1 à 2 h.
*His, 1877.
Of. Louis. 1837.

Manneville.

D. Poplu.

Mézidon.

Of. *Lemazurier, 1874.
Ph. Dupont, 1865.

Notre-Dame-de-Livet.

D. Le Bertre (Jules), 1829.

Orbec-en-Auge.

D.* Hue, 1850.
*Levavasseur, 1869.
Leliet.
Of. *Boutrais, 1853.
Ph. Buchard, 1840.

Saint-Julien-le-Faucon.

D. *Valette, 1884.
Ph. Desprey, 1835.

Saint-Pierre-sur-Dives.

*Legougeux, 1872.
Of. Desprès, 1857.
Ph. Butand, 1842.
His, 1880.
Lemière, 1867.
Morand, 1836.

Saint-Pierre-de-Mailloc.

D. Toutain.

PONT-L'ÉVÊQUE.

D. *Lecornu (Félix-Alex.), 1853.
*Provost (Léandre, 1866.
Le Verrier, 1831.
Waldmann, 1878.

Beaumont-en-Auge.

Of.* Goussiaume(Aug.-Ed.),1869
*Lemonnier, 1876.
Ph. Dupont (Alf.), 1850, anc. int. des hôpit.

Blangy.

Ph. Lemoine, 1838.

Cambremer.

D. *Prevost (A.-C.-A.), 1866, de 11 h. à midi.
Ph. Ledoulx, 1880.

Touques.

D. *Morel, 1859.

Deauville.

Of. Guenier, 1879.

Dives.

D. Lebailly, 1881.
Millet, 18 3.
Ph. Le Chevalier, 1846.
Delahaye (L.), 1846.
Deleau (G.), 1885.

Dozulé.

D. *Gilbert (J.-L.-C.), 1881.
Of. *Richer, 1864.
Ph. C[illegible]ndon, 1847.
Delahaye, 1857.

Honfleur.

D. Buzot, 1876.
Cottard (A.), 1873, de 11 à midi.
*Lamare (Oscar, 1846.
Lebrethon, 1883.
*Marais (Henri), 1872, de 10 à 11 h., dimanches et fêtes exceptés.

*Massard (Edouard), 1872.
Ph. Allais, 1850.
Butel (Henri), 1872.
Delarue, 1869.
Enault, 1869.
Guéret (Fr.-A.), 1841, ex-int. des hôp., memb. du Conseil d'hyg.

La Rivière-Saint-Sauveur

Ph. Baly, 1823.

Trouville-rur-Mer.

D. Boulac (A.-N.), 1866.
Laneveu, 1883.
Legoupil, 1879.
Ph. Gaugain (Jules), 1874.
Tirel, 1867.
Truelle (Aug.), 1879.

Villers-sur-Mer.

D. *Calvet, 1876.

VIRE.

D. Barbanchon, 1838.
*Buot-Lalande, 1846.
Le Petit, 1847.
*Le Petit (Louis), 1879.
Pelvey, 1868.
Porquet fils.
Siquot, 1836.
*Vaussy, 1875.
*Wollen-Weber, 1873.
Ph. Bellanger, 1879.
Delaroche (M.-J.), 1873.
Gallot, 1839.
Lemarchand, 1872.
Queruel, 1863.
Velly, 1879.
Wollen-Weber, 1872.

Aulnay-sur-Odon.

D. Cordier, 1840.
*Girard, 1857.
Ph. Dumaine, 1867.
Tardif, 1825.

Beny-Bocage.

D. Lair, 1835.

Bernières-le-Patry.

D. Guillard.

Campeaux.

D. Fontaine, 1852.

Clinchamps.

Of. Morel, 1837.

Condé-sur-Noireau.

D. *Leboucher, 1872.
*Lehéribel, 1874.
*Tariel, 1854.
Vaulegeard, 1845.
Ph. Debon (Adrien), 1854.
Guérin Les Tardins, 1830.
Jouvin.

Landelles.

D. Leroux, 1848.

Lassy.

D. Varnier, 1847.

Montchamps.

Of. Tourgis, 1823.

Monchauvet.

D. Anne, 1879.

Sainte-Marie-Laumont

D. Hubert, 1864.

Saint-Martin-des-Besaces

Ph. Travers, 1863.

Saint-Sever.

D.* Aumont, 1875.

Vassy.

D. Calbris, 1848.
Roger, 1878.
Of. Martin, 1833.
Ph. Lautour, 1858.

CANTAL

Population : 235,490 hab. — 72 Docteurs en médecine; 10 Officiers de santé; 28 Pharmaciens.

Quatre arrondissements : **Aurillac, Mauriac, Murat, Saint-Flour.**

AURILLAC.

D. Bois (Antoine), 1858.
Bos (Louis), 1847.
Deconquans (Léon), 1840.
Fleys (Louis), 1865.
Girou, 1881.
Monraisse (Pierre-Ad.), 1859.
Pradenhes (Jean), 1852.
Rames (Jean-Bapt.), 1850.
Ph. Garouste.
Gibert (Antoine.)
De Masfrand (Jean), 1869.
Miquel (Pierre), 1859.
Rames (Jean-Bapt.), 1858.
Ratier, ex-int. à Paris.

Ayrens (*Aurillac*).
D. Gazard (Géraud), 1858.

Leyrix (*Aurillac*).
D. Mercadier.

Marmanhac.
D. Laveyssière.
Roques (J.-Ant.), 1850.

Maurs-du-Cantal.
D. Laborie-Laromiguière, 1855
Moissinac (Ernest), 1863.
Ph. Miquel (Joseph), 1837.
Négrié (Gustave), 1866.
Vieyres (Antoine), 1855

Montsalvy.
D. Picou (Gabriel), 1878
Of. Bonnet.

Roquebrou (La)
D. Pouget (Claude), 1840.
Ph. Combes (Alexandre), 1863.

Saint-Cernin-du-Cantal.
D. Guibert (Jean-Louis), 1830.
Marty (Léon), 1873.
Vaissière (Camille), 1856.
Ph. Pagès, 1885.

Saint-Cirgues-de-Jordane (*Lascelle*).
Ph. Chapsal (J.-B.), 1839.

Saint-Cirgues-de-Malbert. (*Saint-Cernin*).
D. Servet (Pierre-Eust.), 1839.

Saint-Constant (*Maurs*).
D. Miquel-Laplace (Ch.), 1839.

Saint-Mamet-Salvetat.
D. Cabanes (Léon), 1864.

Saint-Paul-des-Landes.
D. Cruège, 1822.

Sénézergues (*Montsalvy*).
D. Prat (Jean), 1870.
Of. Garrouste (Pierre), 1851.

Teissières-lès-Bouliès. (*Labrousse*).
D. Raygasse (Désiré), 1843.

Velzic (*Aurillac*).
D. Capelle-Puechjean, 1839.

Vic-sur-Cère.
D. Albesart.
Vialette (Jean), 1862.

Vitrac (*Saint-Mamet-Salvetat*).
D. Valadou (Em.-Hugues), 1852.

Ytrac (*Aurillac*).
D. Carrière (Edouard), 1841.

MAURIAC.

D. Chevalier-Dufau (L.), 1855.
Delpeuch (Léopold), 1880.
Peyrac (Edouard), 1853.
Robin-Lavernière, 1839.
Zeglicky (Stanislas), 1841.
Ph. Bonnet.
Delalo (Ant.-Amédée), 1867.
Meydieu (Antoine), 1839.

Anglards de-Salers.
Of. Claux (Ant.), 1865.

Auzers (*Saignes*).
D. Fouilhoux (Domin.), 1845.

Chaussenac (*Ally*).
D. Déal (P.-A.), 1881.
Lachaze (Antoine), 1858.

Pléaux.
D. Lacambre (Jean-J.), 1836.
Naudet (Ch.-Benoit), 1840.
Salvy (Marie-J.), 1847.
Ph. Naudet.

Riom-ès-Montagnes.
D. Ribes.
Ph. Rouchy (Pierre), 1853.

Saignes.
D. Fouilhoux fils.
Ph. Lescure.

Saint-Christophe (*Pléaux*).
D. Joanny, 1881.
Saint-Martin-Valmeroux.
D. Courbouleix de Montjoly, 1848.
Saint-Vincent (*Anglards*).
D. Dufayet de Latour, 1846.
Salers.
D. Guillaume (Jean), 1852.
Of. Barbet (P.-Louis), 1864.
Ph. Layac (Ant.), 1869.
Trizac.
D. Jarrige (Jean), 1833.
Of. Fenolhac (Fr.-Emile), 1843.

MURAT.

D. Chirié, ☼.
Gibert (Louis), 1848.
Maury (H.-P.), 1871.
Péchaud (Gabriel).
Rhodes (Jean-Bapt.), 1822.
Ph. Guibal (Pierre-Maur.), 1866.
Merlin.
Allanche.
D. Bonnet (Charles), 1855.
Ph. Colandre (Henri), 1871.
Cheylade (*Taussac*).
D. Reynal de Tissonnière, 1829.
Condat-en-Féniers.
D. Baduel.
Baraduc.
Of. Dalmas (L.-Aug.), 1839.
Ph. Raboisson.
Marcenat.
D. Tournadre, 1879.

SAINT-FLOUR.

D. Amagat (Louis).
Bremond (Pierre), 1832.
Delotz (Hugues), 1842.
Hugon.
Rochette (Jean-Paul), 1866.
Séguy (de), 1882.
Tassy (Jean-Victor), 1831.
Vaquier (Franç.), 1876.
Ph. Lafont (J.-B.), 1868.
Milon (Théophile), 1866.
Missonnier (Jacques), 1862.
Chaudesaigues.
D. Bouniol (Pierre-Dur), 1833.
Of. Brémond (François), 1859.
Ph. Marquisot.
Podevigne (Germain), 1848.
Jabrun (*Chaudesaigues*).
Of. Pagès (Jean-Franç.), 1833.
Massiac.
D. Achalme (Jean-Félix), 1856.
Neuvéglise.
Of. Salvagnac (Casimir), 1864.
Pierrefort.
D. Riol (S.), 1880.
Valuejols (Murat).
D. Moureyre (Antoine), 1867.
Neussargues.
Of. Fontanier.

CHARENTE

Population : 370,822 hab. — 125 Docteurs en médecine; 12 Officiers de santé ; 55 Pharmaciens. — Association locale des Médecins du département.

Cinq arrondissements : Angoulême, Barbezieux, Cognac, Confolens, Ruffec.

ANGOULÊME.

D.* Bessette (Edmond), ☼, 1852 présid. de la Soc. loc. chirurg. des hôpitaux.
Bourrut-Duvivier, 1861, méd. du dispens. syphil.
Bouyer (J.), 1869, rue de la prison.
Clémenceau (Moïse), 1871.

*Cochot.
Chevrier.
*Delsol.
*Deriaud (Oscar), 1870.
*Doublet (Pierre), 1879.
Fleury (de), 1847.
*Fournier (Georges), ✻, méd. des hôp., vice-prés. de la Soc. loc.
*Machenaud (C.), ch. des hôp.
Maintenon, 1873, trés. de la Soc. loc.
*Nadaud (Hilaire), secr. de la Soc. loc., méd. des hôp.
Paris (A.), 1837.
*Ricard (Émile), 1830, de midi à 2 h.
*Vallantin, 1875.
Werner (Aug.), 1836.
Of.*Bernard.
*Daly.
Mathelon (Pierre), 1848.
Ph. Allenet, 1851.
Bastard, 1881.
Blanc, 1883.
Bordas, 1873.
Chaillot (Elie), 1867.
Donzole et Chaux.
Drouet.
Duffort, 1878.
Faure-Muret, 1867.
Gaborit (Adr.), 1871.
Hilairet fils, 1854.
Marcille, 1882.
Muszinski, 1876.
Yvon.

Blanzac.

Lafond (de).
D.* Fouassier, 1876.
*Rigaillaud, 1865.
Ph. Bordier, 1860.

Blanzaguet.
(*Villebois-la-Valette*).

D.* Dumas (Elie), 1881.

Champniers.

Of. Brunerye, 1868.

Coulonges.

D. Bouyer.

Couronne (La).

D.* Audoyer.
Morin (P.), anc. méd. maj.
Ph. Chaussat.

Hiersac.

D.* Boiteau.

Marcillac-Lanville.

D.* Jousse (Edmond), 1875.

Marthon.

D.* Gignac (Jean).

Montbron.

D. Lacombe.
*Pradignac.
Rebière-Laborde.
Ph. Dulignon-Desgranges.
Delage, 1883.

Montignac (*St-Amand-de-Boixe*)

D.* Feuillet fils, 1865.
*Vivier, 1851.

Mouthiers (*sur-Boëme*).

D.* Desbousses-Latour, 1873.

Nersac.

D.* Niemo-Jewoski (Ant.), 1879.

Pereuil.

D. Mansière.

Rochefoucauld (La).

D. Bossand, 1841.
*Bourand, 1847, méd. du ch. de fer.
*Lamy (Junien), 1866.
*Pintaud des Allées (A.), 1872, de midi à 1 h.
Ph. Bonsenne, 1843.
Vincent, 1873.

Rouillac.

D. Leclerc, 1849, vice-prés. de la Soc. loc.
*Mercier-Vallenton.
Ph. Martin.
Singareau, 1876.

Ruelle-sur-Touvre.

Ph. Lalande, 1881.

Saint-Cybardeaux (*Rouillac*).

D. Amiaud, 1858.

Touriers.
(*Saint-Amand-de-Boixe*).

D. *Mesnard (Arsène).

Vars.

D. *Chambaud.
*Montagne.
Presle (G.), 1878.
Ph. Sainte-Marie (de).

Villebois-Lavalette.

D.* Vayron, 1846.

BARBEZIEUX.

D.* Dessus, 1868.
Landry.
*Meslier (James), 1872.
Monnereau, 1883.
Of. Cornette, 1864.
Ph. Darolle.
Drillon 1846.
Grasset (G.), 1877.

Aubeterre-sur-Dronne.

D. Doreau fils, 1850.
*Gaillardon.
*Lurat.
Ph. Bertet.

Baignes-Sainte-Radegonde.

D. Bernard (Dumaine), 1877.
Ph. Goffreteau.

Bessac (*Montmoreau*).

Of. Lagarde.

Brossac.

D. *Manny (de), 1867.
O. Giraud, 1853.
Ph. Caillaud.

Chalais.

D. *Jaulin-Lacour.
Debennais.
*Sourzac, 1837.

Challegnac (*Barbezieux*).

D. Rioublanc.

Garde-sur-le-Né (La). (*Barbezieux*).

Of. Gillet, 1867.

Montmoreau.

D. Authenac.
Gratraud, 1849.
Mandinaud.
Ph. Gay, anc. pharm. de la marine, 1864.

Poulignac (*Montmoreau*).

D. Bonneau, 1883.

Saint-Christophe-de-Chalais (*Chalais*).

D. Gatay.

Touvérac. (*Baignes-Sainte-Radégonde*)

D. Landreau (Justin), 1850.

COGNAC.

D. Boraud, 1845.
Boraud fils, 1879.
*Durosier (Félix), 1869; *exerce l'été à Vichy*.
Gay, 1836.
Gay fils, 1869.
Jannet (Léopold), 1880.
Lefrançois de la Chataigneraie.
*Martin (Albert), 1868.
Tercinier, 1842.
*Thomas.
Ph. Beaudoin, 1870.
Bezie, 1841.
Chevalier, 1850.
Corvaizier.
Courbatère.
Ordonnaud, 1878.
Leroy.
Renon, 1873.

Angeac-Champagne. (*Salles-d'Angle*).

D. Monjou, 1873.

Bassac. (*Saint-Même-les-Carrières*).

D. Castaigne, 1839.

Châteauneuf-sur-Charente.

D. Croizet, 1875.
*Loche, 1864.
Mounier, 1876.
Terracher, 1868.

Jarnac.

D. *Bourgeois, 1870.
*Gay, 1857.
*Ranson (Ernest), 1854.
Ph. Decloux, 1850.
Nivet (Claudius).
Rexès, 1851.

Lignière (*Rouillac*).

D. Delage, 1854.

Guichard, 1864.

Mérignac (*Jarnac*).

D. Boiteau (Aug.), 1862.

Segonzac.

D. *Dumay, 1861.
Ph. Harmand,

Sigogne.

D. Gayraud, 1872.

Touzac (*Barbezieux*).

D. *Roux, 1855.
Roux fils, 1874.
*Vacquier, 1854.

CONFOLENS.

D. Berguien, 1877, membre du Cons. d'hyg.
Defaut, 1879, membre du Cons. d'hyg.
Pouliot (Ludov.), 1867, méd. de l'hôp., memb. du Cons. d'hyg.
Vezaux de Lavergne, vaccinat., membre du Conseil d'hyg.
Ph. Babaud-Dulac, 1865, pharm. de l'hôp., memb. du Cons. d'hyg.
Soulié, 1879, pharm. de l'hôp., memb. du Conseil d'hyg.

Beaulieu.
(*Saint-Claud-sur-le-Son*).

D. *Louvel du Longpré, ancien méd. de la marine.

Benest (*Champagne-Mouton*)

Of. *Laurendeau.

Alloue (*Champagne-Mouton*).

D. Alloncle (Jean), 1883.

Brigueil.

D. Plaisance, 1860.

Chabanais.

D. *Barret, 1877.
Brunet (Louis), 1883.
Déserces, 1852.
Of. Dalesme, 1824.
Ph. Bourgoin, 1859.
Faure-Muret, 1864.

Champagne-Mouton.

D. *Amiaud, 1878.
Doche-Laquintaul.
Of. Rouhet, 1841.

Chasseneuil.

D. *Blanchier, 1879.
*Compagnon, 1864.
Ph. Riffet.

Massignac (*Montembœuf*).

Of. Fougeron, 1863.

Montembœuf.

D. *Chevalérias (Eugène), 1880.

Saint-Claud-sur-le-Son.

D. Chairou-Lagrèze.
*Courteneuve (J.), 1868, anc. élève des hôp. de Paris, insp. des pharm., memb. du Cons. d'hyg.
Ph. Leclerc, 1878.

RUFFEC.

D. *Coyteux-Duportal, 1870.
*Guillaud, 1846.
*Nadaud (Louis), 1864.
Ph. Delille, 1874.
Gaudin (Azaël).

Aigre.

D. Lacroisade.
.Pautier (T.-N.), 1863.
*Poumeau (Aldemir).
Ph. Baubeau, 1877.

Aunac (*Mansle*).

D. Delavaud, 1851.

Gourville (*Aigre*).

D. *Guilhaud (Henry), 1878.

Mansle.

D. *Bertrand, 1878.
*Lavallée (Gaëtan), 1872.
*Mesnard (Louis).
Ph. Limousin-Laplanche, 1876.

Nanteuil-en-Vallée.

D. *Malteste, 1876.

Payzay-Naudouin.
(*Villefagnan*).

D. Lebègue, 1867.

Saint-Angeau.

D. *Barraud, 1856.

Tusson.

D. Sicard (A.), 1865.

Verteuil-sur-Charente.

D. *Deux-Desprès, 1839.

Villefagnan.

D. Brothier.
*Feuillet (François), 1877.

Ph. Maingaud.

CHARENTE-INFÉRIEURE.

Population : 465,628 hab. — 243 Docteurs en médecine 20 Officiers de santé; 86 Pharmaciens. — Association locale des Médecins des arrondissements de Saintes, Marennes et Jonzac. — Association locale de l'arrondissement de Saint-Jean-d'Angély. — Association locale de l'arrondissement de Rochefort-sur-Mer.

Six arrondissements : La Rochelle, Jonzac, Marennes, Rochefort, Saintes, Saint-Jean-d'Angély.

LA ROCHELLE.

D. Bailleux, méd. militaire en retraite; *n'exerce plus.*
Bathe, 1851, trés. de la Soc., de méd., chir. des hôp.
Boireau, 1843, médec. princ. en retraite.
Brard, 1859.
Challe (E.), 1876, de midi à 2 h.
David (Phil.), 1865, vérif. des décès.
Delaruc, 1855, méd. du disp.
Delétang, 1830; *n'exerce plus.*
Drouineau, 1861, méd. du ch. de fer de l'Etat, chir. des hôp.
*Duvau.
Hillaireau (Félix), 1879.
Laurent (C.-A.), 1881, de midi à 2 h.
Lécard, méd. maj. en retr.
Mallet, 1834, méd. en chef de l'hôp.
Merle, 1842, insp. du service des enfants assistés; *n'ex. plus.*
*Moreau (J.-Ph.), de midi à 2 h.
*Pichez (Louis), 1870.
Pros, 1845, méd. du lycée.
Romieux (Ernest), 1855, méd. des pris., méd. adj. du lyc., professeur du cours d'accouch.

Ph. Atgier, 1873.
Barbin (Fleury), 1844.
Bergerat (Pierre), 1879.
Bouyé (Paul), 1880.
Condamy (Adolphe), 1860.
Cuneau, 1875.
Marchais (A.), 1875, inventeur des Émulsions Marchais.
Ménier, 1849.
Michau (E.), 1re cl.

Ars-en-Ré.

D. *Guy (Louis-Arthur), 1864.

Courçon.

D. *Bonneau (J.-J.-L.), 1872.
Siccateau, 1841.

Flotte (La).

D. Fourgnaud (J.-Em.), 1861.

Ph. Soenen (Florimond), 1873.

Jarne (La) (*La Rochelle*).

D. Callière (André), 1873.
Proust (Julien), 1867.

Jarrie (La).

D. *Richard (Daniel), 1880.
*Roux (J.-J.-G.), 1873.

Marans.

D. Dubois (Paul-Aug.), 1875.
Michault (E.), 1re classe.

Rodier; *n'exerce plus.*
Toutant, 1851, méd. du ch. de fer, prés. de la Soc. de méd.
Ph. Caillière (Auguste).
Fleury-Claudot, 1845.

Nieul-sur-Mer.

D. *Briand (Gust.-Fr.), 1876.

Sainte-Marie.

Of. Boiteau (François), 1860.

Saint-Jean-de-Liversay.

D. Vallet (Alph.), 1862.
Of. Junin (Ed.), 1852.

Saint-Martin-de-Ré.

D. Neveur, 1874.
Ponsin, 1840.
Viger (P.).
Of. Kemmerer, 1838.
Ph. Atgier, 1833.
Borde (Jean), 1862.

Saint-Sauveur-de-Nuaillé.

Of. Nébelski (Albin), 1863.

Sainte-Soulle.

D. Lafon (Jean-Joseph), 1855.

Saint-Xandre.

D. Purrey, 1877, de midi à 2 h.

Vérines (*Sainte-Soulle*).

D. Dubois (Benjamin), 1879.
Of. Richard, 1853.

JONZAC.

D. Barbot, 1858.
Brard (P.-L.), 1826.
Fichot (Ch.), 1872.
Gauron, 1866.
Ph. Fichot (Charles), 1882.
Pons, 1824.
Rullier-Hérier, 1854.

Archiac.

D. Georgeon (Gustave), 1880.
Ponneaud, 1858.
Virolleaud (Y.), 1867, de 11 h. à 1 h.
Ph. Ferrand, 1836.
Vallet, 1874.

Arthenac (*Archiac*).

D. Larquier, 1856.

Cercoux.

D. *Brung (Hilaire), 1875.
Ph. Arnaud (P.-Adhémar).

Chevanceaux.

D. Rougier (Jean-Franç.).
Vacquier; *n'exerce plus.*

La Garde.

D. Vigen (Charles), 1882.

Lonzac (*Archiac*).

D. Monnerot.

Mirambeau.

D. *Arsonneau.
Poitiers, 1882; *n'exerce plus.*
Sabourin, 1873.
Sostrat, 1872.
Ph. Drouet (J.-M.-Adolphe).
Duburguet, 1826; *n'ex. plus.*
Hillairet, 1857.

Montendre.

D. Arnaud, 1874.
Béguier, 1833; *n'exerce plus.*
Ph. Hillairet (Emile), 1865.

Montguyon.

D. Geneuil (Adolp.), 1858.
Geneuil (Anat.), 1873.
Ph. Geneuil (Théoph.), 1842.

Montlieu.

D. Milton (Bertrand), 1863.
Ph. Lavernhe (J.-Phil.), 1867.

Ozillac (*Jonzac*).

D. Canolle, 1867.
Eveillé, 1833; *n'exerce plus.*

Saint-Aigulin (*Montguyon*).

D. Busquet (J.-B.-A.), 1881, de midi à 2 h.
Ph. De Sainte-Marie, 1875.

Saint-Bonnet (*Mirambeau*).

D. Besson.

Saint-Clers-du-Taillon. (*Mirambeau*).

D. Robert, 1859.

Saint-Fort-sur-Gironde.

D. Chapparre, 1873.
Tourtelot, 1875.
Vergé, 1864.
Ph. Guignot (Célestin), 1875.

Saint-Genis-de-Saintonge.

D. *Aubouin, 1873.

Mazière, 1833.
Ph. Couraud (Ismaël), 1875.

Saint-Maigrin.

Of. Lafosse, 1859.
Lagarde (F-A.), 1869.

Sémillac (*Mirambeau*).

D. Arsonneau, 1845.

MARENNES.

D. *Battandier (J.-P.-Em.), 1852, ex-chirurg. de la marine.
*Grissac (de), 1876.
Ph. Bureau (Ambr.), 1846.
Drouet (Gabriel), 1882.
Le Peltier, 1874.

Arvert.

D. Chevallier (Léon-Elis.), 1883; *n'exerce plus.*
Guiton (E.-S.), 1874.

Le Château-d'Oléron.

D. *Brionval (Dés.-J.-B.), 1864.
Pineau (Em.), 1878.
Ph. Tharaud (Edouard), 1877.
P. Boutin (L.), 1875.

Dolus.

D. Geay (E.-V.-A.), 1869.

Etaules.

D. Cholous (Hipp.), 1861.
Darcy (Pier.-Edouard), 1877.
*Déruas (Emile), 1857.
Ph. Hermet (Franç.-Eug.), 1873.

Gua (Le).

D. Carteron (Hipp.), 1872.
*Geay.

Le Château-d'Oléron.

Ph. Boutin, 1875.

La Guinalière (*Ile d'Oléron*).

D. Geay (Edmond), 1869.

Pontaillac (*Royan*).

D. Hoffmann (Louis), 1835, l'hiver à Paris, 12, rue Choron.

Royan.

D. Audouin.
*Guillou (Auguste), 1833.
Mondette, 1851.
*Poché, 1874.
Roux.
Of. Vialet (Théophile), 1841.
Ph. Daudy (Ch.-Alfred), 1873.
Drouin (Jacq.-Adrien), 1871.
Lussau (Jean-Ant.), 1866.

Saint-Denis-d'Oléron.

D. Desgraves.
Le François de la Chataigneray, 1873.
Of. Bouhier, 1840.
Ph. Lambert (Victor), 1842.

Saint-Georges-d'Oléron.

D. Bouhier (Jean), 1840.
Of. Lotte (Ovide), 1865.
Ph. Cacault (Léon-Louis), 1838.
Sochaczewski (Edgard), 1881.

Saint-Pierre-d'Oléron.

D. Aufrun (Jean-Franç.), 1868.
Breucq (A.), 1881, de 9 à 11 h.
Of. Froger (Barthel.), 1829.
Langlais (Alexandre), 1850.
Ph. Carrière (P.), 1870.

Soubize.

D. *Chevalier (Vict.-E.), 1881.

Tremblade (La).

D. Guillou (Magloire), 1871.
Vermont (de).
Ph. Fleury (Erasme-Marie-Gust.) 1873.

ROCHEFORT.

D. *Abelin.
*Ardouin.
*Aube fils.
*Aze; *n'exerce plus.*
*Ballot; *n'exerce plus.*
Barbrau, 1834, prés. de la Soc. loc.
Baril (Clément), 1883.
*Benoit (Barthél.), 1858, prof. à l'Ecole.
Bonnafy, 1869, prof. à l'Ecole.
*Bonchet.
*Bourrat.
*Bourru, (H.) à midi.
Chagnolaud, 1885.
*Chastang.
*Clavel.

*Coppini.
*Deschamps.
*Dhoste, 1869.
*Dhoste (P.).
*Doublet, 1866, trésorier de la Soc. loc.
*Drouet (Jean), 1845.
*Duhallé, 1847.
*Duplouy, 1857, dir. de l'Ecole, vice-prés. de la Soc. loc.
*Dupont.
*Dyvorne.
*Follet.
*Fontorbe, prof. à l'Ecole.
*Gaillard.
*Girard ; *n'exerce plus*.
*Lacroix, 1859.
*Legros, 1856.
*Léon, 1866, prof. à l'Ecole.
*Libouroux.
*Manès, 1862.
*Marianelli.
Méry.
*Modelski.
*Nicomède.
*Paillé, secrét. de la Soc. loc.
*Pénard, 1857.
*Piesvaux.
*Rangé.
Thèse (A.), 1873.
*Veillon.
Ph. Bichon (Emm.), 1871.
Caillere (Auguste-Camille), 1879.
Joubert (Arthur), 1879.
Jousset, 1869.
Oui (Jules), 1864.
Poupard, 1875.
Reignier, 1874.
Rigal, 1854.
Vincenot (Edgard), 1880.

Aigrefeuille-d'Aulnis.

D. *Bonte, 1859.
*Granier-Saint-Aubin, 1868.
Ph. Frouin (René), 1870.

Ciré-d'Aunis.

D. *Oui, 1871.
Of. *Breffeil (Joseph), 1853.

Fouras.

D. *Boutiron, 1872.

Surgères

D. *Audry.
*Bugeau (Et.-Ant.-F.), 1882.
*Favin-Lévêque (Ch.-Ant.), 1853 ex-chir. de la marine.
Reignier (Gabriel), 1865.
Ph. Body (Henri), 1881.
Bugeaud (J.-J.-Paul), 1854, pharm. du chemin de fer d'Orléans.
Charriaux (Alfred), 1878.
Prevots (Léon), 1874.

Thairé (*La Jarrie*).

D. *Heydenreich, 1836.

Tonnay-Charente.

D. *Boutet-Desgenetières, 1842.
*Gaudin, 1865.
*Oré, 1872.
Ph. Dandrieux, 1860.

SAINTES.

D. Amblard, 1876.
*Bargignac, 1838.
Baron ; *n'exerce plus*.
*Besse, 1858.
Bouvard (Georges), 1883.
*Bouyer, 1859.
*Briault, 1827, prés. de la Soc. loc. des arrond. de Saintes, Marennes et Jonzac.
*Guenon des Mesnards, 1867, de midi à 1 h., excepté le dimanche.
*Léger, trés. de la Soc. loc. de Saintes, Marennes et Jonzac.
*Mailhetard, 1874.
*Mongrand, O, ※, secrét. de la Soc. loc. de Saintes, Marennes et Jonzac.
Naud (Paul-Michel), 1868.
*Vanderquand, 1856.
Ph. Boureau (M.-J.-M.), 1882.

Barraud-Pellisson.
Collot (Charles), 1872.
Gervais, 1877.
Grasset (Louis), 1869.
Guimbellot (Fr.-M.), 1860.
Joyeux, 1860.
Pelisson, 1856, et Barraud.
Poirault (Th.).
Teulon (Justin), 1877.

Berneuil (*La Jard*).

D. *Moré, 1835.

Brives-sur-Charente.

D. *Brisson.

Burie.

D. Bouyer (Hipp.), 1830.
Joubert (Edmond), 1882.
*Nadeaud (J.), 1864.
Ph. Sorin (Ludovic), 1882.

Chermignac (*Saintes*).

D. Grand, anc. méd. de la mar.

Corme-Royal.

Of. Rejou, 1847.

Courcoury (*Saintes*).

D. *Guérin, 1879.

Cozes.

D. Bobrie (Simon), 1881.
*Robert, 1849.
Of. Collinet, 1858.
Ph. Guimbellot, 1876.
Faneuil (Ambr.), 1877.

Crazannes (*Port-d'Envaux*).

D. *Gaillard, 1883.
Of. Bron (Achille, 1866.

Dompierre - sur - Charente. (*Chérac*).

D. Boguier (Fréjus), 1881.

Gémozac.

D. *Guément (Ed.-Marcel), 1872.
Répéré, 1883.
*Salaud (Em.-Al.), 1868.
Ph. Besse (Norbert), 1875.
Gontier (Paul), 1876.

Cherpenaize (*Gémozac*).

D. Godet et Godet (J.), de la Faculté de Paris, 8 mars 1856.

Meursac.

D. *Faneuil, 1877.

Meschers.

D. Pougnet (A.-P.-F.), 1875.

Mortagne-sur-Gironde.

D. Marmiche, 1883.
*Mauny (Eliacin), 1857.
Ph. Bouchet (Ernest), 1877.

Nancras (*Saujon*).

D. *Lassous, 1881.
Of. Bertaud, 1845.

Pérignac.

D. Chauvet (Louis), 1877.

Pisany (*Saujon*).

D. *Gaborit (Sim.-Anast), 1835.
Lefranc, 1880.

Pons.

D. Bonarme, 1876.
*Combes (E.-J.-L.), 1868.
*Gros (A.-A.), 1863.
Réjou, 1877.
Rigault, 1831.
Rigaut fils, 1878.
Robin (J.-F.), 1874.
Ph. Ballangé (Georges), 1879.
Brieu (Anat.), 1873.
Charropin, 1873.

Pont-l'Abbé-d'Arnoult.

D. *Béal (Ben.-Aug.), 1862.
*Gilbert, 1838.
*Gilbert fils, 1873.

Rétaux (*Saintes*).

D. Faucher de la Ligerie, 1875.

Rioux (*Saint André-de-Lidon*).

Of. Dubreuil, 1846.

Saint-Porchaire.

D. Baccaris (Jean-Léon), 1874.
*Baland, 1865.

Saint-Romain-de-Benet (*Mortagne-sur-Gironde.*)

D. *Jozency, 1856.

Saint-Sauvant (*Burie*).

Of. Aubert (Achille), 1876.

Saujon.

D. *Chavanon (Armand), 1870.
*Dubois, 1844.
Dubois (S.) fils, 1878, de midi à 2 h., lundi, vendredi, samedi, dimanche.
*Moinet, *l'été à Cauterets.*

*Papillaud (P.-H.-Luc), 1839, vice-prés. de la Soc. loc. de Saintes, Marennes et Jonzac.
*Virmontois.
Ph. Benffeuil (Hector), 1875.
Charropin (P.), 1883, 1re cl.
Mousnier, 1839.

Tesson (*Gémozac*).

D. *Mériot.

SAINT-JEAN-D'ANGELY.

D. *Ballard-d'Herlinville, 1846, médecin de la prison ins. pect. des pharmacies.
*Baudry-Lacantinerie, 1873, ex-chir. de la marine, sec. de la Soc. loc., méd. des enfants assistés et des chem. de fer de l'Etat.
*Bourey (P.-D.), 1848, anc. int. des hôp. de Paris, prés. de la Soc. loc. de l'arrond., méd. des épidémies.
*Devers fils, (Alfred), 1856, anc. int. des hôp. de Paris, vice-prés. de la Soc. loc. de l'ar., médec. de l'hôp. civil et militaire.
*Doussin (Alfred), 1875, anc. méd. de la marine.
Gianetti (Jean-B.), 1848.
*Jouslain (Alph.), 1865.
Normand-Dufié.
*Roger (Léonce), 1879.
Ph. Archambauld, 1880.
Barbot (J.-B.), 1842.
Bérard, 1880.
Gartier (Théoph.), 1882.
Mesnier (Emile), 1880.

Aulnay-de-Saintonge.

D. *Feniou, 1829; *n'exerce plus*
*Marchand, 1873, ex-int. des hôp. de Paris, méd. des Enf. assistés.
*Salles (Eugène), 1880.
Ph. Chauveau (Paul), 1880.
Marty (Jean), 1879.
Mesnier (Emile), 1880.

Aumagne (*Sainte-Même*).

D. *Vanderquand (Gabriel) 1878

Ballans (*Aulny.*)

Of. *Ollier (Achille), 1842.

Beauvais (*Aulny*).

D. Bernard (Ernest), 1881.
*Savatier (Alex.), 1848.

Bignay (*Saint-Jean-d'Angely*).

D. *Ladmiral (P.), 1883.

Brisambourg.

Of. Ladmiral (Gustave), 1854, insp. des Enfants assistés.

Courant.

D. Martineau (Firmin), 1849.

Fontaine-Chalendray.

D. *Merveilleux, 1858, anc. chir. de la marine, inspect. des Enfants assistés.

Loulay.

D. *Primet (G.-Maur.), 1880.

Macqueville (*Siecq*).

D. Guillon (F.).

Matha

D. Garnaud, 1849; *n'ex. plus.*
*Lablancherie (O.), 1880, de midi à 2 h.
Of. *Comte, 1854, insp. des Enfants assistés.
Ph. Gaillard (Stanis.), 1878.
Levreau, 1869.

Neuvicq.

D. Ferrand (A.-J.), 1847.

Saint-Savinien.

D. *Foubert (Fr.-Arm.), 1871.
Guerain, 1883.
*Phelippeaux, 1839, anc. chir. de la marine, ins. des enf. assistés.
Ph. Coudreau, 1879.
Dexam (Joseph), 1879.

Siecq.

D. Porchaire, 1883.

Taillebourg.

D. *Deramé (Félix), 1858.

Thors (*Matha*).
D. *Pouvreau, 1852, ex-chirurg. de la marine.
Tonnay-Boutonne.
D. *Schmutz, 1879, ex-méd. de la marine.
Ph. Davril (Victor), 1867.
Villeneuve - la - Comtesse.
D. *Chaigneau (Jean-Alexandre), 1832.
*Doignon (Firmin), 1852, ins. des enfants assistés.

CHER.

POPULATION : 345,613 hab. — 74 Docteurs en médecine; 3 Officiers de santé; 53 Pharmaciens. — Association locale des Médecins du Cher.

Trois arrondissements : Bourges, Saint-Amand, Sancerre.

BOURGES.

D. *Babillot.
*Bercioux (S.-L.), 1858, méd. adj. à l'Hôtel-Dieu, méd. du lycée.
Dagneau de Jumigny (Paul), O. ※, 1828, méd. de l'Hôtel-Dieu, membr. du Cons. d'hyg.
Duprat.
Imbert (Pierre), 1881.
*Longuet, 1877, secrét. de la Soc. loc.
Mirepied.
Moreau (P.-A.), 1864, chir. adj. de l'Hôtel-Dieu.
*Pellerin, 1878, trés. de la Soc. loc.
Perier.
Peybernes (Albert), 1875.
Rouillon, 1885.
*Séjournet (J.-Th.), 1858.
Ph. Apard.
Batton (Louis-Jos.), 1867.
Belot.
Brehier (Ch.-L.), 1868.
Breu (J.-B.), 1871.
Chantereau.
Fauconneau (Anatole), 1875.
Laudat.
Lefèvre (Adolphe), 1878.
Leprince (Maurice), 1877.
Mauger (E.), 1874.
Mornet (Marcel), 1878.
Peneaud (E.-H.), 1868, mem. du Cons. d'hyg.
Vernade.
Aix-d'Angillon (Les).
D. *Courrèges (A.), 1874, de 1 à 3 h.
Ph. Mouillon (Eusèbe), 1879.
Baugy.
D. *Mourier (Aug.-J.-P.), 1871.
Ph. Giquel (A.-M.), 1836.
Charenton-du-Cher.
D. Boulay (Claude), 1875.
Charost.
D. *Lojewski (Ch. d'Othon), 1844.
Ph. Beuzelin (Th.-L.), 1863.
Graçay.
D. *Buret (A.), 1854.
Gailhard (Gaston), 1880.
*Gilbert (A.), 1853.
Ph. Bardin (F.-R.), 1843.
Mareuil-sur-Arnon.
D. De Biernawski, 1871.
*De Grandmaison (E.), 1850, méd. cons. à Néris-les-Bains.
Mehun-sur-Yèvre.
D. *Mérault (Camille), 1867.
Trudeau, 1876.
Ph. Bernet (Léon), 1880.

Buret (Guillaume), 1838.
Millot (J.-B.-S.), 1843.

Préveranges (*Boussac-Creuse*).

D. Mangenest (Firmin), 1840.

Saint-Florent-sur-Cher.

D. *Ladevèze (Ant.-P.-M.), 1867.
Ph. Morin (Léon), 1877.

Saint-Martin-d'Auxigny.

D. *Durand (Casimir), 1868.
*Massay.

Vierzon.

D. *Beaujard (A.-A.), 1864.
*Burdel (A.-E.), ✻, 1842, méd. honor. de l'hospice, prés. de la Soc. loc.
*Grajon (A.-E.-H.), 1857, à midi.
*Herviez, 1878.
Petitfils (Denis-Alf.), 1873.
*Valude (Julien), 1879.
Ph. Chat, 1881.
Gibert (M.-A.), 1863.
Huet.
Jolivet (Ph.-A.), 1856.
Rionnet (Léon), 1881.

SAINT-AMAND.

D. *Bonnichon (M.-A.), 1855, memb. du Cons. d'hyg.
Coulon, 1878.
*Dessois, 1878.
*Maugenest (F.), 1861, méd. adj. du dépôt de mendic.
Verneuil (G.), 1873, de midi à 2 h.
Ph. Bouzique (U.-Eug.), 1857, memb. du Cons. d'hyg.
Chavaillon (Pierre), 1877.
Gallerand (Ch.), 1861.
Robin (P.-A.), 1847.

Châteaumeillant.

D. Chenon (Naq.-D.-O.), 1830.
Guillot (François), 1881.
Sadrain (Marie), 1883.
Of. Massonnet (Joseph), 1873.
Ph. Blondonnet (Eugène), 1874.
Mosnier (G.), 1858.

Châteauneuf-sur-Cher.

D. Baux.
Of. *Granjux (E.-F.), 1838.
Ph. Friemet (Charles), 1877.
Vincent, 1876.

Châtelet-en-Berry (Le).

D. *Desage (J.-B.-A.), 1850.

Culan.

D. *Gorski (Camille), 1876.

Dun-sur-Auron.

D. Vigouroux (F.-J.), 1861.
Ph. Bonnamy (Jules), 1877.
Buffaut (Charles), 1866.
Loiseau (G.), 1829.

Guerche-sur-l'Aubois (La).

D. *Deprais (Amédée), 1860.
Ph. Duhoux (L.-P.), 1853.
Moulin (Joseph), 1872.

Jouet-sur-l'Aubois.

D. Solivas.

Lignières.

D. Bonnet (Paul-Léon), 1870.
*Clérault (E.-H.), 1845.
Ph. Dubarry (Emile), 1879.
Lesœur (J.-B.-J.), 1865.

Nérondes.

D. *Témoin (Sylvain), 1859.
Ph. Lasnier (Pierre), 1856.
Mauger (Edmond), 1881.
Vilain (E.-J.-B.), 1857.

Sancoins.

D. Debrade (Gustave), 1878.
Saulx (Léon-François), 1868.
Ph. Benoît (L.), 1835.
Bompied (Antoine), 1880.
Debœuf, 1878.

SANCERRE.

D. *Bertaud (L.), 1853, memb. du Cons. de salubrité.
Chamaillard (L.-Et.), 1868.
Combaud.
Vivien (Jules-René), 1855.
Ph. Favard (Ch.-F.), 1857.
Née (Olivier-Paul), 1875.

Argent-sur-Sauldre.

Of. *Maydieu (J.-B.-A.), 1857.

Aubigny-Ville.

D. *Flain (Ch.-F.), 1846.

Grandjean (L.), 1834.
Gressin, 1874.
Ph. Dardaillon (J.), 1880.
Larippe (F.-A.), 1845.
Millien, 1875.

Brinon-sur-Sauldre.

D. Dargent (A.-F.), 1841.

Clémont.

D. Boyer (Albert), 1867.

Henrichemont
(*Brinon-sur-Sauldre*).

D. Castay (Jean), 1873.
Général.
Perrussault (J.-D.), ✻, 1851.
Ph. Habert (Marie), 1875.
Perrussault fils.

Jars.

D. Demouch.

Léré.

D. *Manceau (E.-B.), 1864.

Sancergues.

D. *Boucher (L.-A.), 1854.
Decencière (M.-F.-C.), 1861.
Jeannin.

Savigny-en-Sancerre.

D. Ravier (Gustave), 1878.

Vailly-sur-Sauldre.

D. Souesme (E.), 1857.
Ph. Julhe (Léon-François), 1871.

Veaugues.

D. Deroin (Pierre-Claude), 1870.

CORRÈZE.

Population : 311,525 hab. — 98 Docteurs en médecine, 00 Officiers de santé; 39 Pharmaciens. — Association locale des Médecins de l'arrondissement de Brives. — Société de Pharmacie de la Corrèze.

Trois arrondissements : Tulle, Brive, Ussel.

TULLE

D. *Audubert, 1843.
*Audubert, 1882.
*De Chammard (Louis), 1840.
De Chammard (Alf.), 1876, trés. de la Soc, loc.
*Faugeyron, 1874, secrét. de la Soc. loc.
Grillière, 1884.
Maschat (Marie), 1883.
*Soularue, 1880.
Tabadon, 1824.
*Valette, 1881.
*Vergne (Alfred), 1860, vice-prés. de la Soc. loc.
Vergne (J.-D.), 1848, de 1 à 3 h.
Ph. Béronie.
Borie (Mathieu), 1840.
Chiry.
David, 1871.
Jarrige.
Lafond.
Leymarie, 1873.
Sarvary.

Argentat.

D. Meilhac (Paul), 1863.
Morely (J.-P.-M.), 1834.
Moulin (Tiburce).
Ph. Eyrolles (Etienne).
Planche.
Reynier.

Chamberet.

D. Mauranges (Barthél.), 1840.

Chamboulive.

D. Gioux.
Poumier (Jean).
Ph. Guizier.

Corrèze.
D. *Billot (Louis), ✻, 1851.
Florentin (Mart.-Aug.), 1854.
Ph. Charissou.

Darazac (*Saint-Privat*).
D. Laygue.

Egletons.
D. Madrange, 1878.
*Sikora, 1879.
Vialaneix (Louis).
Ph. Gabert.
Vialaneix.

Hautefage (*Argentat*).
D. Lhospital (Jules), 1839.

Lagarde (*Saint-Fortunade*).
D. Ambert de Sérilhac (d'), 1877.

Lagraulière (*Seilhac*).
Of. *David.

Marcillac (*La-Croisille*).
Of. Bricude (Louis), 1842.

Meilhard (*Masseret*).
D. Laroche-Villechénoux (J.-B.).

Rilhac-Xaintrie (*Saint-Privat*).
Of. Manilève, 1874.

Saint-Julien-aux-Bois (*Saint-Privat*).
D. Champeil (Timothée), 1836.
Levers (Patrice), 1856.

Saint-Privat.
D. Roumieux.
Of. Chadirac.

Seilhac.
D. Mons, 1847.
Ph. Chalaux.

Treignac.
D. Fleyssac, 1879.
*Masmonteil (Paul), 1874.
Ph. Forest-Defaye.
Roger (Arthur).

Uzerche.
D. *Bondet de Labernardie, 1881, de 1 à 3 h.
*Boyer (Etienne), 1853.
*Brugère-Dupuy (Paul), 1853.
*Pasquet, 1878.
Ph. Eyssartier (Maurice), 1825.
Gauthier (Joseph), 1853.

Vigeois.
D. Chiniat, 1883.

BRIVE.

D. *Labrousse (Michel).
Lachaud (J.), 1884.
*Laffargue.
Lagorse.
Peyrat.
*Pomarel (Léon), 1852, secr. de la Société locale.
*Verlhac (Jean), 1850, trés. de la Société locale.
Ph. Bosredon (J.-B.).
Mas (Marcel).
Lagane (Charles-Elie) fils.
Pelissière.
Playoult.

Allassac.
Of. Mazet

Ayen.
D. Labrousse (J.).

Beaulieu-sur-Ménoire.
D. Chaumont.
Ph. Calvain (Félix), 1838.
Donnève.

Beynat.
D. Boissière-Montal.

Chartriers-Ferrière (*Larche*).
Of. *Veaux (Léon), 1863.

Collonges (*Meyssac*).
D. Ponchet (Amédée), 1837.

Curemonte (*Meyssac*).
D. *Vaille.

Donzenac.
D. Chicou (Théodore), 1859.
*De Reignac (Xavier), 1844.
Ph. Teillet.

Juillac.
D. *De Joyet-Léonard.
Durieux.
Roque.
Ph. Ligeois.

Lougnac (*Ayen*).
D. Larebière.

Lubersac.

D. *De Beaune, 1836.
Bussy.
Debord.
Ph. Lassagne.
Soulié (L.).

Mansac (*Larche*).

Of. *Bosredon (L.), 1864.
Bosredon (Pierre).

Meyssac.

D. Cerou (Joseph).
Crauffou (N.), 1881.
Ph. Laforêt.
Lapetitie (Ant.-Paul), 1877.

Objat.

D. Bardou.
Dumont.
Girodolle (Isid.-Franç.).
Ph. David.

Queyssac
(*Beaulieu-sur-Ménoire*).

Of. *Queyssac (Pierre).

Rosiers (*Juillac*).

D. Durieux.

Saint-Cernin-de-Larche
(*Larche*).

D. Blusson.
Of. Laffon (Victor), 1842.

Sainte-Féréole.

D. Humeski.

Turenne.

D. Certain.
Girbes (Géraud), 1836.

Ussac (*Brive*).

Of. *Bonnesœur.

Vigeois.

D. Chiniat, 1883.

Voutezac (*Objat*).

D. Levral (Gracieux), 1829.
Thirou-Duplessis.

Yssandon (*Objat*).

D. d'Algay.

USSEL.

D. Chevastelon (Amédée), 1861.
Goudounèche (Léon), 1882.
De Lavigerie (Ludovic), 1862.
Mornac (Emile), 1851.
Ph. Bourbon fils.
Dupourquet.
Laly (Léon).

Bort.

D. Broquin, 1865.
*Theyssier (Léon), ✻, 1855.
Ph. Palut, 1858.
Porte, 1874.
Thubet (V.), 1881, fournisseur du chemin de fer.

Bugeat.

D. Bayle.

Eygurande.

D. Decoux (Paul), ✻, 1870.
*Longy (Franç.), ✻, ✿ I., 1850, prés. de la Soc. loc.

Liginac (*Neuvic-d'Ussel*).

D. De Masson de Saint-Félix, ✿, 1878.

Meymac.

D. *Binet du Jassoneix, 1873.
Forey.
Ph. Delmas, 1874.

Neuvic.

D. Calary (Emile), 1873.
*Dellestable, 1877.
Ph. Queille, 1870.

Saint-Angel.

D. Calary (Blaise-Joseph), 1843.
*Salviat, 1838.

Saint-Etienne-aux-Clos
(*Ussel*).

D. *Dauzat, 1872.
*Fargeix (Edouard), 1855.
Ronzel (Vincent), 1824.

Saint-Julien (*Bort*).

D. Devaux (Antoine), 1832.
Langlade.

Saint-Setiers (*Sornac*).

D. Forest, 1883.

Sornac.

D. *Monglon, 1873.

Tarnac (*Bugeat*).

D. Verdeau (Annet), 1835.
Of. Verdeau fils.

CORSE.

Population : 262,701 hab. — 42 Docteurs en médecine ; 151 Officiers de santé ; 42 Pharmaciens. — Association locale des Médecins du département.

Cinq arrondissements : Ajaccio, Bastia, Calvi, Corte, Sartène.

AJACCIO.

D. Bigot, ✻.
Cauro (Pierre), 1875, trés. de la Soc. loc.
*Costa, O. ✻, prés. de la Soc. loc.
*Giustiniani fils, 1876, direct. de la santé en Corse.
Lalance, 1873.
Pietrini, 1881.
*Tavera, 1868, méd. des ét. pénit., secrét. de la Soc. loc.
Of. *Caparelli (J.-Bapt.), 1827.
*Casalonga (Jérôme), 1848.
Guiderdoni (Josué), 1873.
*Melgrani (François), 1858.
*Paoli (Roch.-Ant.), 1873.
Pietri.
*Porri (J.-Baptiste), 1840.
Ph. Bartoli (Jos.-Aug.), 1843.
Bosc fils (N.), 1877.
Garçain (J.-Bapt.), 1870.
Guiderdoni (Décius), père, 1844.
Guiderdoni (Joseph-Marie), fils, 1878.
Marti (Lazare), fils, 1880.

Alata (*Ajaccio*).
Of. *Casalonga (Innocent), 1837.
Marti (Jérôme), 1853.

Appietto.
D. Ciambelli, 1882.
Of. Mannei, 1876.

Azzana (*Vico*).
Of. *Vellutini (Dominique), 1852.

Bastelica.
Of. Bolelli (Alexandre), 1852.
Folacci (Jean), 1840.
Folacci (J.-Baptiste), 1879.
Ph. Peloni (Dom.), 1852.

Bocognaio.
Of. Morelli (J.-Bapt.), 1859.

Cargèse.
Of. Frimigaci (Théodore), 1845.
Petrolacci (Pierre), 1845.

Coglia (*Vico*).
Of. Franchi (Antoine), 1855.
Leca (François) 1836.

Corrano (*Zicavo*).
Of. Peraldi (Ange-Ant.), 1844.
Peraldi (Ant.-Félix), 1842.
Ph. Remacci (Jean-André), 1832.

Coti-Chiavari.
D. Paoli (Baptiste), 1878.
Piazza (Antoine), 1879.

Cristinacre.
Of. Versini (Dom.), 1876.

Evisa.
Of. *Colonna (Augustin), 1845.

Forciolo (*Sainte-Marie-et-Siche*).
Of. Bozzi (Ange), 1842.
Forcioli (Hercule), 1842.
Forcioli, 1882.

Gasaglione.
Of. Albertini (J.-Bapt.), 1854.

Guarguale (*Pila-Canale*).
Of. Casabianca (Sim.-P.), 1846.

Lopigna (*Calcatoggio*).
Of. Leca (François), 1834.
Leca (Jacques-Ant.), 1857.

Marignana (*Evisa*).
D. Versini, 1878.
Of. Grimaldi (Jean), 1864.
Versini, 1834.
Ota.
Of. Colonna (J.-Bapt.), 1836.
Peri.
Of. Curbaccia (François), 1824.
Piana (La) (*Cargèse*).
D. Dragacci (Demetrius), 1880.
Of. *Benedetti (Joseph), 1840.
Pila (*Pila-Canale*).
D. Foata (Jérémie), 1847.
Ph. Bozzi (Michel), 1829.
Renno (*Vico*).
Of. Fieschi (J.-Charles), 1869.
Rosazia.
Of. Pinelli (Jean-Pierre), 1840.
SaintAndré.
Of. Susini (Martin), 1879.
Vincenti (Marie), 1827.
Salice.
Of. Antonini (François), 1879.
Santa-Maria.
Of. Lovicki.
Sari-d'Orcino (*Calcatoggio*).
Of. Pô (François), 1851.
Sarrola (*Carcopino*).
Of. Ambrosini (J.-Bapt.), 1842.
Tasso.
Of. Giorgi (Noel), 1859.
Maroselli (Ant.-Marc), 1855.
Paoletti (Jacques), 1824.
Tavera (*Bocagnano*).
Of. *Maroselli.
Tolla (*Bastelica*).
Of. Coltelloni (Domin.), 1877.
Urbalacone (*Pila-Canale*).
D. Rossi (Jean-Jérôme), 1838.
Valle-di-Mezzana.
Of. Casile (Pascal), 1832.
Vico.
Of. *Multedo (Dominique), 1867.
Seraphini (M.-Ange), 1872.
Ph. Luiggi (Louis), 1867.
Luiggi (Toussaint), 1868.
Zicavo.
Of. Morazzani (Bernardin), 1876.
Natali (François), 1876.
Ph. Fiamma (Joseph), 1832.
Zilgiara
(*Sainte-Marie-et-Sicche*).
Of. Lovichi (P.-Augustin), 1881.

BASTIA.

D. Bonnacorsi, O. ✻,
Benoît-Prela, 1838.
Giorgj (Joseph), 1862.
Guasco (Paul), 1883.
*Manfredi (Gioc.), ✻, 1840.
Perelli (Louis-Ant.), 1856.
Pomonti (Etienne), O. ✻.
Of. Berlingeri (Ant.), 1861.
Borghetti (J.-Paul), 1858.
Castelli (Laurent, 1853.
Franzini (Antoine), 1833.
Frison (Vincent), 1850.
*Gaudin (Rome), ✻, 1833.
Giorgj (Joseph), 1862.
Marini.
Nicolai (Paul-Pierre), 1871.
Pitti (Ferandi), 1864.
Portefax (Jacques), 1852.
*Romaroni (Antoine), 1876.
*Saliceti (Antoine), 1872.
Ph. Luciani (Paul), 1879.
Ortini (Dom.), 1842.
Sanguinetti (Félix), 1842.
Sialelli (Antoine), 1878.
Teilliet (Louis), 1870.
Biguglia.
D. Morucci (Mathieu), 1859.
Butali.
D. Negroul (Louis), 1866.
Borgo.
Of. Rocca (Félix), 1835.
Campile.
Of. Mariotti (Luc), 1847.
Pasqualini (Ours-P.), 1841.
Canari (*Nonza*).
Of Orsini (Aurélius), 1874.
Of. Alessandrini (Ignace), 1874.
Centuri.
D. Agostini (Jacques), 1876.
Of. Franceschi (Pascal), 1876.

Cervione.
D. *Degiovanni (Henri), 1875.
Ph. Ercole (Ours-Vinc.), 1842.
Farinole (*St-Florent-en-Corse*).
Of. Massimi (Laurent), 1859.
Giocatojo.
D. Pancrazi (Jacques), 1851.
Loreto (*Vescovato*).
D. Luigi (don Louis), 1876.
Oletta (*Saint-Florent-en-Corse*).
Of. *Santa-Maria (André), 1864.
Penta-Acquettella.
Of. Mattei (Jos.-Ant.), 1845.
Poggio-Mezzana.
D. Moretti (Ange), 1851.
Porta.
Of. Filidoro (Pierre-Em.), 1845.
Ph. Morucci (Mathieu), 1877.
Rogliano.
Of. Salasca (Louis), 1862.
Rutali (*Murato*).
Of. Rutali (Thomas), 1840.
Saint-Florent-en-Corse.
Of. Antonetti (Philippe), 1833.
Valentini (Joseph), 1864.
Sisco.
D. Gaffieri (César), 1863.
Sorio.
Of. Blasini (Jérôme), 1858.
Talasani (*Pero-Casevecchie*).
Of. Corsi (J.-Toussaint), 1834.
Urtaca.
D. Venturini (Ant.-Jos.), 1863.
Venzolasca (*Vescovato*).
Ph. Vinciguerra (Paul), 1842.
Vescovato.
D. Cristofari (J.-V.), 1876.
Of. Gregori (Pierre-Félix), 1842.
Vignali.
Of. Saint-Gratien (Vinc.), 1845

CALVI

Of. Bartoli (Joseph-Aug.), 183
méd. de l'hosp.
Emanuelli (J.-B.), 1876.
Belgodère.
f. Beveraggi (Ant.-J.), 1852.
Leoni (Antoine), 1834.
Calenzana.
Of. Cruciani (J.-Marie), 1878.
Cateri (*Muro*).
Of. Allegreni (P.-André), 1838.
Ph. Salvatori (J.-Franç.), 1866.
Costa.
Of. Malaspina (D.), 1859.
Feliceto (*Muro*).
Of. Filippi (Philippe), 1862.
Isle-Rousse (L').
D. Guidoni (Pomponius), 1869.
Ph. Franceschini (Ch.-M.), 1849.
Zannardi (François), 1876.
Novella (*Belgodère*).
D. Orabona (Luc-Jean), 1860.
Of. Massiani (A.-Léon.), 1859.
Massiani (Don Félix), 1864.
Sant-Antonino (*L'Isle-Rousse*).
Of. Antonini (J.-Marie), 1862.
Santa-Reparata
(*L'Isle-Rousse*).
Of. Galeazzi (P.-Paul), 1851.
Padovani (Dom.), 1870.
Speloncato (*Muro*).
Of. Carli (Jacq.-Franç.), 1841.

CORTE

D. Casanova (Georges), 1877.
Grimaldi (Toussaint), 1877.
Zuccarelli (J.-Franç.), 1879.
Of. Abbatucci (Séverin), 1836.
Ph. Denobili (Antoine), 1847.
Semidei (Pierre), 1876.
Aiti.
Of. Ambroisi (Charles), 1846.
Asco.
Of. Forcioli (Antoine), 1852.
Calacuccia (*Omessa*).
Ph. Luciani (O.-Pierre), 1875.
Casabianda.
Of. Mariani (J.-Charles), 1854.
Paoletti.
Castifao (*Ponteleccia*).
Of. Grimaldi d'Esdra, 1853.
Ghisoni.
Of. Filippi (Pierre-Louis), 1877.

Lozzi.
Of. Acquaviva (Pierre), 1844.
Moïta.
Of. Gaffajoli (Lud-Toussaint), 1847.
Moltifao.
Of. Giorgi (Pascal), 1854.
Omessa.
Of. Castelli (Jean-Paul), 1856.
Piazzali.
Of. Cesarini (Eugène), 1856.
Pérelli.
Of. Ficoni (Dominique), 1881.
Piedicroce.
D. Cristofari (Jean-Val.), 1876.
Of. Barcoli.
Poggio-di-Nazza.
D. Casabianca (Dalèze), 1830.
Saint-Pierre-de-Venaco.
Of. Santoni (François), 1809.
Stazzona.
Of. Pietri (Jean-Charles), 1880.
Venaco.
D. Battesti (Toussaint), 1882.
Vezzani.
D. Grazietti (Gust), 1855, méd. major en retraite.
Of. Grazietti (Frédéric), 1842.
Vivario.
Of. Dettori (Pierre), 1873.

SARTÈNE

D. Casabianca (Vincent), 1881.
Giustiniani (Antoine), 1882.
Of. *Peretti (Pierre), 1873, méd. de l'hôp. milit.
*Piétri (don J.-Bapt.), 1844, méd. des prisons.
Tramoni (Dominique), 1827, méd. cantonal.
Ph. Filippi (Lucien), 1838.
Filippi (Jean-Bapt.), 1857.
Pietri (Napoléon), 1854.
Quilichini (Augustin), 1867.
Altagène
(*Sainte-Lucie-di-Tallano*).
Of. Panzani (Paul-Aug.), 1844.

Arbellara (*Olmeto*).
Of. Lanfranchi (Joseph), 1849.
Argiusta
(*Petreto-et-Bicchisano*).
Of. Palinacci (Mathieu), 1844.
Aullène.
Of. Buciocchi (Josué), 1856.
Lanfranchi (Joseph), 1847.
Susini (Jos.-Thomas), 1871.
Ph. Desanti (Pierre), 1880.
Simonelli (J.-Ange), 1876.
Bonifacio.
D. Castelli (Antoine).
Of. Casabianca (François), 1881.
*Panzani (André), 1857.
Ph. Lavigne, 1883.
Caldarella.
Of. Susini (Jean-Thomas).
Conca.
Of. Filippi (Eugène), 1877.
Figari.
Ph. Lanfranchi, 1846.
Giuncheto (*Sartène*).
Of. Giorgji (Jean), 1846.
Peretti (Antoine), 1844.
Grossa (*Sartène*).
Of. Codaccioni (Marc-M.), 1857.
Levie.
Of. Peretti (Bravino), 1834.
Moca-Croce
(*Petreto-et-Bicchisano*).
Of. Luciani (Antoine), 1873.
Olivèse
(*Pietreto-et-Bicchisano*).
Of. Borboni (B.), 1880.
Olmeto.
Of. *Basiloni (Jean-Côme), 1846, méd. cantonal.
Pajanacci (Charles), 1863.
Peretti (Jean-Antoine), 1834.
Ph. Poli (Jean-Dom.), 1857.
Portovecchio.
D. Balesi (Joseph), 1880.
Ph. Giovangiglio (Vinc.), 1861.
Peretti (Jean-Luc).
Petreto.
Of. Casabianca (Jean-P.), 1857.
Ph. Istria (Horace), 1842.

Propriano.

Of. Mariani (David), 1879.

Quenza.

Of. Susini (Pierre).

Sainte-Lucie-de-Tallano.

Of. Panzani (Paul), 1844.
Panzani (Jules), 1852.
Ruggi (François), 1852.
Ph. Filippi (Xavier), 1859.
Giuliani (don Jean), 1868.
Ortoli (Antoine).

Sollacaro
(*Petreto-et-Bicchisano*).

Of. Poli (Jacques), 1848.

Sorbollano
(*Sierra-di-Scopamene*).

Of. Roccaserra (Annibal).
Filippi (Ignace), 1882.

Sotta.

Of. Bacciochi (Josué).

Zonza.

Of. Peretti (Paul), 1844.
Ph. Carli (Jacques), 1852.

COTE-D'OR.

Population : 377,663 hab. — 173 Docteurs en médecine; 26 Officiers de santé; 59 Pharmaciens. — Association locale des arrondissements de Dijon, Beaune et Semur. — Association locale de l'arrondissement de Châtillon-sur-Seine.

Quatre arrondissements : Dijon, Beaune, Châtillon-sur-Seine, Semur.

DIJON.

D. *Barbier (André), 1874.
Belin (Fr.-Xavier), 1856.
Blondeau (Alexis), 1851.
*Brulet (Etienne), 1874.
*César (Adrien), 1876, trés. de la Soc. loc.
*Collette (A.-J.-M.), 1877, sec. adj. de la Soc. loc.
*Coquelu, 1844, de 1 à 3 h.
Cottin (Adrien), 1879.
*Demorey (Ant.), 1857, trés. de la Soc. loc.
*Déroye (Albert), 1874.
Dureuil (Jules), 1880.
*Fleurot (Firmin), ✿ I., 1836.
*Fonsard (Eugène), 1876.
Fontaguy (James), 1883, de midi à 2 h., samedi excepté. — *Maladies des enfants*.
*Gautrelet (Paul), 1859, dir. de l'Ecole de médecine.
Guérard (L.), ✿ I., 1869.
*Laguesse (Jean-Bapt.), 1855, prés. de la Soc. loc. des arrond. de Dijon, Beaune et Semur. dir. du jard. bot.
*Locquin (Jules), 1873, secr. adj. de la Soc. loc.
Parizot, 1884.
*Maillard (Claude), 1859.
*Misset (Camille), 1872.
Morlot (Jean-Bapt.), ✻, 1845.
*Morlot (Ferdinand), 1881.
*Morlot (Edouard), 1881.
*Pauffard (Gabriel), 1879.
Petit (Ant.), 1857.
*Remy.
*Ripault (Léon-Ant.), 1869.
*Tarnier (Emile), 1859.
Viallanes, ✿ I., prof. à l'Ecole de médecine.

*Weil (Elias), 1872.
Of. Chapuis (Pierre), 1879.
Ph. Bastien (Léon), 1883.
Cabet (Louis), 1876.
Chevreton (Vital), 1875.
Demandre (Victor), 1870.
Eymonnet (J.-Léon), 1883.
Faivre, 1884.
Feuillé (Jean), 1878.
Frère.
Giraud, 1834, prof. suppl. à l'Ec., et Giraud fils (Jean-Baptiste). 1875.
Guillot (Bénigne), 1869, et Galimard.
Guyétan, 1883.
Hesse (Adolphe), 1878.
Kauffeisen (Léon), 1876.
Lafargues (Albert), 1875.
Mercier (Jean-Bapt.), 1875.
Paulin (Henri), 1880.
Verneau (Lazare), 1854.

Aiserey.

D. *Castel (Emile), 1876.
Diard (Gabriel), 1882.

Arc-sur-Tille.

D. *Adam (Louis-Fr.), 1835.
*Bourgeot (Denis), 1872.

Auxonne.

D. Bloch, 1879, de 11 h. à midi.
Bougey (Lucien), 1875.
Of. *Bouveret (Louis), 1853.
Guichard (Joseph). 1881.
Tournier (Alfred), 1878.

Beire-le-Châtel.

D. *Favet (Louis), 1881.

Bèze.

D. *Hospital (Jean-Bapt.), 1875.

Blaisy-Bas (*Sombernon*).

Of. Versey (Claude), 1850.

Fauvernay (*Genlis*).

D. *Tarnier (Eugène), 1848.

Fleurey-sur-Ouche (*Velars*).

Of. Gautrelet (P.-Marie), 1832.

Fontaine-Française.

D. *Mignard (Em.-Ant.), 1860.

Genlis.

D. *Bonnardot (Claude-J.), 1862.
Ph. Legerot (Benjamin), 1877.

Gevrey-Chambertin.

D. *Magnon-Pujo (J.-Ch.), 1870.
Truchetet, 1855.
Ph. Grateyrolles (René), 1877.

Gissey-sur-Ouche (*Pont-de-Pany*).

Of. Lamarche (Pierre-P.), 1859.

Is-sur-Tille.

D. *Berthaud (Hippol.), 1854.
*Jobard (Charles), 1880.
Ph. Clochepin (J.-Bapt.), 1858.
Mugnier (Thor.-A.-F.), 1853.

Mâlain (*Pont-de-Pany*).

Of. Piotet (Pierre-Martin), 1835.

Marsannay-la-Côte (*Dijon*).

Of. *Guillabert (Auguste), 1855.

Mirebeau-sur-Bèze.

D. Damée (Gaston), 1881.
Of. Blandin.
Salvan (Julien), 1863.
Ph. Poulet (Edouard), 1877.

Moloy (*Courtivron*).

D. *Beudot (Jean-Jacques), 1858.

Norges-la-Ville.

D. Lallemant (Camille), 1883.

Plombières (*Dijon*).

Of. *Remy (Hippolyte), 1836.

Pluvet (*Genlis*).

Of. Ponsot (Hippolyte), 1831.

Pontailler-sur-Saône.

D. *Bourgeot (Victor), 1873.
*Jolliot (Pierre-Jacq.), 1844.
*Moyret (Pierre-Jean), 1831.
Ph. Bonnard (Cl.-Henri), 1865.

Pont-de-Pany (*Ste-Marie-sur-Ouche*).

D. *Rollet.

Pouilly-sur-Vingeanne (*Fontaine-Française*).

D. Nicard (Cl.-François), 1841.

Sainte-Marie-sur-Ouche.

D. Rollet (Antoine), 1878.

St-Seine-sur-Vingeanne et St-Maurice-sur-Vingeanne (*Fontaine-Française*).

D. Patry, 1858.

Saint-Seine-l'Abbaye.

D. Benoît (Valère), 1848.
*Gontier (Louis), 1874.
*Guettet (Philib.), O. ✠, 1844, dir. méd. de l'Etablissem. hydrothérapique.
*Patey (G.), 1878, à 1 h.

Selongey.

D. *Quantin (A.), 1882.
*Réquichot (Joseph), 1838.
Ph. Salesse (Phil.), 1873.

Sombernon.

Of. Guibert (Amédée), 1877.

Talmay.

D. Jeannin (Jules), 1844.

BEAUNE.

D. Affre (Victor), 1872.
Affre (Emile), 1876.
Bouley, 1883.
Peste (Jean-L.), 1849, méd. de l'hôpital.
*Ricard.
Talbert (M.-E.-M.), 1859, de 1 à 5 h.
*Tardieu (Amédée), ✠, 1869. — L'été au Mont-Dore.
Ph. Caucal (Emile), 1868.
Darcier (Louis), 1865.
Lelong (Pierre-Emile), 1844.
Voituret (Claude), 1837.

Arnay-le-Duc.

D. *Duroussin (J.-Gasp.), 1880.
*Follot (Jean-Jacq.), 1827.
*Thorey (Jean), 1858.
Of. Duroussin (J.-Bapt.), 1841.
Ph. David (Charles), 1840.
Renard, 1885.
Larré (Romain), 1869.

Auxye-le-Grand (*Meursault*).

D. Guenot (J.-Bernard), 1864.

Bligny-sur-Ouche.

D. Dureux (Paul), 1882.

Brazey-en-Plaine.

D. *Guillier (Octave), 1881.

Censerey (*Sussey*).

D. Couhard (Antonin), 1866.

Châteauneuf (*Pouilly-en-Montagne*).

D. *Seguin (Jean), 1857.

Chevigny-en-Vallière.

Of. Bazenet (Henri), 1862.

Commarin (*Sombernon*).

D. Mouchot (Et.-Alph.), 1871.

Esbarre (*Saint-Jean-de-Losne*).

D. Bouhin (Auguste), 1836.
Of. Marche (Auguste), 1843.

Labergement-les-Seurre.

D. Poirson (Albert), 1883.
Tixier (Claude), 1839.
Of. Arviset (Léon), 1876.

Liernais.

D. *Maritoux (Etienne), 1852.

Maligny (*Arnay-le-Duc*).

D. Loydreau (Guy-Ed.), 1849.

Meursault.

D. *Lejeune (N.-C.), 1859, à midi.
Ph. Peyriot (Alexandre), 1882.

Mont-Saint-Jean.

D. Debrabant (Jean), 1850.

Nolay.

D. *Guéneau (Pierre), 1881, à 1 h.
Rosier (Claude), 1870.
Santiard (Pierre), 1865.
Of. David (Jean), 1824.
Ph. Philibert, 1883.

Nuits.

D. Boursot (Etienne), 1883.
*Quillardet (Etienne), 1868.
Regnault (Paul), 1876.
Of. Bricage (Louis-René), 1866.
Ph. Bellevret (Victor), 1848.
Thivet (Achille), 1874.

Pouilly-en-Auxois.

D. *Gagey (P.-Jules), 1869.
Sirot.
Ph. Perrotte (Jacques), 1862.

Puligny-Montrachet (*Chagny — Saône-et-Loire*).

D. *Adam (A.).
*Mathouillet (Albert), 1880.

Saint-Jean-de-Losne.

D. Clopin (Bernard), 1846.
Modlinski (Joseph), 1836.

Rith (A.), 1858.
Ph. Collin (Jean-Charles), 1830.
Deschamps (Louis), 1876.

Sainte-Sabine
(Pouilly-en-Montagne)

D. François (André), 1835.

Santenay.

D. *Lhuillier (G.-Emile), 1868, de 7 à 8 h.

Serrigny.

D. Talbert (Méry), 1859.
Of. Bornier, 1850.

Seurre.

D. Blondeau (Emile), 1861.
Clopin (Jean-Bapt.), 1849.
*Petitjean (Henri), 1874.
*Siredey (François), 1854.
Ph. Deschamps (J.-B.), 1875.
Voituret (Alexandre), 1854.

CHATILLON-SUR-SEINE.

D. *Bourée (Léon), 1835, méd. de l'hôp., du ch. de fer de Lyon et des prisons, membre du Cons. d'hyg., cons. du vaccin.
Bourée (Gaston), 1867.
*Boutequoy (Ch.), 1854, méd des épid., memb. du Cons. d'hyg., méd. des forges de Châtillon et de Commentry et du ch. de fer de l'Est, vice-prés. de la Soc. loc. de Châtillon.
Buzenet (Prosper), 1844., memb. du Cons. d'hyg. médecin des forges.
Viard (Louis), 1877.
Ph. *Galat (Jules), 1873.
Gebhart (J.-Bap.), 1872.
Menuelle (Achille), 1871.
Weber (Ferdinand), 1876.

Aignay-le-Duc.

D. Landrot (J.-Marie), 1857.
Laporte (Léon), 1879.

Aisey-le-Duc.

D. Genet (Paul), 1881.

Baigneux-les-Juifs.

D. *Cordier (Léonard), 1871.

Belan.

D. Magdelaine (Jean), 1844.

Coulmier-le-Sec.

Of. Sylvestre (Martin), 1842.

Grancey-sur-Ource.

D. Ulmann (Gyula), 1881.

Laignes.

D. Lalourcey (Charles), 1854.
*Tenting (H.-Philéas), 1848, méd. des épidémies.
Yardin (A.), à toute heure.
Ph. Sergent (Lucien), 1878.

Minot *(Aignay-le-Duc)*.

Of. Guillemin (Joseph), 1876.

Montigny-sur-Aube.

D. *Dimey (Alex.), 1848, ancien interne des hôp., med. des épid., vaccin.

Nicey *(Laignol)*

D. Boubets.

Recey-sur-Ource.

D. Henri (Louis), 1877.
Legros (Maxime), 1879.
Ph. Grappin (J.-F.), 1865,

Savoisy *(Coulmier-le-Sec)*.

D. Sylvestre (Léop.), 1858, anc. int. des hôp. de Paris.

Vanvey.

D. Sulot (Jean-Claude), 1874.

Voulaines *(Recey-sur-Ource)*.

D. Gautrelet (Paul), 1842.

SEMUR.

D. *Bochard (Jean-Bapt.), 1858, memb. du Cons. d'hyg.
Bouillié (Cl.), 1831, méd. de l'hôp., memb. du Conseil d'hyg.
Pelletier de Chambure (Gab.), 1860, méd.-adj. de l'hôp., cons. du vaccin, membre du Cons. d'hyg.
Simon (Victor, 1848, méd. de l'hôp., méd. des épid., memb. du Cons. d'hyg.
*Simon fils (Adrien), 1879.

Ph. Boudier (Espérat), 1878.
Couhin (François), 1840.
Nodot (Léon), 1852.

Alise-Ste-Reine (*Les Laumes*).
D. Beaufort (Franç.), 1854, méd. des épid., chir. de l'hôp., vaccinateur cantonal.
Epery, 1883.

Braux.
D. Finot (Guillaume), 1872.

Corcellotte (*St-Mesmin*).
D. *Maugras.

Epoisses.
D. *Carré (Cyp.-J.-Bapt.), 1839.
*Kleczkowski (Maurice), 1880, anc. chef de clinique de la Faculté de Charkoff.
*Michel (Jean-Bapt.), 1868.

Flavigny.
D. *Sirot (J.-Marie), 1872.

Frolois (*Flavigny-sur-Ozerain*).
D. Rhétoret (Emile), 1877.
Of. Calmeau (François), 1881, vaccinateur cantonal.

Grignon (*Montbard*).
D. *Sébillotte (Ch.), 1851, méd. de l'hôpit. d'Alise-Sainte-Reine, vaccin. cant., méd. insp. de la Soc. protectrice de l'Enfance.

La Roche-en-Brenil.
D. *Guénot (Franç.-Et.), 1872.

Montbard.
D. *Petit (Jules), 1876.
Viard (Charles), 1850, méd. de l'hôp., méd. des épid., vaccin. cantonal.
Ph. Blandin, 1881.
Boron (Louis), 1877.

Moutiers-Saint-Jean.
D. Cambillard (Jean), 1881.
Of. Bienaymé (Edouard), 1833, méd. de l'hôpital.

Précy-sur-Thil.
D. Bissey (Gabriel), 1841.
*Fleurot (Léon-Franç.), 1872.
*Pageot (H.), 1871, de midi à 2 h.
Of. Fauconnet (Claude), 1838.
Ph. Chanel (Louis), 1880.
Rémond (Martin), 1839.

Rouvray.
D. Rosne (Hilaire), 1881.
Ph. Legrand (Prosper), 1856.

Salmaise (*Verrey-sous-Salmaise*).
D. *Hugard (Lucien), 1866.

Saulieu.
D. *Courtois (Léon), 1869.
Follot (Jean-Laurent), 1842.
*Lavergne (Mich.), 1858, méd. de l'hôp., vaccin. cant.
Mariglier (Louis-Benjamin), 1856, méd. de l'hôp., méd. des épidémies.
Ph. Courtois (Emile), 1873.
Labouré (Charles), 1878.
Nouailles (Jean-Bapt.), 1867.

Saint-Mesmin.
D. Maugras (Paul), 1857.

Verrey-sous-Salmaise.
D. Lamarche (Claude), 1856.
Valtat (Cl.-Michel), 1848.

Vitteaux.
D. Debrabant (Franç.), 1839.
*Finot.
Lecomte (Jean-Bapt.), 1850, vaccin. cantonal.
Ph. Berthoud (Pierre), 1856.

COTES-DU NORD

Population : 630,957 hab. — 89 Docteurs en médecine ; 36 Officiers de santé ; 44 Pharmaciens. — Association locale des Médecins du département.

Cinq arrondissements : Saint-Brieuc, Dinan, Guingamp, Lannion, Loudéac.

SAINT-BRIEUC

D. Bourel de la Roncière.
Bourgault, 1865.
Buffet, méd. militaire.
*Castel, 1850.
Couffon, 1869.
Frogé, 1835.
*Frogé (Louis), 1868, trés. de la Soc. loc.
*Grovallet, 1843.
*Guibert (J.-L.), 1868, Etabl. hydroth. et balnéo-thér. prés. de la Soc. loc.
Guinand, 1853.
*Leuduger-Fortmorel, 1855.
Ph. Bertrand.
Cuziat, 1865.
Gautier, 1867.
Guyot, 1839.
Le Maout (Ch.), 1829.
Prod'homme, 1858.
Tessier, 1872.

Binic.

D. *Le Voyer (Emile), 1879, jeudi matin.
Of. *Dupré, 1854.
Dupré (Auguste-Jean), 1858.
Ph. Micault (Th.-F.-M.), 1877.

Chatelaudren.

Of. *Le Pouliguen, 1833.
Le Voyer (Jean-Marie), 1880.
Ph. Simon (Aimé), 1835.

Erquy-les-Bains.

D. Dayot.
Dobet des Forges,
Fichou (M.-Y.), 1883, de 1 à 3 h.
Fœillet.

Lamballe.

D. Bedel, 1852, secr. de la Soc. loc.
*Codet (J.-Jacques), 1881.
*Hercouet, 1873.
*Peredo, 1835.
Ph. Bichemin (Adolphe), 1862.
Jacquolot (Auguste), 1855.
Levêque (Marie-Ange), 1866.

Lanvollon.

D. Bourel-Roncière, 1884.
Of. *Basset (Jean-Louis), 1846.
*Lostie de Kerhor, (Fr.), 1857.
Ph. Joret (Arm.-Marie), 1872.

Moncontour.

D. Martin.
Moy, 1875.
Of. Guérin.
Ph. Gendry (Eugène), 1879.
Lechapt, 1861.

Paimpol.

D. *Burill, 1872.
Heumery (André), 1879.
Leconiat (Félicien), 1865, tous les matins.
Ph. Moisan, 1843.
Lemoal, 1855.

Pléhédel (*Plouha*)

D. Fichou.

Pléneuf.

D. Le Gall La Salle.
Of. Le Moniet, 1855.

Ploeuc.

Of. Briend, 1837.

Plouha.

D. Le Chapelain, 1873.
Pignard, 1856.

Pommerit-le-Vicomte. (*Guingamp*).

D. Le Bourdellès fils, 1873.

Pordic.

Of. *Dujardin, 1842.

Quintin.

D. *Allo (Louis), 1864.
Cosson (Louis), 1847.
Ph. Frimau 1876.
Lajat 72.

Saint-Quay (*Portrieux*).

D. Dupré.
Of. Joubin, 1851.
Videment, 1844.

Yffiniac.

Of. *Etesse, 1864.

DINAN

D. Barbé Guillard (Victor), 1850,

mardi, jeudi, samedi, de midi à 3 h.
*Delon, 1876.
Martin, 1865.
Ollivier.
Pastol (Louis), 1879.
*Pringué (Louis), 1837.
Ramard, 1849.
Tostivint (Auguste), 1868.
Ph. Aubert, 1870.
Desmars (Pierre), 1874.
Jaquolot (Auguste), 1829.
Kereveur (François), 1879.
Pellion, 1875.
Postel, 1856.

Broons.

D. Faisnel, 1880.
*Laurent, 1875.
Of. *Legault, 1837.

Caulnes.

D. Baudet (Charles), 1878.

Corseul.

Of. Mulon, 1861.
*Pépin, 1841.
*Perquis, 1856.

Evran.

D. De la Roche (J.-M.-Ollivier), 1875.
Of. Brassier, 1869.

Henan-Bihen.

Of. *Pépin fils, 1874.

Jugon.

D. Rabasté, 1877.

Matignon.

D. *Guérin (Louis), 1865.
Ph. Besnard (Marie-Ange), 1877.

Plancoët.

D. Landouard (Yves), 1881.
Of. Texier, 1856.
Ph. Desoindre, 1836.
Douard (Louis), 1879.

Plénée-Jugon.

D. *Issaly (Celestin-Louis), 1849.
Of. *Perrichon, 1859.

Pleudihen.

D. Bourdelais, 1876.
Of. *Grallan (A.-J.-F.), 1870.

Ploubalay.

Of. *Blandin, 1841.
*Dagorne, 1837.

Plouër.

D. *Chevallier (Jean), 1877.
*Lechien (Joseph), 1847.

GUINGAMP

D. *Benoist (Ch.-L.), ✻, 1835, méd. des épid., de l'hôp., memb. du Cons. d'hyg., prés. hon. de la Soc. loc.
*Corson (Jean), 1877.
*Corson fils.
*Doniol (Olivier), 1854.
*Dutoya (Eugène), 1846, chir. de l'hôp., méd. du collège, memb. du Cons. d'hyg.
Gouronnec (Achille), 1881.
Ph. Charuel (Louis), 1869.
Hélary (J.-M.), 1859.
Lenoir (L.-Francis), 1867.

Bégard.

D. Le Mat, 1875, méd. de la Maison des femmes aliénées.

Belle-Isle-en-Terre.

D. Le Foll (Guillaume), 1874.
Of. *Corson (François), 1847.
*Lostie de Kerhor (J.), 1860.
Ph. Primat.

Callac.

D. *Delafargue (Jules), 1854.
Of. *Le Querré (Olivier), 1852.
Ph. Liégard (Louis Ad.), 1876.

Pontrieux.

D. *Gaillard (Franc.-M.), 1847.
Geffroy (Achille), 1883.
*Leflem (Marie-Franç.), 1841.
*Pasquiou (François), 1865.
Ph. Veuve Lamy.
Nicolle (Hippolyte), 1829.

Rostrenen.

D. *Le Bloas.
Raoult, 1875.
Ph. Chauvel (François), 1866.

Saint-Nicolas-du-Pelem.
Of. *Frouin (Charles), 1869.

LANNION

D. *Bastiou, 1874.
Le Dantec, 1864.
Robert, 1875.
Ph. Clouard, 1862
Guillou, 1872.
Rustuel, 1864.
Soisbault (François), 1856.

Lézardrieux.
Of. Le Flem, 1874.

Perros-Guirec.
D. *Simoneaux, 1874.

Plestin.
D. Le Fiblec, 1838.
Roussel, 1872.

Pleubian.
Of. *Le Marrec (Jean-Marie), 1863.

Plouaret.
Of. Landouard, 1855.

Ploumiliau (*Lannion*)
D. Le Guern, 1864.

Roche-Derrien (La).
D. *Loyer, 1879.
Robert.
Rolland (Joseph), 1879.
Of. Cuziat, 1831.
Loyer (François), 1878.

Tréguier.
D. Guezennec, 1853.
Leduc, 1839.
Leroux (Joseph), 1877.
Ph. Nicolle (Emile), 1876.
Soisbault (C.), 1850.

Vieux-Marché.
D. Even (J.-Mich.-Mar.), député, 1858.

LOUDÉAC

D. *Le Marchand (Jules), 1876.
*Robin, 1834.
*Robin fils, 1871.
Ph. Garnier, 1868.

Corlay.
D. Guérin (Léonce), 1873.
Of. Mahé de la Villeglé, 1876.

Merdrignac.
D. *Hulaut (François), 1872.
Of. Lefeuvrier (Jos.-Mar.) 1876.

Merleac.
(*Uzel près l'Oust*).
D. Lettaux (Julien), 1873.

Mur-de-Bretagne.
Of. Blanche, 1832.

Plemet.
Of. *Remignard, 1856.

Uzel.
D. Cuvehal (Francis).
Ph. Guillet, 1873.

CREUSE

Population : 278,423 hab. — 79 Docteurs en médecine ; 15 Officiers de santé ; 37 Pharmaciens. — Association locale des Médecins du département.

Quatre arrondissements : Guéret, Aubusson, Bourganeuf, Boussac.

GUÉRET

D. *Byasson (Louis), 1874.
*Dissandes-Lavillatte (J.-M.-A.-J.), 1871, trés. de la Soc. loc.
Gomot, 1883.
Moreau (Jean-Alexis), 1828.
*Villard (J.-B.-A.-F.), 1872, vice-secrét. de la Soc. loc.
*Vincent (Jean-Franç.), 1851, vice-prés. de la Soc. loc.

Ph. Dubrac, 1882.
Fargeix, (Jacques), 1865.
Florand (Maurice), 1869.
Mallet (Théophile), 1865.

Ahun.

D. *Bimbard (Jean-B.), 1853.
Ph. Simon, 1882.

Bonnat.

D. Pluyaud (P,-J.), 1883.
Ph. Caillaud.

Celle-Dunoise (La).

D. *Bertrand (Frédéric), 1877.

Champsanglard (*Bonnat*),

D. Fayolle (Adrien), 1851.

Chapelle-Taillefer (La) (*Guéret*).

*Diverneresse (Louis), 1837.

Dun-le-Palleteau.

D. Ducourtioux (P.-V.), 1854.
*Fayolle (Jean-Gabr.), 1825.
Lacôte (Auguste), 1869.
Lemaigre (Paul), 1883.
Ph. Genevoix.
Lacote (A.-E.-M.), 1864.

Grand-Bourg.

D. *Duthil.
Ph. Lamethe, 1869.

Malval (*Bonnat*).

Of. Bargat.

Naillat (*Dun-le-Palleteau*).

Of. Plaize (Annet), 1845.

Saint-Etienne-de-Fursac.

D. *Bouyer (Louis), 1849.

Saint-Sébastien.

D. Lafont (Joseph), 1865.

Saint-Vaury.

D. *Caillaud (Louis), 1865, de 11 h. à midi.

Souterraine (La).

D. *Demartial (Pierre), 1875.
*Jouannet (Léonard), 1867.
Montaudon (Martial), 1822.
*Montaudon (Léon.), 1844.
*Renault (Ferdinand), 1878.
Sallet (Louis), 1825.
Ph. Lablanche (Eugène), 1833.
Laroche (Gust.), 1843, *n'ex. plus*.
Laroche (André-Paul), 1869
Périer (Joseph), 1870.

AUBUSSON

D. Andret, 1884.
*Chanseaux (Alp.), 1879.
*Petit (Louis-Félix), 1870.
*Tixier (Paul), 1875.
Ph. Bayard (Gilbert), 1876.
Champeaux (H.), 1877.
Delarbre (Gilbert), 1877.
Mounet (Georges), 1844.
Richon (Edouard), 1868.

Auzances.

D. *Mazeron (Pierre), 1866.
*Richard (Firmin), 1875.
Ph. Troubat. 1872.

Bellegarde-en-Marche.

D. Bayle (Clément), 1832.
*Renard (Auguste), 1875.

Chansard (*Saint-Sulpice-les-Champs*).

D. Chaussat (Alp.-Eug.), 1883.

Chénérailles.

D. *Tixier (Joseph), 1862.
Of. Lachambre (Paul), 1603.
Ph. Barbe (Alexandre), 1872.

Courtine (La).

Of. Dupeyrix (F.-J.-A.), 1875.

Crocq.

D. Roubinet (Ant.), 1854.
Ph. Caseaux (François), 1848.

Evaux.

D. Bona (Henri), 1864.
*Cazy (P.-M.), 1881.
Ph. Chaussade (Martial), 1869.

Faux-la-Montagne.

D. *Prévost (Théod.), 1873.
Ph. Bardoulat, 1870.

Felletin.

D. Champeaux (Eugène), 1849.
*Champeaux (Hipp.), 1867.
Conçaix (Léon), 1877.
Diverneresse, 1884.
Fronty (Paul), 1832.
Gipoulon)A.-G.-F.), 1869.
*Lassaigne (Pierre), 1870.
Léonard (Jos.-Eug.), 1835.

Ph. Bayard (René), 1861.
Champeaux (Auguste), 1872.

Féniers (*Gentioux*).

D. Joullot (Jean-Bapt.), 1838.

La Vareille.

D. Dufour (Albert), 1880.

Lavaveix-les-Mines.

D. Chaussat, 1873.
Ph. Petit (Alfred), 1880.

Magnat-l'Etrange.

Of. Chabannes, 1880.

Mérinchal.

Of. Couturier (Léonard), 1857.

Saint-Merd-la-Breuille (*La Courtine*).

Of. Belon (Félix), 1862.

Saint-Michel-de-Veisse (*Aubusson*).

D. *Leraton (Jean), 1859.

Saint-Sulpice-les-Champs.

D. Bontemps (Léonard), 1850.

Vallière.

D. Dutheil (Alph.), 1883.

BOURGANEUF

D. Bonnet (Alexandre), 1848.
*Brousse (Paul), 1867.
Butaud (M.-E.-L.), 1868.
Ph. Barny (Alex.), 1884.
Lyraud (Léonard), 1884.
Sallon (Henri), 1880.

Benévent-l'Abbaye.

D. *Descottes (Joseph), 1859.
*Martin (André), 1869.
Of. *Gillet (Onésime), 1840.
Ph. Jabely, 1865
Lacroix, 1877.

Chatelus-le-Marcheix.

Of. Bonnetblanc, 1859.

Royère.

D. Cancalon (Léon), 1834.
Of. Peyrot, 1877.

Saint-Dizier (*Bourganeuf*).

D. Plaize (Jean), 1851.

Saint-Hilaire-le-Château (*Pontarion*).

D. Jouannaud (J.), 1883.

Sardent.

D. *Lesage (Louis), 1859, de midi à 2 h.
Of. Martinet (Alex.), 1847.

BOUSSAC

D. Defosses-Lagravière.
*Piquant (Ch.), 1868.
*Remy (Roch), 1850.
Of. *Labrosse (Jean-B.), 1842.
Ph. Chabenat (Emile), 1865.
Gilbert (L.-Théph.), 1872.

Chambon-Ville.

D. Darchy (Pierre), 1850.
Grenier (Franç.-Aug.), 1878.
Ph. Coulandre (Franç.), 1865.
Espitallier (Octave), 1876.

Chatelus-Malvaleix.

D. Boyron (Louis-Ant.), 1837.
Cancalon (Charles), 1868.
Ph. Bussière (Jean-Félix), 1872.

Clugnat (*Chatelus-Malvaleix*).

D. Piquand (Denis), 1836.
Of. *Bellaigue (Martin), 1841.

Gouzon.

D. Bonnet.
Gachon.
Ph. Petit.

Jarnages.

D. Guingue (Jean), 1834.
*Guingue (Hippolyte), 1860, vice-secr. de la Soc. loc.
Of. *Botte (Antoine), 1855.
Ph. Breffier (Louis), 1881.

Lussat (*Chambon-sur-Voueize*).

D. Depeynot (Michel), 1838.

DORDOGNE

Population : 489,848 hab. — 173 Docteurs en médecine ; 34 Officiers de santé ; 71 Pharmaciens. — Association locale pour le département. 17.

Cinq arrondissements : Périgueux, Bergerac, Nontron, Ribérac, Sarlat.

PÉRIGUEUX

D. *Chaume (E.).
*Chaumel-Duplanchat, 1839
*Gadaud, r. Cité-Feletz, 44.
*Gaillard-Lacombe, 1841, pr. de la Soc. loc.
*Galy (Edouard), 1838, vice-prés. de la Soc. lc.
*Jaubert, 1866, secrét. de la Soc. loc.
*Lacrouzille, 1865.
Laurière (de).
Mirabel.
Parrot (Henri), O. ❋, 1833.
*Rousselot-Beaulieu, 1864, secr. de la Soc. loc.
*Seguy, ❋, 1824, trés. de la Soc. loc.
Ph. Bastide.
Bleynie.
Bonis (E.).
Kintzel.
Laborie.
Pauly.
Peyret (Dominique), 1852.
Pindray (de).
Pouyaud, ❋.
Privat.
Richard.

Azerac (*Thenon*).
Of. Latour (Pierre), 1836.

Bassillac (*Périgueux*).
D. *Laroche, 1865, de 1 à 3 h.

Bourdeilles.
D. Boissat-Mazerat, 1856.
Lafon (Charles).

Brantôme.
D. *Laforest (Jean-Bapt.), 1847.
Machenaud.
Meyjounissas (Puyjoli de).
Ph. Devillard (Sicaire), 1856.
Petit.

Coulaures.
D. Beau-Verdeney.

Cubjac.
D. Joany.
Ph. Gargaud.

Excideuil.
D. *Beau-Verdeney (A.), 1851.
Moulinier.
Rabaud (Jean), 1857.
Ph. Bareau.
Dufraisse.

Fossemagne (*Thenon*).
D. Reversade (Antoine).

Génis.
D. *Feyfant (Antoine).

Hautefort.
Of. Gauthier (Jean), 1846.

Ladouze (*St-Pierre-de-Chignac*).
D. Guichemerre (Gab.), 1857.

Léguilhac-de-Lauche (*Saint-Astier*).
D. Herr.

Lisle.
D. Lagorce-Lavergne (J.), 1853.

Manzac (*Saint-Astier*).
*Labat (Gustave), 1842.

Razac-sur-l'Isle (*Périgueux*).
D. Brouillaux-Léger, 1850.
*Dubois.

Saint-Agnan-d'Hautefort.
*Galtié.

St-Amant-de-Vergt (*Vergt*).
D. Laroche (Franç.-E.), 1856.

Saint-Astier.
D. Boisseuih.
*Dubesset.
Gadaud (J.-Bapt.), 1834.
Ph. Baldou.
Poumier.

St-Front-d'Alemps (*Agonac*).
Of. Dessal-Quentin.

Saint-Martial-d'Albarède (*Excideuil*).
D. Pouquet.

Saint-Pierre-de-Chignac.
Of. Passerieux.

Savignac-les-Eglises.
D. Archer-Chauveau.
Chaminade (J.-Bapt.), 1860.
Sorges.
D. Pradel.
Thenon.
D. Froidefond.
Of. Dubreuil (Jean), 1840.
Ph. Doumerc (Z.-B.), 1852.
Tourtoirac (*Excideuil*).
Of. Geyfaut (Jean), 1854.
Trélissac (*Périgueux*).
D. Debregeas (Jacques), 1823.
Vergt.
D. Labatut.
Of. Mercier (Jean-Gab.), 1842.
Ph. Perrot (Léonard), 1850.

BERGERAC

D. Barraud, ✻, 1855.
Bordier de la Rue, 1836, *n'ex. plus.*
*Brunett 1850, *n'ex. plus.*
*Cayla (Franc.-Alexis), 1840, vice-prés. de la Soc. loc.
*Dussumier, 1856.
*Garrigat (Albert), 1861.
Giroux, 1855.
*Loreille, 1838.
Vizerie (Léonce), 1855.
Ph. Branda (Jean), 1836.
Carré.
Guy.
Mounet (Pierre), 1843.
Renouleau (Elie), 1845.
Soudon, 1883.
Beaumont-au-Périgord.
Soudon, 1883.
D. Grenier, 1866.
Ribière, 1865.
Of. Malivert (Pierre), 1859.
Ph. Bouny (Jean-Jules), 1860.
Béleymas (*Villamblard*).
Of. Denoix, 1854.
Cadouin.
D. Beauchamps.
Douville.
D. *Loreille.
Eymet.
D. Morin (Pierre-Jules), 1837.
Sicaud, 1865.
Ph. Bouard-Victorieux, 1883.
Fleix (Le).
D. Dupuy.
Gardonne.
Of. Charpenay.
Issigeac.
D. *Daugier (Pierre), 1837.
Laroque (Jean-Joas), 1837.
*Vizerie, 1860.
Ph. Chaval.
Rolland (E.), 1876, de 1 à 2 h.
Laforce.
D. Clament (Antoine), 1834.
Clament (Clément), 1883.
Rolland (E.), 1876 de 1 à 2 h.
Of. Vergnol (E.).
Lalinde.
D. Carrié, 1874.
Grellou-Lagarrigue.
*Latour (Et.-Adrien), 1853.
Ph. Jammes (P.-Ludovic), 1878.
Limeuil (*La Bugue*).
D. *Linarès (Jean-Hipp.), 1834.
*Linarès fils, 1864.
Liorac (*Mouleydier*).
D. Lagrave.
Lunas (*Laforce*).
Of. Denoix (Jos.-Emile), 1847.
Moncaret.
D. Cazeau (Pierre), 1829.
Monpazier.
D. Parsat, 1861.
Of. Personnier (Nicolas), 1852.
Ph. Parsat.
Montagnac (*Villamblard*).
D. Sacreste, 1847.
Mouleydier.
D. *Coulaud.
Pontours (*Lalinde*).
D. Gouyon-Beauchamps.
Port-Sainte-Foy (*Sainte-Foy-la-Grande*).
Of. Villand.
Saint-Alvère.
D. Luzié, 1852.

Luzié fils.

Saint-Aubin-de-Lanquais (*Issigeac*).

D. Laborie (Sim.-P.-A.), 1857.

Saint-Méard-de-Gurçon.

D. Dumas.

Saussignac (*Gardonne*).

D. *Pauvert, 1855.

Sigoulès.

Of. Dumouriez (James-J.), 1841.

Trémolat (*Saint-Alvère*).

Of. Pemilhat-Deguilhem, 1834.

Vélines.

D. Dambier (Pierre-Paul), 1852.

Ph. Boussat.

Villamblard.

D. Lestang (Jean-Jul.), 1838.

Ph. Desvaux.

Villefranche-de-Longchapt.

D. Barbancey.
Chayron.
*Réglade.

Ph. Sourrau.

NONTRON

D. Bonithon, 1863.
*Picaud (André), 1875.
*Roby-Pavillon (Fr.), 1855.
*Roubenne (Guill.), 1831.

Ph. Augier.
Queyroy (Marc).

Abjat (*Nontron*).

D. Filhoud-Lavergne, 1883.

Of. Filhoud-Lavergne.

Bussières-Badil.

D. Sauvo (Jean-Baptiste), 1840.

Champagnac-de-Belair.

D. Profit.

Champniers (*Piégut-Pluviers*).

D. Roux de Château-Rocher.

Jumillac-le-Grand.

D. Laroche.

Ph. Bernard.

Lanouaille.

D. Alric.

Of. Marty (J.-B.-Ch.), 1843.

Mareuil-sur-Belle.

D. *Baussenat, 1864.

Of. Pindray (de).

Ph. Dussoulier.
Trava, 1882.

Miallet.

D. *Millet-Lacombe (P.), 1843.
*Millet-Lacombe (Georges).

Payzac.

D. *Dupinet (J.-B.), 1871.

Ph. Lapeyre.

Piégut-Pluviers.

D. *Laroche.

St-Jean-de-Côle (*Thiviers*).

Of. Bersac (Jean), 1820.

St-Pardoux-la-Rivière.

D. *Millet-Lacombe (Pierre).

Ph. Touzières.

St-Romain et St-Clément (*Thiviers*).

Of. Barailler Laplante.

Sarrazac (*Thiviers*).

Of. Demarques (Raym.), 1830.

Thiviers.

D. Dussutour.
*Lacombe, 1863.
Sartre, 1864.
*Theulier (Albert).

Ph. Lacombe.
Rejou (Guillaume), 1832.

Villars.

D. Lapoulle.

RIBÉRAC

D. Durieux (P.-F.-A.), 1849.
Durieux (Georges), 1884.
Labrousse (Octave), 1868.
*Sarlandie de Larobertie (A.), 1841.
*Simon (Achille), 1845.

Ph. Cibrie (Benjamin), 1863.
Mourgues.
Rouchaud (Ludovic), 1858.

Allemans (*Ribérac*).

D. Dumas (Clovis).

Auriac-de-Boursac (*Salles-la-Valette*).

D. Lapeyre-Bélair (Léon), 1838.

Bourg-du-Bost (*Ribérac*).

Of. Dubreuil (Joseph).

Brassac (*Montagrier*).
Of. Dumas.
Lamolle (Château de). (*Par Monpont.*)
D. *Gaillardon (Frédéric), 1868.
La Roche-Chalais.
D. Dalilée (Etienne), 1855.
Hérier-Fonclair, 1848.
Of. Formel.
Frichou (Bernard), 1828.
Ph. Fanjeaux.
Hérier-Fonclair.
La Tour-Blanche.
D. Poumeyrol (François), 1836.
Monpont.
D. *Barbancey.
*Léonardon (Fr.), ✱, 1835.
Ph. Gendre.
Meynard (Pierre), 1856.
Mussidan.
D. Dambier (Jean-Aug.), 1837.
*De Labrousse, 1866.
*Piotay (Léonard), ✱, 1837.
Vidal (Gabriel), 1871.
Ph. Geneuil.
Vendôme.
Neuvic.
D. *Bosviel fils.
*Léonardon-Lapervenche, 1861.
Ph. Laborie.
Parcoule (*La Roche-Chalais*).
Of. Chandau.
Saint-Aulaye.
Ph. Boussaton, 1863.
Saint-Barthélemy-de-Belle-Garde (*Monpont-sur-l'Isle*).
Of. *Nadaud.
St-Germain-du-Salembre (*Neuvic-sur-l'Isle*).
D. Ladevy-Roche.
St-Laurent-des-Hommes (*Monpont-sur-l'Isle*).
D. *Guillaumon (Jean), 1837.
Saint-Méard-de-Drône (*Tocane-Saint-Apre*).
D. Simon (Léonard), 1840.

Saint-Paul-Lizonne (*Saint-Séverin-Charente*).
D. Conte-Lagauterie, 1842.
Conte-Lagauterie, 1883.
Saint-Privat-des-Prés.
D. *Guillemot (Adolphe), 1834.
Saint-Vincent-de-Connazac.
D. *Pourteyron (Paul), 1872.
Tocane-Saint-Apre.
D. *Puygauthier (Henri), 1874.
Vanxains (*Ribérac*).
Of. Latour (Jean-Eug.), 1840.
Verteillac.
D. Desvergnes, 1884.
*Moreau (Ernest), 1864.
Ph. Perboire.

SARLAT

D. Boissarie, 1852, ancien int., vice-prés. de la Soc. loc.
Gorsse (Pierre), 1839.
Lafargue (Joseph), 1841.
Nave, 1866.
Ph. Gorsse, 1873.
Labrousse.
Martin (Joseph), 1859.
Roussy.
Bachellerie (La).
D. *Blanc-Salvy, 1868.
Denoix (E.-A.), 1874.
Ph. Delsoulier.
Belvès.
D. *Calvet, 1875.
*Laporte, 1864.
*Magimel, 1874.
Ph. Barrière (J.-G.-H.), 1869.
Miquel.
Bezenac (*Saint-Cyprien*).
D. Raynal, 1862.
Bugue (Le).
D. *Bogat-Lamothe (P.), 1843.
Burette (Antoine), 1845.
Burette fils.
*Lacombe, 1875.
Rey.
Ph. Deynat.
Marbotin.

Carlux.
D. Montméja (Romain), 1823.
Carves (*Belvès*).
D. Fauvel, 1875.
Coux-et-Bigarroque (*Siorac-de-Belvès*).
D. Ussel, 1845.
Domme.
D. *Chayrou (Jean-Oct.), 1856.
*Molènes, 1874.
Ph. Mangé.
Grive (*Belvès*).
D. *Dieudé.
Montignac.
D. Boudy, 1870.
Delsoulier, 1866.
*Laroche, 1865.
Mazel, 1855.
Of. Bosredon.
Ph. Carme.
Marican (Ch.), 1885.
Nabirat (*Domme*).
D. Lauvinerie, 1864.
Plazac (*Rouffignac*).
Of. Labarre, 1855.
Rouffignac.
D. *Rudelle, 1865.
Ph. Cruveiller.
Saint-Cybranet (*Domme*).
D. Pontou, 1866.
Saint-Cyprien.
D. *Escande, 1873.
*Raynal, 1858.
Ph. Redon (Victor), 1851.
Saint-Julien-de-Lampon (*Carlux*),
D. Varennes (P.-Ch. de), 1837.
Saint-Martial-de-Nabirat (*Domme*).
Ph. Ferrière.
Salignac.
D. *Castanet, 1856.
*Farge.
Of. Sallière.
Siorac-de-Belvès.
D. *Destor, 1866.
Terrasson.
D. Denoix, 1872.
Feytaud, 1875.
*Lombard (L.-Jean), 1861.
Of. Lafarge.
Ph. Labarre.
Lavaud.
Ravet.
Villefranche-de-Belvès.
D. Delmas (Jean), 1841.
*Palisse (J.), 1858.
Of. Delmas.

DOUBS.

Population : 306,094 hab. — 93 Docteurs en médecine ; 20 Officiers de santé ; 55 Pharmaciens. — Association locale pour le département.

Quatre arrondissements : Besançon, Baume-les-Dames, Montbéliard, Pontarlier.

BESANÇON.

D. Baudin (Léon-Joseph-Alexis) 1874.
Blanc (Anselme), 1838.
Blondon (Ch.-Phil.), 1850.
Bodier (J.-B.-Léon), 1856.
Bolot (Edouard), 1881.
*Bornier (Franç.), ✿ I, 1846, prof. de physiol., méd. du bureau de bienfaisance.
*Bouton (Jean-Pierre), 1838, prof. d'accouch. à l'Ecole départ., méd. de l'Ecole normale.

*Bruchon (Just-Ch.), 1854, profess. d'anatomie.
*Chapoy, ✿ A., 1874, prof. suppl. de clinique externe.
Chenevier (Aim.), ✵, 1851, profess. d'hyg. et de therapeut., direct. de l'Ecole de médecine.
Colard (Claude-Jos.), 1842.
Cornet (Joseph), 1885.
*Coutenot (Fr.-M.), ✵, 1848, prof. de clin. int., méd. en chef de l'hôp. civil, memb. du Cons. d'hyg.
Druhen (Etienne), ✿ I, 1851, prof. de pathol. interne.
*Druhen (Ignace), ✵, 1841, prof. de pathol. interne.
*Druhen fils, 1875.
*Faivre (Adolp.), ✿ A., 1862, prof. de pharmacie et de mat. médic., médec. des sourdes-muettes, secr. du Cons. d'hyg., pres. de la Soc. loc.
*Gauderon (Eug.-Ad.), 1876, prof. suppl. de path. int.
Girardot (Ch.), 1875, *à la Baume*.
*Gounand (Alex.), 1869, prof. suppl. d'anatomie.
Heitz (Victor), 1885, chef de clinique.
Hugon (Epiphane), 1840.
Lauchamp (P.-Eug.), 1885.
*Lebon (Franç.), 1852, trés. de la Soc. loc.
*Ledoux (Emile), 1871, secr. de la Soc. loc.
Maximin (C.-L.), 1883.
Mercier (Ad.-Emm.), 1874.
Monnot (héodore), 1846, cons. de la vaccine.
Morel (Ernest-L.), 1862.
*Nargaud (Arthur), 1873.
Parguez (Isidore), 1849.
*Perron (Ch.-Franç.), 1853, méd. du chemin de fer.
*Prétet (François), 1878.
Rith (Arthur), 1857.
*Saillard (Albin), ✿ I, 1865, prof. de clinique externe.
*Saint-Martin (M.-P.-L.), 1877.
*Sanderet (Edm.), ✵, 1839, prof. d'accouch. à l'Ecole de méd., memb. du Cons. d'hyg., médec. en chef de l'hosp. départ.
*Toubin (Eugène-Léon), 1882.
Verette (Marcel-Hom.), 1875, médecin spécialiste des enfants, de 1 à 3 h.
*Viancin (Laur.), 1869, dent.

Of. Bride (Fridolin), 1845.
Coillot (Nicolas), 1843.
Kolb (Eugène), 1854, dent.
Lépagnole (P.-L.-M.), 1871.
*Roy (Constant-Joseph), 1854.

Ph. Amberger, 1872.
Baudin (Emile), 1877.
Béjean (Aimé), 1866.
Boisson, profess. de chimie à l'Ecole prépar., 1856.
Bonnet, 1871.
Cénay (Fernand), 1883.
Claudet (Joseph), 1883.
Clerc (Louis), 1883.
Coillot (Henri), 1883.
Cuenin (Edmond), 1865.
Dumont (Joseph), 1882.
Grosrichard, 1865.
Guichard frères, 1850.
Grosjean (Joseph), 1884.
Jacques (Auguste), 1863.
Jacquot (Octave), 1872.
Lanternier, 1879.
Magnien, 1866.
Monnier, 1872.
Nicklès (Adrien), 1874.
Paillot (J.), 1871.
Robardey.
Serrès, 1878.
Serrette.
Tailleur, prof. suppl. à l'Ec.

Amancey.

D. Meneguin, 1876.

Arc-et-Senans.

Of.*Maguin (Alf.-Alex.), 1863.
Ph.Jacquet, 1877.

Beure (*Besancon*).

Of. Dumont (N.), 1853.

Cendrey.

D. Coillot (P.), 1885.
D. Thomas (François), 1852.

Chalèze.

D. Piquand (Jules), 1858.

Chemandin.

D. Galliot (Fleury-François-Léon), 1884.

Jallerange.

Of. Brenner (Alex.), 1854.

Mamirolle.

Of. Coulot (Aimé), 1838.

Montfort (*Quingey*).

Of. Parriaux (Pr.-Clém.), 1845.

Montrond (*Besançon*).

Of. Dumont (Georges), 1840.

Mouthiers-Haute-Pierre.

Of.*Mathey (Aug.-Cas.), 1871.

Ornans.

D. *Boulet (P.), 1856, méd. de l'hôp.
Colard (Jean-Franç.), 1835.
Colard (Ch.) (fils), 1877.
Ph.Mathey (Ch.-Jos.), 1853.
Ravillard, 1870.

Quingey.

D. *Barbaux (Albert), 1876.
*Maréchal, (Edmond), 1874.
Ph.Dumont (Joseph), 1871.

Saint-Wit.

D. *Lebault, 1872.
Ph.Roque.

Vaire-le-Grand (*Besançon*).

Of. Guyon (Val.-Just), 1841.

Vuillafans.

D. Chevassus, méd. major en retraite.
*Métras (Armand), 1873.
Saint-Loup (J.-L.), 1831.

BAUME-LES-DAMES.

D. *Bütterlin (Jos.), A., 1872, méd. de l'hôp.
*Boiteux (Louis), 1845, méd. en chef de l'hôpital.
*Boiteux (Louis) fils, 1883.
Ph.Faivre, 1877.
Mouquin (Louis), 1864.

Bouclans.

D. *Bernard (Jules), 1875.

Clerval.

D. Bobillier (Jos.-Théop.), 1857.
*Delacour (P.-A.-L.), 1872.
Ph.Morizot.

Cuse-Adrisans (*Rougemont*).

D. Receveur (Claude), 1847.

Isle-sur-le-Doubs.

D. *Michaux (Emile-Aug.), 1876.
Of.*Metoz (Cl.-Léon), ✠, 1874.
Ph.Morphaux, 1869.
Michaux.

Landresse
(*Pierrefontaine-les-Varans*).

Of. Grosperrin (J.-Bapt.), 1830.

Orchamps-Vennes.

Of.*Magnin-Feysot (Fr.), 1853.

Passonfontaine (*Vercel*).

D. Humbert (Antoine-Nestor), 1884.

Pierrefontaine-les-Varans.

D. Grosperrin (J.-Aug.), 1877.
Santon (Eugène), 1844.

Rougemont.

D. *Guérin (Louis), 1876.
Ph.Jeannot, 1874.

Sancey-le-Grand.

D. Jeangérard (J.-F.), 1859.

Vercel.

D. Piquard (Ch.-Gustave), 1881.
Ph.Tournier, 1884.

MONTBÉLIARD.

D. Beucler (Louis), 1879.
*Beurnier (J.), 1857, méd. cant., vice-prés. de la Soc. loc.
Georgeon (J.-B.), 1843.
*Muston (Etienne), 1846.
*Tuefferd (Fréd.), 1866, méd. du chemin de fer.

*Vesseaux (Jules), 1879.
Ph. Bernard, 1876.
Fallot (Ch.-S.-Fréd.), 1835, memb. du Cons. d'hyg. et du bur. de bienf.
Mook (Charles), 1878.
Parraud (Jacq.-Eug.), 1859.

Abbevillers.

D. Dorian (Luc), ✲, 1878.

Audincourt.

D. *Duvernoy (E.-H.), 1870.
Ph. Aubry (Léon), 1876.
Moock (Ph.-J.), 1845, 1re cl.

Fesches-le-Châtel

D. Lorbet.

Hérimoncourt.

D. *Borne (Joseph), 1874, mardi, jeudi, samedi.
*Quelet (L.), 1856, méd. cant.
Ph. Nardin, 1880.

Maiche.

D. Taillard (F.-Sylvain), 1865, memb. du Conseil d'hyg.
Ph. Steiner, 1869.

Pont-de-Roide.

D. *Gainet (Alfred), 1868.
Marcou (Charles), 1878.
Ph. Fiéreck, 1872.

Le Russey.

D. Feuvrier (Paul), 1877.
Ph. Falconnet (Léon), 1884.

St-Hippolyte-sur-le-Doubs.

D. Pourcelot (Marie-Charles-Félix), 1884.
Ph. Gérard, 1873.
Borne, 1885.

Trévillers.

Of. Tirole (Eug.-Jos.), 1853.

Vauclusotte.

Of. Boillot (Eugène), 1828.

Vougeaucourt.

D. Berceot (Fr.-Léger), 1856.

PONTARLIER.

D. *Berthelot (M.-L.-M.), 1880.
Girod (Louis), 1864.
*Houdard (Fr.-Vict.), 1860.
*Pône (Gust.-Alb.), 1866.
Ph. Bernard (Charles), 1881.
Delacroix (Adrien), 1876.
Mercier (Louis-Vict.), 1837.
Pagnier (Jules), 1874.
Pessières (Paul), 1847.
Travaillot.

Arc-sous-Cicon (*St-Gorgon*).

Of. *Magnin-Feysot (Cl.), 1853.

Jougne.

Of. Planty (Joseph), 1867

Levier.

D. Pitistian (Spiridon), 1875.

Morteau.

D. Coutemoine (Lucien), 1881.
Ravier (Léon), 1867.
Ph. Dornier (L.-Octave), 1872.
Wermot (Charles), 1877.

Mouthe.

D. Allemand (Ch.-Jos.), 1883.
Tournier (Paul), 1865.

DROME.

Population : 321,756 hab. — 70 Docteurs en médecine ; 14 Officiers de santé ; 51 Pharmaciens. — Association locale du département.

Quatre arrondissements : Valence, Die, Montélimar, Nyons.

VALENCE.

D. Accarie (Henri-Fréd.), 1864.
*Bonnet (Henri), 1847, ex-int. des hôp. de Paris, méd. des épid., memb. du Cons. d'hyg., méd. de l'hosp. et des prisons, méd. de l'Ec. norm. prim., secrét. de la Soc. loc.

Courbis, 1877.
*Chalvet (Louis), 1870.
*Coze (Vital).
François, O. ❊, 1842.
*Gaillard (J.-Hyacinthe), 1865, méd. de l'hôp. et du disp.
Magnanon.
*Romain, 1875.
*Urdy, 1874, ex-int. des hôp. de Paris.
*Vincent, 1867, trés. de la Soc. loc.
Of. Roguin, 1872.
Ph. Bastier (Jean-Marius), 1866.
Berger (Emile), 1873.
Bobichon.
Couturier.
Francou, 1866.
Martin.
Morellet.
Pey.
Riou, 1879.
Taillotte (Ludovic), 1864.

Bourg-de-Péage.

D. *Bernard (Jos.-Marie), 1854, memb. du Cons. d'hygiène, méd. cantonal.
Tabary (Pierre-Phil.), 1850.
Ph. Mazade (Herc.), 1850, memb. du Cons. d'hyg.
Tixador, 1882.

Chabeuil.

D. *Bergeron.
Borel, 1865.
Ph. Barnier (Jules), 1840.
Issartel, 1876.

Etoile.

D. *Berthe, 1869.
Meinadier, 1881.

Grand-Serre.

D. Barradis, 1879.
Bizarelli, 1860.
Ph. Achard, 1878.

Hostun (*St-Nazaire-en-Royans*).

D. Giraud (Honoré-Dés.), 1847.

Livron.

D. Bernard.

Loriol.

D. *Chalamet (P.-Louis), 1854; méd. cantonal.
Ph. Serre.

Montmeyran.

D. Ricateau (A.), 1881.

Moras.

D. *Revol (Jean-Baptiste), 1832, méd. cantonal.
Rey, 1874.

Romans.

D. Barbaste, 1850.
Carnet (Antoine), 1850.
*Favol (Alex.-Henri), 1850.
*Fihol (Henri-Sylvain), 1866.
Galland, 1879.
*Roux (Prosper-Franç.), 1848.
*Sibilat (Jos.-Louis), 1853.
Of. Perret, 1878.
Ph. Bousquet.
Bresson (Victor), 1861.
Desfillon, 1881.
Gastoud, 1877.
Gignier (Benjamin), 1866.
Perrand, 1866.

Saint-Donat.

D. Bodin (Eugène), 1828, méd. cantonal.
Ph. Perraud (R.), 1872.
Of. Chalamet (J.-H.-N.).

Saint-Jean-en-Royans.

D. Roux (J.-Pierre), 1847, méd.
Ph. Guillen, 1850.

Saint-Vallier-sur-Rhône.

D. Dufour, 1879.
La Saigne.
Pangon, 1879.
Ph. Muet-Renaud, 1880.
Pellegrin.

Tain.

D. *Gazet, 1869.
*Tournaire, méd. cant., 1861.
Ph. Bonnet, 1837.
Taillotte (Pierre-Jos.), 1833.
Vanet, 1847, pharm. du Bur. de bienf.

DIE.

D. *Benoît (Alex.), 1843, méd. des épid., membre du Cons. d'hyg., méd. cant., méd. des prisons.
Breyton (Jules), 1865, memb. du Cons. d'hyg., médecin cantonal.
Chevandier, 1846.
Faure (Aug.-Franç.), 1827, memb. du Cons. d'hyg., méd. cant., méd. des hôp.
Magnan, 1880.
Ph. Favier, 1878.
Taillotte (Prosper), 1848, memb. du Cons. d'hyg.

Bourdeaux.

Of. Mège.

Crest.

D. *Chalvet (Louis-Vict.), 1835, memb. du Cons. d'hyg., méd. cant.
*Bremont (Alb.), 1873.
*Maurin (Alcide), 1866, membre du Cons. d'hyg., méd. cantonal.
Voulet, 1872.
Ph. Chaleuil.
Charousset (A.), 1869.
Cotta (Louis-Eugène), 1863, memb. du Cons. d'hyg.

Luc-en-Diois.

Of. Pons du Vissuc (Adolphe), méd. cant.

Lus-la-Croix-Haute.

Of. Pallud, 1858.

Motte-Chalançon (La).

D. Evesque, 1882.

Puy-Saint-Martin.

D. Borel, 1879.

Saillans.

D. Planel.
Of. Ravoux (Ch.), 1817, méd. cantonal.

Saint-Julien-en-Vercors
(*La Chapelle-en-Vercors*).

Of. Bonnard (J.-Félic.), 1855.

MONTELIMAR.

D. *Carle (Adrien), 1864, ex-interne des hôp. de Paris.
Guigon (Hyacinthe), 1858, méd. de l'hosp., membre du Cons. d'hyg.
*Loubet (Auguste), 1862.
*Pize (L.-Paul), 1854, memb. du Cons. d'hyg., médecin insp. des eaux de Condillac, chir. de l'hôp., méd. cantonal.
Roux, 1877.
Ph. Arsac (Louis), membre du Cons. d'hyg.
Brun (Aug.), 1851, membre du Jury méd., memb. du Cons. d'hyg.
Durand (Casimir), 1842.
Lustrou (Charles), 1843.
Perche (Jacques), 1854.
Roux (Ch.), 1846.

Châteauneuf-de-Mazenc.

Of. Taulier, 1843.

Dieulefit.

D. *Benoit (Eugène), 1853, méd. cantonal.
Peloly (Fortuné), 1858.
Ph. Plaisance, 1864.
Slizewiecz (Jean), 1875.

Donzère.

D. Peillard, 1839.

Grignan.

D. Perreymond, 1874.

Pierrelatte.

D. Madier-Champvermeil, 1874.
Roure.
Ph. Donjean, 1862.
Sermant, 1872.

Saint-Paul-Trois-Châteaux.

D. Cazeneuve, 1857.
Ph. Charaud, 1879.

Suze-la-Rousse.

Of. Plantin (Hippolyte), 1831.

Tulette.

D. Barnier, 1873.
Of. Plantin, 1864.

NYONS.

D. *Laurent (Paul), 1870.
Long (Henri), 1839, memb. du Cons. d'hyg., médecin cantonal.
Tortel (Gabriel), 1853.
Vaissette (D.), 1862.
Ph. Chauvet (Amédée), 1852.
Frecon (L.), 1879.
Ravoux, 1876.

Buis-les-Baronnies.

D. Bernard, 1872, de 1 à 4 h.
Ph. Agrel, 1837.
Agrel (P.), 1879.

Lachau (*Séderon*).

Of. Barnouin, 1866.

Mollans.

Of. Perret, 1876.
Ph. Ollivier, 1878.

Montbrun.

Of. Bernard (François), 1846, méd. cant.

Taulignan.

D. *Biscarat, 1875.

Vinsobres (*Nyons*).

D. Belgodère, 1876.

EURE.

Population : 373,629 hab. — 91 Docteurs en médecine; 23 Officiers de santé; 92 Pharmaciens. — Association des Médecins du département.

Cinq arrondissements : Évreux, Andelys (Les), Bernay, Louviers, Pont-Audemer.

EVREUX.

D. Bessière, méd. adj. de l'asile départemental.
*Bidault (Louis-F.), ✻, 1845, ancien interne des hôp., memb. du Cons. d'hyg., méd. en chef de l'hospice, secr. de la Soc. loc.
Brunet, directeur-méd. en chef de l'asile départem.
*Buisson (Adr.-S.), ✻, 1851.
*Fortin (François), 1829, officier de l'Université, prés. de la Soc. loc., vice-prés. du Cons. d'hyg.
*Guindey (Anat.), 1857, membre du Cons. d'hyg., méd. de l'état civil, chir. en chef de l'hosp., trés. de la Soc. loc.
*Pasquier (Georg.-Ch.), 1876, chir. adj. de l'hosp.
*Regimbard, 1877, méd. adj. de l'hospice.
Saint (Théod.), 1861, médecin du lycée, secrét. du Cons. d'hyg., méd. des prisons.
Ph. Asselin, 1883.
Buisson, 1877.
Ferray, 1871.
Gascard (P.-H.), 1855.
Galletaud, 1881.
Lainé, 1879.
Lemeland (H.), 1874.

Bourth.

D. *Sellerier (Frédéric), 1840.

Breteuil.

D. *Brière (Ferdinand), ✻, 1860.
Ph. Goussard, 1883.
Saxe, 1883.

Chennebrun (*Verneuil-sur-Avre*).

D. Puistienne (Antony), 1875, de 11 à 1 h.

Conches-en-Ouche.

D. *Bach, 1871.
*Martin (L.-A.), 1864.
Of. *Lampérière (Napoléon), ✻, 1853.
Ph. Brugerolle.
Dechervois (Jacq.-Henri).

Damville.

D. *Couraud, 1883.
*Monique, 1884.
Ph. Gesbert (Ern.-Arm.), 1872.
Homo, 1885.

Ezy.

D. *Dauvel (L.-A.), 1875.
Ph. Brachais, 1884.

Ferrières-sur-Risle.

D. Bougarel, 1842, de 1 à 3 h.
Ph. Salnelle (P.), 1860.

Illiers-l'Evèque (*Nonancourt*).

Of. *Dussac (Guillaume), 1831.

Ivry-la-Bataille.

Of. *Soulaître (François), 1872.
Ph. Desanlis, 1875.

Neuve-Lyre (La).

D. *Viaud, 1876, lundi de 10 h. à midi.
Of. Julien (J.), 1820.
Ph. Querey (F.), 1864.

Nonancourt.

D. *Auvray (Louis-A.), 1824.
*Destay (Albert), 1879.
*Grosfillay (Paul,) 1874, tous les jours de 8 à 9 h. matin et de 2 à 3 h. soir.
Guestre (Charles), 1881, de midi à 1 h.
Reculard, 1876.
Ph. Chédeville fils, 1866.
Rondeau, 1867.

Pacy-sur-Eure.

D. Franceschi.
*Isambart (L.-E.), 1867, de 1 à 3 h.
*Prévost (F.-Désiré), 1849, méd. de l'hôp.
Ph. Bougrand, 1879.
Gillet, 1885.

Rugles.

D. Martelli, 1880.
Thomas, 1855.

Saint-André-de-l'Eure.

D. *Dussac (E.), 1869.
*Feugère (Marie-Hip.), 1853.
Ph. Lainé, 1876.
Leroux, 1878.

Tillières-sur-Avre.

D. Herbert (Auguste), 1840.
Ph. Stély, 1873.

Verneuil.

D. *Carcopino, 1880.
*Martin-Fortris (Emile), 1877, de 1 à 2 h.
*Pescheux (Amand), 1837.
Ph. Calenge fils, 1872.
Lambert (C.), 1867.
Rousset, 1874.

Vernon.

D. *Bertin du Chateau, 1878.
*Devignevielle (Améd.), 1867.
*Thorel (Louis-C.), 1867.
Vattier (Jules-Prosper), 1840.
Ph. Duperrier, 1847.
Henry.
Lapierre, 1884.
Peuvrier.
Rozé (Louis), 1867.

LES ANDELYS.

D. Rayer, 1883, membre du Cons. d'hyg.
*Toutain (Félix-Mart.), 1877, méd. de l'hosp., membre du Cons. d'hyg.
Ph. Gallot (Charles), 1877.
Mignard (Em.-A.-Ad.), 1872.

Charleval (*Fleury-sur-Andelle*).

Of. *Quillet (Amédée), 1857.
Ph. Dutot (Pierre-L.), 1858.

Ecos

Of. Molle.

Ecouis.

Of. *Langlois (Ch.), 1874.

Etrépagny.

D. Sombret, 1883.

Vico (J.-M.-Aimé), 1877.
Ph. Dumesnil (Hector), 1867, memb. du Cons. d'hyg.

Fleury-sur-Andelle.

D. Petit-Bregnat (Franc.), 1872, memb. du Cons. d'hyg.
Ph. Boussard (Etienne), 1854.

Gisors.

D. *Avenel (Wilfrid), 1847.
*Cluzeau (Nicolas-Ars.), 1865.
*Dufay (J.-A.), 1827.
*Jagu (A.), 1873, lundi de 1 à 4 h.
Ph. Aillet (Léon-Paul), 1873.
Patrouillard (Ch.), 1872.
Raffy (Henri-Raphaël), 1863.

Lyons-la-Forêt.

D. Wathier, 1877.
Ph. Four (Ern.-Adolph.), 1880.

Guisiniers (*Les-Andelys*).

D. Lecoq.

Mainneville.

D. Labbé, lundi, samedi, de 6 h. matin à 7 h soir.
Of. *Demommerot (J.), 1854.
Ph. Rullière, 1875.

Romilly-sur-Andelle (*Pont-Saint-Pierre*).

Of. Launay (Félix), 1843.

Pont-Saint-Pierre.

D. *Leborgne (A.), 1856.
Ph. Fleury (C.), 1844.
Huriez (Abel), 1874.

Tourny.

D. Balette (Ed.-J.-Dom.), 1883.

BERNAY.

D. *Blin, 1873.
*Lesueur (Ernest), 1875.
Salnelle (Louis), 1880.
*Tessier (F.), rue de la Charentonne.
Ph. Fauvel, 1872.
Fossey (Edouard), 1843.
Lafont (Emile), 1855.
Lecerf (Henri-Eug.), 1862.
Nicolas, 1864.

Barre-en-Ouche (La).

D. *Gatine (L.-Hipp.), 1865.
Ph. Boulanger, fils.

Beaumesnil.

D. *Lhomme (Eugène), 1840.

Beaumont-le-Roger.

D. Hue (François), 1883.
Viard (Lucien-Pierre), 1881.
Ph. Cadinot (J.-B.).
Compagnon (Alph.), 1871.

Le Bec-Helloin (*Brionne*).

D. Guillonet (E.), 1883.

Brionne.

D. *Bigourdan (F.-E.), 1866.
Of. *Ducosté, 1875.
Ph. Briouze, 1883.
Pannier (Désiré), 1863.

Broglie.

Ph. Ducreux.

Giverville.

D. Halbout (Charles), 1883.

Goupillières (*Beaumont-le-Roger*).

Of. *Quesney (François), 1847.

Harcourt (*Brionne*).

Of. Plichon (Amand), 1847.

Montreuil-l'Argillé.

D. Leverdier (Constant), 1841.
Ph. Bua (Emile-Louis), 1876.

Serquigny.

Ph. Simon.

Thiberville.

D. Gouas (E.), 1880, de 8 à 9 h. matin, lundi de midi à 2 h.
Ph. Bataille, 1868.
Etable (Frédéric), 1857.

LOUVIERS.

D. Carnus.
Petel (Prosper), 1835, méd. en chef de l'hosp., memb. du Cons. d'hyg., méd. des épid., vice-prés. de la Soc. locale.
*Postel (C.-Em.), 1869, méd. adj. de l'hosp., memb. du Cons. d'hyg.

*Taurin (Hector-Félix), 1874.
Ph. Lantuéjoul (Georges).
Rigal.
Rollet.
Zarzycki (Théod.), 1876.

Amfreville-la-Campagne.

D. Beuzelin (Jacques), 1859.

Croix-Saint-Leufroy.

D. Guillou-Kérédan, 1854.
Ph. Prévost (J.-Pierre), 1837.

Gaillon.

D. *Mailhet, 1852, méd. de la col. agric. des Douaires.
Ph. Berthon (A.), 1848.
Cornu (L.-D.), 1842.

Gros-Theil.

Ph. Broquet (Prosper), 1874.

Neubourg.

D. *Baudré (Jules-César), 1864.
*Poussin (Alexandre), 1875.
Of. Lemercier.
Ph. Leleu (Edmond), 1867.
Lemercier (Jules), 1848.
Poussin (Eugène), 1847.

Notre-Dame-du-Vaudreuil.

Of. *Goujon (Amand), ✻, 1835.

Pont-de-l'Arche.

D. Pinet (Jacques), 1874.
*Sorel (Alexandre), 1864, à 1 h.
Ph. Lequeux.

Vraiville (*La-Haye-Malherbe*).

Of. Sauvage (Aug.), 1876.

PONT-AUDEMER.

D. *Lemariey (T.), 1860, méd. en chef de l'hosp., memb. du Cons. d'adm. de l'Ass. méd., memb. du Conseil d'hyg.
Napierlasti (Erasme), 1870. de midi à 2 h.
Ragot (Alex.), 1867, anc. int. des hôp. de Paris, médec. de la pris., memb. du Con. d'hyg.
Touyon (Ch.), ✻, 1867, de 9 à 11 h.
Of. Guérard (Alex.), 1845.
Ph. Auger (Emile), 1854.
Duquesne, 1874.
Homo (Ferdinand), 1859.
Lescuyer (Edouard), 1872.

Beuzeville.

D. Perriquet, 1874.
*Vialle fils, 1875.
Ph. Breton, 1876.
Lecorney (P.-Ad.), 1867.

Boissey-le-Chatel.

D. Guillwich, 1882.
Ph. Frémont.

Bourgachard.

Of. Delamarre (Célestin), 1857.
Leclerc (P.-Isidore), 1840.
Ph. Delamarre (Célest.), 1851.
Guillier (Aug.-Clém.), 1859.

Bourgthéroulde.

Of. Rebulet, 1870.
Ph. Sauvage, 1878.

Bourneville.

Of. Delamarre, 1873.
Rabasse (J.-Placide), 1830.
Ph. Duchemin (Nicolas), 1856.

Cormeilles.

D. *Arnaudet (Louis), 1870.
Monestier, 1876.
Ph. Hubert.
Leprieur (Jean-Marie), 1872.

Epaignes.

Ph. Mortreux, 1858.

Hauville (*Routot*).

Ph. Cartier (Emile-A.), 1853.

Lieurey.

D. Noucher (A.), 1844.
*Wagner (Félix de), 1873.
Ph. Hue (Eugène), 1873.
Picard, 1844.

Montfort-sur-Risle.

D. Lucas (Edouard), 1883.
Of. Lesueur, 1881, de 1 à 2 h.
Ph. Rémy, 1879.

Pont-Authou (*Bec-Hellouin*).

Ph. Legris (Désiré), 1828, *n'ex. plus.*

Quillebœuf.

Of. *Quesney (Félix), 1852.

Routot.

D. Balez-Balczierski, 1880.
Ph. Duchemin, 1841.
Ph. Detoy, 1840.

Saint-Georges-du-Vièvre.

D. Dubois (Paul), 1876.
Ph. Dubos, 1851.

St-Ouen-de-Thouberville

D. Caillard (Auguste), 1868.

EURE-ET-LOIR

Population : 283,075 hab. — 78 Docteurs en médecine; 19 Officiers de santé; 42 Pharmaciens. — Association locale des Médecins du département.

Quatre arrondissements : Chartres, Châteaudun, Dreux, Nogent-le-Rotrou.

CHARTRES.

D. Amiot.
*Bouchard, 1878.
*Chesnel, 1877, anc. int. des hôp. de Paris.
*Colas, 1868, ancien int. des hôp. de Paris, méd. de la prison, de l'Asile de la vieillesse, et membre du Cons. d'hyg.
Girouard, 1858.
*Juteau, 1850, méd. de l'hôp., ancien int. des hôp. de Paris, médecin de l'Asile d'Aligre.
*Legendre, trés. de la Soc. loc.; *n'exerce plus.*
Lelong (Adolphe), 1835, anc. int. des hôp. de Paris, méd. de l'Ecole normale des instituteurs.
*Lelong (Marcel), 1869, anc. int. des hôp. de Paris, méd. de l'hôp., memb. du Cons. d'hyg., secr. de la Soc. loc.
Maunoury, ✻, 1842, ancien int. des hôpit. de Paris, méd. des épid., méd. des chem. de fer de l'Etat et de l'Ouest, membre du Cons. d'hyg.
*Maunoury, ✻, 1877, anc. int. des hôp. de Paris, chir. de l'hôp.
Rabuan, 1863; *n'ex. plus.*
*Salmon, ✻, 1845, chir. de l'hôp., anc. int. des hôp. de Paris, méd. des épid., méd. des chem. de fer de l'Etat et de l'Ouest, memb. du Cons. d'hyg., prés. de la Soc. loc.
*Voyet, ✻, 1837, méd. hon. de l'hôp., méd. de l'Ecole normale des institutrices, méd. des chem. de fer de l'Etat, vice-prés. du Cons. d'hyg., insp. de la pharm.

Ph. Chauvière, 1852, memb. du Cons. d'hyg., insp. de la pharm.; *n'exerce plus.*
Delacroix fils, 1870, pharm. du chem. de fer de l'Ouest.
Gilbert, 1872, memb. du Cons. d'hyg., insp. des ph.
Humbert, 1873.
Malenfant, 1880, pharm. des chem. de fer de l'Etat.

Vinson, 1864.

Auneau.

D. Brajeul, 1849.
Of. Bidault, 1872.
Ph. Bidault, 1863.

Bailleau-le-Pin.

D. Griveau fils, 1882.
Of. Griveau père, 1843.

Béville-le-Comte.

D. *Robin, 1864.

Courville.

D. Bacon, 1883.
Of. Sabaros, 1844.
*Szaramowicz (A.), 1866, de 1 à 3 h.
Ph. Hauvespre, 1882.
Schmidt, 1875.

Denonville (*Auneau*).

Of. Vaucoret, 1835.

Epernon.

D. *Crouzet, 1879.
*Poidevin (C.), 1858, de midi à 2 h.
Ph. Combault, 1881.

Gallardon.

D. *Lalesque, 1848.
Gillard, 1884.

Illiers.

D. Deniau, 1882.
*Galopin, ✻, 1836, vice-prés. de la Soc. loc.
Of. Barrois, 1874.
Ph. Lefebvre, 1878.
Prévost, 1870.

Janville.

D. Bienvenot, 1879.
Lebel, 1869.
Ph. Henry, 1873.

Jouy.

Of. Blavot, 1844.

Lèves (*Chartres*).

D. Martin, 1876, anc. int. des hôp. de Versailles.

Maintenon.

D. *Caule, 1879.
Coingt, 1878.
*Lamy, 1837.
Ph. Bougerol, 1867.

Guillot, 1846.

Oisonville (*Sainville*).

D. Jamain (L.), 1861, à 12 h.

Ouarville.

D. *Gierszynski, 1875.

Pontgouin.

D. *Guirette, ✻, 1836.

Prunay-le-Gillon.

D. *Aubry, 1865, anc. int. des hôp.

Roinville-sous-Auneau (*Auneau*).

D. *Guillemin, 1878.

Toury.

D. Petit (L.-H.), 1854.

Voves.

D. *Rabourdin, 1876, anc. int. des hôp.
Levenort, 1885.

Ymonville.

D. Sereins, 1883.
Of. Valen père, 1856; *n'ex. plus.*

CHATEAUDUN.

D. *Foisy (Gaston), 1872, méd. adj. de l'hôp., membre du Cons. d'hyg.
*Hiblot, 1869, memb. du Cons. d'hyg., méd. de l'hôp.
*Raimbert père, ✻, 1839, méd. de l'hôp., des épid., de la prison, membre du Cons. d'hyg., ins. de la pharm.
*Raimbert fils, 1880, médec. adj. de l'hôp.
Ph. Allouin, 1866.
Communeau (Ad.), 1862.
Cosnard, 1880.
Desbans (Clém.), 1846, anc. int. des hôp. de Paris, memb. du Cons. d'hyg., insp. de la pharm.; *n'ex. plus.*
Lemay, 1834; *n'exerce plus.*

Bonneval.

D. Boulay, 1854.

Hildebrand, 1859, directeur de l'asile d'aliénés.
Larrieu, 1880, membre du Cons. d'hyg.
Ph. Hubert, 1857.

Brou.

D. *Huguenin, 1879.
Ph. Martinet, 1884.

Civry (*Varize*).

D. Durand, 1874.

Cloyes-sur-le-Loir.

D. Fleury, 1882.
Picard, 1875.
Rouge de Montant (L.) 1866.
Ph. Bossuge, 1878.
Védie, 1883.

Courtalain.

D. Chauveau, 1869.
Ph. Aumoine, 1849.

Ferté-Villeneuil (La) (*Cloyes-sur-le-Loir*).

Of. *Legras, 1840.

Meslay-le-Vidame.

D. Demesse, 1883.
Of. Amand d'Ambraine, 1856; *n'exerce plus*.

Orgères.

D. *Lescarbault, ✻, 1848.
Of. Valen fils, 1872.

Sancheville.

D. Kœnig, 1874.

Terminiers.

Of. *Gebauer, 1853.

Unverre (*Brou*).

D. Colon, 1867.

Yèvres (*Brou*).

Of. Bierkowski, 1864.

DREUX.

Ph. *Bressot, 1883.
*Denis, 1873, anc. int. des hôp. de Paris, méd. de la prison, memb. du Cons. d'hyg.
*Leviste, 1883, de midi à 1 h., lundi jusqu'à 3 h.
Molinier, 1870, chir. de l'hôp. méd. des chem. de fer de l'Est, membre du Cons. d'hyg.
Ph. Bonnet (Ch.), 1869, anc. int. des hôp., pharm. de l'hôp., memb. du Cons. d'hyg.
Mauduit fils.
Seigneury, 1847, anc. int. des hôp.
Truelle, 1882.

Anet.

D. *Bardet (E.), 1875, médecin de l'hôpital cantonal, de 1 à 2 h.
Durdos (A.-F.), 1875, de 1 à 2 h.
Ph. Foli, 1863.

Brezolles.

D. Fleury, 1847.
Ph. Marmion, 1848.

Châteauneuf-en-Thimerais.

D. *Poulain, 1835.
*Taillefer, 1872.
Of. Fleury, 1865.
Ph. Fournier, 1869.
Maillard, 1883.

La Ferté-Vidame.

D. Claux, 1852.
Of. Filleul (L), 1878.
Ph. Girard, 1869.

Laons.

Of. Duffau, 1869.

Lormaye (*Nogent-le-Roi*).

D. Lafage, 1868.

Nogent-le-Roi.

D. *Guillaumin, 1874.
Ph. Radanne, 1884.

Senonches.

D. Lacoste, 1877, anc. int. des hôp. de Versailles.
Ph. Savarre, 1861.

Tremblay-le-Vicomte (*Châteauneuf*).

Of. *Daban, 1853.

Tréon.

Of. Renault, 1846.

Villemeux.

Of. Demesse, 1856.

NOGENT-LE-ROTROU.

D. Desplantes, 1853, méd. de l'hôp. et des pris., memb. du Cons. d'hyg.
Hamel, 1870, chir. de l'hôp., méd. des épid., memb. du Cons. d'hyg.
Souplet (E.), 1873, de midi à 2 h.
Ph. Pernet, 1874.
Pesche, 1846, membre du Cons, d'hyg.
Respand, 1870.

Authon-du-Perche.

D. Corneau, 1882.
Ph. Delante, 1876.

Bazoche-Gouët (La).

D. *Desnot, 1880.
Mercier, 1867, membre du Cons. d'hyg.
Ph. Pachaut, 1854.

Loupe La).

D. Lelièvre, 1873.
*Pichot, 1839, anc. int. des hôp. de Paris, memb. du Cons. d'hyg.
Ph. Gauquelin, 1873.

Thiron-Gardais.

D. Carlier (A.), 1883, de 8 à 10 h. du matin.

FINISTÈRE.

Population : 618,564 hab. — 91 Docteurs en médecine; 15 Officiers de santé; 47 Pharmaciens. — Société locale des Médecins de l'arrondissement de Brest.

Cinq arrondissements : Quimper, Brest, Châteaulin, Morlaix, Quimperlé.

QUIMPER.

D. Bâtard (J.-B.), ❋, *n'exerce pas.*
*Chauvel fils, (Henri), 1865, prés. de la Soc. loc.
*Coffec (P.-J.), 1861.
*Fatou (L.-Amb.), 1851.
Giffo (Pierre), 1879.
Homery, direct. de l'Etabl. des aliénés.
Kerhuel, O. ❋; anc. méd. princ.; *n'exerce pas.*
*Lallour (Emm.). 1844.
Ph. Decrop.
Goulven.
Jamet.
Morpain.

Audierne.

D. Hébert.

Concarneau.

D. *Galzain (Ch.-Cyr.), 1866.
Guillou.
Ph. Boyé.
Erland.

Douarnenez.

D. *Bizien.
Keromnès.
Nicolas.
Ph. Gadreau.
Lequer.

Fouesnant.

D. Chevalier, 1882.

Loc-Tudy
(Pont-l'Abbé-Lambour).

D. Lenormand ; *n'ex. pas.*

Pont-Croix.

D. Neis.
Ph. Boyé.

Pont-l'Abbé.

D. Cosmao-Dumenez (S.-M.), 1865, secrét. de la Soc. loc.
Rousseau.

Ph. Cardialaguet.
Grall (Emile).

Rosporden.

D. Herland, 1884.

BREST.

D. *Anner (T.), 1867.
*Aubry (Osc.-Ant.), 1859.
Auvray (Jean), 1883.
Baude, ❊.
Bohéas (Paul), 1883.
*Caradec (Louis), ❊, 1850, anc. chir. des armées; corresp. de la Société d'émulat. et de la Société de médecine pratique.
*Caradec (Th.), ✿ I., méd. de l'hôp. civ., des épid., de la maison d'arrêt, memb. du Cons. d'hyg., secrét. de la Soc. loc.
*Carof (J.-Aug.), ❊, 1853, méd. de l'hosp. civil.
Chabassu, ❊.
*De Léseleuc (A.-J.), 1844. méd. de l'hosp. civil.
Fallier, O, ❊.
Foll (A.-F.-E.), ❊, 1857.
Guyader (Ch.), 1872, de 1 à 2 h.
Laurent, 1883.
*Le Do (J.-B.-C.), 1855.
*Le Tersec (Théod.), O. ❊, 1855.
Marion, ❊.
Michel, ❊.
Miorcec, 1876.
Miriel (P.-L.-M.), 1835.
Muller (Fr.-Prosper), 1862.
Payen (Et.-E.-F.), 1839.
Rousseau (Paul), trés. de la Soc. loc.
Testard (J.-A.-P.), 1827.
Of. Delatre (G.-Ad.), ❊, 1852.
Ph. Baron (Ernest), 1876.
Caresmel, 1870.
Chauvin (Jules), 1873.
Chaze, 1866.
Daniel (Francis), 1868.
Esnault, 1871.
Flachet (Adolphe), 1879.
Good, 1879.
Grall, 1878.
Lair (J.-B.), 1857.
Pron, 1782.
Renaud, 1880.
Tostivaint, 1882.

Conquet (Le).

Of. Pethiot.

Landerneau.

D. Alavoine (Victor), 1849.
Chalmet (B.), 1872, tous les jours de 8 à 9 h., de midi à 4 h., le samedi.
Gras.
*Riou de Kerpringent, 1854.
Ph. Corbé (Jean), 1874.
Guilmin (Ferd.), 1847.
Guingamp, 1875.

Lanildut.

Of. Prat, 1876, frein automatique de sûreté, appareil aérocathérique, polygazogène, de 9 à 10 h. du matin et de 3 à 4 h. du soir.

Lannilis.

Of. *Morvan (A.-M.), 1847, vice-prés. de la Soc. loc.
Sagot, 1883.
Ph. Legac (Jules), 1875.

Lesneven.

D. *Bergot (René), 1852.
*Deschamps (Emile), 1860.
Ph. Castagné.
Thésée (Ach.-M.), 1867.

Isle-d'Ouessant.

Of. Lamotte (Ad.-Aug.), chir. princ. de la marine en retraite.

Plabennec.

D. Gloaguen.
Of. Levot.

Ploudalmézeau.

D. Plainfossé-Hauteville, 1873.

Plougastel.

Of. Feillet.

Saint-Renan.

D. Bouvet, 1879.

Ph. Costard.

CHATEAULIN.

D. *Baley (J.-Stan), 1863.

Of. Jonhston (H.-E.), 1866.

Ph. Lazennec.

Carhaix.

D. *Lemoine, 1874.

Ph. Barbier.

Châteauneuf-du-Faou.

D. *Dubuisson (L.-C.-Aimé), 1867.

Crozon.

D. Louboutin (H.-R.-Th.), 1837.
Louboutin fils.

Of. *Landouar.

Le Faou.

D. Bourhis.
*Guillet (F.-A.), 1847.

Pleyben.

D. *Le Borgne, 1871.
*Lebreton père, 1830; *n'ex. plus.*

Of. Buors (Armand), 1817; *n'ex. pas.*

Port-Launay.

Of. Jollec.

MORLAIX.

D. *Barazer-Lannurien (Fr.-P.-M.), 1840.
Bozec (Le) (J.-Aug.-M.), 1858.
*Delanégrie (Et.-J.-René), 1834.
*Delanégrie fils, 1869.
*Geffroy (Pr.-M.), 1843.
*Lefebvre (Ferd.), 1865.
*Legris (M.-H.), 1864.
Le Normand.
Lestyr (Martial), 1840.
Maurié-Pennanech (C.-D.), 1829; *n'exerce plus.*
*Prouff (Mathieu), 1872.
Quintin.
Richer de Forges (H.-J.), ✻, 1868.
Sanquer, 1870.

Ph. Duval, 1871.
Guégan (P.-L.-M.), 1846.
Lefèvre (P.-Am.), 1839.
Le Hir (L.-J.), 1837.
Le Moult (L.-Ch.), 1838.
Picaud (L.-G.-J.-M.), 1864, m. du Cons. d'hyg. et de la Soc. d'agriculture.

Guerlesquin.

D. Lequerré.

Of. Lahellec (Guil.), 1858.

Landivisiau.

D. Cozanet (Wilziams), 1838; *n'exerce plus.*
Le Comte, 1868.
Martin.
Pilven (Yves), 1884.

Ph. Deniel (J.-M.), 1840.
Guennoc.

Lanmeur.

D. Le Clech, 1873.

Plouescat.

D. Cabon, 1878.
Tanguy (Emile), 1877.

Ph. David (Léopold).

Plouigneau.

Of. Róger (Louis), 1840.

Roscoff.

Ph. Stéphan.

Saint-Pol-de-Léon.

D. Guillou (Juan), 1858.
Liscoat (D.-Fr.-M.), 1860.
Servel (J.).

Ph. Le Gac.
Mahé (G.-P.-M.), 1867.
Tostivin.

QUIMPERLÉ.

D. *Le Louëdec (Alain-L.-F.), 1855.
*Martin (Eug.-J.-M.), 1869.

Of. Quilliou (Fréd.-J.-B.), 1855.

Ph. Tanguy (J.-M.), 1866.

Bannalec.

D. Salaün (J.-G.), 1863.

L'Isle-en-Chloars-Carnoue (*Moelan*).

D. Ledozé, 1883.

GARD

Population : 415,629 hab. — 146 Docteurs en médecine ; 23 Officiers de santé ; 82 Pharmaciens. — Association locale pour l'arrondissement d'Alais.

Quatre arrondissements : Nimes, Alais, Uzès, Le Vigan.

NIMES.

D. Bonnes (Achille), 1860.
Brousson (Edm.), 1862.
Carcassonne (Léon), ✻, 1842.
Cassan (Jules), 1877, de 1 à 2 h.
Chamontin (Casimir), 1874.
Delamarre, 1880.
Domergue (A.), 1881, de 1 à 2 h. 1/2.
Dumeny (Achille), 1862.
Dussaud (Adrien), 1860, méd. du Lycée.
Ebrard (Nicolas), 1837.
Galtier (Ulysse), 1876.
Gauch, 1881.
Kruger (H.-Gust.), 1875.
Luneau (H. L.), 1871.
Luszkiewiez, 1871.
Mazel (J.-Elie), 1853.
Merle (Arthur), 1861.
Miaulet (Jules), 1857.
Mourgue (Paul), 1873.
Parades (Léon), 1874.
Perrier (Louis), 1862.
Pleindoux (Alex.), 1848.
Puech (Alb rt), 1858, méd. en chef du Lycée.
Reveilhé (Paul), ✻, 1827, méd. hon. du Lycée.
Reynaud (Léon), 1866.
Ruat (Hipp.), 1832.
Seigle (J.-Frédéric), 1841.
Sprewglewski (Jean), 1842.
Tribes (Edouard), 1843.
Tribes (Louis-Math.), 1872.

Of. Baulina (Pierre), 1848.
Peladan (Adrien), 1872.
Robert (Franç.-Jos.), 1854.

Ph. Aubanel (M.-Ant.), 1864.
Baud (Théophile), 1862.
Bellile (Marie-Jules), 1855.
Bressac (Urb.-Eug.), 1858.
Chambon (P.-Nicolas), 1866.
Cros (Jules), 1872.
Defferre (Eugène), 1862.
Dolque (Sixte), 1831.
Ferry (Ch. de), 1876.
Gaich (J.-E.-A.), 1878.
Gamel (Georges), 1880.
Giral (Charles), 1859.
Giuly (Ant.-Franç.), 1869.
Granaud (Hippolyte), 1869.
Massal (Louis), 1858.
Meyrieu (Ad.-Max.), 1865.
Michel (Daniel-Félix), 1872.
Montégut (Hippolyte), 1852.
Pourtal (Alf.), 1872.
Rebuffat (Hipp.), 1870.
Reissier, 1863.
Rouvière (Louis), 1864.
Sabatier (Elisé-David), 1875.
Sprewglewski, 1881.
Ventre (Félix), 1868.

Aigues-Mortes.

D. Monier (Léon), 1872.
Raynaud (Laurent), 1873.

Ph. Ducos, 1880.

Terras, 1872.

Aigues-Vives.

D. Delord, 1882.
Ph. Hébrard, 1871.

Aimargues.

D. Courréjon, 1882.
Soulier, 1883.
Ph. Surjus, 1879.

Aramon.

D. Coullomb (Th.-Ch.), 1872.
Of. Deltel (F.-Camille), 1846.

Aubais.

Of. Grousset (C.-E.-Isid.), 1859.

Beaucaire.

D. Anthoine (Marie-A.), 1875.
Durand (Emile), 1870.
Granier (Casimir), 1832.
Groskost, 1880.
Julien, 1883.
Millet (Adrien), 1851.
Ph. Blaud (Ant.-Ad.), 1877.
Déméry (Alfred), 1857.
Millet (Emile-Henri), 1871.

Bellegarde.

D. Alric (Joseph), 1835.
Autard (Elzéar), 1867.
Ph. Astier (Et.-Alph.), 1835.

Besouce (*Marguerittes*).

Of. Etienne (Auguste), 1834.

Bouillargues (*Nîmes*).

D. Mathieu (Louis), 1882.

Cailar (Le).

D. Martin (Fernandez), 1849.

Calvisson.

D. Farel (Gédéon), 1871.
Ph. Reboul (Louis), 1838.

Comps (*Beaucaire*).

D. Terris (Louis), 1878.

Congeniès (*Calvisson*).

Of. Fourmaud (F.-Pierre), 1883.

Domazan (*Aramon*).

Of. Rollande (J.-F.-A.), 1849.

Fons (*Saint-Mamert-du-Gard*).

D. Gilly (Elie-Gédéon), 1879.

Gallargues.

D. Gachon (Etienne), 1861.
Ph. Bérard (César), 1841.

Garons (*Nîmes*).

D. Roux (Soseph), 1837.

Générac.

D. Périn (Alph.-Max.), 1876.

Jonquières (*Beaucaire*).

Of. Faucher (Ch.-Alph.), 1850.
Ph. Vidal, 1875.

Langlade (*Calvisson*).

D. Pélissier (Edouard), 1868.

Manduel.

D. Caisselet (P.-Louis), 1854.

Marguerittes.

D. Giorgi (J.-M.), 1872.
Of. Comte (L.-Adolphe), 1834.
Comte fils, 1876.

Montfrin.

D. Anthelme (Emile), 1866.
Ph. Anthelme (Isidore), 1850.

Saint-Bonnet.

Of. Raissac, 1844.

St-Gilles-les-Boucheries.

D. Arnaud (Marius), 1875.
Raizon (Timoléon), 1873.
Ph. Evesques (J.-E.), 1864.
Michel (Mathieu), 1847.

Saint-Laurent-d'Aigouze.

D. Falot (Jacques), 1848.

Sommières.

D. Auquier (P.-P.-E.).
Dax (Jean-Marie), 1843.
Malhole (Jean-Louis), 1855.
Ph. Fenouillet (A.), 1846.
Pascal, 1881.

Uchaud.

D. Margarot, 1877.
Of. Mérignargues (F.), 1834.

Vallabrègues.

Of. Terris (L. Marius), 1878.

Vauvert.

D. Boyer (H), 1869, de 2 à 4 h.
Guigou (Emile), 1856.
Ph. Hugon, 1881.
Reinaud (Jacques), 1841.

ALAIS.

D. *Alexandrowiez (Alex.), 1836.
*Alexandrowiez (Lad.), 1872, prés. de la Soc. loc.

*Auphan (Victor), 1830.
*Chapellier (Emile), 1858.
*Chevallier (J.-J.-Paul), 1856.
Coulet (Et.-Bruno), 1852.
*Escalier (Alfred), 1877.
*Fabre (Pierre), 1858, vice-prés. de la Soc. loc.
*Larguier (Fréd.), 1856.
Monteils (Th.), 1881, de 8 à 9 h. mat., et de 1 à 2 h. s.
G. Soulier.
*Pagès (J.-L.-Vict.), ✻, 1848.
*Pin.
*Plantier (Alfred), 1854.
*Roch (Laur.), 1838.
*Tubœuf (de).
Chapon Urbain, secr. de la Soc. loc.
Ph. Bonnanfant (A.-F.-M.), 1871.
Bonnaure (T.-J.), 1850.
Bourgogne (Louis), 1845.
Ferrier, 1882.
Fouret, 1846.
Galhac (Oswald), 1869.
Hugues.
Tessier (F.), 1845.

Anduze.

D. Blanc (Louis), 1881.
*Cazaubon, 1837.
Mazel (Hippolyte), 1855.
Ph. Blanc fils, 1844.

Barjac.

D. Poizat de Gérente (A.), médecin-directeur de l'Etablissement thermal des Fumades (Gard); à Barjac, tous les jours de 1 à 2 h.; aux Fumades, mardi, jeudi, samedi, dimanche de 3 à 6 h.
Chaillot (Adrien), 1833.

Bessèges.

D. *Delfau.
*Gaillard (Amédée), 1850.
Ronestant, 1881.
*Vidal (Emmanuel), 1853.
Waton, 1859.
Ph. Chalbos (Cyprien), 1861.
David, 1880.
Lascombe (Alfred), 1862.

Chamborigaud.

D. Arnaud Marius.

Genérargues (*Anduze*).

D. Astruc (Jean-Louis), 1843.

Grand'Combe (La).

D. *Fabre (Aug.), 1867.
*Philippot (Sylvain), 1874.
Sagnier (Ferdinand), 1864.
Ph. Viguier (Antoine), 1847.

Ledignan.

D. *Dumas (Alphonse), 1870.

Molières (*Saint-Ambroix*).

D. Pradel (A.), 1851.

Robiac.

D. Belgodère, 1876.
Ph. Roux, 1879.

Rochesadoule.

D. Charvet, 1880.

Saint-Ambroix.

D. *Bernadou (L.-Phil.), 1866.
*Salles (Henri), 1872.
Ph. Beauquier (Antoine), 1833.
Blanc (Adrien), 1878.

Saint-Florent.

D. Belgodère, 1876.

Saint-Jean-du-Gard.

D. *Bentowski (Amilcar), 1846.
Ph. Auzillon, 1880.
Metge (Paul-Emile), 1844.

Saint-Privat-des-Vieux (*Alais*).

Of. *Maniel (Jean), 1846.

Salindres.

D. *Bonafous, 1877.

Tamaris.

D. Coulet.

Vernarède (La).

D. Lacombe, 1881.
Ph. Castelbon (Emile), 1840.

UZÈS

D. Blanc (Antoine), 1834.
Blanc (Marius), 1867, méd. des épidemies et des deux hosp., assermenté.

Carrière (Adrien), 1863.
Pollon (G.), 1872.
Rancurel, 1865.
Ph. Arnoux, 1869.
Becamel.
Blanc (Gaston), 1859.

Bagnols.

D. Arène (L.), 1880, à 1 h.
Fabry.
Ph. Fougasse (Eugène), 1839.
Lignon (Casimir), 1839.
Vouland (Aimé), 1867.

Cavillargues (*Bagnols*).

Of. Laurent (Joseph), 1839.

Connaux.

Of. Chaine (Véran-Marin), 1831.
Jardin (Antoine), 1847.

Goudargues.

D. Franquebalme (Ern.), 1858.

Pont-Saint-Esprit.

D. Cazal (Hippolyte), 1849.
Chabaud (Napoléon), 1835.
Flandin, 1880.
Vial (Jules-L.-Ern.), 1874.
Ph. Gazague, 1874.
Luneau, 1881.
Mure (Henri-Victor), 1848.

Pujaut.

Of. Pélissier, 1839.

Remoulins.

D. Fabre (Joseph), 1845.
Gazagne (Maur.-And.), 1872.
Of. Rayssac (A.), 1844.
Ph. Busquet (J.-B.-F.), 1870.
Delaurens, 1879.

Roquemaure.

D. Chabert (Alp.), 1883.
Of. Chabert (Jules), 1847.
Ph. Chaussoux, 1880.
Rigaud, 1883.

Saint-Chaptes.

D. Reilhe (Henri-André), 1866.

Saint-Geniès-de-Comolas (*Roquemaure*).

D. Cuillard (Louis), 1850.

Saint-Geniès-de-Malgoires.

D. Portal (Antoine), 1865.
Ph. Gimon (Paul), 1855.

Sauveterre.

Of. Guillaumont, 1870.

Villeneuve-lès-Avignon.

D. Corniquel-Dubodon (P.), 1844

VIGAN (LE).

D. Cambassèdes (B.-F.-H.), 1868
Puech (Gabriel), 1860.
Racanière, 1883.
Virenque (Emile), 1839.
Ph. Chante, 1872.
Paulet (H.-G.), 1865.

Alzon.

D. Dufour (Alexandre), 1836.

Aumessas (*Le Vigan*).

D. Espagne, 1882.
Martin (Antoine), 1835.

Bez-et-Esparron.

D. Pons (Joseph-A.), 1841.

Lasallé.

D. Bourguet, 1876.
Ducros (François), 1867.
Mourgues (Louis), 1836.

Pompignan (*Saint-Hippolyte*).

D. Bourras, 1879.

Quissac.

D. *Auzillou (J.-Fr.), 1870.
Ph. Abel (Simon), 1874.

Saint-André-de-Valborgne.

D. Carrière, 1880.

Saint-Hippolyte-du-Fort.

D. Teissonnière (Gust.), 1866.
Ph. Teissonnière (Ul.), 1872.

Saint-Laurent-le-Minier (*Ganges-Hérault*).

D. Quatrefages (P.-Jos.), 1842.

Saumanne.

Of. Jullié.

Sauve.

D. Demorey-Dellètre, 1846.
Jacob, 1882.
Ph. Vailhe (Etienne), 1833.

Sumène.

D. Beau (L.-J.), 1866.
Cornier, 1883.

Valleraugue.

D. Perrier (Frédéric), 1866.
Ph. Salles (Aug.), 1846.

GARONNE (HAUTE-)

Population : 478,000 hab. — 201 Docteurs en médecine; 99 Officiers de santé; 130 Pharmaciens. — Association locale des Médecins du département. — Association locale de Toulouse. — Société de médecine fondée en 1801.

Quatre arrondissements : Toulouse, Muret, Saint-Gaudens, Villefranche.

TOULOUSE.

D. Albert, 1878.
Alix.
*Amen, 1856.
*André, 1868, méd. adjoint des hospices civils.
Ardenne (d').
*Armentier, 1854.
Armieux, O. ✻, 1846, de midi à 2 h. L'été à Barrèges (Hautes-Pyrénées).
*Aloch, 1844, méd. du Bur. de bienfais.
*Audiguier, 1866.
Auriol (A.-E.-B. d'), 1859, de 1 à 3 h.
Barrié, 1866.
*Basset, 1858, trés. de la Soc. locale de Toulouse.
Benoît.
*Besaucèle (Victor), 1874.
*Bezin (de), 1844.
*Bonamy, 1869, prof. à l'Ec. de méd.
*Bonnean, 1872.
*Bonnemaison, ✻, 1871, professeur à l'Ecole de méd.
*Bouchage.
*Bouisson, 1874.
Bouteille, méd. directeur de l'Asile des aliénés.
*Boutet, 1854.
*Bouthier.
*Brézet (Jean), 1840.
Brim (Nestor), 1855, de midi à 2 h.
*Brun, 1835, méd. du Bur. de bienfaisance.
Cadène.
Caubet, ✿ A., 1872, direct. de l'Ecole de méd.
Châbbert.
Chastanier.
*Dazet, 1838.
*Delaux, 1864.
*Delaye (J.-B.), 1858, trés. de la Soc. loc. du départ.
Dop, 1871.
Dupau.
Du Perrier, 1883.
Dupin (F.-P.), 1879, de 1 à 3 h.
*Esparbès.
Etienne (A.), 1878.
*Fageret, 1867.
*Faurès, 1842.
*Fontagnères, 1869.
Frébault, ✿ A., prof. à l'Ec. de méd.
Gard, 1876, *Maladies des yeux et oreilles*. Clinique de midi à 2 h., rue St-Rome, 25.
*Garipuy, (A.), 1873, de 2 à 4 h., accouchements, maladies des femmes.
*Garrigou, 1860, memb. du Cons. départ. d'hygiène.
Gendre.
Giscaro, 1883.
*Graciette, 1866, médec. du Bur. de bienfais. memb. du Cons. d'hyg.
*Guilhem.

Guinier (H.), agrégé libre; l'été, à Cauterets.
*Halsey, 1872.
Jeanbernat, 1862, vaccinat, memb. du Cons. d'hyg.
Jolly (Emile), ✳, 1851.
*Jougla, 1873, de 2 à 4 h., méd. de l'Hôtel-Dieu.
*Labeda, 1865, président de l'Ass. loc. du dép., prof. à l'Ec. de méd.
Laferrière, 1846.
Larieu (E.), 1870, de 10 à 11 h., et de 3 à 4 h.
Lautar (de), 1866.
*Marturé.
Mathieu, méd. adj. de l'Asile des aliénés de Toulouse.
Maurel, 1872.
*Maynard (Jean), 1874.
*Molinier, ✳, 1858, chir. des hosp.
Nassans, 1850, chirurg. des hosp.
Noguès, 1855, prof. à l'Ecole de méd., méd. du lycée.
Noguès (Emile), 1879.
Noulet, ✳, 1832, profess. à l'Ecole de méd.
*O'donavan, 1871.
*Parant, 1875.
Peyreigue, 1853, médec. du Bur. de bienf., sec. gén. de la Soc. loc. de Toulouse.
*Peyronnet.
*Puntous, 1869.
*Puyvarge, 1867, médec. de l'état civil.
Py, 1876.
*Ramond, 1853.
*Récurt, 1845, ✳, ✳, méd. du chemin de fer.
*Régi, 1873.
*Rességuet, 1852, chir. des hospices.
*Rey, 1876.
*Ribell, 1853, méd. adjoint des hospices.
*Ripoll, ✳ I. 1851, profess. à l'Ecole de méd.
Rougairol.
Saint-Angé, 1878.
Saint-Agnès, 1885.
Sébastian, secrét. honor. de la Soc. loc. des méd. de Béziers.
Salamon, 1857.
Surville (C.), ✳, ✳, de 9 à 11 h., et de 2 à 4 h., rue Caffarelli, 2.
*Terson, 1861, rue Tolosane, 3.
Texier.
Villard, 1860.

Of. Badin, 1847.
Badin fils, 1872.
Bibent, 1867.
Bignères.
Cardeilhac.
Combes.
Crouillebois, 1874, dentiste.
Delherm.
Demeure, 1850.
Fauré.
Loze, 1847.
Merlin.
Monbet.
Montamat, 1863.
Pouydebat.
Saint-Germain.
Surville, 1863.
Toujan.

Ph. Abbadie (Charles), 1862.
Astre.
Bajou, 1873.
Ballard.
Barbiet.
Barthes.
Bergé.
Blot, 1850.
Bonnal, 1853.
Bougues, 1848.
Boisurmeau.
Brun, 1867.
Calmels.

Castella.
Cazac, 1849.
Chabré, 1851.
Charlas, 1851.
Comère, 1877.
Dardenne.
Daurignac, 1875.
Dhers.
Dupuy.
Durand.
Escrouzailles.
Fardeuilhe, 1869.
Fau.
Fontètes.
Julia, 1852.
Lacaze, Louis, 1875.
Laffitte, 1826.
Lafforgue, 1842.
Lajaunie, 1865.
Larrieu.
Leclerc.
Lespiau.
Magne-Lahens, 1836.
Magne-Lahens (Henri), 1868.
Martin, 1877.
Marty, 1858.
Mas.
Mondou.
Nugon, 1862.
Olieu, 1848.
Olivier, 1876.
Peyrard.
Rascol, 1860.
Reboulet, 1850.
Roques (Jules), 1872.
Rouquié.
Rozières.
Saint-Planquat, 1854, membre du Cons. d'hyg.
Salamo, 1874.
Tanzy.
Timbal-Lagrave, 1843, membre du Cons. d'hyg.
Tujaque, 1876.
Vignes, 1838.
Vignes (François), 1857.

Aussonne (*Mondonville*).
Of. Lasserre (V.).

Azas (*Montastruc*).
D. Plantade, 1838.

Bessières.
Of. Dore, 1853.
Ph. Tesseyre.

Blagnac.
D. Guimbaud.
Of. Couve.

Bouloc.
(*Castelnau-d'Estretefonds*).
Of. Cazenave, 1847.

Breix (*Lévignac-sur-Save*).
D. Adam, 1855.

Burguières (*Saint-Jory*).
Of. Duprat, 1844.
Friot, 1837.

Burgaud (*Grenade*).
Of. Bouzigues, 1845.

Cadours.
Of. Esparbès.
Ph. Lajoux.

Castanet.
D.* Dhers, 1866.
Pelous (L.), 1859. Mardi, de midi à 3 h.; dimanche, de 9 à 11 h., et de 1 à 2 h. celle-ci gratuite.
Of. Armaing.
Ph. Maurel.

Castelginest (*Montberon*).
D.* Bernard, 1854.

Castelmaurou.
Of. Soubriès.

Castelnau-d'Estretefonds.
D. Rey, 1876.
Of. Cabos.

Castera
(*Bellegarde Sainte-Marie*).
Of. Esparbès.
Roquebert, 1846.

Colomiers.
D. Marini, 1872.
Puisségur, 1843.

Cox (*Cadours*).
D. Cassagneau, 1872.

Croix-Daurade (*Toulouse*).
Of. Bignières, 1862.

Cugnaux.

D. Berniet, 1839.

Of. Duragon, 1846.
*Savy, 1845.

Ph. Tarride, 1853.

Daux.

Of. Lamasson, 1877.

Drémil-Lafage (*Lanta*).

Of. Pitfeau (Paul).

Fronton.

D. Mandeville, 1863.
Pradines, 1868.

Ph. Fadeuilhe, 1858.

Gémil (*Montastruc*).

D. Montano.

Grenade-sur-Garonne.

D. Foch, 1875.
Massonnier.
*Rieupeyroux, 1840.

Of. Pons.

Ph. Bonsirven.

Lasserre (*Lévignac-sur-Save*).

Of. *Esparbès, 1859.

Launaguet (*Montberon*).

D. Pasturel, 1860.

Of. Sarrante.

Layrac.

Of. Bonnans.

Leguevin.

Of. Lassère (C.), 1847.

Ph. Forgues, 1843.

Lévignac.

D. Olmade,

Of. Lacurie.
Pont (Antoine), 1865.

Ph. Bely.
Massé.

Merville (*Grenade*).

D. Jouvion, 1870.

Mirepoix (*Villemur*).

Of. Mazères, 1825.

Montaigut (*Mondonville*).

Ph. Refouil, 1830.

Montastruc.

D. Bernard.

Of. *Latour (de).

Montjoire (*Montberon*).

Of. Berregas, 1846.

Plaisance.

D. Balent, 1871.

Verfeil.

D. Bonhomme, 1843.
Dandrieu, 1852.
*Vignes, 1837.

Ph. Carcassès, 1841.
Dandrieu, 1856.

Villaudric.

Of. Benech.

Villemur

D. Benech, 1823.
Campardou, ✵, 1850.

Of. Agard (E.), 1824.

Ph. Terrancle.

MURET

D. *Débat-Ponsan (Léon), 1833.
Lozes.

Of. Sère (Achille), 1858.

Ph. Dardenne.
Estradère (Alex.-L.), 1874.
Petit (Jules), 1834, memb. du Cons. d'hyg.

Auterive.

D. Carle.
Régis.

Ph. Séguy (Louis), 1834.
Séguy (Joseph), 1866.

Bastide-Clermont (La) (*Rieumes*).

Of. Lafon.

Beaumont (*Miremont*).

D. Castelnau (Paul), 1864.

Berat (*Rieumes*).

Of. Fitte.

Carbonne.

D. Batmalle.
Cortex.
Fort.

Ph. Bonzom (Jacques), 1840.
Guillamat, 1873.
Lampinet (Xavier), 1837

Cazères.

D. Peyraga.
Sicardon, 1861.

Ph. Sicardon.

Cintegabelle.

D. Ortel.
Pascal (E.-L.), 1884.
Ph. Amouroux (Bernard), 1874.

Fousseret (Le).

D. Perisse.
Ph. Abadie (Pierre), 1839.
Mussip.

Gratens (*Le Fousseret*).

Of. Lamothe, 1878.
Soulé, 1865.
Ph. Lamothe père, 1833.

Latrape (*Rieux*).

D. Palenc.

L'Herm (*Muret*).

D. Labernesse (J.-B.), 1844.
Ph. Castera.

Martres.

D. Dulion, 1876.
Itard (Paul), 1828, médecin cant.
Ph. Lierré (Jean), 1835.

Miremont.

Of. *Lajoux (Faustin), 1862.

Mondavesan (*Martres*).

Of. Augueres (Léon), 1846.

Montesquieu-Volvestre.

D. *Baylac, 1843.
Boué (Prosper), 1859, méd. cant.
Dounous (Emile), 1840.
Ph. Armenti.
Guichou (Bernard), 1834.
Mauran (Jacques), 1834.

Noé.

Of. Sarrade, 1827.
Ph. Villa, 1842.

Pinsaguel (*Muret*).

Of. Sanchölle (Jean-Mar.), 1839.

Pouy-de-Tauges (*Le Fousseret*).

Of. Dedieu (H.), 1852, médecin cant.

Rieumes.

D. Lafon, méd. cant.
Mulé.
Ph. Baradou (Louis), 1847.
Bernadet, 1874.

Rieux.

D. Loze (Paul), 1836, médecin cant.
Loze (François), 1873.

Saint-Elix.

D. Mautbareyt, 1864.
Of. Martin (Didier), 1872.

Sainte-Foy (*Saint-Lys*).

D. *Igounet (Louis), 1845, méd. cantonal.

Saint-Lys.

D. Camin (Auguste), 1850, méd. cantonal.
Ph. Dardenne.

Saint-Sulpice.

D. Meric (Jules), 1866, médecin cantonal.
Ph. Beaurens (Jean-Bapt.), 1841.

Saint-Thomas (*Saint-Lys*).

Of. Saint-Laurent (Bern.), 1851.

Seysses.

D. *Duffaur (Célestin), 1835.

Venerque.

D. Espagnat (E.), 1879, de midi à 2 h.
Ph. Mulle (Félix), 1862.

SAINT-GAUDENS.

D. Durand (P.), de 1 à 3 h.
Ollé.
*Payrau, 1856.
Ph. Abadie-Camus, 1850.
Couret, 1859.
Pégot-Ogier, 1832.

Alan.

D. Debernat, 1837.

Antignac (*Bagnères-de-Luchon*).

Of. Gaillat, 1817.

Arbas (*Aspet*).

D. Lamole, 1865.

Aspet.

D. Cazes, 1870.
Sauné, 1839.
Sauné (Henri).
Ph. Sauné, 1868.
Fabé, 1872.

Antignac.

Of. Gaillat.

Aurignac.

D. Cazes (Jules), 1840.
Of. Artigues, 1843.
Ph. Bélus, 1858.
Cabestaing, 1840.

Auzas (*Saint-Martory*).

Of. Dulion, 1832.

Bagnères-de-Luchon.

D. Azémar (Edouard), 1868.
Delavarenne.
*Dulac, 1854.
*Estradère, 1863.
*Ferras, anc. int. des hôpit. de Paris, 1872.
*Fontan (J.-L.-L.), ✻, 1867, de 2 à 6 h.
Gouraud, 1873.
Kunemann.
Lavergne (Fernand).
Marcet (Adolphe), 1861.
Verdalle, 1851.
Of. Margoton, 1823.
Margoton, 1875.
Ph. David, 1869.
Estradère, 1843.
Serrand (René), ✻, 1876.
Sapène, 1841.

Boulogne-sur-Gesse.

D. Dasté.
De Monès, 1840.
Sainte-Colombe, 1851.
Sainte-Colombe (Arm.), 1873.
Ph. Ader, 1834.
Bourgade (Maurice), 1857, pharm. cantonal.

Bourg-d'Oueil (*Bagnères-de-Luchon*).

Of. Cargues, 1863.

Boussan (*Aurignac*).

Of. Gachies, 1840.

Cardeilhac (*Boulogne-sur-Gesse*).

D. Debernat, 1834.

Cassagnabère (*Aurignac*).

D. Caubet, 1870.

Cazaux-Layrisse (*Cierp*).

Of. Laurens, 1865.

Cierp.

Ph. Serres.

Encausse (*Aspet*).

D. Labat, 1868.

Franquevielle (*Montréjeau*).

Of. Pouy (Louis), 1867.

Gaud.

Of. Gaillat (Augustin), 1860.

Garin (*Bagnères-de-Luchon*).

Of. Comet (Jean), 1864.

Isle-en-Dodon (L').

D. Bistos (Vaysses) (Jean), 1831.
Ducasse, 1883.
Talazac (Firmin), 1869.
Of. Saint-Martin (Alex.), 1872.
Ph. Abadie, 1857.
Moysen, 1861.
Souville, 1840.

Izaut-de-l'Hôtel (*Aspet*).

Of. Seilhan, 1828.

Juzet (*Aspet*).

D. Tapie.

La-Barthe-de-Rivière.

D. Base.

Labroquère (*Saint-Bertrand*).

Of. Castex, 1863.

Miramont (*Saint-Gaudens*).

Of. Lafont, 1852.

Montbernard (*L'Isle-en-Dodon*).

Of. Labedan.

Montréjeau.

D. Bernède.
Castex (Jules), 1860.
*Rème (Henri), 1865.
Of. Bordères.
Ph. Glatigny.
Larrieu, 1862.

Ore.

Of. Vignolles.

Péguilhan (*Boulogne*).

Of. Gaye, 1853.

Pointis-Isnard (*St-Gaudens*).

D. Castéra, 1842.
Ph. Cazaux, 1838.

Puy-Maurin (*L'Isle-en-Dodon*).
D. *Dhers, 1843.
Of. Basc, 1848.

Roquefort (*Martres*).
Of. Dardignac, 1841.

Saint-Béat.
D. Barès, 1839.
Ph. Becqué, 1846.

Saint-Bertrand.
D. Pujade-Anjou, ✻, 1832.
Ph. Castaing, 1858.

Saint-Laurent.
(*L'Isle-en-Dodon*).
Of. Burgalat, 1860.

Saint-Martory.
Of. Dinnat, 1857.
Lombart, 1868.
Ph. Labatut, 1853.

Saint-Plancard.
Of. Blanchard, 1850.

Saleich (*Salies*).
D. *Foch, 1864.

Salies.
Of. Burgalat, 1837.
Raufast (Pierre), 1839.
Ph. Maury, 1847.

Saman (*Boulogne*).
Of. Caubet, 1838.

Samouillan (*Aurignac*).
Of. Lafage, 1825.

Sauveterre.
Of. Fadeuille, 1850.

Sengouagnet (*Aspet*).
Of. Soubrier (J.), 1843.

Soueich (*Aspet*).
D. Cassagne.
Of. Couret (J.-P.), 1843.

Valentine (*Saint-Gaudens*).
D. Cazaugrand, 1854.
Ph. Abadie, 1839.

Villeneuve-de-Rivière
(*Saint-Gaudens*).
D. Martin, 1839.
Ph. Estrampes, 1860.

VILLEFRANCHE DE LAURAGAIS.

D. *Calès, ✻, 1850.
Izard.
Ph. Laffon, 1842.
Rigaud (Jean), 1835.
Rouquet, 1872.
Rouquet (Germain), 1876.

Auriac.
Of. Fauré (J.-B.), 1872.
Ph. Boyer (H.-Eug.), 1856.

Baziége.
D. Chassereau, 1837.
Chassereau fils, 1871.
Larroque, 1873.
Ph. Dauriac, 1849.
Larroque, 1836.

Bourg-Saint-Bernard
(*Lanta*).
D. Loupiac, 1844.
Ph. Peyre, 1844.

Caraman.
D. Laffon.
Ph. Dayet, 1864.

Lanta.
Of. Rivière, 1861.
Mirande, 1842.

Loubens (*Caraman*).
D. Fauré, 1837.
Of. Fauré fils, 1876.

Montgiscard.
Ph. Méda.
Pibrac, 1837.

Nailloux.
D. Lannes, 1855.
Ph. Haulier, 1841.

Revel.
D. Fabre, 1866.
Of. Auriol, 1874.
Ph. Lasserre, 1855.
Revel, 1874.

Saint-Félix.
D. Mondot, 1869.
Ph. Mondot.

Saint-Pierre-des-Lages
(*Lanta*).
D. Rigaud, 1876.

Vallègue (*Villefranche*).
D. Mellier.

Villenouvelle.
D. Gaillard fils, 1872.

GERS.

Population : 281,532 hab. — 126 Docteurs en médecine ; 91 Officiers de Santé ; 85 Pharmaciens. — Société locale des Médecins du département.

Cinq arrondissements : Auch, Condom, Lectoure, Lombez, Mirande.

AUCH.

D. *Maret (L.), 1868, de 9 h. à 10 h.
*Molas (J.-L.-Ant.), 1877, vice-secrét. de la Soc. loc.
D. Pujos (Jean), 1862, secrét. de la Soc. loc., méd. de l'hôp. et des prisons.
Rivière (Auguste), 1858.
*Samalens (Franç.), 1857, trés. de la Soc. loc.
Sancet, 1882.
*Serres (Léon), 1867, chir. de l'hôp.
*Verdier (Théop.), méd. adj. du lycée, 1876.
Of.*Roussel (Joseph), 1836.
Soye (Adolphe), 1844.
Ph. Arès-Lapoque (Paul), 1876.
Bladinières (L.), 1838.
Cazeneuve (Bart.), 1846.
Cournet.
Desponts (Emile), 1850.
Ducos.
Fittère (Jean), 1864.
Sanguinéde, 1885.
Vivent (F.-M.-H.), 1876.

Aubiet.

D. *Angelé (L.-Désiré), 1878.
Of.*Destieux (Luppé-François), 1864.

Barran.

D. Guérard, 1884.
Of.*Dabezies (Louis), 1870.
Ph. Vidal, 1884.

Belmont (*Vic-Fezensac*).

Of. Labolle (Julien), 1843.

Biran (*Jegun*).

Of. Baurens (Bertrand), 1830.

Callian (*Riguepeu*).

Of.*Sabathier (Antoine), 1825.

Castelnau-Barbarens.

Of.*Courderot.

Gimont.

D. Bajon, 1885.
Bayonne (Augustin), 1866.
Fourès, 1863.
Ph. Bajon (Félix-Eloi), 1878.
Fitte (Anselme), 1876.
Labat (Dominique), 1838.

Jegun.

D. Goudoulin (Joseph), 1861.
Of. Delord (Joseph), 1837.
Ph. Meildan (Franç.), 1877.

Lavardens (*Jegun*).

Of. Deupès (Paul), 1867.

Montaut (*Mont-de-Marrast*).

Of. Caillau (Damien), 1852.

Nougaroulet (*Puycasquier*).

Of. Ticier (Jean), 1830.

Puycasquier.

Of. Dambies (François), 1868.
*Dupin (Didier-Aug.), 1874.
Ph. Bizos (Louis), 1842.

Roquebrune (*Vic-Fezensac*).

Of. Truau (Nicolas), 1867.

Roquelaure (*Auch*).

Of. Destieux (Joseph), 1837.

Sainte-Christie.

D. *Carrère (Jean), 1859.

Saint-Jean-Poutge (*Vic-Fezensac*).

Of. Pader (Paul), 1852.

Saint-Sauvy (*Gimont*).

D. Vignaux.

Of. *Baraillé (J.-F.), 1874.

Saramon.

D. *Daroux (Adolphe), 1860.
Mouche (Antoine), 1866.
Of. Julliac (Pierre), 1857.
Ph. Carde, 1884.

Seissan.

D. Cabiran, 1879.
Of. Bizos (Dominique), 1836.
Ph. Dufaur (Bertrand), 1834.
St-Antonin, 1840.

Tachoires (*Seissan*).

D. Ducros (Ferdinand), 1875.
Of. Ducros (Prosper), 1840.

Vic-Fezensac.

D. *Baraillé (Joseph), 1876.
*Fontan (Jean), 1865.
Pérès (Joseph), 1860.
Of. Bourdère (Maurice).
Sembres (Jean), 1846.
Ph. Bax.
Cazes (Rose-Pierre-Eugène), 1877.
Marsan.
Saint-Martin (Louis), 1876.

CONDOM.

D. Cadeillan, 1881.
Couture (Joseph), 1851.
Despeyroux (François), 1838.
Dubarry (Louis), 1851.
Montagnac (Albert), 1869.
Salle-Estradère (Jos.), 1851, *n'exerce plus.*
Serres (J.-M.), 1875.
Of. *Boyer (Joseph), 1850.
*Laffitte (François), 1844.
Rivière (Vital), 1879, *à Grazimis.*
Ph. Duvigneau (Jean), 1841.
Gisclard (Jean), 1875.
Lago (Pierre), 1850.
Luscaim (Damien), 1846.

Batisse-Cassaigne (La) (*Condom*).

D. Lafargue.

Castelnau-d'Auzan.

D. Druillet.
Of. Rumeau (François), 1865.

Castéra-Verduzan.

D. Matet, 1884.

Caussens (*Condom*).

Of. Castex (Jean), 1857.

Cazaubon.

D. Dupouy (Pierre), 1875.
Ph. Capgrand (Fréd.), 1871.

Demu.

D. Louge.

Eauze.

D. Cousset.
Géhé (Edouard).
Lian, 1884.
Of. Tarride (Jean), 1830.
Ph. Coudouy (Adrien), 1878.
Mercier (Donatien), 1836.
Soyes, 1880.

Espas (*Manciet*).

Of. Barrère (Pierre), 1841.

Estang.

D. Denux (Jean), 1840.
Denux (Guill.), 1884.
Ph. Bié St-Loubert, 1880.

Fourcès (*Montréal-du-Gers*).

Of. Lafargue (Marc), 1841.

Gondrin.

D. Gégun (Etienne), 1879.
Of. Broca (Jean), 1865.
Ph. Daignestous, 1873.
Rieumajou (Fr.), 1875.

Houga (Le).

D. Dubosc-Taret (Nicolas), 1843.
Garens fils, 1882.
Ph. Ricau (Charles), 1872.

Lannepax.

D. Grenier (Gabriel), 1884.
Masclanis.
Of. Boubée, 1879.
Ph. Masclanis, 1880.

Lanne-Soubiran (*Nogaro*).

Of. Garens (Dominique), 1849.

Larroque-sur-Losse (*Montréal-du-Gers*).

Of. Dupouy (Jean), 1853.
Dupouy fils.

Manciet.

D. Dupuy.
Ph. Dassy (Charles), 1875.

Mansencôme
(*Valence-sur-Baïse*).

Of. Pérès (Jean), 1856.

Monguilhem.

D. Dupuy (Amédée), 1876.
Of. Pérès (Louis), 1866.

Montréal-du-Gers.

D. Comin (Jean), 1842.
Lagardère (Louis), 1877.
Menville (Emile), 1880.
Of. Bourdel (Hector), 1865.
Ph. Sabathier (Joseph), 1863.

Nogaro.

D. Bétous (Jean-Théod.), 1876.
Cazes (Joseph), 1860.
Couécou (Jean-Marie), 1872.
Ph. Dupuy (Julien), 1880.
Goulard (Julien), 1871.

Panjas (*Estang*).

D. Douat (Jules), 1871.
Of. Douat (François), 1851.

Romieu (La) (*Condom*).

D. *Dupouy (Louis), 1867.
Ph. Tucat.

Saint-Orens-Pouy-Petit
(*Condom*).

Of. Lary (Maxil.), 1869.

Saint-Puy.

D. Mazères (Jean), 1855.
Ph. Cadeot (Simon), 1871.

Valence-sur-Baïse.

D. Gérard.
Mothes.
Ph. Landre (Adolphe), 1867.

LECTOURE.

D. Agasson (Jules), 1842.
Descamps (Justin), 1821, *n'exerce plus.*
Dieuzaide (Achille), 1862, ex-int. des hôp., membre du Cons. d'hyg.
Ducasse (Adr.), 1848, memb. du Cons. d'hyg., médecin du chemin de fer.
Ducos (Gust.), 1835, *n'exerce plus.*
Miran (Pierre), 1871.
Ph. Jolis (Jacques), 1866.
Malaure (Alb.), 1877, memb. du Cons. d'hyg.
Ricaud, 1880.

Castelnau-d'Arbieux
(*Fleurance*).

Of. Lannes (Joseph), 1847.
Lannes (Guillaume), 1854.

Castera-Lectourois.

Of. Gardey (Eug.), 1841.

Fleurance.

D. Brun-Bourdaux, 1877.
Clavé (Cyprien), 1862.
*Desponts (J.-Laurent), 1846, prés. de la Soc. loc.
Of. Dabrin (Jean), 1856.
Trémoulet (J.-Dom.), 1849.
Ph. Cier (Antoine), 1870.
Lacoste (J.-Pierre), 1836.
Puydebat (Antoine), 1837, membre du Cons. d'hyg.

Gimbrède.

D. Labat (E.), anc. int. des hôp.

Goutz (*Fleurance*).

Of. Bergès (Jean), 1833.

Isle-Bouzon (*Saint-Clar*).

Of. Cluzet (Jean-Pierre), 1856.

Lagarde (*Lectoure*).

Of. *Darrous (Clément), 1870.

Lalanne (*Fleurance*).

Of. Lacoste (Antoine), 1843.

Ligardes.

Of. Clavé (Joseph), 1860.

Marsolan (*Lectoure*).

Of. Cadéot (Eloi), 1853.
Larrigaudière (Aug.), 1849.

Mas-d'Auvignon
(*Lectoure*).

Of. *Descomps (J.-Pierre), 1859.

Mauvezin.

D. *Candelon (Jacques), 1852.
Fauque.
Labarthe (Armand), 1831.
Of. Candelon (Jean-Jacq.), 1822.
Ph. Bru (Ferdinand), 1874.

Montanier (Hilaire), 1850.

Miradoux.

D. *Destival (Prosper), 1855.
Ph. Laborie (Bernard), 1858.

Monfort.

D. Mothe (Amb.-Ant.), 1878.
Of. *Mothe.
Ph. Morisse (J.), 1860.

Montestruc.

Of. Porterie (Charles), 1847.
Saint-Jeannet (J.-L.), 1852.

Saint-Clar.

D. Labat (Isidore), 1864.
*Mauquié (Jules), 1871.
Ph. Descamps-Larrouget, 1857.
Rouède (Philias), 1857.

Sainte-Gemme (*Montfort-du-Gers*).

Of. Grancreau (Louis), 1823.

Saint-Mézard (*Castéra-Lectourois*).

Of. Sauné (Etienne), 1863.

Sarrant (*Mauvezin*).

Of. Vilade (J.-B.-Ernest), 1867.

Sauvetat (La).

Of. Dulac (J.-C.), 1861.

Solomiac (*Montfort-du-Gers*).

Of. *Goudin (Jacques), 1841.
Ph. Liabès (Franç.), 1871.

Tournecoupe.

D. Darné (Vital), 1861.

LOMBEZ.

D. Cénac (P.-M.-P.-A.), 1877.
Souville (Jean), 1854.
Ph. Vignola (Adolphe), 1837.

Cologne.

D. Carboué, 1883.
Of. Vilade (Jean), 1833.
Ph. Vilade (Jules), 1875.

Espaon (*Lombez*).

Of. *Claverie (Théodore), 1852.

L'Isle-en-Jourdain-Gers.

D. *Bergès (Jacques), 1876.
Cavaré (Guillaume), 1838, méd. de l'hôp. et des prisons, assermenté.
Raynaud (Joseph), 1840.
Roussillon (Jean), 1840.
Ph. Barbéry (Théod.), 1876.
Izard (Auguste), 1857.
Ozon (Jean), 1872.

Monbrun (*l'Isle-en-Jourdain*).

Of. *Gaudens (Joseph), 1837.

Montpezat (*Lombez*).

D. *Bouzin (Bertrand), 1856.

Noilhan (*Samatan*).

Of. Roques (Jean), 1850.

Polastron (*Samatan*).

Of. *Talazac (Fr.), 1875.

Puylausic (*Lombez*).

Of. *Forgues (Jean), 1863.

Samatan.

D. Bagnéris, 1878.
*Lacome (François), 1860.
Of. Fazeuille (Jean), 1846.
Ph. Balas (Maurice), 1831.
Longayrou (Charles), 1836.
Villeroux (Germain), 1851.

Simorre.

D. Dartigues, 1873.
*Lozes (Jean), 1838.
Of. Camajou (Jean), 1839.
Ph. Camajou (Phil.), 1873.
Souville (Jean-Jacques).

Touget (*Cologne-du-Gers*).

Of. Compardon (Victor), 1859.

Villefranche (*Simorre*).

Of. Dartigues (Bernard), 1838.
Ph. Lacaze (Vénéran), 1846.

MIRANDE.

D. *Laitil (Hyacinthe), 1843.
*Magnié (Jean), 1838, vice-président de la Soc. loc.
Magnié (Jean-Marie), 1865.
Siame (Raymond), 1831.
Ph. Abadie, 1878.
Gorisse (Louis), 1857.
Lassus, 1878.
Pédeilhès (J.-P.), 1874.

Aignan.

D. Bascou (Joseph), 1861.
Bruzau (Gustave), 1857.

Remignon, 1885.
Ph. Laignoux (Jean), 1856.

Aujan-Mournède (*Masseube*).

D. Vignaux (J.-Clément), 1877.

Aurensan (*Andrest*).

D. Bayle (Jean), 1864.
Laborde (de).

Barcelonne-du-Gers.

D. Darblade (Jean), 1863.
Lignac.

Bassoues-d'Armagnac.

Of. Pujo (Jean-Isidore), 1867.
Ph. Caubone (Louis), 1873.

Beaumarchès.

Of. Dumont (Joseph), 1857.

Castelnavet (*Aignan*).

Of. Hargues (Grégoire), 1843.

Clermont-Pouyguillés (*Mirande*).

D. Ortholan (Victor), 1839.

Estampes (*Mielan*).

D. Sénat (Louis), 1882.

Isle-de-Noé.

Of. Rotis (Jean), 1842.

Labéjan (*Mirande*).

Of. Treilhe (Adolphe), 1853.

Lelin-Lapujolle (*Saint-Germé*).

Of. Dulac (Joseph), 1857.

Lupiac.

D. Vergès (Jean-Marie), 1853.
Ph. Faget (Jean), 1846.

Manent-Montané (*Masseube*).

D. Ladieu (Jean), 1840.

Marciac.

D. *Carrère (Louis), 1854.
Dumestre (François), 1837.
Guichard, 1884.
Of. Dussaux (Damase), 1862.
Ph. Guichard (Eug.), 1844.
Meilhan (Léon), 1875.

Masseube.

D. Balette (E.-J.-D.), 1883, vendredi de midi à 2 h., dimanche et lundi de 1 à 4 h.
Bruzeau (Jean), 1854.
Saint-Arroman (Jean), 1853.
Of. Ricard, 1858.
Ph. Nassans (Albert), 1860.

Miélan.

D. *Courtade (Jean), 1842.
Estevenet (Jean), 1855.
Vignes (Noël), 1857.
Vignes (André), 1874.
Ph. Dours (Pierre), 1867.
Vidal.

Mont-d'Astarac (*Chélan*).

Of. Boyer (Jean), 1864.

Montesquiou-sur-Losse.

D. Abadie.
Ph. Lacoste (Victor).

Peyrusse-Grande (*Bassoues-d'Armagnac*).

Of. Dousset (Ferdinand), 1861.

Peyrusse-Vieille (*Bassoues-d'Armagnac*).

Of. Renouard (Etienne), 1850.

Plaisance-du-Gers.

D. Guériau, 1883.
*Maur (Frédéric), 1874.
Of. Esquerré (Dominique), 1842.
Ph. Dumeste.
Lestrade (Léon), 1834.

Ricourt (*Marciac*).

Of. Tanque (Jean), 1853.

Riscle.

D. Daudirac (François), 1828.
Loumaigne (Jean), 1860.
Of. Saint-Lanne (Luc), 1856.
Ph. Busquet (Joseph), 1874.
Gehé (Antoine), 1857.

Saint-Germé.

Of. Lignac (Bern.), 1857.

Saint-Médard (*Mirande*).

Of. *Laura (François), 1852.

Saint-Michel (*Mirande*).

D. *Ferran (Louis), 1866.

Saint-Ost (*Mirande*).

Of. Forgues (Philippe), 1875.

Sarragachies (*Riscle*).

D. Douat (Jean), 1856.

Sarraguzan (*Mont-de-Marrast*).

D. Tujague (Louis), 1880.

Tasque (*Plaisance-du-Gers*).
Of. Crézut (Jean), 1840.
Larrouze (Jean), 1840.
Tillac.
Of. Dabezies (Jean), 1840.
Viella.
D. D'Alem, 1884.
Ducos (Jos.), 1876.
Ph. Louit (Hilaire), 1880.
Villecomtal-sur-Arros.
D. Malhomme (Joseph), 1851.
Of. *Lacaze (Bernard), 1839.
Viozan (*Mirande*).
Ph. Pujos (Eustache), 1876.

GIRONDE.

Population : 743,703 habitants. — 387 Docteurs en médecine; 94 Officiers de santé; 234 Pharmaciens. — École de médecine. — Association locale des Médecins de la Gironde. — Société de médecine et de chirurgie. — Société médicale d'émulation. — Comité médical.

Six arrondissements : Bordeaux, Bazas, Blaye, La Réole, Lesparre, Libourne.

BORDEAUX.

D. Allais, 1878, rue Caussan, 22.
Anglade, 1880, rue Bouquière, 22.
Armaignac, ✠, A, 1876, r. du Parlement-Sainte-Catherine, 13.
*Armaingaud, 1867, cours de Tourny, 61.
Arnozan, 1879, cours de Tournon, 15.
*Astès (Pierre), 1828, rue Bouquière, 17.
Audouin, 1879, rue Saint-Sernin, 36.
*Azam (Gustave), 1848, rue Vital-Carles, 14.
Badal, 1864, cours de Tourny, 57.
Baudéan, 1872, rue Porte-Dijeaux, 34.
*Baudrimont, 1869, rue Saint-Rémi, 43.
Betbeder (Martin), 1837, rue du Mirail, 5.
Biermont (de), rue des Menuts, 5. (Voir Pyrol de Biermont.)
*Bitot (Pierre), 1848, rue du Ha, 3.
Bitot (Paul), 1880, rue du Ha, 3.
Blarez (Ch.), 1882, rue Peyronnet, 56.
*Bonnefin (Alphonse), 1837, place du Champ-de-Mars, 4.
Bosq, 1874, cours Saint-Jean, 130.
Bouchard, 1856, rue du Manège, 33.
Boursier (Adolphe), 1848, rue Castillon, 20.
Boursier (André), 1880, rue Blanc-Dutrouilh, 1.
Breen (James), 1870, pavé des Chartrons, 21.
*Buisson (Jean-Louis), 1839, rue d'Arès, 155.
*Burguet (Gustave), 1854, rue Fondaudège, 67.
Caboy (J.-B.), 1853, rue Emile-Fourcand, 11.
Carles, 1880, quai des Chartrons, 30.
Cassoulet (Guill.), 1838, rue Sainte-Catherine, 123.
Castaigna, 1878, rue Sainte-Catherine, 140.

Castex (Jacques), 1848, rue du Couvent, 26.
Cayla, 1882, route de Bayonne, 39.
Chabannes, 1836, rue de la Trésorerie, 94.
*Chabrely (Edouard), 1857, rue Durand, 37 (La Bastide).
Chapelle, 1880, rue Millière, 5.
Chapiel (Jean), 1861, rue du Palais-Galien, 14.
Charles, 1834, rue Pilet, 4.
Charropin (Léon), 1853, rue Michel-Montaigne, 4.
*Chatard (Jean), 1862, cours de l'Intendance, 43.
Chaudeborde (Henri), 1884, rue de La Chartreuse, 57.
Chauvin (Joseph-Jean), 1817, rue Permentade, 23.
Chavoix, 1878, cours Saint-Jean, 215.
Chevalier, 1882, rue Lafaurie de Monbadon, 14.
*Coignet (Jules), 1857, quai des Chartrons, 101.
Courcelles-Duvignaud, 1861, rue de la Trésorerie, 74.
Courtin, 1880, rue du Palais-de-Justice, 36.
Coyne, 1874, cours d'Albret, 123.
Cozic-Penauguer (Eugène), 1851, rue Fondaudège, 28.
*Crezonnet (Xavier), 1854, rue Ségalier, 17.
Dallidet (J.), 1881, rue Neuve, 39.
Davezac, 1872, rue Saint-Sernin, 54.
*Delmas-Marsalet, 1859, fondateur et médecin en chef l'Institut hydrothérapique de Longchamps, inspecteur du service hydrothérapique de l'hôpital Saint-André, à Bordeaux, place de Longchamps, 4 bis.
Delmas Saint-Hilaire, 1878, place de Longchamps, 4 bis.
*Demons (Albert), ✻, 1868, cours Tourny, 45.
*Denucé (Paul), 1854, pavé des Chartrons, 26.
Devalz, villa Barolet.
Dircks-Dill, 1878, rue Huguerie, 41.
*Douaud (Stanislas), ✿, 1867, lundi, mercredi, samedi, de 3 à 5 h., cours du Jardin public, 71.
Dubourg, 1876, cours d'Alsace et Lorraine, 98.
*Dubreuilh (Ch.-Auguste), 1845, rue du Champ-de-Mars, 12.
*Dubreuilh (Joseph-Léonidas), 1855, rue Judaïque, 21.
Dubreuilh (L.-A.), 1874, rue Croix-de-Séguey, 49.
*Dudon, 1867, rue Duplessis, 3.
*Dupin, 1874, cours d'Alsace-et-Lorraine, 118.
*Dupuy (Paul), 1857, allées de Tourny, 8.
*Durand (Edmond), 1855, rue Théodore-Ducos, 10.
Durand-Martial, 1878, rue du Pas-Saint-Georges, 26.
*Durodié, 1874, rue Fondaudège, 114.
Dutkowski (Jean), 1843, rue Judaïque, 75.
Eschauzier, 1856, rue Saint-Rémy, 48.
Fabel, 1877, cour des Fossés, 139.
*Fleury (H.-A. de), 1855, rue Sansas, 2.
*Flornoy (J.-B.), 1848, rue Jean-Jacques-Rousseau, 19.
Fournié (Pierre-Nic.), 1846, cours de l'Intendance, 28.

*Garat (Joseph-Dominique), 1845, rue de la Trésorerie, 30.
Garrigou-Laménie, 1859, rue Piliers-de-Tutelle, 11.
Gautier, 1876, place du Pont, 18.
*Gellie (Pierre), 1854, rue Neuve, 33.
*Gendron, 1875, rue du Parlement-Sainte-Catherine, 28.
Guénard, 1876, rue Lafaurie-de-Monbadon, 44.
Guillambet, 1875, cours Champion, 67.
Guillaud, ✿ A, prof. à la Faculté.
*Gyoux (Ph.), 1859, de midi 1/2 à 2 h., rue Fondandège, 143.
*Hirigoyen (Joseph-Marie-Céleste), 1841, rue de Cursol, 38.
Hirigoyen (Louis), 1879, rue de Cursol, 38.
Joyaux (Alexis), 1866, rue des Menuts, 27.
Koysiewiez (Ferd.-Gervais), 1863, allées Damour, 16.
*Labatut (Eugène), 1858, rue Villedieu, 13.
Labrouche (V.-Emile), 1866, rue Bouffard, 37.
Lacharrière, 1883, rue Saint-Germain, 148.
Lachaze (J.-Louis), 1846, rue Lafaurie-de-Monbadon, 1.
Laconch (Marcel), 1882, rue Millière, 89.
Lafargue (J.-B.), 1844, rue des Remparts, 73.
Lagarde (de), 1874, route de Bayonne, 64.
Lagraulet, 1878, rue Tastet, 7.
Lajartre, 1866, place Pey-Berland, 10.
*Lahens (Prosper), 1842, cours du Jardin-Public, 49.
*Lande, 1869, cours d'Alsace et Lorraine, 52.
Landreau, 1874, rue Ducau, 17.
*Lanelongue (Martial), 1862, rue du Temple, 24.
*Lapeyronie, 1873, rue Saint-François, 29.
Lartigue, 1882, rue Nauville, 39.
Lauga, rue des Remparts, 43.
Layet, 1873, rue du Palais-de-Justice, 42.
Lebarrillier (Ed.-François), 1848, rue Vital-Carles, 22.
Le Blaye (James), 1844, de 1 à 3 h., cours de Gourgues, 9.
Lefour, 1875, rue du Hâ, 14.
*Levieux (Ch.-Louis), 1841, rue Baubadat, 28.
Lugeol (Pedro), 1864, rue Dufau, 8.
Machenaud, 1869, cours Saint-Jean, 61.
Mallié (J.-A.), 1882, rue Saint-Vincent-de-Paul, 79.
*Mandillon, 1865, allées Damour, 55.
Manès (Charles), 1857, cours des Fossés, 96.
Marmisse (G.), 1857, médecin honoraire du bureau de bienfaisance, de 1 à 2 h., rue Rodrigues-Pereire, 22.
Martin, 1873, cours Tourny, 13.
Masse, 1866, rue du Manège, 22.
*Mauriac, ✿ A, 1872, rue du Palais-Gallien, 16.
Méchain, 1878, cours d'Aquitaine, 103.
Mérau (G.), 1854, rue Judaïque, 54.
*Métadier (Paul-A.), 1864, cours du Chapeau-Rouge, 17.
Monod (E.), 1880, de 1 à 3 h., rue Vauban, 19.

Montalier fils, 1879, rue Judaïque, 11.
Morache, O. ✱, ✿ I., 1859, professeur à la Faculté de médecine de Bordeaux, rue Judaïque, 68.
Moreau, 1877, rue de Pessac, 37.
Moure, 1879, cours de l'Intendance, 28.
*Moussous (L.-Dom.), 1842, rue Daviau, 38.
*Négrié (J.-B.), 1864, rue Ferrère, 54.
*Oré (Cyprien), 1852, rue du Palais-de-Justice, 36.
Page, 1859, rue Guiraude, 2.
Pastureau, 1882, rue Notre-Dame, 123.
Pater, 1837, rue Saint-Laurent, 26.
Peïron (L.), 1881, cours de l'Intendance, 50.
Peringuey (J.-L.), 1883, de 1 à 2 h., route d'Espagne, 244.
Perry (de), 1860, rue Vital-Carles, 24.
*Pery (Guil,-Marie), 1859, cours des Fossés, 159.
Peyre, 1879, cours Portal, 13.
Picot ✿ I, 1864, rue Ferrère, 25.
*Piéchaud (L.-Guil.), 1838, rue Arnaud-Miqueu, 17.
Piéchaud (Tim.), 1879, rue Arnaud-Miqueu, 17.
Pitres, ✿ A, 1877, prof. à la Faculté de méd., rue du Parlement-Sainte-Catherine, 22.
*Plumeau (François-Marie), 1851, cours de Tourny, 84.
Poinsot, 1873, rue Saint-Sernin, 96.
Potier-Duplessy (J.-L.-M.), 1844, de 1 à 3 h., rue Leberthon, 61.
*Pujos (Etienne-Marie), 1865, rue Saint-Sernin, 58
Puydebat (J.-J.-D.), 1834, cours de l'Intendance, 27.
*Pyrol de Biermont (Léon-Martin), 1854, rue des Menuts, 5.
Redon, 1878, Allées Damour, 26.
Révolat (Georges), quai de Bourgogne, 1
Ribeyren (Pierre), 1837, rue Neuve, 12.
Riquard (J.), 1860, rue Sainte-Colombe, 57.
Rivals (M.), 1882, cours du XXX Juillet, 2.
Rivière, 1882, rue de la Devise, 12.
Robineaud, 1878, rue du Couvent, 12.
*Rousseau Saint-Philippe, 1872, place Bey-Berland, 13.
Rondot, 1878, rue Ducan, 3.
Roux, 1880, rue de la Croix-Blanche, 18.
Roy de Clotte, 1873, rue Boudet, 4.
*Rozat (Guill.), 1821, cours du Jardin-Public, 76.
*Rozier (Ant.-Pierre-Paul), 1859, rue Vital-Carles, 18.
*Salviat (J.-B.-Théod.), 1844, cours du Jardin-Publi, 57.
Salviat (Marie), 1883, cours du Jardin-Public, 57.
*Segay, 1853, cours d'Alsace-et-Lorraine, 53.
Servantie, 1876, rue Margaux, 29.
Sicaud, 1880, route de Bayonne, 286.
Sisteray, 1867, rue des Lombards, 57.
Solles, 1863, rue Pradel, 11.

Soulacroix, 1872, rue Sainte-Catherine, 162.
*Sous (Vivien), 1859, rue de la Devise, 55.
Taguet (Henri), 1872, cours Saint-Jean, 145.
Tanguy (J.), 1881, quai des Chartrons, 83.
Testut (L.), 1872, rue Bouffard, 33.
Tourron, 1882, rue d'Albret, 1.
Troquart, 1876, rue Sainte-Catherine, 73.
*Venot (Ant.-Vict.-Nap.), 1858, cours de Tourny, 6.
*Verdalle, 1872, rue Guillaume-Brochon, 5.
*Vergely (Paul-Lucien), ✠ A, 1866, rue Guérin, 3.
Villeneuve (Célest.), 1836, place de la Concorde, 1.

Of. Arnaud, 1880, rue de Bègles, 167.
Barrère (Lucien), 1864, rue Sainte-Catherine, 7.
Delmas, 1853, rue Nauville, 19.
Gallé, 1863, rue Delurbe, 14.
*Laclaverie (Jean-Léonie), 1852, rue Sainte-Eulalie, 7.
Mourgue (Louis), 1856, rue Mauconduinat, 4.
Nioucel, 1872, cours Portal, 54.
Phélan, rue Croix-de-Seguey, 152.
Sousset (Pierre), 1841, rue de Caudéran, 14.

Ph. Arbez, 1882, place extérieure d'Aquitaine, 42 bis.
Arnozan (Pierre-Alfred), 1839, allées de Tourny, 40.
Babilée (Marie-Bern.), 1859, place int. des Capucins, 8.
Bachoué (de), 1871, cours Tourny, 34.
Bellouard, 1875, rue Saint-James, 16.
Bélugou, 1882, rue de Pessac, 63.
Bernard (Emile), 1869, rue Fondaudége, 167.
Bernard (Charles), 1881, cours de Cicé, 21.
Bernède, 1871, cours des Fossés, 158.
Blavignac, 1879, rue de Cursol, 36.
Boignier, 1881, quai de Bacalan, 86.
Boisset, 1861, rue Capdeville, 43.
Bonal, 1867, route de Toulouse, 68.
Bordenave, 1878, cours de l'Intendance, 28.
Boué, 1869, cours Portal, 22.
Bousquet, 1872, rue Saint-Rémy, 13.
Bouvier, 1869, place Gambetta, 11.
Brachat, 1883, rue Leyteire, 61.
Branda, 1873, quai de Bourgogne, 3.
Bribes, 1867, rue d'Ornano, 117.
Canuyt, 1880, rue du Mirail, 65.
Caparroy-Dulord, 1872, rue de la Course, 121.
Carles, 1871, quai des Chartrons, 30.
Casanova, 1877, rue Saint-Rémy, 45.
Catusier, 1877, rue Fondaudége, 39.
Chassain, boulevard de Talence.
Chatard, 1883, rue de la Monnaie, 25.
Chesnet, 1880, rue Sainte-Catherine, 125.

Chomienne, 1873, cours de l'Intendance, 47.
Clerc, 1871, cours du Trente-Juillet, 29.
Crevet, 1871, rue Ducau, 39.
Dambier (Jean-Eugène), 1865, quai des Chartrons, 101.
Dannecy-Guyot (Edm.), 1848, hôpital Saint-André.
Desoindre (A.), 1876, cours du Chapeau-Rouge, 20.
Desplat, 1883, rue Paulin, 8.
Dessoliès, 1879, rue Notre-Dame, 117.
Devilliers, 1876, rue d'Arès, 134.
Doubrères, 1865, rue Sainte-Catherine, 57 et 59.
Drilhole, 1859, allées Damour, 67.
Dubedat (J.-B.-Alex.), 1842, allées Damour, 46.
Dubransle (E.), 1866, rue Terres de Bordes, 76.
Dubreuille (A.), 1885, 1re cl., rue Judaïque, 7.
Dupuy, 1879, chemin de Pessac, 2.
Durand (Jean), 1865, rue Benauge, 52.
Durand-Faurès, 1844, place du Pont, 11.
Erable, 1874, rue du Palais-Gallien, 80.
Fauriès (Ismaël), 1839, rue Fondaudége, 194.
Foliolan, 1881, avenue Thiers, 21.
Flourens (A.), 1878, rue Notre-Dame, 62.
Fortin, 1878, rue des Ayres, 83.
Garnaud, 1866, cours Saint-Jean, 217.
Gayout (A.), 1882, cours du Tondu, 75.
Gineste, 1873, cours Tourny, 82.
Gontier-Lalande (D.), 1875, 1re cl., place des Capucins, 30.
Goudail, 1871, cours du Jardin-Public, 134.
Gratadour, 1882, quai des Chartrons, 83.
Guilhot-Hugon (Martial-Hector), 1862, place extérieure d'Aquitaine, 1.
Guillemé (Louis-Alex.), 1834, rue Croix-de-Seguey, 55.
Jaudet, 1874, rue de Bègles, 159.
Jaussein, 1855, rue Pelegrin, 7.
Labarre, 1875, rue Saint-Bruno, 97.
Labédan, 1877, place de Lerme, 5.
Labro, 1877, cours d'Albret, 63.
Lacoste (Léon), 1866, place Gambetta, 21.
Lagane (L.), 1877, quai Sainte-Croix, 18.
Lamarque, 1876, route de Bayonne, 65.
Lamic, 1875, place ext. des Capucins, 8.
Larnaudie, 1868, cours Balguerie-Stuttemberg, 14.
Larroque, 1878, quai des Salinières, 22.
Lassale-Moran, 1871, rue Judaïque, 7.
Lechaux (Mario), 1867, rue Sainte-Catherine, 164.
Luzun, 1879, cours des Fossés, 58.
Mailho (Jean-Louis), 1846, cours des Fossés, 9.
Malbec (de), 1862, rue Judaïque, 147.
Margouty, 1881, rue de Bégles, 64.

Martin (O.), 1882, rue Dauphine, 35.
Martin (Louis-Marie), 1857, cours de Tourny, 21.
Martzloff, 1880, place Saint-Martial, 2.
Marzelles, 1865, place de l'Hôtel-de-Ville, 3.
Matet, 1878, rue Sainte-Croix, 15.
Mélin, 1877, rue Martignac, 7.
Mongardey, 1874, rue Saint-James, 51.
Montet, 1870, rue du Tondu, 12.
Nougaret (Alex.), 1852, rue de la Chartreuse, 52.
Obissier (A.), 1881, cours Saint-Médard, 90.
Olivier, 1874, cours de l'Intendance, 21.
Pasturaud, 1883, rue Fondaudége, 82.
Pauliet (Jean-Louis), 1855, rue du Pas-Saint-Georges, 84.
Pefau, 1872, rue de Berry, 26.
Pinot (Ad.-Raym.), 1860, rue Jean-Burguet, 21.
Poumeau-Delille, 1875, allées Damour, 8.
Pujos, 1863, rue Lagrange, 146.
Raine (P.), 1872, route de Toulouse, 273.
Raymond (Michel), 1846, quai des Chartrons, 126.
Raymond fils aîné, 1873, quai des Chartrons, 126.
Raymond fils, 1873, rue Esprit-des-Lois, 18.
Roudel, 1879, cours Saint-Jean, 206.
Saint-Hilaire, 1879, rue Vital-Carles, 15.
Sarrau (Erlon), 1865, rue Porte-Dijeaux, 6.
Seconsse, 1880, rue des Faures, 45.
Sérafouin, 1883, cours de Tourny, 21.
Servantie (Jean-Félix), 1875, rue Margaux, 31.
Souque (Anselme), 1866, boulevard de Caudéran, 1.
Tanguy (J.), 1866, quai des Chartrons, 83.
Theulier, 1846, cours Saint-Jean, 234.
Tournès, 1863, rue de la Croix-Blanche, 100.

Ambarès.

D. *Dexant (Pierre), 1856.
Fage (M.), 1881.
Of. *Junca (Pierre), 1846.
Ph. Jacoupy.
Lafon (Jean), 1862.

Arcachon.

D. *Bonnal (Fél.), 1867, de 1 à 3 h
*Bourdier, 1881.
Da Crux-Texeira (J.), 1844.
Fagge.
*Hameau (Jean-M.), ✻, 1853.
Lalesque, 1881, anc. int. des hôp. de Paris.
Rougier (Emile), 1842.
Ph. Guinnefoleau.
Magnaux (Ph.), 1883, dir. de l'usine de Sève de Pin.
Sémiac.
Soulan.
Sudre (E.), 1865, Pâte pectorale Cals à la sève de pin maritime.

Arès.

D. Peynaud.
Of. Clément.
Ph. Cestac.
Hazera (L.), 1872, 1re cl. — Ostréiculteur, gros et détail.

Artigues (Les).

D. Vacher.

Audenge.
D. Béziau.
Of. Mesple (Pierre), 1845.
Ph. Castelbiel.

Barsac.
D. Bompar.
Of. Berthaut.
Ph. Vacher (Jean-Bapt.), 1867.

Bassens (*Carbon-Blanc*).
Of. *Mialaret (Amable), 1845.

Bègles.
D. De Chappelle (Paul), 1853, de midi à 2 h.
Of. *Dubertrand (Basile), 1846.
Ph. Guillet, 1883.

Béguey (*Cadillac*).
D. Mozeyko (J.), 1843.

Beliet (*Belin*).
D. Roumegoux.

Belin.
D. *Cazauvieilh (Jean), 1854.

Blanquefort.
D. Delille.
Ph. Duprat (Pierre), 1869.
Paché (Franç.-Jules), 1847.

Bonnetan (*Lignan*).
Of. Barbe (Emile), 1854.

Bouscat.
D. *Desmaison-Dupallan, 1833.
Desmaisons, 1838.
Of. Plantin-Michel, 1845.
Ph. Drouin.
Martial.

Bruges (*Le Bouscat*).
Of. Ducamps.

Cadaujac (*Villenave-d'Ornon*).
Of. Benac (Jean), 1855.
Benac fils.
Ph. Cargue (Etienne), 1827.

Cadillac.
D. Bonnefon.
Brethenoux.
*Busquet (Jean-Pierre), 1849.
Campan (L.-J.), 1858, méd. en chef de l'asile d'aliénés.
Ph. Perboyre (J.-G.-L.), 1868, lauréat de la Soc. de phar.
Prévôt, 1878.

Cambes.
Ph. Lagrange, 1871.

Camblanes (*Latresne*).
Of. Demptos.
*Soulès (Vital), 1826.

Carbon-Blanc.
Of. Eyrard (Lambert), 1848.
Ph. Bruel (Auguste), 1850.

Castelnau-de-Médoc.
D. Drillon (J.-B.), 1835.
*Girandier (P.-Rémy), 1869.
Ph. Drillon (Aimé), 1839.
Lerp.

Castres-Gironde.
Ph. Lassalle (Joseph-T.), 1843.

Caudéran.
D. *Buty (Pierre), 1872.
Legrand.
Ph. Plaziat.
Souque.

Cestas (*Pessac*).
D. Basterot (Pierre-Ern.), 1852.

Créon.
Of. Saligue (Emile).
Ph. Marjon.
Tricose.

Eysines.
Of. *Landeau (Pierre-Eug.), 1854.
Ph. Durand.

Floirac (*Bordeaux-la-Bastide*).
Of. Creuzau.

Gradignan.
Of. Lestage.

Gujan.
D. Bézian.
Of. Bezian (Jean), 1857.
Daney (Pierre), 1823.
Ph. Bataille.
Robert

La Brède.
Of. Cazauvieilh (Jean), 1831.
Ph. Dillaire.
Soulé (Jean), 1825.

Lamarque.
Ph. Got.

Landiras.
D. Dutrénit (Jean-Numa), 1856.
Ph. Porge.

Langoiran.
D. Cazeaux (Franç.-Léon), 1859.
Of. Abaut.
Ph. Charrier (Jean-Zéphir).
Desguilhem.

Latresne.
D. Lafforgue.
Vic (Pierre-Paul, 1855.

Léognan.
D. Boob (Henri), 1837.
Ph. Cargue (Paul).

Listrac (*Castelnau-de-Médoc*).
D. Bourgade.
Dupeux.
Leduy (Ch.-Aug.), 1869.
Ph. Franciel.

Lormont.
D. Lassalle, 1871.
Letessier.
Ph. Lescure.

Ludon.
Of. Rigot (Luc), 1861.
Ph. Lapergue.

Macau.
D. Amadieu.
Of. Martin (Jean), 1847.
Ph. Bazin.
Coudure.

Margaux.
D. *Gachet (Jean-Bapt.), 1848.
Of. *Rafaillat, 1837.
Sylvain.
Ph. Pérès.

Mérignac.
D. Muselli, 1881.
Watering (André), 1868.
Ph. Sarrat.

Mios.
D. Peyneau.

Paillet (*Rions*).
Of. *Cutoly (Ant.), 1837.
Cutoly (Alb.).

Pessac.
D. Camou.
*Sayous, 1872.
Of. *Guiraud (Gab.), 1834.
Ph. Roucaud (Dominique), 1866.
Sabouroux.

Podensac.
D. Pichausel (Jean-Ant.), 1837.
Ph. Izard (Eugène), 1871.
Viala (Camille), 1866.

Portets (*Castres-Gironde*).
D. Castéra.
Of. Briol (Jean), 1863.
Ph. Muratet, 1873.

Preignac.
D. Darbon (Franç.), 1850.
Ricard.
Ph. Coquet (Timothée) fils, 1869.

Pujols (*Preignac*).
D. Dartigues.

Riom.
D. Durand.

Saint-André-de-Cubzac.
D. Charron.
*Dantagnan (Mart.), 1866.
*Dureau (Eusèbe), 1836.
Mialaret.
Moure.
Ph. Deffarge.
Duranton.
Millepied (François), 1865.

Sainte-Croix-du-Mont. (*Cadillac*).
Of. Pan.

Sainte-Hélène (*Castelnau-de-Médoc*).
Of. *Lafon (Michel), 1845.

Saint-Jean-d'Illac (*Pessac*).
D. *Sabbathier.

Saint-Loubès.
D. Rouges (Louis), 1854.
Pasterot.
Ph. Signat.

Saint-Médard-d'Eyrans. (*La Brède*).
D. Nolibois (Jean-Bapt.), 1836.

Saint-Médard-en-Jalles.
D. Eyquem.
Ferré.
Of. Saint-Arroman (Aug.), 1840.
Ph. Brunot (Martin), 1874.

Saint-Morillon.
Of. *Lestage (Pierre), 1842.

Salles.

D. Lacaze. 1870, ancien interne des hôpitaux, de midi à 1 h.

Ph. Boireau.

Sauve (La).

D. Le Bris (Louis), 1878, de midi à 2 h.

Talence.

D.* Loignon (Pierre), 1866.

Ph. Chassin (Henri), 1874.
Pinot, 1879.

Teste-de-Busch (La).

D.* Lalanne (P.-Ed.), 1847.
Lalanne fils, 1880.
Lalesque (P.-Louis), 1847.
Lalesque J.).

Ph. Félix (Joseph), 1856.
Sémiac (Jean-Bert.), 1838.

Tourne (Le) (*Langoiran*).

Of.*Abaut (Pierre), 1845.
Cazaux (Blaize), 1830.

Tresse (*Bordeaux-la-Bastide*).

D. Ducoux.

Villenave-d'Ornon.

D. Paris.

Ph. Roussel.

BAZAS.

D.* Courrélongue (Bern.), 1857.
*Depons (Jean), 1841.
*Dubaquié (Aug.), 1853.
*Peyri (Théophile), 1871.
*Roumieu (Octave), 1875.
Vigneau (Alb.), 1866, méd. consult. aux Eaux de St-Christau (Hautes-Pyr.), du 1er juin au 1er octobre.

Ph. Darberas (Borgia), 1847.
Duverger (Jean), 1864.
Pesquaire (Abel), 1879.

Aillas.

Of.*Ferrand (Paul), 1842.

Bernos (*Bazas*).

Of. Barcus (Oscar), 1854.

Captieux.

D. Lagüe (Jean-Pierre), 1836.
Lalanne (Pierre), 1831.

Castets-en-Dorthe.

D. Mongie (Jules), 1866.

Ph. Darbon (Auguste), 1845.

Grignols.

Of. Dèche.
Reboul (Joseph), 1853.
Roumat.

Ph. Dercq (Louis).
Lafonta (Cyprien).

Hostens.

D. Marthiens (Jean), 1850.

Of. Trouillé (Guill.), 18[illegible].

Langon.

D.* Bonnefoy (Jean), 1858.
*Ducros (Jean-Ch.), 1840.
*Dulac, 1874.
Fleury (Joseph 1852.
*Papon.
Théry (Jean-Pierre), 1840.

Ph. Cazemajour.
Fritchou.

Lerm-et-Musset (*Grignols*).

D. Tauzin (Bernard), 1841.

Noaillan (*Villandraut*).

D.* Flous (Anatole), 1867.

Of.*Dupont (Camille), 1854.

Préchac.

D. Alez, 1879.
*Gille (Auguste), 1876.
Laborde (Léo).

Saint-Côme.

D.*Courrégelongue, 1874.

Saint-Symphorien-Gironde.

D. Groc (St-Ange).

Ph. Dupart (Ber.), 1847.

Sauternes.

Of.*Barrère.

Uzeste (*Villandraut*).

Of.*Dossat (Pierre), 1837.

Villandraut.

D. Claverie (Guill.), 1858.
*Dartigolles.

Ph. Carle.

BLAYE.

D.* Corriveau (Adrien), 1873.
*Lacourtiade (Alfred), 1858.

*Régnier (J.-B.), ✱, 1851.
*Sebileau (Camille), 1873.
Ph. Capmartin.
Corriveau fils, 1871.
Laborde fils, 1869.

Bayon (*Gauriac*).

D.* Dupeyrat (D.), 1881, de 1 à 2 h.

Berson (*Blaye*).

D.* Pujo (Bernard-Donet), 1869.
Ph. Quinton (Léon), 1882.

Bourg-sur-Gironde.

D.* Abadie (André), 1878.
*Moulinet (Léonce), 1860.
Senelle.
Ph. Bruel.
Legault (Jean), 1869.
N... (veuve Cargue).

Braud (*Estauliers*).

Of. Dupont (Alexis), 1846.

Cartelègue (*Blaye*).

D.* Tauziac.

Cavignac.

Of. Dupuy (Louis), 1867.
Ph. Berniard, 1875.
Jayle.

Cézac (*Cavignac*).

D.* Séguin (Pierre-Aug.), 1863.
Of.*Godrie (Pierre), 1857.

Comps (*Bourg-sur-Gironde*).

Ph. Pauvif (Jean), 1843.

Etauliers.

D.*Dunan.
Ph. Petit (Pierre), 1867.

Eyrans (*Blaye*).

Of. Turial-Utin.
Ph. Serres, 1875.

Gauriac.

D.* Bichon (Pierre), 1857.

Plassac (*Blaye*).

D.* Bernard (Raoul), 1882.

Pugnac (*Bourg-sur-Gironde*).

D. Guichard (Jean).
Ph. Rambaud (F.-J.), 1882.

Reignac-de-Blaye.

Of.*Chaban (Lucien), 1848.
Ph. Rochet.

St-Cristoly (*De Blaye*).

D.* Tessonneau (Aubin), 1862.
Ph. Bruel.

Saint-Ciers-la-Lande.

D. Froin (Bern.), 1850; *n'exerce pas.*
Rabaine (Eug.), 1870; *n'exerce pas.*
*Vitray (de), 1874.
Of. Dubernet (Théod.), 1851.
Ph. Geneuil.
Joly (Denis), 1868.

St-Girons.
(*St-Christoly-de-Blaye*).

Of. Dacuing (J.-M.), 1859.

St-Martin-de-la-Caussade.
(*Blaye*).

D.* Dangaron (Pierre), 1864.
Sébileau (Guill.), 1830.

Saint-Savin-de-Blaye.

Ph. Berniard, 1870.
Degeorge.

Saint-Seurin-de-Cursac.
(*Blaye*).

Ph. Lafon (J.-Edouard), 1847.

LV RÉOLE.

D.* Ducros (Jean), 1840.
*Duprada (Jean), ✱, 1856.
*Tronche (Jean), 1870.
Ph. Castan (Emile), 1853, mem. du Cons. d'hyg., pharm. cant., memb. de la Société de pharm. de Bordeaux, pharm. de la Compag. du chemin de fer, membre fond. de la Soc. de prév. des pharm. de la Gironde, pharm. de l'hosp. et exp.-chim. du Tribunal.
Dezos (Léonce), 1870.
Estève (A.), 1876.

Arbis (*Cadillac*).

D. Domec.

Bagas (*La Réole*).

D.*Ballias (Paul-Emile), 1865.

Caudrot.

D.* Braulat, 1874.

Charlot (J.), 1862.
Ph. Bardonneau, 1869.

Frontenac (*Rauzan*).
D.* Grangé (Jean), 1850.
Of. Vialard (Abel), 1863.

Gironde.
Of.* Ballan, 1881.

Gornac.
(*Sauveterre-de-Guyenne*).
D.* Lasserre, 1869.
Ph. Tricoche (Marcel), 1868.

Hure (*La Réole*).
D.* Lantillac.

Mesterrieux (*Monségur*).
D.* Chollet, 1880.

Mothe-Landeron (La).
D Bertrand (Bern.), 1844.
*Bertrand fils, 1869.

Monségur-Gironde.
D.* Bayssalance (Hector), 1832.
Dupin (Jacques), 1849.
*Issartier (Henri), 1846.
Issartier (Raoul), 1873.
*Fontaine-Pastureau (Jean), 1872, de midi à 2 h.
Of. Maurin (Jean), 1847.
Ph. Fourichon.
Jourdan, 1864.

Mourens (*Cadillac*).
Of. Casteran (Jean), 1834.

Pellegrue.
D. Massé, 1868.
Of.* Dainaud (Pierre), 1844.
Ph. Lassabatie (Pierre), 1856.

Saint-Brice.
(*Sauveterre-de-Guyenne*).
D. Goursie, 1860.

St-Ferme (*Monségur-Gironde*).
Of. Beausoleil.
Ferrier (Pierre-Jules), 1835.

Saint-Germain (*Saint-Macaire*)
D. Merle, 1858.

Saint-Macaire.
D.* Grézeau (François), 1866.
*Labenote, 1868.
Of.* Béchade (Numa), 1833, médec. de l'hosp. civ.
Ph. Baqua, 1880.
Fortain, 1877.

Saint-Pierre-d'Aurillac
(*Saint-Macaire*).
D.* Lavaud, 1875.

Saint-Pierre-de-Bat
(*Cadillac.*)
Of. Ramade (Abraham), 1820.

Sauveterre-de-Guyenne.
D.* Charrier, 1874.
Durodié (Jean-Numa), 1831.
Ph. Icard (Théo.), 1840.
Soulier, 1870.

Targon.
Of.* Ramade (Jean), 1844.
Ph. Baulac (Ch.), 1842.

LESPARRE.

D.* Lenourichel.
Monneins (Franç.), 1833.
*Tronche (Gustave), 1854.
Ph. Cazaux, 1872.
Coudures.
Séguineau.
Valette (Théodore), 1867.

Bégadan.
D.* Lartigue (Ferdinand), 1859.
Ph. Emeric (A.). 1882.

Cissac
(*Vertheuil-en-Médoc*).
D. Legros.

Jau (*Dignac-et-Loirac*).
Of. Chiché (Léon).

Pauillac.
D.* Berchon (Ernest), ✻, 1859, médecin princ. de la marine, direct. du service sanitaire.
*Ferrier.
*Legendre fils
*Rabère.
Rabère, 1883.
*Rascol.
*Roucau.
Ph. Adoue (Jean), 1849.
Arnaud (P.), 1874.
Périer (Jean-Pierre-Léon), 1860, membre de plusieurs

Soc. savantes, secrét. du Cons. d'hyg.

Queyrac.

Ph. Chéroux (G.).
Daniel fils.

St-Christoly-et-Conquèques

D. Lafaye (Arnaud), 1868.

Saint-Estèphe.

D.* Brousse.
Ph. Gleize (Urbain).

Saint-Germain-d'Esteuil. (*Lesparre*).

D.* Hosteing.

Saint-Laurent-Médoc.

D.* Gorry.
Of. Mauriens (Vivien), 1855.
Ph. Brettes, 1870.

Saint-Vivien.

D.* Fauchey (André), 1866.
Rambaud (Gaston), 1882.
Ph. Bertin (Jean), 1867.
Grenier.

Talais (*Saint-Vivien*).

D. Delhomme (Jean), 1864.

Verdon.

Of.*Durand-Lasserve, 1860.

Vertheuil en-Médoc.

Of. Chardavoine (Eug.), 1860.

LIBOURNE.

D. *Demptos (Georges), 1864, anc. int. des hôpitaux.
*Duteuil, ☼, 1863, méd. adj. de l'hôpital.
*Eymery, 1876, méd. en chef de l'hôpital.
*Peyraud (H.-P.), 1869, chir. adj. de l'hôp., lauréat des Facultés de Paris, de Bordeaux, de l'Institut, méd. des épidémies et de la prison, expert des tribunaux.
Ramos.
*Vitrac (Emile), 1861, chir. adj. de l'hôpit., méd. du collège, insp. des pharm.
Of. Bonneval (Hon.), 1837, méd. du dispensaire.
Grimaud.
Ph. Besson (Albert), 1869.
Boisseau, 1867.
Dangla, 1876.
Fallières (Pierre-Em.), 1837, membr. du Cons. d'hyg., exp. chim. des tribun., memb. de la commiss. du Phylloxera.
Florlis.
Loustonneau, 1872.
Parmentier, 1834.
Sudour.

Abzac (*Coutras*).

Of. Vacher (Pierre), 1852.

Arveyrès (*Libourne*).

Of. Sarthe (André), 1835.

Branne.

D.* Boyer.
*Célerier (J.-B.), 1845.
Dupuy (Octave), 1864.

Cadillac (*Lugon*).

Ph. Viaud (Emile), 1869.

Castillon-sur-Dordogne.

D.* Barbeyron.
Constantin (Pierre), 1855.
*Gagnard (Ant.-L.), 1860.
*Laguens (Jean-M.), 1859.
Pommier.
Ph. Barde.
Dufraisse.
Languepin.

Coutras.

D.* Deluze (Pierre), 1850.
*Laffite (Léopold), 1872.
Soulé (Paul-Alexis), 1838.
Ph. Dupouy.
Julien (Constant), 1870.

Flaujagues (*Castillon-sur-Dordogne*).

Of.*Caussadière (Jean), 1839.

Fronsac.

D. Goizet.
Of.*Bourdalé, 1880.

Galgon-et-Queynac.

D. Moulinet.
Ph. Pillot.

Génissac.

D. Boisset (Onésiphore), 1835.
Of. Boisset fils.

Gensac.

D. Boy (Junior), 1871.
*Couston.
Duthilh (Jean-Eug.), 1847.
Fouguet.
Of. Bérad-Duroc, 1860.
Ph. Bouissy (Jean), 1838.
Sudre (Pierre), 1829.

Guitres.

D. *Guignard.
Of. Granier de Cassagnac, 1855.
*Roger (Pierre-Eug.), 1834.
Ph. Bousquet (Pierre), 1873.
Guy, 1869.

Izon (*St-Sulpice-et-Camayrac*).

D. *Felletin (Jos.), 1867, de 1 1/2 à 2 1/2.

Lugon.

D. *Lachaud.
Of. Teyssandier.

Lussac-de-Libourne.

D. Bucherie (Emile de), 1857.
Combret (Vincent), 1857.
*Philippeau, 1877.
Ph. Chambarrière.

Pessac (*Gensac*).

D. Amanieu, 1883.

Puisseguin.

D. *Fatin, 1880.
Of. Poitou (Jean), 1865.
Ph. Bousquet.

Rauzan.

Of. *Fayolle (de), 1852.
Ph. Cazeaux.
Festal.

Saint-André-et-Appelles (*Sainte-Foy-la-Grande*).

D. Marchand (Jean-Jacq.), 1841

Saint-Antoine-sur-l'Isle.

D. Barat-Dulaurier.
Ph. Bayssalance (Andre), 1878.

Sainte-Foy-la-Grande.

D. *Boymier (Jean), A. 1859.
*Claverie.
Cordeiro da Silva, 1863.
Devaltz.
Duverger (Gust.), 1847.
*Lagoannère (J. de), 1876, de midi à 2 h.
*Marche.
*Martinet.
Ph. Boucher.
Léger (Marcel).
Martel (Pierre).

Saint-Emilion.

D. Dufau-Lagarosse, 1861.
*Faure.
Of. Barthe (Noël), 1830.
Ph. Parouty.

Saint-Denis-de-Pile.

D. *Martin (Guill.), 1854.
*Rabaine (Franc.), 1859.
Ph. Rouvet (Georges), 1872.

Saint-Germain-la-Rivière.

Of. *Magen (Ernest), 1854.

Saint-Médard-de-Guizières.

D. *Caussade (Jean), 1859.
Ph. Carme (Léonce), 1865.

Sainte-Terre.

D. *Musset (Guill.), 1852.

Salles (Les) (*Castillon-sur-Dordogne*).

Of. *Roy de Clotte (Alfred).

Tizac-de Galgon (*Cavignac*).

Of. *Demptos.

HÉRAULT.

Population : 455,053 hab. — 290 Docteurs en médecine; 51 Officiers de santé; 112 Pharmaciens.

Quatre arrondissements : Montpellier, Béziers, Lodève, Saint-Pons.

MONTPELLIER.

D. Arles, 1868.
Batigne, 1860.
Battle, 1858, agrégé à la Faculté.
Baumel, 1877, agrégé.
Belugou (Alph.), 1874. Mercredi, samedi de 2 à 5 h.
Benoît, ✻, 1839, professeur et doyen de la Faculté.
*Bertin (Emile), 1857, prof.
Bimar, ✻ A, agrégé.
Blaise.
Boissier, 1857, médecin aux eaux de Lamalou.
Bourdel (L.-A.), 1849, de 2 à 4 h. Dimanc. et fêt. exc.
Bourrely, ✻, 1844, agr. lib.
Bourrely fils.
Boyer, ✻, 1833, professeur.
Bringuier (Anténor), 1856.
Brousse (A.), 1882, de 1 à 3 h
Caisso (J.-B.), 1864.
Caizergues, 1867.
Carrieu, agrégé.
Castan, 1859, professeur.
Cavailhé, ✻, 1850, professeur.
Cellarier, 1856.
Chalot agrégé.
Combal, ✻, 1849, profess.
Coste, 1854.
Coste (Ulysse), 1868, bibliothécaire adjoint.
Cot, 1866.
Courty, ✻, 1855, profess.
Dubreuil, ✻, professeur.
Ducel, 1837.
Duffours, 1851.
Dumas, ✻, 1837, profess.
Dumas fils, agrégé.
Dunal, 1855.
Dupré, ✻, 1834, professeur.
Dupré (Louis), 1881.
Engel, profes., *n'exerce pas.*
Espagne, 1856, agrégé.
Estor, 1856, professeur.
François.
Frat, 1864.
Garimont, 1851, agrégé.
Gayraud, agrégé.
Girard (de), agr., *n'ex. pas.*
Girou, 1840.
Gordon, 1850, bibliothécaire de la Faculté.
Grasset (Joseph), 1872, prof., à 3 h.
Grynfelt, 1867, agrégé, conserv. du Musée.
Guibal.
Guinier, 1855, agrégé libre, médecin aux eaux de Cauterets.
Hamelin, 1867, agrégé.
Hortolès.
Jacquemet, 1854, agr. libre.
Jaumes (Alph.), 1861, prof.
Kleinschmidt (G.), 1871, de 2 à 4 h. Oculiste.
Lafosse, 1836.
Lannegrasse, prof.
Leenhardt, agrégé.
Martin, 1859.
Martin, 1839, prof. ; *n'exerce plus.*
Moitessier, ✻, 1856, prof. de chimie ; *n'exerce plus.*
Mossé, agrégé.
Nespoulous, 1833.
Nozeran, ✻, 1865.
Pecholier, 1856, agrégé.
Planche (A.), 1875, à Balarue du 1er mai au 30 octobre, et à Montpellier du 1er novembre au 1er mai.
Planques.
Redier.
Roustan, agrégé.
Sabatier, ✻, 1863, agrégé.

Saussol, de 1 à 3 h.
Sélignac
Serres, agrégé.
Surdun, 1860.
Tédenat, agrégé.
Teulon, 1864.
Vailhé, 1826, agrégé libre.
Valette, 1862.
Vignal, agrégé.
Vigouroux, 1876.
Vincent, 1868.
Ph. Battle, 1850.
Balmès.
Bastian.
Charpentier.
Daube, 1865.
Ducel, 1832.
Fouques, 1840.
Gay, 1842, prof. à l'École de pharmacie.
Gély.
Guilhaumont, 1853.
Lablache, 1842.
Lutrand, 1837.
Milhau.
Pastre.
Pézet.
Sliezewiez (G.), 1875.
Vidal, 1842.
Vincent, 1865.

Aniane.

D. Rouveyrolis.
Ph. Malafosse (Louis), 1834.

Castries.

D. Delmas, 1843.
Véziau, 1840.
Véziau fils, 1876.

Cette.

D. Bouflier (G.).
Cathala (A.), ✻, 1837.
Duffours (L.), 1846.
Dumas (Adolphe), 1857.
Falip, 1825.
Gingibre, 1837.
Petit, 1879.
Peyrussan, 1863.
Plagnol.
Poumayrac.
Of. Couillet, 1848.
Ph. Cherpin, 1842.
Ducel, 1832.
Lenthéric.
Pailhès, 1851.
Roch, 1843.
Simonot, 1845.
Thau, 1839.

Claret.

D. Kryczkowski, 1837.

Cournonterral.

D. Sewiecicki, 1837.
Laussel, 1865.
Malabouche, 1867.
Ph. Gingibre, 1843.

Fabrègues.

D. Maraval, 1835.

Frontignan.

D. Bordone.
Of. Bertrand, 1833.
Ph. Argelès, 1833.

Ganges.

D. Angeau, 1836.
Galtier, 1856.
Ph. Valmale, 1843.

Gigean.

D. Mestres, 1862.
Ph. Gervais, 1861.

Grabels (*Montpellier*).

Of. David, 1824.

Lansargues.

D. Bonamaison, 1852.
Ph. Roux, 1829.

Loupian (*Mèze*).

D. Rouquette, 1825.

Lunel.

D. Pons (Fréd.), 1874.
Rouet (P.), 1842, de midi à 2 h.
Vedel.
Ph. Durand, 1832.
Gay, 1838.
Ménard (Ch.-Alph.), 1837.

Marsillargues.

D. Marignan.
Ph. Gachon, 1831.
Ricome, 1843.

Mauguio.

D. Nourrigat, 1865.
Of. Fages, 1830.

Mèze.

D. Dumas, 1859.
Laurens, 1826.
Magne, 1863.
Prunac, 1870.
Ph. Cabet, 1865.
Peyre, 1840.

Mireval (*Vic-les-Etangs*).

D. Clément, 1863.

Montbazin (*Gigean*).

D. Vialettes, 1866.

Montferrier (*Montpellier*).

D. Cavanis, 1834.

Mudaison (*Lansargues*).

D. Bonnet, 1830.

Pignan.

D. Liron.
Rouvier.

Poussan.

D. Fabre, 1849.
Ginet, 1835.
Ph. Baudassé (C.), 1882.
Sauvan, 1832.

Saint-Bauzille-de-Putois.

Of. Lavergne, 1843.

Saint-Christol (*Lunel*).

Of. Merle, 1853.

Saint-Guilhem-le-Désert (*Saint-Jean-de-Fos*).

Of. Barmy, 1850.

Saint-Martin-de-Londres.

Of. Balard, 1844.

Villeneuve-lès-Maguelonne.

Of. Garrique.
Mas, 1874.

Villeveyrac.

D. Pargoire, 1859.
Vivien, 1873.
Of. Jeanjean, 1848.
Ph. Prunac, 1850.

Viols-le-Fort (*Saint-Martin-de-Londres*).

D. Ricome, 1848.

BÉZIERS.

D. Audié (Joseph), chirurgien, 1882, de 1 à 3 h.
Audouard, 1878.
Bouillet, 1880.
Bourguet, 1867, med. adj. à l'hospice.
Boyé, 1881, méd. du bureau de bienfaisance.
Carles, 1882.
Cauvy, 1868, méd. du chem. de fer du Midi.
*Cavaillé, 1874, trésor. de la Soc. loc., méd. du bur. de bienfaisance.
Douais, 1867, méd. du bur. de bienfaisance.
Duval, 1857.
Guy, 1829.
Lacroix, 1848, méd. en chef de l'hôpital.
Levère (Fr.), 1872, memb. et lauréat de la Soc. de méd. et de chir. prat., méd. du bur. de bienf. et du ch. de fer du Midi, membre du Cons. d'hyg.
Maffre, 1864, méd. du ch. de fer du Midi.
Martel, 1846.
Mégé, 1856.
Rome, 1882.
Sabatier fils, 1850.
Sicard, 1880.
Thomas (Casim.), 1841, chir. en chef de l'hôp., memb. du Cons. d'hyg.
Vernhes, 1848.
Viguier, 1855.
Of. Bellegarde, 1852.
Leverrier-Marron.
Mariogе, méd. de l'état civil.
Vidal, 1842.
Vivarel, 1829.
Ph. Abric.
Barnier.
Barthès, 1880.

Blanquier, 1866.
Bonnet, 1851, pharm. du ch. de fer du Midi.
Castan (Aimé).
Couloouma.
Gély (J.-B.).
Gibert (Jules), 1875.
Guillié.
Hortala.
Jourdan (Henri).
Laurès.
Ollivier, 1882.
Paget, 1872.
Ricard, 1872.
Vidal (Ferd.).

Abeilhan (*Servan*).

Of. Gaches, 1846.

Agde.

D. Mouton, 1829.
Roger, 1874.
Salva, 1871.
Ph. Olivasse (Louis), 1855.
Philip, 1842.
Salva, 1837.
Taillade, 1844.

Alignan-du-Vent (*Pézenas*).

Of. Sicard, 1833.

Autignac (*Laurens*).

D. Pastre, 1849.
Of. Villebrun, 1847.

Bassan (*Béziers*).

Of. Cèbe, 1847.

Bédarieux.

D. Cros, 1861.
Estorg, 1883.
Gavaudan, 1867.
Ménard, 1851.
Privat, 1839, méd. à Lamalou.
Sabatier, 1848.
Tourene, 1828.
Tourene fils, 1864.
Ph. Bonafoux, 1835.
Martin, 1843.
Py.
Rouvière (Ch.-Léon), 1852.

Bessan.

D. Martin, 1876.
Rheul, 1854.
Ph. Aibran, 1843.

Bousquet-d'Orb.

D. Galabru, 1881.

Capestang.

D. Calas, 1854.
Plagnol.
Taillefer, 1877.
Théron, 1879.
Villebrun, 1878.
Ph. Delassus, 1868.
Vidal, 1877.

Caux.

D. Lebouteiller, 1864.
Siveindre, 1832.

Cazouls-d'Hérault (*Pézenas*).

D. Nicolas, 1856.

Cazouls-lès-Béziers.

D. Aoust, 1869.
Ph. Soulayrol, 1875.

Cessenon.

D. Giral, 1871.
Lavit, 1868.

Corneilhan (*Béziers*).

Of. Limousy, 1828.

Creissan (*Puisserguier*).

D. Ramailho, 1847.

Faugères (*Bédarieux*).

D. Moziman, 1864.

Florensac.

D. Mauzac, 1847.
Pascal, 1823.
Ph. Fornairon, 1831.
Chastan (J.-M.) 1874.
Santy, 1823.

Fontès (*Pézenas*).

D. Giral, 1845.
Of. Clergue, 1840.

Gabian.

Of. Daisse, 1862.

Graissessac.

D. Bourguet, 1864.
Fabre, 1862.

Héréplan.

Ph. Avignon, 1874.

Lamalou-les-Bains.

D. Belugon (Alph.), ✠ I, 1874, de 1 à 4 h.
Boissier, 1856, méd. insp.

Cros (F.), 1861, méd. insp. des eaux, de 1 à 5 h.
Milhau, méd. consult.
Privat, 1839, anc. méd. insp.

Lespignan (*Béziers*).

Of. Truel.

Magalas.

D. Chavardès, 1878.
Delhon, 1855.
Trinchet (J.), 1884.
Of. Clergue, 1848.
Ph. Pagès, 1866.

Maraussan (*Béziers*).

D. Durand.
Mas, méd. cant.

Marseillan.

D. Despetis, ex-chirurgien de la marine.
Durand, 1856.
Ph. Lenthéric (Ant.).

Montagnac.

D. Arnaud, 1880.
Boudet, 1858.
Vallat, 1868.
Zacharewiez, 1838.
Ph. Aubrespy, 1837.

Montblanc.

D. Sicard.
Of. Azémar, 1842.
Bonnafy, 1852.

Murviel.

D. Laurès, 1833.
Laux, 1881.
Of. Carratier, 1857.

Nissan.

D. Aubès, 1856.
Baquié, 1865.
Labadié, 1882.
Of. Hayn, 1841.
Ph. Sicard.

Paulhan.

Of. Nicolas.

Pézenas.

D. Aube, 1878.
Bastard, 1850.
Cassan, 1835.
Martin (Gustave), 1839.
Ménard, 1865.
Sabatier, 1865.
Ph. Froment, 1839.
Rouquier.

Poujol (Le).

D. Milhau, 1853.
Salles, 1836.
Of. Saisset, 1854.

Puisserguier.

D. Cadilhac, 1850.
Fabrié, 1872.
Guy (Ed.), 1881.
Ph. Gibaudan.
Landes, 1859.

Quarante.

D. Chalvet, 1883.
Ph. Cabanac, 1838.

Roujan.

D. Daube, 1863.
Vernet, 1858.
Ph. Lignière, 1847.
Sèbe, 1839.

Saint-Gervais.

D. Méric, 1827.
Vidal, 1854.

Saint-Nazaire-de-Landarez (*Saint-Geniès-le-Bas*).

Of. Giral, 1837.

Saint-Thibéry.

D. Liquière, 1843.
Mary, 1875.

Sérignan (*Béziers*).

D. Balaman, 1876.
Of. Cabrillac, 1853.
Espinadel, 1854.
Ph. Camaré, 1880.

Servian.

D. Aynard, 1858.
Marmonier, 1878.
Vialles, 1864.
Ph. Feuille, 1859.
Planès.

Thézan (*Béziers*).

D. Caucanas, 1875.

Tourbes (*Pézenas*).

D. Castanier, 1824.

Vias.

D. Gavaudan (Louis), 1872.

Villeneuve-lès-Béziers.
D. Tondut, 1868.
Ph. Cathala.

LODÈVE.

D. Kawalerski, 1835.
Kawalerski, 1863.
Lapeyre, 1838.
Ouradou (B.), 1851. Tous les jours.
Phalippou, 1869.
Réfrégé, 1867.
Rouquette, 1871.
Tédenat, 1838.
Guichot (C.), 1857.
Ph. Bernadou, 1832.
Bonnel, 1875.
Gibaudan, 1877.
Hugounecq, 1847.
Privat, 1875.

Aspiran.
D. Bonnery, 1863.

Avesnes (*Lunas*).
D. Crouzet, ✻, méd. insp.

Canet.
D. Alquié.
Alquié fils.

Caylar (Le).
D. Agussol, 1876.
Roquefeuil, 1825.
Roquefeuil (Frédéric), 1864.

Clermont.
D. Caisso, 1853.
Dessales, 1877.
Reveil, 1851.
Rouzier-Joly, 1854.
Theil, 1872.
Vailhé, 1859.
Of. Alquié, 1839.
Ph. Levasseur, 1849.
Poujol, 1834.
Poujol (Charles), 1838.

Gignac.
D. Azéma, 1868.
Bedos, 1865.
Malabouche.
Of. Caffarel, 1846.
Delzeuzes, 1853.
Gombeau, 1845.
Ph. Azémar, 1854.
Bedos, 1865.
Delzeuzes, 1841.
Gazagues, 1843.
Laval, 1843.
Pressegol, 1830.

Lunas.
D. Boulouys, 1839.
Faret, 1845.

Montpeyroux.
D. Moustelon.

Octon (*Lodève*).
Of. Lugagne.

Pouget (Le).
D. Fournier père, 1834.

Saint-André-de-Sangonis.
D. Coste, 1860.
Rouquette.
Vincent, 1874.

SAINT-PONS.

D. Benoit (Hipp.), 1854, memb. du Cons. d'hyg., méd. des épidémies.
Bertrand (Louis), 1840.
Fabre, 1876.
Granel (Héli), 1848, membre du Cons. d'hyg.
Granel fils, 1877.
Ph. Bartès (Melchior), 1842, memb. du Cons. d'hyg.
Bartès (Fernand), 1870.
Rigal.

Cruzy (*Quarante*).
D. Arnaud, 1880.
Terral, 1839.
Ph. Hortala, 1864.

Livinière (La).
D. Lignières, 1848.

Olargues.
D. Jamme (Auguste), 1825.
Of. Nicolas, 1838.
Ph. Martin fils, 1870.

Olonzac.
D. Bauguil, 1840.
Donnadieu, 1877.

Francès, 1854.
Lombart.
Rasséguier, 1851.
Rivet, 1866.
Ph. Donnadieu, 1880.
Salvetat, 1840.

Oupia (*Olonzac*).

D. Segonne.

Riols.

Of. Gallo (Dominique), 1872.
Paris, 1829.

Roquebrun (*Olargues*).

Of. Nicolas.

Saint-Chinian.

D. Brun, 1883.
Cèbe, 1852.
Coural, 1864.
Of. Billamboz, 1842.
Ph. Bonjol.
Chama fils.

Salvetat-sur-Agout (La).

D. Houlès.
Roques.

Siran (*Azille*. — Aude).

D. Lanet, 1839.

ILLE-ET-VILAINE.

Population : 615,480 hab. — 107 Docteurs en médecine ; 83 Officiers de santé ; 70 Pharmaciens. — Association des Médecins du département.

Six arrondissements : Rennes, Fougères, Montfort-sur-Meu, Redon, Saint-Malo, Vitré.

RENNES.

D. *Aubrée (Edmond), ✿ I, prof. à l'Ecole de méd., 1857.
Bellamy (Félix), 1856.
Bertheux, 1881.
Blin (Ad.-Louis), 1879.
Bruté (Auguste), ✻, 1840.
*Bruté (Camille), 1868.
Guinier (V.-P.-M.), 1877.
Dayot (Ernest), 1852.
*Delacour (Charles), 1850, vice-prés. de la Soc. loc.
Gaultier de Beauvallon, 1883.
*Girot (Marie), 1828, trés. de la Soc. loc.
*Grandvalet (Joseph), 1871, vice-secr. de la Soc. loc.
Hamon (Adolphe), 1875.
Hervéon.
Lefeuvre (Charles), ✿ A., 1867, secr. de la Soc. loc.
Le Monnier (Charles), 1842.
Lhuissier (Paul), 1876.
Loiseau (Léon), 1870.
Perret (Félix), 1864.
Petit (Raymond), 1867, de 1 h. 1/2 à 3 h.
Pitois fils.
Pontallié.
Poret, directeur de l'asile d'aliénés.
Raulin (Olivier), 1865.
Raoul (J.-C.-L.), 1877.
Regnault (Gustave), 1864.
Robiou-du-Pont (L.-J.), 1839.
Templé (J.-M.), 1876.
Of. Richard.
Ph. Baudry (Victor), 1845.
Blondel (Armand), 1852.
Boucherot (F.-A.), 1874.
Chasles (Hippolyte), 1867.
Cholley (Paul), 1876.
Creusel (Hon.-Math.), 1879.
Delaunay (Julien), 1869.
Forgeoux (Franç.-M.), 1873.
Hamard (Auguste-M.), 1859.
Houitte (Pierre-Marie), 1872.

Larcher (Jean-Marie), 1874.
Lebesconte (Paul), 1866.
Leker (François), 1867.
Louveau.
Macé (Marie), 1856.
Montier (Fr.-L.), 1866.
Moncoq.
Noël (Jean-Aug.), 1872.
Roger (Hipp.), 1868.
Tigeot (Jean-M.), 1843.

Acigné (*Noyal-sur-Vilaine*).
Of. Buffé fils (François), 1853.
Demontigny (Franç.), 1838.

Bruz.
D. Denis (Frédéric), 1857.
Of. Trochu (Pierre).

Châteaugiron.
D. Marchand (P.-Franç.), 1860.
Of. Caillard (François), 1855.
Chatel.
Ph. Rouxel.

Corps-Nuds.
Of. Paris (Aug.-Désiré), 1858.

Dingé (*Montreuil-sur-Ille*).
Of. Crallan (Ferdinand), 1864.

Gévezé.
D. Philouze (Jules-Émile), 1867.

Hédé.
D. *Roger (Alph.-Louis), 1863.
Of. Louazel (Pierre-Marie), 1858.
Ph. Neveu (Joseph), 1857.
Thébaut (Jules), 1877.

Hermitage (L').
Of. *Rouault (Olivier), 1848.

Janzé.
D. Connen, 1884.
Divet (Louis), 1867.
Divet (Léon), 1879.
Dufil (Joseph), 1849.
Ph. Prime (Jos.-Cél.), 1867.

Liffré.
D. Buffré (Alex.-Adolp.), 1877.
Of. Depincé (François), 1837.
*Herveou (François), 1848.

Livré (*Saint-Aubin-du-Cormier*).
Of. Dingé (Félix), 1861.

Melesse (*Gévezé*).
Of. Charpentier (Joseph), 1879.
Dandé (J.-Marie), 1879.

Montreuil-sur-Ille.
Of. Aubrée (Victor), 1879.

Mordelles.
Of. Brénugat (H.-Cyprien), 1867.

Piré.
Of. *Aubry (Constant), 1835.
Turmel, 1885.

Saint-Aubin-d'Aubigné.
Of. Depincé (François), 1865.

Saint-Germain-sur-Ille
(*Saint-Aubin-d'Aubigné*).
Of. Leduc (Prosper), 1854.

Servon (*Châteaubourg*).
Of. Gorieu (Alexandre), 1849.

Vern (*Rennes*).
Of. *Brossard père (Louis), 1821.
Petit (Pierre), 1834.

FOUGÈRES.

D. *Delatouche (Joseph), 1833.
Denis (Paul), 1873.
Deroyer (Auguste), 1865.
Montigny (Hipp.), 1873.
Pirotais (Théoph.), 1863.
Thomas (Louis).
Of. *Denis (Jean-Baptiste), 1838.
Ph. Chevalier (Théoph.), 1869.
Debray (Louis), 1833.
Delanoé (Jacques), 1865.
Desdouet (Eugène), 1851.
Martin (Victor-Henri), 1878.
Potel (Joseph), 1876.

Antrain.
D. Champion (Léopold), 1849.
Trémoureux (Victor), 1880.
Of. Nicolle (Henri), 1856.
Ph. Barbaste (Antoine), 1870.
Charles (Jules), 1857.
Licardy (Guill.-André), 1856.

Bazouges-la-Pérouse.
D. Gautier (Eugène), 1866.
Of. *Gratien (Romain), 1851.
Ph. Guinebault (Valentin), 1859.

Billé (*Fougères*).
Of. *Jouault (Gilles), 1849.

Louvigné-du-Désert.
D. De Montigny (Hipp.), 1873.

Riban (Jean-Marie), 1868.
Of. Lahaye (Toussaint), 1854.
Ph. Ridan (Edm.-Jean), 1858.
Tesnière (Pierre-Vict.), 1866.

Saint-Aubin-du-Cormier.

D. *Duver (Alexandre), 1854.
Ph. Riban (Joseph), 1855.

Saint-Brice-en-Cogles.

Of. *Berthelot (Georges), 1847.
Germain (Maximin), 1856.
*Manceau (Victor), 1852.
Ph. Havard.

St-Georges-de-Reintembault

D. *Pétel (Paul), 1855.
Of. *Bourgonnier (Aug.), 1828.

Saint-Ouen-de-la-Rouërie (*Antrain*).

Of. *Lebel (Prosper), 1856.

MONTFORT-SUR-MEU.

D. Cottin (Al.-Marie-L.), 1878.
*Landais (Emman.), 1866, memb. du Cons. d'hyg.
Ph. Rastel (Henri), 1847.
Navatte.

Bécherel.

D. Buan (Pierre), 1834.
Neveu (Jos.-Ange), 1880.
Of. Marquis (Eugène).
Ph. Loiseau (Léon), 1870.

Bedée.

Of. *Fleury (François), 1867.

Bréal-sur-Montfort (*Mordelles*).

D. Gouery (Jean). 1883.
Of. Jehannin (Pierre-Marie), 1872

Médréac (*Montauban-de-Bretagne*).

D. Rioche (J.-B.), 1877.

Irodouer (*Bécherel*).

D. Simoneaux, 1883.

Montauban-de-Bretagne.

D. Codet (J.-B.), 1855.
Of. *Gillouaye (Emile), 1861.

Plélan.

Of. *Richard (Jean), 1856.

Romillé.

D. Orain (Franç.-Marie), 1872.
Of. Chenard (Victor-M.), 1857.
Lebon (André), 1851.

Saint-Méen.

D. André (P.-M.-A.), 1878.
Chollet (F.), 1874.
Ph. Roger (Edouard), 1869.

REDON.

D. Bellouard (Victor), 1852.
Fortin (Léon-Louis-P.), 1870.
*Gascon (Cl.-Nic.-Et.), 1866.
Hamon, 1883.
Ph. Dauguet (Henri), 1871.
Herviaux (Amand), 1871.

Bains (*Redon*).

D. Boutin (L.-J.-M.), 1861.
Brian (Joseph), 1883.
Davy.
Of. Régnault (Emmanuel), 1828.

Baulon (*Guichen*).

Of. Chesnais (A.-M.-A.), 1879.
Gauche (Aug.), 1877.

Grand-Fougeray (Le).

D. Heuzé.
Of. *Gatiniol (Léon), 1844.
Ph. Le Gallic du Rumel, 1872.

Guichen.

Of. *Filly (Julien), 1839.
*Gandon (Jean F.), 1852, de midi à 2 h.

Langon (*Brain-sur-Vilaine*).

Of. Philipowicz (Alphonse), 1843.

Le Sel.

Of. *Prodhomme (Jules), 1864.

Lohéac.

Of. *Chesnais (Louis-Ch.), 1864.
*De Sevedavy (Jean-E.), 1857.

Maure-de-Bretagne.

D. Le Breton, 1883.
Of. Simon (Prosper), 1838.

Messac.

Of. Lemarchand (Ern.), 1869.

Pipriac.

D. Lelièvre (Jean-Baptiste) 1845.
Lelièvre (J.-B.), 1877.
Of. Aubrée.
Gaxard (Joseph), 1880.

Renac (*Brain-sur-Vilaine*).
D. Dennemont (Hyac.), 1841.

SAINT-MALO.

D. Botrel (Jacques), 1850.
Ernoul (Victor), 1856.
*Ferrand (Alfred), 1873.
*Martel (Edmond), 1863.
Peynaud (Ed.), 1871.
Sorre (Auguste), 1864.
Ph. Bertrand.
Fontaine (P.), 1882.
Gilbert (Ed.-P.), 1870.
Loisel (Lucien), 1872.
Maunay (Pierre), 1852.
Stot (Léopold-Marie), 1858.

Boussac (La).
Of. *Dingé.
Leroy (Jean-Mathieu), 1865.

Cancale.
Of. Divel, 1881.
Ph. Dujardin (Fr.-Léon), 1879.

Châteauneuf-en-Bretagne.
Of. Jamet (Louis-Laur.), 1856.
*Sauvage (François), 1848.

Combourg.
Of. Dayot (Joseph), 1850.
Guillorier (Louis), 1877.
Ph. Met (A.-G.), 1878.

Dinard.
D. Aumont (F.), de midi à 2 h.
Du Goulay.
Le Covec (E.), 1878.

Dol.
D. Bastard (Pierre), 1837, *n'ex. plus.*
Brichet (Jules), 1839.
Le Jamptel (Alf.-Vict.), 1872.
*Pinoul (Ernest), 1860.
Robert (Ernest), 1878.
Ph. Aubrée (Ange), 1878.
Lejamptel (Albert), 1875.

Miniac-Morvan.
Of. Rolland (Henri-Marie), 1867.

Paramé.
Ph. Fournerie (J.-F.), 1875.
Ronsin (A.-L.-A.), 1883, de 1 à 2 h.

Pleugueneuc.
Of. Gillet (Théoph.), 1869.

Pleurtuit.
Of. *Aumont (Ferdinand), 1860.
Brunon (Marie-Jos.), 1867.
Lhotellier (Eugène), 1857.
Nicolas (Camille), 1879.

Saint-Broladre (*La-Boussac-Broualan*).
Of. *Clolus (Valentin), 1873.
*Ernould (Victor), 1824.

Saint-Domineuc (*Tinténiac*).
Of. *Joubert (Henri), 1846.

Saint-Enogat.
D. Dugourlay (Am.-J.-M.), 1867.
Ph. Egalon (L.-J.-M.), 1872.

Saint-Lunaire (*Dinard*).
D. Quertier, 1870.

Saint-Méloir-des-Ondes.
D. Cotarmanach (Ant.-P.), 1859.
*Lorgeril (Paul de), 1856.

Saint-Pierre-de-Plesguen.
D. Gautrais, 1879.

Saint-Servan.
D. Bertrand (Ed.), 1875.
Caron (Gaston), 1843.
Genée (Auguste), 1860.
Labbé (Louis), 1877.
Leroux (Joseph), 1845.
Ph. Barbot (Emile), 1874.
Charlot (Edmond), 1876.
David (Victor), 1881.
Lesuet (J.-Joseph), 1834.
Piet (Pierre-François), 1870.

Tinténiac.
Of. *Prodhomme (J.-Eug.), 1864.

Vivier-sur-Mer.
Of. *Cluny (Florian), 1847.

VITRÉ.

D. Bouchard (L.-P.-M.), 1876.
*Havard-Duclos (Franç.), 1832.
Hervieux, 1880.
Jarnouen-Villartay (L.), 1844.
Rupin (Edouard), 1854.
Ph. Caillière (Nicolas), 1876.

Chereau (Ferdinand), 1880.
Dumesnil (Fr.), 1869.
Guérard (Ferdinand), 1877.
Lelay-Dupré (René), 1836.

Argentré.

Of. Pallier (Michel), 1851.

Châteaubourg.

Of. Boullay (Eugène), 1852.
Chauvigné (J.-M.), 1848.

Coësmes.

Of. *Guyot (François), 1855.

Guerche (La).

D. Dein (Ollivier), 1838.
Dein (Charles), 1854.
Dousset (Félix), 1878.
Ph. Leroux (Cyp.), 1875.

Vincent (Henri-Ch.), 1860.

Louvigné-de-Bais (*Châteaubourg*).

Of. Peltier (Alexandre), 1846.

Marcillé-Robert (*Rhétiers*).

Of. Rozé (Auguste), 1865.

Martigné-Ferchaud.

D. Cordonnier (Ollivier), 1858.
Of. Jean Duperray (Amb.), 1840.

Pertre (Le).

D. Sallier (de) Dupin, 1883.
Of. Legge de Kerléan (Louis de), 1875.

Rhétiers.

Of. *Hamry (Aristide), 1862.
*Moulin (J.-C.), 1834.

INDRE

Population : 287,705 hab. — 68 Docteurs en médecine ; 10 Officiers de santé ; 35 Pharmaciens. — Association locale des Médecins du département.

Quatre arrondissements : Châteauroux, Le Blanc, La Châtre, Issoudun.

CHATEAUROUX.

D. Beaufumé, 1835, médec. de la manufact. des tabacs.
*Bénard, 1874 ; *n'exerce plus.*
*Bruneau, 1880, anc. int. des hôpit. de Paris.
*Fauconneau-Dufresne, ✻, ✿, 1825 ; *n'exerce plus.*
*Godinat, 1835, méd. de l'hos. et du Dépôt de mendicité.
*Godinat (Eug.), 1872, memb. du conseil d'hygiène.
*Jouslin, 1855, méd. de la prison.
*Patureau, 1831, médec. de l'hosp. et du chem. de fer.
*Ponroy (R.), 1872, de midi à 2 h.
Ph. Anthoine.
Cayros.
Debrade, 1880.
Duret, 1858.
Pinault, 1861.
Tronçay.

Ardentes.

D. Cartier, 1860.

Argenton-sur-Creuse.

D. Bouché, 1882.
Delord, 1878.
Muret (Charles), 1875.
Of. Beuchet, 1860 ; *n'exerce plus.*
Ph. Menec.
Pataud.
Thomas.

Buzançais.

D. *Bénard, ✻, ✿ I, 1840.
Guesdron (A.), 1882.
Ph. Demazière, 1882.
Dubreuil, 1868.

Châtillon-sur-Indre.

D. *Brun, 1845.

Fourchault.
*Lehec, 1831.
Ph. Gaulleron, 1874.

Déols (*Châteauroux*).

D. *Prugé, 1843.

Ecueillé.

D. *David, 1830.
Goubeau, 1868.
Mornard.
Ph. Gillé, 1875.

Levroux.

D. *Guérineau, 1862.
Of. Dupouy.
Ph. Chomanet (Jean), 1879.

Lye (*Valençay*).

D. Bernardeau, 1840.

Palluau.

D. Hubert, 1875.
Of. Mornard, 1843.

Valençay.

D. Bretheau (Aristide).
*Gogolewski, 1836.
Michel (G.); *n'ex. plus.*
Ph. Gaudeffroy, 1874.
Poinsu, 1869.

Vendœuvres

D. Bimsenstein (Albert).

Vicq-sur-Nahon (*Valençay*).

D. Bretheau, 1865.

LE BLANC.

D. *Dion (Alph.), 1860.
*Doucet (Léonidas-François), 1837, méd. adj. de l'hôp., memb. du Cons. d'hyg.
Gaudon (Constantin), 1832.
*Levavasseur (Jul.-L.), 1845, méd. de l'hôp., memb. du Cons. d'hyg., anc. int. des hôp. de Paris, vice-prés. de la Soc. loc.
*Loubaud, 1882.
Penin de la Mondie (A.), 1849, méd. de l'hôp.
Ph. Bonnarme, 1871.
Desgachons, 1871.

Belabre.

D. *Michon, 1882.
Pommeret (Alex.), 1835.
Robin (Léonce), 1858.
Ph. Vandran, 1868.

Chaillac.

D. Andoucet (Joseph), 1878.

Chitray (*Saint-Gaultier*).

D. De Boismarmin (Ch.-R.), 1864.

Lignac (*Belabre*).

Of. Rochier (Jean-Bapt.), 1854.

Martisay (*Azay-le-Ferron*).

D. Lancelot (Jules-Léon), 1861.

Mérigny (*Le Blanc*).

Of. Bonneuil (Alex.), 1878, de 10 h. à midi.
Mayeras, 1875.

Mézières-en-Brenne.

D. Sénot (Henri-Adolphe), 1834.
Ph. Labaye (Louis), 1878.

Saint-Benoist-du-Sault.

D. *Bernard (J.), 1865, de 10 h. à midi.
Moroux, 1883.
*Royet (Louis-Eug.), 1864, anc. int. des hôp. de Paris.
Ph. Ratier (Georges), 1873.
Surun (Marie-Léonce), 1860.

Saint-Gaultier.

D. *Mestivier (Jos.-Léop.), 1863.
Of. *Chassagne, 1875.
Ph. Bernard (Henri), 1878.

Tournon-Saint-Martin.

D. *Brun (Vict.-Benjam.), 1866.
Of. Bonneuil (L.-Alfred), 1856.
Ph. Fermet (Jean), 1878.

LA CHATRE.

D. *Aussourd (Paul), 1881.
*Chabenat (Marc), 1874, médecin de l'hôp., méd. des épidémies., memb. du cons. d'hyg.
*Fauchier, 1866, méd. de la prison.
*Pissavy (Ed.), 1866, médecin de l'hôpital, membre du cons. d'hyg.
Ph. Rouet (Gustave), 1872.

Trotignon (Hippolyte), 1849.
Vincent, 1872.

Aigurande.

D. *Jourdain, 1880.
*Rondeau, 1872.
Ph. Loutil (Ferd.), 1883.

Cluis.

D. *Dony, 1876.

Eguzon.

D. *André-Chateaufort, 1878.
Bomby.

Le Pin (*Eguzon*).

Of. Martin.

Lourouer-Saint-Lauret. (*La Châtre*).

D. *Papet (Gustave), 1838.

Neuvy-Saint-Sépulcre.

D. Girat (Ernest), 1850.
Girat (Emile), 1883.
Ph. Pasquier, 1869.

ISSOUDUN.

D. *Jugand (L.-J.), 1854, méd. de l'hôp., memb. du Cons. d'hyg.
Masson (Auguste), 1879.
*Trotignon (Jean-Isid.), 1857, memb. du Cons. d'hyg.
Ph. Berthon (Louis), 1882.
Delaigne (Hen.), 1869, mem. du Cons. d'hyg.
Laprade (And.-Ant,), 1871.
Massicard, 1867.
Masson (Armand), 1877.

Chabris.

D. Patrigeon (Gab.), 1877.
Porcher, 1866.

Parpeçay (*Chabris*).

Of. Delaroche.

Reuilly.

D. *Augé (Denis-Jules), 1862, de 10 h. à midi.
Clément, 1883.
Ph. Tessiau (François), 1868

Vatan.

D. *Gaudeffroy.
Lemarchand.

INDRE-ET-LOIRE

Population : 329,160 hab. — 104 Docteurs en médecine 28 Officiers de santé ; 50 Pharmaciens. — Association locale des Médecins du département.

Trois arrondissements : Tours, Chinon, Loches.

TOURS.

D. *Agguzoli, 1865.
Barré-Gallois.
*Bezard (L.), 1868.
*Bodin, chirurgien à l'hôpit. de Tours, prof. de thérap. à l'Ecole de méd.
*Bourgougnon, 1884.
*Charcellay, 1836, profes. de clin. interne, conserv. du dépôt de vaccine, méd. du Lycée, memb. du Conseil d'hyg.
*Charcellay fils.
Chauvet.
*Courbon, ✻, professeur de pathologie externe.
*Danner ✻, ✿ I, prof. de phys., directeur de l'Ecole de médecine.
Delaitre.

Belalande (L.-P.), de midi à 4 h., mercredi excepté.
De la Tremblaye.
*De Lonjon, ✻, 1845, méd. du disp.
*Deniau, 1866.
*Duclos, ✻, 1849, profes. de pathologie interne. Médecin en chef de l'Hôpital.
Fournier.
Gille, 1883.
Girard.
Giraudet, prof. d'anatomie à l'Ecole de médecine.
*Guérault-Crozat, ✻, 1857, trés. de la Soc. loc.
Guingamp.
Herpin, ✻, 1842, profes. de clin. externe.
Héron.
Herpin (Octave), 1877.
*Ledouble, 1876.
Lefévre.
Maugeret, 1857.
Menier, 1881.
Meunier (Ed.), 1883. méd. adjoint de l'hôpital, chef des trav. anatomiques, de 11 à 3 h.
Sainton, 1881. Méd. en chef de l'hosp. gén. et des aliénés. Méd. légiste, profes. suppléant à l'Ec. de méd. Médecin des épidémies.
Schoofs.
*Thomas (Louis), ✻, 1866, chir. de l'hôpit., profes. à l'Ecole de médec., présid. de la Société locale.
*Thomas (Hipp.), médecin de l'hôp., vice-prés. de la Soc. locale.
Triaire.
Wolf.
Of. Verbeeck.
Ph. Baillet.
Barret.
Beaufrère.
Boutineau (F.-E.), 1872.
Carré.
Collinet.
Coursault.
Deffiéna.
Dupont.
Grandin.
Héliot.
Legros.
Lesourd.
Lhopitalier.
Martin (Ch.), 1872.
Pasquier (L.) et Sergent (L.), droguerie spéciale pour MM. les médecins de campagne, rue Descartes, 4.
Roset.
Sergent.
Shifmaker, 1875.
Viollet, 1847.

Amboise.

D. Durand.
Helle.
*Meunier.
Ortiguier.
Ph. Lair.
Mistouffet.

Azay-sur-Cher.

D. Gauthier.

Ballan.

Of. *Lemarié.

Bléré.

D. Chaumier.
*Dugenet.
Gornez.
Ph. Husson.
Naudin.

Channay.

Of. *Mahoudeau.

Château-la-Vallière.

Ph. Voisine.

Château-Renault.

D. *Gendron, 1822.
*Petieau (E.), 1875, à midi.
Menou.
Ph. Chauveau, 1842.
Lauson (Th.).

Yvonneau.

Cormery.

D. Soubie, 1872.
Ph. Bourgeau.

Fondettes.

Of. *Seré, 1836.

Genillé.

Of. Joulin.

Hermites (Les).

D. Murraté (Ed.), 1880.
Of. *Frélon (J.), 1843.

Limeray.

D. *Bodin (Louis), 1832.

Luynes.

D. *Caillet.
Ph. Charles.

Luzillé.

D. *Suffisseau.

Membrolle (La) (*Mettray*).

Of. *Joire (A.).

Monnaie.

Of. Rouquette.

Montbazon.

D. *Arrault.
Of. *Guignard, 1827.

Mont-Louis.

Of. *Gripoulleau.

Mosnes.

D. *Barré-Gallois.

Nazelles (*Amboise*).

Of. Mabille, 1828.

Neuillé-Pont-Pierre.

Of. Paumiers.
*Paumier.

Neuvy-le-Roy.

D. Moysant, 1858.

Reugny.

D. Ducassé.

Saint-Avertin.

D. Pousset (N.)

Saint-Branchs

D. Collemann.

Saint-Christophe-sur-le-Nais (*St-Paterne*).

D. Guignard.

St-Martin-le-Beau (*Amboise*).

Of. Joire.

Saint-Paterne.

D. Garrigue (G.-M.), 1870.
Of. Mureau.

St-Pierre-des-Corps (*Tours*).

Of. Verbeck.

Savigné-sur-Latran.

Of. Archambault.

Savonnières.

Of. *Fey (E.), 1848, de midi à 2 h.

Sonzay.

D. Maguin.

Véretz.

D. *Huret (A.), 1872, dimanche, lundi, mercredi, vendredi, de 11 à 2 h.

Vernou-sur-Brenne.

D. Bachelot, 1881, de midi à 2 h.

Vouvray.

Toffier (H.), 1880, de midi à 4 h.
Ph. Boiseau.

CHINON.

D. Detrois, 1857.
Mattrais, 1877.
Roux (A.), 1867, de midi à 2 h.
*Sainton (Ant-Théod.), 1843, méd. de l'hôpit. et des épid.
Ph. Anselme, 1881.
Besnard, 1870.
Dislay, 1881.
Tourlet, 1866, inspect. des pharm. de l'arrond.

Avoine.

D. Boucher, 1880.
Of. Auger, 1838.

Azay-le-Rideau.

D. Patault.
*Sautarel.
Ph. Proust, 1877.

Bréhémont.

D. Fargues.

Bourgueil.

D. Gérard, 1855.
*Lemesle, 1841.
Denis.
Ph. Bouchet, 1870.
Guimier, 1881.

Candes.

(*Montsoreau* — Maine-et-Loire).
D. *Coulbault.

Champigny-sur-Vende

D. Chevreau.

Chapelle-sur-Loire.

D. Bichemin.

Chouzé.

D. Audineau.

Cinq-Mars.

Of. Lanacastets.
Yvon.

Cléré.

D. Bruneau.

Gizeux.

D. De Mangell.

Huismes (*Chinon*).

D. Vrigonneau, 1836.

Ingrandes (*Restigné*).

D. Beaupoil.

Isle-Bouchard.

D. Deschand, 1884, de midi à 3 h.
Ph. Bourgougnon.

Langeais.

D. *Berry, 1873, secr. adj. de la Soc. loc.
Heriot.
Ph. Bobeau.

Restigné.

D. *Froulin, 1864.

Richelieu.

*Orrillard, 1869.
Ph. Bridel, 1881.
Courtin, 1861.

Rivarennes (*Azay-le-Rideau*).

Of. Delavente (H.-Ed.), de midi à 1 h. 1/2.

Saint-Epain.

D. *Gasté.

Sainte-Maure.

D. Brigault.
Girard 1885.
*Pâtry, 1837.
Ph. Arnaudeau.
Raffart.

Thilouze (*Villeperdue*).

Of. Segard.

LOCHES.

D. Bourreau.
*Boutier.
Gallicher (Gustave).
*Renault, 1834, vice-prés. de la Soc. loc.
Of. Maurice.
Petilleau.
Ph. Derevoge.
Lemesle.
Lhopitalier.

Barrou (*Pressigny-le-Grand*

D. Gaillard.

Esvres.

Of. Touchard.

Haye-Descartes.

D. Barreau, 1884.
Gourdin (A.).
D. Godeau.
Ph. Baron (F.), 1882.

Ligueil.

D. Bonnamy.
Ph. Bion.

Manthelan.

Of. Charlot.

Montrésor.

D. Choveau.
Of. *Prérault.

Pressigny-le-Grand.

Of. Chaumier.

Preuilly.

D. Durand (J.), 1877, de midi à 1 h.
*Richard, 1849, secr. gén. de la Soc. loc.
Ph. Bonnamy.

Reignac (*Cormery*).

Of. Bouttier.

ISÈRE.

Population : 580,271 hab. — 156 Docteurs en médecine; 16 Officiers de santé; 91 Pharmaciens. — Association locale des Médecins du département.

Quatre arrondissements : Grenoble, La Tour-du-Pin, Saint-Marcelin, Vienne.

GRENOBLE.

D. *Allard (Félix), 1864, profess. d'anat., méd. du Lycée.
Aribert-Dufresne, ✻, 1830, direct. hon. de l'Ecole de méd.
*Berger (Jules), ✿ I., 1855, direct. de l'Ec. de méd. et prof. de clin. interne, trés. de la Soc. loc.
Berlioz, ✿ A., prof. à l'Ecole de méd.
*Bernard (Henri), 1881, vaccin.
*Berthollet, 1864, méd. de l'hôp., méd. adj. du Lycée.
Bisch, ✻, 1864, méd. de l'hôp.
Chapuy (Alex.), O., ✻, 1847.
Charvet (Baptiste), ✻, 1845, méd. du lycée.
*Dumolard (Aug.), 1868.
Fouchet de Pérignon, 1874.
*Gaché (Aug.), 1867.
Gallois (Ernest), 1877, profes. supp. des chaires de chirurgie.
*Gayme (Jean), ✻, 1856.
*Girard (Jules), 1873, prof. de clinique externe.
Greffier.
Guédel (Victor), 1875.
*Hauquelin (Alfred), 1874.
Hermil (Gaétan), 1879.
Juvin (Joseph), 1837.
Labonnardière, 1865.
Massot (Paul), 1836.
Montaz (Léon), 1880, profess. supp.
Nicolas (Adolphe), 1881.
Pegoud (Albert), 1881.
*Sâtre (Paul), 1874.
*Turrel, 1854, chir. de l'hôp., profess. de pathol. externe, secr. de la Soc. loc.

Ph. Balme.
Boudeille et Rossignol.
Bouvier (Maurice), 1869.
Boyet (Alfred), 1871.
Breton, 1839, prof. à l'Ecole de médecine.
Camous.
Chatrousse, 1874.
Colonel, 1878.
Flandrin, 1865.
Guillot (Henri), 1849, pharm. en chef de l'hôp.
Guttin (Henri), 1876.
Marcel (Emile), 1872.
Marmonnier, 1874.
Maurel (Albert), 1874.
Meunier.
Périol (Étienne), 1869.
Richard, 1865.
Sirand, 1863.
Verne (Claude), 1874.
Vincent (Aug.), 1876.

Allevard.

D. Baron.
Chataing (Edmond), 1880.
Isoard, insp.
Mansoird (Emile), 1874.
Niepce père.
Niepce fils.

Ph. Dalmais (Aug.), 1837.

Barraux. ✱

D. Bravet (Louis), 1878.
*Léon (Henri), 1853.
Ph. Mercier (André), 1862.

Bernin (*Saint-Ismier*).

D. Bouchain.

Bourg-d'Oisans.

D. Balme (Pierre), 1829.
Passano (P.-A.), 1880.
*Roussillon (J.-H.), 1839.
Ph. Desportes (J.).

Claix (*Pont-de-Claix*).

D. Nichniewski (J.-B.), 1837.

Corenc (*Grenoble*).

D. Rey (Armand), 1852, prof. d'accouch., prés. de la Soc. loc.

Corps.

D. Peytard (P.-A.-L.), 1867.
Ph. Barbe (Jean), 1876.

Domène.

D. *Marmonnier (M.-J.), 1840.
Ph. Bouvier (Paris).

Goncelin.

D. *Sarret (Victor-Jules), 1859.
Ph. Cuzin (E.), 1874.

Mens.

D. Avias (Amédée), 1845.
*Senebier (P.-J.-C.), 1873.
Ph. Rosset-Bressant, 1836.

Meylan (*Grenoble*).

D. Terrail (du).

Montbonnot-Saint-Martin (*Grenoble*).

D. Du Terrail-Couval, 1870.

Motte-d'Aveillans (La) (*La-Motte-Saint-Martin*).

D. *Bergeret (E.-J.-F.), 1863.
Ph. Bétoux, 1875.

Mure-d'Isère (La).

D. *Baron (Jean-Antoine), 1853, *l'hiver à Cannes.*
Caral (Ant.-Hil.), 1855.
Germain-Bonne (Elisée), 1858.
Tagnard (Romain), 1872.
Ph. Bellissime, 1854.
Munier, 1820.
Pellissier, 1875.

Pontcharra.

D. Charvet (Séraphin), 1881.
Sigaud (Albert), 1879.
Ph. Vacher, 1874.

Saint-Egrève (*Grenoble*).

D. Dufour (Eugène), 1866, dir. de l'Asile des aliénés de Saint-Robert.

Saint-Ismier.

D. Bouchain (Léon), 1877.

Saint-Laurent-du-Pont.

D. Jamme (Henri), 1866.
Of. Bonal, 1858.
Pascal (André), 1854.
Ph. Nourrit, 1879.

Sassenage.

D. Allard (Alex).
Biéchy (Armand), 1880.

Tencin (*Goncelin*).

D. Nicolas.

Terrasse (La) (*Le Touvet*).

D. *Ricci (Joseph), 1845.

Touvet (Le).

D. Plaussu (Emile), 1866.

Uriage.

D. Berlioz (Fern.), 1877.
Doyon (Adrien), 1854, inspect.
Niepce fils, méd. cons. — L'hiver à Cannes.
Teulon-Valio, 1864.
Ph. Guillermon.

Vif.

D. Cocat (François), 1877.
Julian (Henri-Louis), 1876.
Ph. Tellion, 1844.

Villard-Bonnot.

D. Turc (Eugène), 1881.

Villard-de-Lans.

Of. Clet (Im.-N.-Joseph), 1868.

Vizille.

D. Dumolard (Joseph), 1865.
Ph. Cavard, 1865.
Gallois, 1849.

Voiron.

D. *Boucher (Léon), 1867.
*Brun-Buisson, 1842.

*Desmarest(Denis-Aug.),1873.
*Ponte (Jules), 1868.
Rouvier.
Ph. Auran (Alb.), 1873.
Darragon, 1874.
Manissieux, 1876.
Michallot, 1884.
Vallier, 1866.

Voreppe.

Of. Rome (Casimir), 1872.

LA-TOUR-DU-PIN.

D. Clavel (Jean-Baptiste), 1864.
Fontanel (Scipion), 1877.
Ph. Bonnel (J.-B.), 1868.
Vial, 1870.

Abrets (Les).

D. Comte (Joseph), 1843.
Ph. Deschaux (E.), 1873.

Aoste.

D. Comte (Prosper), 1826.

Avenières (Les).

D. Gautier, ✱, 1853.
Guignet, 1843.
Ph. Paulin.

Biol.

Of. Bourdillon (Paul), 1880.

Bourgoin.

D. Burmillaux.
Guillaud (Victor), 1856.
*Pollosson, 1845.
*Rabatel (Jean), 1841.
Ph. Bravaski, 1863.
Couturier (Jh.), 1866, membre du conseil d'hygiène de l'arrondissement.
Douillet (Emile), 1864.
Guérin, 1848.

Crémieu.

D. Burthin-Domerc.
Manillier, 1840.
Ph. Brossat, 1838.
Queyly, 1872.

Grand-Lemps.

Ph. France, 1870.

Jallieu (*Bourgoin*).

D. Clavel (Bourgoin).
Ph. Guillaud, 1873.

Moras (*Crémieu*).

D. Perrin (Melchior), 1880.

Morestel.

D. David, 1845.
Hugonnard (Aug.), 1880.
Of. Chaley (Louis), 1872.
Ph. Auvergne, 1875.

Pont-de-Beauvoisin.

D. Chevalier (Anthelme), 1839.
*Chevalier (Henri), 1873.
Of. Ambroise, 1877.
Ph. Pravaz, 1860.

Saint-Chef.

D. *Lamarche (Henri), 1876.
Wackenthaller.

Saint-Geoire.

D. Fouilloud-Buyat, 1875.
Of. Blachet, 1837.
Ph. Brissaud, 1874.

Virieu.

D. Clément-Lacroix, 1858.
*Gros (Auguste), 1859.
Ph. Issartel, 1876.

SAINT-MARCELLIN.

D. Chalvet (Désiré), 1842, méd. adj. de l'hosp., méd. du chem. de fer, memb, du Cons. d'hyg.
Dutrait (Egène), 1876.
Lamache (Henri), 1874.
Olphan (Hector), 1880.
Ph. Brunier (Amédée), 1850, memb. du Cons. d'hyg.
Didier, 1864.

Albene (L') (*Vinay*).

Of. Bellissime (J.-B.), 1865.

Moirans.

D. Fugier (Alphonse), 1877.

Rives.

D. Coche (Alph.), 1880, dimanche, mardi, jeudi, de 9 à 11 h.
Pontet (C.), 1878.
Ph. Bergeret.

Saint-Antoine.

Of. Roux (Fleury), 1861.

St-Etienne-de-St-Geoirs.

D. Bugnon, 1875.
Ph. Sougey (Adolphe), 1847.

Tullins.

D. *Barral (Etienne), 1838.
Barral (Emile), 1868.
Masson (Noël), 1879.
Ph. Masson (Régis), 1838.
Moyet, 1874.

Vinay.

D. *Dutrait (Louis), 1840.
Roudet (Alex.).
Ph. Budillon (Jules), 1868.
Roux.

VIENNE.

D. *Badin (J.-C.), 1875.
*Bernard (Claude), 1847.
Brottet (Jean-Claude), 1880, ex-int. des hôp., *n'exerce pas.*
*Charvet (Pierre), 1863.
De Brye (Charles), 1830.
Dorey (P.), de 11 à 1 h., les lundis exceptés.
*Faure (Charles), 1873.
Fier (Jean), 1863, ex-int. des hôp., *n'exerce pas.*
Grenouiller (François-Léon), 1878.
Lafaye (Eugène), 1877.
Michalon (Jean), 1869.
*Moureton, 1863, ex-int. des hôp.
*Perrichon (François), 1875, ex-int. des hôp.
Rodet (Elie), 1841.
Wezyk (François de), 1876.
Ph. Bastide, 1856.
Boyer (Joannès), 1880.
Couston (Jean), 1870.
Marc, 1882.
Marchand, 1874.
Molinier.
Perrin.
Sabatier (H.), 1844.

Beaurepaire.

D. Figuet (Henri), ex-int. des hôp.
Juventin (Albert), 1874.
Of. *Charcot, 1855.
Ph. Auban, 1850.
Noël, 1847.
Servonnat, 1870.

Bonneveau (*Chantonnay*).

D. Gubian (de Lyon), *n'exerce pas.*

Champier.

D. *Badin (Alex.), 1825, méd. cantonal et vaccinateur.

Chassieu (*Meyzieux*).

Ph. Chaix (César), 1848.

Chatonnay.

D. Tourton (Joseph), 1879.

Côte-Saint-André.

D. Col (Pierre), 1864.
Gigard (G.), 1872.
Vincendon (Michel), 1874.
Ph. Charbonnel, 1863.
Gros, 1837.
Sautraux (Charles), 1875.

Eysin-Pinet.

Of. *Rochat (L.), 1846.

Genas (*Meyzieux*)

D. Rousseaux.

Heyrieux.

D. Larrivé (Auguste), 1881.
Nodet (Louis), 1853.
Ph. Badère.

Meyzieux.

D. *Courjon (Ant.), 1875.
Of. Cénas, (F.), 1850, ex-int. des hôp.
Ph. Huvet.

Péage-de-Roussillon (Le)

D. Morand (Paul), 1877.
Of. Maire (François), 1875.
Ph. Espitalier, 1843.

Pont-de-Chérui.

D. Bergeret.
Michel (Auguste), 1854.
Ph. Pinet.

Pont-Evêque (*Vienne*).

D. *Laugier (Claude), 1846.

Roussillon.

D.* Deflacieux (Pierre), 1840.
Ph. Doncieux, 1863.
Dumay.

St-Georges-d'Espéranche.

D. Rodet (Elie) 1881.
Ph. Béguy (Alph.) 1878.

Saint-Jean-de-Bournay.

D. Caillat (Auguste), 1873.
Dorey (J.), 1884.
Rousset (César), 1876.
Ph. Bresse, 1836.
Féraud, 1878.
Romanet, 1844.

Saint-Laurent-de-Mure.

D. Maréchal (François), 1846.

Saint-Priest.

Of.* Reymond, 1855.
Ph. Péron.

Saint-Symphorien-d'Ozon.

D. Buis (Joseph), 1846.
Revouy (Nicolas), 1876, à 11 h.
Ph. Dubuis, 1859.

Toussieu (*Heyrieux*).

D. Quantin (Jacques), 1881.

Verpillière (La).

D. Giraud (Melchior), 1875.
Ph. Peyron, 1871.

Villeneuve-de-Mare (*St-Jean-de-Bournay*).

Of. Clavel, *n'exerce plus.*

Villette-Serpaize (*Vienne*).

D. Rochat (Jacques), 1855.

JURA.

Population : 285,263 hab. — 79 Docteurs en médecine ; 14 Officiers de santé ; 43 Pharmaciens. — Association locale des Médecins du département

Quatre arrondissements : Lons-le-Saulnier, Dôle, Poligny, Saint-Claude.

LONS-LE-SAULNIER.

D.* Baille (J.-A.), 1862.
Billet (Edouard), 1881.
Briand, 1866.
Chapuis (Edm.), 1883.
*Contesse (L.-A.), ✻, 1837, méd. de l'hôp., des épid., memb. du Cons. d'hyg.
*Contesse (Alphée), 1863.
Grandclément (Zéph.), 1857.
*Guichard (H.), 1860, secr. du Cons. d'hyg., trés. de la Soc. loc.
Trésoret (P.), 1880, de 1 à 2 h.
Of. Jacquemin (Guill.), *n'exerce plus.*
Ph. Barbier (Emile), 1871.
Bouiller (V.-A.), 1868.
Bourgeois (Ferd.), 1882.
Burdy (Gabriel), 1882.
Debeaux (P.-Joseph), 1875.
Kuss (Charles), 1880.
Videlier (Henri-Th.), 1879.
Vuillermoz (Const.), 1870.

Arinthod.

Ph. Goumand (Augustin), 1865.
Prost (Adolphe), 1870.

Arlay.

D. Clavier (J.), 1878.

Bletterans.

D. Chevrot (Ch.-E.), 1881.
Desbiez (F.-M.-Ed.), 1882.
Ph. Bellissime (Francisque).
Bernard (J.-B.-A.), 1874.

Clairvaux-du-Jura.

Ph. Cheurlin (L.-Ern.).
Grillet (Ch.-M.), 1846.

Cousance.

D.* Souloumiac (E.-Alph.-Bart).

Ph. Lefèbre (L.-M.-Philibert), 1883.

Gigny (*St-Julien-le-Suran*).

D. Grea (J.-A.), 1847, de 9 h. à midi.

Montain (*Lons-le-Saulnier*).

D.* Coras (Emmanuel), 1872.

Orgelet.

D.* Thurel (Herm.-Sylv.), 1862.

Ph. Caroz (J.-J.-Aug.), 1865.

Grandclément (B.-Ed.), 1877.

Rotalier (*Vincelles-du-Jura*).

D. Loison (Ch.-Victor), 1881.

Saint-Amour.

D. Chatelain (Eug.-Luc.), 1874.

Daujat (Eugène), 1856.

*Perrot (J.-F.), 1855.

Ph. Robert-Barillon (Fr.), 1866.

Saint-Lothain (*Poligny*).

Of.*Sauria (Charles), 1853.

Sellières.

D. Escard (Victor), 1836.

Simeray (Paul), 1881.

Ph. Courtois (Bern.), 1837.

Guillemin (Ern.-L.), 1872.

Thoirette.

. Decœur (P.-H.), 1836.

Villevieux (*Bletterans*).

D. Gros (Narcisse), 1839.

Voiteur.

D. Daujat (Ern.-Nicolas), 1881.

Gindre (F.-H.), 1840.

Ph. Boillon (Lucien), 1882, *n'ex. plus.*

DOLE.

D.*Bécoulet, dir. de l'asile des aliénés.

Belin (Henri-Franç.), 1878.

Bouchard (Et.-D.), 1862.

Briand (Henri), 1878.

Debrand (Fr.-F.), 1839.

Gagey (Ch.-Pierre-Jacq.)

*Gremaud (Léon), 1872.

Guillaume (J.-M.-A.), 1852.

Guillemin, 1883, méd. adj. à l'asile des aliénés.

*Lombard (P.-V.-A.), 1853.

*Rouby, dir. de la maison de santé des Capucins.

Of. Prost (J.-Joseph), 1854.

Ph. Fagot (Ch.-Pierre), 1872.

Fontaine (M.-J.-H.-A.), 1881.

Nief (Emile).

Perret (J.-A.), 1875.

Prost (Aimé).

Annoire (*Chemin*).

D. *Robert.

Chatenois.
(*Rochefort-sur-Nenon*).

Of. Odille (J.-B.-Ferd.), 1837.

Chaussin.

D.* Briot (F.-Aug.), 1849.

Ph. Chapuis (Louis), 1861.

Damparis (*Dôle-du-Jura*).

D. Ligier (Alphonse) 1877.

Fraisans.

D. Bévalet (Louis), 1857.

Ph. Edmond (Louis-Luc.), 1854.

Gendrey.

D. Molliet (Virgile), 1882.

Gevry (*Dôle-du-Jura*).

Of. Mitaine (Abel-Alexis), 1827.

Longwy (*Chemin*).

D.* Camuset (J.-P.), 1835.

Moissey.

D. Poinsot (Joseph), 1839.

Mont-sous-Vaudrey.

D.* Pactet (Ch.-F.-F.), 1857.

Nenblans (*Chaussin*).

D. Prince (Claude-Félix), 1867.

Orchamps.

D.* Chavanant (Fl. L.), 1840.

Pagney (*Gendrey*).

D. Ledoux (Phil.-Marie), 1873.

Ph. Richemer (Victor-Fortuné), 1835.

Saint-Ylie (*Dôle-du-Jura*).

D. Garnier (Franç.-J.), 1854.

Tavaux.

D. Potu (Paul-M.-B.), 1883.

POLIGNY.

D.* Billot (Jean-Eléon.), 1873.

*Guillaumot (J.-V.), 1845.

Légerot (Armand) 1831. 21.

Of. Rampin (P.-Léon), 1835.
Ph. Didier (Emile-Barth.), 1878.
Martin (Luc.-Phil.), 1879.

Arbois.

D. Bolard (Gustave), 1880.
Paget (Ambroise), 1868.
Robert (L.-V.-Edm.), 1882.
*Rougel (J.-F.-A.), 1854, prés. de la Soc. loc.
*Sibille (J.-M.), 1864.
Ph. Barthaud (J.-Joseph), 1881.
Vincent (Vict.-Jos.), 1856.

Champagnole.

D. Cattenoz (Jean-Léon), 1863.
Courvoisier (Jules-A.), 1869.
Demontrond, 1878.
Of. Pochard (Cl.-Rég.), 1827.
Ph. Charpentier (A.-L.), 1874.
Givard (Jules), 1845.

Chapois (*Andelot-en-Montagne*).

D. Droux (Pierre-Jos.), 1862.

Montigny-les-Arsures (*Arbois*).

D.* Bergeret (L.-L.-F.), 1838, prés. hon. de la Soc. loc. des médecins du Jura.

Nozeroy.

D. Bailly (Enus), 1882.
Boichin (Ch.-Aug.), 1850.
Of. David (J.-J.-E.), 1831.
Richard (Augustin), 1874.

Planches (Les) (*Arbois*).

Port-Lesnay (*Mouchard*).

Of. Dumont (Alphonse), 1851.

Salins.

D. Bourny (Armand), 1882, de 11 h. à midi.
Compagnon (J.-M.-A.), 1880.
*Dumoulin (Fr.-Aug.), ✻, 1848, anc. int. des hôp. de Paris, méd. insp. des eaux de Salins.
*Germain (A.), médecin des forts, 1860.
Guyenot, (F.) 1859, méd. hon. des hôp. de Lyon. A Salins-les-Bains durant la saison thermale.
*Toubin (F.-E.), 1853.
Ph. Angély (H.-Al.-G.-C.), 1871.
Bailly (Jacques), 1877.
Jouffroy (J.-P.), 1856.

Villers-Farlay.

Of. Ruffieux, 1885.

SAINT-CLAUDE.

D. Bavoux (Nap.), 1843.
Gros (Joseph-Adrien).
Perrin (Arsène), 1882.
*Reybert (Henri), 1841.
Of. Ducret (J.-J.-Alexis), 1848.
Ph. Dausse (Amand), 1865.
Dornier (Aug.-Alex.), 1862.
Ninot (Auguste), 1880.

Lajoux (*Septmoncel*).

Of. Fieux (Cl.-M.-O.), 1863.

Moirans.

D. Bierry (Louis), 1878.

Morez.

D.* Carrez (L.-Joseph), 1864.
Truflet.
Ph. Berrard (J.-B.), 1862.
Poncelet (Henri), 1873.

Saint-Laurent.

D. Regard (Paul-Aug.), 1876.
Ph. Chevassus (Rég.-Al.), 1830.

Vaux-lès-St-Claude (*Molinges*).

Of. Bouvard (Cl.-O.-S.), 1841.

LANDES.

Population : 301,443 hab. — 123 Docteurs en médecine; 62 Officiers de santé; 37 Pharmaciens.

Trois arrondissements : Mont-de-Marsan, Dax, Saint-Sever.

MONT-DE-MARSAN.

D.* Bourrus (Isid.-Ant.), 1857.
Darrasse, 1876, chir. de l'hôp.
Despaignet (Alph.), 1859, méd. de l'hôpital, anc. int. des hôp. de Paris.
Dufau (Pierre-Romain), 1853, méd. de l'hôp. et du lycée.
Duprat (David-Victor), 1859.
Gobert (Antoine), 1832, vice-prés. de la Soc. loc., chir. hon. de l'hôpital.
*Gobert (Isidore), 1861.
*Malichecq (Jean), 1850, trésor. de la Soc. loc., méd. des épid. chir. de l'hôp.
Paillès, 1885.
Rolland, 1885, oculiste.
Ph. Duvin (Alex.), 1876.
Grandeur (Armand), 1882.
Lostalot (Marcel de), 1874.
Vandrille (Hippolyte), 1869.

Arengosse.
D.* Hérail (Firmin), 1873.

Arjuzaux.
Of. Dilau (Paul), 1884.
Maurin (Paul), 1835.

Bascons (*Grenade-sur-l'Adour*).
D. Dupouy (Fuscieu), 1833.
Tourmeau (Alexis), 1880.
Of.* Lataste (Gaston), 1873.
Loubery (Paul-Guill.), 1853.

Bastide-d'Armagnac (La).
D.* Dibos (Alfred), 1868.
Ph. Soye (Adrien), 1844.

Benquet (*Mont-de-Marsan*).
D.* Rozier (Henri), 1875.

Bougue (*Mont-de-Marsan*).
D. Lafitte, 1878.
Of.* Dupuy (Jean), 1839.

Brocas.
Of. Dallier (Emile), 1845.

Campagne (*Mont-de-Marsan*).
Of.* Darroze (Jean), 1836.

Créon (*La Bastide-d'Armagnac*).
D.* Lamarque (Amand), 1853.

Escource.
Of. Bougue (Jules), 1879.

Frèche (*Villeneuve-de-Marsan*).
Of.* Saboulard (Jean), 1842.

Gabarret.
D. Dabos (L.-H.), 1845.
Lacombe, 1879.
Ph. Bauduer.

Gaillère (*Mont-de-Marsan*).
Of.* Puyo (Hyacinthe), 1841.

Garrosse (*Morcenx*).
Of. Samanos (Antoine), 1833.

Grenade-sur-l'Adour.
D. Arrat-Balous (André), 1833.
Balhade, 1879.
Bouneau (Pierre), 1851.
Of.* Puyo fils, 1862.
Ph. Balhade (Pierre-C.), 1830.
Marsan (Oscar), 1841.

Hontanx (*Villeneuve-de-Marsan*)
D. Moncade (Pierre-Christ), 1874

Ichoux.
D. *Lescarret (Louis), 1885.

Labouheyre.
D. Dudon (Sylvain), 1880.
Of.* Lapaloque (Henri), 1853.

Labrit.
D. Lamaison (Raymond), 1877.

Lencouacq (*Roquefort*).
Of.* Chevalier (Emile-Jules), 1842

Lüe (*Labouheyre*).
D.* Cazaux (Jean), 1853.

Lugaut (*Roquefort*).
Of. Soubabère (Jules), 1872.

Luglon (*Sabres*).
Of. Duboscq (Antoine), 1838.

Luxey (*Sore*).
Of. Bezos (Jos.-Paul), 1857.
*Darroze (Léon), 1844.

Mauco (Haut-) (*Mont-d-Marsan*)
Of.* Deselaux (Bern.), 1849.

Mézos.
D.* Gourdon (Ant.-Hubert), 1875

Mimizan.
D. Froustey (Jean), 1873.

Morceux.
D. Malet.
Ph. Cazalis (Louis), 1859.

Moustey (*Pissos*).
D.* Marès (Jean-Edmond), 1865.
Onesse.
D. Devert (Maurice), 1885.
Of. Caule (Antoine), 1841.
Parentis-en-Born.
D.* Menaut (Jacques), 1875.
Parlebosq (*Gabarret*).
Of. Gudolle (Pierre), 1863.
Pissos.
D.* Balladère (Jean), 1859.
Gourgues (Pierre), 1839.
Pontenx.
D. Darroze (Jean-Gust.), 1861.
Roquefort.
D. Dupuy (Jean-Albert), 1876.
*Gaube (Alcide-L.), 1854, anc. des hôp. de Paris.
Ph. Labadie (Osmin), 1850.
Mary (Caprais), 1863.
Sabres.
D. Laffargue (Ant.-Pascal), 1834
*Sarran (Léopold), 1864.
Of. Pallas (Léopold), 1868.
Ph. Nodon (Jos.-Edouard), 1842.
Sanguinet (*Biscarrosse*).
Of. *Denis (Charles), 1841.
Sore.
D. Callen, 1880.
*Jourdan (Joseph), 1874.
Villeneuve-de-Marsan.
Of. Roquebert (Ant.), 1838.
Ph. Canteloup (J.-B.), 1865.
Destephen, 1883.
Ygos-et-Saint-Saturnin.
D. *Cadilhon (Franc.-Jos.), 1869.
Of. *Cazaubon (Marc-Ger.), 1842.

DAX.

D. Barthe de Sandfort (Louis), 1875.
*Bourretère (E.-Ch.), 1875, méd. de l'hôp., de midi à 2 h.
D'Azourt (C.), de 8 à 10 h. et de 3 à 5 h.
Dimulle (J.-B.), 1854.
Fourgs (Pierre), 1882.
Labatut (Jean), 1881.
*Larauza (Pierre-Lucien), 1860,
*Lavielle (Adolphe), 1843 de 1 à 3 h.
Lavielle (Charles), 1879, de 8 à 10 h. matin et de 3 à 5 h. soir, établissement therm. des Baignots.
*Mora (Armand), 1874.
*Raillard (Laurent), 1855.
*Raillard, 1865.
Saintorens (Albert), 1867, méd. insp. des Eaux de Dax et Tercis.
Of. Audy (Franç.-Xavier), 1876.
Ph. Coudanne (Félix), 1862.
Laborde (Bernard), 1839.
Landry, 1872.
Paché.
Puyau (François), 1853.
Saintorens (Ern.), 1877.

Bénesse-Maremne (*Saint-Vincent-de-Tyrosse*).
D. *Ducournau (Jean-Fr.), 1869.
Capbreton.
D. Duplaà (Jean), 1844.
Castets-des-Landes.
D. *Gieure (Albini), 1867.
*Maisonnave (Alph.), 1877.
Cauneille (*Peyrehorade*).
D. *Delucq (Jacques), 1847.
Clermont (*Mimbaste*).
D. Dubédout (Gratien), 1836.
Habas.
D. *Massie (Camille-Math.), 1844 vice-prés. de la Soc. loc.
*Massie (Ferd.), 1875, cons. gratuites tous les vendredis, de 7 à 8 h. matin et de 2 à 3 h. soir.
Ph. Lacau (Maurice), 1874.
Hastingues (*Peyrehorade*).
D. Lafargue, 1878.
Heugas (*Dax*).
Of. Brocas (Bertrand), 1844.

Labatut.
D. Boutges (Lucien), 1878.
Léon.
Of. Subsol (Lucien), 1841.
Lévignacq.
D. Théas (Alexis), 1865.
Linxe.
Of. Darricau, 1866.
Lit-et-Mixe.
Of. Subsol (Mathieu), 1841.
Magescq.
D. Dubourg (Léon).
*Laurens (François), 1867.
Mées.
D. Capdupuy (Jean), 1879.
Mimbaste.
Of.*Saint-Martin (Franç.), 1838.
Montfort-en-Chalosse.
Of. Guillaume (Ernest), 1873.
Ph. Dussaya (Jules), 1882.
Ondres (*Labenne*).
Of. Lavie (Jean-Paul), 1868.
Orthevielle (*Peyrehorade*).
D. Delucq (Jean), 1825.
Ozourt.
D. Labat (Simon), 1876.
Pey.
D. Vielle (Eug.), 1866.
Peyrehorade.
D. Garat (Édouard), 1873.
*Lafargue (Ernest), 1871.
Ph. Clavet (Blaize), 1843.
Léon (Isaac-Jules), 1852.
Pouillon.
D. *Lassègue (Prosper), ✱, 1856.
Lassègue, 1883.
Lorreyte (René), 1875.
Poyanne.
D. *Lestage (J.-L.-Fréd.), 1870.
Saint-Geours-de-Maremne.
D. Sourrouille (Michel), 1875
Saint-Jean-de-Marsacq
(*Saint-Vincent-de-Tyrosse*).
D. Dubosq (Jean-Pierre), 1848.
Saint-Julien-en-Born
(*Mézos*).
Of. Salles (Pierre), 1857.
Saint-Lon (*Peyrehorade*).
D. Demoulins de Riols, 1858.
Of. Mauvoisin (Pierre), 1829.
Saint-Martin-de-Hinx.
D. Depeton, 1860.
Saint-Martin-de-Seignaux.
D. Gomez (David-Raim.), 1871.
Of. Lafont (Jean), 1829.
Saint-Vincent-de-Tyrosse.
D. Lestage (J.-Chéri), 1874.
Of. Deslous (Victor), 1854.
Ph. Brunet.
Saubrigues
(*Saint-Vincent-de-Tyrosse*).
Of. Couget (Jean-Prosper, 1863.
Saugnac (*Dax*).
Of. Guichemerre (Pierre), 1838.
Sort (*Montfort-en-Chalosse*).
D. *Sarran (Godefroy), 1834.
Of. Guichemerre (Joseph), 1825.
Soustons.
D. Branères (J.-Pierre), 1855.
Lestage (Prosper), 1872.
*Sempé (François), 1865.
Ph. Lheritier.
Tilh.
Of. Bustarret (Ch. Albert), 1873.
Tosse
(*Saint-Vincent-de-Tyrosse*).
D. Lapeyrin (Ant.), 1852.
Of.*Gentilhe, 1872.
Vicq (*Poyanne*).
D. *Batbedat (Victor), 1836.

SAINT-SEVER.

D. Désmoulins de Riols.
D. *Dufour (Albert), 1853, ancien int. des hôp. de Paris.
*Lemée (F.), 1870, méd. en ch. de l'hôp. de St-Sever.
Maderay (Léopold), 1876.
Reissens, 1883.
*Sentex (Louis-J.), 1865, méd. de l'hôp. de Saint-Sever, ex-chef interne de l'hôp. de Bordeaux, sec. de la Soc. locale, lauréat de la Fac. et de l'Ac. de méd. de Paris.

Of. Castera (Maurice), 1873.
Ph. Frousac (Albert), 1877.
Lagüe (Gérard), 1876.
Lasserre, 1878.

Aire-sur-l'Adour.

D. Darblade.
Levrier (Jean), 1870.
Lourties (Christ.-Vic.), 1867.
*Sorbets (Léon), 1852.
Ph. Ducung (Honoré), 1863.
Mounon (Bernard), 1840.

Amou.

D. Sarremone (Jean), 1861.
Ph. Castaings (Paul), 1874.

Argelos (*Sault-de-Navailles*). (Basses-Pyrénées).
Of.*Capdeville (Jean), 1864.

Audignon.

Of. Saint-Orens (Vincent), 1883.

Aurice (*Saint-Sever-sur-l'Adour*).

Of. Cazaban (Xavier), 1843.

Baigts (*Montfort-en-Chalosse*).

D. Lassalle (André), 1877.

Beylongue (*Rion-des-Landes*).

Of.*Naureils (Pierre), 1847.

Castelsarrasin (*Amou*).

Of. Sereys (Etienne), 1836.

Cauna (*Saint-Sever-sur-l'Adour*)

Of.*Lestelle (Henri), 1849.

Caupenne (*Mugron*).

D. *Dupérié (Mathieu), 1851.

Coudures

D. (*Saint-Sever-sur-l'Adour*).
*Dabat (Pierre), 1831.
Of.*Darribère (Raym.), 1843.
*Saint-Gachie (J.-B.), 1851.

Doazit (*Mugron*).

D. *Ducamp (Pierre), 1853.

Donzacq (*Pomarez*).

Of. Castets (Guillaume), 1876.

Geaune.

D. Dupoy (Marcelin), 1878.
Ph. Descuilhès (J.-B.), 1840.
Siard (Numa), 1873.

Hagetmau.

D.*Daraignez (Jules), 1853, ex-méd. militaire.

Delest (Jules), 1879.
*Dubourg (Bern.), 1859.
Ph. Dupoy (Aug.), 1843.
Justé (Franç.-Félix), 1877.

Lahosse (*Mugron*).

D. Duviguau (Eugène), 1866.

Meilhan (*Tartas*).

Of.*Deslous (Benoît-Félix), 1854.

Montaut. (*Saint-Sever-sur-l'Adour*).

D. *Juzaux (Bern.-Alex.), 1846.
Of.*Castera (Bernard), 1833.

Mugron.

D.*Degos (Henri), 1868.
Laborde (Julien), 1874.
Of. Laborde (Isaac), 1848.
Ph. Bacarisse.

Peyre (*Samadet*)

Of.*Castera (Henri), 1843.

Pomarez.

D. Darrigade (Paul), 1884.
Dossarps (Pascal), 1862.

Pontoux.

D. Branères (Louis), 1883.
*Darroze (Jean-Alfred), 1871.
Of. Gavaret (Jean-Marie), 1869.

Renung (*Grenade-sur-l'Adour*).

D. D'Aon (Joseph), 1843.
Of. Cassaigne (Prosper), 1854.

Rion.

D.*Maisonnave (J.-Gab.), 1874.
*Tartas (Guillaume), 1834. prés. de la Soc. loc.

Saint-Loubouer (*Geaune*).

Of. Daugreilh (Paul), 1867.

Saint-Yaguen (*Tartas*).

Of.*Marsau (J.-B.), 1850

Samadet.

*Gaye (Christophe), 1860.
Ph. Darricau (Ant.), 1869.

Serres-Gaston (*Samadet*).

D.*Gaye père, 1838.

Souprosse.

D. Lataste (Gabriel), 1880.

Tartas.

D. Chanton (Alex.), 1852.
Clauzet (Charles), 1844.
Pouey (Isidore), 1877.

Thomazo (Hector), 1872.
Of. Despouys (Armand), 1826.
Ph. Bodet (V.), 1882.
Guyot.

LOIRE.

POPULATION : 598,136 hab. — 114 Docteurs en médecine ; 13 Officiers de santé ; 93 Pharmaciens. — Association des médecins des departements de la Loire et de la Haute-Loire.

Trois arrondissements : Saint-Etienne, Monthrison, Roanne.

SAINT-ETIENNE.

D. *Alvin, 1866.
*Bézaguet, 1873.
*Boudarel, 1874.
*Cenas, 1884, médecin de l'Hôtel-Dieu.
Charles, 1884.
*Chavanis, 1878, méd. de l'Hôtel-Dieu, secr. de la Soc. locale.
*Convers (J.), 1882, de 1 à 3 h.
*Cordier 1855.
*Courbon, 1872, méd. de l'hôpital de l'Enfant-Jésus.
*Couturier, 1875, médec. de l'Hôtel-Dieu.
*Deville, 1847.
*Duchamp, 1879, chirurgien de l'Hôtel-Dieu.
*Dujol, 1876.
*Duplain, 1858.
*Fabreguettes, 1879.
*Fessy, 1875, méd. adj. du Lycée.
*Fleury, 1874, direct. du bur. d'hyg.
Gaston, 1875.
*Gouilloux, 1875.
*Grand, 1871.
Granjon-Rozet, 1880.
*Kahn, 1874.
*Magnien, 1866, chirurg. de l'Hôtel-Dieu.
*Maurice, 1840, méd. des prisons, prés. du Cons. d'hy.
*Million, ✻, 1846, memb. du Cons. d'hyg., méd. des épid.
*Palard, 1875, chirurg. de l'Hôtel-Dieu.
Reynaud, 1882.
*Riembault, ✻, 1854, méd. du Lycée et de l'Ecole des Mines, membre du Cons. d'hyg.
*Rimaud, 1839, vice-prés. de la Soc. loc.
*Roussel, 1881, méd. de l'Hôtel-Dieu.
*Sautereau, ✻, 1870.
Stagienski.
Viard, 1878.
Of. Hastings-Burroughs, 1882.
Revol.
Servel (E.), 1837.
Ph. Aulagne.
Béraud.
Boggio.
Bouchardy, 1875.
Chevret, 1876.
Corompt, 1879.
Darne, 1873.
Déchaux.
Delpy, 1856.
Depras, 1872.
Didier, 1847.
Dupuy, 1853.
Exbrayat, 1872.
Filliat, 1880.
Giry.
Guinard, 1849.

Jacob, 1862.
Jaussaud, 1863.
Jullien, 1872.
Kuentz.
Maurice (P.), 1872.
Mondon.
Nicole.
Paret, 1863.
Perrier, 1873.
Philippon, 1872.
Piette.
Richaland, 1880.
Richard (Hip.).
Rey, 1862.
Richard, 1872, élève de l'École supérieure.
Rousset, 1872.
Savolle, 1863.
Seigle.
Servel.
Tardivy, 1880.
Treille, 1872.
Trévoux.
Véricel.

Bourg-Argental.

D. *Dagand (P.), 1879, médecin inspecteur.
*Moulin, 1840.
Ph. Perier, 1839.

Chambon-Feugerolles (Le).

D. *Nodet, 1880.
Ph. Sommier, 1869.

Doizieux.

D. *Humbert, 1856.

Firminy.

D. *Aulas, 1878.
*Deputowski.
*Faure-Favier, 1868.
*Gonon, 1839.
Marteau.
*Viallaron, 1874.
Ph. Fugier, 1869.
Samson, 1836.

Grand'Croix (La).

D. *Garcin, 1852.
Ph. Janin, 1845.

Pelussin.

D. *Viornery, 1834.
Ph. Joulia.

Ricamarie (La).

D. Johanneau.
Ph. Giroux.

Rive-de-Gier.

D. *Geoffray, 1875.
Gromo, 1878.
*Guinand (Jacques), 1871, à 2 h.
*Hervier, 1850.
Kòsciakiewicz, 1836.
*Schlœfflin, 1861.
Ph. Boudard, 1857.
Forest.
Miclacesky.
Reynaud, 1841.
Rigaud, 1839.

Saint-Chamond.

D. Charrin, 1873.
*Fabreguettes jeune, 1843.
*Fredet, 1860.
* Hyvernat.
*Mermet, 1877.
*Portier, 1830.
Ph. Bourly.
Chaboud.
Chatagnon, 1873.
Deschamps, 1856.
Gardelle, 1879.
Haon (David).

Saint-Héand.

D. Buret, 1843.

St-Paul-en-Jarret.

D. Jayet, 1859.
Ph. Savoye, 1872.

St-Julien-en-Jarret.
(Saint-Chamond).

D. Jayet, 1859.
Ph. Gromo, 1843.

Terrenoire *(St-Etienne).*

D. Watton, 1859.
Of. Servel, 1837, pharm.

Talaudière (La).

Ph. Citaire.

MONTBRISON.

D. *Dulac (Louis-Hypp.), 1846, méd. de la prison.

Dulac (P.-P.), 1878, méd. de l'hosp., méd. cant.
*Girin.
*Rey (Eugène), ✱, 1836, méd. des hosp., des sémin., de l'Ecole norm., méd. cant. mem. du Cons. d'hyg.
*Rigodon, 1874, méd. de l'hosp., cant.
Ph. Begonnet.
Chauve, 1866.
Dupuy (Henri), 1864.

Boën.

D. *Lévêque, 1881.
*Souleyre (A.-Achille), 1857, méd. cant., méd. de l'hô., membre du Cons. d'hyg., vaccinateur.
Ph. Marion (Pierre), 1850.

Cervières (*Noirétable*).

D. *Bonnières (Auguste), 1847, méd. cant., vaccinat.

Chazelles.

D. Faveyrial, 1857.
*Grégoire (J.), 1875, de 10 h. à midi.
Ph. Matot (L.).

Feurs.

D. *Ménard, 1865.
Monneret, 1871.
Ph. Raffit, 1867.

Noirétable.

D. *Bertrand, 1874.
Ph. Morel, 1872.

Panissière.

D. Dussud (Etienne), 1859.
Fournier, 1836.
Gromier, 1872.
Méziat, 1834.
Ph. Brandon, 1869.
Cherblanc.

Sail-sous-Couzan.

D. Cellier.
Pacotte.
D. *Bertrand (J.-Gilbert), 1665.

St.-Bonnet-le-Château.

D. *Labretoigne de Lavalette (L.-Charles), 1840, méd. de l'hosp., vaccinat.
Maltrait, 1881.
Ph. Chalançon, 1863.

Saint-Galmier.

D. Chabert.
*Dupré, 1859.
Ph. Bajard (Ferdinand), 1839.

St-Jean-Soleymieux.

Of. Chantemerle (Jean), 1853, médecin cant.

Saint-Rambert.

D. *Coudour, 1872.
Ph. Coudour, 1869.

Sury-le-Comtal.

D. Cassin, 1881.
Ph. Mazoux, 1872.
Savolle, 1838.

ROANNE.

D. Auboyer, 1881.
Barnay (M.-A.), 1877, tous les jours de 11 h. à 1 h.
*Bertrand (Camille), 1873.
*Bonnefoy (Eugène)-Mar.-E.), 1857.
Chevalier, 1882.
*Coutaret (Cl.-Louis), 1855, chir. en chef, honoraire de l'hospice, méd. de la prison.
*Fuchet (Jean-Ulysse), 1854.
*Noélas (Amable-J.), 1857.
*Plassard (Jos.-Marie), 1840.
*Reuillet (Féréol), 1869, chir. de l'hospice.
*Talichet, 1863, médec. de l'hosp. et du ch. de fer.
Ph. Albertin.
Barlerin, 1869.
Bergiron, 1869.
Canis, 1870.
Christophe.
Descombes (Barth.), 1868.
Gerbay (Paul), 1859.
Lafay.
Rochard (Claude), 1866.

Sonnet, 1875.
Vergiat.

Ambierle.
(*Saint-Germain-Lespinasse*).

D. *Goure, 1867.

Charlieu.

D. *Barbat (A.), 1872, de 11 1/2 à 2 h.
*Béraud (Joseph), 1853.
Comte, 1868.
Foriat (Pierre), 1844.
Ph. Bergeron, 1872.
Migeat, 1875.
Morel.

Le Coteau.

Ph. Paire, 1877.

Néronde.

D. *Gidon, 1877.

Paucaudière (La).

D. *Guyot (Rémy), 1843.
Ph. Le Pelletier, 1876.
Of. Oblette.

Regny.

D. Besse.

Renaison (*St-Haon-le-Châtel*).

Of. Ville, 1870.
Ph. Lafay.

St-Alban (*St-Haon-le-Châtel*).

D. *Servajan, 1872, inspect. des eaux.

Saint-André-d'Apchon.
(*St-Haon-le-Châtel*).

Of. Mury (Méry-Joseph), 1856.

Saint-Germain-Laval.

D. Raynaud (Jean), 1839.
Of. Guyot (Claude-M.), 1845.
Ph. Briery, 1882.
Mondelin (Philibert), 1848.

Saint-Just-en-Chevalet.

Of. Benoit, 1879.
Ph. Rivaud.

Saint-Just-la-Pendue.

Of. Durand (R.).
*Merlin.
Ph. Bourgeois (J.), 1849.
Bourrat.

Saint - Martin - d'Estréaux.

D. *Juillet (Gust.), 1872.

St-Symphorien-de-Lay.

D. Barathieu (Pierre-Fr.), 1837.
Roche, 1872.
Ph. Dupré.

Violay (*Néronde-Loire*).

Of. Lachaume, 1846.

LOIRE (HAUTE-).

Population : 316,461 hab. — 49 Docteurs en médecine ; 4 Officiers de santé ; 23 Pharmaciens.

Trois arrondissements : Le Puy, Brioude, Yssingeaux.

LE PUY.

D. *Alirol (Arthur), 1872.
Biget (Jean-Victor), 1883.
*Bonhomme (Théod.), 1872, méd. en chef de l'Asile des aliénés.
*Coiffier, 1879.
*Fabre (Emile), 1872, memb. du Cons. d'hyg., méd adj. de l'Hôtel-Dieu.
Martin (Hipp.), 1883.
*Morel (Camille), ✻, 1856, méd. en chef de l'Hôtel-Dieu.
*Récipon (Julien), 1857, méd. de l'Hôtel-Dieu.
*Soulier (Louis), ✻, 1851, méd. des prisons.
*Vibert (Em.), ✻, 1859, méd. des épid., chir. en chef de l'Hôtel-Dieu et du ch. de fer, memb. du Conseil d'hyg.

Vissaguet (Adrien), 1858, 1er méd. en chef de l'Asile des aliénés, memb. du Cons. d'hyg., inspect. des pharm.
Ph. Arsac (Aug.), 1866, memb. du Cons. d'hyg.
Biget, ex-int. des hôp.
Blanc (Marie), 1838, pharm. en chef de l'Hôtel-Dieu, memb. du Cons. d'hyg.
Bonnefoux (J.-B.), 1877.
Jouve (Hipp.-Lucien), 1875.
Martin.
Landry (Albert). 1877.
Moulade (Charles), 1839.

Allègre.

D. *Guelle (Alfred), 1863, méd. de l'hosp.
Tharin (Hector), 1852, chir. de l'hospice.

Craponne-sur-Arzon.

D. Fouilloux (J.-B.-Aug.), 1871.
*Thévenon (F.-A.), ✱, 1875, méd. major en retraite.
Ph. Castelbie, 1841.
Compte (Pierre), 1867.

Loudes.

Of. Valetz (Valentin), 1848, insp. des nourrices.

Monastier (Le).

D. Ceysson (J.-B.-Aug.), 1840.
Chaussende (Victor), 1859.
Ph. Biscornet (Adrien), 1867.

Saugues.

Of. Gervais (Privat-Aug.), 1877.

BRIOUDE.

D. *Badoz (Alexis Ad.), 1856.
Chalvignac (Antoine), 1852, memb. du Cons. d'hyg.
*Devernoix, 1875, memb. du Cons. d'hyg.
*Devins (Louis-Ant.), 1876, méd. des épid., memb. du Cons. d'hyg., insp. des pharm., vaccin.
Noir de Brioude (El.-Pierre), 1858, memb. du Conseil d'hyg., insp. des pharm., méd. de l'hôpital et du collège, vaccinateur.
Pissis (Pierre), 1825, méd. de la prison.
Porte (Antoine). 1883.
*Pouget (Louis-Ch.). 1863, dir. de l'établ. hydroth.
Ph. Bonnefont (Pierre-V.), 1864.
Dauzat (And.-J.-Ant.), 1880. secr. du Cons. d'hyg.
Guillomet (Ad.-Paul), 1857, memb. du com. de vacc.
Monatte (Jean-Gab.), 1870, memb. du Conseil d'hyg. et du comité de vacc., insp. des pharm.

Auzon.

Of. Domas, 1883.

Berbezyt (*Chaise-Dieu*).

D. Talhandier (Cl.-Ant.), 1869.

Blesle.

D. Barres (Aug.-Gab.), 1880.
Maigne (François), 1838.

Chaise-Dieu (La).

D. *Chantelauze (Laurent), 1877
Million (Pierre-Et.), 1835.
Ph. Bernical (J.-Ant.); 1882.

Lange.

D. Civet (Jean-Georges), 1861, méd. du ch. de fer, memb. du Cons. d'hyg.
Galice (Mathieu) 1861, vaccinateur.
Gondart (Ant.-Henri), 1883.
Ph. Ravoux (Jacques), 1867.

Lavoûte-Chilhac

D. Marset (A.-M.), 1884, de 2 à 4 h.

Lempdes.

D. Girard (Jean), 1883.
Ph. Girardet (Antoine), 1874.

Paulhaguet.

D. Astier (Camille), 1839, méd. de l'hospice.
Vidal (J.-B.-Michel), 1871.

Ph. Bonhoure, 1872.

Sainte-Florine.

Ph. Faidides (Arthur), 1874.

YSSINGEAUX.

D. *Charreyre (Ant.), 1871, méd. de la prison, memb. du Cons. d'hyg., inspect. des pharm., vaccinateur.
Manisole, 1881, médecin de l'hôpital.
Michel (Adr.), 1870, memb. du Cons. d'hyg. et du comité de vaccine.

Ph. Malègue (Aug.), 1858.
L. Mallègue, 1885.

Bas-en-Basset

D. Chemain (Gabriel), 1883, méd. de l'hosp.

Monistrol.

D. Gire.
*Pouzols, 1872, vaccinateur, memb. du cons. d'hyg.

Ph. Bodin, 1877, pharmac des hosp., membre du Cons. d'hyg.

Dunières.

D. *Giraud (Ern.-Franc.), 1882.

Montfaucon-du-Velay.

D. Chabanacy, 1848.
*De Glo de Besses, ✻, 1851, méd. des épid., memb. du Cons. d'hyg.

Saint-Didier-la-Séauve.

Of. *Boulet (Fréd.), 1876.

Ph. Bachelier (Alb.-Jos.), 1880.

St.-Pal-en-Chalençon.

D. Foucherand (J.-B.), 1883, ex-int. des hôp. de Lyon, vaccin.

Saint-Voy.

D. Lhermier des Plantes, 1879.

Tence.

D. *Mounier (Emile), 1868, insp. des pharm., membre du Cons. d'hyg.
*Ollivier (Ch.), 1869, vaccinateur.

LOIRET.

Population : 368,526 hab. — 110 Docteurs en médecine; 24 Officiers de santé; 58 Pharmaciens. — Association locale des Médecins du département.

Quatre arrondissements : Orléans, Gien, Montargis, Pithiviers.

ORLÉANS.

D. Arqué, ✻, 1858, méd. de l'Hôtel-Dieu.
Baille, 1864, méd. adj. de l'Hôtel-Dieu.
*Beaurieux, 1879, méd. adj. de l'Hôtel-Dieu, méd. insp. des Ecoles et des ch. de fer de l'Etat, memb. corr. de la Soc. clin. de Paris.
Bouglé, 1863, méd. de la Compagnie d'Orléans et du Lycée.
*Bousquet, 1852.
Brechémier, ✻, 1852, chir. en chef de l'Hôtel-Dieu.
*Chaignot, 1879, méd. adj. des prisons.
Charpignon, 1846, méd. en chef des prisons.
*Chipault, ✻, 1863, chir. de l'Hôtel-Dieu, memb. de la Soc. de chirurgie, méd. de la Comp. d'Orléans et du Lycée.
Clinchamps (de), 1836.
Damond, 1842.

*Deshayes, 1871, chirurg. de la maternité.
*D'Olier, 1849.
Foucault, ✻, 1862.
Geffrier, 1884.
*Halma-Grand, 1825.
*Halma-Grand fils, 1876, chir. adj. de l'Hôtel-Dieu, méd. des chem. de fer de l'Etat.
Leblond, 1833.
*Lorraine (L.-J.-P.), ✻, 1839, memb. corresp. de la Soc. anat. de Paris.
Lubet-Barbon.
Luizy, 1883.
*Patay, 1865, méd. de l'Hôtel-Dieu, méd. du chem. de fer d'Orléans et des enfants assistés.
*Pilate, 1868, chir. adj. de l'Hôtel-Dieu, memb. de la Soc. de chirurgie.
Riou, 1884, méd. direct. de l'hosp. des aliénés.
*Rocher, 1877.
*Verdureau, 1853, méd. en chef de l'Hôtel-Dieu.

Ph. Asselineau, 1861.
Barruet, 1881.
Baudard, 1882.
Bosredon, 1864.
Constanty, pharm. en chef de l'Hôtel-Dieu.
Cons fils, 1874.
Delaistre, 1868.
Dufour, 1858.
Dupont, 1862.
Fouqueau, 1860.
Gaucheron, 1874.
Grivot, 1856.
Guenette, 1876.
Guérin, 1872.
Julien, 1863.
Olivier (Ch.), 1869.
Paton (Henri).
Patre, 1869.
Piedallu, 1872.
Poinceau, 1865.
Robourdin, 1872.
Renault, 1868.
Tardy, 1874.

Artenay.

D. *Lahon, 1880.

Beaugency.

D. *Dubain, 1876.
*Fougen, 1859.
*Venot, 1866.

Ph. Brouard, 1878.
Foucher (C.), 1872, de 1re cl.

Châteauneuf-sur-Loire.

D. *Blanluet, 1875.
*Viger, 1867.

Ph. Lesage, 1876, ex-int. des hôp.

Chécy.

D. *Popis, 1871.

Chevilly.

D. Gassot, 1842.
*Gassot fils, 1875.

Cléry.

D. Duchâteau, 1883.

Of. Guébauër, 1858.

Fay-aux-Loges.

D. *Chibrac, 1879.

Ferté-Saint-Aubin (La).

D. *Mathé (Ad.), 1864.
Mousnier.

Ph. Danguy, 1868.

Fleury-aux-Choux (*Les-Aides*).

D. Czajewski (C.), 1836, de 1 à 3 h.
Sadrain (L.), 1883, de 1 à 2 h.

Ingré.

D. *Vincent fils, 1876.

Jargeau.

D. Franquet, 1837.
Franquet, 1881.
*Martin-Lambert, 1876.

Ph. Lambert fils, 1877.

Lailly.

Of. Bourdeaux, 1854.

Loury-Rebréchien.

D. *Tackvorian, 1878.

Meung-sur-Loire.

D. Hybord fils, 1872.
Venot, 1857.
Veillard, 1882.
Ph. Landron, 1844.

Neuville-aux-Bois.

D. *Gircourt, 1872.
*Pélissier, 1878.
Ph. Gilbert, 1840.

Olivet.

D. *Pronowski, 1870.
Of. Chaufton, 1846.
Ph. Venard, 1854.

Patay.

D. *Verdureau (Ed.), 1861.

Tigy.

Of. Daguerre, 1829.

GIEN.

D. Brucy (Emmanuel), 1876.
*Chaignot, 1876.
*Defaucamberge, 1850, méd. en chef de l'hôp., méd. des épid.
*Devade, 1843, ✻, vice-prés. de la Soc. loc.
*Patron, 1838, méd. en second de l'hôp. insp. des pharm. et des enfants en bas-âge.
Ph. Fleury, 1873.
Merry, 1877.
Sinéau, 1868.

Beaulieu-sur-Loire.

D. Coutisson (G.), 1878, Médec. cant. et des Enfants-Assistés, ex-int. des hôp. de Versailles.

Bonny.

D. *Legendre, 1860.
Ph. Charpenet, 1879.
Lassalle, 1854.

Briare.

D. *Boutet de Monvel, 1863.
Ph. Gaudelut, 1873.

Châtillon-sur-Loire.

D. *Chaboureau (Gabriel), 1873.
*Goyon, 1867.
Rousseau, 1866.
Ph. Barberon, 1871.
Neveu, 1856.

Ouzouer-sur-Trézée.

Of. Rodon, 1867.

Saint-Benoist-sur-Loire.

Of. *Mahy, 1840.

Sully.

D. *Boullet (J.-B.-Max.), 1835.
*Boullet (Louis-Jacq.), méd. de l'hôpital.
Boullet (Léon), 1878.
*Meunier, 1872.
Ph. Cochard (Albert), 1863.

MONTARGIS.

D. *Ballot.
*Gislain (de), 1878.
*Henriot, 1868.
Huette, 1878.
*Mercier, 1857.
*Moutier, ✻, 1855, secrétaire de la Soc. loc., méd. de l'hôp.
Rumen, 1875.
Ph. Bailly, 1863.
Benoist, 1876.
Chomette.
Duriot, 1878.
Mulot, 1865.

Bellegarde.

D. *Tartarin, ✻, 1838.
*Tartarin fils, 1862.
Ph. Jissalin.

Bignon (Le) (*Ferrières*).

D. Morot, 1863.

Cepoy (*Montargis*).

D. *Billioux, 1867.

Château-Renard-Loiret.

D. Bizet, 1856.
*Poirier, 1870.
Ph. Ferrand, 1870.

Châtillon-sur-Loing

D. *Hardy, 1870.
Montignac (C.), 1881.
Of. Hacquart (L.-A.), 1845.
Ph. Billet, 1836.
Dechorgnat.

Corbeilles.

D. *Bazin, 1868.
Of. Fouqueau, 1861.

Courtenay.

D. Guillemineau, 1826.
*Lambry, 1872.
Pirou, 1868.
*Rousseau, 1835.
Ph. Berty, 1864.

Ferrières.

D. *Bosc, 1850.
Petitfour, 1878.
Ph. Vedrenne, 1853.

Ladon.

D. Brun, 1879.
Sedillot, 1880.
Of. *Pillard, 1821.

Lorris.

D. *Boyer, ✻ 1830, prés. de la Soc. loc.
*Veillard, 1867.
Ph. Tarin.

Montcorbon (*Douchy*).

D. Jablonski, 1839.

Nogent-sur-Vernisson.

D. Marc (J.), O. ✻, 1866.
Of. *Rousseau, 1860.

Selle-sur-le-Bied.

Of. Abadie (J.-M.), 1866.

Varennes

D. *Denance, 1877.

PITHIVIERS.

D. Augé, 1850, méd. de l'Hôtel-Dieu et de la prison, méd. cantonal, memb. corresp. de la Soc. de méd. légale et de la Soc. de méd. prat. de Paris.
Augé fils, 1881, de midi à 1 h.
Latour, ✻, 1833, méd. de l'Hôtel-Dieu et des épid.
*Morand, 1858.
*Prudhomme, 1860.
Ph. Chémier (C.), 1876.
Küss, 1876.
Thomas, 1874.

Aschères.

D. Cazaux, 1878.

Bazoches-les-Gallerandes.

D. Mora.

Beaune-la-Rolande.

D. *Lamia de la Jarrige, 1874, méd. cant.
Le Meaux, 1883, méd. cant.
Toulze, 1883, méd. cant.
Ph. Mondain, 1847.

Boiscommun.

D. *Fournier, 1878.

Boynes.

Of. Boitard, 1845, méd. cant.
*Fouqueau, 1868.

Chilleurs-aux-Bois

D. Baranger, 1884.
Madre (Charles), 1883.
Of. Guittard, 1873.

Malesherbes.

D. Blavette, 1860.
*Penot, 1862.
Ph. Caillet, 1874.

Puiseaux.

D. Meunier, 1867.
Papillon, 1872.
Ph. Dumand, 1877.

Sermaises.

D. Madre, 1883.
Naïs, 1882, méd. cant.

Vrigny (*Pithiviers*).

Of. Collet, 1842.

LOIR-ET-CHER

POPULATION : 275,713 hab. — 73 Docteurs en médecine ; 11 Officiers de santé ; 30 Pharmaciens.

Trois arrondissements : Blois, Romorantin, Vendôme.

BLOIS.

D. Aubry (Al.), ✻, 1833, méd. hon. de l'hôp. et du bur. de bienf.
*Blanchon (José), 1867, méd. de l'hôp.
*Chasseigne (André-Marie), 1870; *n'exerce plus*.
Derivière (D.-Marc), 1832, profess. d'accouch., membre du Cons. d'hygiène.
*Doutrebande, 1870, direct.-méd. de l'Asile des aliénés.
*Dufay (J.-C.), ✻, 1845, mem- du Cons. d'hyg., présid. de la Soc. loc., sénateur.
*Ferran (J.-J.), 1881, chir.-adj. de l'hosp. méd. de la Cie d'Orléans.
*Guérin (Alph.-Georges), 1872, chir. de l'hôp., méd. de la Cie d'Orléans, secr. de la Soc. loc.
*Meusnier, 1872, méd. adj. de l'hôp.
*Morice (Pierre-Gaston), 1880 méd. adjoint de l'Hôt. Dieu, trés. de la Soc. loc.
Proust (M.-L.-C.), 1884., méd supplém.
*Tardieu (Jules-Aug.), 1869, méd. de l'hôp.
*Yvonneau (Ch.), ✻, 1847. médecin des épid., membre du Cons. d'hyg., secr. de la Soc. loc., adm. des des hôp.
Ph. Bridel (Georges), 1874., ph. des hosp.
Chapuy (Pierre-Alcide), 1873.
Delugin (Antony), 1875.
Marsault (Et.-Achille), 1877.
Martin (Georges-Félix), 1876.
Moreau (Benoît), 1850.

Bracieux.

D. *Ribbrol (Léon-Emile), 1877.
Ph. Delasalle (J.-B.), 1843.

Champigny.
(*La Chapelle-Vendômoise*).

Of. Rosier (Pierre), 1861.

Contres.

D. Corset (Michel), 1837.
Simorre (Jean), 1816, *n'ex. plus*.
*Vaisson (Emile-Jean), 1882.
Ph. Joulin, 1876.

Cour-Cheverny.

D. *Bimbenet (Gab.-Paul), 1877.
*Bonamy (Fr.-Alph.), 1851.

Herbault.

D. Chambert (Pierre), 1884.

Huisseau-sur-Cosson.

D. Viella, 1884, de 7 à 9 h. mat.

Marchenoir.

D. *Legras (Ch.-Désiré), 1874.

Ménars.

Of. Rabault (Louis), 1856.

Mer.

D. Ferrand (Aristide), 1838.
*Mercier (L.-Edmond), 1856, de midi à 2 h.
Ph. Barbot.
Blondel (Jules-M.), 1832.
Ferrand (Auguste), 1877.

Montils.

D. *Delalande, 1868.

Montrichard.

D. Bois (Pierre-Théodule), 1855.
*Bourgougnon (Michel), 1839, méd. de l'hôp., med. de la Compagnie d'Orléans.
*Bourgougnon (Georges), 1875.
Of. Maindrault (François), 1853.
Ph. Perdrier (Céleste), 1879.
Soré (Georges), 1877.

Onzain.

D. Girauld (Jean-Alex.), 1838.
*Lecocq (Louis), 1873.
Billaut (Jules), 1862.
Ph. Rouard (E.), 1869.

Oucques.

D. *Veiron (Léon), 1880.
Ph. Martin (G.-B.), 1861.

Ouzouer-le-Marché.

D. Coudray (Louis-Marie), 1884.

Of. Baudron, 1863.

Pont-Levoy.

D. *Houssay (F.-P.), 1850.

Saint-Aignan.

D. Boncour (L.-C.), 1858.
Mandard (Louis), 1855.
Marie (Edmond), 1867.

Ph. Aubert (Pierre-Léonce), 1874.
Lebon (G.), 1885.
Sallé (Edouard), 1850.

Saint-Dyé-sur-Loire.

D. Toriu (Ernest-Joseph), 1882.
Talbert (M.-E.-M.), 1859.

Of. Daudin.

St-Etienne-de-Guérêts.

D. Durand (Marie), 1876.

Saint-Georges-sur-Cher.

D. Naudeau (Athanase), 1858.

ROMORANTIN.

D. *Ansaloni (Aristide), 1872, méd. de l'hôpital, méd. insp. des Enf. du 1er âge.
Longevial.
*Porcher.
*Soulez (J.-B.), 1860, membre du Cons. d'hyg., médecin de l'hôpital et de la Compagnie d'Orléans.

Ph. Brasseur (Onés.), 1852, mem. du Cons. d'hyg.
Mignon (Alfred), 1866, membre du Cons. d'hyg., inspect. des pharmacies.
Veignault, 1884.

La Ferté-Imbault (*Salbris*).

D. Kwiatkowski (Vandelin), 1878.

Mennetou.

Of. *Bourbon (René), 1841.

Motte-Beuvron (La).

D. *Chevalier (Alph.), 1848, méd. de la Compag. d'Orléans.
*Pardessus (Charles), 1869.

Ph. Roncerey (Paul-Edmond).

Neung-sur-Beuvron.

Of. *Alliot (Eugène), 1872.

Salbris.

D. *Jourdan (Pierre), 1868.

Selles-sur-Cher.

D. *Ansaloni (Achille), 1859, memb. du Cons. d'hyg. méd. adj. de l'hôpital.
*Picard (Ch.-C.-E.), 1841, méd. des épid., membre du Cons. d'hyg., méd. hon. de l'hôp. de Romorantin, méd. du bur. de bienfaisance, de l'hôp de Selles, inspect. des pharmacies, médecin du chemin de fer d'Orléans, membre corresp. de la Soc. de médecine légale.

Of. *Farcy (Pierre), 1871.

Ph. Blondeau (Albert-Louis), 1868.
Farcy (Just), 1870.

Souesmes.

D. Jaupitre, 1876.
Merignach (de) 1876.

Verdes.

D. *Boulet.

VENDOME.

D. *Chautard (M.-A.), memb. du Cons. d'hyg., méd. de la prison, vice-prés. de la Soc. loc.
Chauveau, 1884.
*Darcy (Louis-Honoré), 1853.
*Eaton (J.-F.), 1849, méd. de l'hôp., du Lycée et du chemin de fer d'Orléans, surv. des enfants assistés, membre du Cons. d'hyg.
*Martellière (Daniel), 1879, médecin des épidémies.

Ph. Dehargne.
Deshayes (E.), 1861, membre du Cons. d'hyg.
Lautier.

Masse, 1877.
Rasquier (Louis), 1880.

Couture.

Of. Autreux (Jules), 1852.

Droué.

D. Barbin (Octave), 1848 ; *n'ex. plus.*
Rocher (H.), 1880, de 11 à 1 h.

Lunay.

Of. Cordier (Louis-Fréd.), 1849.

Mondoubleau.

D. Halgrin (Denis), 1846.
*Komorowski (Vital de), 1876.
Ph. Reimbourg (U.), 1881.

Montoire.

D. Belle (Eugène), 1838.
Bosc (Robert), 1872.
*Yvon (Gustave), 1878.
Ph. Dessay (J.-François), 1858, memb. du Cons. d'hyg.
*Morin (Auguste), 1869.
Reimbourg (Ulysse), 1881.

Morée.

D. *Piédallu (Amour), 1870.
Of. Moreau (Étienne), 1842.

Saint-Amand.

D. *Ravailler (Albert-Jh.), 1879.

St-Firmin-des-Prés (*Pezou*).

D. Darcy (Louis-Honoré), 1853.

Savigny-sur-Braye.

D. *Lapeyre (Ch.-Laur.), 1875.

Sougé (*Poncé-Sarthe*).

D. Silly (Ch.-Léon), 1870.
Sirugue (Jules), 1870.

Thoré (*Vendôme*).

D. Hème (Ch.-Michel), 1847.

Ville-aux-Clers (La).

D. Roux (Louis-Olivier), 1858.

LOIRE-INFÉRIEURE.

Population : 625,625 hab. — 185 Docteurs en médecine ; 54 Officiers de santé ; 92 Pharmaciens. — Association locale des médecins du département.

Cinq arrondissements : Nantes, Ancenis, Châteaubrin a, Paimbœuf, Saint-Nazaire.

NANTES.

D. Anizon (P.), 1837.
*Attimont (Aristide), 1868.
Aubinais, ✠, 1839.
Aumaitre.
Barthélemy, 1867, médecin supp. à l'Hôtel-Dieu.
*Bernaudeaux, 1857, méd. de l'Hôtel-Dieu et de la Compagnie d'Orléans.
*Bertin (G.), 1864, médecin supp. à l'Hôtel-Dieu, prof. supp. École.
*Blanchet (Jos.), 1846, 2e vice-président de la Soc. loc.
*Bonamy (Eug.-P.-M.), 1869, méd. supp. à l'Hôtel-Dieu
*Bossis, 1878.
Bourdais, ✠, 1850.
Bureau (C.-E.), 1857, de 10 h. à midi.
*Bureau (Evariste), 1856, professeur à l'École de méd.
Bureau, 1877, Cons. du muséum ; *n'exerce pas.*
*Cailleteau (Théod.-J.), 1830.
Chachereau (M.-P.-E), 1884, de midi 1/2 à 7 h ; dimanc. toute la journée.
*Chartier, 1861, prof. à l'École memb. de la Comm. des

log. insalubres et du Cons. d'hyg., méd. suppléant à l'Hôtel-Dieu.
*Charyau (Félix-Aug.), 1838, médecin de la marine.
*Chenantais, 1844, prof. de clin. ext., chirur. aide-major des sapeurs-pompiers, chir. de l'Hôtel-Dieu.
Chenantais (J.) fils, 1879.
Citerne, 1884.
*Cochard, 1840, ✿ I, chirur. de l'Hôtel-Dieu.
Conqueret, 1864
Couane, 1840.
Crimail, 1866, chir. à la Maternité.
*Delamarre, 1827, professeur d'histoire naturelle méd. à l'Ecole de médecine; *n'exerce pas.*
De la Tribouile (Fr.-Charl.), 1840.
De l'Etang, 1875.
*Destez, 1861, méd. de la Comp. Orléans.
Dianoux (Ed.), 1876.
*Dorain, 1879.
*Dupas.
Fortineau, 1872.
Gafé (H.), 1873, de midi à 1 h. sauf dim., accouchem., maladies des femmes.
*Gauducheau, 1879.
Gautron, 1844.
*Gelluseau, 1845.
*Genuit (Ch.), 1875.
Gorgaud, 1881.
Gouraud, 1873.
*Grimaud (Léon), ❋, 1862, secr. adj. à la Soc. locale, méd. des Ecoles et du dispensaire.
*Gruget, 1872, chir. supp. des hôp.
Guénel, 1874, de midi à 1 h.
*Guillemet (Vict.), 1877, prof. supp.
*Hervouet, 1878, médecin supp. à l'Hôtel-Dieu.
*Heurteaux (Alfred), 1860, prof. adj. de clinique ext. chir. à l'Hôtel-Dieu.
Josso, 1880.
*Joüon (Fr.), 1859, profes. d'anatomie à l'Hôtel-Dieu.
*Joüon (Léon), 187?.
*Kirchberg, 1858, médecin à l'hospice Saint-Jacques, prof. supp.
*Kostrewski, 1844.
*Lacambre (Jean), 1877, de 1 à 3 h.
*Laënnec (Th.), 1856, profes. méd. suppléant à l'Hôtel-Dieu, direct. de l'Ecole de méd., memb. du Cons. d'hyg., prés. de la Soc. loc.
*Lapeyre (Jean-Numa), 1869, méd. supp. à l'Hôtel-Dieu, prof. d'hygiène.
Lecomte, 1871.
*Lefeuvre (J.-François), 1854, trés. de la Soc. loc.
*Legrand de la Liraye (L.-M.), 1873, de midi à 2 h.
*Le Houx, 1848, membre du Cons. d'hyg., médecin de l'Hôtel-Dieu.
*Lequerré, 1834, vice-prés. de la Soc. loc.
Lerat, 1878, adm. de la caserne.
*Luneau (Gab.-M.), 1873.
*Mahot (Henri), 1878.
*Malherbe, 1833, profes. de clinique interne, membre de la Comm. san. et du Cons. d'hyg., méd. en chef de l'Hôtel-Dieu, insp. des pharm.
*Malherbe (Alb.), 1872, chir. supp. à l'Hôtel-Dieu.
Mandet, 1860.
*Ménager (Ed.), 1877.

Monfort (Léon-Const.), 1869, chir. supp. à l'Hôtel-Dieu.
Moussier (Aug.-Thé.), 1868, chir. suppl. à l'Hôtel-Dieu.
O'Neil (Félix), 1875.
Olive, 1884.
Papin de la Clergerie, 1843, méd. hon. de l'Hôtel-Dieu, mem. du Cons. d'hyg.
*Patoureau, 1872, chir. supp. à l'Hôtel-Dieu.
*Plihon (Gust.-Adolp.), 1859.
Poisson (Louis), 1840.
*Poisson fils.
*Porson, 1873.
*Raingeard (Henri-L.), 1868. chir. de l'hosp. St-Jacques.
*Ravaze (A.), 1877.
Renaud (E.-H.), 1875, de 1 à 2 h., lundi excepté.
*Rouxeau (Charles), 1844.
Rouxeau (A.), 1882, secr. de la rédaction de la *Gazette méd. de Nantes*.
*Simonneau (Aristide), 1877, secrét. de la Soc. loc.
*Teillais (Alex.-Louis), 1870.
Thibault (Eug.), 1843.
Thibault (Théob.).
Thoinnet (Mar.-J.-Ch.), 1859.
Thomas, 1877.
*Trastour, 1853, prof. de clinique interne, médecin de l'Hôtel-Dieu.
Valentin (Charles), 1854.
*Viaud-Grand-Marais, 1858, ✿ A., prof., membre du Cons. d'hyg.
Vince (C.-B.), 1883, de midi à 2 h.

Of. Beillevaire, 1872.
Berruyer (Camille), 1859.
Besnier, 1875.
Bineau, 1874.
Colous, 1873.
Don Sanche de Silvera, 1877.
*Lebrun (Elie-Florent), 1837.
Paillard, 1883.

Ph. Adugart (Joseph), 1859.
*Ballu, 1874.
*Barbin (F.), 1872.
Bardon.
*Baret (Jean), 1853.
*Bécheux, 1866.
*Berthaud.
*Besnier (Alph.), 1855.
*Besnier (Ernest), 1862.
*Blanchard (Réné), 1874.
*Boissier (Pierre-Jul.), 1843, insp. des pharm., memb. du Cons. d'hyg.
*Bossis.
Bouyer.
Brevet (Constant), 1849.
Brillonnet aîné.
Brillonnet jeune.
*Brumeau (Constant), 1871.
*Callendreau.
Cassard (Stéphan), 1876.
*Couillaud (François), 1874.
*Danais (Louis-Pierre), 1843.
*Delhomeau (V.-Jos.), 1 62.
*Delnen.
Dugast.
Favreau.
*Foucault, 1875.
*Ingrand (Alph.-Em.), 1866.
*Jourdanne (Em.), 1872.
*Lebeaupin (Emile), 1863.
*Leclaire (Louis-Bapt.), 1829, memb. du Cons. d'hyg.
Ledoux.
Martin (F).
*Maussion.
*Mérignan (Em.), 1874.
*Menier (Ch.-Joseph), 1871.
*Mercier (E.), 1852.
*Oriol de Planes, 1876.
*Robert.
Rochery.
*Tailtrou (Paul), 1875.
*Tassain.
*Trolley des Longchamps.

Aigrefeuille.

D. Dugast (Louis-Emile), 1869.

Basse-Indre.

D. Delatre, 1875.

Bignon (*Aigrefeuille*).

D. Sorin (Léon-Firmin), 1870.
Of. Sorin (Désiré), 1839.

Boïssière (La) (*Le Loroux*).

Of. Pasquereau, 1873.

Bouaye.

Of. O'Neill, 1874.

Carquefou.

D. Pasquier (Hippolyte), 1883.
Of. Pasquier, 1850.

Chantenay-sur-Loire.

D. Perier, 1879.
*Plantard (Jean), 1876.
Ph. Nicard.

Chapelle-Basse-Mer
(*Le Loroux-Bottereau*).

D. *Guihal (Ch.-J.-B.), 1869.

Chapelle-Heulin (*Le Pallet*).

Of. Lehelloco (François), 1860.

Chapelle-sur-Erdre.

Of. *Hervouet.

Châteautébeaud (*Vertou*).

Of. Blin, 1876.

Clisson.

D. Boutin (Henri), 1859.
Doussin, 1880, de midi à 1 h.
Ph. Branger.
Guillet (Joseph-Alex.), 1855.

Doulon-les-Nantes.

Of. Blaizot, 1824.
Mesnard (A.), 1881, de 1 à 2 h. Maladies des enfants.
Ph. Grosseren, 1875.

Indre (*La Basse-Indre*).

Of. *Huet (Marie), 1861.
Robert (Jean-Bapt.), 1830.
Ph. Bety (Pierre-M.-Jos.), 1865.

Indret (*La Basse-Indre*).

D. Ropert, 1884.

La Haye-Fouassière.

Of. Laugée, 1866, de 11 à 1 h.

Legé.

D. Chaillou, 1876.
Himène de Fonteveaux, 1851.
Raveleau (Arm.-Gab.), 1869.
Of. Gouin (Paul-Marcelin), 1864.
Ph. Texier.

Le Pallot.

Of. Debibès (Alfred), 1872.

Loroux (Le).

D. Dixneuf.
Gastoff, 1878.
Ph. Chiron.
Fradet (J.-P.-Marie), 1873.

Machecoul.

D. Fortuneau, 1875.
Franco (Hilaire), 1869.
Ph. Sorin (Charles), 1873.
Vimont (Jos.-Michel), 1838.

Mauves.

D. Lahaye, 1881.
*Vandengeon, 1860.

Monnièras (*Clisson*).

Of. Gonichon (Ch.-Nestor), 1863.

Montbert (*Aigrefeuille*).

Of. *Buet (Pierre-Benj.), 1837.

Pont-Saint-Martin
(*Pont-Rousseau*).

Of. Deausse (Ern.-Em.), 1861.

Rezé (*Pont-Rousseau*).

D. Pinel, 1878.
Of. Erteaud, 1883.
Lihoreau (Théop.), 1859.
Ph. Audrin (Louis-Victor), 1840.

Sautron (*Nantes*).

D. Rappin, 1881.
Of. Oger (Mathurin), 1855.

St-Colombin (*Saint-Philibert*).

Of. Guiberteau, 1876.

Saint-Herblain
(*Chantenay-sur-Loire*).

Of. *Devin (François), 1853.

Saint-Julien-de-Concelles
(*Le Loroux-Bottereau*).

D. *Lecref (Jules), 1859.

Saint-Philbert.

D. *Cailleteau (E.-M.-F.), 1869, de 8 à 10 h. matin.
Drouet (Ernest), 1851.
Ph. Verger (Louis), 1872.

Sucé.

Of. Marre (Franç.-Désiré), 1847.

Vallet.

D. Ledieu (Lud.), 1873.

Of. Pellerin (Clément), 1849.
Ph. Henri (Amédée), 1857.

Vertou.

Of. *Cuyard (Louis), 1824.
Hardy.
Ph. Royné (Edouard), 1847.

Vieille-Vigne.

D. Brodu (Samuel), 1854.
Ph. Luneau (Marie-Alexis), 1872.

ANCENIS.

D. Beliard (Léon), ✻, 1872, anc. chir. de la marine, memb. du Cons. de sal., chir. de l'hôp. civil.
Bindé (Jacq.-Ernest), 1869, méd. de l'hôp. civil.
Ruillé, 1883.
Ph. Save (Léopold), 1862, mem. du Cons. de salubrité.
Venassier, 1864, membre du Cons. d'hyg.

Belligné (*Varades*).

Of. *Rousseau (Pierre), 1838.

Cellier (Le) (*Oudon*).

Of. Gafé (Henri), 1837.

Joué-sur-Erdre.

D. Priou (Stanislas-F.), 1838.

Ligné.

D. Botte (Emm.-Marie), 1844.
Lequen, 1881.

Mésanger (*Ancenis*).

Of. *Houzel, 1876.

Montrelais (*Varades*).

D. Rabejeau.

Oudon.

Of. Perrion (F.-A.), 1881, de 7 à 11 h. matin.

Riaillé.

Of. Richard (Jules-Const.), 1867.

Saint-Mars-la-Jaille.

Of. Poirier, 1875.
Ph. Coué (J.-M.), 1874.
Fauchereau.

Varades.

D. Erault, 1831.
Frangeux.
Gabory (Emile), 1881.
Le Bïez (Charles), 1852.

CHATEAUBRIANT.

D. *Châtellier (J.-B.-F.), 1838.
*Gemin (Jean-Marie), 1866.
Lenépveu de Carfort (Geor.), 1876.
Leussier (Ernest-Fr.-Marie), 1868.
Of. *Hervochon (Victorien), 1863.
Ph. Levesque (Jules), 1873.
Rouaud (Claude-Jul.), 1866.
Thounelet (Mar.-Jul.), 1882.

Derval.

D. Chauvin (J.-B.), 1869.

Héric.

Of. Logereau (Louis), 1854.

Moisdon-la-Rivière.

Of. Dauffy (Emm.-Jean-Marie), 1870.
Leroy (L.-H.-J.), 1885.

Nort.

D. *Charrier.
Sallier-Dupin (de), 1883.
Leduc (Stéphane), 1883.
*Trémoureux (Théop.), 1869.
Vaugiraud (Pier.-Fr.), 1835.
Ph. Pipet, 1875.
Rambaud (Paul), 1870.

Nozay.

D. Décorce (Théod.), 1835.
Grenon (Eug.-Simon), 1837.
Leray (Georges), 1878.
Monnier (Paul), 1883.
Ph. Leray (Fr.-Marie), 1871.

Rougé.

Of. Leclerc, 1857.

Saint-Julien-de-Vouvantes.

D. Mestier (Adolphe-L.), 1857.

Saint-Vincent-des-Landes.

D. Chatellier (François), 1880.

Sion (*Derval*).

D. *Roulin.

PAIMBŒUF.

D. Rousseau (Jules), 1879.

Raguet (Aristide), 1870.
Of. Ragaud (Simon), 1842.
Ph. Gafard (Franç.-René), 1863.
Leclaire (Félix), 1881.

Arthon-en-Retz.

Of. Touaille de la Rabrie (F.), 1845.
Touaille de la Rabrie fils, 1883.

Bourgneuf-en-Retz.

D. Barré (Armand-Léon), 1878.
Ph. Guetté (Camille), 1882.

Frossay.

Of. Audouy (Henri), 1871.

Pellerin (Le).

D. *Benoist (Étienne), 1852.
*Chiché (Félix-Pierre), 1852.
Mouza (du) (Ch.-Aug.), 1883.
Ph. Ledoux (Marie), 1876.

Pornic.

D. Bocandé (Stanislas), 1845.
Jacquier (Paul), 1877.
Ph. Grimault (René), 1879.
Monier (P.-Hyac.-Aristide), 1845, dir. de la source minérale de Préfailles.

Port-Saint-Père.

Of. O'Neil (Raoul), 1872.
Patry (Fr.-Eug.), 1880.

Rouans (*Vue*).

D. Cuisssard (René), 1817.

Saint-Père-en Retz.

Ph. Monnier (Charles), 1877.

Sainte-Pazanne.

D. Bourdin (Alphonse), 1839.
Of. Fleury (Julien), 1876.

Vue.

D. Gigault (Gas.-Honoré), 1852.
Of. Potonnier (Fr.-Em.), 1883.

SAINT-NAZAIRE.

D. Bachelot-Villeneuve, 1866.
*Benoist (A.-Alcide-Henri), 1854.
*Durand (Hipp.), 1860.
Griffon du Belloy, 1879.
Harel, 1881.
Ph. Cavalin (Jean-Noël), 1865.
Corbineau, 1876.
Humeau, 1863.
Renaudin.
Tessier.

Blain.

D. Couëtoux, 1884.
*Sortais (Michel-Louis), 1850.
Thuillier, 1877.
Ph. Moyon (Am.), 1866.

Cambon.

D. Aubry de Maromont, 1881.

Couëron.

D. *Janvier (François), 1844.
Trolley de Longchamps, 1878.

Croisic (Le).

D. Macario, *l'hiver à Nice*.
Gafé.
Ph. Boisrobert, 1874.

Foy-de-Bretagne.

Of. Agoisse.

Guéméné-Penfao.

D. *Pinel (M.-E.), 1876.
Of. Heuzé (Jean-Baptiste), 1850.
Ph. Aoustin, 1875.

Guérande.

D. *Grazais (Em.-Fr.-M.), 1858.
*Jean Kerguistel (Y.-M.), 1872.
Pourieux (Louis-E.), 1875.
Richard de la Tour (J.-A.), 1847.
Ph. Douillard (A.), 1872. Pharm., droguerie, toutes les spécialités et eaux minérales, bandages et accessoires.
Noblet.
Parmentier (Fr.-Marie), 1838.

Montoir.

D. *Barbin (Fr.-Marie), 1870.
Cado (Léon), 1872.
*Caillet (Ambr.-Marie), 1839.
Ph. Juvenot (E.), 1878.

Plessé.

D. Mercier.
Of. *Lemaire.

Pont-Château.

D. Duran, 1879.

Noblet (Pierre-Marie), 1858.
Ph. Fredouillard, 1875.
Juvenot.
Mestayer.

Pornichet.

D. Porson.

St-Etienne-de-Mont-Luc.

Chailloux (Prosper), 1858.
*Chantereau (N.), ✿ A, 1869.
Sourice.
Ph. Trémoureux (F.-J.-B.), 1870.

Savenay.

D. *Gérard de la Préverie, 1850.
Jubineau, 1883.
Masseron, 1883.
Peunauech.
Ph. Jeanneau, 1875.
Rib, 1873.

LOT.

Population : 280,269 hab. — 80 Docteurs en médecine; 9 Officiers de santé; 48 Pharmaciens.

Trois arrondissements : Cahors, Figeac, Gourdon.

CAHORS.

D. Ausset (Fr.-Alex.), ✱, 1838.
Ausset (Daniel), 1883.
Autefage, 1872.
Caviole (Ch.), 1854.
Clary-Bousquet (Edm.), 1863.
Faurie (Théoph.), 1866.
Gelis (Maurice), 1879.
Lebœuf (Hyppolyte), 1852.
Le Brigant, 1883.
Relhié (Barthélemy), 1861.
Of. Fontaine (Félix), 1818.
Ph. Alazard (Gaubert), 1876.
Bourguignon, 1884.
Dulac (François), 1865.
Escrouzaille (P.-Léop.), 1878.
Filhol (Jean), 1869.
Rouquette (Urbain), 1837.
Saint-Sevez (Paul), 1865.

Albas.

Of. Savoyt (J.-B.), 1833.
Ph. Vergnes (Hipp.), 1840.

Anglars (*Castelfranc*).

D. Daymard (Georges), 1879.

Arques (*Cazals*).

D. Mayzen (Henri), 1853.

Belaye (*Castelfranc*).

D. David (Théoph.). 1878.

Cabrerets.

D. Ganiayre (Urbain), 1864, jusqu'à 10 h. mat.

Castelfranc.

Ph. Boudy Lapeyrade.

Castelnau-Montratier.

D. Tailhade (Louis), 1860.
Ph. Pradines (Camille), 1878.
Sales (J.-Baptiste), 1883.
Tailhade (Henri), 1818; *n'ex. plus*.

Catus.

Of. Delsol, 1880.
Ph. Cambornac (Louis), 1843.
Pigot (Ant.-Pierre-Henri).

Cenevières (*Limogne*).

D. *Couderc (Edouard).
E. Crouxel, 1884.

Cieurac (*Lalbenque*).

D. Traversié.

Concots.

D. Bach (Gustave), 1872.

Cremps (*Lalbenque*).

D. Combarieu (J.-L.), 1853.

Duravel.

D. Cassaignes (Achille).

Espère (*Mercuès*).

D. Valette, 1865.

Francoulès (*Pélacoy*).
D. Faurie (Jean-Firmin), 1837.
Gindou (*Cazals*).
Of. Matet (Justin), 1878.
Goujounac.
(*Frayssinet-le-Gélat*).
D. Teyssèdre (Jos.-Gér.), 1879.
La Bastide-Marnhac.
(*Cahors*).
D. Dufay (Joseph).
Lalbenque.
Ph. Godeau, 1868.
Limogne.
Ph. Pradines (Albert), 1878.
Vinel (François), 1836.
Luzech.
Pélissié (Jean-Abile), 1856.
Ph. [illegible]uilhou, 1872.
Montcuq.
D. [illegible]orrech, 1881.
[illegible]oissac (J.-P.), 1852.
Ph. [illegible]das (Prudence).
Prayssac.
D. Jeauffreau-Blazac (de), 1877.
Vaysset, 1871.
Ph. Labelle (Etienne).
Puy-l'Evêque.
D. Demeaux (J.-B.), 1843.
Ph. Delbreil (Bonav.), 1845.
Saint-Cernin (*Lauzès*).
D. Alayrac (J.-B.), 1841.
Saint-Circq (*Saint-Géry*).
C.. Benech (L.-Aristide), 1863.
Saint-Denis (*Catus*).
D. Rey (Louis-Emile), ✻.
Saint-Matré.
D. David (Théophile), 1869.
Sauzet (*Luzech*).
Ph. Magot (Louis-Eug.), 1880.
Vers (*Saint-Géry*).
D. Cambornac (Emile), 1854.
Dufour (François), 1827.

FIGEAC.

D. Alby (Alfred), 1854.
Alibert, 1883.
Brugel, 1882.
Fau (Faustin), 1880.
Houradou (P.-J.), 1866.
Of. Bazille (Frédéric), 1842.
Ph. Bessodes, 1881.
Cerède, 1880.
Clary (J.-A.), 1840.
Cougoule, 1876.
Assier.
D. Carbonnel (Joseph), 1852.
Autoire (*Saint-Céré*).
D. Martin (Jean), 1833.
Bagnac.
D. Bezairies (Jules), 1881.
Bretenoux.
D. Molinié.
Cajarc.
D. Marroncle (Joseph), 1853.
Romec (Edouard), 1881.
Vernet (D. L.), 1885 de midi à 12 h. 1/2.
Ph. Bor (Alph.), 1867.
Capelle-Marival (La).
D. Fraysse (J.-Robert), 1851.
Fraysse (Gabriel), 1882.
Ph. Cadiergues (L.), fils, 1852.
Reygasse (E.), 1879. Vin du Marival ferrugineux.
Cardaillac.
(*La Capelle-Marival*).
Of. Lafage (Alexis), 1847.
Cornac (*Bretenoux*).
D. Vernéjouls, 1871.
Espédaillac (*Livernon*).
D. Cassagnes (J.-B.), 1858.
Fons (*Assier*).
D. Ferrand, 1873.
Glanes (*Bretenoux*).
D. Bénéchie (Arthur), 1878.
Gorses (*La Tronquière*).
D. Cassagne (J.-Marie), 1880.
Latrouquière.
D. Castanié (Gustave), 1872.
Leyme (*La Capelle-Marival*).
D. Dubuisson (C.-J.-M.), 1881, méd. en chef de l'Asile des aliénés.
Puybrun (*Bretenoux*).
D. Vital (Hippolyte), 1848.

Saint-Céré.

D. Brun, 1860.
Callé (Jean-Fr.), 1870.
Ph. Lafont (Edouard), 1845.
Sudrès (Ferdinand), 1882.

Sousceyrac.

D. Piales d'Astrez (J.-B.), 1837.

Théminettes.

(*Capelle Marival (La)*.

D. Fayt (Basile), 1859.

GOURDON.

D. Calmeilles, 1868.
Laroque (Elie), 1870.
Varennes (de), 1881.
Ph. Cabanès (Théodore), 1859.
Noulhiane (Victor).
Truquet (J.), 1821, mem. du Cons. d'hyg.

Bastide-Murat (La).

D. Alayrac (Frédéric), 1874.
Ph. Doumerc (Victor).
Pezet (J.-P.), 1850.

Calès (*Payrac*).

D. Miffre (S.), 1873.

Cazillac (*Quatre-Routes*).

D. Billierès, 1873.

Dégagnac.

D. Couderc (J.-P.), 1862.

Floirac (*Martel*).

D. Maury (J.-P.), 1851.

Gramat.

D. Fonservine, 1877.
Souilhé.
Ph. Bassouls (Jules), 1877.
Callé (Bénezet), 1835.
Lauvinerie, 1882.

Martel.

D. Claret (Ant.), 1873.
Lachièze (Fr.), 1837.
Ph. Aussel, 1852.
Darnis (J.), 1840.

Montfaucon.

D. Chalvet (J.-Narcisse), 1873.

Quatre-Routes.

D. Batut.

Saint-Germain-du-Bel-Air.

D. Bouyé fils, 1868.
Of. Bories (Antoine), 1854.
Ph. Bonnet (Jean), 1880.
Labelle.

Salviac.

D. Daffas, 1872.
Ph. Dupont, 1832.

Souillac.

D. Denucé (Paul), 1875.
Magne (Victor), 1874.
Of. Lascoux (Mat.), 1876.
Ph. Lambert (Louis-C.-G.), 1882.
Nuville (Armand), 1882.

Vayrac.

D. Lacambre, 1870.
Ph. Vayssié (Aug.), 1872.

LOT-ET-GARONNE.

Population : 312,081 hab. — 146 Docteurs en médecine ; 27 Officiers de santé ; 85 Pharmaciens. — Association des Médecins du département.

Quatre arrondissements : Agen, Marmande, Nérac, Villeneuve-sur-Lot.

AGEN.

D. *Amblard (Louis), 1856.
Andrieu (Albert), 1865.
*Belloc (Léon), 1867, trés. de la Soc. loc.
Bernède (Louis-Marie), 1876.
Bibal (Nathalie de), 1843, *n'exerce plus*.
Bourrouse de Lafore, 1838.
*Chaulet (Paul), 1867.
*Cortès (Salvador), 1860.

*Dupérié (André), 1878.
*Fourestié (Jos.-Henri), 1876.
*Gaulejac (de), 1864, secr. de la Soc. loc.
*Goux (L.), 1859.
Labesque (Adrien), 1881.
*Mouchet (Henri), 1842, vice-prés. de la Soc. loc.
Ricard (Etienne).
Salse, 1845, *n'exerce plus.*
Sarrau, 1841, *n'exerce plus.*
Ph. Barge (Alph.).
Dupuy (A.), 1re classe.
Dheur (Jules), 1864.
Harcourt (d') (Georges), 1876.
Labat (Jacques), 1847.
Laucou (Alex.), 1828.
Mazet (Ernest), 1873.
Nouet (Joseph), 1882.
Raynon, 1874.
Rouillès (Bernard), 1880.
Rozès-Joly (Léopold), 1866.
Saintini (Emile), 1874.
Souleil (Antoine), 1881.

Aiguillon.

D. *Cabrié (J.-B.-L.P.), 1859.
*Descomps (Auguste), 1877.
*Nebout (Jean-Jos.), 1877.
Ph. Gardey (Raymond), 1846.
Labernie, 1862.
Maistre (F.-F.-Jacq.), 1869.

Astaffort.

D. *Fabre (Jules), 1875.
Gauran (Hipp.), 1825.
*Routier J.-B.-Adrien), 1847.
Ph. Cargue (Franç.), 1856.

Beauville.

D. *Barrail (Prosper), 1866.
Ph. Labro (Joseph), 1842.

Blaymont (*Beauville*).

D. *Gélade (Ephèse), 1878.

Castelculier (*Saint-Romain*).

D. Estube (Victor), 1868.

Clermont-Dessus. (*La Magistère*).

D. Delluc (Ad.), 1865.

Granges (*Clairac*).

D. Neuville (Jean-Ed.-I.), 1866.

Laroque.

D. *Ducourneau (Jean), 1875.
Ph. Fort (Eugène), 1850.

Layrac.

D. *Cassius (Leon), 1870.
Escande (Paul), 1882.
Ladevèze (de), 1836.
Ph. Perry (Jean), 1850.

Lusignan Petit (*Prayssas*).

D. *Rivière (Louis), 1859.

Moirax (*Layrac*).

Of. Lannelongue, 1843.

Montpézat (*Le Temple-sur Lot*).

D. *Mance (Pierre), 1834.

Passage (*Agen*).

D. Parisy (Bernard).
Of. Catala (Jean), 1861.

Plume (La).

D. Antin (E. d'). 1882.
Mouillé (M.-A.), 1851.
Of. Dubergé (Firmin), 1838.

Port-Sainte-Marie.

D. *Garès (Jean-Franç.), 1882.
Landau (Gilles), 1872.
*Loubière (Bertrand) 1875.
Sainte-Marie, 1865.
Ph. Durand (Raymond), 1875.
Fillol (Albert), 1879.

Prayssas.

D. *Crouzel (Th.), 1874.
*Delcros (Georges), 1879.
Of. Mougès (Germain), 1851.
Ph. Vigneau, 1859.

Puymirol.

Ph. Merle, 1845.

Saint-Hilaire (*Saint-Cirq*).

Of. *Larrieu (Antoine), 1835.

Sauvetat de Savères (La).

D. *Bounel, 1875.

Saint-Maurin (*Puymirol*).

D. Gayral (Adrien), 1859.

Saint-Nicolas (*Saint-Romain*).

D. *Richard (Pierre-Alb.), 1877.

Sérignac.

D. Moullié (Marc), 1847.

MARMANDE.

D. Bonnard (Achille), 1850.

*Conord (P.-Charles), 1872.
*Courret (Claude).
*Olivier (Pierre), 1879.
*Verdo (Benjamin), 1843.
Of. Laujacq, 1846.
*Sigalas, 1830.
Ph. Cuvier, 1863.
Dauzon, 1835.
Duranthon, 1876.
Massip, 1874.
Viratelle (Robert).

Allemans (*Miramont*).
D. *Chambon (François), 1848.

Baleysagues (*Duras*).
D. *Montségur (J.-B.-M.-A.), 1844

Birac (*Marmande*).
D. Berbié (Alex.), 1840.

Bouglon.
D. Denort de Creuzel, 1841.
Kérangal (Y.), 1884, de midi de 2 h.

Castel-Moron.
D. Berguin (Jean).
Ph. Boudet (Louis), 1844.

Caumont.
D. *Tréjaut (J.-B.), 1861.

Clairac.
D. Descola (Ed.-Cyr-Arnaud), 1877.
*Larrat (Jean), 1861.
Ph. Arthaud (Henri), 1852.
Boudet (Armand), 1880.

Cocumont.
D. Aubert (P.-Antoine), 1876.
Ph. Larrougat (Pierre).

Couthures.
D. *Gautier (J.-B.), 1840.

Duras.
D. Chavassier (Léopold), 1861.
Grenet (Jac.-Paul), 1873.
Mazeau (Eraste), 1823.
Ph. Rocher (Franç.), 1874.

Esclottes (*Duras*).
Ph. Pastureau (Jean), 1837.

Gontaud.
D. *Samondès (Louis), 1878.
Ph. Armand (Joseph), 1851.

Laffite.
D. Cordeiro de Silva (Eugène), 1875.

Lauzun.
D. Duranthon (Jean).
Of. *Serres, 1852.
Ph. Lapeyre, 1870.

Levignac-de-Seyches.
D. Boy, 1850.
Morin, 1840.
Olivié (P.), 1879.

Mas-d'Agenais (Le).
D. *Deu (Alph.), 1866.
*Dheur (Ludovic), 1866.
Ph. Farges (Pierre), 1838.
Laurens, 1861.

Meilhan.
D. *Feaugeas, 1851.
Gabourin, 1851
Ph. Simon (Etienne), 1872.

Miramont.
D. Chambon (Daniel), 1880.
Colombet (Jean).
Mercat (Guillaume), 1884.
Ph. Dalché (Séraphin), 1865.
Jouhanel, 1869.

Pardaillan (*Duras*).
Of. Bordes (Pierre), 1884.

Saint-Bazeille.
D. Bellot (Joseph), 1877.
Bertrin (Pierre), 1856.
Of. Chauvin, 1855.
Ph. Larcade (J.). Mentions hon. près la Fac. de Bordeaux en 1881, inventeur du fer Larcarde a base de peroxyde, Réussit toujours, mérite attention, envoyé gratis aux médec. Bonnes remises aux pharmaciens, laboratoire à St-Bazeille.
Ph. Sigalas (Jules), 1877.

Saint-Barthélemy.
D. *Constantin (Victor), 1862.
Ph. D'Aguirre (Jules), 1882.

Saint-Colomb.
D. Montard (Lespine).

Samazan (*Bouglon*).
D. Lamour de Dieu (Jean).
Renne (Jean), 1873.
Seyches.
D. Vinsonneau (Jean), 1873.
Tonneins.
D. Deslaux (Théod.), 1835.
*Jagou (Jean-Louis), 1870.
Ph. Dubarry, 1877.
Labat (Jacques), 1875.
Menon (Vital), 1829.
Verteuil.
D. Pradié (Julien), 1863.
Of. Ducoing (J.-L.), 1868.

NERAC.

D. *Darlan (Michel), 1879.
*Despeyroux, 1872.
*Labat (J.-B.), 1872.
*Pons, 1855, méd. de l'hospice.
*Seisis (Albert), 1861, méd. des épid.
Of. Duprat (Maximilien), 1824.
Escot (Juan), 1839.
Ph. Fréchou (Emile), 1867.
Delille (Franç.), 1866.
Ricard, 1847.
Andiran (*Nérac*).
Of. Fourquet (Vital), 1862.
Barbaste.
D. Landarrabilco (Osmin), 1866.
Ph. Cabantaux, 1883.
Bruch (*Port-Sainte-Marie*).
D. Manec (Jos.-Thim.), 1865.
Villate (Aristide), 1837.
Buzet.
D. *Camus (P.-Ch.-Adr.), 1842.
Casteljaloux.
D. Franciel (Paul), 1874.
La Barrière (Alexis), 1881.
Salanave, 1826.
Ph. Dabos (Jean-Joseph), 1834.
Dubarry (Julien), 1875.
Dulau (Franç.-Louis), 1852.
Damazan.
D. *Austruy.
Bacqué (Sylvain), 1877.
*Larbès (Jean-Edm.), 1852.
Ph. Fabre (Raymond), 1838.
Palisse (Louis), 1877.
Fargues (*Damazan*).
Of. Bouché, 1840.
Francescas.
D. Dubosq (Léon), 1877.
Of. Brussaut (Jean), 1839.
Ph. Esquirol (Marcel), 1880.
Houeillès.
D. *Mondineux (Gaspard), 1867.
Lavardac.
D. Thouret (Franç.-Paul), 1865.
Ph. Dubos (Jean), 1840.
Dubos (Camille), 1871.
Leyritz-Montcassin.
(*Villefranche-du-Queyran*).
D. *Montesquiou (Louis de) 1856.
Mezin.
D. *Luzarey (Joseph), 1851.
*Rontin (J.-B.), 1873.
*Sourbès (Jean-Paul), 1863.
Ph. Malenon (Amand), 1865.
Moncaut (*La Plume*).
Of. Bouché (Emile), 1835.
Moncrabeau (*Francescas*).
D. Fourquet, 1855.
Of. *Fourquet, 1825.
Puch (*Damazan*).
D. Guérineau (Louis), 1879.
Ph. Barthe (Louis), 1831.
Sos.
D. Baches (J.), 1880.
*Mendousse (J), 1872.
Ph. Garoste, 1838.
Vianne.
D. *Nasse (Gaston), 1880.
Villefranche.
D. Bertéjac (Jacq.-Léon), 1881.

VILLENEUVE-D'AGEN.

D. Bugier, 1870.
Courréjols (Louis), 1881.
Deroux, 1837.
Deroux fils, 1872.
Ducasse, 1879.

*Dufau, 1856.
Of.*Annat (Auguste), 1846.
Ph.Fourestier, 1830.
Frénot, 1830.
Grahand, 1874.
Pellegri, 1825.
Recours fils, 1844.
Testut, 1876.
Vigoulet, 1851.

Boudy (*Cancon*).

D. Magnaud (Edg.), 1871.

Cancon.

D. *Biau, 1872.
*Lafaurie, 1847.
Ph.Massip (Lucien), 1878.

Capelle-Biron (La).

D. Lairy (Camille), 1863.

Casseneuil.

D. *Duranthon, 1857.
Of.*Malbec, 1826.

Castelnau-de-Grattecambe. (*Cancon*).

Of. Vinsonneau (Théop.), 1877.

Castillonnès.

D. Boussat de Moutigny, 1837.
Ph.Bouyssy, 1852.
Duhom, 1873.

Fumel.

D. Briançon (M.-J.-Fr.), 1866.
Brousse (Jean-Henri), 1850.
Ph.Delmas.
Lauras, 1865.
Louit (Auguste), 1879.

Masquières. (*Tournon-d'Agenais*).

Of. Birabent, 1861.

Monbahus.

D. Lacaze.
Ducuing (Jean-Jos.), 1873.
Ph.Manan (Joseph), 1830.
Régnier (P.-J.-N.-L.), 1880.

Montclar.

D. Andrieu, 1828.
Ardilouze, 1877.
Ph.Martinaud (Léonard), 1881.

Monflanquin.

D. Brugère (Jean), 1882.
Doumergue, 1843.
*Girou-Lanauze, 1855.
Ph.Marsolan, 1871.
Vigoulette (J.-Isaac), 1849.

Monsempron-Libos.

D. David (Victor).
*Gipoulou, 1850.

Paulhiac (*Monflanquin*).

D. Ducondut (Phil.-Abel), 1858.

Penne.

D. Colliac, 1857.
Ph.Gerlié, 1875.

Sainte-Livrade.

D. *Couyba, 1871.
Gaumetou (Jean), 1882.
*Lacombe, 1844.
Ph.Boudet (J.-L.-M.), 1872.
Magueur (G.), 1873.

Saint-Maurice (*Monbahus*).

Of. Perry, 1850.

Saint-Pastour (*Cancon*).

D. Delerm, 1838.

Saint-Sylvestre (*Penne*).

D. Paganel, 1869.
Of. Maydieu, 1845.

Tombebœuf.

Of. Vinsonneau (Jean), 1877.
Ph.Gerbeaud (Antoine), 1881.

Tournon.

D. *Roux, 1873
Ph.Molinéry (Séverin), 1867.

Verteuil.

Of. Ducuing (J.-Louis), 1868.

Villeréal.

D. *Besse (Albéric), 1863.
Cardenal, 1840.
Ph.Reynaud (Silvio), 1874.

LOZERE.

Populattion : 143,565 hab. — 28 Docteurs en médecine, 3 Pharmaciens.

Trois arrondissements : Mende, Florac, Marvejols.

MENDE.

D. Barbot, 1857.
Barrandon, 1863.
Bourrillon, 1879.
Boyer, 1879.
Delmas.
Magne, 1838.
Monteils (A.), ✻, 1849.
Ph. Espitalier.

Bagnols-les-Bains.

D. Monteils (Pons), 1845, insp. des eaux.

Grandieu.

D. Pontier, 1832.

Langogne.

D. Coste fils, 1865.
Forestier, 1865.
Mathieu, 1850.
Vigouroux, 1838.

Villefort.

D. Chabanon.
Combe, 1835.

FLORAC.

D. Boutin (Jules), 1883.
Coudec, 1855.
*Monteils (Pons), ✻, 1845.

Meyrueis.

D. Buffière de Lair, 1857.

MARVEJOLS.

D. Daudé, ✻, 1854, de 1 à 2 h.
Poussié, 1871.
Prunières, 1858.
Ph. Ferrier, 1873.
Podevigne, 1858.

Canourgue (La).

D. Boudon, 1865.

Fournels.

D. Zdzitowiecki, 1844.

Nasbinals.

D. Dejean, 1880.

St-Alban-sur-Limaniole.

D. Allemandou, dir. de l'asile public d'aliénés.

Saint-Chély-d'Apcher.

D. Bardol, 1857.
Ramadier, 1852.
Ph. Ramadier, 1865.

Serverette.

D. Bernard, 1883.

MAINE-ET-LOIRE.

Population : 523,491 hab. — 164 Docteurs en médecine; 38 Officiers de santé; 72 Pharmaciens. — Association locale des médecins du département.

Cinq arrondissements : Angers, Baugé, Cholet, Saumur, Segré.

ANGERS.

D. *Allain, 1852, méd. de l'Institut hydrothérapique.
*Bahuaud, 1873.
*Briand, 1870.
*Bricard (E.), 1877, de midi à 2 h.
Chevallier, 1840.
Cotelle (Th.), 1877.
*Dezanneau, 1868, profes. à l'Ecole.
*Douet, 1859.
Duhoureau, 1872.
*Dulavoner (Ad.), 1855.
*Farge, ✻, 1849, prés. de la Soc. locale.

*Feillé (Jules), A, 1856.
*Godard, 1866.
*Gouin, 1832 ; *n'exerce plus.*
Gourdon, 1839.
*Gripat, 1872.
*Guichard, 1840.
*Guichard fils, ✻, 1870, méd. adj. du Lycée.
*Guignard, 1855.
*Hébert, 1873.
*Jagot, 1880.
*Laroche (Emile), 1863.
Laulaïgne, 1883.
*Laurent, 1865.
*Larivière (Ch.), 1879, secrét. de la Soc. loc.
*Legludic, 1863, trésor. de la Soc. locale.
*Lemonnier (Ch.), 1857.
*Lieutaud, A., 1861.
Mabile, 1835.
*Mareau, 1876.
*Meleux, I., dir. de l'Ecole de médecine.
*Motais, (E.-A.), 1868, oculiste, de midi à 2 h., exc. mercredi et dimanche.
Mullois, 1881.
Peysonnié, 1868.
Quintard, 1869.
*Renier, 1839.
*Servain, 1869.
Suarès aîné.
Suarès jeune.
Tessereau, O ✻, 1833.
*Tesson, 1864.
Troessard, 1870.
*Vaslin, 1870.
Of. Pichon, 1877.
Ph. Barbin (H.), 1879.
Baudry, 1872.
Bazin, 1853 ; *n'ex. plus.*
Besnard, 1879.
Beuchard, 1868.
Bouvet, 1876.
Brard, 1858.
Caillard, 1855.
Duranceau, 1856.
Giffard, 1868, et Poirier, 1879.
Gilbert (Edouard), 1859.
Girard.
Herbert, 1843.
Houdet, 1877.
Janneau, 1847.
Louis, 1872.
Martin, 1876.
Mary, 1872.
Naveau, 1871.
Pèche, 1866.
Peyrlade, 1879.
Raimbault, 1855.
Tireau, 1859.
Viaud, 1870.

Bécon.

D. Vasy (A.-F.), 1879, de 11 à 2 h.
Of. Fouquet (P.), 1883.

Bouchemaine (*Angers*).

Of. David, 1831.

Brissac.

D. *Lecacheur, 1869.
Reuillé (Eugène), 1855.
Ph. Bréau, 1872.

Chalonnes.

D. *Hulin 1855.
Jouin, (Adrien), 1840.
Ph. Rousseau, 1857.

Champtocé (*Ingrandes*).

Of. *Goubault.

Chanzeaux.
(*Saint-Lambert-du-Lattay*).

D. Moreau (Urb.).

Denée (*Rochefort-sur-Loire.*)

Of. *Guy (William), 1850.

Feneu.

Of. Ollivier.

Gonnord.

D. Fournier, 1846.
Michel, 1878.

Ingrandes.

D. Lannelongue.
Rabgeau, 1882.
Ph. Lucas, 1862.

Membrolle (La).

Of. *Lagarde, 1872.

Menitré (La).
D. Génétreau (Joseph), 1834.

Pellouailles.
D. Margariteau, 1835.

Ponts-de-Cé (Les).
D. *Cordon, 1879.
*Vétault, 1870.
Ph. Vieille, 1848.

Rablay (*St-Lambert-du-Lattay*)
Of. Letheule.

Rochefort-sur-Loire.
D. Laulaigne (J.), 1873, de 8 h. à midi et à 6 h. soir.
Of. Jouin.

Sainte-Gemmes-sur-Loire. (*Les-Ponts-de-Cé*).
D. Petrucci, direct. de l'asile.

St-Georges-sur-Loire.
D. *Cesprès (Théodore), 1870.
Of. *De la Tourette (Char.), 1842, de 7 à 8 h.

Saint-Mathurin.
D. *Emery, 1860.
Lepage, 1877.

Savennières (*La Possonnière*).
Of. *Boutillier-Saint-André, 1845
*Menuau, 1859.

Thouarcé.
D. *Achard, 1833.
Lemarié, 1881.
Pannetier, 1826.

Tiercé.
D. *Sigaud, 1877.
Of. *Bellot, 1875.
Conillau, 1871.

Trelazé.
Of. *Crosnier, 1855.
*Menuau (Camille), 1855.

Villevêque (*Pellouailles*).
D. Lochard.

BAUGÉ.

D. *Boell, 1870, chir. et méd. en chef de l'hôpit.
Chevallier, 1842, méd. de l'hôp. et de la prison.
Ridreau, O ☼, chir.-major retraité.
Ph. Gousselin (Léon), 1883.
Riballet, 1877.

Beaufort-en-Vallée.
D. Chevalier, 1870.
*Geslin, 1873.
Grimoux (Henri), 1851.
Legrand (G.), 1879.
Quetin (Ch)., 1830.
Ph. Guéret.
Raveneau, 1884.

Corné.
D. Comérat.
*Huau, 1847.

Durtal.
D. *Marchand.
Of. Choisnet (Alexandre), 1839.
Pingeon, 1839.
Ph. Gemin.

Fougeré (*Clefs*).
Of. Bellanger.

Longué.
D. Assier (L.-Al.-N.), 1836.
*Caternault (Stan.), 1866.
Chaillou.
Of. Bontemps (Paul-Em.), 1863.
Ph. Drouet (J.-F.-R.), 1842.
Georges, 1880.

Marcé (*Seiches*).
Of. Camus (Pierre), 1843.

Mazé.
D. Combes fils.
*Hacque (Auguste), 1854.

Morannes.
D. Picard.
Ph. Brunet, 1870.

Mouliherne (*Vernantes*).
D. Zanelly, 1883.

Noyant.
D. Cosnard.
*Varraillon, 1865.

Parcay.
D. Micalowiez.

Suette.
D. Chabert.

Vernantes.
D. Perrigaut (Victor), 1865.

Vernoil-le-Fourrier.
(*Vernantes*).
D. Laumonier (Arthur), 1865.
Of. Laumonier (J.-Fr.), 1860.
*Menu, 1860.

CHOLET.

D. *Bousseau, 1868, anc. interne des hôp. de Paris, chir. en chef de l'hôp., médec. des épid., membre du Conseil d'hygiène.
Coignard, 1873.
Gelluseau (Alex.).
Houdet (Charles), 1842.
Pissot, 1869.
Ph. Caudron, 1877.
Charpentier, 1867.
Chauveau, 1869.
Drouet, 1872.
Enon, 1844.
Leroy, 1869.

Beaupréau.
D. Couëtoux (L.), 1881.
Simon, 1871.
Ph. Brouillet fils, 1860.

Champtoceau.
D. Defrance, 1874.
Roy, 1841.

Chemillé.
D. *Andiau (Louis), 1857.
Drouet, 1874.
Matignon, 1879.
Ph. Bigot (Isidore), 1838.
Ribourg, 1856.

Jallais.
Of. Fiévé, 1880.

Jumellière (La).
D. Bory, 1833.
Of. Bigot (Jean-Marie), 1869.

Liré.
D. Rousseau, 1874.

Maulévrier.
Of. Coignard, 1848.

May (Le).
Of. Denis, 1843.

Montfaucon-sur-Moine.
D. *Hamon (Auguste), 1857.

Montjean.
D. *Belliard.

Montrevault.
D. Gruget, 1876.
Dulavaur (Th.-L.), 1847.

Saint-Florent-le-Vieil.
D. Blanchard, 1874.
Ollivier (Théodore), 1865.
Ph. Huguet, 1856.

Saint-Macaire (*Cholet*).
D. Brin, 1878.

Savennières (*La Possonnière*).
D. Boutilier Saint-André, 1852.

Torfou.
D. Cady (M.-Th.), 1854.

Trémentines.
Of. Dénéchaux, 1841.

Vezins.
Of. Barbeau.
*Boisselier, 1884.

SAUMUR.

D. *Besnard (Victor), 1859, de midi à 1 h.
*Bontemps (Fréd.), 1882.
*Bouchard (Georges), 1868.
Bourot, médecin principal à l'Ecole de cavalerie.
Bruneau (O.); *n'exerce plus.*
Bury (J.-E.), 1840, de midi à 2 h.
Coutant, 1884, méd. du disp. de l'hôp. et du bur. de bienfaisance.
Hyvert, médecin-major à l'Ecole de cavalerie.
*Perreau (Maur.), 1880, membre du Cons. d'hyg.
*Peton (J.-H.), 1879, chirurg. de l'hôp., membre du Conseil d'hyg., inspecteur des pharm., médec. du bur. de bienf. et des chemins de fer de l'Etat.
*Renou (Joseph), 1872.
Rousseau (Albert), 1866.
Spire, aide-major à l'Ec. de cavalerie.

Of. Coutant, 1876, méd. du dispens. et du bur. de bienf.
Ph. Brillatz (Auguste), 1861.
Cartier, ph. de l'hôp.
Chedevergne, 1872, ancien intern. des hôp. de Paris.
Clozier (A), 1876.
d'Huy, 1883.
Ernoul, 1877.
Gablin, (A.) 1869.
Gauthier; *n'exerce plus.*
Laumondais, 1883.
Normandine (Alp.-H.), 1867.
Rivaud, insp. des pharm. et de la garantie.

Allonnes.

D. *Chapin (Gabriel-Ed.), 1857.
Foucteau (Eust.), 1854.

Coron (*Vihiers*).

D. Mabile (Jules), 1836.

Doué-la-Fontaine.

D. *Baillergeau (Eugène), 1829.
Gaudrez (Aug.), 1851, méd. des chem. de fer de l'Etat.
Le Mardelay (Eugène), 1863.
Lieutaud (Ed.), 1836.
*Lionnet (Camille), 1878.
Poreau (Alfred), 1856.
Ph. Maillet (Henri), 1849.
Leroy, 1870.

Fontrevault.

D. Capitrel, méd. en chef de la maison centrale et de la colonie de Saint-Hilaire.
Of. *Grosourdy (Léon), 1862.
Ph. Gout, à la Maison centrale.

Fosse-de-Tigné (*Vihiers*).

D. Granry (Ad.), 1858.

Martiné-Briant.

D. *Ruais (Ad.), 1865, méd. du ch. de fer de l'Etat.
Of. *Tangourdeau (Pierre), 1856.

Montreuil-Bellay.

D. *Gaudrez (Jules), 1880.
*Guillot (Félix), 1835.
Ph. Lucas, 1869.

Nueil-sous-Passavant.

D. Verrier, 1880.

Pocé (*Saumur*).

D. *Bury (Eug.), 1840, anc. chir. de l'Hôtel-Dieu de Saumur

Puy-Notre-Dame.

D. Mengus.
Torteille.

Rosiers (Les).

D. Forst, 1881.
Vidal (Paul), 1867.
Ph. Herbert.

Saint-Cyr-en-Bourg.

Of. Fonteneau.

Saint-Georges-Chatelaison (*Doué-la-Fontaine*).

D. *Gendron (H.), 1846.

Varennes-sous-Monsoreau.

D. *Courtois, 1873, méd. du ch. de fer d'Orléans.

Vihiers.

D. Chailloux (Jacques), 1873.
Hayault (Mathur.), 1850.
Mary (Victor), 1865.
Of. Mondain (J.), 1854.
Ph. Renault.
Turdin.

SEGRÉ.

D. *Chevallier, 1872, membre du Cons. d'hyg., médecin de l'hôp. de Saint-Gemmes et de la prison de Segré.
De Roincé (V.-Fr.-Boreau), 1835, méd. de l'hôpital de Saint-Gemmes et de l'hospice de Segré.
Poitevin, 1853, médecin de l'hôp. de Saint-Gemmes, memb. du Cons. d'hyg.
Ph. Charbonneau, 1874, membre du Cons. d'hyg.
Picau, 1839, memb. du Cons. d'hyg.; *n'ex. plus.*
Sausse, 1873.

Candé.

D. Raimbault, 1882.
Thuau, 1876.
Ph. Drouet, 1845; *n'ex. plus.*
Gallard, 1873.

Champigné.

Of. *Saulou, 1863.

Châteauneuf-sur-Sarthe.

D. *Leblois, 1862.

Ph. Boulard, 1875.

Chatelais (*Segré*).

Of. Renou, 1875.

Combrée.

D. Lambert, 1878.

Lion-d'Angers (Le).

D. *Bernard (Jules), 1831.
*Guérétin (Jac.), 1837, mem. du Cons. d'hyg.
*Guérétin (Paul), 1873.

Ph. Barbin.
Carré, 1871.

Pouancé.

D. *Bertheau, 1859.
Morel (Jules), 1873.

Ph. Caron, 1863, memb. du Conseil d'hyg.

St-Martin-du-Bois (*Le Lion-d'Angers*).

Of. Fougeray (Théod.), 1837.

Vern.

D. Arthuis.

MANCHE.

Population : 527,577 hab. — 154 Docteurs en médecine; 17 Officiers de santé; 105 Pharmaciens. — Association des Médecins de l'arrondissement de Cherbourg.

Six arrondissements : Saint-Lô, Avranches, Cherbourg, Coutances, Mortain, Valognes.

SAINT-LO.

D. Alibert, 1871.
Bernard (Noël), ✻, 1842.
Descoqs (Arthur), 1877, de 1 à 3 h.
Follin (Edmond), 1840.
Frestel (Ch.-Mich.), 1845.
Houssin-Dumanoir, ✻, 1833.
Leclerc (René), 1883.
Le Touzé (Pierre), 1823; *n'ex. plus.*
Leturques, 1878.
Lhomond (Jacques), 1862.
Thomas (Louis), 1881.

Ph. Duval (Edouard), 1862.
Letouzé, 1870.
Lescot (Félix), 1856.
Pommier (Alf.), 1880.
Sebire, 1878.
Simon (Victor), 1873.

Airel (*Saint-Clair-sur-l'Elle*).

D. Biard.

Carentan.

D. Artu (Armand), 1877.
Carbonnel.
Deschamps, 1841.
Gouville (Amédée), 1830.
Scelles-Mondésert, 1830.

Ph. Costard (Paul), 1838.
Dubos (René), 1879.
Le Durdinier (Albert), 1861.
Pouliat, 1872.
Richard, 1880.

Cerisy-la-Forêt.

D. James (Edouard), 1864.

Ph. Fouques (Ch.-Franç.), 1865.

Marigny.

D. Duval (Pierre), 1880.

Ph. Duvey (Charles), 1840.

Meauffe (La) (*Saint-Clair-sur-l'Elle*).

D. Lefranc-Lavallée, 1863.

Percy.

D. Le Hallais (Amand), 1878.
Sévaux (Félix), 1848.

Of. Houël (Ferdinand), 1851.
Ph. Turgis, 1876.

Rouxeville (*Torigny-sur-Vire*).
D. Godey (Aimé), 1833.

Saint-Amand.
D. Achard de Leluardière, 1873.

Saint-Fromont
(*Saint-Jean-de-Baye*).
D. Biard (Jacques), 1832.
Of. Chapelle (François), 1879.
Ph. Pezeril, 1873.

Tessy-sur-Vire.
D. Le Guédois (Joseph), 1851.
Ph. Néel (Maurice), 1872.

Torigny-sur-Vire.
D. Moncoq (Domin.), ✻, 1864, lauréat de l'Acad. de méd. et de l'Acad. des sciences.
Pommier (Jules-Eug.), 1864.
Of. Delangle, 1844.
Ph. Ballé, 1870.
Peronne (Emile), 1864.

AVRANCHES.

D. Aubrée (Fortuné), 1861.
Béchet (Victor), 1852, chir. de l'hôp., memb. du Cons. d'hyg.
Cochet (Paul), 1840, trés. de la Soc. loc
Frémin (Gustave), 1852.
*Hantraye (Auguste), 1866.
Héon (Bernard), 1881.
Isabel, 1880.
*Lebocey (Eugène), 1855.
Loyer (Emile), méd. princ. en retraite, prés. de la Soc. loc.
Of. Jacques (Ernest), 1874.
Ph. Ameline (David-Henri), 1873.
Besnou (Aimé), 1842.
A. Champion, 1885.
Drieu-Larochelle, 1848.
Hantraye, 1882.
Pinel (Ch.-Louis), 1854.
Pinel (Emile), 1876.

Bloutière (La)
(*Villedieu-les-Poêles*).
D. Crespin (Léonor), 1834.

Brécey.
D. Debesne (Paul), 1832.
Desbouletz (Louis), 1853.
Pinard (L.-Georges), 1842.
Pinard (Jules-Marie), 1878.
Ph. Chalier (Louis), 1871.
Landrin (Edouard), 1847.

Cuves (*Brécey*).
D. *Lemardelay (Emm.), 1840.

Ducey.
D. *Fleury (Emile), 1855.
Tizon (François), 1878.
Ph. Delaroche (Théoph.), 1869.
Hamel (L.-Gille), 1828.
Jehanne (Félix-Franç.), 1871.

Granville.
D. *Benoit (Alphonse), 1853.
Davalis (Hilarion), 1836.
Dumoncel (François), 1830, médecin de l'hôp., memb. du Cons. d'hyg.
Helleu, 1884.
Lemoine (Victor), 1873.
*Letourneur, 1874.
Touzey (Auguste), 1853.
Ph. Cahu (Eugène), 1871.
Delamarre (Jules), 1880.
Haguais (Léonore-H.), 1867.
Requier-Desjardins, 1880.
Riban (Edmond), 1860.

Haye-Pesnel (La).
D. *Lanos (Edmond), 1855.
Nolais, 1882.
Ph. Pigeon (Gustave), 1875.

Pontorson.
D. Bailleul (Louis), 1875.
Barbé, 1883.
*Bellet (Ch.-Jean), 1850, médecin de l'hôp.
P. Binet, 1843.
Desgranges, 1857.
Lair, 1866.
Ph. Aubry (Auguste), 1862.
Besnou (L.-Victor), 1835.
Grallan (Joseph), 1879.

Ponts-sous-Avranches.

Of. Jacob (Aug.), 1874, memb. du Cons. d'hyg.
Ph. Vallée (Louis), 1875.

Saint-James.

D. Ameline (Michel), 1884.
Gautier (Jules), 1844.
Legros (Jules), 1873.
Porcher, 1880.
Ph. Chauvois (Charles), 1872.
Gilbert (R.), 1882.

Saint-Planchers (*Grandville*).

D. *Lemonnyer (Félix-M.), 1842.

Sartilly.

D. Bachelier, 1881.
Ph. Lemesnager (Aug.), 1840.
Hubert, 1880.

Villedieu.

D. Debroize (Armand), 1878.
*Frémond (Jean), 1874.
Ledo (Denis), 1857.
Ph. Boscher (L.-Emile), 1854.
Girard (Charles), 1879.
Vardon (Pierre), 1879.

CHERBOURG.

D. De Romilly (Eug.), 1854.
De Saint-Jullien (Edouard), ✻, 1869.
*Gibon (Jean), 1839, membre du Cons. d'hyg.
*Gibon fils, 1879, méd. de la prison.
*Girard-Labarcerie (Eugène), O. ✻, 1868.
*Guiffart (Fréd.), 1854, trés. de la Soc. loc. de l'arrond., méd. en chef de l'hôpital civil, directeur de la Santé, méd. du bur. de bienf.
*Le Bunnetel (Armand), 1871.
*Lefrançois (Jules), 1866, méd. du bur. de bienf.
*Legard-Lafosse (Aimé), ✻, 1845, prés. de la Soc. loc. de l'arrond., vice-présid. du Cons. d'hyg., chirurgien en chef de l'hôpital civil, prés. du Comité de secours aux blessés militaires.
*Lesdos (Gustave), 1882, secr. adj. de la Soc. loc.
*Loysel (J.), 1883, de 1 à 3 h.
*Monnoye (Cyp.-Ch.), 1861, méd. adj. de l'hôp. civil.
*Offret (Guill.), 1865, secrét. de la Soc. loc., méd. du bureau de bienfais
Payerne (Prosper), 1833.
*Pommier (Charles), O. ✻, 1867.
Renault (Charles), ✻, 1868, vice-présid. de la Soc. de l'arrond., chirurgien adj. de l'hôp. civil, memb. du Cons. d'hyg., méd. du bur. de bienf.
*Vieil (Eugène), 1847, méd. du bur. de bienfais. et du dispensaire.
Ph. Comte (Hippolyte), 1873.
Foubert (Edmond), 1872.
Hottot (Ernest), 1865.
Jobey (Eugène), 1878.
Jouninet (Félix), 1855.
Le Masson (Victor), 1869.
Lepoitevin (Alph.), 1882.
Levionnois (Jean), 1840.
Miette (Alphonse), 1874.
Pluquet (Charles), 1870.
Poitevin (Edmond), 1866.

Equerdreville (*Cherbourg*)

Ph. Bon (Paul), 1842.

Pieux (Les).

D. Bernard (Jules), ✻, 1868.
Bonamy (Jean), 1833.
Leduc (Edouard), 1846.
Ph. Boulard (Charles), 1882.
Crouin (Octave), 1867.

Saint-Pierre-Eglise.

D. *Le Galcher Baron, ✻, 1843.
Vauvrey (Adolphe), ✻, 1866.
Ph. Levallois (Bien-Aimé), 1865.

Siouville (*Flamanville*).
D. *Lenoir (César), 1854.
Tourlaville (*Cherbourg*).
D. Malaussène (Aug.), 1877.
Vast (Le).
D. Gorju (Alfred), 1858.

COUTANCES.

D. Dudouyt (Pierre), 1876.
Hamel (L.), 1884, de midi à 2 h.
Hamel-Préfontaine, O. ✻.
Laisney (Ed.-Emile), 1865, memb. du Cons. d'hyg., chir. en chef de l'hosp. et méd. en chef du Lycée.
Lelandais, méd. en chef de l'hospice et méd. de la prison.
Tanqueray (Franç.), 1837, sec. du Cons. d'hyg.
Of. Dudouyt (Jean-Bapt.), 1863.
Lemière (Léonor), 1843.
Ph. Baize (Achille), 1863.
Damecourt.
Daniel (A.-L.), 1865.
Marquez (Manuel), 1841, membre du Cons. d'hyg.
Agon.
D. Pauger (Louis), 1848.
Vincent (Napoléon), 1877.
Ph. Vilain-Marais, 1837.
Bréhal.
D. De la Bellière, 1873.
Ph. Gasté, 1882.
Cérences.
D. Pignard.
Of. Briens (Paul-Antoine), 1837.
Cérisy-la-Salle.
D. Eudes (Théodore), 1839.
Eudes fils, 1878.
Ph. Huard (D), 1881.
Gavray.
D. Jouault (Frédéric), 1868.
Of. Hecquard.
Ph. Lebigot (Victor), 1868.
Leroux.
Hambye.
D. *Niobey (Ph.-Al.), ✻, 1848, anc. interne des hôp. de Paris.
Quesnel, 1877.
Of. Carpon (Charles), 1862.
Ph. Duval.
Haye-du-Puits (La).
D. Letarouilly, 1884.
Levesque (P.-Franç.), 1822.
Saint-Lô, 1878.
Ph. Benoist (Maxime), 1839.
Le Chanteux (Léon), 1861.
Hudimesnil (*Bréhal*).
D. Lebreton (Louis), 1848.
Lessay.
D. Lenoël (Auguste), 1861.
Of. Ridard.
Montmartin-sur-Mer.
D. Danlos, 1879.
Guillemin (Almire), 1855.
Ph. Fontaine.
Montsurvent (*Saint-Malo-de-la-Lande*).
D. *Bonté (Eugène), 1859.
Périers.
D. Jacquet (Edouard).
Lefèvre (Victor), 1863.
Lemaître (Edouard), 1853.
Leroux, 1879.
Ph. Guérard (Louis), 1867.
Gilles, 1883.
Thomas.
Régnéville.
D. *Lelandais, ✻ A.
Of. Leclerc (Julien).
Saint-Martin-de-Cénilly.
D. Salles.
Saint-Sauveur-Lendelin.
Of. Sadot.
Trelly (*Quettreville*).
D. Mesnage.
Pignard.

MORTAIN.

D. *Dufour (Edmond), 1874.
Lahoussaye (Améd. de), 1844
Leriche (Pierre).

Ph. Buisson, 1872.
Fleury)Louis), 1872.
Piel (Augustin), 1853.

Barenton.

D. Petit (Jules), 1871.

Ger.

D. Mauger-Lavente (Ch.), 1863.

Isigny-le-Buat.

Ph. Caille (Gustave), 1837.

Juvigny-le-Tertre.

Ph. Lemardeley (Roland), 1874.

Saint-Georges-de-Rouelley.
(*Barenton*).

D. Malon, 1880.

Saint-Hilaire-du-Harcouët.

D. *Hantraye (Désiré), 1865.
*Roullin (Isidore), 1815, vice-prés. de la Soc. loc.
*Vaugrente (Michel), 1855.
Ph. Guérir (Gustave), 1860.
Hamel (Franç.), 1873.
Ville (de Varillies), 1868.

Saint-Pois.

Ph. Haguais (Léonor), 1838.
Legeard (Magloire), 1843.

Sourdeval.

D. Enguehard (Eugène), 1866.
Heurtaud (Pierre), 1846.
Of. *Palix (Eugène), 1869.
Ph. Almin (Henri), 1857.
Beaugeard (Félix), 1870.
Bigot (Louis), 1837.

Teilleul (Le).

D. Saucet.
Ph. Blairot (Victor), 1879.
Guérin (Jean), 1868.
Hamel, 1860.

VALOGNES.

D. Briquebec (Charles), 1868.
Dansas (Benjamin), 1828.
Lebouteiller (Raoul), 1872.
Leneveu (Armand), 1848.
Leneveu (Charles), 1878.
Sébire (Louis-Aug.), ✻, 1831.
Ph. Mauduit (Paul), 1865.
Roland, 1875.

Barfleur.

D. Dalidan.
Fatome, 1878.
Ph. Delamer (Eug.), 1862.

Barneville.

D. Lecannellier (Alph.), 1849.

Bricquebec.

D. Langevin (C.-F.), 1872.
Le Durdinier (Joseph), 1836.
Ph. Delatelle, 1871.
Garnier (François), 1837.

Montebourg.

Of. Crocquevielle (Martial), 1857
Faucon, 1883.
Ph. Aillet (Léon), 1837.
Saillard, 1883.

Picauville.
(*Pont-l'Abbé-Picauville*).

D. Le Cruel (Frédéric), ✻, 1852.
Viel (Jean-Bapt.), 1878.
Of. Sehier (Bernard), 1835.
Ph. Sadot (Jean-Franç.), 1834.

Sainte-Marie-du-Mont.

D. Legoupil (Isidore), 1850.
Le Sénécal (P.-Ad.), 1848.

Sainte-Mère-Eglise.

D. Legoupil, 1882.
Menté, 1882.
Ph. Grandin (Louis-Aug.), 1840.

Saint-Sauveur-le-Vicomte.

D. Belley (Louis), 1875.
Ph. Morin (Eugène-L.-M.), 1860.

Saint-Vaast.

D. Hubert (Paul), 1880.
Ménard, 1877.
Ph. Lucas, 1880.
Marais, 1874.

MARNE.

Population : 421,800 hab. — 123 Docteurs en médecine; 70 Officiers de santé; 61 Pharmaciens. — Association locale des Médecins du département. — Association locale de l'arrondissement de Vitry-le-François.

Cinq arrondissements : Châlons-sur-Marne, Epernay, Reims, Sainte-Menehould, Vitry-le-François.

CHALONS - SUR - MARNE

D. Aumignon.
Begin (Nicolas), 1839.
Bonnet, méd. dir. de l'asile des aliénés.
*Collin, 1866.
*Delacroix (L.-Rémy), 1839.
*Flamain, 1874.
*Giraux (Henri), 1875, de 1 à 3 h.
Grizou (Paul), 1877.
Mohen (Charles), 1843.
*Richard (Léon), 1870.
Of. Blée (Louis-Victor), 1856.
Charbonniez, 1856.
Ph. Aumignon.
Bottmer (G.), 1880.
Herbert (Pierre), 1881.
Michel.
Ollivier (Jules), 1846.
Ploussard, 1876.
Schmitt, 1876.
Thuveny (Jean-Em.), 1867.

Aigny (*Juvigny*).
Of. Charbonniez (J.-Nic.), 1837.

Bouy (*Mourmelon-le-Grand*).
Of. Gobillard.

Courtisols (*L'Epine*).
Of. *Gillot (Emile-Adolphe), 1842, méd. du bur. de charité.
Guérin (J.-B.), 1842, méd. du bur. de bienf.

Jâalons.
Of. Soyeux, 1877.

Juvigny.
Of. Chauvet (Prosper), 1832.
Renaudin (Victor), 1881.

Mourmelon-le-Grand.
Ph. Ch. Rohrbachez, 1884.

Saint-Hilaire-le-Grand. (*Suippes*).
Of. Coliard, 1846.

Soudron (*Bussy-Lettrée*).
D. *Evrain (Gustave), 1861.

Suippes.
D. *Coïon (L.-J.-B.), 1851.
Godard, 1880.

Togny-aux-Bœufs. (*Vitry-la-Ville*).
Of. *Levêque (Hormisdas), 1838.

Vertus.
D. *Bonnet (Cléophas), 1859.
Brisson, 1880.
Ph. Levasseur (Edmond), 1867.

ÉPERNAY.

D. *Couillaud (Jean), 1857.
Evrard (E.-L), 1867, à 1 h.
Duval (Louis), 1848.
Palle (Louis), 1864.
Pellot, 1880.
Rousseau (Jean-Bap.), 1822.
*Véron, 1874.
Of. Verneuil.
Ph. Debargue, 1870.
Masson, 1870.
Rémy, 1879.
Strapart (Paul), 1865.
Vermont, 1880.
Verneuil (Etienne), 1853.

Ablois (*St-Martin-d'Ablois*).
Of. Damideaux (J.-B.-Fl.), 1856.

Allemant (*Sézanne*).
D. Jamard (Amédée), 1863.

Anglure.
D. *Foucart (Pierre), 1868.
Of. Czerwinski (Hyac.), 1876.

Avize.
D. Laydeker, 1878.
Ph. Bouiller (Joseph), 1878.
Ducognon (Ch.-T.), 1837.

Bannes (*Fère-Champenoise*).
Of. Collin (Rémy), 1855.

Barbonne-Fayel.

Of. *Ouliné (Ch.-Aug.), 1849.

Baye.

D. *Favre (Adrien), 1844.

Congy (*Etoges*).

D. Nau, 1877.

Damery.

D. Verdet (Jean-Jules), 1858.
Of. Gaillard, 1879.

Dormans.

D. Moret (Louis), 1876.
Of. Limasset (Aug.-Th.), 1871
Ph. Autain, 1878.
Bleirad, (A.) 1883.
Decombe (Ch.-Aug.), 1857.

Esternay.

D. Dunand, 1878.
Of. *Senoble (Eug.-Ant.), 1846.

Etoges.

Of. Petitpas (Pierre-Ant.), 1838.

Faux-Fresnay (*Pleurs*).

D. Leveau (Jules-Louis), 1847.

Fère-Champenoise.

D. *Masson (Jules), 1878.
*Plicot (Charles-Alfr.), 1857.
Ph. Vannier (Ferdinand), 1843.

Gault (Le).

Of. *Davesne (Alexandre), 1832.

Marcilly-sur-Seine.

D. Gros, 1859.
Villiers-Herluison, 1866, *n'ex. plus.*

Mareuil-le-Port.
(*Port-à-Binson*).

D. *Remy (Esp.-Alex.), 1839.

Mesnil-sur-Oger.

D. Evrard (Eugène), 1867.
Of. *Aubert (Ch.-Et.), 1853.

Montmirail.

D. Beckerick (Adhémar), 1877.
Of. Grosjean, 1863.
Ph. Sarrazin (Henri), 1851.

Orbais-l'Abbaye.

D. Bourelle (N.), 1850, *n'ex. plus.*
*Ollivier, 1874.
Of. Clément, 1875.

Pleurs.

D. Chocquart (E.), 1878, de midi à 2 h.

Plivot (*Epernay*).

D. Chollet (Jules-César), 1859.

Saint-Just.

D. Verlet (Casimir), 1842.

Sézanne.

D. Barbaste, 1884.
*Hugé (Amable), 1856.
*Patenôtre, 1878.
Ph. Gérardin, 1869.
Jolly (Ch.-Ant.), 1827.

REIMS.

D. *Bettinger (Charles), 1881.
*Bienfait (J.-N.), président de la Soc. loc.
D. Boudant, 1884.
*Brébant (J.-L.), 1867.
Champeaux (Émile), 1874.
Décès (J.-B.), 1829, chirurg. hon. de l'Hôtel-Dieu.
*Décès (A.-M.), 1857, chir. titul. de l'Hôtel-Dieu, professeur d'anat. et de phys. à l'Ecole de médecine.
*Delacroix, 1866, oculiste.
Delaunay, 1879.
*Desprez (Jean-Ant.), 183 méd. honor. des hosp.
*Doyen (Octave), 1858, méd. honor. de l'Hôtel-Dieu.
*Faille (Charles), 1873.
Fisilbrand (E.-L.), 1876, de 1 à 3 h.
*Galliet (H.), 1853, chir. hon. de l'Hôtel-Dieu, profess. de clin. chir. à l'Ec. de méd., méd. des épid.
*Gentilhomme (A.-J.), 1863, prof. supp. de chirurgie à l'Ec. de méd., chir. suppl. de l'Hôtel-Dieu.
Gueillot, 1883, chirurg. sup. à l'Hôtel-Dieu.
Gérard (J.), 1880.

*Habran, 1869, sec. de la Soc. loc., chir. suppl. de l'Hôtel-Dieu.
Harmand (Léon-Jean), chir. de l'Hôtel-Dieu.
Haueur, 1874.
Henriot (H.), prof. à l'école et méd. à l'Hôtel-Dieu, 1867.
*Henrot, 1867, prof. à l'École et méd. de l'Hôtel-Dieu.
*Henrot (Adolp.), 1865.
Hoël (Henri), 1881.
*Jolicœur, 1868, prof. d'hist. naturelle.
*Langlet, 1872.
Lemoine (Armand), 1865, méd. de l'Hôtel-Dieu, profes. de botaniq. à l'Éc. de méd.
*Lévêque (Paul-Louis), 1873. prof. suppl. à l'Éc. de méd.
*Luton (Etienne-Alfred), 1859, médecin de l'Hôtel-Dieu, prof. directeur de chimie médic. à l'École de méd.
Meunier, 1879.
*Moret, 1875, profes. suppl. et m. sup. à l'Hôtel-Dieu.
*Panis (Alph.), ❀ A, 1861, chir. acc.. à l'Hôtel-Dieu, prof. d'accouchem.
*Percheron, 1865.
Poirrier (P.), 1869.
Robin. 1882.
*Seuvre, 1873.
*Strapart (Charl.), 1850, médecin de l'Hôtel-Dieu, professeur de path. ext. à l'École de méd.
Thomas (J.-A.). 1853.
Of. *Jacob (J.), 1847.
*Louis.
Poirier (Jos.-Prosper), 1869.
*Thierrard (F.-L.), 1831.
Ph. Bonfait, 1877.
Bonhomme, 1877.
Bonnard (Narc.-Alex.), 1865.
Douroge.
Champeaux, 1874.
Colin (François), 1876.
Creutzer (Édouard), 1867.
Dollé (Emile), 1879.
Fleurent (Alex.-Eug.), 1867.
Fontaine.
Gallet (Louis), 1878.
Goubaux (H.-Ern.), 1853.
Grenet (J.).
Laby.
Lamorlette (Jean), 1878.
Lartilleux, 1869.
Lebœuf, 1820.
Lecomte.
Lejeune (Gustave), 1881.
Maulouet.
Mille.
Rigault.
Saint-Aubin (Ern.-L.), 1859.
Schir (Léon), 1877.
Schneider.
Thomas (Victor), 1871.
Vercallier.

Ambonnay (*Tours-sur-Marne*).
Of. Bourguignon (Ed.), 1857.
*Lambert (Elie-Ad.), 1863.

Avenay.
D. Vincent, 1851.

Ay-Champagne.
D. *Ferreau (Henri), 1875.
Caillet (Henri), 1858.
Grangé, 1877.
Griffon (Ch.-Ant.), 1840.
Verdet (Pierre), 1836.
*Vincent (H.-Jos.), ✻, 1848.
Of. *Plonquet (J.-Louis), 1847.

Bazancourt.
Of. Brodier (Isid.-Adolph.), 1863

Beaumont-sur-Vesle.
Of. Foulon (Jules-Ch.), 1850.

Betheniville.
Of. Bertignon (Louis), 1874.

Bourgogne.
D. Pichancourt fils, 1883.
Of. Louis (Paul), 1859.
*Pichancourt (Auguste), 1852.

Cormicy (*Hermonville*).
Of. *Herbillon (Sim.-P.), 1862.

Châtillon-sur-Marne.

D. *Licourt (Nicolas), 1843.
Rémy (Ange-Alex.), 1856.

Chaumuzy (*Ville-en-Tardenois*)

Of. Suply (J.-P.-Al.), 1857.

Fismes

D. Godard (P.), 1865.
Maillant, 1869.
Of. Claudat, 1879.
Labbé (Rich.-Eug.), 1837.
Ph. Brampain, 1879.
Gauthier (Jules), 1860.

Gueux (*Reims*).

D. Dumont, 1868.
Of.*Labbé (Henri-Ans.), 1834.
Ph. Van-Burnen, 1878.

Hautvillers.

Of.*Chéruy, 1871.

Hermonville.

D. Dufour, 1834.
Of. Buiron, 1849.

Jonchery-sur-Vesle.

D. Colaneri, 1884.
Of. Cugnet, 1839.

Pont-Faverger.

D. Dresch (Ferd.), 1878.
*Mercier (J.-Etienne), 1843.
Of. Drouet, 1827.
Ph. Cortin, 1881.

Rilly-la-Montagne.

D.* Gallois (F.-Aug.), 1856.
Of. Flomaint (Nicolas), 1843.
*Gilbert (D.), 1873, de 1 à 2 h.

St-Thierry (*Reims*).

Of. Collet (A.-P.-Alex.), 1839.

Verzenay.

Of.*Chevalier (Henri), 1863.

Tours-sur-Marne.

D.* Herpé (Eugène), 1840.

Verzy.

Of. Baronnet.
Gilbert (D.), 1873, de 1 à 2 h.

Villedommange (*Reims*).

D. Laurent.
Of.*Créveaux (Isidore), 1856.

Ville-en-Tardenois.

D. Vignon (Fréd.-Eug.), 1857.
Of. Vignon fils, 1881.

Villers-Marmery (*Verzy*).

D. Sthal.
Of. Flonson (Jules), 1850.

Vitry-lez-Reims.

D. Bavaut.
Collard.

SAINTE-MENEHOULD.

D.* Guillemin (P.-Maur.), 1857.
Ludot (Joseph), 1881.
*Nidard (J.-Fréd.), ✻, 1845, vice-prés. de la Soc. loc.
Simon (Ch.), 1870, de 1 à 3 h.
Ph. Frotté (L.-Ém.), 1865, membre du jury médical.
Géraudel, 1871.

Auvé.

Of.*Camuset (Jean-Louis), 1858.

Givry-en-Argonne.

Of.*Pouillot (Jules), 1864.

Saint-Rémy-sur-Bussy (*Auvé*).

Of. Baissières (Eugène), 1839.

Sommepy.

Of. Collard, 1879.

Somme-Suippes (*Suippes*).

Of. Macquart (J.-F.), 1852.

Valmy (*Auvé*).

Of. Jesson (Eugène), 1876, à 1 h.

Vienne-le-Château.

Of.*Collard (Sylvain), 1853.
Ph. Frotte (Nicolas), 1826.

VITRY-LE FRANÇOIS.

D.*Bompard, 1873.
*Charroy (Fr.-Eug.), 1841, méd. adj. de l'hôp., méd. du bur. de bienfaisance, spécialem. chargé des affaires médico-légales.
Martin (Adolphe), 1837, médecin en chef de l'hôp., du bur. de bienfaisance, médecin des épid., méd. vérificateur des décès, secr. du Cons. d'hyg.

*Ménard (Ch.-Alf.), 1857, médecin du bur. de bienf., insp. des pharm., vice-prés. de la Soc. locale.
*Mougin, 1873.
*Vast (Louis-Mar.), 1864, ancien int. des hôp. de Paris, chir. en chef de l'hôp. prés. de la Soc. loc.
Ph. Bardel, 1875.
Calloud (F.), 1874.
Collet, 1869.
Ouriet (Romain), 1858.

Bassuet (*Vanault-les-Dames*).
Of. Barbat (Sébastien), 1858.

Bussy-le-Repos (*Charmont*).
Of. *Laurent.

Chaussée (La).
Of. *Gaussard (Thomas), 1836.

Favresse (*Haussignémont*).
D.* Guénard, 1862.

Giffaumont (*Les-Grandes-Côtes*)
Of. *Vautrin (Jean), 1838.

Haussignémont.
Of. *Didelot (Claude), 1842.

Heiltz-le-Maurupt.
D. *Leroux (J.-Bapt.), 1847.

Larzicourt.
(*Saint-Rémy-en-Bouzemont*).
D.* Lavigne (Et.-Claude), 1856.

Loisy-sur-Marne (*Vitry*).
D.* Salleron (Ch.-Sost.), 1849.

Meix-Tiercelin (Le)
(*Sompuis*).
Of. Baudin, 1874.

Saint-Amand.
Of. *Richon (Ch.-Ed.), 1842.

St-Rémy-en-Bouzemont.
D.* Mathieu (Pol-Anat.), 1862.

Sermaize.
D. *Damourette (Franç.), 1854, inspect. des eaux minér., secrét. de la Soc. loc.
*Guillemard (Léon), 1877.
Ph. Varnier, 1876.

Sommesous.
Of. *Hubert (L.-Ch.), 1836.

Somsois.
D.* Cappé (Em.-Léop.), 1869.

Soudé-Sainte-Croix
(*Bussy-Lettré*).
Of. Lemoine (Ulysse), 1849.

Vernancourt
(*Vanault-les-Dames*).
D. Jeanpierre, 1882.

Vitry-en-Perthois
(*Vitry-le-François*)
D.* Mathieu (Ch.), 1837.

MARNE (HAUTE-).

Population : 254,876 hab. — 98 Docteurs en médecine ; 9 Officiers de santé ; 25 Pharmaciens. — Association locale des Médecins du département.

Trois arrondissements : Chaumont, Langres, Vassy.

CHAUMONT.

D. Dauvé, 1884.
* Guillaume, 1874.
*Lamiral, 1864.
*Michel, 1845.
*Mougeot, 1843, prés. de la Soc. locale.
*Mougeot (Paul), trésorier.
*Renaud, 1882, vice-prés. de la Soc. locale.
Ph. Crampon.
Martin.
Ronot.
Sollier.

Andelot.
D. Guyot.

Merger, 1835.

Arc-en-Barrois.

D. Desalle, 1865.
*Poullain, 1855.

Biesles.

Of. Jeanniot.

Blaise.

D.* Quénard, 1855.
Régnier.

Bologne.

D. Blanchard, 1860.
Of. Soyers, 1823.

Bourmont.

D. *Michel (F.), 1860, de 10 à midi, dimanche et jeudi.
Ph. Vouillemin.

Breuvannes.

D. Cornevin, 1867.
*Planté, 1865.

Bricon (*Château-Villain*).

D.*Boyaud, 1854.

Château-Villain.

*Masse, 1865.
Ph. Ségournand, 1840.

Cirey-les-Mareilles (*Andelot*).

D. Bayard (A.), 1836.

Clefmont.

D. Monceau (Th.-A.-F.), 1850.

Colombey-les-Deux-Eglises

D. Dauvé.

Ferté-sur-Aube (La) (*Clairvaux-Aube*).

D.*Roussel, 1852.

Forcey (*Bourdons*).

D.* Dauvé, 1852.

Graffigny (*Bourmont*).

D. Bailly, 1845.

Maranvile.

Of. Clément, 1860.

Nogent-le-Roi.

D.* Flamarion, 1869.
*Reverchon, 1848, secrét. de la Soc. loc.
Of. Bringeon-Vitry, 1884.
Ph. Grandsire.

Reynel (*Andelot*).

D.* Gérard.

Saint-Blin.

D. Savouret, 1854.

Saint-Thiébaut (*Bourmont*).

D. Bertel.

Vignory.

D. Forgeot, 1854.

LANGRES.

D. Bailly, 1880.
Cersoy (P.-M.), 1866, de 1 à 2 h.
Demongeot de Confebvron, ✻, 1828, vice-prés. de l'Assoc. locale.
Maladière-Montécot, 1818.
Michelot, 1883.
*Naudet, 1861.
*Pignerol, 1874, de 1 à 2 h.
Ph. Chapuzot (P.-F.), 1872.
Paulin, 1881.
Renty, 1881.
Sommelet, 1873.
Thérion (Paul), 1863.

Anrosey. (*La-Ferté-sur-Amance*).

D. Vautrin, fils.

Auberive.

D. Vincent, 1859, médecin de la maison centrale.

Bourbonne-les-Bains.

D. Balley, 1838.
Balley fils, 1869.
Bézu.
*Bougard, 1857.
*Bouvier, 1856.
Cabasse.
*Causard (A.), 1861, de 2 à 4 h.
Duprey.
Magnin, 1831.
Mercier, 1876.
Renard, 1820.
Ph. Bompard, 1850.
Habert, 1843.
Vitrey, 1861.

Coiffy-le-Bas. (*Varennes-sur-Amance*).

D. Humblot, 1876.

Cusey (*Prauthoy*).
D. Guyonnet, 1847.
Dammartin (*Montigny-le-Roi*).
D.* Guyot, vice-pres. de la Soc. locale.
Guyot fils, 1884.
Fayl-Billot (Le).
D.* Dropet (Ch.), 8 mai, 1863, méd. de l'hospice.
Géry, 1872.
Ph. Robert, 1846.
Ferté-sur-Amance (La).
D. Banton, 1834.
Genevrières (*Fayl-Billot*).
Of. Cordier, 1823.
Longeau.
D.* Petit.
Montigny-le-Roi.
D. Lapre, 1828.
*Thoulouse, 1850.
Neuilly-l'Evêque.
D. Colas, 1877.
Of.*Thiebaut, 1875.
Parnot (*Bourbonne-les-Bains*).
D. Patezon.
Pisseloup.
(*La-Ferté-sur-Amance.*).
D. Degand, 1856.
Prangey (*Villegusien*).
D. Bernard, 1841.
Prauthoy.
. Dormont, 1875.
Ph. Gourmet, 1875.
Pressigny (*Faly-Billot*).
D. Grossetête, 1847.
Rolampont.
D.* Martin, 1867.
Saint-Loup-sur-Aujon.
Of. Richardot, 1850.
Varennes-sur-Amance.
D. Michel.
Robert (F.), 1833.
Voisey.
D. Bernard, 1863.

VASSY.

D.* Chevance (Alf.), 1878, méd. de l'hôp. et du collège, memb. du Cons. d'hyg.
*Jobard (Jules), 1878.
*Mathieu (N.-J.), 1868, méd. du chemin de fer et des prisons.
Ph. Laurent (Achille), 1874.
Martin, 1878, ancien int. des hôp. de Paris.
Mercier (E.), 1880.
Ceffonds (*Montiérender*).
D.*Thévenin (Ch.-Cyr), 1866.
Dommartin-le-Saint-Père (*Doulevant*).
D. Mathelin (Jules), 1883.
Of.*Mathelin (Jules), 1854.
Doulaincourt.
D.*Cottenot, 1879.
Doulevant.
D. Jaquelin (Abel), 1875.
Eclaron.
D.* Chaudron (Arthur), 1879.
*Chompré, 1863.
Eurville.
D.*Aluizon, 1869.
Germay (*Poissons*).
Of. Collin, 1869.
Joinville.
D. Bertel.
*Collot (Emile); 1853, méd. de l'hôp.
Harmand, 1870.
Munière, chir. de l'hôp.
Paturet (J.-F.), 1839, méd. du ch. de fer.
*Royer (Louis), 1881.
Ph. Simon, 1874.
Louze (*Montiérender*).
D. Geoffroy, 1880.
Montiérender.
D.* Bodès 1860.
Ph. Poinsot.
Osne-le-Val (*Curel*).
D.* Royer, 1871.
Perthes.
D. Sellier.
Poissons.
D. Dulceux (J.-N.), 1851.

Saint-Dizier.

D. *Chardin, 1879.
*Guinoiseau, 1878.
Homery, direct. de l'asile des aliénés.
*Lhomme, chirurg. de l'hôp. méd. du ch. de fer.
*Pierrard (Hippolyte), 1860, méd. de l'hôp.

Ph. Lefèvre (Ch.), 1850.
Gauthier, 1878.
Rollet (Justin), 1857.

Sommevoire.

D.* Mongin (Jules), 1839, prés. honor. de la Soc. loc.
Of.*Rignier (Ernest), 1842.

MAYENNE.

Population : 344,881 hab. — 75 Docteurs en médecine ; 16 Officiers de santé ; 37 Pharmaciens. — Société locale des Médecins du département.

Trois arrondissements : Laval, Château-Gontier, Mayenne.

LAVAL.

D. *Angot, ✻, 1862, méd. de l'hôp. et du ch. de fer, trés. de la Soc. locale.
*Bucquet, 1883, méd. adj. de l'hôpital.
*Cellier, 1877, chirurg. de l'hôp., secr. de la Soc. loc.
*Chevalier, 1875, méd. de l'hôp. et du chem. de fer.
Crié, ✻, 1833, vice-prés. du Cons. d'hyg.
Defontaine, 1864, *n'ex. pas.*
*Doisneau, 1862, membre du Cons. d'hyg., vice-prés. de la Soc. loc., méd. du lycée et du Tribunal.
*Goujeon, 1878, méd. de l'hôp. des vieillards.
Lambert, 1863, *n'ex. pas.*
*Larue, 1872, insp. des décès, méd. des épid., membre du Cons. d'hyg., méd. de la prison.
Normand, 1865, inspecteur des décès, méd. du disp.
*Robin, 1882, chir. adj. de l'hôpital méd. du disp.
*Souchu Servinière, 1857, méd. de l'hôp, memb. du Cons. d'hyg., pr. de la Soc. loc.

Ph. Brou, 1861, pharm. de l'hôp., memb. du Cons. d'hyg., insp. des pharm.
Galereau.
Guibé, 1884, pharm. du ch. de fer.
Joubert, 1873.
Labbé (A.), 1863.
Mottay, 1876.
Poisnel, 1871.
Quéhéry-Dugravier, 1861.
Roger, 1873
Tramblay, insp. des pharm.

Ahuillé (*Laval*).

Of.*Georget.

Andouillé.

Of.*Besneux, 1867.
Chabrun, 1879.

Baconnière (La).

D. Delaunay, 1878.

Croixille (La) (*Juvigné*).

D. *Denouault-Girardière, 1869.

Evron.

D. Couléard-Desforges, 1878.
*Sourdin, méd. adj. du ch. de fer, 1866.

Ph. Bellanger (A.), 1872.
Vignes, 1872.

Gravelle (La).

Of. *Creuzet, 1863.

Meslay-du-Maine.

D. Bigot, 1883.
*Fortin, 1869.
Picou, 1836.
Pieau, 1835.
Ph. Poussin.

Montsurs.

D. *Jacob, 1851.
Of. *Desvignes, 1850, méd. adj. du ch. de fer.
Ph. Maubert, 1851.
Sehier (P.), 1874.

Nuillé-sur-Vicoin (*Laval*).

Of. *Baraize.

Port-Brillet.

Of. *Pénélet, 1875.

Saint-Ouen-des-Toits (*Port-Brillet*).

Of. *Sauvé, 1873.

Sainte-Suzanne.

D. Nory, 1877.

Vaiges.

D. *Berton, 1868.
Of. *Combes, 1878.

CHATEAU-GONTIER.

D. Abafour, 1865.
Despiau, 1879.
Folliot, 1884.
Homo, 1857.
Jousselin, 1850.
Sauvé, 1847.
Tertrais, 1850.
Ph. Blard, 1868.
Damicourt.
Habert, 1871, memb. du Cons. d'hyg. et du Jury d'insp. des pharm.
Nail.
Pasquier, 1872.
Querruel, 1840, memb. du Conseil d'hyg. et du Jury d'insp. des pharm.

Ballée.

Of. *Anneau, 1876.
Ader, 1874.

Bierné.

D. Letort (A.), 1881.

Bouëre.

D. Godivier.
Provenaz.

Cossé-le-Vivien.

D. *Steimer (H.), 1875.
Trochon, 1879.
*Troussard.
Ph. Amoureux, 1862.

Craon.

D. Bodinier, 1883.
Morillon, 1865.
*Rigaud.
Ph. Duplan, 1884.
Gasnier, 1884.

Cuillé.

D. Guéret, 1865.

Daon.

D. Pradel.

Quélaines.

D. Clavreuil.

Renazé.

Of. Clisson, 1883.
Guérif, 1835.

Saint-Aignan.

D. Leray, 1876.

Saint-Denis-d'Anjou.

D. Riveau.

Villiers-Charlemagne.

D. Brière, 1885.

MAYENNE.

D. Batard.
Chabrun, 1879.
*Gandais père, ✵, 1837, chir. de l'hôp., méd. des épid. et de la prison.
Morisset, 1879.
Pagès, méd. adj. de l'asile de la Roche-Gandon.
Ponthault (Emile), 1844, méd. de l'hôp.; *n'exerce plus*.
Reverchon, 1857, méd. de l'asile de la Roche-Gandon.

Sauvé, 1875.
Ph. Duhail.
Jouannault, 1879.
Nory, 1874.
Pouteau, 1861.

Alexain.

D. Daniel, 1883.

Ambrières.

D. Lebrun, 1883.
*Renault, 1862, méd. de l'hôp.
Ph. Veniard, 1839.

Bais.

D. Bosc.
Guilleux, 1880.
Ph. Desnos, 1849.

Ernée.

D. Bouessel.
*Lambert.
*Voisin.
Ph. Bazillon, 1876.
Duval.

Fougerolles.

D. Destaix, 1877.
Ph. T. de Soye, 1884.

Gorron.

D. Garnier, 1841.
Lecomte.
Of. Duhail, 1859.
Ph. Guesdon.

Javron.

Of. Normand, 1846.

Lassay.

D. Lebreton, 1880.
Mauny.
Piette, 1843.
Ph. Dumesnil, 1843.
Mauhert, 1838.

Montaudin.

Of. *Bricard.

Pooté (La).

D. Casteran, 1857.

Prez-en-Paille.

Of. Forget, 1879.
Ph. Gesbert.

Saint-Denis-de-Gastines.

D. Daniel.

Villaines-la-Juhel.

D. *Bruneau, 1860.
Corbin.
Girard, 1882.
Ph. Boulard.

MEURTHE-ET-MOSELLE.

Population : 519,317 hab. — 166 Docteurs en médecine ; 10 Officiers de santé ; 69 Pharmaciens. — Faculté de médecine à Nancy. — Association locale des Médecins du département.

Quatre arrondissements : Nancy, Briey, Lunéville, Toul.

NANCY.

D. Ancelon, 1877.
*André (Ch.-Albert), 1865.
Bagnéris, agrégé à la Fac. de médecine.
*Baraban, agrégé à la Fac. de médecine.
*Beaunis, ✱ pr. à la Faculté.
*Bechet (Dom.-Henri), 1883, méd. de l'hôp., prof. adj.
*Bernheim (Hipp.), ✱ I., 1867 prof. à la Faculté.
*Brasseur.
Champouillon, O., ✱.
*Chardin (Eug.), 1858.
*Charpentier, professeur à la Faculté.
*Chatelain (Charles-Léopold), 1849, méd. des prisons.
*Chrétien, 1873, professeur à la faculté.

*Contal (J.-Bapt.-Alph.), 1845,
Coze, ✻, prof. à la Faculté.
*Demange (J.-B.-Ch.), ✻, ✻ I, 1848, prof. adj. à la Fac. de méd., méd. des hôp., vice-prés. du Cons. d'hyg., président de la Soc. locale.
*Demange (Emile), ✻ I, 1874, prof. agrégé, secrét. de la Soc. loc., méd. de l'hosp. des vieillards.
*Didion (Alexis), ✻, 1852.
*Didion (Franç.), 1883.
Feltz, ✻, prof. à la Faculté.
*Friant, prof. à la Faculté des sciences.
*Friot.
*Ganzinotti.
Garnier, prof. de chimie à la Faculté.
*Grandeau, doyen de la Fac. des sciences.
*Gross, ✻, I., 1868, prof. à la Faculté.
*Hecht, prof. à la Faculté.
*Henrion (Henri), 1864.
*Hergott, ✻, prof. à la Faculté.
*Hergott fils, 1875, professeur agrégé.
*Heydenreich.
Hypolitte, prof. à la Fac.
*La Flize, inspecteur des enfants assistés.
*Lallement (Jos.-Napoléon), 1864, prof. à la Faculté de méd., méd. du chem. de fer.
*Langlois, méd. à l'hosp. de Maréville.
*Lévy (Ch.), 1867.
*Lévy (Emile), 1875.
Liébaut (Ambroise-Auguste), 1850.
Macé, agrégé à la Faculté.
*Marchal (Eug.), 1857.
*Marchal.
Parisot (Vict.), ✻, 1836, profes. à la Faculté de méd., méd. des épid., membre du Cons. d'hyg.
*Parisot (Emile), 1858, prof. adj. à la Fac. de méd.
Pierre, 1882.
*Piroux.
Pitoy, 1873.
*Poincaré (Emile-Léon), ✻, 1852, prof. à la Fac.
*Reboulleau (Théoph.), 1865.
*Reibel (Jules), 1873.
*Remi, 1880, méd. de l'assistance publique.
René (Albert), 1877, de midi à 2 h.
*Rohmer agrégé.
*Roussel (Pierre), ✻, 1831, prof. adj. à la Fac. de méd. prof. à l'Ecole départem. pour sages-femmes.
*Sadler.
Schlagdenhauffen, profes. à l'École de pharmacie.
*Schmitt, agrégé.
Simon, 1882.
*Sizaret, méd. de l'hospice de Maréville.
*Sogniès (Armand), 1868.
*Spillmann (Paul), 1868, prof. agrégé.
*Stœber (A.), 1876, de 1 à 3 h.
Thiebauld (H)., oculiste, de 1 à 3 h.
*Tourdes, ✻, 1843, doyen de la Faculté.
*Valentin (Camille), 1868.
Vallois.
*Weiss (Th.), prof. à la Fac.
*Weiss (Jules), ✻, 1849.

Ph. Arquevaux.
Balme (Charles).
Balme-Fraisse.
Cabasse.
Cayot.
Didelot.
Dorez (J.), 1881.
Dron.
Faron.

Brançois.
Gault-Hesse.
Gentil.
Gouy.
Hommel.
Jeandel.
Jeannin (Jules), 1869.
Knecht, 1875.
Lécuyer.
Monal (Jean-Louis), 1883. Droguerie.
Poulet, 1874.
Reutinger.
Royer.
Slodki.
Thomassin.
Tranchant (Ant.-C.), 1859.
Vesque (J.-Benjamin), 1850.

Champenoux (*Bouxières-aux-Chênes*).

D. Hally.

Custines.

D. Dard.

Dieulouard.

D.* Mansuy (Alex.-Edm.), 1871.

Dombasle.

D.* Rémy.
Ph. Pariselle.

Flavigny.

D.* Bertrand (Georges).

Fraisnes (*Diarville*).

Of.*Clément (Hipp.), 1883, méd. cant.

Frolois (*Flavigny-sur-Moselle*).

Of.*Magnien (Jul.-Céleste), 1845.

Frouard.

Ph. Schemmel.

Haroué.

D.* Cunin, 1873.
Rouyer (Nicolas-Aug.), 1850. méd. cant.
Thomassin (Nicolas), 1866.
Ph. Habillon (Constantin), 1866.

Laxou (*Nancy*).

D.* Langlois.
*Sizaret.

Leyr.

D. Quenette.

Malgrange.

D.* Picard, directeur de la maison de santé.

Malzéville (*Nancy*).

Of. *Nollet.

Moncel-sur-Seille.

D. Lasauce.

Nomény.

D.* Brocard (Ch.-Adolphe,) 1859, méd. cant.
Of.*Claude (Hubert-Aimé), 1835, méd. cant.
Ph. Dalbin.
Knecht (Louis-Fr.), 1843.

Pompey (*Frouard*).

D.* Claude (Séba.-Emile), 1862. méd. de l'hôp., méd. cant.

Pont-à-Mousson.

D.* Baurain (Louis-Félix), 1861, méd. cant.
Mahl (Ern.), 1865.
*Maillard (Léon), 1867, à 10 h.
*Mangenot (Nicolas), 1860.
Pierron.
Riboulot.
Schacken (de).
Ph. Gary.
Deflin.
Habillon.
Habis-Reutinger.
Mangenot (C.-M.), 1871.

Pont-Saint-Vincent.

D. Andreux (M.), 1880, de 11 à 2 h. et 6 à 8 h.
Müller, 1881.
Of. Chobaut (Constantin), 1836, méd. cant.
Ph. Maxant.
Peter.

Rosières-aux-Salines.

D.* Chrétien (Joseph-François), 1858, méd. cant.

Saint-Nicolas-du-Port.

D.* Duprey.
Marchal, 1879.
Of. Clément (Eugène), 1850, méd. cantonal.
Ph. Durollet, 1869.

Mangenot.

Thésey-Saint-Martin.
(*Nomény*).

D. François.

Vezelise.

D. Borom (Louis-Joseph), 1831.
*Cugnien (Jean), 1852.
Didier (Ern.), 1837.
Génot.
*Thouvenin (Ch.-Ant.), 1858.
Ph. Frémy (Nicolas), 1859.
Koechly (Charles), 1855.

Vroncourt (*Vezelise*).

D. Voinot.

BRIEY.

D. Cornel (Phil.), 1877, memb. du Cons. d'hyg.
Grevoisier (de) (M.-J.-C.-H.), 1847, méd. de l'hosp. de la maison d'arrêt, assermenté, membre du Cons. d'hygiène, méd. de l'assist. publ. et des douanes.
Laurent, 1879, memb. du Cons. d'hyg.
Ph. Fauché (P.-F.), 1846, membre du Cons. d'hyg.
Winsbach.

Audun-le-Roman.

D. Mangin (Richard), 1877.

Boismont (*Pierrepont*).

Of. Marchant, 1878.

Conflans-en-Jarnisy.

D.* Granjean, 1870, méd. du ch. de fer.
Ph. Miltgen (J.-Pierre), 1864.

Jarny (*Conflans-en-Jarnisy*).

D. Dorvaux, 1880.

Jouaville (*Batilly*).

D. Jacquin (Hubert), 1881.

Longuyon.

D.* Comon (Fr.-Ch.), ✵, 1850.
*Marie (Paul-Léon), 1873.
*Romand, (Mart.-Ern.), 1869.
Ph. Billiard (G.-Hon.-Em.), 1880.
Veynante.
Peter.

Longwy.

D. Camuset, ✵.
Coliez (Désiré), 1836, *n'ex. plus*.
*Coliez (E.), 1873, de 8 à 10 h.
*Freschard (Jos.-Em.), 1876.
Olinger (Jean), 1873, de 8 à 10 h.
Roch (J.-B.), 1845, médecin de l'Assistance publique.
Beckerick (N.-L.), 1882.
Moulnier (Jules), 1857.
Statu (Gust.), 1867.

Mars-la-Tour.

D.* Vigel (Fer.), 1864.
Ph. Moraczweski (Emile), 1847.

Norroy-leSec.

D.* Bermont (Cl.-J.-D.), 1858.

Oriville.

D. Maurice, 1878.

Pierrepont.

Ph. Rachon (Ch.-L.-Alb.), 1881.

Serrouville (*Audun-le-Roman*).

D.* Fourrier (J.-B.), 1852.
Fourrier, 1883.

Villers-la-Montagne.

D. Lelorrain (Henri), 1868.

LUNÉVILLE.

D.* Aubry, 1872.
*Job (A.), 1871, membre de l'Assistance publ., méd. adj. de l'hôpital.
*Maire, 1877, méd. du bur. de bienf.
*Mégrat, 1863, chirurg. adj. de l'hôp.
*Monginot, ✿ A, 1851, chir. en chef de l'hôp.
Paulin, 1879, méd. du bur. de bienf.
*Saucerotte 1852, méd. en chef de l'hôp., méd. du ch. de fer.
*Simon, 1848, chir. de l'hôp.
Ph. Diot, 1878.
Lazare, 1865.

Lootz, 1878.
Parmentier, 1881.
Perotel, 1872.
Riklin.
Saunier.
Schangel.

Baccarat.

D.* Alizon, 1871.
Mangin, 1839, méd. de l'As. publ. et du ch. de fer.
Schœffer, 1881.
Of. Saucerotte, 1840.
Ph. Klein.
Pierson (Joseph), 1868.

Badonviller.

D.* Messier, 1855, méd. de l'Ass. publique.
Ph. Goury, 1850.

Bayon.

D. Bouhon, 1869.
*Mergaut, ✠, I., 1844, méd. du ch. de fer et de l'Ass. publ.
Ph. Goebel.

Blamont.

D. Hanriot.
Zimmermann, 1881.
Ph. Reinstadler.

Cirey.

D. Martin, 1859, médecin de la verrerie.
Ph. Durupt.

Einville.

D. *François, 1876, méd. de l'As. publ.
*Molard (Victor), 1870, méd. de l'Assist. publ.

Gerbeviller.

D. Grasse, 1876, méd. de l'Ass. publ.
Labrevoit, 1835, méd. de l'hôp.
Lotz, 1880.
Ph. Gille, 1872.

Ogeviller (*Blamont*).

D. Sesselman, 1879.

Saint-Maurice.
(*Badonviller*).

D. Mirbeck (de), 1862.

Xure (*Parroy*).

D. *Curin de la Garde, 1865.

TOUL.

D. *Bancel (Camille), 1877, méd. de l'Assist. pub. et du ch. de fer, méd. de la prison,
Bouchon.
*Chapuis, 1879.
*Leclère, 1867, méd. adjoint de l'hôp., méd. honor. du Bur. de bienf., membre du Cons. d'hygiène, méd. de la Comp. des pompiers de l'Assist. publique.
*Manson (Alfred), 1860.
*Nacquard (Paul), 1871, méd. adj. de l'hôp., membre du Cons. d'hygiène, médecin de l'Assist. publ.
*Poignon.
Ph. Baraban (Gust.-Ch.), memb. du Cons. d'hyg.
Greiner (Ch.-Henri).
Husson (Camille), memb. du Cons. d'hyg.

Arnaville (*Pagny-sur-Moselle*).

D. Lepage (P.-P), 1857, méd. de l'Assist. publ.

Avrainville (*Domèvre-en-Haye*)

Of. *Harmand (L-Fr.-Xav.), 1868.

Bernécourt (*Noviant-aux-Prés*).

D. *Brundsaux, 1854, médecin de l'Assist. publique.

Blénod-lès-Toul.

D. *Contal.

Colombey-les-Belles.

D. *Habert, 1859, méd. de l'Ass. publ.
*Lebert (Gust.-Louis), 1869.
Ph. Bisch.

Favières.

D. Carel.

Foug.

D. *Serrière (X.-V.), 1866, memb

du Cons. d'hyg., médecin de l'Assist. publique.

Lagney (*Toul*).

Of. Gilet.

Liverdun.

D. *Sognet (P.-Th.), 1874.

Thiaucourt.

D. *Lahaye, 1840, méd. de l'Ass. publique.

Ph. Perrin.

Vandeléville.

D. Cadiot.

MEUSE.

POPULATION : 289,861 hab. — 92 Docteurs en médecine; 9 Officiers de santé; 39 Pharmaciens. — Association des Médecins de Commercy, Bar-le-Duc Verdun et Montmédy.

Quatre arrondissements : Bar-le-Duc, Commercy, Montmédy, Verdun.

BAR-LE-DUC.

*Chardin (E.), ✻, 1874, méd. adj. de l'hôp. memb. du Con. d'hyg.

Drapier (Ch.), ✻, chir. mil. en retraite.

Dubois (Louis), ✻, chir. mil. en retraite; *n'exerce plus.*

*Ficatier (Jules), 1878, chir. adj. de l'hôp., méd. adj. du lycée et de la prison, méd. mun. et du bur. de bienfaisance.

*Gelly (Lucien), 1864, chir. en chef de l'hôp., méd. du lycée, du bur. de bienf., de la pris., méd. municip. chef, membre du Conseil d'hyg. et du Comité de vacc., méd. des épid.

*Legendre (Ferdinand), 1854, memb. du Cons. d'hyg., insp. des pharm.

*Micault (Edmond), 1867, médecin de la Maternité, secrét. du Cons. d'hyg.

*Michel (L.-François), 1854, méd. en chef de l'hôpit., méd. du chemin de fer de l'Est, memb. du Conseil d'hyg., vice-prés. de la Soc. loc.

*Pierson (Jules), 1835.

Virlet, ✻, chir. militaire en retraite, memb. du Cons. d'hyg., insp. des pharm.

Ph. Badin (Jean), 1843.

Bala (Rémy-Emile), 1855, vice-prés. du Cons. d'hyg., insp. des pharm.

Dethorey, 1881.

François (Max-Nicol.), 1877.

Krick (Claude-Léon), 1864, memb. du Cons. d'hyg.

Picquot (Ed.), 1856, anc. int. lauréat des hôp.

Schœfler (Charles), 1877.

Ancerville.

D. *Gayot, 1874.

Beauzée.

D. Gillet (René), 1870.

Condé-en-Barrois.

D. Buvelot (Camille), 1876.

Cousances-aux-Forges.

D. *Weiss (G.-A-F.), 1880, lauréat de la Faculté.

Of. Pascal (Joseph), 1837.

Fains.

D. *Giraud.

Génicourt-sous-Condé.
(*Condé-en-Barrois*).
D. *Berthelemy, 1880.

Laheycourt.
D. *Jacquinet (Achille), 1867.

Ligny-en-Barrois.
D. *Caussin (Edmond), 1855.
*Géminel (Ch.-René), 1840, memb. du Cons. d'hyg.
*Hutin, 1877.
*Toussaint (Pierre), 1839.
Ph. Bazard (A.), 1881.
Munier (A.), 1875.

Loisey (*Bar-le-Duc*).
Of. *Cochet (Oscar), 1877.

Montiers-sur-Saulx.
Colin.
D. *Drouot (Maxime), 1878.
Gonsiewski (Hippol.), 1839.

Naives-devant-Bar.
(*Bar-le-Duc*).
D. *Boullet (Gaston), 1869.

Nettancourt (*Revigny*).
D. *Lignot (Jean-Bapt.), 1835.

Revigny.
D. *Thomas (Gust.), 1858.
Of. *Broussier (Charles), 1836.
Ph. Petit, 1871.

Robert-Espagne.
D. *Renaud (Auguste), 1851.
Pissot (Em.), 1885, tous les jours de 8 à 10 h.

Rumont (*Vavincourt*).
D. *Barbier (Joseph), 1851.

Stainville
D. *Guidon.

Triaucourt.
D. *Babin, 1867.

COMMERCY.

D. *Baux, 1872.
*Boyer, 1867.
*Burluraux, chir. militaire en retraite.
*Nivelet (Fr.), ✱, 1834, méd. en chef de l'hôpital et de l'Ecole normale primaire, méd. des épid., du bur. de bienf., memb. du Cons. d'hyg.
D. Nivelet (Nicolas-René).
Verjus (Ferdinand), 1868.
Ph. Josse, 1872.
Laforêt fils, 1867.
Marson (Em.), 1862, memb. du Cons. d'hyg.

Gondrecourt.
D. *Depautaine, 1854.
*Hanin, 1843.
*Magnan, 1862.
Ph. Vigeannel (Martial), 1876.

Lacroix-sur-Meuse
D. Collin.

Mauvages.
D. *Desjardins, 1862.

Maxey-sur-Vaise.
D. *Hagen, 1855.

Sampigny.
D. Mariotte, 1831.
*Vicq (Camille).

Saint-Mihiel.
D. *Canton, secr. de la Soc. loc.
*Dupont (Ferd.), 1849, méd. adj. de l'hôp., insp. des pharm., conserv. du dépôt de vacc., memb. du Cons. d'hyg.
*Hémelot (Alph.), 1858, chir. en chef de l'hôp.
Langlois (E.).
*Larzillière (L.-Christ), 1844, méd. en chef de l'hôp., memb. du Cons. d'hyg., prés. de la Soc. loc.
*Robert (Gust.), 1866, trés. de la Soc. loc.
Ph. Humbert (Jacques), 1862.
Huot (Nic.-Nap.), 1870.
Malard, 1874.

Sauvigny.
D. *Melcion (Gustave), 1878.

Sorcy.
Of. Manson, 1826.

Treveray (*Demange-aux-Eaux*).
D. *Dordelu.

Of. Chen t, 1834.

Vaucouleurs.

D. Cabasse, 1876.
Grégoire (A.).
Ph. Delporte.
Maréchal, 1876.
Protat (Marie), 1869.

Vigneulles.

D. *Brunet.
*Rémy, 1849.

Villotte.

Of. *Richard (Ferdinand), 1880.

Void.

D. *Grandjean (Eugène), 1846, memb. du Cons. d'hyg.
*Rouyer, 1875.
Ph. Boob (A.), 1884.
Grenier, 1851.
Gondrecourt.

MONTMÉDY.

D. Hacherelle, ❊, 1854.
*Spiral, ❊, 1841.
*Spiral fils, 1873.
Ph. Celice (J.-B.), ❊, 1843; *n'ex. plus.*
Rigaud (Marie), 1879.

Consenvoye (*Sivry-sur-Meuse*).

Of. *Bertrand, 1872.
*Toussaint, 1847.
Ph. Nickel (Victor), 1861.

Damvillers.

D. *Maillard.
Ph. Dumont, 1878.

Dun-sur-Meuse.

D. *Celice (Léon), 1874.
*Rigaux, père. 1840.
*Rigaux, fils, 1884.
Ph. Christophe.

Jametz (*Louppy*).

Of. Coche, 1848.

Mangiennes (*Spincourt*).

D. Jeanroy, 1844.

Marville.

D. Dubois, 1865.
Ph. Ville (J.), 1881.

Montfaucon.

D. *Engel.

Muzeray (*Spincourt*).

D. *Didion (Alexandre), 1872.

Spincourt.

D. Blaising.

Stenay.

D. Duclusaux, 1853.
Duclusaux fils.
*Thiébaut.
Ph. Vautrin (Paul), 1881, 1re cl.
Warin, 1873.

VERDUN

D. *Cicille (Henri), 1877.
Gœury, 1879.
*Lescuyer (Félix), 1863, chir. adj. des hospices.
*Lespine (Alb.), 1877, méd. adj. des hospices.
*Madin (Jean), ❊, 1822, méd. de la police sanitaire des prisons.
*Neucourt (Lambert-Félix), 1844.
*Paris (Paul), 1866, méd. des hospices et du collège.
*Verdun (Ernest), 1872, méd. des épid., du chem. de fer de l'Est, chir. en chef des hospices.
*Villard (Emile), 1878, de 11 à 2 h.
Ph. Chamouin (Charles), 1859, memb. du Cons. d'hyg.
Chossel, 1882.
Lapanne (E.), 1882.
Neucourt (L.), 1839, memb. du Cons. d'hyg.
Trailin (Georges), 1877.

Bonzée (*Manheulles*).

D. Ledrolle (Dieudonné), 1866.

Clermont-en-Argonne.

D. Collot (Charles), 1848.
*Godfrin (Alfred), 1869.
Ph. Bonneuil (de), 1881, à 11 h. mat.
Gand (Léon), 1875.

Dieue.
D. *Delavaux, 1878.
Etain.
D. Crucis (Léon), 1874.
*Japin (Ernest), 1857.
*Parisot (Jean-Bapt.), 1845, 8 h. mat.
Ph. Heisch, 1874.
Pernet (Jean-Ed.), 1870.
Fresne-en-Voëvres.
D. *Robinet (Jean-Simon), 1865.
Ph. Warin, 1877.
Le Thillot.
D. Brallet (M.-J.-E.), 1883, de 8 à 10 h.
Tilly (*Souilly*).
D. François (Pierre-Ern.), 1863.
Varennes-en-Argonne.
D. *Mathieu (Albert), 1873.
Tranchard (Louis), 1849.
Ph. Daubrée (Franç.-Em.), 1849

MORBIHAN.

Population : 521,614 hab. — 57 Docteurs en médecine ; 13 Officiers de santé ; 29 Pharmaciens. — Association locale pour le département.
Quatre arrondissements : Vannes, Lorient, Ploërmel, Pontivy

VANNES.

D. *Blanche (Joseph), 1869.
*Closmadeuc (Th. de), 1855, prés. de la Soc. loc.
*Eon (O.), ✻, 1847.
*Fouquet fils, 1868.
*Giquel, 1873.
*Mauricet (J.-Jos.), ✻, 1822.
*Mauricet (Alph.), 1863, trés. de la Soc. loc.
Ph. Guillevin (Henri), 1881.
Jouanguy (Ch.-Marie), 1870.
Le Bot (Ern.-Th.-M.), 1878.
Marchais (Eugène), 1870.
Mélan (François), 1876.
Perrin (René), 1851.
Carentoir.
Of. *Boucher (Paul-Marie), 1857.
Gacilly (La).
Of. *Pidon (Franç.-Marie), 1865.
Robert (Paul-Raphaël), 1864.
Muzillac.
D. Drouet (Ange), 1874.
*Ecorchard (André), 1853.
Questembert.
D. Passillé, 1845.
Of. Passillé (Aimé-Alf.), 1877.
Ph. Bayon (Charles), 1881.
Thibaut (J.-Baptiste), 1873.
Roche-Bernard (La).
D. *Cornudet (Fidèle-M.), 1844.
Duclos (Joseph), 1879.
Ph. Liber (Jean-Marie), 1870.
Rochefort-en-Terre.
D. *Duhel (François), 1850.
Hervéou (Gustave), 1884.
*Le Glouahec (Pierre-Marie), 1869.
Sarzeau.
D. *Bourdet (Ferd.-Em.), 1873.

LORIENT.

D. Bodélio (Louis), 1871.
*Cousyn (Louis-Ed.), 1870.
*Fatou (Eugène), 1855, vice-prés. de la Soc. loc.
*Jacolot (Alph.-Arist.), 1861, de midi à 2 h.
Laville (Jos.-Alph.), 1872.
Le Diberder (Victor), 1837.
Le Diberder (P.-M.), 1869.
Le Moyne (Julien-M.), 1878.
*Marc (Jacques-Marie), 1866.
Mauge.

Sauvage, 1883.
*Thomeuf (P.-Léon), 1859.
Waquet (L.-M.-Ant.), 1877.
Ph. Bouglé (Hyacinthe), 1864.
Cochet (Franç.), 1860, *n'ex. plus.*
Gosse (Ed.-M.-M.), 1874.
Joubaud (L.-Marie), 1856.
Le Corno (Eugène), 1873.
Le Glouahec (Eug.-L.), 1873.
Renoult (Eug.-Marie), 1863.

Auray.

D. *Fonnet (J.-M.-A.), 1868.
*Jardin (Alex.-Marie), 1871.
Ph. Gauthier (Mathurin), 1820.
Morcette (Alfred), 1840.

Belle-Isle-en-Mer (*Le Palais*).

D. Pitache (Eug.-Marie-Anne), 1877.
Ph. Lanco (Ch.-A.-E.), 1862.

Carnac.

D. *Gressy (Alexandre), 1857.
Lefranc (Jos.-Ange), 1881.
Of. Roperch (Jean), 1847.

Hennebont.

D. Evano (Jules-Marie), 1854.
*Guillevin (Fr.-M.-V.), 1873.
Ph. Dannet (Ch.-Julien), 1858.

Kerentrech-Lorient.

D. Le Garrec, de midi à 2 h. et de 10 à 11 h. Merc. et sam. de midi à 2 h.

Plouay.

D. Le Garrec (P.-Louis), 1876, de midi à 2 h.
Laraussie (O.), 1865.
Ph. Brient, 1880.

Pontscorff.

D. Durand, 1837.

Port-Louis.

D. Guillemart (J.-B.), 1868.

PLOERMEL.

D. *Goupil (François), 1853, méd. des épidémies.
Of. Daversin (Auguste), 1857.
Ph. Coullorh (P.-M.), 1876.
Daversin (Léopold), 1863.

Guer.

Of. Brénugat (Auguste), 1859.
Ledieu (Pierre-Victor), 1837.

Josselin.

D. Deleboecque (A.-H.-M.), 1874.
*Paulus (Paul), 1841.
Ph. Gernigon (Jean-Bapt.), 1835.
Thouault du Hauvillé (Théophile), 1857.

Malestroit.

D. *Daversin (Alfred), 1866.
*Robert (J.-Marie), 1864.
Robert (J.-Marie fils, 1880.

Mauron.

Of. Guillotin (Joseph), 1850.
Jamyot (Emmanuel), 1845.

Plumelec.

D. *Moizan (Jean-M.), 1849.

Saint-Brieuc-de-Mauron (*Mauron*).

Of. Gisquiaux (Pierre), 1856.

PONTIVY.

D. Daguillon (Léon-Jos.), 1856.
Glais (Joseph-Marie), 1875.
*Langlais (Pierre), 1875.
Le Fur (Frédéric), 1852.
Ph. Le Rouzic (Louis), 1875.
Mered (Louis), 1882.

Baud.

D. Delord (Etienne), 1853.
Ph. Pascal (P.-L.-Marie), 1880.

Faouet (Le).

D. *Audic (Eugène-M.), 1876.
*Roger (Victor), 1856.
Of. *Nayel (Paul), 1821.

Gourin.

Of. Guilloux (Louis), 1850.

Guémené-sur-Scorff.

D. *Champenois (Louis), 1859.
*Richard (J.-B.), 1847.

Locminé.

D. Aubry (Paul-M.-J.), 1882.
Nouet (Ange), 1874.
Ph. Lemarchand (Henri), 1847.

NIÈVRE.

POPULATION : 347,576 hab. — 105 Docteurs en médecine; 7 Officiers de santé; 42 Pharmaciens. — Association locale des Médecins du département.

Quatre arrondissements : Nevers, Château-Chinon, Clamecy, Cosne.

NEVERS.

*David (Ch.), 1868, chir. en chef de l'hôp.
Fichot (Séb.-Ch.), 1850.
Gastowth.
Jourdan, 1873.
Lefèvre (Albert), 1885.
Martin (Henri), 1883.
*Ranque, 1859.
*Robert (Saint-Cyr), 1879, prés. de la Soc. loc., méd. de l'hôp., méd. du lycée.
Robert (Saint-Cyr) fils, 1879, méd. adj. de l'hôp., ch. fer.
*Subert, 1863, médecin adj. de l'hôp.
Ph. Binet, 1874.
Dujon (Pierre), 1871.
Fichot (Charles), 1858.
Hurbain (Philippe), 1877.
Javillier (Jacques), 1872.
Maillard (Jean-Bapt.), 1874.
Mouton (Alexis), 1862.
Pigeon (Cam.-Jean), 1873.
Provost-Comoy, 1855, ph. de l'hôp.
Touret (Jean-Jules), 1878.

Anlezy.

D. Soudan (Pierre), 1852.

Cercy-la-Tour.

D. Walsdorff (Joseph), 1872.

Decize.

D. *Comoy (Pierre), 1876.
*Dezautières, 1842.
*Gros (J.-B.), 1859.
*Roy (J.-B.), 1821.
Ph. Archambault, 1873.
Raymond, 1882.

Fourchambault.

D. *Combeau (Emile), 1866.
Gauthier (L.), 1872, de midi à 2 h.
*Pigeon, 1837.
Ph. Boutron.

Fours.

D. *Decertaines, 1834.
Jonon (Théobald), 1859.

Guérigny.

D. Delille.
Lecomte.

Imphy.

D. Doumic, 1838.
Ph. Comoy.

Lucenay-lès-Aix.

D. Denozier, 1855.

Dornes.

D. Brouillet.

Machine (La).

D. *Dezautières fils, 1870.

Pougues-les-Eaux.

D. Bovet (Ch.), méd.-insp. des eaux de Pougues.
Janicot, médec. cons.
*Mignot, 1859, vice-prés. de la Soc. locale, secrét. du Cons. d'hyg., insp. des ph., médec. cons.
Rougon (J.-C.), ✠, médec. consult.

Saint-Benin-d'Azy.

D. Ravet.
Of. *Plissrad, 1837.
Ph. Beaudot (G.), 1880.

Saint-Pierre-le-Moutier.

D. *Courtault-Raphanel, 1878.
*Lomet (Xavier), 1863.
Mouzat.
Ramage, 1879.
Ph. Béraud (M.), 1876.
Giraud (J.-Ferd.), 1871.

Saint-Saulge.

D. Auvert.
Philippon, 1882.
Rondu.
Of. *Berdoux, 1829.
Ph. Ferrier (Ant.), 1876.

CHATEAU-CHINON.

D. Bogros (J.-M.), 1848.
Boullenot (Phil.), 1830.
Lemoine (Paul), 1876.
Ph. Grancourt (Cl.), 1869.
Mongin (Jean-Marie), 1872.

Arleuf-du-Morvan.

Of. Navault (Alph.), 1842.

Chatillon-en-Bazois.

D. *Zylinski, 1866.
Ph. Frébault, 1863.

La Noile.

Of. Guillien, 1831.

Luzy.

D. Bertrand, 1863.
Bricard, 1832.
Gros (Ant.-Phil.), 1840.
Luquet, 1885.
Ph. Colin.

Montsauche.

D. Gandaubert, 1873.
Monot (Charles), 1857.

Moulins-Engilbert.

D. *Jouannin, 1853.
*Thirault, 1871.
Ph. Defosse (Aug.-Marie), 1859.
Navault, 1840.

Saint-Honoré-les-Bains.

D. Binet, 1873, de 8 à 9 h. matin et de 1 à 3 h. soir.
Breuillard, 1870.
Collin (E.), ✻, 1852, méd. inspecteur.
Collin (H.) fils, 1885.
Comoy (A.), maladies des oreilles et du larynx, de 2 à 4 h.
Odin (Marius), ✻, de 2 à 4 h
Rasse, 1837.

CLAMECY.

D. Beaufils, 1881.
Heulard d'Arcy, 1830.
*Maringe, 1867.
*Regnault (Alfred), 1868.
*Roëllinger (Léger), 1877.
Sellier, 1848.
Ph. Chapuis (Clém.), 1862.
Guerreau (Elie), 1860.
Renard, 1885.

Asnan (*Tannay*).

D. *Cointe (Ch.-Gab,), 1858.

Brassy (*Lormes*).

Of. *Pernin (Ch.-Léon), 1868.

Brinon (*Les Allemands*).

D. Bourdereau, 1854.
*Regnault (Albert), 1873.

Corbigny.

D. Billard.
Fichot (Jules), 1868.
Lantier.
Paillard (André), 1867.
Ph. Charrier.
Jardé (Victor), 1874.

Corvol-l'Orgueilleux.

D. Ferry (Jules), 1879.

Entrains.

D. Juventy, 1840.
Ragon, 1859.
Suryot (Désiré-Prosp.), 1877.
Ph. Dechaux (Phil.), 1876.

Lormes.

D. *Lantier, 1880.
Of. Borne de Gouvault, 1854.
Ph. Faucard (J.-Léopold), 1864.

Monceaux-le-Comte.

D. Thomas.

Neuffontaines.
(*Bazoches-en-Morvan*).

D. Girard.

Tannay.

D. *Charpentier, 1862.
Gourjon.
Ph. Bernos, 1884.

Varzy.

D. *Gaveau d'Angerville, 1841.
Gaveau d'Angerville fils, 1876
Paillard (Théod.), 1875.
Ph. Suisse, 1882.

COSNE.

D. Laurent.
Maydien.
Moineau (Emile), 1855.
Moineau (Jules).
Valuis (Henri), 1876.
Ph. Chabin (Arthur), 1875.
Noël (François), 1853.

Bouhy
(*Saint-Amand-en-Puisaye*).

D. *Ledroit, 1841.

Champlemy.

D. *Paley (Jean-Pierre), 1858.

Saint-Malé.

D. Ducoudray (Félix).

Charité (La).

D. *Cortet, 1875.
Gallopain, dir. de l'asile des aliénés.
*Mathieu (Auguste), 1839.
*Perrier, 1851.
*Raillard, 1871, trés. de la Soc. loc.
Ph. Chauvin (Léonard), 1862.
Dircksen (Eug.), 1874.

Châteauneuf-Val-de-Bargis.

Of. Adam (Abel).

Donzy.

D. Aurousseau (Guillaume).
Billeton.
*Debande, 1855.
Dhubert, 1839.
Ph. Guiétand (Léon), 1872.

Neuvy-sur-Loire.

D. Deblenne, 1883.

Pouilly-sur-Loire.

D. *Basset (Franç.-Jos.), 1845.
Gaulon (Pierre-Edme), 1866.
Gautier.
Ph. Clément, 1867.
Faivre, 1841.

Prémery.

D. Caix (Eugène), 1883.
*Charpentier père, 1831.
*Charpentier fils, 1866.
Ph. Bouchicot, 1843.

Saint-Amand-en-Puisaye.

D. *Thomas (Michel), 1868.
Ph. Cavy (François), 1867.

NORD.

Population : 1,519,585 hab. — 335 Docteurs en médecine; 192 Officiers de santé; 254 Pharmaciens. — Association locale des Médecins du département.

Sept arrondissements : Lille, Avesnes, Cambrai, Douai, Dunkerque, Hazebrouck, Valenciennes.

LILLE

D. *Arnould (Jules), 1857, rue Solférino.
Baelde, r. de l'Hôp.-Milit., 60
Baltus (Ernest), 1874, rue Négrier, 10 *bis*.
Baroux (Paul), 1884, rue Colbert, 68.
Barrois (Théod.), rue Lannoy, 37.
*Baudry, 1874, oculiste, rue Jacquemars-Giélée, 14.
Béchamp (Pierre), père, 1856, rue des Fossés, 36.

Béchamp fils, (Marie-Jos.), 1875.
Bécourt, rue de Bouvines, 3.
Bourgogne (Florent-Emm.), 1847.
Brissez (Joseph-Adolphe), 1829, rue Sainte-Catherine, 7.
Caire (Claudius), 1852, rue Jacquemars-Giélée, 87.
Caron, r. St-Gabriel, 4.
*Castelain (F.), 1869, place des Reignaux, 21.
*Castiaux (J.-Ch.), ✿ A, 1873, rue Solférino, 120.
*Cazeneuve (Valentin), O ✻, 1836, présid. de la Soc. loc., associé national de l'Acad. de médecine de Paris, rue des Ponts-de-Comines, 26.
Challe (Ern.), 1876.
Chatain, quai Basse-Deule, 19 *bis*.
Chottin (Louis-Désiré), 1881, rue d'Amiens, 30.
Colas, rue de Roubaix, 11.
Cuignet (L.-J.), ✿ A, 1851, rue de l'Hôpital Militaire, 68.
Coppens, r. du Molinet, 10.
Darbe, boulevard de la Liberté, 69.
Delassus, boulevard Vauban, 114.
Debierre, rue de la Barre, 75.
*Delage (Cyprien-F.), 1856, rue des Fleurs, 18.
*Demon (F.-X.), 1867, rue de Douai, 53.
Desplats (Henri), 1870, boulevard Vauban, 52.
Dubar, pl. aux Bleuets, 26.
Dubayle (Louis-A.), 1866.
Dubois (Louis-E), 1881, rue Bourgenbois, 5.
*Dujardin (P.-Antoine), 1833, rue de la Gare, 46.
*Dujardin fils, (Alfred-Aug.), 1875, boulevard Vauban, 32.
Eustache (Gonzague), 1864, r. Jacquemars-Giélée, 124.
Folet, secr. de la Soc. loc., boul. de la Liberté, 76.
*Garreau.
Gaulard, r. Jean-Sans-Peur, 44.
*Gorez (Pierre-Adolp.), 1873, rue Jean-sans-Peur, 12.
Guermonprez (Franç.-J.O.), 1875, rue du Faubourg-de-Tournai, 52.
*Hallez (L.-St.), 1869, rue des Jardins, 16.
Henry (Jules), 1854, rue de l'Hôpital-Militaire, 38 *bis*.
Honnart (Alex.-Jean), 1855, rue de Coquelets, 18.
*Joire (Abel-J.-B.). 1830, rue Saint-André, 40.
Lacroix, rue Thiers.
Lambin (Charles), 1880, rue des Postes, 31.
Leloir (H.), 1881, merc. et vendr. de 2 à 4 h., place aux Bleuets, 34.
Leroy (Ch.), 1875, rue de Tournai.
Lescœur (Henri), ✿ A., prof. à la Faculté de médecine.
*Lingrand (Victor), 1872, rue Saint-Pierre, 29.
Lober (César-Désiré), 1874, méd. des hôp., de 1 à 3 h., rue Solférino, 234.
*Looten (Jules-A.), rue des Molfonds, 1.
Mabboux, rue Nationale, 69.
Malapert-du-Peux (Ulysse), 1853, rue Patou, 5.
Monniez, rue Solférino, 310.
Morelle (Emile), 1840, boulevard Bigo-Danel, 29.

Morisson, rue de Jemmapes, 88.
Morival, 1884.
*Noquet (Vital), 1872, rue de Puebla, 33.
*Olivier (Victor), 1849, trés. de la Soc. loc., rue Solférino, 314.
*Paquet (Al.-L.), 1867, rue Notre-Dame, 28.
Parise (Jean), ✻, 1842, place aux Bleuets, 26.
*Patoir (L.-J.), 1865, rue de Thionville, 16.
*Pilat (Charlemagne), ✻, 1843, vice-prés. de la Soc. locale, rue Jacquemards-Giélée, 36.
*Pucelle (Edmond-C.), 1849.
Raynal (Etienne), 1880, rue Baptiste-Monnoyer, 12.
*Rey (P.-F.), 152, rue de l'Hôpital-Militaire, 87.
Richard (Ch.), 1879, rue des Fossés-Neufs, 38, de 1 à 3 h.
Richez, rue Basse, 12.
*Robillard (Louis-Hyacinthe), rue de Thionville, 37.
Sacreste, rue Négrier, 51 *bis*.
Savary, 1879.
*Testelin (A.-A.), 1837, vice-prés. de la Soc. loc.
Tourneux, prof. d'histol. à la faculté.
*Traill, rue Manuel, 87.
*Turgard, rue Masurel, 9.
Vanoye, boul. Bigo-Danel, 71
*Van Peteghem (François), 1878, of. de 1856, rue Colbert, 66.
*Verhaeghe (Oscar), 1861, rue Charles-Quint, 9.
*Wannebroucq (Emile), ✻, 1859, rue Jacquemars-Giélée, 25.
Wartel (Adolphe), 1881, fg de Tournai, 99.
*Wintrebert (Louis-Const.), 1866, rue Boucher-de-Perthes, 88.
Wertheimer, rue Thiers.
*Boutry (Jules), 1861.
*Choteau (Adolphe-Joseph), 1860, rue du Faubourg-de-Roubaix, 88.
Claize (Aug.), 1867.
Cocheteux (Valentin), 1854, rue de la Plaine, 31.
*Daubresse (Ch.-Louis), 1836, rue de Gand, 49.
*Deblonde (Henri-Léonard), 1852, rue de Bouvines, 13.
Dhaine, rue Delezenne, 7.
Duhamel (Alf.-Eug.), 1875.
Dupros, rue de Paris, 147.
*Lambillotte, r. Saint-Gabriel, 44.
*Labanhie (Léon-Aimé), 1871, rue des Bouchers, 12.
*Lautiaux (J.-Dés.-Ph.), 1858, rue Sainte-Catherine, 9.
Le Fort (Hector), 1870, rue Colbert, 44.
Legrand (Julien), 1872, rue d'Amiens, 14.
Maeght (Adolphe-Charles), 1866, rue d'Arcole, 38.
Paux (Pierre-Désiré), 1856, place Nouvelle-Aventure, 34.

Ph. Ardaens (Charles), 1863, faubourg de Tournai, 46-48.
Barbez (Ed.-Ch.), 1847, rue Neuve, 38.
Batteur (G.-Albert), 1880, rue Royale, 45.
Boutillier (Auguste-Ant.), 1839, rue des Suaires, 24.
Brochet (Louis), 1870, place du Lion-d'Or.
Bruneau (Léopold-Joseph), 1880, rue Nationale, 71.
Cambier (Léon-Joseph), 1868 rue des Ponts-de-Comines, 30.

Coasne (Ch.-François), 1858, rue des Prêtres, 28.
Courorble, r. de Douai, 13 *bis*.
Courtin (Emile), 1869, rue Saint-André, 10-12.
Deblock, fg de Tournai, 77.
Delahaye (Eugène-D.-E.), 1877, rue Nationale, 269.
De Lille, rue N.-Dame, 283.
Deroo (Aug.-Emile), 1859, rue de Paris, 119.
Deroubaix, rue de Puebla, 36.
Desmarescaux (Drison-L.), 1860, rue Notre-Dame, 109
Doye (Emile), 1871, rue Ban-de-Welde, 26.
Duflos, rue Saint-André, 123,
Dupas, 1861.
Dupont (Lucien), 1877, rue des Postes, 51.
Duquesne, rue Solférino, 159.
Evrard, rue N.-Dame, 250.
Fanyau (Oscar-Joseph), 1875, place de Strasbourg, 4.
Foulon (Charles), 1875, Gr.-Place, 16.
Gareau (Lazare), 1860.
Gobert (Alp.-Aug.), 1872. rue Esquermoise, 26; de 8 à 10 h. du matin.
Hérin (Emile), 1872, rue des Sarrazins, 24.
Holbecq (Ernest), 1881, rue Saint-Gabriel, 73.
Jurot, rue de Douai, 13 *bis*.
Lebrun (Jules-Phil.), place Philippe-le-Bon, 5.
Lemaire (Elie), 1860, rue Sec-Arembault, 34.
Lemoyne (Ch.), 1876, rue de Tournay, 133.
Lobert (Emile), 1873, rue Priez, 30.
Lotar (Henri-Aimé), 1862, rue de Roubaix, 27.
Machelart (Anatole), 1873, rue Notre-Dame, 142.
Marchand (Emile), 1876, rue des Suaires, 3.
Miot (Ch.-Henri), rue Notre-Dame, 222.
Morelle (Em.-Fr.-J.), 1861, rue de la Monnaie, 37.
Nocquet (Jules), 1869.
Ozille, rue Esquermoise, 60,
Papegeay (Zacharie), 1867. rue des Postes, 108.
Périn (Zéphir), 1877, faubourg de Roubaix, 74.
Piedanna (Paul), 1874, rue d'Arras, 50.
Seingier (Amédée), 1873, rue Nationale, 26.
Selle, rue des Arts, 42.
Schmitt, rue Nationale, 117-119.
Thibaut (David), 1874, rue des Augustins, 4.
Thienlet (E.), rue Colbert, 10,
Vandendriesche (Em.), 1866. Gr.-Chaussée, 49.
Van Grevelynghe (Ernest), 1872.
Vantroyen (Auguste), 1875, rue Saint-Gabriel, 27.
Vanverts (Julien), 1867, rue de Paris, 199.
Waché (Henri), 1854, rue Esquermoise, 91.
1880, r. Esquermoise, 45.

Annœulin.

Of. Delcroix (Arthur), 1882.
Herbeaux (Odilon), 1873.
Ridon (P.-J.), 1833.
Ph. Buquet (Henri-Jos.), 1879.

Armentières.

D. Dubar (Jean-Baptiste), 1861.
Dufour, 1860, médecin adj. de l'asile des aliénés.
Dubiau, médec. en chef de l'asile d'aliénés.
*Traisnel (Dieud.-L.-Joseph), 1876.
*Vincent (Jules-Xavier), 1870
Of. *Daubresse (Louis), 1834.

*Dujardin (Henri), 1860.
Duriez (Jules-Émile), 1868.
Ph. Cardon (Léon-Louis), 1879.
Dautricourt (Louis-J.), 1866.
Honoré (Vital), 1870.
Jeanson (Edm.-Louis), 1860.
Maeght (Félicien-M.), 1867.
Mercier (H.-Jules), 1879.

Ascq.

Of. *Richez (J.-J.), 1863.

Aubers.

Of*Carpentier (J.-C.), 1867.

Baisieux.

Ph. Denis (Arth.-Ch.), 1873.

Bassée (La).

D. Courtois (L.-C.), 1863.
Legrand (Victor), 1879.
*Pollet (Léon-Alphonse-Jos.), 1852.
Ph. Cailliez (Ferd.-Jos.), 8875.
Desert (Honoré-François), 1873.

Bérsée.

Of. Duburque (Louis-Jos.), 1879.

Bondues.

Of. *Breda (Raymond-V.), 1839.

Bousbeque (*Halluin*).

Of. Laman (Valentin-Jos.), 1843.

Camphin-en-Pévèle. (*Baisieux*).

D. *Staes (Cam.-Léon-Auguste), 1875.
Of. *Staes (Léonard-Jos.), 1846.

Chereng (*Baisieux*).

Of. *Roche (J.-B.), 1864.

Comines.

D. *Vouters (P.-Fr.-L.), 1872.
Logie (Louis), 1840.
Ph. Crombé (Victor), 1879.

Croix.

D. *Descarpentries (Alb.-Fél.), 1866.
Morival (J.), 1884.
Of. Staes (Ferdinand), 1876.
Ph. Fauverghe (L.-A.-R.), 1874.

Cysoing.

D. *Desmons (F.-A.-A.), 1857.
Of. Meurisse (Bernard-Clovis), 1873.
Ph. Gaillet (H.-J.), 1868.

Deulemont. (*Quesnoy-sur-Deule*).

Of. Toffard (A.-L.-D.), 1876.

Ennetières-en-Weppes. (*Haubourdin*).

Of. Vandersnikt (Franç.), 1828.

Flers (*Croix*).

Of. Delannoy (Auguste-Désiré), 1876.
*Détroy (Alex.), 1843.

Fournes-en-Weppes.

D. Wallaert.
Ph. Denis (Adolphe), 1839.

Fretin (*Pont-à-Marcq*).

Of. Bleuzé (Jules), 1866.

Gondrecourt (*Seclin*).

Of. Lesur (Victor-Émile), 1876.

Halluin.

Of. *Pierchon (Auguste), 1875.
*Staes (Louis), 1850.

Haubourdin.

D. Cottigny (F.-P.-J.), 1862.
Desfontaine fils
Of. *Desfontaine, 1844.
Ph. Gruyelle (Ludovic), 1876.
Guermonprez (François-J.), 1845.

Hem (*Lannoy-du-Nord*).

Of. *Coubronne (Léon), 1874.

Houplines (*Armentières*).

D. Delcambre (Benoit-A.), 1879.
Of. Descamps (P.-L.-J.), 1868.
Ph. Carpentier (Ch.-Henri), 1879.

Lambersart (*Lille*).

D. Martin (Léon), 1880.

Lannoy.

D. *Croin (Victor), 1879.

Linselles.

Of. *Bonenfant (Phil.-Jos.), 1850.
Delbecq (G.), 1881.

Lomme.

Of. *Lemaire (Théophile), 1852.
Ph. Devailly (H.-Désiré), 1879.
Fournier (Gustave), 1875.

Loos.

D. *Billon (Ed.-Jos.), 1838.
Hervieux (Paul-Ferd.), 1879.
Larrieu (Sylvain), 1878.
Of. Pruvost (L.-A.), 1860.

Lys (*Lannoy-du-Nord*).

Of. *Petitbois, 1848.

Madeleine.

D. Benoit (Édouard), 1880.
Patoir (Louis-Joseph), 1864.
Of. Champenois (J.-Bapt.), 1877.
Ph. Cafliaux (Henri-Em.), 1875.
Lagneau (Georges), 1881.
Vauverts (Emile), 1877.

Marcq-en-Barœul.

D. *Baelde (Fél.-Jos.), 1874.
Delecourt (Emile-Dés.), 1864.
Ph. Baelde (Albéric).

Marquette.

Of. Debruille (Charles), 1878.

Mons-en-Pévèle.
(*Pont-à-Marcq*).

Of. *Hérent (J.-A.), 1856.

Mouchin.

Of. Escouffe (A.-César), 1878.

Mouvaux (*Tourcoing*).

Of. Vincent (Vict.-Alf.), 1868.

Pérenchies (*Lille*).

Of. Descarpentries (E.-Désiré), 1875.

Phalempin.

D. Brunet (Louis), 1883.

Pont-à-Marcq.

Of. *Desprez (L.-J.), 1857.
Ph. Licardy (Guillaume), 1856.

Quesnoy-sur-Deule.

D. *Dubuisset (L.-Désiré), 1836.
Of. *Pruvost (Ed.-L.-Alb)., 1856.
Ph. Béhague (Edm.), 1881.

Ronchin (*Lille*).

D. Desmons (Jules), 1881.
Of. *Dubuisset (J.-B.), 1831.
Dubuisset (Charles), 1881.

Roncq.

D. Galissot, 1881.
Of. Cuisinier (Em.-Is.), 1841.

Roubaix.

D. *Blasart (Arthur), 1872.
*Butruille (Hippolyte), 1878.
*Carette (Isid.), 1839, méd. des hôp. et hosp. civils.
Debacker (Félix), 1881.
*Degrandt (Cam.-Frédéric), 1866.
Delgrange (Louis), 1879.
*Derville (Henri-Jos.), 1874.
*Dubron (Auguste), 1874.
*Godefroy (Constant), 1843.
*Godefroy (A.), 1877.
Landry (Paul), 1858.
*Largillière (Louis), 1879.
*Lefèvre (Aug.-Henri), 1847.
Lepoutre (Charles), 1880, de midi à 2 h.
Of. *Bernard (Adolphe), 1866.
*Denis (J.-H.-C.), 1859.
Deux (Joseph-Octave), 1877.
Philippart (Gabriel), 1843, maladies des femmes, ovariotomie, maladies des organes génito-urinaires, de 1 à 3 h.
Ph. Bataille (G.-Ch.), 1875.
Blasin (Joseph), 1879.
Boyaval (Emile), 1879.
Coille (Charles), 1861.
Constant (Arth.-H.), 1874.
Corbeau (Louis-Léon), 1875.
Couvreur (Victor), 1874.
Delelis (Camille), 1877.
Deux (Octave), 1873.
Dienne (Victor), 1873.
Fontaine (Ferd.-H.), 1869.
Heisé-Noyon, 1879.
Lagneau (Camille), 1879.
Lefebre (Eugène), 1868.
Legrand (J.-B.), 1867.
Montaigne (H.-A.), 1865.
Pauwels (Emile), 1871.
Stichelbaut (Edouard), 1880.
Wicart (Victor-Emile), 1875.

Sainghin.

Of. *Hennocq (Emm.), 1879.

Saint-André (*Lille*).

D. Bouchaud (J.-B.), méd. en

chef de l'asile des aliénés de Lommelet.
Of, Ellart (Gustave), 1878.

Seclin.

D. *Couvreur (Ach.), 1861, ex-int. des hôpit. de Paris, médecin de l'hôpital de Séclin.
Ph. Delahaye (H.-Eug.), 1846.
Mallet (Fortuné), 1873.

Templeuve.

Of. Havet (J.-B.-J.), 1826.
*Hermand (Louis), 1845.
Tison (François), 1880.

Thumeries.

Of. Blondeau (Rodolphe), 1878.

Tourcoing.

D. Brunet.
*Cadeau (Em.-Ch.), 1874.
*Catteau (Jean-Fr.), 1876.
Caudrelier (Joseph-Antoine), 1881.
Debaecker (Félix-L.), 1881.
*Dewyn (Léon), 1868.
Dron (Gustave), 1880.
*Fichaux (J.-G.), 1858.
*Leurent (J.-J.-A.), 1837.
*Mathieu (A.-A.), 1859.
*Rogeau (Aug.-Vict.), 1874.
Sioen (Louis), 1840.
Of. *Cadeau (Ch.-Louis), 1834.
Dupont (Louis), 1859.
Ph. Bruneau (Ern.-Henri), 1872.
Clayes (Louis-Joseph), 1881.
Danjou (Léon-J.-Baptiste), 1869.
Dedeuxville (L.-H.-E), 1864.
Despinoy (Gustave), 1866.
Doublemart (Zéphir.), 1876.
Dubois (Ch.-Auguste), 1873.
Garreau, 1881.
Gruson (Emile), 1880.
Verneuville.

Verlinghem.
(Quesnoy-sur-Deule).

Of. *Dubois (Hippolyte), 1866.

Wambrechies *(Lille)*.

Of. Delmotte (Aug.), 1872.
Ledoux (L.-Edmond), 1850.

Wasquehal *(Croix)*.

D. Jacquart (F.-L.-A.-J.), 1861.

Wattignies *(Seclin)*.

Of. *Dautricourt (Hippol.), 1869.

Wattrelos.

Of. *Barbry (Théop.), 1857.
Jacquemont (Léon), 1879.
Ph. Fourment (Emm.), 1875.

Wawrin.

Of. *Pinteaux (Ach.-L.), 1861.

Willems *(Baisieux)*.

Of. Lemaire (Clément), 1872.

AVESNES.

D. *Marquis (Victor), 1873.
*Massot (A.), 1881.
*Mouronval (Ed.), 1872.
Of. *Herbecq (Isidore), 1833.
Ph. Hombert (Oscar), 1877.
Lemoyne, 1843.
Raux (Camille), 1877.

Anor.

D. *Bessac (Jean-Marie), 1865.
Of. *Dupuis (Auguste), 1870.
Ph. Daubercles (Jules), 1877.

Bavay.

D. *Lecomte (Emman.), 1837.
Malard (Ch.), 1879.
Mandron (P.-Joseph), 1866, de 1 à 2 h.
Ph. Crémont (Fernand), 1874.
Rousseau (Nernand), 1874.
Wirth (Léon), 1853.

Beaufort *(Hautmont)*.

D. *Massot (Louis-Aug.), 1839.

Berlaimont.

D. Bentignies (Léon), 1863.
*Cathelotte (J.-Jos.), 1872.
Ph. Massot (Hector), 1878.

Bousies.

D. Bourdon, 1884.
Of. *Cauchy (Al.-Franç.), 1857.

Cartignies.

D. *Marq (Jules-Victor), 1875.

Cousolre.

D. Martin.

Of. Deltour (François), 1865.
Ph. Riquet (P.-H.-A.-H.), 1866.

Dourlers.

D. Desmazures (Pierre), 1833.

Englefontaine.

D. Vaille (Olida), 1867, de 7 à 8 h. mat.
Of. Lenglet (Nestor), 1865.

Etrœungt.

D. *Foudrignier (A.-J.), 1868.
*Leclerc (A.), 1899.
Ph. Obled (Léon-Adolphe), 1864.

Feignies.

Of. Cartier (Albert), 1856.

Felleries.

Of. *Leblon (Franç.-Jos.), 1852.

Ferrière-la-Grande. (*Maubeuge*).

Of. *Hainaut (Emile-Jos.), 1859.
Ph. Delahaye (Alexandre), 1826.

Forest (*Bousies*).

Of. Leroy (Arthur), 1872.

Fourmies.

D. *Colliard (Jules), 1876.
*Drapier (Eugène), 1876.
Lebon.
*Morat (Eugène), 1870.
Ph. Blas (Téléphore), 1874.
Boucher (Léon-Aug.), 1871.
Christ (Adolphe), 1868.
Taine (Ch.-Albert), 1874.

Gommegnies (*Le Quesnoy*).

Of. Croix (Ernest), 1879.
Ph. Coulon (Ernest), 1862.

Hautmont.

D. *Carre (Jules-Aug.), 1871.
Follope (Ch.-Louis), 1877.
Of. *Delannoy (Jérôme), 1859.
Ph. Denay (Léon).
D. *Lemaire (Hector-Ern.), 1868.
Grard (J.-B.), 1852.
Wasselin (Vict.-Eug.), 1876.

Jenlain.

D. Delannoy (F.-R.), 1852.
René (Ferd.), 1879.

Jeumont.

D. Riche (Camille), 1874.
Of. *Coudoux (Ad.-Ant.), 1855.
Poulet (Ch.), 1876.
Ph. Dubois (Octave), 1881.
Mathon (Jules-Fr.), 1842.

Jolimetz (*Le Quesnoy*).

Of. Musin (Romain-Jules), 1830.

La Flamengrie (*Bavay*).

D. Crasquin (L.-J.-B.), 1878.

Landrecies.

D. Delcambre.
*Dumoulin (Jules-Ch.), 1866.
Le Bas (Ant.-Paul), 1848.
Ph. Boutteraux (Charles), 1838.
Fournez (Louis), 1846.
Gigon (Louis), 1838.

Marbaix (*Avesnes-sur-Helpe*).

Ph. Lambert (Adolphe), 1832.

Maroilles.

D. *Bevierre (J.-Fr.-Xav.), 1839.
*Bevierre (Alf.-Xav.), 1872.
Ph. Miesh (F.-O.-N.), 1879.

Maubeuge.

D. Autier (Ch), 1881, de 9 à 10 h.
*Bocquet (Césaire), 1857.
*Culot (Ch.-Auguste), 1871.
Defontaine.
*Lalouy (A.-H.-J.), 1861.
Monier (Eug.-Louis), 1877.
Ph. Delcroix (Arthur), 1872.
Bailleul.
Jacquemart (Loredan).
Sajot (Victor-J.), 1880.
Loridant.
Michaux (E.-Narcisse), 1867.

Obies (*Bavay*).

Of. Colmant (Jules-César), 1852.

Poix.

Of. Chastelain (Alph.), 1842.

Pont-sur-Sambre (*Berlaimont*).

D. Cathelotte (Adr.-Jos.), 1848.

Prisches (*Landrecies*).

D. Lemaire (Hector.-E.), 1868.

Quesnoy (Le).

D. Delfosse (Arthur), 1874.
Lacoste (René-Rom.), 1851.
Of. Flament (Eugène), 1854.
Monneret (Georges). 1853.
Ph. Dequesne (Louis), 1839.
Dequesne (Benoît), 1847.

Sains.

D. *Marlier (L.-Ph.), 1876.
Of. Jacques (Auguste), 1850.
Ph. Leroy (Arthur), 1873.

Sars-Poteries.

D. *Arsiaux (Emile), 1877.
*Goulard (Ad.-Félix), 1876.
Ph. Gyr (Albert), 1883.

Solre-le-Château.

Of. *Culot (Auguste), 1876.
*Dauchy (Honoré), 1873.
Ph. Lamelin (Edouard), 1844.

Trelon.

D. *Huart (Gervais), 1871.
Ringuet (Martial), 1879.
Ph. Noizet (Ernest), 1881.
Rousseau (Alfred), 1833.

Villerspol.

D. Ribeaucourt.
*Wibaille.

Wargnies-le-Petit (*Le Quesnoy*).

D. Fosse (Benoît-Jos.), 1873.
Of. Caffaux (J.-B.-Dorot.), 1847.

Wignehies.

D. *Debouzy (Louis-Ars.), 1875. dimanche, mardi de 9 h. à midi.
Ph. Laurent (Armand), 1873.

CAMBRAI.

D. *Boucly (Alph.-Ch.-H.), 1872.
Capelle (P.), 1883, de midi et demi à 2 h.
Capon, 1884.
Coulon, Bruxelles, 1873; Paris, 1882.
*Dazin (Casimir), 1842, chir. de l'hôpital civil.
*Delbarre (A.), 1841; *n'exerce plus.*
*Delbarre (Albert), 1870, chirurgien de l'hôpital civil, ex-interne de Paris.
*Hannois (C.), 1847, médecin du dispensaire, méd.-maj. des sap.-pompiers, méd. de l'hospice général.
Prévot (A.), 1874.
*Ronneaux (A.-Pierre), 1875.
*Timal (Ed.-Joach.-Fr.), 1873.
Of. Delporte (Auguste), 1824.
Prévost (Alfred-H.), 1880.
Ph. Ardhuin (Dieudonné), 1874.
Broua (Georges-P.), 1881.
Boisteau (Paul-Em.), 1877.
Danjou (Ernest-J.), 1878.
Dépoutre (Oscar-Aim.), 1869.
Genêt (Isidore), 1879.
Gros-Jean (Charles-C.), 1867.
Pépy (Théophile), 1874.

Abancourt (*Cambrai*).

Of. Moiret.

Avesnes-les-Aubert.

Of. *Tison (Achille), 1876.
Ph. Lemère (Jean-Philip.), 1843.

Beauvois (*Caudry*).

D. *Belière (Marie-Célest.), 1876.

Bermerain.

Of. Tramblin (Eug.), 1878.

Bertry.

Of. *Richez (Pierre-Jos.), 1879.

Carnières.

Of. *Salez (Emile), 1865.

Cateau (Le).

D. *Camus (Ed.), 1865, mardi, jeudi, samedi, de 1 à 3 h. maladie des femmes.
*Cassine (Dominique), 1845.
Cattet (Jean-Louis), 1879.
Ph. Maréchal (Louis), 1868.
Poirson (Adolphe), 1881.
Quéva (Aimé), 1837.

Catillon.

D. Pottier (Al.), 1870.
Ph. Godfrain (Charles), 1849.

Caudry.

D. *Cardon (Emile-Fénel.), 1876.
Ph. Cattet (Cléophas), 1880.
Trempe (Benjamin), 1873.

Clary.

Of. Lenoir (François-G.), 1881.

Crèvecœur.

D. Millot-Carpentier (G.), ✠, ❊, 1873, lundi, mercredi, vendredi dans la matinée; au chât. de Montécouvez.

Of. *Talfer (L.-Aug.), 1864.

Fontaine-Notre-Dame (*Cambrai*).

Of. Sergent (Henri), 1850.

Gouzeaucourt.

D. Mignot (Ed.), 1872.
Ph. Barbey.

Haussy (*Solesmes*).

Of. *Labbey (Louis), 1878.
*Leroy (Chrysostôme), 1862.

Honnecourt (*Gouzeaucourt*).

Of. Coursier (J.-B.), 1843.

Iwuy.

D. Charlet (Jacq.), 1848.

Ligny.

D. *Robert (Hippolyte), 1856.

Marcoing.

Of. Carpentier (J.-B.), 1864.

Maretz.

Of. *Lantoine (Alf.), 1870.

Masnières.

Of. Thobois (Nicolas), 1838.
Ph. Belval (Léopold), 1854.

Neuvilly (*Le Cateau*).

D. *Rossigneux (G.), 1873, de midi à 2 h.

Paillencourt (*Iwuy*).

Of. *Leclercq (Auguste), 1856.

Queivy.

Of. *Bauduin (Aimable), 1840.
Cordier, 1882.

Ramilies (*Cambrai*).

Of. *Herlin (André), 1833.

Rumilly (*Masnières*).

Of. *Wantiez (Auguste), 1850.

Saint-Aubert (*Iwuy*).

Of. Fontaine (Victor), 1879.

Saulzoir.

D. *Descamps (Ch.-Aug.), 1872.
Of. *Lodieu (Martin-René), 1854.
Ph. Descamps (Paul), 1844.

Saint-Souplet.

Of. Delay (Hector), 1862.

Solesmes.

D. Delhaye (Valère), 1879.
*Delsarte (Georges), 1838.
*Guyot (Ed.-H.), 1868.
Wagon, 1841, méd. du bureau de bienfaisance.
Ph. Delcour (Désiré), 1879.
Huyon (Jules), 1874.
Lacomblez (François), 1847.

Vertain (*Solesmes*).

Of. *Bauduin (Jean-Henri) 1846.

Viesly.

Of. *Leroy (Ch.-Louis), 1842.

Villers-Guislain (*Gouzeaucourt*).

Of. Loubry (Henry-Jules), 1877.

Villers-Outréaux.

Of. Lenoir (Pierre-Jean), 1881.

Walincourt.

D. *Ramelle (Franç.-Isid.), 1861.

DOUAI.

D. *Bagneris (Raym.-Ch.), 1841.
Baude (Eugène), 1880.
Faucheux (René-Aug.), 1873.
*Laigniez (Ch.-J.-B.), 1856.
Lambillotte (Georges), 1881.
*Léonardi (Victor-Ch.), 1855.
*Maugin (Auguste), 1859.
*Monnier (Achille), 1878.
Pollet (Alb.-Eug.), 1880.
*Sockeel (Emile), 1867.
*Watelle (Jules-Thom.), 1838.
*Watelle fils (Alf.-J.), 1870.
Of. Martin (Louis-Clovis), 1841.
Ph. Bertiaux (L.-Anatole), 1875.
Dautricourt (J.-Bap.), 1880.
Delaoutre (H.-Joseph), 1873.
Frey (Armand), 1854.
Legrain (Jules-Louis), 1876.
Legrand (Jean-Bapt.), 1867.
Midy (Jules-Dés.), 1835.
Rocquet (Ad.-Louis), 1853.
Spitaels (Isidore), 1879.
Van-Grevelinghe.

Aniche.

Of. *Caffeau (Alexandre), 1867.
Ph. Lefebvre (Edouard), 1874.

Arleux.

Of. *Bouly (L.-F.), 1858.

Auberchichourt (*Aniche*).

D. *Buisson (Franç.), 1866.

Auby.

Of. Richet.

Dechy.

D. Plet.

Ph. Caille (Franç.), 1879.

Ecluse (L') (*Arleux*).

Of. Defouilloy.

Féchain (*Aubigny-au-Bac*).

Of. *Hérin (F.-J.), 1849.

Flers.

D. *Dransart (Henri), 1873.

Of. Blanquart (Aug.), 1871.

Ph. Duhem (Ed.), 1875.

Flines-les-Raches.

Of. *Constant (Gustave), 1854.
*Deltombe (Ernest), 1867.

Fressain (*Aniche*).

Of. Dégremont (Aug.), 1836.

Lallaing (*Raches*).

Of. *Lorthioir (Franç.-J.), 1842.

Landas (*Orchies*).

Of. Tribolet (Albéric), 1842.

Lewarde (*Douai*).

Of. Dhouailly (Louis), 1881.

Marchiennes.

Of. *Ceuly (Ch.-Arc.), 1837.
*Laquement (Fél.-J.), 1881.
*Oger (Franç.), 1881.

Ph. Laden (Edouard), 1866.

Nomain (*Orchies*).

Of. Wartel (L.-Eugène), 1864.

Orchies.

D. Bathiat (Léon-H.), 1879.
*Sturne (Napol.-Henri), 1869.

Of. *Lecœuvre (Pierre), 1850.

Ph. Bomblet (Emile-E.), 1852.
Cochet (Henri), 1860.

Pecquencourt (*Montigny-en-Ostrevent*).

Of. *Vallée (Victor), 1868.

Raches.

Of. *Selle (Victor), 1873.

Raimbeaucourt (*Raches*).

Of. *Dupuis (Alex.), 1842.

Sin-le-Noble (*Douai*).

Of. Duflos (J.-B.), 1875.
*Lenne (Pierre), 1877.

Ph. Gumez (Gust.), 1875.

Somain.

D. *Dransart (H.-Narc.), 1873.
*Martin (Franç.-P.), 1877.

Of. Brabant (Ildef.-Aug.), 1874.

Ph. Puvion (Ch.-Louis), 1856.
Tranoy (Edm.), 1872.

DUNKERQUE.

D. *Blanckaert (Em.), 1868, médecin des bur. de bienf.
*Breynaert (L.-Gust.), 1880.
*Dezwarte (Aimé-C.), 1861, chir. en chef de l'hôpital civil.
*Dieu (Sosthène), O. ✻, 1833, dir. de la Santé.
*Duriau (François), ✻, 1856, méd. en chef de l'hosp.
*Herbaert (Anat.-Paul), 1876, méd. du bur. de bienfais.
*Lemaire (Louis-Quent.), ✻, 1829.
*Neudin (Aug.-Jos.), 1871.
*Reumaux (Isaïe-Tob.), 1869, méd. des épid.
Ruyssen, 1884.
Vézien, O. ✻, méd. des prisons.
*Villette (Louis), 1879, méd. des bur. de bienf.

Ph. Barras (Ch.-Elie), 1880.
Debailleul (Charles), 1878.
Debavelaere (Ch.), 1867.
Grandjean (Nic.), 1877.
Lefebvre (Ch.-Adolp.), 1878.
Pyotte, 1882.
Terlynck (L.-Franç.), 1881.
Tillier (Benjam.), 1881.
Vaneste (Pierre-L.), 1874.
Vanhove (Arsène-A.), 1880.

Armsboust-Cappel (*Bergues*).

Of. *Lenancker (O.-Gust.), 1865.

Bergues.

D. *Bollaert (Jules), 1838.
*Hamers (Edouard), 1870.
*Vermullen (Paul), 1875.

*Wenis (Jean), 1874.
Ph. Bailleul (J.-Louis), 1866.
Deabecker (Pol.), 1861.
Verclyte (E.-F.), 1866.

Bollezeelle.

Of. Beguerte, 1883.
Beyaert (A.), 1882, de 7 à 8 h. et de midi à 2 h.
Ph. David, 1877.
Jacob (Paul), 1879.

Bourbourg.

D. *Dehenne (Stanislas), 1846.
*Pruvost (Paul-Félix), 1881.
*Vandercolme (Edm.), 1870.
Ph. Dejean, 1828.
Gommers (Jules-P.), 1844.

Ghyvelde (*Dunkerque*).

Of. Baeckeroot (A.-Dés.), 1843.

Gravelines.

D. *Hautefeuille (J.-L.), 1852.
Huc (J.-Emman.), 1880.
Ph. Schmeltz (Paul-Louis), 1880.
Decroix (A.-Ed.), 1868.

Hondschoote.

D. Coppens, 1884.
Of. Coppens (Henri-L.), 1876.
*Sansen (Adolphe-J.), 1867.
Ph. Debil (Eug.), 1866.

Lederzeelle (*Watten*).

Of. *Debroucker (P.-Eug.), 1855.

Looberghe (*Bourbourg*).

Of. *Becuwe (Henri-Clém.), 1875.

Loon.

Of. *Bury (J.-B.), 1859.

Rexpoëde (*Hondschoote*).

D. *Leys (Arm.-Théop.), 1842.

Rosendaël (*Dunkerque*).

Of. *Ryckelynck (Mart.), 1871.
Ph. Goube d'Anzin (F.), 1867.

St-Pol-lès-Dunkerque.

D. Bernard, 1883.

Warrhem.

Of. Gras.

Watten.

D. *Decroix (Oct.-E.), 1880.
Of. Desmoudt (Ch.-L.), 1863.

Wormhoudt.

D. *Lernout (Em.-Ch.), 1860.
Wemaere (Ern.-L.), 1876.

HAZEBROUCK.

D. Delbecq (Ch.-Alex.), 1854.
*Decool (Alex.), 1850.
Decouvelaere (Jules), 1880.
*Smagghe (Jules-Aug.), 1853.
Ph. *Thibaut, 1829.
Debacker (Gast.), 1834.
Synders (Jos.), 1873.
Vandamme (Henri), 1825.

Bailleul.

D. Bels, 1882.
Cortyl (René-Phil.), 1862.
*Debuyschère (H.-C.), 1871.
Ph. Haeuw.
Lagache, 1842.
Lesage (Jules), 1872.

Boeschepe (*Steenwoorde*).

Of. *Decanter (Louis), 1853, de 7 à 8 h. du matin.
Decanter (Désiré), 1868.

Caestre (*Hazebrouck*).

Of. *Degroote (Louis), 1845.

Cassel.

D. Freydier (Jean), 1854.
*Windrif (Edouard), 1840, dimanche de 9 à 10 h., jeudi de 10 h. à midi.
Ph. Beesau (Romain), 1833.
Lambert (Jules), 1876.

Estaires.

D. Delbecq.
*Pascalin (Louis), 1878.
Of. *Duprez (Jules-F.), 1859.
Ph. Maeght (Désiré), 1839.
Soïnne (Aug.), 1822.

Merville.

D. *Binault (Lucien-J.), 1838.
*Rousseau (Victor), 1880.
Of. Blond (Cyrille-César), 1863, de midi à 2 h.
Ph. Fiévé (Ch.), 1873.

Meteren (*Bailleul*).

D. Plouvier (Henri), 1852.

Nieppe.

Of. *Theillier (Jules), 1863.

Renescure.

D. Lartisien (Ed.-Jos.), 1876.
Lemaitre (Victor), 1879.

Rubrouck (*Arnèche*).

D. *Dehaene (Ch.-Louis), 1842.

Staple (*Hazebrouck*).

Of. Reumaux (Isaïe), 1874.

Steenbecque (*Hazebrouck*).

Of. *Bart (Augustin), 1858.

Steenwoorde.

Of. *Degroote (Louis), 1878.
*Denis (Aug-Am.-Ed.), 1876.
Ph. Vanheeger (Benj.), 1852.

Steenwerk.

D. Vanuxeem (J.-B.), 1867.
Ph. Vanuxeem (J.-B.), 1880.

Saint-Sylvestre-Cappel (*Steenwoorde*).

Of. Poupart (Ed.), 1841.

Vieux-Berquin.

Of. *Potié (Em.-Ch.-Dés.), 1851.

VALENCIENNES.

D. *Bara (Ch.-Alf.), 1879, membre du Cons. d'hyg., insp. des pharm.
Cocheteux (Narc.), 1859, médecin de l'Hôtel-Dieu.
Delcroix, 1882.
*Depoorter (Vict.-A.), 1880.
*Devemy (Paul-Em.), 1878, membre du Cons. d'hyg., insp. des pharmaciens.
*Lecerf (Irénée), 1872, chir. de l'Hôtel-Dieu.
*Manouvriez (J.-Joseph), ✻, 1837, membre du Conseil d'hyg., méd. des épid. et des pris.
Manouvriez (Anat.), 1873.
*Margerin (Jules), 1867, de 11 h. à midi, dimanche excepté.
*Tauchon (Charles), 1867.
Of. *Nicaise (Antoine-Charles), 1835.
Ph. Abbadie (Louis), 1873.
Andt (Jean-Jacques), 1870.
Barthélemy (Aug.-D.), 1863.
Beck (G.-Henri), 1880.
Boulet (Amand-L.), 1879.
Descamps (Armand), 1837.
Dugardin (Fernand), 1878.
*Hennequant, 1882.
Marguerit (Raphaël), 1880.
Marquis (Aug.), 1853.
Riquet (Henri-Alf.), 1866.

Anzin.

D. *Canonne (Nicolas), 1867, médecin princ. de la Comp. des mines d'Anzin.
Of. *Ghisgand (Arthur), 1866.
Laurent, méd. honoraire.
*Pottiez (J.-Hugues), 1870.
Ph. Baudet (Isid.), 1872.
Dangreau, 1868, pharmac. en chef de la Compagnie des Mines.
Ghys (Benoît), 1877.
Pecqueur (Jules-Jos.), 1863.

Bouchain.

D. *Delattre (Léon), 1880.
Ph. Dupont, 1882.
Sauvage (Charles), 1858.

Bruay (*Anzin*).

D. Dorville (Cléophas), 1875.

Bruille (*St-Amand-les-Eaux*).

Of. Bouchard (Jean-B.), 1844.

Condé-sur-l'Escaut.

D. *Cayrol (Louis), 1859.
Godin (Charles), 1862.
Wagnier (Louis), 1875.
Ph. Bont (Alfred), 1869.
Jossé (E.), 1879.

Crespin.

Of. *Hornez (Franç.), 1878.
*Rigaud (Fortuné), 1871.

Denain.

D. *Delafaye (Paul-E.), 1870.
*Lartisien (Edouard), 1873, de 1 à 2 h.
Of. *Nutte (Victor), 1848.
Ph. Desprès (Etienne), 1866.
Courrier (Octave-Charles), 1881.

Fleurynck (Hector), 1877.
Montpert (Jean), 1839.

Douchy (*Bouchain*).

Of. *Marchand (J.-Bapt.), 1849.

Escaudain (*Denain*).

D. *Copin (Charles), 1860.

Fresnes.

D. Hustin (J.-B.), 1843.
Of. *Dubois (Edm.), 1879.
Ph. Devred (Henri), 1878.

Hasnon.

Of. Bricout (Jacques), 1865.

Haspres (*Bouchain*).

Of. *Lamand (Ant.-Jos.), 1855.

Hergnies (*Vieux-Condé*).

Of. *Gosse (Louis-Adol.), 1861.

Lourches.

D. *Dertelles (Gust.), 1866.
Ph. Flament (Henri), 1865.

Maing.

D. *Macarez (Gust.), 1881.

Marquette (*Bouchain*).

Of. *Dubus (Em.-Aug.), 1876.

Mortagne-Nord.

D. *Henneton (Aug.-L.), 1881.

Onnaing.

D. *Carpentier (Louis), 1869.
Ph. Dupont (Anatole), 1868.

Préseau.

D. Wibaille (Gérard), 1874.
Ph. Taquet, 1882.

Quarouble (*Onnaing*).

Of. *Caffiaux (Ach.-Ch.), 1873.

Raismes.

D. *Blondel (Edouard), 1865.
Descamps (Ch.-Henri), 1873.
Ph. Claie, 1883.

Rosult

(*St-Amand-les-Eaux*).

D. Dourlez (Nicolas), 1858.
Platelle (F.-Isid.), 1879.

Rumégies

(*Saint-Amand-les-Eaux*).

Of. *Lejeune (Henri-Jos.), 1860.

Saint-Amand.

D. *Isnard (Félix-Antoine), 1856, méd. de l'établissem. des eaux therm. minérales de Saint-Amand.
*Lecœuvre (Hector), 1881.
Of. Corez (Nestor), 1877.
*Deneux (Ferdin.), 1858.
*Fourmeaux (J.-Jos.), 1862.
Ph. Béal (Paul-René), 1879.
Crapez (Jules-D.), 1880.
Despatures (Louis), 1872.
Julien (Emm.), 1854.

Saint-Saulve (*Valenciennes*).

D. *Danvin (Donatien), 1881.

St-Vaast-le-Haut.

D. *Tauchon (Ch.), 1867.

Sebourg (*Valenciennes*).

Of. Lecœuvre (Emile), 1877.

Thiant (*Denain*).

Of. *Cauchy (Franç.-Alex.), 1857.

Trith-Saint-Léger.

Of. Biat (Emile), 1872.

Vieux-Condé.

D. *Castiau (Abel), 1870, médec. adj. des mines d'Anzin.

Wallers.

Of. *Dupas (Louis-Jos.), 1872.

OISE.

Population : 404,555 hab. — 111 Docteurs en médecine ; 45 Officiers de santé ; 66 Pharmaciens. — Association des Médecins du département.

Quatre arrondissements : Beauvais, Clermont, Compiègne, Senlis.

BEAUVAIS.

D. Audain (L.), 1861, de 1 à 3 h.
Bourgeois, 1841, médecin en chef de l'hôp.
Clozier.
Colson (Auguste).
Devé, 1856, méd. des Ecoles primaires et du collège.
*Dupuis, 1856.
*Evrard, ✻, 1837, méd. en chef de l'hosp., vice-prés. du Cons. d'hyg., méd. des épid., corresp. de la Soc. de méd. lég., méd. asserm., prés. de l'assoc.
Gérard (Ernest), 1855, membre du Cons. d'hyg.
*Lesage.
Levaillant, sec. de la Soc. loc,
Warme, 1826, méd. princip. de 1re classe, en retraite, membre correspondant et lauréat des Soc. de méd. de Marseille et de Toulouse.
Of. Godo, 1831.
Ph. Campion, 1869, membre du Cons. d'hyg.
Dhuicque, membre du Cons. d'hyg.
François (W.), 1873.
Letailleur.
Recourat (Chorot).
Teissiez (E.), 1883.

Achy (*Marseille-le-Petit*).
Of. Barbier, 1841.

Andeville.
D. Daugreilh.
Of. Dancre.

Auneuil.
D. Castagnau.

Bresles.
D. Barat.
Deleau.
Ph. Maître.

Chaumont-en-Vexin.
D. Capron (E.), 1877.
Of. Camel.
Ph. Streiff (J.), 1865.

Crillon (*Songcons*).
Of. *Levasseur, 1839.

Feuquières.
Of. Carle, 1853.
Lesur.

Formerie.
D. Lauga, 1849, vaccin.
Of. Leroy, 1835.
Ph. Bellou.

Grandvilliers.
Of. Brossard.
Mille, 1832.
Zuède.
Ph. Brosser.

Hermès.
Ph. Dubuisson.

Ivry-le-Temple (*Méru*).
D. Castro.

Jouy-sous-Thelle (*Auneuil*).
D. Bourgeois.

Marseille-le-Petit.
D. Fontaine, 1821, vaccinat.

Méru.
D. Bourdon (L.), 1865, de 2 à 4 h.
Duclos.
Gey.
Ph. Boudeville.
Ferdinand.

Noailles.
D. *Herpin, 1849.
Of. *Vidal.
Ph. Hagué.

Romescamps (*Abancourt*).
Of. Roussel.

St-Auhin-en-Bray (*Le Coudray-Saint-Germer*).
Of. Blond.

Sainte-Geneviève.
D. Legrand.

Saint-Germer-de-Fly.
D. Denis.

Savignies (*Beauvais*).
Of. Quentin.

Sérifontaine.
Of. Lapuzenski.

Songeons.

D. Cloquart.
Lemembre.
Ph. Leraître, 1832.

Valdampierre.

D. Markuszewski.

Villembray.

Of. *Duhamel, vaccinat.

Villers-Vermont (*Formerie*).

Of. Combaut fils.

CLERMONT.

D. Decuignères, 1839.
Decuignères (Paul), 1872.
Deswatines, 1858.
Frièse, 1869.
Joly fils, 1866, méd. de l'hôp.
Labitte (Gust.), ✻, 1847.
Labitte (Georges), 1878.
Ph. Gras.
Labitte.
Leblanc (Gustave), 1868.

Abbeville-Saint-Lucien. (*Froissy*).

Of. Leroux (H.-Zéphyr.), 1869.

Ansauvillers.

D. Sauve, 1883.
Of. Carpentier, 1839, vaccin.
Ph. Lacombe, 1872.

Breteuil.

D. Decourcelle, 1853.
Léméré.
Of. Lefèvre, 1821.
Mallet, 1833.
Pingeon, 1851.
Ph. Dodier.
Durr, 1876.

Bulles.

D. Delaux (E.), 1883.

Chépoix (*Bacouel*).

Of. Rouillard, 1856.

Crèvecœur.

D. Proisin.
Roisin.
Ph. Launé, 1864.

Francastel (*Crèvecœur*).

D. Charlopin.

Liancourt.

D. Pargoire.
Paris.
Tixier. 1868.
Ph. Delaforge, 1869.
Viart, 1876.

Lieuvillers (*Saint-Just-en-Chaussée*).

Of. Lefèvre, 1850.

Luchy (*Crèvecœur*).

Of. Bauchy, 1875.

Maignelay.

Of. Fournier, 1840.
Ph. Desainpol, 1870.
Thomas.

Montreuil-sur-Brèche (*Froissy*).

Of. Tourillon, 1851.

Mouy-de-l'Oise.

D. Baudon, 1846.
*Baudon fils, 1874.
Cantrel, 1842.
Ph. Boudin, 1874.
Violle.

Neuville-Roi (La).

D. Budin, 1872.
Ph. Douvry (C.), 1874.

Noyers (*Froissy*).

D. *Noel (Léopold), 1857, vaccin.

Rouvroy-les-Merles (*Bacouel*).

Of. Majot, 1847.

Saint-Just-en-Chaussée.

D. Queste.
Of. Bernard, 1843.
*De Saint-Aubin (C.), 1861, de midi à 1 h.
Pillon.
Ph. Masse.
Pillon, 1872.

COMPIÈGNE.

D. Canivet (Félix), 1843, memb. du Cons. d'hyg.
*Chevalier (Paul-Ém.), 1867, de 1 à 2 h.
*Fourrier (Alf.), 1865, chir. des hosp., méd. des épid.,

des pris., méd. du chemin de fer.
Lemaire (Eug.), 1875.
*Lesguillons (Jules), 1870, memb. du Cons. d'hyg.
Maigrot, 1878, méd. de l'état civil et du bur. de bienf.
Wurtz (Louis), 1878, mardi, jeudi, samedi, de 1 à 3 h.
Ph. Blot, 1880.
Camus (Ernest), 1878.
Demolon (Jean), 1828.
Gambier, 1879.
Pichon.
Prioux.

Attichy.
D. Chocus (Louis-Ed.), 1857, membre du Cons. d'hyg., méd. du chemin de fer.
Of. Cruart.
Ph. Roulier (Paul-Emile), 1846.

Carlepont.
Ph. Lange (Théodule), 1867.

Chiry-Ourscamps (*Ribecourt*).
D. Blondel, 1849.

Conchy-les-Pots (*Ressons*).
Of. Garet, 1871.

Cuise-la-Motte.
D. Verrier.

Cuts.
D. Fournier.

Estrées-Saint-Denis.
D. Roussel, vaccinateur.
Vernière.
Ph. Biard.

Grand-Fresnoy.
D. *Alquié.

Guiscard.
D. Delguey.
Of. Soyez, 1839.
Ph. François, 1862.

Lassigny.
Of. Rochefort, 1852.

Margny (*Compiègne*).
D. *Leclercq (Ernest), 1859.

Meux (Le) (*Compiègne*).
D. Huguet.

Noyon.
D. *Devaud, 1843, méd. du bur. de bienf.
Leroy, 1872.
Lignières.
Meurisset (Louis-Ant.), 1837.
*Millet (Eug.), 1856, chir. de l'hôp. et du chem. de fer.
Moussette (G.), 1855.
Ph. Cordier.
Demouy, 1856.
Gerard, 1872.
Hallot (A.), 1867.

Pierrefonds.
D. Bourgarel (E.), 1857, méd. insp. des eaux.
*Connétable, 1883.
Ph. Bleuet (Auguste), 1864.

Ressons.
D. Virmontois.
Of. Leclerc, 1871.
Ph. Goret, 1872.

Ribécourt.
D. Bouret, 1852, membre du Cons. d'hyg.
Of. Bouret fils.
Ph. Gossard-Bouret, 1871.

Thourotte.
Of. Normant, 1851.

Tracy-le-Mont.
D *Clochepin, 1867.

SENLIS.

D. Decaisne.
*Durot.
*Mascarème de Raissac.
*Suillet.
Ph. *Chastaing, 1re cl., 1842.
Vincent, 1825.

Acy-en-Mulcien.
D. Petitjean.

Baron (*Nanteuil-le-Haudoin.*)
D. *Boillereau.
Of. Billon, vaccinat.

Bethisy-Saint-Pierre.
Of. Deloir.
Ph. Kaiser.

Betz.

D. *Nételet.

Brégy (*Nanteuil-le-Haudoin*).

D. *Pauthier.

Chambly.

D. *Bailly.

Ph. Poulain.

Chantilly.

D. *Cezilly, vaccinat.
*Chomel, 1877.
*Dupré, 1845.
Giraut.

Ph. Anglas.
Méré (P.), 1874.

Cires-lès-Mello.

D. *Delaporte.

Of. Labbé, 1839.

Ph. Cliché.

Creil.

D. *Crouzet, 1879.
*Roustan père, 1843, memb. du Cons. d'hyg. de Senlis.
*Roustan fils, 1869, trés. de la Soc. loc. du départ., méd. des épid.

Ph. Flez.
Thonier.

Crépy-en-Valois.

D. *Chopinet.
*Millet.

Ph. Curot.
Meulé.

Ermenonville.
(*Plessis-Belleville*).

Of. Billon.

Gouvieux.

D. *Mourat.

Ph. Baric.

Montataire.

D. *Jacquot.

Ph. Roustan.

Nanteuil-le-Haudouin.

D. *Grenier (E.), 1881, de midi à 2 h. tous les jours.

Ph. Hardy.

Neuilly-en-Thelle.

D. Le Boucher.
*Rambaud.

Ph. Barenne.

Orry-la-Ville.
(*La Chapelle-en-Serval*).

D. *Laverneau.

Plessis-Belleville (Le).

Of. Lyonnet.

Plessis-Chamant (*Senlis*).

D. *Troncin, ✻, 1869.

Précy-sur-Oise.

Ph. Auvrelle.

Pont-Sainte-Maxence.

D. Callias (Hippocrate).
*Gauron.

Ph. Frigaux.
Lessenne.

Saint-Leu-d'Essérent.

D. *Demler.

Saint-Léonard (*Senlis*).

Of. Wattier.

Verberie.

D. Cotty.
*Maricourt.

Ph. Courtois (Bernard), 1865.

ORNE.

Population : 376,426 hab.— 93 Docteurs en médecine ; 20 Officiers de santé ; 50 Pharmaciens.

Quatre arrondissements : Alençon, Argentan, Domfront, Mortagne.

ALENÇON.

D. *Beaudoin (Fréd.), 1881.
Becquembois (Aug.), 1878,
*Bodé (Ferdinand), 1877, trés. de la Soc. loc., méd. adj. de l'hosp. civil, memb. du Cons. d'hyg.
*Chambay (Albert), 1867, méd. des pris. et du lycée,

méd. en chef de l'hosp. civil, m. du Cons. d'hyg.
*Cortyl, 1859, direct.-méd. de l'asile d'aliénés.
*Damoiseau (L.-H.), 1844, anc. présid. de la Soc. loc.
*Hobon (Anat.), 1867, secrét. de la Soc. loc., memb. du Cons. d'hyg., méd du ch de fer, chir.-adj. de l'hosp. civil.
*Lenoir-Dufresne, 1844, anc. prés. de la Soc. loc., m. du Cons. d'hyg., *n'ex. plus.*
*Letaillieur (Ch.-Jos.), 1857, chir. en chef de l'hosp. civil, vice-prés. de la Soc. loc., méd. du ch. de fer.
*Libert (Marcel), ✻, 1858, méd. des épid., sénateur, conseiller général.
*Triboul (Raoul), 1883.
Of.*Pau, dit Saint-Martin, 1842; *n'exerce plus.*; memb. du cons. d'hyg.
Ph.Boulard, 1879.
Rabot (Paul-César), 1868.
Romet et Tofeune.
Vallée.

Carrouges.

D. Leroyer (Louis-Pierre), 1857, conseiller général.
Ph.Lamarre, 1881.

Courtomer.

D. Grand (Augustin), 1877, de midi à 1 h.
Ph.Romet, 1874.

Cuissai (*Alençon*).

D. Dymitrowicz, 1842.

Joué-du-Bois (*Carrouges*).

Of.*Retout (Jean-Julien), 1854.

Mesle-sur-Sarthe.

D. *Germain, 1874.
*Ragot, 1877.
Ph.Lefort.

Saint-Denis-sur-Sarthon.

D. *Triboul (Céleste), 1844.
Triboul (Raoul), 1883.

Sainte-Scolasse-sur-Sarthe.

Of. Dubazé, 1834.

Sées.

D. *Delamarre (Georges-Franç.), 1827, chir. de l'hosp. et du ch. de fer.
Delamarre fils, 1875, méd. adj. du chem. de fer.
*Lelièvre (Narcisse), 1870.
Of. Hommey (J.-Amand), 1857.
Ph.Guth, 1880.
Manoury.

ARGENTAN.

D. *Foucher, 1878.
*Gondouin, 1866, méd. du ch. de fer, de l'hôpital, memb. du Cons. d'hyg.
Legros, 1857, membre du Cons. d'hyg.
Perrin, 1865, méd. de l'hôp. et de la prison, memb. du Cons. d'hyg.
Ph.Couly.
Peschard, 1875.
Songeux (J.-S.), 1880.

Almenèches.

D. *Zabala (L.), 1883.

Briouze-Saint-Gervais.

D. *Berrué, 1876.
Ph.Touroul, 1877.

Chalange (Le) (*Courtemer*).

D. Vauclin, 1857; *n'exerce plus.*

Chambois.

D. *Gauchot, 1869.
Jacquelin, 1835.

Coulonces (*Trun*).

D. Malfilatre, 1864.

Ecouché.

Of. Morel (Alf.), 1860, méd. du ch. de fer.
Ph.Mahaut (J.-Aug.), 1879.

Exmes.

D. *Buffet, 1837.

Ferté-Fresnel (La).

D. Bouteillier, 1866, méd. du chem. de fer, cons. génér.

Ph.Simon.

Gacé.

Hennard, 1874.
Lapierre-Duperron, 1851.
*Morel, 1854, méd. du ch. de fer.
Of. Labbé, 1827.
Ph.Daniel, 1852.
Menez (Abel-Franç.), 1866.

Merlerault (Le).

D. Marciguey, 1854.
Ph.Prunier (Paul), 1863.

Mortrée.

D. Harrouin, 1878.
Ph.Renault, 1836.

Nonant-le-Pin.

D. Triboul, 1878.
Ph.Rivière, 1875.

Putanges.

D. *Prodhomme, 1873.

Rabodanges (*Putanges*).

D. Devoisins, 1869.

Rânes.

D. Gallot, 1836.
Of.*Cattois, 1875.

Ste-Gauburge Ste-Colombe.

Daupley, 1825; *n'exerce plus.*
*Guillouet, 1882.

Ste-Honorine-la-Guillaume (*Briouze*).

D. Lange, 1837.

Sap (Le).

D. Gouas (Marie-Alb.), 1880.
Mouton.
Ph.Audelin (Prop.-Alb.), 1857.

Ticheville.

D. Boisduval, 1850.

Trun.

D. *Amourel, 1883.
Ph.Bazin, 1857.
Damoisel, 1876.

Vimoutiers.

D. *Lesueur, 1842.
*Sebeaux, 1876,
*Capitrel, 1883,
Ph.Lecœur.
Ledurdinier, 1863.

DOMFRONT.

D. *Barrabé (A.), 1876, de 8 à 9 h.
*Bidard (R.), de 8 à 10, et de 6 à 7 h. soir.
*Cachet, 1868.
*Lévesque, 1866, chir. de l'hosp.
Ph.Blairet.
Blaizot (V.-F.-L.), 1880.
Debière, 1847.
Hébert, 1876.
Schulze, 1884.

Athis.

D. Hamon, 1878.
Ph.Chauvin, 1875.

Bagnoles-de-l'Orne.

D. Joubert, ✻ O.

Carneille (La).

Ph.Delange.

Ceaucé.

Of. Germont, 1848.
Ph.Clauzel (J.-A.), 1881.

Chanu.

D. *Brionne, 1881.

Chapelle-Moche (La).

D. Lemonnier, 1851.
Of.*Delamarre, 1840.

Couterne.

D. *Angot (Auguste), 1883.
Ph.Soulard, 1872.

Epinai-le-Comte (L') (*Passais*).

D. Châtellier, 1877

Ferrière-aux-Etangs.

D. Toutain (J.), 1856, de 7 a 8 h.

Ferté-Macé (La).

D. Barré, 1828.
Bignon, 1854, méd. du ch. de fer.
*Legallois (Arthur), Fac. de Paris, 30 janv. 1873, méd. de l'hospice, membre du Cons. d'hyg. de l'arrond., insp. des pharm. de l'arr. de Domfront, etc.

*Lory, 1863.
Niaux, 1847.
Ph. Duval (Th.), 1860, memb. du bur. de Sec. mutuels.
Lecomte, 1851.
Letouzé, 1877.

Flers.

D. *Guérin (Hubert), 1876.
*Lange (Émile), 1876.
*Lemonnier, 1884.
*Onfroy Métairie, 1872, méd. du ch. de fer.
*Yver, 1870, méd. du ch. de fer.
Ph. Duperron, 1867, cons. gen.
Genasi, 1875.
Peccatte (Adolp.), 1880. Coton à pansement.

Mantilli (*Passais*).

D. Dary, 1853.

Menil-Hubert (*Athis-de-l'Orne*).

Of. *Lecomte (François), 1866.

Messei.

D. Gauclin, 1882.
Ph. Christophe, 1840.

Passais.

D. Germont (Gustave), 1883.

St-George-des-Groseilliers (*Flers-de-l'Orne*).

D. Aubine, 1840.

Saint-Pierre-d'Entremont. (*Montsecret*).

D. Busnot-Lalande, 1856.
Ph. Delaunay, 1842.

Saint-Pierre-du-Regard. (*Condé-sur-Noireau*).

Of. *Lecomte (Victor), 1839.

Tinchebray.

D. Calbris, 1862.
*Coulombe, 1872.
Goulard, 1878.
Quillard, 1868.
Ph. Delalande fils, 1861.
Trémoureux, 1874.

MORTAGNE.

D. Caillet, 1876, m. du C. d'hyg.
Leroy, 1862; *n'exerce plus.*
Levassort, 1882.
Ph. Fosse, 1868.
Poirier (Emile), 1877.
Rathier, 1867, m. du C. d'hyg.

Bazoche-sur-Hoêne.

Of. Broudin, 1836.

Bellème.

D. Chamoussel (Aug.), 1873.
Jousset, 1829; *n'exerce plus.*
Liégeard, 1870.
Ph. Chevalier.
Folloppe (E.-L.-P.), 1882.

Condé-sur-Huine.

Of. De France, 1859, de 1 à 3 h.

Crulai. (*Notre-Dame-d'Apres*).

Of. Rossignol, 1830.

Laigle.

D. Bellier, 1884.
*Giffard, 1861.
*Rouyer (J.), 1858.
Ph. Almogro-Deschamps, 1863.
Loncle (L.), 1884. Méd. d'arg.
Pons.
Schaeffer, 1863.

Longni.

D. Boulay, 1876.
Of. Ozanne, 1866.
Ph. Loude.

Moulins-la-Marche.

Of. Gouin, 1884.

Rémalard.

D. Manchon, 1883.
Pichard (A), 1879, de 1 à 2 h.
Ph. Courant, 1871.

Saint-Martin-d'Apres (*Notre-Dame-d'Apres*).

Of. *Aury, 1868.

Theil (Le).

D. Soyer, 1880.

Tourouvre.

Of. Loncle, 1853.
Sortais, 1836; *n'exerce plus.*

PAS-DE-CALAIS

POPULATION : 819,022 hab. — 129 Docteurs en médecine, 169 Officiers de santé; 125 Pharmaciens. — Association locale des Médecins du département.

Six arrondissements : Arras, Béthune, Boulogne-sur-Mer, Montreuil, Saint-Omer, Saint-Pol.

ARRAS.

D. *Biencourt, 1873, trés. de la Société locale.
*Dusart, 1867.
Gernie, 1864.
Goudemant, 1876.
Henseval (Arthur), 1880.
Leclerc, 1865.
*Lescarde, 1867, secr. de la Société locale.
Lestocquoy, 1836.
*Lestocquoy (Désiré), 1883. de 11 h. à midi et de 1 à 2 h.
Leviez, 1883.
*Trannoy, ✻, 1838, prés. de la Soc. loc.
Of.*Van-Troyen (Hyac.), 1849.
Willerval (Louis), 1875.
Ph.Averland, 1869.
Boulet, 1872.
Brégeaut, 1823.
Bureau (Ch.) fils.
Bureau fils, 1875.
Delcroix, 1874.
Dhé (Jules), 1875.
Garin, 1871.
Gossart, 1843.
Saguet (F.-Aug.-V.), 1844.
Ségard, 1865.

Achicourt (*Arras*).
Of.*Trannoy (Léonce), 1865.

Arleux-en-Gohelle (*Vimy*).
Of. Dupuich.

Avion (*Lens*).
Of. Willerval (Julien), 1862.

Bapaume.
D. Cauchy (Clém.), 1871, tous les jours jusqu'à 9 h. mat. Le vendredi jusqu'à midi.
Guibet, 1856.
Lefebvre (Jules), 1866.
Of. Legrand (Antoine), 1849.
*Serré (Auguste), 1842.
Ph.Grinon (Henri), 1864.
Lefebvre (Jules), 1874.

Beaumetz-les-Loges.
Of.*Briois (Alph.), 1837.

Bertincourt.
Of.*Dartus (Paul-Em.), 1873.
Ph.Dubois, 1835.

Biache-Saint-Waast (*Vitry-en-Artois*).
Of. Sergeant (Antoine), 1835.

Bienvillers-au-Bois (*Foncquevillers*).
D. Poiteau, 1872.

Boiry-Sainte-Rictrude (*Boyelles*).
Of.*François (Charles, 1862.

Bourlon (*Marquion*).
Of. Devillers (Théop.), 1865.

Boyelles.
Of. Dhamelincourt, 1847.

Bucquoy.
Of. Sauvage (Louis), 1880.
Ph.Leteneur (Abel), 1877.

Bruay.
D. Dourlens (Adolphe), 1881.
Ph.Placher, 1879.

Cagnicourt (*Vis-en-Artois*).
Ph.Bevière (Vital), 1859.

Courcelles-le-Comte.
(*Bucquoy*).
Of. Pronier (Jules-Franç.), 1845.
Ph. Petit.

Croisilles.
D. Ficheux, 1874.
Of. Veniel (Eugène), 1876.
Ph. Lesage (Edouard), 1875.

Ecourt-Saint-Quentin.
D. Sergent, 1874.

Ervillers (*Achiet-le-Grand*).
Of. Demailly (Clodomir, 1877.
Magniez (Louis), 1838.

Eterpigny.
Of. Leroy.

Fampoux (*Arras*).
Of. Carpentier (Joseph), 1878.

Foncquevillers.
Of. François.
Ph. Pannequin (Ch. Agat.), 1858.

Fosseux (*Beaumets-les-Loges*).
Of. Bossu, 1850.

Gravelle (*Rœux*).
Of. Lequette (Augustin), 1825.

Graincourt-lès-Havrincourt
(*Cambrai* — Nord).
Of. Cornet, 1837.

Haburcq (*Arras*).
Of.*Grémont.

Havrincourt.
Of.*Sacleux (Carolus), 1858.

Hermies.
Of. Capelle (J.-B.), 1853.
Capelle, 1883.
Ph. Crinon (Fr.-César), 1837.

Inchy (*Marquion*).
D. Leconte (A.), 1859. Matin.
Of. Havransart (P.-Guisl.), 1832.

Lagnicourt (*Marquion*).
Of. Bretez (Constant).

Mareuil.
Of. François (Ernest), 1872.

Mercatel (*Arras*).
Of. Brissez, 1834.

Méricourt.
D. Decourticux, 1880.

Metz-en-Couture
(*Bertincourt*).
Of.*Vahé (Edouard), 1869.

Monchy-le-Preux (*Rœux*).
D. Boulingue.
Of. Lallart (Pierre-Phil.), 1862.

Mont-Saint-Eloy (*Arras*).
Of. Gernez (Benoît), 1857.

Neuville-Vitasse.
Of. Pronier, 1883.

Neuville-St-Waast (*Vimy*).
Of.*Delay, 1853.

Oisy-le-Verger.
D. *Billoir (Ch.-Henri), 1857.
Of. Wagon (Albéric), 1843.
Ph. Lesne (Jules), 1880.
Normand (Aug.-C.), 1859.

Orville (*Pas-en-Artois*).
D. Hannard (Louis-Alp.), 1858.

Pas-en-Artois.
Of. Allart, 1862.
Mercier (Alexis), 1869.

Ransart (*Beaumets-les-Loges*).
Of. Dumont (Guislain), 1858.

Rivière (*Beaumets-les-Loges*).
Of. Basseux (Diog.-Emile), 1851.

Transloy (*Bapaume*).
Of. Capon (Achille), 1865.
*Thorier (Alexandre), 1867.
Ph. Bédu (Ch.-Alex.), 1862.

Vaulx-Vraucourt (*Croisilles*).
Of.*Bretez, 1881.

Vimy.
Of. Dhénin (Edm.), 1877.
Selamme (Désiré), 1843.

Vitry-en-Artois.
D. Saudemont, 1856.
Of. Lemoine (Emm.), 1868.
Ph. Garin (Ed.-Jules), 1872.

BÉTHUNE

D. *Boulieux.
Caron, 1867.
Haynaut, 1868.
Hensoval.
*Leroy, ✻, 1834.
Lotte, 1839.

Vouters, 1876.
Ph. Baudel (Emile), 1859.
Hanquelle (Henri), 1849.
Lemaire (Charles), 1868.
Wagon (J.), 1874.

Allouagne (*Lillers*).
Of. *Coquison (Aim.-Jos.), 1866.

Amettes (*Lillers*).
D. Payelles (Louis), 1864.

Auchel.
Of. Hernu (Albin), 1872.

Barlin (*Houdain*).
Of. *Legrand (Alex.), 1873.

Beuvry (*Béthune*).
Of. Bridoux (Omer), 1877.

Billy-Montigny.
D. Lourties (Benjam.), 1875.

Bouvigny-Boyeffles
Of. Mayeur (Const.), 1856.

Bully-Grenay.
Of. *Delattre (Louis-Ferd.), 1858.
Ph. Baillot (Amédée), 1875.

Busnes (*Saint-Venant*).
Of. *Blondel, 1833.

Calonne-sur-la-Lys (*Saint-Venant*).
Of. Lamant (Alfred), 1849.

Carvin.
D. Daubresse (Gustave), 1883.
*Robert, 1862.
Of. Liermain (J.-B.), 1840.
Ph. Derobespierre (Emile), 1870.
Flouquet (Arnould), 1874.
Merlier.

Cauchy-à-La-Tour (*Auchel*).
D. Lafaye.

Choques.
Of. Haviez (Edmond), 1878.

Courrières.
Of. Théry, 1866.

Dourges (*Hénin-Liétard*).
Of. Houssin.

Douvrin (*La Bassée.* — Nord).
Of. Lecomte, 1846.

Estrée-Gauchy (*Houdain*).
Of. Caron, 1880.

Festubert (*Béthune*).
Of. *Dupuich (Charles), 1871.

Fleurbaix (*Laventie*).
Of. *Pollet, 1826.

Gonnehem (*Chocques*).
Of. Guillemant (Léon), 1878.

Haillicourt (*Bruay*).
Of. Bacqueville (Jules), 1825.

Harnes.
Of. *Bailliez (Anatole), 1868.

Hénin-Liétard.
D. *Thelliez, 1868.
Of. Constant, 1839.
Ph. Bourse (Victor), 1879.
Luquet (Jean), 1871.

Hersin (*Nœux-les-Mines*).
Of. Lemaire (Ant.-Franç.), 1847.
Lemaire (Ed.-Franç.), 1859.

Hinges (*Béthune*).
Of. Dhuin (Charles), 1838.

Houdain.
D. Bonnefond (Louis), 1871.
Of. Carré (Alcide), 1876.
Ph. Carré (Franç.), 1840.

Buissière (La) (*Bruay*).
Of. Durand (Alph.), 1838.

Lacouture (*Richebourg-l'Avoué*)
Of. Sarrazin (Gérard), 1880.

Lambres (*Aire-sur-la-Lys*).
Of. Maurant, 1820.

Laventie.
D. Hameau (Albert), 1882.
*Hernu.
Of. Wallez (Hipp.), 1829.
Ph. Ruffin.

Lens.
D. *Lequette, 1861.
Neser (Charles), 1842.
Of. Bauduin (Louis), 1865.
Méphaux (Ernest), 1857.
Ph. Fabien (Jules), 1874.
Legay (Léon), 1881.
Wagon (Alfred), 1874.

Lestrem.
Of. *Bridoux (Jules), 1872.

Liévin.
Of. Lequette (Louis), 1879.
*Stenne (Amédée), 1861.
Ph. Bridoux (Jean), 1877.
Thillier (Herménégilde), 1862

Lillers.

D. *Laversin, 1855.
Laversin (Pierre), 1883.
Of. Boulanger (Benoît), 1847.
Carlier (Clément), 1874.
Ph. Legay, 1841.
Payelle (Jean-Phil.), 1876.
Poynard, 1883.

Meurchin (*Bauvin* — Nord).

Of. *Toulouse (Maximilien), 1835.

Molinghem (*Aire-sur-la-Lys*).

Of. Leroy (Félix), 1881.

Nœux-les-Mines.

Of. Brunelle (Louis-Roch), 1855.
Ph. Cléry (Alph.-Ben.), 1872.

Norrent-Fontès.

Of. Canda (Louis), 1873.
Leconte (Louis-Dés.), 1879.

Oignies (*Carvin*).

Of. *Baledans (Ch.-Louis), 1877.

Pugnoy (La).

Ph. Legrand (Emile), 1875.

Richebourg-l'Avoué.

Of. *Bident (J.-B.-Ant.), 1867.

Robecq (*St-Venant*).

Of. Debay (J.-Franç.), 1874.

Sailly-sur-la-Lys (*Laventie*).

Of. *Papegay (Louis), 1872.

Saint-Hilaire-Cottes (*Norrent-Fontes*).

Of. Canda (Isidore), 1873.

Saint-Venant.

D. Doursoul.
Of. *Cordonnier (Charles), 1863.
Miennée, 1833.
Ph. Fournier, 1842.

Vendin-le-Viel.

Of. Cayet (Maxim.), 1856.
Ph. Foucart, 1883

Vermelles.

Of. *Hévin (Louis-Ch.), 1870.
Trufflier (Zéph.-Franç.), 1866.

Westrehem (*Fléchin*).

Of. *Miennée (Victor), 1838.

BOULOGNE-SUR-MER.

D. *Aigre (D.), 1879, de 1 à 3 h., ex-int. des hôp. de Paris, méd.-adj. de l'hôp. Saint-Louis.
*Bourgain, 1870, rue Neuve-Chaussée.
*Delannoy, 1874, rue de la Coupe.
Descille, 1879, r. des Pipots, 25, de 1 1/2 à 3 h.
Dutertre, 1882.
*Filliette, 1860, rue du Bras-d'Or, 1.
Flour, 1852, rue du Bras-d'Or, 32.
*Gros, 1831, rue de l'Oratoire, 10.
*Gros fils, 1872.
Guerlain, 1860, rue de l'Ancienne-Comédie, 1.
Harvey (John), 1863.
Houzel, 1871, rue des Viellards, 8.
*Lejeune, 1879, r. Siblequin.
*Livois, ✻, 1850, rue Napoléon, 7.
*Ovion, ✻, 1841, Grande-Rue, 38,
Ovion fils, 1880.
Patin (Léon), 1880.
*Perrochaud, ✻, 1840, rue Siblequin, 35.
Walker (Thomas), 1856.
Of. *Biencourt, 1842, place Navarin, 3.
Ph. Abraham, 1835.
Bancquart, 1862.
Chaffard, 1882.
Chamonin, 1882.
Descamps, 1863.
Dewismes, 1875.
Dutertre, 1843.
Giffard.
Hamain, 1849.
Jomin, 1874.
Lefebvre, 1878.
Petit, 1842.
Rousseau, 1863.
Ruffin (A.).
Sené Porion, 1870.

Tellier, 1866.
Thuillier, 1876.

Audinghen (*Marquise*).

D. Lefebvre (Aug.), 1850.

Baincthun
(*Boulogne-sur-Mer*).

Of. Widhent (J.-B.), 1852.

Calais.

D. *Brégeaud, ✱, 1852.
*Darnel, 1837.
Deladrière, 1879.
*Devot, 1855.
Sotomayor (Louis) (de), 1872.
Warenghem (Jules), 1861.
Ph. Dupuy (Félix), 1867.
Lachèvre (H.-Fr.-Ed.), 1877.
Laurent (L.-J.-L.), 1875.
Serret (Emile), 1881.

Coquelles.
(*Saint-Pierre-lès-Calais*).

Of. Carin (Franç.), 1876.

Desvres.

D. Stopin.
Of. *Casier, 1867.
*Chevalier, 1850.
Ph. Bourgain, 1875.
Legris, 1847.

Fiennes (*Hardinghen*).

D. Bréchot (Arthur), 1876.

Guines.

D. Delsaux, 1851.
Godefroy, 1883.
Gody, 1837.
Of. Leroux.
Thoumin.
Ph. Leroux (Gustave), 1870.
Vaesken (Aimé), 1874.

Hardinghen.

D. *Garasse (Félix), 1866.
Widhent.

Licques.

D. *Faucon (Ernest), 1870.
Of. Charlemagne, 1878.
Ph. Campagne, 1830.
Carré (E.), Amiens, 23 août 1885.
Mark.
Of. Allart.

Marquise.

D. *Gruson (H.-A.), 1879, de midi. à 2 h. jeudi, dim. toute la matinée.
Leroy, 1883.
*Loppe, 1862.
*Tellier, 1844.
Ph. Boutroy, 1879.
Hennequin, 1878.

Portel (Le).

D. Caron (Paul), 1881.
Of. Dausque, 1856.
Ph. Demay, 1883.

Saint-Etienne.
(*Boulogne-sur-Mer*).

Of. Brousse (F.-Louis), 1875.

St-Pierre-lès-Calais.

D. *Cuisinier, 1855.
*Deroide, 1879.
*Dodré, 1879.
Guyot (Louis), 1881.
Heine, 1880.
Lemaitre (H. Aug.), 1880, de midi à 3 h.
Vétu, 1878.
Ph. Beck (Jean-Jos.), 1866.
Bernard, 1882.
Biencourt, 1882.
Blomme (Aimé-Const.), 1873.
Delory (Ch.-Aug.), 1871.
Deny, 1882.
Guerlin (Ed.-Jos.), 1870.
Yardin, 1861.

Samer.

D. *Lemaitre (Alfred), 1879.
Of. *Dehedin (M.), 1864. Les lundis jours de marché.
Ph. Campagne (Adolp.), 1862.

Sangatte.
(*St-Pierre-lès-Calais*).

D. Robbe, 1855.

Tingry (*Samer*).

D. Dupont (J.-B.), 1847.

Waast (Le) (*Colembert*).

Of. Michaux (Antoine), 1833.

MONTREUIL.

D. Delplanque (Louis), 1844.
*Hallette (Alfred), 1867.

Ph. Bardin (Eugène), 1872.
Beauvais (Alice), 1870.
Trédez (Charles), 1879.

Aubin-Saint-Waast.
(*Hesdin*).

Of. *Macqueron (Louis-Joseph), 1854.

Berck.

D. *Cazin, ✻, A., 1862, anc. int. des hôp. de Paris, médecin en chef de l'hôp. maritime (Assist. publique de Paris et de l'hôpital Nathaniel de Rothschild). — A l'hôpit. maritime.
Of. *Louart, 1865.
Ph. Fontaine, 1861, Berck-Plage.
Questier, 1880, Berck-Ville.

Campagne-lès-Hesdin.

D. *Drancourt (Achille), 1874.
Of. *Morel, 1862.

Douriez (*Campagne-lès-Hesdin*).

Of. *Malbrancque (Adolp.), 1868.

Etaples.

D. Laurent.
Of. *Deboffe (Désiré-Florimond), 1853.
Dunan (Alex.-Louis), 1837
Ph. Le Blanc (Franc.), 1857.
Leroux (G.), médecin. midi à 3 h.

Fressin (*Hesdin*).

D. Desmons (Franç.), 1863.
Of. Michaux (Jules), 1837.

Fruges.

D. *Fauvelle, 1839.
*Planques (Charles), 1870.
Of. Caron (François), 1881.
Ph. Legrand (Louis), 1862.
Trunet (Eugène), 1881.

Hesdin.

D. *Ader (Joseph), 1872, de 10 h. à midi.
Brulé (Emile), 1858.
Fauconnier (Louis), 1877.
Ph. Beauvais, 1878.
Delannoy, 1861.
Molin (Emile), 1880.

Hucqueliers.

Of. Lecq (Alfred), 1871.
Ph. Minet (Jean), 1874.

Lebiez (*Fruges*).

Of. *Beaurain (Just.). 1852.

Montcavrel.
(*Montreuil-sur-Mer*).

Of. Bailleux (Théodore), 1853.

Rollez-Vercbocq.

Of. *Ducrocq (J.-B.), 1868.

Verton (*Le-Rang-du-Fliers*).

Of. *Mahée (Jules-Joseph), 1861.

SAINT-OMER.

D. *Bachelez (Charles), 1871.
*Bernard (Gust.-Ch.), 1877.
*Castier (Ed.-Henri), 1866.
*Mantel, ✻, 1852, méd. des hosp., des épid., du Bureau de bienf., de l'Administration des finances, memb. du Cons. d'hyg. de l'arrondissement, vice-prés. de la Soc. loc.
*Poulain (Ed.-Emile), 1875.
Tilly, 1882.
Wintrebert (Léon-Jos.), 1864.
Of. *Cuvelier (Désir.-Jos.), 1833.
Ph. Audibert (Em.-Ch.), 1876.
Damart (Augustin), 1857.
Descelers, 1866.
Deswarte (Laur.-C.), 1873.
Guerlain, 1862.
Guettard (Alfred), 1881.
Vandenhouck (Nap.), 1866.

Acquin (*Lumbres*).

Of. Scoumaque, 1866.

Aire-sur-la-Lys.

D. Boutin (Charles), 1862.
Catrice (Ch.-Eug.), 1849.
Cordonnier (Paul), 1879, de 1 à 3 h. lundi.
Of. Delpierre (Henri), 1841, de 10 à 2 h., vendredi.
Ph. Béhal (Henri), 1870.
Catrice, 1875.
Robbe, 1834.

Wambergues, 1834.

Ardres.

D. Camu (Léon-J.-B.), 1870.
Of. Miennée (Fr.-Jos.), 1839.
Ritiez (Benj.), 1866.
Ph. Wasselin (Charles), 1866.

Arques.

D. Alexandre.
Ph. Cordonnier (Omer), 1874.

Audruicq.

D. Gavrelle.
Zibelin-Trabant, 1881. Chaq. jour de 1 à 2 h. Les merc. toute la matinée, jours de marché.
Of. *Lecouffe, 1852.
Lecouffe, 1883.
Reniez (Paul-Aug.), 1867.
Ph. Royer (Jules-Victor), 1857.

Blandecques (*Saint-Omer*).

Of. *Butor (Pierre-Aimé), 1859.

Enquin (*Estrée-Blanche*).

Of. Clément (Victor), 1872.

Esquerdes (*Wizernes*).

Of. *Lurette.

Fauquembergues.

D. *Joly (Joseph), 1872.
Ph. Legrand.

Lumbres.

Of. Broncquart, 1879.

Moulle (*Saint-Omer*).

Of. Schercousse (Emile), 1864.

Nordausques (*La Recousse*).

O*. Delabre (Onésime), 1864.

Ouve-Wirquin (*Lumbres*).

Of. *Moyton, 1866, mardi, jeudi, samedi 1 à 3 h.

Oye.

Of. *Dupuy, 1836.

Roquetoire (*Aire-sur-la-Lys*).

Of. *Gadelin (H.-A.-J.), 1863.

Thérouane.

Of. *Faucon (Charles-Fr.), 1866.

Vieille-Eglise (*Audruicq*).

Of. Carmier, 1829.

Wardrecques.

Of. *Trannoy, 1836.

Wimille.

Ph. Nolaind, 1883.

Wizerne.

D. Declety.

SAINT-POL.

D. *Bornay, 1863.
Planque, 1861.
Of. Mercier, 1834.
Ph. Delahousse, 1834.
Huré, 1861.
Valentin, 1861.

Aubigny-en-Artois.

D. *Blaire, 1857.
Ph. Brassard (Arthur), 1881.

Auchy-lès-Hesdin.

Of. Watilliaux, 1835.

Auxy-le-Château.

D. Beaussart (Louis-Jos.), 1844.
Goddée (Louis-Joac.), 1846.
Ph. Cuvellier, 1883.

Avesne-le-Comte.

D. Ledru (Ph.-Nic.-J.), 1838.
Of. *Guilbert, 1864, mercredi de 8 à 2 h.
Ph. Blasart (Léon), 1871.
Trannoy, 1864.

Bavincourt (*L'Arbret*).

Of. Dehée (Armand), 1880.

Blangy-sur-Ternoise.

Of. *Gilliocq, 1872.

Bonnières (*Frévent*).

Of. Briois, 1868.

Fillièvres (*Hesdin*).

Of. *Oudin, 1870.

Fléchin.

Of. Candelier (Charles), 1877.

Flers (*Frévent*).

Of. Mercier (Fr.), 1835.

Frévent.

D. Herbout (Elisée), 1862.
Obé (Charles), 1863.
Of. *Bornay, 1839.
Ph. Garin, 1882.
Guillon (A.), 1877.

Grand-Rullecourt.
(*Avesne-le-Comte*).

Of. *Sailly, 1863.

Heuchin.
Of. Delepouve, 1873.

Lisbourg (*Heuchin*)
Of. Cappe (Aug.), 1878.

Maizières (*Saint-Pol*).
Of. Vasseur, 1864.

Mingoval (*Aubigny-en-Artois*).
Of. Malbrancq (Gaston), 1876.

Nedonchel (*Pernes-en-Artois*).
Of. Guffroy, 1824.

Œuf (*Saint-Pol*).
Of. Boucly, 1863.
Richard (P.), 1882.

Ostreville.
Of. Duhautoy, 1883.

Penin (*Tincquse*).
Of. Nonjean, 1834.

Pernes-en-Artois.
Ph. Treuet (Louis), 1822.
Treuet (Alex.), 1864.

Rebreuviette (*Frévent*).
Of. Hibon, 1871.

Tincques.
Of. *Hachin, 1874, dimanche de 8 à 10 h. du matin, mercredi de 1 à 3 h. du soir.

Valhuon (*Pernes-en-Artois*).
Of. Dumont, 1838.

PUY-DE-DOME

Population : 566,064 hab. — 201 Docteurs en médecine; 33 Officiers de santé; 78 Pharmaciens. — Association locale des Médecins du département.

Cinq arrondissements : Clermont-Ferrand, Ambert, Issoire, Riom, Thiers.

CLERMONT-FERRAND.

D. *Artance, 1840, méd. vaccin.
*Bertrand, 1828, O. ✳, dir. honor. de l'Ecole de méd. prés. hon. de la Soc. loc.
*Blatin, 1867, méd. de l'hôp. prof. supp. à l'Ecole de méd.
Bourgade de la Dardye (A. de) 1846, de 2 à 4 h.
Bourgade de la Dardye (E. de) 1884, de 2 à 4 h. Eaux de Royat l'été.
Chibret, 1868.
*Damour.
*Dourif-Grand-Champ, ✳, ✿ I., 1849, prof. à l'Ecole de méd., méd. de l'Hôt.-Dieu.
*Fleury (J.-B.) O. ✳, 1836, direct. de l'Ecole de méd., chirurg. de l'Hôtel-Dieu.
*Fouriaux, 1855, secrét. de la Soc. loc., méd. suppléant de l'Hôtel-Dieu, prof. supp. à l'Ecole de méd.
*Fournier de Lempdes, 1845.
*Fredet, 1867, ✿ I, méd. de l'hôp. général, prof. sup. à l'Ecole de méd., anc. int. des hôp.
*Gagnon (A.), 1853, de 1 à 4 h.
*Grand-Clément, 1855.
*Guitard, 1857.
*Hospital-Puray, ✳, 1865.
Imbert-Gourbeyre, 1844, prof. à l'Ecole de méd.
*Ledru, ✳, ✿ I., 1856, prof. à l'Ecole préparat. de méd. et de pharm. chir. de l'Hôtel-Dieu, prof. sous-direc-

teur de l'Ecole départe-ment. d'accouchements.
*Mory (G.), 1863.
*Mioche, 1864, méd. de l'hôp. général,
*Nivet, ✻, 1838, prof. à l'Ec. de méd., prés. de la Soc. loc., méd. de l'Hôtel-Dieu, direct. de l'Ec. d'accouchement.
*Petit, 1868.
*Peyronnel, 1841.
*Pironon.
*Le Pojolat, 1870; de m. à 2 h.
Pourcher, 1872.
*Pradier, 1854, trés. de la Soc. loc.
Saurel.
Scheik, 1839.
*Tixier (Hipp.), 1856, médec. suppl. de l'Hôt.-Dieu, prof. à l'École de médecine.
Of. Bergoulnioux, 1874.
*Busson.
Frichet (Victor-Jean-M.), 1877 de 1 à 3 h.
Ph. Alanore.
Chabrolhe.
Cohendy.
Deschamps.
Escot.
Gauthier.
Gessen, 1880.
Gonod, 1830, *n'exerce plus.*
Huguet prof. à l'Ecole de méd. et de pharm.
Jars.
Kibourge.
Lafond.
Laroyenne.
Maigne.
Molle.
Montéléon.
Pacros, 1846.
Pélissière.
Prulière, 1879.
Rochefort.
Touvin, 1840.

Aubière (*Clermont-Ferrand*).
D.* Teilhol, 1869.

Aurières (*Nébouzat*).
D. Tardieu, 1867.

Billom.
D. Advinent.
Brunel, 1864.
*Collin, 1836.
*Thomas, 1872.
Of. Dessalles.
Ph. Chabry.
Chambige.
Deval, 1838.

Bourboule (*Saint-Sauves*).
D. Cabasse (Ch.-J.), ✻, médecin des hôp. militaires, 11 août 1848, méd. cons. de midi à 1 h.
Clérault.
Danjoy.
Dauzat (A.), 1875, de 10 h. à 11 h. du matin et de 2 à 6 h. soir.
Fauverteix.
Morin.
Nicolas (Ad.), O. ✻, I., 1872.
Noir (de Brioude).
*Peironnel.
Pourcher.
Ribeyrolles.
Vérité.
Veyrières.
Of. *Duliège, 1867.
Ph. Pipet.

Bord.
D. Pélissière.

Bourg-Lastic.
D. Monteix.

Cebazat (*Clermont-Ferrand*).
Of. *Maistre, 1861.

Chamalières.
D. Stavoski.

Chauriat (*Vertaizon*).
D.* Bartin.

Dallet.
(*Pont-du-Château*).
Of. Bessayre.

Fayet (*Saint-Dier-d'Auvergne*).
Of. Greliche.

Gerzat (*Aulnat*).
D.* Pommerol, 1851.

Herment.
D.* Peyronnet, 1851.
Roux, 1882.

Laqueuille.
Of. Serres.

Martres-d'Artières (La) (*Pont-du-Château*).
D.* Parrot, ✻, 1826.

Martres-de-Veyre.
D. Pouget.

Mont-Dore.
D. Vernière, insp. honor.
Richelot, insp. honor.
Alvin.
Brochin.
Cazalis, inspecteur-adjoint.
Chabory (Etienne).
Cohadon.
Emond.
Geay.
Glaesel, ✻.
*Joal, 1875.
Livon.
Mascarel.
Nicolas (J.), 1881. De Vichy.
Percepied.
Schlemmer.
Tardieu (Amédée), ✻. méd. consultant au Mont-Dore.
Of. Chabory (Léon).
Ph. Bellon.
Tayeau.

Montferrand. (*Clermont-Ferrand*).
D.* Leoty.
Ph. Gaubert.

Olby (*Nébouzat*).
D.* Mallet, 1847.

Pont-du-Château.
D.* Chambige.
*Dubest.
Martin.
Ph. Corni.
Jarringeon.

Royat.
D. Nivet, inspect. honor.
Boucomont, inspect.
Artance.
Barry.
Bourgade de la Dardje.
Brand (G.-H.), 1855. L'été à Royat.
Chauvet (C.), 1877. L'été à Hyères.
Fredet (G.-E.) 1867, de 1 à 3 h.
Imbert.
Laussedat.
Le Marchant.
Petit.
Puy Le Blanc.
Ph. Rocher.

Saint-Amand-Tallende.
D.* Morin.
*Pyreire.
Of.* Chirol.
Ph. Gazel.

Saint-Dier.
Of. Fayolle (Henri), 1866.

Saint-Saturnin. (*Saint-Amand-Tallende*).
D. Chomette, 1836.

Vertaizon.
D.* Martin.

Vic-le-Comte.
D. Cormier, 1829.
*Violle.
Ph. Fabre, 1878.

AMBERT.

D.* Béal, 1876.
*Gourbeyre, 1867.
Imberdis, 1848, médec. des épid., de l'hosp., du collège, membre du Conseil d'hyg.
Ph. Michaliat.
Prulhière, 1876.

Arlanc.
D.* Bravard de Riols, 1837.
Labarbatte (de).
Sabaterie (Jean), 1883.

Ph. Bonzome.
De Brun du Bois-Noir, 1842, membre de la Société de pharmacie du Puy-de-Dôme.
Rollan, 1878.

Brousse (*Cunlhat*).

D. *Fayolle, 1838.

Cunlhat.

D. Giddon, 1882.
*Tournebize.
Of. Bouley.
Fayolle, 1838.
Ph. Amblard, 1868.
Denoix, 1881.

Fournols.

D. *Tardif, 1847.

Job (*Ambert*).

D. *Coste.
Marsac.
Of. Mozac (Henri), 1883.

Olliergues.

Of. Giraud, 1876.
*Groisne, 1860.

Saint-Amand-Roche-Savine

D. *Pilleyre (E.), 1876.

Saint-Anthème.

D. *Blancheton, 1858.
*Chapot.

Saint-Germain-l'Herm.

D. *Vialis.

Vertolaye (*Olliergues*).

D. Solélis.

Viverois.

D. Pitavy.
Of. Langlois, 1843.

ISSOIRE.

D. *Couillard (T.-V.), 1867, de 11 h. à midi.
*Coupat, 1871.
Labessière.
Rivière, 1841.
*Sauvat (André), 1883.
Vernière, 1823, ✻, *n'exerce plus*.
Veyrières, 1875.
Ph. Delanef, 1880.
Marmet, 1872.
Talobre.
Tournadre.

Antoingt.

(*Saint-Germain-Lembron*).
D. Des François de la Bastide, 1859.

Ardes.

D. Roux, 1879.
Of. Claude.
Ph. Ahon, 1879.

Besse-en-Chandesse.

D. *Pipet.
Ph. Dalmas, 1833.

Brassac-les-Mines.

D. Chouvet, 1865.
Ph. Chautard.

Champeix.

D. Malsang.
Margnat, 1877.
Ph. Dourif.

Coudes.

D. *Savoureux, 1843.

Eglise-Neuve.

D. Martin, 1877.
Of. Collandre, 1874.

Lamontgie.

D. Coste, 1852.
Ph. Rouvet (V.), 1882.

Larodde (*Tauves*).

Of. Ondet.

Latour-d'Auvergne.

D. *Bogros.

Saint-Germain-Lembron.

D. Fournier, 1846.
Rouvet, 1879.
*Tournadre, 1865.
Ph. Gusson, 1835.

Saint-Nectaire.

D. Badoz.
*Duché (J.), 1865.
Gourbeyre (d'Ambert).
Percepied, 1881.
Thibaut.

Saint-Sauves.

D. *Fauverteix (Adrien), 1878.
Ribeyrolles, 1884.
Veysset, 1842.

Sauxillanges.

D. Force (B.-V.-E.), 1877, à toute heure.
Fougères, 1871.
Quesnes aîné, 1839.
Rigodon.
Ph. Brandely.

Tauves.

D. Goyon (Jean), 1883.
Ph. Martin.

Vernet-la-Varenne.

D. *Brun père, 1848.
*Quiquandon.

RIOM.

D. *Aguilhon père, ✻, vice-prés. de la Soc. loc.
Combaud, 1843.
Faure, 1867.
Girard, 1851.
Tixier, 1857.
Ph. Amblard, 1870.
Deschamps (Jules), 1857.
Fortoul, 1845.

Aigueperse.

D. *Degeorges, 1876.
*Lagout, 1846.
*Mancel, 1838.
Panchaud, *n'exerce plus.*
Ph. Fayolle, 1881.
Roche, 1869.

Artonne (*Aigueperse*).

D. Parades, 1841.

Bromont.

D. *Bouyon.

Châteauneuf (*Manzat*).

D. Boudet, inspect. des eaux.
D. ***Châtelguyon** (*Riom*).
Baraduc, 1876.
Of. Grolier, 1875.
Ph. Amblard père, 1842.

Combronde.

D. Bourlet, 1879.
*Fénolhac.
Ph. Chassaigne, 1875.

Ennezat.

Of. *Roux, 1858.

Enval (*Riom*).

Of. Bataille.

Giat.

D. Allochon (A.), 1868, de 9 à 11 h.

La Peyrouse (*Montaigut-en-Combraille*).

D. *Roudaire, 1670.

Manzat.

D. *Mazuel.

Menat.

D. *Grellet, 1871.

Miremont (*Pontaumur*).

Of. Beauregard.

Montaigut-en-Combraille.

D. *Baraduc, 1865.
Of. *Garde, 1867.
Tourette, 1871.

Pionsat.

D. *Depoux, 1839.
Depoux fils, 1871.
Ph. André, 1856.

Pontaumur.

D. Deval.
Ph. Boulaud, 1868.

Pontgiraud.

D. *Brunel, 1854.

Randan.

D. Grenet.
*Guillemin.
Thomas.
Ph. Lalanne et Barnicaud

Saint-Georges-de-Monts (*Manzat*).

Of. *Falvard, 1868.

Saint-Gervais-d'Auvergne.

D. *Bataille, 1878.
Of. Gouzonnat, 1885.
Ph. Maison.

Saint-Maurice.

D. Chassagnette, 1880.

Saint-Priest-des-Champs (*Saint-Gervais-d'Auvergne*).

D. *Bayle, 1859.

Villeneuve-les-Cerfs (*Randan*).

Of. Raynaud, 1858.

Volvic.

D. Chappus, 1836.
Of. *Miomandre, 1851.

THIERS.

D. Dufraisse (Jules), médecin de l'hôpital.
*Dumas (A.), ✠, A. 1866, de 7 à 8 h. du matin et de 11 h. à midi.
*Guillemot (Gabriel), insp. supp. des pharm., méd. de l'hôp., méd. assermenté.
*Malmenaide (J.), 1839, méd. honor. de l'hôp., méd. du chem. de fer.
*Suzeau, ✻; 1843, méd. hon. de l'hôp., médecin assermenté.
Tabard.
Ph. Bounhoure.
Grange.
Huguet fils.
Joubert.
Réjoni, pharm. du chem. de fer et de la prison.

Augerolles.

Of. Rallière, 1876.

Celles.

D. Charraigne fils.

Courpière.

D. Jarrier.
*Veyret, méd. du chem. de fer.
Ph. Chamerlat, 1842.
Jourde, pharm. du chem. de fer.

Joze (*Maringues*).

Of. Daguillon.

Lezoux.

D. Escot.
*Plicque (H.), ex-int. de l'hôp. de Clermont-Ferrand.
Of. Méchin.
Ph. Beaujeu.
Bernard.

Maringues.

D. Boudet, méd. inspecteur des eaux de Châteauneuf.
Ducrohet (L.), 1883.
*Goutay.
Lacoussière.
Ph. Gros.
Raconat.

Néronde.

D. Andrieux.

Puy-Guillaume.

D. Vidal.
Ph. Cochet.

Saint-Rémy-sur-Durolle.

D. *Bouquerot.

Vollore-Ville.

Ph. Buisson.

PYRÉNÉES (BASSES-)

Population : 434,366 hab. — 166 Docteurs en médecine ; 47 Officiers de santé ; 62 Pharmaciens. — Association locale des Médecins du département.

Cinq arrondissements : Pau, Bayonne, Mauléon, Oloron, Orthez.

PAU

D. Bagnell, 1851, r. Bayard, 15.
Bordenave, chirurg. adj. de l'hôpital.
Bottey.
Boy, rue d'Espalungue, 3.
Bridon.
*Cantonnet, 1866, rue des Cordeliers, 15.
Cogombles, r. du Château, 2
Cuq (A.), 1870, rue Mouret, 2, de 1 1/2 à 3 h., dim. excepté.

*Daran, O. ✻, 1839, méd. en chef honor. de l'hôp., rue Latapie.
*Duboué, 1859, méd. en chef de l'hôp., memb. corr. de l'Académie de méd., rue Serviez, 4.
*Ferré, rue du Lycée, 25.
Gaye.
Girma, dir. adj. de l'asile.
Haranger, r. Saint-Louis, 9.
Herr (Georg.), r. Nogué, 12.
*Lacoste (Joseph), 1862.
Laffitte, direct. de l'asile de Saint-Luc.
*Lafont, méd. adj. de l'hôp. rue Montpensier, 9.
Lagarde.
*Lahillonne, ✻, 1863, r. Samonzet, 15 ; *l'été à Cauterets.*
Leroy, rue Henri IV, 24.
*Manes, ✻, 1848, méd. aux Eaux-Bonnes, r. Montpensier, 21.
Meunier (Valery) ✻, C. ✠, inspect. des Eaux-Bonnes, rue Adoue, 6.
*Monod, rue Serviez, 2.
Musgrave Clay (de), r. Latapie, 17.
*Pomier, ✻, 1870, chir. en chef de l'hôp., rue Serviez, 26.
*Robert, ✻, 1874, dir. de la Maternité, rue Taylor, 7; *l'été à Cauterets.*
Rougedemontant.
Sancery.
Sauvage.
*Tarras, ✻, 1822, méd. aux Eaux-Bonnes, rue Saint-Louis-de-Gonzague, 3.
Védie, rue Marca, 12.
Woogt (de).
Of. Cornu, 1841.
Coueylas, 1842.
Cubes, 1844.
Ph. Barragat.
Bordenave (Pierre).
Calmel.
Casaux (Paul), 1881.
Cazaux (P.-Eugène), 1863.
Cazaux (J.-Ed.), 1864.
Gardères.
Grimard.
Ibos.
Jarvis (John), 1870, chenust anglais. Londres.
Lacoste (Joseph), 1868.
Laurence.
Meillon.
Menon (Ch.-Ed.), 1864.
Smith.

Artiguelouve (*Lescar*).
Of. Pique-Lamotte, 1854.

Asson (*Nay*).
Of. Petrique (A.), 1826.

Aubous (*Conchez-de-Béarn*).
Ph. Louit (Hilaire), 1843.

Aydie.
D. Saint-Martin. — *L'été à Cauterets.*

Boeil-Bezing.
D. Fourguette.

Bosdarros (*Gan*).
Of. Lamothe, 1854.

Bruges (*Nay*).
Of. Juppé, 1846.

Coarraze.
D. Condou.

Espoey (*Soumoulou*).
D. Barrière, 1843.
Ph. Cazaux, 1845.

Ger.
D. Lacroix (Jean).

Garlin.
D. Dubos.
*Pressans, 1868.
Ph. Dubedat.
Lamothe, 1824.
Lamothe (Romain), 1865.

Lamarque
D. Cazaban.

Lembeye.
D. Lacaze.

Ph. Destouet, 1857.
Dubédat, 1842.

Lescar.

D. Bordenave (Léopold), 1873.
Of. Lamotte.
Ph. Castaing, 1842.

Lespielle.

D. Lafargue.

Livrou.

D. Bergeret.

Luc-Arnau (*Lembeye*).

Of. Toumieu, 1847.

Maspie (*Lembeye*).

Of. Poubet, 1848.

Montpézat (*Lembeye*).

D. *Laurens, 1871.

Morlaas.

D. *Boulin (Franç.), 1860.
*Marque, 1875.
Ph. Lamarque, 1846.
Paga, 1841.

Nay.

D. Coqombles.
Gaye.
Saubatte.
*Talamon, 1849.
Of. Laborde (Jean), 1843.
Ph. Veisse, 1847.
Lemonnier.

Pontacq.

D. Cazenave.
Maisongrosse.

Portet (*Garlin*).

D. Quintaa, 1868.

Séméac-Blachan (*Lembeye*).

D. Delom-Sorbé, 1836.

Soumoulou.

D. Gobaut.
Ph. Turon.

Taron Sadirac-et-Viellenave (*Garlin*).

D. Comères, 1835.

Thézé.

D. De Fauget.
Lagreula.
Ricau.

BAYONNE

D. *Amestoy, 1853.
*Batbedat (Paul), 1853, membre du Cons. d'hyg., insp. de la vaccine, président de la Soc. loc.
*Blazy, 1873, secrét. de la Société locale.
*Chevillon fils, 1869, ancien int. des hôp.
*Delvaille, 1862, secr. gén. de la Soc. loc., membre du cons. d'hyg.
Durruty, 1853.
*Ferran (Ch.), 1851, membre du Cons. d'hyg.
Gauché, anc. int. des hôp. trésor. de la Soc. loc.
*Lafont (Ernest), 1869, anc. int. des hôp., chirurg. de l'hôp., memb. du cons. d'hyg.
*Lasserre (Paul), 1863, méd. de l'hôp., memb. du Conseil d'hyg.
*Le Beuf (Jules), 1870, anc. int. des hôp., chirurg. de l'hôpital.
*Moynac, 1874, anc. interne des hôp.
Ribeton, 1885.
Rueff (Benjamin), 1851.
*Sudour (Ch.-Félix), 1862.
Tucoulat, 1879
Of. Hoursolle (L.-Nicolas), 1841.
Morel (J.-Gust.), 1844, dent.
Moulis (Alex.), 1846, dent.
Ph. Bernet (J.-B.).
Castelbieilh (A.).
Darracq (Numa), 1856.
Dive, membre du Conseil d'hygiène, insp. des ph.
Grimard (Jean), 1862.
Larréguy, 1869.
Laudumiey.
Le Beuf (Lucien), 1868, anc. int. des hôp. de Paris,

memb. du Cons. d'hyg., insp. des pharm.
Moureu-Bourdenne, 1849.
Pomare.
Soupre.

Ahetze (*Saint-Jean-de-Luz*).
Of. Diharce (Etienne), 1845.

Anglet (*Bayonne*).
Of. Dotezac, 1835.
Gavarret.

Bardos.
D. *Dajas, 1864.

Bastide-Clairence (La).
D. Lafourcade, 1863.

Biarritz.
D. *Adéma, 1851.
*Augey, 1872.
Gridlestoune, 1858.
Guttierez, 1876.
*Jaulerry (Paul), 1856.
Laborde, 1879.
Méricamp.
Toussaint, 1864.
*Vauréal (de), 1864.
Welby.
Of. Laulon, 1849.
Ph. Bignon.
Moureu (Michel), 1874.
Meussompés.

Bidache.
D. *Dassen (Alph.), 1854.

Cambo.
D. Delissalde.
*Dotezac (Albert), 1833.
Juanchuto, 1879.

Espelette.
D. *David (Joseph), 1853.
Lauga (Dominique), 1845.

Guiche (*Bardos*).
Of. Lapébie (J.-B.), 1830.

Hasparren.
D. Durruty (J.-B.), 1872.
*Harriague (Eug.), 1849.
Larredy.
Ph. David (Louis), 1859.

Hendaye.
D. *Camino.
Ph. Careyron.

Mendionde (*Hasparren*).
Of. Héguy (Raphaël), 1864.

Saint-Jean-de-Luz.
D. *Argeliès (Henri), 1861.
*Goyeneche, 1872.
Of. Guilbeau, 1868.
Ph. Camuyt.
Dargaignaratz, 1878, memb. du Cons. d'hyg.
Larrea, 1883.

Saint-Martin (*Hasparren*).
Of. Laugier (Jean), 1836.

Saint-Pée-sur-Nivelle.
D. *Adéma (Jean-Bl.), 1848.

Sames (*Peyrehorade-Landes*).
Of. Castellety (Pierre), 1846.

Sare.
D. Dithurbide (Jean), 1831.
*Eliçagaray, 1873.
Ph. Elissague (Martin), 1830.

Urt.
D. *Castaing.

Ustaritz.
D. *Dihinx (Pierre), 1859.
*Duronca, 1873.

MAULÈON

D. *Béguérie (Charles), 1853.
Heugas, 1877.
Ph. Weis, 1880.

Aduldes.
Of. Pochelu (Raphaël), 1861.

Larceveau.
D. Aphalo (Léon), 1852.

Lecumberry.
(*Saint-Jean-Pied-de-Port*).
Of. Diriat *dit* Oxoby, 1848.

Orègue (*Saint-Palais*).
D. Sabarots (J.), 1874.

St-Etienne-de-Baigorry.
D. *Dihursubéhère, 1847.
Of. Iriart (Jean), 1846.

Saint-Jean-le-Vieux.
(*Saint-Jean-Pied-de-Port*).
D. Larre (Jules-Luc.), 1829.

Saint-Jean-Pied-de-Port.
D. Casedevant, 1882.

Darieux (J.-P.-Éd.), 1853.
Ph. Harismendy (Am.-A.), 1857.

Saint-Palais.

D. Barbaste, 1273.
Etchecoin (Jean-Phil.), 1868.
Féraud, 1833.
*Morbieu (Alph.-F.-X.), 1857.
Ph. Barbaste (Ed.), 1880.
Durand, 1872.

Tardets.

D. Mendiondo, 1883.
Of. Etchandy (J.-B.), 1858.

OLORON

D. *Casamayor-Dufaur, 1861.
Cascua, 1876.
Cazaux (Michel), 1872.
*Esperabé (Sim.-J.-Fr.), 1864.
*Foix (Laurent), 1867.
*Pruez-Latour (J.-B.-E.), 1861
Goyhenèche.
Ph. Broca (Pierre-Henri), 1854.
Crouseilles (Edouard).
Lasserre (Philippe).

Accous.

D. Lacoarret (Célestin), 1863.

Arrette (*Aramits*).

D. Tucha (Jean-Nicolas), 1838.
Of. Bergé (Jean), 1837.

Arudy.

D. Jupé, 1879.
Of. Miroulet (J.), 1847.
Ph. Hyguères (Jean), 1843.

Bedous.

D. *Larricq (J.-B.), 1858.
Ph. Tillet (Adolphe), 1840.

Cardesse (*Luc-de-Béarn*).

Of. Capderoque (J.-Vinc.), 1821.

Eaux-Bonnes.

D. *Andral, insp. adj. de l'Etabl.
*Cazeaux, 1867.
Cazenave de la Roche, vice-consul de Belgique;—*l'été.*
Devalz.
Leudet.
Manes.
Meunier (Valery) ✻, C. ✻, inspecteur.
Tarras.

Eaux-Chaudes.

D. Herr (Georges).

Escout (*Oloron-Sainte-Marie*).

Of. Bordes (Jean), 1839.

Gurmençon.

D. Pruès-Latour.

Laruns.

D. Lacoste, 1883.
Laugier (Louis), 1865.
Ph. Lacoste (J.-B.), 1844.

Lasseube.

Of. Cazot, 18s1.

Lescun (*Bedous*).

Of. Harreguy (Jacques).

Lucq-de-Béarn.

Of. Baudeant, 1826.
Baudeant fils, 1854.

Monein.

D. Forcade (Joseph), 1867.
Nicolau-Barraqué (A.), 1863.
Ph. Coucy (Jules).

Osse (*Bedous*).

D. Liard (Ant.), 1863.

Urdos.

Of. Ferras (Jean-Marie), 1864.

ORTHEZ.

D. Blanc (Fort.-Hipp.), 1854.
Cazassus (J.-B.), 1860.
Darzet (Xavier), 1877.
Lartigau (Joseph), 1877.
*Marsoò (Jules), 1866.
Of. Sallefranque, 1841.
Ph. Capdevielle, 1881.
Dupuy, 1879.
Labourdette (Justin), 1880.
Pinsun, 1881.

Arthez.

D. Lafitte (Prosper), 1877.
Ph. Labordenave (Pierre), 1847.

Arzacq.

D. Guichemans, 1875.
*Lafont (Louis), 1865.
Ph. Lavie, 1858.

Cescau (*Artix*).
Of. Bourdalé-Lauga, 1838.
Laas.
D. Casamayor.
Lacq (*Artix*).
D. *Vignancour (Alfred), 1870.
Lagor.
Of. Gorski, 1845 (selon circonst.)
Lahontan (*Puyoo*).
D. Cazaubon, 1833.
Louvigny (*Arzacq*).
Of. Laforcade, 1875.
Montagut.
D. Laffitte.
Morlanne.
Of. Bedoura, 1865.
Navarrenx.
D. *Glédou fils, 1868.
Lacordelle, 1884.
*Lacrouts, 1840.
Of. Glédou (Pierre), 1831.
Ph. Dutilh, 1880.
Verger (Léon), 1841.
Puyoo.
D. *Marcadé (Léon), 1872.
Rivehaute (*Navarrenx*).
Of. *Sayé (Jean-Bernard), 1854.
Salies-de-Béarn.
D. Dufourcq (Irénée), 1877.
*Dupourqué (Arist.), 1862.
Foix, 1875.
Marsoo (J.), 1866, de 1 à 3 h.
*Molia (Jean), 1862.
Ph. Dufourcq (Henri), 1877.
Sallespisse.
(*Sault-de-Navailles.*).
Of. Bordaguibel, 1883.
Fargues (Eugène), 1874.
Sauveterre-de-Béarn.
D. *Carrive, 1865.
Frémond, 1832.
Ph. Bonnecaze (.-Prosp.), 1836

PYRÉNÉES (HAUTES-).

Population : 236,474 habit. — 125 Docteurs en médecine, 66 Officiers de santé ; 50 Pharmaciens. — Association locale des Médecins du département.

Trois arrondissements : Tarbes, Argelès, Bagnères-de-Bigorre.

TARBES.

D. Amadou (Hippolyte), 1838.
*Barreau.
*Corbin (A.-F.), 1859.
*Dasias (Rémy), 1837, prés. de la Soc. loc.
*Deffis, 1875.
*Duplan (Joseph), 1865, trés. de la Soc. loc.
*Ferrand, 1875.
*Fontan, 1858.
Gauté, 1881.
Guérard (G.), 1885, de 1 à 3 h.
Rolland (E.), oculiste, 1875.
Sabail, *l'été à St-Sauveur.*
*Sempé (Roche-J.), 1862, sec. de la Soc. loc.
*Vignes (Jean), 1825.
*Vignes (Albert), 1865.
Of. Caton ; *n'exerce plus.*
Ph. Dantin, 1876.
Duffau (Jean), 1837.
Dupont (M.-T.-J.-V.-R.), 1877.
Larcade, 1876.
Lestelle, 1874.
Lupau (Vincent), 1854, ex-int. des hôpit. de Paris, memb. du Cons. d'hy. et de la Com. d'insp. des pharm.
Richard (Adolphe), 1869.
Arcizac-Adour (*Tarbes*).
D. Courrèges fils, 1877.

Of. Courrèges (J.-Romain), 1842.

Aureilhan (*Tarbes*).

Of. Verger, 1872.

Ph. Guichot, (Anaclet), 1847.
Pujo.

Auriébat (*Montbourguet*).

Of. Bordenave (Pierre), 1844.

Begole (*Tournay*).

D. Fourcade (Bernard), 1854.

Bernac-Debat (*Tarbes*).

Of. Berrens (François), 1846.

Bernac-Dessus (*Tarbes*).

D. *Jarrou (Henri-Victor), 1864.

Bernadets-Debat.

D. Tujague (Louis), 1880.

Bordes.

Of. Abadie.

Burg (*Tournay*).

Of. Lahaille (Baptiste), 1847.

Caixon (*Vic-en-Bigorre*).

D. *Brougnes, 1837.

Castelbajac.

D. Duprat.

Castelnau-Riv.-Basse.

D. Ducuron (Pierre), 1861.
Mieussens (Gustave), 1881.

Of. *Lacome (Jean-Marie), 1838.

Chelle-Debat (*Pouyastruc*).

D. *Laurens.

Galan.

D. Delas (François), 1883.
*Pique (François).

Ph. Lestelle (Jean-Marie), 1846.

Herès.

D. Lasbats.

Horgues.

D. Fontau,

Hourc (*Pouyastruc*).

Of. Fourcade (Jean), 1848.

Ibos (*Tarbes*).

D. *Fourcade, 1878.
*Lacoste (Jean-Marie), 1839.

Juillan (*Tarbes*).

D. *Jouanolou (Albert), 1878.

Of. Prat (Jacques), 1840.

Lafitole (*Maubourguet*).

Of. Pouşan (Etienne), 1880.

Larreule (*Maubourguet*).

Of. Gourgillon (Simon), 1830.
Vignes, 1878.

Laslades (*Pouyastruc*).

Of. Lacoste (Jean-Pierre), 1848.

Liac (*Rabastens-de-Bigorre*).

D. *Cazeneuve, 1857; *l'Eté à Capvern.*

Madiran.

Ph. Ducasse (Louis), 1842.
Ducasse fils, 1883.

Marseillan (*Pouyastruc*).

Of. Daverède (Honoré), 1862.

Maubourguet.

D. Durand, 1882.
*Faget (Pierre-Honoré), 1858.

Of. Dabat-Dufaur (Jean), 1867.

Ph. Abadie (Jean-Auguste), 1864.
Adoue (Hippolyte), 1841.
Lamarque, 1879.
Lignol.

Mazerolle (*Trie-sur-Baize*).

D. *Montégut (F.-L.), 1867.

Monfaucon (*Rabastens*).

Of. Dubois fils, 1878.

Monières.

D. Fontan (Ch.), 1875.

Mun (*Cabanac*).

Orleix (*Tarbes*).

Of. Vergeron (Vital), 1843.

Ossun.

D. *Laventure, 1875.
Menou (Victor), 1829.

Oursbelille.

D. *Fourcade, 1865.

Pouyastruc.

Of. Cabail (Jacques), 1832.

Pujo (*Andrest*).

Of. Gragnon (Jean), 1837.

Puydarrieux (*Trie-sur-Baize*).

Of. Navailh (Jean-Pierre), 1847.

Rabastens.

D. *Tujague, 1874.

Of. Nodenot (Edouard), 1870.

Ph. Lacassin, 1845.
Lescourre.

Saint-Lézer (*Vic-en-Bigorre*)

Of. Lamarque (Arnaud), 1831.

Seméac (*Tarbes*).
Of. Vergez, 1872.
Tostat (*Rabastens*).
Of. Destrade fils, 1875.
Villon (Dominique), 1830.
Tournay.
D. Lacrampe-Loustau (J.-B.), 1824.
*Pedebidou (Jacq.), 1835, vice-prés. de la Soc. loc.
Pedebidou (Adolphe), 1879; *l'Été à Cauterets*.
Ph. Abadie, 1876.
Darroy.
Trie-sur-Baize.
Peyrusse.
Lagleize, 1871.
*Mossel (Émile), 1868.
Of. Maumus (Aman), 1838.
Ph. Brun (Jean-Germ.), 1840.
Maumus, 1877.
Vic-en-Bigorre.
D. Delfis, 1879.
*Lasserre.
Soulé, 1879.
Of. Lamarque, 1834.
Ph. Lacassin, 1873.
Rivière.
Vidouze (*Maubourguet*).
Of. Lafon (Pierre), 1836.
Of. Abadie, 1820.
Orincles (*Bénac*).
Of. Carmouze (Jean), 1843.
Navères (Jean), 1853.
Villembits (*Trie-sur-Baize*).
Of. *Latapie (Jean-Franç.), 1844.

ARGELÈS.

D. Cénac (Michel), 1864.
*Lavit, 1880.
Trelaün, 1865.
Of. Pérus (Joseph), 1866.
Ph. Bualé.
Lamarque.
Adé (*Lourdes*).
Of. Larré (Claude), 1839.
Anclades (*Lourdes*).
D. Mouret, 1883.
Angles (*Lourdes*).
Of. Laffont (Adolphe), 1858.
Arbéost (*Aucun*).
Of. Lacau (Pierre), 1854.
Arras (*Argelès*).
Of. Arrepaux (Michel), 1853.
Barèges.
D. Armieux.
Artigalas.
Betous (J.), laur. de la Fac. de Paris, de 1 à 2 h.
Grimaud.
Madamet.
Ph. Claverie (Paul).
Cauterets.
D. Bordenave (Jean-Jules), 1867.
Bouvyer (J[les]), ✳, ✿A. ✠. ✠.
*Bouyer (Achille), inspecteur, 1862.
*Daudirac.
*Duhourcau (E.), 1873, de 1 à 5 h.
Dupré fils.
Farges.
*Flurin (Pierre-Léon), 1864.
Guinier, agrégé libre à Montpellier.
Lahillonne.
Larbès (de).
Michel-Évariste, ✳, insp.-adj.
Moinet.
Pedebidou.
Robert.
Rozier.
*Sénac-Lagrange.
Of. Bezi, 1872.
Ph. Broca (Clément), 1851.
Dupouy.
Latapie (Justin), 1864.
Esterre (*Luz*).
D. Verger-Carrère, 1883.
Juncacas (*Lourdes*).
Of. Duffoure (E.-Maurice), 1864.
Lourdes.
D. *Balencié (J.-Baptiste), 1846.
*Latapie (Jean), 1860.

Peyret, 1870.
Pomès, 1873.
Of. Borde, 1878.
Ph. Bayle.
Dubalen, 1878.
Junqua-Lamarque, 1870.

Luz-Saint-Sauveur.

D. Armieux, — *l'Eté.*
Lafount, 1878.
Ph. Claverie (Alphonse), 1834.

Saint-Pé.

D. Burc (Joseph), 1878.

Saint-Sauveur.

D. Blondin.
Caulet, inspecteur.
*Doléris.
Sabail.

BAGNÈRES-DE-BIGORRE.

D. *Bourdette (Jean-Arn.), 1852.
Bruzeaud (Jean-Jacq.), 1827.
Candellé (Pierre), 1838.
Cazalas (Laur.), 1875. Montpellier, 14 août, de 1 à 4 h.
Collongues, 1878.
Cougombles.
*Couzier, 1874.
Daudiran.
*Dejeane, anc. int. des hôp., insp. adj. des eaux.
Gandy, 1880, de 1 à 4 h.
Grenier, inspecteur, 1852.
Lagarde (de), insp. adj., 1866.
Lagleize.
Larbès (Henri de), de 1 à 4 h.
Of. Bonnecaze.
Ph. Anglade (G.-C.), 1867.
Duserm (Paul), 1851.
Ferrier, 1871.
Jouaneton, 1874.
Nogues (Paul-Adolphe), 1858.
Soye (E.), 1884.
Turon (Cyprien), 1868.

Arné (*Monléon-Magnoac*).

D. Dhers, 1875.

Arreau.

D. Ferras (Jean), 1882.
Of. Dutech (Bertrand), 1868.
Ph. Croau (J.-M.-Edmond), 1852. *n'exerce plus.*
Lescourre, 1878.

Astuque (*Bagnères-de-Bigorre*).

Of. Doléac (Jacques), 1839.

Asque (*Bagnères-de-Bigorre*).

Of. Bordenave, 1876.

Aventignan (*Saint-Laurent-de-Neste*).

Of. Lagrange.

Avezac (*La Barthe-de-Neste*).

Of. Dupont (Jean-Pierre), 1847.

Bize (*Saint-Laurent-de-Neste*).

D. Nogues-Picole, 1883.

Bordères (*Arreau*).

D. Aubiban, 1883.

Bourg-de-Bigorre.

Of. Dupont (Paul), 1855.

Campan.

Of. Bize.
Cantet (Jean), 1839.
Goroby (Jean), 1860.

Capvern.

D. Calès, insp. des eaux.
*Cazenave de (Sombrun).
Delfau (Gérard), 1874, anc. int. des hôp.
Saucery.
Of. Tajan, 1846.
Ph. Duplan, 1876.

Castelnau-Magnoac.

D. Bruzaux (Ern.), 1859.
Gailhard (Gabriel), 1869.
Vignaux (Jean), 1877.
Ph. Duclos (Bernard), 1864.
Duplessis (Ferdinand), 1844.

Cieutat (*Bagnères-de-Bigorre*).

Of. Soulez (Frédéric), 1842.

Esbareich (*Mauléon-Barousse*).

Of. Peyregat, 1880.

Guchan (*Vielle-Aure*).

D. *Fouga (Dominique), 1831.

Guchen (*Ancizan*).

D. Ribes (J.-Baptiste), 1877.

Hèches.

Ph. Sarrat-Batiran, 1837.

La Barthe-de-Neste.
D. Laporte.
Ph. Porterie, 1869.

Laborde.
D. Bordenave, 1876.

Lannemezan.
D. *Bouzigues (J.-B.-Nap.), 1866.
*Maille, 1873.
Of. Pouy (Louis), 1857.
Ph. Casteran, 1879.
Maleplatte, 1852.

Loudenvielle (*Bordères*).
Of. Ousteau (Dominique), 1858.

Mauléon-Barousse.
Of. Ousset (Cyrille), 1847.

Monléon-Magnoac.
D. Capdeville (Franç.), 1880.
Of. Lages (Jean-Alexis), 1828.
Ph. Gaillard (Armand), 1839; *n'exerce plus.*
Pujos (Eustache), 1876.

Montgaillard.
(*Bagnères-de-Bigorre*).
Of. Caillié (Antoine), 1861.
Ph. Toujan (Pierre-Bern.), 1844.

Nestier.
(*Saint-Laurent-de-Neste*).
D. Froment, 1873.

Orignac (*Bagnères-de-Bigorre*).
Of. Mailhes (Jean), 1822.

Puntous (*Castelnau-Magnoac*).
D. Capdeville (Louis), 1869.

Saint-Arroman.
(*La Barthe-de-Neste*).
D. Casteran, 1871.

Saint Lary (*Vielle-Aure*).
Of. Compasseus (Paulin), 1844.

Saint-Laurent-de-Neste.
D. Cazaubon (J.-B.), 1856.
Ph. Boubée (Pierre), 1864.
Bourdette, 1869.

Sarrancolin.
Of. Verdier.
Ph. Sarrat-Piqué (J.-B.), 1846.

Seich.
Of. Mauponné, 1878.

Siradan (*Mauléon-Barousse*).
D. Fontagnères (Simon), 1837.

Thermes (*Castelnau-Magnoac*).
Of. Gaye (Jules), 1860.

Trébons (*Bagnères-de-Bigorre*).
Of. Cardeilhac (J-Marie), 1832.

Tuzaguet.
D. Ambialet (P.-Michel), 1835.

Vignec (*Vielle-Aure*).
Of. Bernis (Eugène), 1860.

PYRÉNÉES-ORIENTALES.

Population : 208,855 hab. — 74 Docteurs en médecine; 47 Officiers de santé; 49 Pharmaciens.
Trois arrondissements : Perpignan, Céret, Prades.

PERPIGNAN.

D. Bocamy (Joseph), 1849, *méd.* en chef de l'hôp. civil, prof. du cours départ. d'accouchement, insp. des pharm., des enfants trouvés et des aliénés, memb. du cons. d'hygiène.
Bosch, 1883.
*Donnezan (Charles), 1864, de 10 h. à midi.
Donnezan (Alb.), 1872, méd. de l'asile des vieillards, memb. du cons. d'hyg.
*Fabre (Fernand), 1883.
Fines (Jacques), 1854, méd. adj. de l'hôp. civil, méd. du chem. de fer, méd. de l'Ec. norm. de demoiselles.
Florence (Jacques), 1869.
*Foxonet (Emile), 1876.
Gouel (Pierre), 1840, méd. du sémin.

*Jaubert (Léon), 1879, méd. adj. du dispensaire communal, memb. du cons. d'hygiène.
*Lamer (Paul de), 1880, chir. adj. de l'hôp. civil, méd. du collège, des prisons, memb. du cons. d'hyg.
Lutrand (Louis), 1885.
Massot (Jos.), 1873, ex-int. des hôp. de Lyon, chir. en chef de l'hôp. civil. méd. en chef du dispensaire communal, méd. de l'hospice de la Miséricorde, méd. de l'Ecole normale de garçons, prof. du cours départ. d'accouchement, memb. du conseil d'hyg., de 11 h. à midi.
Montoya, 1884.
Parès, 1884.
*Puig (Bonaventure), 1860.
Surjus, 1883.
Tarrès (Gustave), 1840.
Of. Larrieu, 1846.
Vilaseca (Jacques de), 1848, méd. de l'Assist.
Ph. Blanc, 1863.
Boix (Emile), 1863, insp. des pharm., memb. du Cons. d'hyg.
Bouis (Joseph), 1884.
Daudiès-Pams (Thomas).
Donnezan (Louis), 1883.
Ferrer (Léon), 1837, insp. des pharm., secrét. du Cons. cent. d'hyg.
Giral (Alban), 1853.
Malis (François), 1839.
Montoya, 1871.
Puig-Amettjer (Jean), 1866.
Pujol, 1874, ph. des hosp.
Serradell, 1882.
Testory (Paul), 1847, memb. du Cons. d'hyg.
Verdot (Jean), 1854.
Vigo, 1883.
Xatard, 1875.*

Bages.

Of. Fandos (Pierre), 1837.

Baixas.

D. *Puig (Jean), 1880.
Vals.

Banyuls dels Aspres.

D. Ey (Louis), 1855.

Caudiès.

Of. Benet (Charles), 1875.

Claira.

(*Saint-Laurent-de-la-Salanque*).
Of. Anglade (Jacques), 1850.

Corbère (*Millas*).

Of. Pons (Pierre), fils, 1845.

Elne.

D. Ferrer (Césaire), 1870.
Matignan, 1885.
*Pratx, 1881.
Of. Sistach (Antoine), 1824.
Ph. Estève.
Ramonet, 1857.
Roure (Jacques), 1856.

Espira-de-l'Agly (*Rivesaltes*).

Of. Grando (Joseph), 1853.

Estagel.

D. *Fiole, 1882.
Julia (Théophile), 1879.
Ph. Colomer, 1882.
Durand, 1870.

Latour.

Of. *Barthez (Louis), 1842.

Maury.

D. *Roufliands (M.-J.-J.), 1882.

Millas.

D. Roig, 1879.
Of. Tronyo (Michel), 1860.
Ph. Abram, 1868.

Pezilla-la-Rivière.

D. Sales, 1883.
Of. Junquet (Joseph), 1837.

Pia (*Perpignan*).

D. Apolinario (B.), Montpellier, 1878, de 9 à 11 h. matin, dir. de Institut orthop. et hydroth., méd. de santé pour l'enfance.

D. *Appollinario, 1881, établissement orthopédique.
Of. Benet (Ch.), 1874.

Rivesaltes.

D. *Conte, 1880.
*Fabre (Philippe), 1883.
*Sabarthez, 1870.
Ph. Durand (Jacques), 1838.
Durand (Henri), 1877.
Parès, 1870.

Saint-Cyprien (*Elne*).

Of. Bès (François), 1836.

St-Laurent-de-la-Salanque.

D. Dabadie, 1880.
Guichou, 1878.
Ph. Matillo, 1880.
Ph. Matillo (Etienne), 1882.
Durand (Léon).

Saint-Paul-de-Fenouillet.

Ph. Bassal, 1874.

Salces.

D. *Traby (Joseph), 1877.

Soler (Le) (*Perpignan*).

Of. Llopet, 1875.

Tautavel (*Estagel*).

Of. Morat (Lucien), 1865.

Thuir.

D. Massine, 1878.
Ph. Nabona (Jacques-P.), 1842.

Torreilles.

(*Saint-Laurent-de-la-Salanque*).
Of. Soler, 1876.

Toulouges (*Perpignan*).

Of. Bonafos (Jean), 1859.

Trouillas (*Thuir*).

D. *Paraby, 1880.
Of. Pomayrol (Louis), 1848.

Villelongue-la-Salanque.

Of. Solanes (Antonin), 1876.

Vingrau.

Of. Castany (Jean), 1867.

CÉRET.

D. Calmon (Barthél.), 1877, à 11 h. mat.
Camo, 1873.
Of. Thibault, 1854.
Ph. Delcros, 1874.
Roux (Alex.), 1881.

Amélie-les-Bains.

D. Forné (J.), 1857.
Genieys, ✱, 1855, insp. es eaux.
Granier, 1874.
Lemarchand, 1846.
*Pujade (Jean), 1879.
Of. Thubert.
Ph. Pujade (Paul), 1877.

Arles-sur-Tech.

D. Galangau (Joseph), 1877.
Paraire (Venance), 1880.
Of. *Galangau, 1844.
Ph. Fourniol (Joseph), 1877.

Argelès-sur-Mer.

D. Laflou, 1883.
Pujol (Etienne), 1862.

Banyuls-sur-Mer.

D. *Cassan (Vincent), 1878.
Of. Vaquer (Joseph), 1825.
Ph. Pascal, 1870.

Boulou

D. Mirapeix, 1883.
Of. Massina (François), 1854.
Ph. Torrent, 1872.

Collioure.

D. Coste, 1872.
Gontier, 1881.
Ph. Ay (Fréd.), 1872.
Manya (Claude), 1876.

Corsavy (*Arles-sur-Tech*).

Of. Pons, 1825.

Labastide (*Arles-sur-Tech*).

Of. Carboneil, 1848.

Laroque-des-Albères.

D. Carboneil, 1864.

Oms (*Céret*).

Of. Massina (Abdon) fils, 1881.

Palau-del-Vidre.

(*Argelès-sur-Mer*).
Of. Casteil, 1855.

Port-Vendres.

D. Galangau (Henri), 1880.
Of. *Nègre, 1840.
Ph. Forgas (Pierre), 1880.

Prats-de-Mollo.

D. Berny (François), 1878.
Carrère (François), 1878.
Of. Berny, 1843.
Ph. Sucases, 1840.

Saint-Laurent-de-Cerdans.

Of. Col, 1824.

Sorède (*Argelès-sur-Mer*).

Of. *Marill, 1863.
Ph. Galangau, 1844.

PRADES.

D. Balanda, 1853.
Guillo (Jean-Bapt.), 1850.
Marie (Joseph), 1874.
Piglowski, 1841.
Of. Pradel (Franç.-Xav.), 1865.
Ph. Carrère (Jules), 1882.
Lavall (Henri), 1875.
Rinbanys (Fortuné), 1866.

Cattlar (*Prades*).

D. Picon, 1833.
Of. Poirier (Nap.), 1881.

Eus (*Prades*).

Of. Calmon, 1839.

Fourmiguères.

Of. Maury.

Ille-sur-la-Têt.

D. Batlle (Etienne), 1884.
Pons, 1884.
Trainier, 1852, de midi à 2 h.
Ph. Serradell, 1871.

Latour-de-Carol.
(*Saillagousse*).

D. Marty (J.-B.), 1878.

Molitg (*Prades*).

D. Massia (de) (Edouard), 1851.

Mont-Louis.

D. *Sevene, 1870, insp. des eaux des Escaldes.
Of. Py.

Mosset (*Prades*).

D. *Cantié (Benj.), 1866, insp. des eaux de Moligt.

Olette.

Of. Bordo, 1840.

Puyvalador (*Fourmiguères*).

Of. Noguès (Philippe), 1850.

Sahorre.
(*Villefranche-de-Conflent*).

Of. Traby, 1845.

Saillagousse.

Of. Colomer fils.
Ph. Colomer, 1833.

Sournia.

Of. Pradel, 1830.

Trévillach (*Sournia*).

Of. Boca, 1840.

Vernet-les-Bains.

D. Massina, 1856.
Traby (Joseph), 1884.
Ph. Paris, 1838.
Puig, 1856.

Villefranche-de-Conflent

Of. Berjoan, 1872.

Vinça.

D. *Jocaveill, 1878.
Pacull père, ✻, 1815.
Of. Fino, 1836.
Pauco (Justin), 1871.
Ph. Battle, 1873.

HAUT-RHIN.

Population : 68,600 hab. — 19 Docteurs en médecine ; 1 Officier de santé ; 11 Pharmaciens.

BELFORT.

D. *Bardy (V.-H.), 1876, de 8 à 9 h. mat.
*Bubendorff, 1881.
*Duvernoy.
*Fréry, 1873.
*Ménétrez, 1874.
Nidergang (J.), 1881, de 8 à 9 h. et de 1 à 3 h.

*Petit-Jean (Hipp.), ✻, 1830.
*Vautherin (Joseph), ✻, 1851.
Ph. Delsart, 1873
Edmont.
Krœl.
Nardin.
Routhier.
Seydel.
Simon (Jean-Nicolas), 1853.
Thuriot, 1885, 1re classe.

Beaucourt.

D. *Lorber.
Ph. Bernard.

Chapelle-sous-Rougemont (La)

D. *Forster, 1868.
*Grisez, 1869.

Delle.

D. *Compigny (de).
*Gromier.
*Minarie (François), 1853.
*Wolff (André), ✻, 1823.

Giromagny.

D. Benoit.
Grelot.
*Taufflieb (L.), 1879.
Ph. Beloux, 1875.
Henri (Antoine), 1857.

Grandvillars (*Delle*).

D. Hivonnait, 1875.

RHONE.

Population : 741,470 hab. — 338 Docteurs en médecine, 6 Officiers de santé; 234 Pharmaciens. — Association locale des Médecins du département.

Deux arrondissements : Lyon, Villefranche.

LYON.

D.* Albert, rue Montgolfier, 16.
Archinard, 1836, grande rue de la Croix-Rousse, 25.
*Aubert, rue Bourbon, 33.
*Audibert (A.), 1877, cours Morand, 10, de 1 à 3 h.
Augagneur, rue Saint-Dominique, 15.
Auguiot, rue de la Charité, 56.
*Bachelet, 1845, place des Jacobins, 8.
Bard, rue de la République, 47.
*Bardonnet (L.), place de la Miséricorde, 4.
Barudel, rue Vaubecour, 7.
*Bergeon, place Bellecour, 3.
Bernay, rue Saint-Dominique, 3.
Bernay, rue Romarin, 18.
*Berne, ✻, 1854, prof. supp. de path. et de clin. ext., rue St-Joseph, 14.
Bertrand, place Saint-Clair, 2.
*Bianchi, rue de l'Hôtel-de-Ville, 97.
Binet (Jean), rue de Trion, 11.
Birot (J.), 1874, rue Bourbon, 5, de midi à 3 h.

*Bondet (A.), ✿ A. 1857, prof. supp. de path. et de clin. int., quai de Retz, 2.
*Boucaud (Ch.), 1858, rue Bourbon, 46.
*Bouchacourt, 1836, prof. d'accouchements, rue Sala, 26.
*Bourland-Lusterbourg, 1853, secr. gén. de la Soc. loc., rue de la République, 12.
Boussuge (Gr.), rue Cuire, 59 *bis*.
Bouveret, quai de Retz, 18.
Bouverot, rue de l'Hôtel-de-Ville, 100.
Boyer, quai de la Guillotière, 29.
*Branche (Jos.), 1876, boulevard de la Croix-Rousse, 117
*Bravais, ✻, rue de Bourbon, 15.
Brébien (F.), 1882, de 2 à 5 h., rue des Archives, 10. Maladies du larynx, des oreilles et du nez. Clinique les lundis et jeudis, rue de l'Hôtel-de-Ville, 46.
Brébion, rue Gasparin, 27.
*Brévard (Ch.), 1833, quai de l'Archevêché, 12.
Brizard, rue Saint-Joseph, 37.
Broaillier, Grande-Rue-Monplaisir, 69.
*Bron, ✻, 1856, rue de la Monnaie, 20.
Brossard (F.), rue Saint-Dominique, 1, de 2 à 4 h.
Bruyère (P.-H.-S.), grande rue de Vaise, 36, de midi à 2 h.
Burg (Ant.), 1867, rue Tronchet, 3.
Carle, cours Liberté, 99.
*Carrier fils, 1853, rue de l'Hôtel-de-Ville, 101.
Carrier (A.), 1867, rue Laurencin, 13, les mardis et vendredis de 2 à 4 h. Méd. des hôp., serv. des malad. nerv., dir. de l'asile d'aliénées de St-Vincent-de-Paul.
*Carry, rue d'Algérie, 8.
Cartier, cours Gambetta, 18.
Cassas (O.-E.-G.), 1876, cours Lafayette, 172, de midi à 2 h.
Cauvet, Grande-Rue-Sainte-Clair, 164.
Cazeneuve, place des Squares, 1.
*Chabalier (Ch.), 1860, rue des Machabées, 15, de midi à 2 h.
Chabaud, q. Guillotière, 18.
*Chambard, 1864, cours Morand, 56.
Chandelux, rue Créqui, 114.
*Chappet, 1849, rue Malesherbes, 35.
Chappet (V.-A.), cours Morand, 20.
Charpy, rue Laurencin, 14.
*Chassagny, 1847, trés. de la Soc. loc. du départ., place de l'Ancienne-Douane, 5.
Chavanne, rue la Loge, 4.
Cheulin, rue Saint-Denis, 21.
Claudot, rue Henri IV, 8.
*Clément, ✿ A. rue Saint-Joseph, 53.
*Cognard, 1858, rue Saint-Pierre, 39.
*Colrat, quai de l'Hôpital, 15.

Combet (L.), rue des Remparts-d'Ainay, 9, de 1 à 3 h. la semaine.
*Conche, rue Bourbon, 61.
*Contamin, rue du Plat, 32.
*Cordier (Jacques), 1876, rue Childebert, 3.
Cotton, avenue de Saxe, 82.
Courjon, rue Barre, 14.
*Coutagne (Henry), rue Victor-Hugo, 36.
Coutagne, quai de l'Hôpital, 16.
Crestin-Paillère, Grande-Rue-de-la-Guillotière, 113.
Crolas, place Perrache, 10.
*Cuilleret, rue Sala, 52.
*Cusset, rue Terme, 16.
Débauge (Jacques), 1858, rue Bourbon, 14.
Defond, quai Vaise, 17.
De Laprade (V.), rue Vaubecour, 42, de 1 à 3 h.
De la Roche (A.), 1878, rue du Peyrat, 8, de 1 à 3 h.
Delastre, quai Guillotière, 31.
*Delore, 1854, prof. sup. d'accouchement, pl. Bellecour, 31.
*Demeaux, 1860, rue Bourbon, 28; *méd. cons. à Aix-les-Bains*.
Derbez, cours Morand, 11.
*Desgranges, O. ✻, 1847, prof. de cl. ext., prés. de la Soc. loc., place de la République, 55.
Des Plantes (L'H.), rue de la République, 45.
*Diday, 1837, rue de la République, 71.
Didier, rue de l'Hôtel-de-Ville, 57.
Dor (Henri), 1856, quai de la Charité, 2.
*Doyon, rue de Jarente, 27.
Dray, rue de la Pyramide, 35.
Drivon (J.), quai de la Guillotière, 30.
*Drivon, 1862, cours Gambetta, 9.
*Dron, ✻, chir.-maj. de l'hôpital de l'Antiquaille, rue Pisay, 5.
Dubief, cours du Midi, 21.
Dufour, rue Sainte-Hélène, 13.
Dupré, pl. des Terreaux, 14.
Durand, bd Croix-Rousse, 104.
*Duviard (L.), 1846, rue des Gloriettes, 11.
Etienne, rue Oran, 2.
Faivre, quai de la Pêcherie, 3.
*Faure, O. ✻, insp. adj. des Eaux de Néris, place Perrache, 14.
*Favre (A.), ✻, 1853, place Perrache, 20.
Ferran, rue François-Dauphin, 6.
*Fochier, place Bellecour, 5.
Fonrobert, q. Saint-Vincent, 40.
*Fontan, rue de l'Hôtel-de-Ville, 91.
Franc (J.), 1881, montée Saint-Sébastien, 21.
Frestier (F.-L.), 1856, quai Saint-Antoine, 34.
*Gailleton, ✻, 1854, rue de l'Hôtel-de-Ville, 76.

Gallavardin, 1854, rue du Plat, 11.
Gallois, quai de la Guillotière, 17.
*Gangolphe, cours Gambetta, 6.
Garel, rue de la République, 28.
*Garnier, 1856, quai des Brotteaux, 11.
*Gay, 1851, place de la Miséricorde, 2.
*Gayet, rue de l'Hôtel-de-Ville, 106.
*Gignoux, 1835, rue des Augustins, 2.
*Gignoux fils, 1875, rue du Plat, 6.
Gignoux, rue de la République, 8.
*Giraud, 1850, rue de l'Hôtel-de-Ville, 63.
*Girin, 1836, rue de la République, 24.
Gironde, rue Childebert, 19.
Giuganino, Imbert-Colomés, 17.
*Glénard, ✻, dir. de l'Ec. de méd., prof. de chimie, aven. de Noailles, 47.
Glénard, rue Malesherbes, 33.
Gonin, cours Lafayette, 97.
Gouilloud, rue du Plat, 22.
Grand-Clément, place Bellecour, 7.
Gros fils, rue de Vendôme, 97.
Gubian, cours Gambetta, 11.
Guénebaud, cours Gambetta, 1.
*Guichon, 1835, rue du Palais-de-Justice, 6.
*Guillaud, cours Gambetta, 17.
*Horand père, place d'Ainay, 4.
*Horand, rue de la Barre, 6.
Hyvert, quai Saint-Vincent, 53.
*Icard, 1858, rue de la République, 48.
Imbert, cours Liberté, 63.
Jacquet, cours Lafayette, 3.
Jantet (Alp.), 1852, rue d'Algérie, 20.
Jantet (Charles), rue Hippolyte-Flandrin, 1.
Jeunet, rue Saint-Georges, 88.
*Joly, 1872, rue de l'Hôtel-de-Ville, 5.
Jomand-Delaroue, rue Vaubecour, 6.
*Jubin, rue Vaubecour, 9.
*Jutet (E.), rue Saint-Etienne, 6, de 11 h. à midi et de 4 à 5 h.
Kamienski, rue Duhamel 4.
*Keisser, 1838, rue Sala, 9.
Lacassagne, ✿ I, rue Bourbon, 8.
*Lacour, ✻, 1844, rue Saint-Dominique, 11
Lacour, 1844, rue Saint-Dominique, 11.
*Laroyenne, ✻, rue Boissac, 1.
*Laure, ✻, place des Jacobins, 1.
*Lavirotte, ✿ A. quai Saint-Antoine, 36.
*Lépine (R), 1870, ✿ A, prof. à la Faculté, rue Vaubecour, 42, de midi 1/2 à 1 h. 1/2.

*Levrat-Perroton, ✻, rue Saint-Dominique, 16.
Levrat, place Morand, 12.
Linossier, rue Sainte-Hélène, 16.
*Lortet, ✻, ✿ I., 1858, quai de la Guillotière, 1.
Luppi, rue des Augustins, 14.
Magaud, 1844, rue Garet, 9.
Marangos (A.), 1888, de midi à 2 h., demi-Lune, près Lyon.
*Marduel, rue Saint-Dominique, 10.
Martin, dentiste, rue de la République, 30.
Martin, place des Hospices, 4.
Martinet (E.), rue Pierre-Corneille, 5.
Masson, rue Chaponnay, 3.
*Mathieu, 1849, rue Confort, 14.
Mayet (Ch.), pont d'Alaï, 85.
Médici, rue Centrale, 35.
Meunier, pl. Croix-Rousse, 1.
Meyer (F.) 1876, cours Gambetta, 11.
*Meynet (Lucien), 1859, rue Constantine, 22.
*Meynet (Paul-Claude), rue Saint-Dominique, 6.
Mielly, avenue de Saxe, 135.
*Mollière (Daniel), rue de la République, 48.
*Mollière (Humbert), rue de la République, 44.
*Monoyer (F.), cours de la Liberté, 1, mardi, jeudi, samedi, de midi à 2 h.
*Morel (V.), 1879, rue de la République, 14, de 2 à 4 h.
Morel, rue de la République, 4.
*Mouraud, rue Saint-Pierre-de-Vaise, 33.
*Muguet, rue Lanterne, 4.
*Musy, 1876, cours Vitton, 53.
Noack père, quai de la Pêcherie, 1.
Noack, 1862, rue des Deux-Maisons, 4.
*Odin (J.), place de la Bourse, 3, de 2 à 3 h.
*Olivier, route de Vienne, 208.
*Ollier, ✻, ✿ I. quai de la Charité, 3.
Oriou, ✻, major militaire, rue Vendôme, 274.
Pacotte, quai de Serin, 69.
*Paillasson (Alexandre), 1869, doct.-dent., rue de la Barre, 12, de 9 à 11 h. mat. et de 1 à 5 h. soir.
Panisset, place Croix-Rousse, 22.
*Patel, rue Sainte-Catherine, 2.
Paulet, quai Tilsitt, 27.
Peillon (Albert), avenue Doyenné, 4.
Penet, cours Vitton, 37.
Pernot, cours du Midi, 32.
Perret, rue de l'Hôtel-de-Ville, 79.
*Perrin (Théodore), 1830, rue des Pyramides, 6.
Perronnet (Cl.), 1882, rue Thomassin, 22, de midi à 2 h.
*Perroud, 1859, quai des Célestins, 6.

Petit, rue Vaubecour, 30.
Pierret, ✿ A., place Perrache, 13.
*Pinet, rue Saint-Joseph. 60.
*Pioch, rue Saint-Denis, 2.
Pollosson, rue des Archers, 16.
*Poncet, 1857, chirurgien en chef de l'Hôtel-Dieu, rue de l'Hôtel-de-Ville, 82.
Poncet, cours Morand, 80.
*Poullet (Pierre), 1866, rue de la République, 7.
*Pravaz (J.-C.-T.-H.), 1858. quai des Etroits, 38, dir. de l'Inst. orthop. de Lyon; de 1 à 3 h. lundi, mercredi, vendredi; cabinet, 17, rue de Jarente. de 8 à 11 h.
*Pupier, quai Fulchiron, 24; *l'été à Vichy*.
Quioc, rue Gasparin, 8.
Rabatel, rue des Archers, 4.
Rabot, cours de la Liberté, 86.
Radier, rue Sainte-Catherine. 7.
*Rambaud, ✿ I., 1845, profess. de clinique interne, rue de l'Hôtel-de-Ville, 77.
Raugé, quai de l'Est, 11.
Reboul, rue Bombarde, 8.
Reboul (H.), 1873, rue Octavio-Mey, 5, de 2 à 4 h.
Renaut, rue Hôpital, 6.
Rendu (J.). 1879, rue Sainte-Dominique, 5. lundi, mercredi, vendredi de 1 à 4 h.
Reymond de Lagrange, rue de la Charité, 68.
Reynaud, cours d'Herbouville, 21.
*Robert (J.), 1873, ancien interne des hôpit., quai de la Guillottière, 28.
Robin, rue de l'Hôtel-de-Ville, 88.
*Rochas, rue Saint-Pierre, 4.
Roche (Pierre), 1876, rue de la République, 10.
*Rodet (H.-J.-A.), O. ✻, cours Morand, 26.
Rodet fils, cours Morand, 26.
*Rollet, ✻, 1844, rue Saint-Pierre, 41.
Rougier, cours Liberté, 8.
Sabatier (A.), rue des Ternes, 13.
Roux (Gabriel), rue Duhamel, 8.
*Saint-Lager, 1850, cours Gambetta, 8.
*Savy, place Sathonay, 4.
*Sérullaz, rue Bourbon, 15.
*Sibert, 1848, rue Childebert, 11.
Simoni, rue Bourbon, 13.
Sordet, place Sathonay, 6.
Sordet fils, rue Saint-Marcel, 30.
*Soulier, rue du Plat, 2.
*Teissier (Bénedict), ✻, 1841, prof. de clinique interne, quai Tilsitt, 16.

Teissier fils, rue Sala, 3.
Terver. rue de la Pyramide, 20.
Toussaint, rue Royale. 15.
Tripier aîné place des Cordeliers, 5.
Tripier jeune. place des Cordeliers, 5.
Triviot, rue Tabareau, 6.
Vachez, 1837, rue des Remparts-d'Ainay, 22.
Veith, rue Saint-Sébastien, 24.
Vernier, rue de la Charité, 53
Viennois, ✻, 1858, quai de la Charité, 30.
*Vinay, place Saint-Nizier, 5
*Vincent, place de la Charité, 5.
Viollet, rue Hôtel-de-Ville, 41.
*Vuaillat, 1858, rue du Palais-de-Justice, 2.
Weil fils, rue de la Charité, 89.
Ygonin, 1834, rue de la République, 11.

Of. Cautru, rue de l'Hôtel-de-Ville, 74.
Combet, rue des Remparts d'Ainay, 9.
Durand, boulevard de la Croix-Rousse, 104.
*Gaillard, quai de la Charité, 1.
Girerd, rue Constantine, 1.

Ph. Abram, cours Charlemagne, 1.
Achard, cours de la Liberté, 88.
Aroud (Fr.), 1861. place des Capucins, 3.
Augé, rue Montesquieu, 74.
Auguet (J.-B.), rue Thomassin, 8.
Barioz (Cl), 1877, rue du Tunnel, 23.
Ballandrin, 1848, rue Saint-Joseph, 37.
Barnoud, rue Sainte-Marie-des-Terreaux, 3.
Baron, place de la Miséricorde, 3.
Barraja, 1875, cours Lafayette, 115.
Barrot, cours Lafayette, 42.
Basset (P.), place Moncey, 4, Lyon-Brotteaux. Crème pectorale 2 f. 25; pastilles de goudron et aconit 1 f. 25; pilules britanniques 2 et 3 fr. Forte remise.
Baverel, 1875, place du Pont, 10.
Benoît, rue Mercière, 58.
Bérard (Louis), 1874, place des Terreaux, 9.
Bernay (Jean), 1869, rue de l'Hôtel-de-Ville, 86.
Bertrand, 1862, rue de la Republique, 55.
Bietrix frères, rue Lanterne, 29.
Blanc, rue Pierre-Corneille, 39.
Blanc (Pierre), rue Tholozan, 7.
Bonnard, rue Mazenod, 72.
Bonptemps, place de la Victoire, 5.
Borivent, Grande-rue-Croix-Rousse, 64.
Bouchard et Bourne, rue Neuve, 12.
Bouchet, rue Puits-Gaillot, 25.

Bouquet, rue des Quatre-Chapeaux, 10.
Bourjalliat, rue Vendôme, 268.
Boussenot, place Léviste, 4.
Boutet et Palmier, rue Saint-Côme, 4.
Bruaire, rue Saint-Georges, 60.
Buffard, rue du Sacré-Cœur, 100.
Bunoz (Eugène), 1869, place Saint-Pierre, 1.
Casimir fils, Avenue de Saxe et Cuvier, 25.
Catalon, rue Dubois, 5.
Cazeneuve, 1873, place du Perron, 1.
Chappelle (F.), cours Morand, 5.
Chatagnon, rue du Plat, 34.
Cherblanc, Grand et Compagnie, rue Tupn, 12.
Cheysson, 1837, rue de la Pouillerie, 20.
Chrétien, rue Saint-Joseph, 44.
Collet, 1866, rue Sully, 51.
Condamine, rue Stella, 5.
Cornet, 1877, rue Octavio-Mey, 2.
Cortey, cours d'Herbouville, 21.
Cotton (Joseph), 1868, rue Sainte-Hélène, 35.
Damiron, rue de la Bourse, 39.
Dayet, Grande-Rue-de-la-Guillotière, 100.
Degoulet, Grande-Rue-Saint-Clair, 26.
Degoulet, place des Jacobins, 1.
Deléant, rue Vendôme, 121.
Deleuvre (Claude-Ant.), 1872, rue Belfort, 9.
Demasles, rue de la Fromagerie, 7.
Denaux, 1866, rue Franklin, 49.
Desous (Léon-Gust.), Grande-Rue-de-la-Guillotière, 20.
Desplantes, rue de la République, 45.
Ducher, rue Henri-IV, 9.
Dufayard, rue Lanterne, 29.
Dupré, place des Terreaux.
Enjolras (Odilon), cours Gambetta, 16.
Ertzbischoff, rue Centrale, 38.
Espagnac Albert), 1866, Grande-Rue-de-la-Guillotière, 18.
Estragnat, 1865, cours Morand, 45.
Faisant, cité Lafayette, 2.
Farley (Jean), 1857, quai Pierre-Seize, 114.
Faucillon (Louis), 1856, place du Change, 5.
Favre, rue Sébastien-Gryphe, 66.
Favrichon, rue Bellecour, 4.
Ferrand, 1842, rue de la République, 71.
Fessy, route de Vienne, 86.
Fessy, rue Hôtel-de-Ville, 66.
Fieux, 1865, rue de Chartres, 28.
Florence, cours d'Herbouville, 72.
Franc, rue Bodin, 17.

Frédière (Claude), 1835, rue du Garet, 13.
Frère, cours Morand, 12.
Gandolphe, 1862, rue Madame, 174.
Georget, rue Hôtel-de-Ville, 20.
Gérentes, rue Bourbon, 37.
Goddard (Jean), 1836, rue Terme, 15.
Goddard, rue de la Charité, 28.
Gonon, rue Bourbon, 14.
Gonon frères, rue Lanterne, 5.
Grabit, rue Bugeaud, 19.
Grange aîné, rue Terme, 16.
Grange jeune, 1861, avenue de Noailles, coin Sully.
Guérin, place de l'Antiquaille.
Guilleminet, 1840, rue Saint-Jean, 30.
Guilleminet (Paul), 1873, rue Saint-Jean, 30.
Guyot, rue du Chariot-d'Or, 17.
Hantzer, place Bellecour, 21.
Hélios, boulevard de la Croix-Rousse, 108.
Héritier, Grande-rue-de-la-Guillotière, 65.
Horand, 1872, rue de l'Hôtel-de-Ville, 97.
Hutet (M.), rue des Carmélites, 26.
Joubert, cours Lafayette, 90.
Jullien (Stephanus), 1872, place Morand, 13.
Lamante (Ch.Jos.), 1875, rue de la République, 30.
Lambert (Victor), 1847, rue Romarin, 31.
Langlade, rue Coste, 33.
Lardet, rue de l'Hôtel-de-Ville, 9.
Larochette, rue de la Barre, 14.
Laverrière, 1865, rue de la Pyramide, 34.
Lavocat, rue Ferrandière, 42.
Lemonon, rue Saint-Joseph, 55.
Léoras, rue Bourbon, 44.
Lepeytre, rue Bourbon, 21.
Lestra, rue Lanterne, 26.
Levigne, 1874, rue Lanterne, 32.
Lhopital, Grande-rue de la Croix-Rousse, 47.
Livernay (Ant.), 1855, rue Saint-Dominique, 13.
Macary, 1868, place Morand, 12.
Machet, place Morel, 9.
Magnin, rue du Bât-d'Argent, 5.
Malignon, 1863, rue Mercière, 33.
Mancavriez, avenue des Ponts, 27.
Marque, Pont de la Gare, 3.
Marsot (Imbert), rue des Colonnes, 10.
Martel, rue de la Pyramide, 18.
Martin, rue Bourbon, 63.
Manguin, place des Célestins, 5.
Mazade et Daloz, 1854-1856, rue d'Algérie, 21.

Merlaton, boulevard de la Croix-Rousse, 115.
Meunier, grande place de la Croix-Rousse, 1.
Monnet (Franç.), 1870, place des Capucins, 2.
Monvenoux, rue Grette, 25.
Nodet, Grande-Rue-de-Vaise, 36.
Noir (Jean), 1866, rue de Trion, 49.
Patel (Cl.), 1872, rue du Mail, 10.
Pegon, cours de la Liberté, 58.
Pellion, cours Vitton, 2.
Pélisson, rue Royale, 14.
Périchon, cours Lafayette, 25.
Perret, 1868, rue Griffon, 1.
Poncet, 1867, cours Morand, 19.
Praye, rue Vieille-Monnaie, 19.
Prince, 1856, cours Lafayette, 6.
Prothière (Léon), 1871, rue de Chartres, 18.
Prothière (Joseph), 1872, cours Vitton, 14.
Prudon, rue de la République, 3.
Quet, 1844, rue de la République, 5.
Raffin, place Saint-Vincent, 1.
Rambaud (Théophile), 1867, cours Vitton, 53.
Ramspacher, quai de la Guillotière, 12.
Ravet (Emile), 1866, rue Vaubecour, 1.
Reverchon 1841, Grande-Rue-de-Vaise, 15.
Reverchon (Louis), 1874, et P. Vial, place de la Croix-Rousse, 5.
Rey, place des Cordeliers, 5.
Reynaud (Pascal), 1869, rue du Doyenné, 8.
Rieaux, 1848, rue Saint-Jean, 8.
Rome, rue Franklin, 35.
Royer, cours Morand, 40.
Rue, rue Moncey, 81.
Sarré, 1862, rue du Doyenné, 7.
Tavernier (B.), rue des Tourelles, 14.
Teillon (Louis-Pierre), quai de Serin, 18.
Thevenet, boulevard de la Croix-Rousse, 163.
Thévenet, rue Condé, 26.
Thévenon, place Tapis, 2.
Thomay, rue Lanterne, 16.
Tissot, quai Saint-Vincent, 37.
Uny, rue Lanterne, 6.
Valandru, 1865, Grande-Rue de la Croix-Rousse, 19.
Verrière, rue Saint-Côme, 8.
Vial (Joseph), 1876, Grande-Rue-de-Vaise, 41.
Viravelle et Barral, rue Sainte-Catherine, 5.
Voland, rue Duguesclin, 188.
Vuillermoz, rue Vaubecour, 26.

Arbresle (').
D. Sainclair (Pierre), 1880.
Ph. Cartelat.
Ollagnier (Jean-François).

Bessenay.
D. *Robert, 1836.
Ph. Bonhomme.
Péthaud.

Brignais.
D. *Rambaud (Cl.-Marie), 1871.
Ph. Lavillat.

Caluire-et-Cuire.
D. *Bineau (Jules), 1874.
Ph. Degoulet, à Saint-Clair.
Masson.

Chaponost.
D. *Devay (J.-B.).

Charbonnières.
D. Gérard.
Moulis.
Ph. Casimir.

Charly (*Vernaison*).
D. Monteilhet, 1839.

Chasselay.
D. Fonrobert (Benoît), 1869.

Condrieu.
D. *Aribaud, 1837.
Charrin, 1838.
Dumas.
Ph. Garin, pharm. de l'hôp.
Magnin.

Demi-Lune (La).
Ph. Bertrand.
Durand.

Ecully.
D. Chatillon, 1880.
*Terver, 1854.
Ph. Victal.

Fontaine-sur-Saône.
D. Mollard (Jacques), 1867.
Ph. Chambolle.

Givors.
D. David.
Gamet, 1864.
Pomme.
Ph. Boin (J.-Jacq.), 1869.
Muzy.
Patruz, 1852.
Perroud.

Grigny.
D. Crouzat (Et.-Pierre-Ant.).

Mornant.
D. Imbert de la Touche.
Ph. Laurençon (B.-Pierre), 1873.

Mulatière (La).
D. Pravaz.
Ph. Méjat.

Neuville-sur-Saône.
D. *Grabinski.
Ponnet, 1848.
*Rondet (Henri).
Ph. Vaglio, pharm. de l'hôpital.
Verdier.

Oullins.
D. *Dublassy (Jean).
Dupuy, 1864.
Paillon (Etienne).
Ph. Berne (Alph.).
Lardellier (Joseph).

Pierre-Bénite (*Oullins*).
D. Duzéa.
Ph. Richard.

Saint-Bel.
D. Ayel (Denis-Constant), 1840.
Favette.
Ph. Guer.

St-Cyr-au-Mont-d'Or.
D. Séa.
Ph. Abonnel.

St-Didier-au-Mont-d'Or.
D. Lefebvre.
Ph. Hutel.
Julliard.

Sainte-Foy-lès-Lyon (*Lyon*).
D. Kamenski.

Sainte-Foy.
D. Comte de Brue.

Saint-Genis-Laval.
D. Bonnet.
Ferran.
Ph. Royer.

Saint-Laget.
D. Berthet.

St-Laurent-de-Chamousset
D. Bois.
Sattin, 1854

Ph. Javot.
Suchot.

Saint-Martin-en-Haut.

D. Franchet.

Saint-Rambert-l'Ile-Barbe.

D. Pacotte.

Saint-Symphorien.

D. Beaujolin (Lucien).
Carreaux, 1853.
Ph. Briand (André-Marie-Jos.).

Sathonay.

D. Chevelu.
Ph. Charvet.
Ruet.

Tassin.

D. Lachize.
Maraingos.

Vaugneray.

D. *Boiron (Antoine).
Ph. Rochaix (J.-B.), 1875.

Vénissieux.

D. Collignon.
Mayer (Georges-Paul).
Ph. Brutin.
Clocher (Joseph), 1855.

Villeurbanne.

D. Biféri, aux Maisons-Neuves.
Cassas.
Magnin, aux Mais.-Neuves.
*Richerand (Guillaume).
Royer.
Ph. Duchez.
Faisant.
Fays (Frédéric).
Thienon.

VILLEFRANCHE

D. Besançon.
Gauthier (François), 1860.
*Guyot, ✻, 1832.
*Lassalle.
*Missol (Léon), 1854.
Monier, 1880.
Ph. Chermette.
Jacquemaire.
Juthy.
Moncel (Maurice), 1859.
Mourier (Louis-Aug.), 1871.
Sollier.

Amplepuis.

D. Passot (Gustave), 1876.
*Thoviste.
Ph. Combes (Pierre).
Lamartine.

Anse.

D. *Brenans (Arthur), 1858.
Ph. Courtépée.

Beaujeu.

D. Descottes (Jules-Aug.), 1846.
Gelin.
Jomard (Pierre-Marie).
Ph. Cartellier (Louis), 1871.
Héron (Charles), 1860.

Belleville.

D. *Martel, 1863.
Tissot.
Ph. Bourgeois (Pierre), 1867.
Lagnier.

Bois-d'Oingt.

Ph. Gonnet, 1849.

Chazay (*Lozanne*).

D. *Pierou, 1835.

Chessy-les-Mines.

Ph. Clerc.

Cours.

D. Sénac (Louis).
Ph. Batailly (Claude-Marie).
Gascon (Edg.).

Lantignié (*Beaujeu*).

D. *Gelin (Jules-Ant.), 1843.

Pontcharra.

D. Fontenelle (Franç.-Joseph).
Ph. Guerpillon.

Poule.

D. Sapin.

Regnié.

D. Bertier, 1876.

Saint-Georges-de-Reneins.

D. *Baudrillonnet, 1833.
Dalbenne.
Guyot.
Mathelin.
Ph. Coste (Henri), 1873.

Tarare.

D. *Chanel (Lucien), 1880, de 11 h. à midi.

Maffre (Rigobert), 1879.
*Matagrin (Philibert).
Sorde.
*Turin (Alp.-Henri), 1849, de 11 h. à midi.
Of. Stard (Gilbert).
Ph. Chalessin.
Prothière, 1858.
Vallas (F.), 1881.
Verrière.

Thizy.

D. Alamartine (Augustin).
Badolle (Pierre), 1880.
Fustier.
Ph. Boulot,
Duval.

SAONE-ET-LOIRE.

Population : 625,589 hab. — 461 Docteurs en médecine ; 13 Officiers de santé ; 79 Pharmaciens. — Association locale des Médecins du département.

Cinq arrondissements : Mâcon, Autun, Chalon-sur-Saône, Charolles, Louhans.

MACON.

D. *Aubert (Jean-Bapt.), 1848, memb. du Cons. d'hyg.
Biot (F.-Camille), 1878.
*Frarier (Abel), 1866.
*Greuzard (Louis), 1833.
Jacquelot (Laur.-Marie-Jos.), 1884, de 2 à 4 h.
*Jambon (Claudius-F.), 1853.
Larguier (Alcide), 1859, inspect. des enfants assistés.
*Leriche (Emile), 1871, lauréat de la Faculté de Paris, ex-prosecteur (Lyon).
Mossel (André) fils, 1868.
*Passaquay (Cl.-René), 1873, memb. du Cons. d'hyg.
*Perrusset (Georges-Marie), 1875, memb. du Cons. d'hyg., direct. du cours départ. d'accouchement.
*Thénot fils (Louis-J.), 1871, memb. du Cons. d'hyg., insp. de la pharm.
Of. *Aumonier (Cl.-Fr.), 1839.
Baude (Eug.-Flor.), 1878.
Ph. Brunot (J.-Baptiste), 1882.
Combaud (Etienne), 1879.
Dubost (J.-Pierre), 1879.
Games (Fr.-A.), 1880.
Guillaud (Noël-Cl.), 1877.
Guillin (Louis-Ch.-B.), 1880.
Jacquot (Gat.-Aug.), 1872.
Lacroix fils (François), 1861, memb. du Cons. d'hyg., insp. de la pharm.
Voituret (Victor), 1845.

Azé.

D. Danjou (Eugène), 1878, méd. cantonal.

Chanes (*Crêches*).

D. Vaffier (Marie-Louis), 1875, méd. cant.

Chapelle-de-Guinchay (La) (*Pontanevaux*).

Ph. Canard (E.-Camille), 1867.

Cluny.

D. Arnaud, 1884.
*Faussillon (Jean-Baptiste), méd. cant.
*Simyan fils (Jul.-Ant.), 1877.
Ph. Huguenin (Achille), 1872.
Monnier (J.-Baptiste), 1881.

Cormatin.

D. Labry (Louis), 1857, méd. cant.
Ph. Fautrière (J.-J.), 1875.

Crèches.

D. Pageaut.

Davayé (*Mâcon*).

D. *Chalot (Armand), 1880, méd. cant.

Dompierre-les-Ormes.

Of. Michelin (Philib.), 1850.

Lugny.

D. *Ducrot (Gasp.), 1864, méd. cant.

Matour.

D. Hollard (R.), 1881, méd. cant.

Romanèche.

D. Dubief (Fernand), 1877, méd. cant.
Rémond (Ch.-Louis), 1866, méd. cant.

Ph. Saluce, 1876.

Saint-Gengoux-la-Nation.

D. Ducrot (Louis-J.-B.). 1879, méd. cant.

Ph. Benoît (Antoine), 1837.
Menet (Alexandre), 1878.

Saint-Sorlin.

D. *Bouchard (Phil.), 1852.
*Garnier (J.-B.), 1837, méd. cant.
Garnier fils (J.-Marie), 1872.

Salornay-sur-Guye.

D. Revillet (Lucien), 1880, méd. cant.

Of. Lagandré (Christophe), 1864, méd. cant.

Ph. Pierson (Emmanuel), 1867.

Savigny-sur-Grosne.
(*Saint-Gengoux-la-Nation*).

D. Degivry-Callard (Philibert), 1838.

Senozan.

Of. Puvinel (Eugène), 1864, méd. cant.

Tournus.

D. *Daviot (Joseph-Dénis), 1870, méd. cant.
Martinet (Claude), 1879, méd. cant.
*Teillard (Louis), 1840, méd. cant.

Ph. Hoffmann (Henri), 1880.
Reculon (Louis), 1880.
Robin (Jean-Baptiste), 1879.

Tramayes.

D. Canard (Cl.-Marie), 1878, méd. cant.

Of. *Burdel (Louis), 1850.

Ph. Sacquiad (Maxime), 1878.

Viré (*Vérizet*).

D. Padzinski (Louis), 1869, méd. cant.

AUTUN.

D. *Gillot (Franç.-Xavier), 1869, memb. du Cons. d'hyg., insp. de la pharm.
*Grillot (Nicolas-Jules), 1828.
*Grillot fils (Marie-L.), 1870, memb. du Cons. d'hyg.
*Lagoutte (Louis), 1825.
Laguille (Lazare-Jean), méd. cant., memb. du Cons. d'hyg.
Pierre (Simon), 1851.
*Rérolle (François), ✻, 1838.
Valat (Paul-Ant.), 1879, méd. cant.

Ph. Bouvet (A.-Auguste), 1875, memb. du Cons. d'hyg., insp. de la pharm.
Dubois (Léonard), 1874.
Fauconnet (Louis), 1862.
Lambert (Ch.), 1851, insp. de la pharm., membre du Cons. d'hyg.
Quaila (Hector), 1826.
Tupinier (Auguste), 1872, memb. du Cons. d'hyg.

Couches-les-Mines.

D. Lenoir (Louis-Jules), 1859, méd. cant.
Martin (L.-Pierre-L.), 1872.

Ph. Chifiot (Benoît-Ch.), 1869.
Savoye (J.-Eug.), 1880.

Creuzot (Le).

Defontaine (L.), 1882.
Desbrosses (Franç.), 1876.
Ducroix (Agis), 1865.
Gabet (Alexis), 1842.
Gaillard (P.-François), 1862, méd. cant.
Martin (J.-F.-Félix), 1881.
Poirré (Louis-Jean), 1857.
Revial (Sébastien), 1855.
Of. Pawlowski (Lucas), 1844.
Ph. Guitton (Gaspard), 1859.
Jocotton (L.-Vict.), 1872.
Thévenard (Antoine), 1841.
Villachon (Michel-H.), 1882.

Cussy-en-Morvan.

D. Houzé (Charles), 1860, méd. cant., memb. du Cons. d'hyg.

Epinac.

D. Collin (Fr.-H.), 1856, à 10 h. du matin.
Godin (Anne-Franç.), 1879, méd. cant.
Ph. Baudot (Louis), 1847.

Etang.

D. Miguet (L.-Antoine), 1865, méd. cant.

Issy-l'Evêque.

D. Coqueugnot (Pierre-Claude), 1838, méd. cant.

Lucenay-l'Evêque.

D. Couhard fils (J.-M.), 1868.

Montcenis.

Perrachon (Jean), 1883.

Paris-l'Hôpital
(*Nolay*. — Côte-d'Or).

D. Duvault (Alexandre), 1876.

Saint-Léger-sous-Beuvray.

D. *Legendre (A.-Louis), 1872.

Saint-Sernin-du-Plain.
(*Couches-les-Mines*).

D. Santiard (P.), 1862, méd. cant.
Ph. Rabian.

Sampigny (*Cheilly*).

D. *Bridot (Jean-Bapt.), 1856.

CHALON-SUR-SAONE.

D. *Baptault (Ch.), 1865, memb. du Cons. d'hyg.
Bauzon (Jules), 1877.
*Bertault (Edouard-J.), 1854, méd. de la pris., memb. du Cons. d'hyg.
Bertrand (Augustin), 1865, méd. cant., insp. de la
Chavériat (Alexandre), 1850.
Coin (Jean-Marie), 1836.
Ferrey (Célestin), 1857.
Jannin (Joachim), 1876, méd. cant.
Lagrange fils (Ant.), 1874, méd. cant.
Laurent (Jean), 1870.
*Lépine (Ch.-Gabriel), 1874, méd. cant.
Lépine (Albert), 1877.
*Montessus (de) (Bernard-Ferdinand), 1845.
Munot (Victor), 1881.
*Sassier fils (Bernard-Louis), prés. de la Soc. loc., memb. du Cons. d'hyg.
Of. Vaux (Joseph), 1874.
Ph. Besson (Maurice), 1872.
Charton (Eug.), 1872, memb. du Cons. d'hyg.
Durand (Alfred), 1875.
Gaillard (Pierre-F.), 1877, insp. de la pharm.
Garnier (Victor), 1852.
Jacquin (César-Aug.), 1879, inspect. de la pharm.
Jeannin (Alfred-Ant.), 1867, memb. du Cons. d'hyg.
Merle (Pierre), 1857.
Thomasset (Alph.), 1877.

Buxy.

D. Guillermin (Ernest), 1857, méd. cant.
Siredey (Georges-L.), 1877, méd. cant.
Ph. Barrault (Jean-Bapt.), 1848.
Marion (Franç.-Eug.), 1880.

Chagny.

D. Debize (Franç.), 1860, méd. cant.
Gasser (Fr.-Jos.), 1874, méd. cant.
Ph. Moreau (Jacq.-Franç.), 1824.
Odin (Claude), 1865.

Demigny.

D. *Gérard (Bern.-Eug.), 1849.

Gergy.

D. *Lorenchet (Félix), ✻.

Givry.

D. Adenot (Jean-Bapt.), 1839, méd. cant.
Fousset (Fr.-Eugène), 1865.
Ph. Vachet (Franç.-Xav.), 1844.

Laives (*Sennecey*).

D. Belard (Adolphe-Cl.), 1839, méd. cant.

Mercurey.
(*Le Bourgneuf-de-Chalon*).

D. Blanchard (Nicolas), 1882, méd. cant.

Montchanin-les-Mines.

D. Deblangey (Georges), 1879, méd. cant.
Douin (Ernest), 1862.
Of. Ponsot (Joseph), 1873.
Ph. Duverne (Jean-Bapt.), 1881.

Mont-Saint-Vincent.

D. *Vermont (Charles), 1863, méd. cant.

Montceau-les-Mines.

D. Beauzon (Ern.-Fréd.), 1864.
Ditandy (Edgard), 1865.
Jeannin (Octave), 1860, méd. cant.
Malherbe (B.-Joseph), 1866.
Storckzinsky (Eug.), 1873.
Vernier (Louis) 1880.
Ph. Laroue (Claude), 1874.
Nuguet (Michel), 1868.

Ouroux-sur-Saône.

D. Routy (Louis-Gustave), 1838.

Saint-Germain-du-Plain.

D. Sordet (Ch.-Const.), 1659, méd. cant.

Saint-Désert.

D. Vittaut (Jean-Bapt.), 1848.

Saint-Léger-sur-Dheune.

D. Daviot (D.-Z.), 1834, méd. cant.
François (Jean-Bapt.), 1874, méd. cant.
Ph. Bourgeon (Michel), 1877.

Saint-Loup-de-la-Salle.

D. Trossat (Jos.), 1844, de midi à 2 h.

Saint-Martin-en-Bresse.

D. Brenet (V.), 1842, méd. cant.

Sennecey (*Le Grand*).

D. *Flochon (Jules), 1834, méd. cant.
Lesaure (Félix), 1879, méd. cant.
Rousselot (Antoine), 1840.
Ph. Guillemaut (Emilaud), 1858.

Varennes-le-Grand

D. Dupasquier (J.-C.), 1862, de 1 à 2 h.

Verdun-sur-le-Doubs.

D. Lebœuf (Louis), méd. cant.
Pellerin.
Of. Colette (Ant.), 1835, méd. cant.
Ph. Béjot (Nicolas), 1854.
Jeandet (P.-Amédée), 1849.

Villeneuve-en-Montagne.
(*Marcilly-les-Buxy*).

D. Boillereau (F.-Nicolas), 1874, méd. cant.

CHAROLLES.

D. Chavet (Victor-Marie-Arth.), 1880, méd. cant.
Compin (J.-Alphonse), 1841, méd. des épid. et de la pris.
Compin fils (Ch.-Antoine), 1870, memb. du Cons. d'hyg.
Gauthier (P.-Gabriel), 1876, méd. cant., inspect. de la pharm.

Trichard (Claude-A.), 1833.
Ph. Blain (Camille), 1882.
D'Héré (Catherin), memb. du Cons. d'hyg.

Bois-Sainte-Marie.
(La Clayette).

D. *Léouffre (Jos.), 1856, méd. cant.

Bourbon-Lancy.

D. Favre (Jean-Hercule), 1873, méd. cant.
Goède (Ferdin.), 1860, méd. cant.
Merle (E.), 1839, jeudi de 9 h. à midi.
Pain (Gabriel), 1879, de 10 à 11 h.
Ph. Espitalier (J.-Jacq.), 1843.
Mollin (Louis), 1874.
Valentin (Jean-Marie), 1849.

Chauffailles.

D. Briandas (Adr.), 1860, méd. cant.
Laurent-Faucon), 1879.
Ph. Puillet (Claude-Marie), 1879.
Rochefort (Eléonore), 1864.

Clayette (La).

D. Chevalier (Gabriel), 1877, memb. du Cons. d'hyg., méd. cant.
*Faisant (Léon-Joseph), 1876, méd. cant.
Ph. Coppéré (Jean-Claude), 1857, insp. de la pharm., memb. du Cons. d'hyg.

Digoin.

D. Cosseret fils (Ant.-Théoph.), 1866, méd. cant.
Tuloup (G.-Philippe), 1879. Sempé.
Ph. Coquelu (Cl.-Michel), 1880.
Fongarnaud (Gaspard), 1876.

Genelard.

D. *Béraud (Edme), 1830, méd. cant., memb. du Cons. d'hyg.
Ph. Chabredier (Alph.), 1876.

Gueugnon.

D. *Daviot (Louis), 1854, méd. cant., memb. du Cons. d'hyg.
Ducroux (H.), 1882, mardi, jeudi, samedi, de 8 à 10 h. du matin.
Ph. Alexis (Hippolyte), 1864.

Joncy.

D. De Rymon (J.-Bapt.), 1839, méd. cant.
De Rymon fils (Em.), 1880.

Marcigny.

D. Béraud (Emile), 1881, méd. cant.
*Legrand (Antoine), 1861, méd. cant.
Ph. Billon (François), 1870, insp. de la pharm., memb. du Cons. d'hyg.
Dury (Claude), 1871.
Jal (Thomas), 1869.

Martigny-le-Comte.

D. Mainjollet (Claude), 1839.

Paray-le-Monial.

D. Griveaux (L.-Pierre), 1876, méd. cant.
Loreton-Dumontel, 1883.
Ph. Chambreuil (Jean), 1880.
Gailleton (L.-Raph.), 1870.

Saint-Bonnet-de-Joux.

D. Ducloux (Jean-Bapt.-Louis), 1855, méd. cant.

St-Christophe-en-Brionnais.

D. Morel (Marie-Joseph), 1878.

Semur-en-Brionnais.

D. Fricaud (Sim.-Henri), 1843, méd. cant.

Toulon-sur-Arroux.

D. Frasey (Ch.-Louis), 1877, méd. cant.
Of. Guichard (Hippolyte), 1826.

Vendenesse-sur-Arroux.

D. Ducroux (Henri-Jos.), 1882.

LOUHANS.

D. Guillemaut père (P.-Eug.), ✻, 1833, méd. de la pris. et des épid.
Guillemaut (Lucien), 1866, méd. cant., insp. de la pharm.
Guillemaut (Fernand), 1877, méd. cant.
Lefebvre (F.-Henri), 1871, memb. du Cons. d'hyg.
Petit (Pierre-Alph.), 1835, memb. du Cons. d'hyg.
*Pochon (Franç.-Em.), 1858, memb. du cons. d'hyg.
*Têtu (Pierre-Marcel), 1875, méd. cant.
Ph. Blanchon (Alphonse), 1875, insp. de la pharm., memb. du Cons. d'hyg.
Derrepas (Auguste), 1875, insp. de la pharm., memb. du Cons. d'hyg.

Bellevesvre.

Of. Gavard (Alexis, 1832, méd. cant.

Cuiseaux.

D. Albert (Charles), 1842.
Pillard (Louis-Pierre), 1864, méd. cant.

Cuisery.

D. Dupuis (Louis), 1877, méd. cant.
Ph. Cadot (Ch.-Etienne), 1882.
Plissonnier (Ch.), 1877.

Flacey (*Beaufort-du-Jura*).

D. *Petitjean (Joseph-Jean), 1861, méd. cant.

Montret.

D. Giraud (J.), 1856, méd. cant.

Pierre-de-Bresse.

D. *Massin (Claude-Franç.), 1867, méd. cant.
Ph. Beauchamps (Stan.), 1872.
Bernard (Maxime), 1878.

Saint-Bonnet-en-Bresse (*Mervans*).

D. Muzeau (Ch.-Albert), 1866, méd. cant.

Saint-Germain-du-Bois.

D. Bouchard (Ch.-Nicol.), 1875, méd. cant.
Of. Savin (Pierre-Henri), 1850, méd. cant.
Ph. Poilevey (Jos.-Léop.), 1880.

Savigny-en-Revermont (*Beaurepaire-en-Bresse*).

D. Roy (Faustin), 1868, méd. cant.

Simandre.

D. Piponnier (Antoine), 1876, méd. cant.

Thurey (*St-Germain-du-Bois*).

D. *Mathey (Louis-J.), ✻, 1857, médec. cant., membre du Cons. d'hyg.

SAONE (HAUTE-)

Population : 295,905 hab. — 90 Docteurs en médecine ; 18 Officiers de santé ; 47 Pharmaciens. — Association locale des Médecins du département.

Trois arrondissements : Vesoul, Gray, Lure.

VESOUL

D. Biéchy (Eug.), 1842, méd. du chem. de fer de l'Est.
Corne (Hipp.), ✻ O, 1847, méd. princ. en retraite.
Doillon (Georges), 1883.
Gevrey (J.-Cl.), ✻ O, 1833,

méd. en chef de l'hôpital des épid., des pris. et du lycée.
*Guillaume (Paul), 1865, méd. de l'hôp., méd. adj. du lycée, prés. de la Soc. locale.
*Maussire (D.-Auguste), 1869, sec. de la soc. loc.
*Voisard (Eug.), 1864, trés. de la Soc. loc.
Schürrer, 1885.
Ph. Bideau (René), 1874.
Blum (Marc), 1881.
Ferry (Ch.), 1884.
Gaudier (Léopold), 1879.
Jeannin (Armand), 1862.
Meynier (Jean-Jos.), 1874.
Nicard (J.-B.), 1870, pharm. du lycée, de l'hosp. et des chem. de fer.

Amance.

D. Nogier (Pierre), 1857.

Bourguignon-lès-Morey (*Morey*).

D. *Aillet (Claude), 1858.

Boult.

D. Marchand.

Chambornay-lez-Belvaux.

D. Bodier.

Cintrey.

D. Champreux (Jules), 1830.

Combeaufontaine.

D. Pitoy (Jean-Joseph), 1878.
Ph. Grosclaude (Cl.-Constant-Albert), 1881.

Faverney.

D. Brochon (Achille), 1859.
Letellier (Louis-Jos.), 1851.
Ph. Chalmandrier (Gust.), 1877.

Grandvelle (*Fretigney*).

D. Blanchot (Hipp.), 1876, dimanche, de 8 h. à midi.

Genevreuille.

D. Deubel (R.), 1878.

Jonvelle (*Corre*).

D. Barthélemy (Alexandre-Alphonse), 1881.

Jussey.

D. Bontemps (Ch.), 1862.
Marvillet (Ad.-Aug.), 1882.
*Plumerel (Léoppld), 1865.
Ph. Chevrey (Adolphe), 1876.
Madiot (Victor-Franç.), 1880.
Petit (Alf.-Jos.-Jean), 1881.

Montbozon.

D. Coillot (Achille), 1858.
Metzquer (Ant.), 1836.
Metzquer (P.-F.-J.-E.), 1871.
Ph. Legros (Ch.-J.), 1871.

Morey.

D. Hory (Claude), 1839.
Quevy, Abdon, 1848.
Ph. Pernot (Léon), 1874.

Noroy-le-Bourg.

Ph. Bilquer.

Passavant-sur-Coney.

D. Loiselot (Jacques), 1858.

Port-sur-Saône.

D. *Blandin (Jules), 1858.
Ph. Callinet (Victor), 1879.

Rioz.

Of. Poirey (Edouard), 1858.
Ph. Ferry (J.-Alex.), 1881.

Rosey (*Noidans-le-Ferroux*).

Of. *Pourcelot (Pierre), 1845.

Scey-sur-Saône.

D. Guilleminot (Jos.), 1875.
Racine (Claude), 1841.
Ph. Toulot (Franç.), 1857.

Vitrey.

D. Mouchotte (Cl.-Ign.), 1873.

Voray-sur-Loignon.

D. Ravacley (Louis), 1876.

GRAY

D. Gourdan-Fromentel (E.), ✻, 1848, membre du Conseil d'hygiène.
Gourdan-Fromentel fils, 1884
Ollivier (Léon-Albert), 1881.
Petitgand (Th.-J.-M.), 1871.
Prieur (Eug.), ✻, 1838, de 11 h. a midi.
Roland (Arm.-Hipp.), 1882.

Rosen (Edm.), 1855, méd. de l'hôp., memb. du Cons. d'hyg.
*Signard (M.), 1866, méd. adj. de l'hôp., méd. de la prison et du Cons. d'hyg.
Ph. Ehrart (Alph.), 1881.
Erhinger (Jules), 1880.
Lamboley (Ch.-Aimé), 1862.
Landrot (L.), 1861, memb. du Cons. d'hyg.

Autrey.

D. *Richard (Ch.-Alex.), 1848.

Avrigney (*Marnay*).

Of. Royer (J.-Franç.), 1822.

Beaujeu (*Gray*).

D. *Ruffey (Jules-Désiré), 1865.

Champlitte.

D. Fayseler (P.), 1883.
Fonsard (Pierre), 1843.
Gourdan-Fromentel (Bern.-Armand) ※, 1845.
Gourmet (Pierre-Vict.), 1875.
Lompré, 1883.
Ph. Liger (Jean-Claude), 1835.
Mongin (Ed.), 1875.

Choye (*Gy*).

D. Pinguet (Alex.), 1873.

Dampierre-sur-Salon.

D. Clément (J.-Fr.), 1865.
Of. Vollette, 1858.
Ph. Maillot (Félix), 1845.

Fouvent-le-Haut.

D. Garnier (Féréol), 1859.

Fresnes-Saint-Mamès.

D. Goudot (Franç.), 1883.
Ph. Grosclaude.

Fretigney.

Of. Clerc (Hipp.), 1837.

Gy.

D. Renaud (J.-P.), 1856.
Tisserant (Ernest), 1879.
Of. Bouchard, à Quevy-les-Gy.
Ph. Chevillot, à Gy.

Mantoche.

D. Serrigny (Armand), 1877, de 1 à 2 h. 1/2.

Marnay.

D. Conscience, 1884.
Euvrard (Alf.-P.-M.), 1860.
Of. Bourgoin (Louis), 1831.
Caresche (Pierre), 1840.
Ph. Roy (Gabriel), 1873.
Vatageot, 1858.

Montagney (*Pesmes*).

Of. Glorget (J.-Cl.), 1851.

Oiselay (*Gy*).

Of. *Demaiche (Jean-A.), 1847.

Pesmes.

Ph. Guilleminot (Cl.), 1846.
Of. Boucon (Léonard), 1857.
Ph. Lélut (Ch.), 1859.

Pin.

Of. Vaillandet (Victor), 1846.

Tromarey (*Marnay*).

D. Guyot (Timothée), prés. du comité cantonal d'hyg., méd. adj. des épidémies (arrondissement de Gray), de 1 à 3 h.

Valay.

Of. Guyot (Nicolas), 1854.

Vanne (*Lavoncourt*).

D. Huguet, 1873.

Vauconcourt (*Combeaufontaine*).

D. Massin (Fély-Abel), 1858.

LURE

D. *Boisson (Ant.), 1849, memb. du Cons. d'hyg.
Boisson (François) fils, 1878.
Simonin (J.), 1874, membre du Cons. d'hyg.
Ph. Détric (Achille), 1873.
Ehringer (Ch.-Alph.), 1878.
Minot (Alfred-Léon), 1878.

Bonchamp.

D. *Bailly (Louis-Arnaud), 1870
Ph. Vendrely (Xavier), 1863.

Conflans-sur-Lanterne.

D. Godot (Joa.), 1851.
Godot, 1883.
Ph. Bonati (G.), 1884.

Faucogney.

D. Jacquey (Cl.-Jos.), 1870.
Petit-Jean (Joseph), 1880.
Ph. Tourdot (Théodore), 1881.

Fougerolles.

D. Chané (L.), 1877, de 1 à 2 h. 1/2.
Ph. Ellès (Emile), 1862.

Granges-le-Bourg.
(*Courchaton*).

Of. Burlet (Flavien), 1871.

Héricourt.

D. Bouvier (Cl.), 1831, memb. du Cons. d'hyg.
Grenet (François), 1857.
Lubert (Paul-Aug.), 1827.
Ph. Clochey-Perrin, 1859.
Huckel (Henri), 1860.

Lomont (*Moffans*).

Of. Billotte (J.-B.), 1880.

Luxeuil.

D. *Bertrand (Gabriel), 1841.
*Gauthier (Gust.), ✻, 1862, de 11 à 1 h.
Martin-Lauzer, méd. cons.
*Paris (Gustave), 1864, de 1 h. à 3 h., dimanche excepté.
Tillot (Emile-Aug.), 1860.
Of. Gros (Désiré), 1852.
Ph. Barbier (Louis), 1879.
Bejean (Aug.), 1873.
Steinmann (Emile), pharm. des thermes de Luxeuil, 1878.

Melisey.

D. Grisey (Amédée), 1878.
*Juif (Paul), 1876.
Ph. Cardot (Charles), 1858.
Py (Gaspard), 1838.

Mollans (*Lure*).

D. Deubell.

Plancher-les-Mines.

D. Poulet (Victor), 1850.

Ronchamp.

D. Spindler (Auguste), 1850.
Boilly.
Of. Michel (J.-Cl.), 1874.
Ph. Frossard (Jean), 1866.
Michel (J.-Cl.), 1872.

Saint-Loup.

D. Bitschine.
Dupont 1881.
Ph. Fleurot, 1877.
Jeannolle, 1878.

Saulx-du-Vesoul.

D. *Jeanney (Claude), 1859.
D. D'Henri, prrofes. de médec. opérat. a la Faculté de Nancy, 1884.
Ph. Lamy (Ch.), 1874.

Vauvillers.

D. Brunschwig, 1885.
Fournier (Auguste), 1870.
Ph. Bailly (Jules-Paul), 1865.

Villersexel.

D. *Corne (Cl.), 1848.
*Mirondot (Henri), 1862.
Of. Goux (François), 1839.
Ph. Renaudin.

SARTHE.

Population : 438,917 hab. — 96 Docteurs en médecine; 22 Officiers de santé ; 54 Pharmaciens.

Quatre arrondissements : Le Mans, La Flèche, Mamers, Saint-Calais.

LE MANS.

D. Barbier, ✻, 1838.
Bodereau, 1859.
Bolognesi, 1882.
Bourdy, 1868.
Drouin (Alp.). 1876, ocul., de 1 à 3 h., exc. le dimanche.

Dugué (G.), 1856, de midi à 2 h,
Etoc-Demazy, ✻, 1833.
Fénéant, 1838.
Fisson, ✻, 1833.
Fouchard, 1885.
Garnier, 1860.
Goutard, 1878.
Guertin, 1881.
Guiet, ✻, 1843.
Hamon-Dufougeray, 1884.
Hervé, 1884.
Le Bail, 1874.
Le Bèle (Jules), ✻, 1845, à 1 h. 1/2.
Lejeune, 1843.
Leroy, 1870.
Lizé, 1848.
Mélisson, 1873.
Mordret fils, ✻, 1847.
Poirier, 1832.
Ripeault, 1848.
Rocher, 1875.
Rondeau-Dunoyer, 1865.
Rousseau, 1844.
Savary-Duclos, 1871.
Teilleux, 1834.
Vincent, 1884.

Ph. Baillard.
Brulé, 1866.
Charbonneau, 1884.
Cheminais, 1881.
Gareau, 1880.
Gasselin.
Herrouet, 1880.
Houssin, 1873.
Lançon, 1879.
Leblanc, 1876.
Lefebvre.
Manceau, 1876.
Mary-Fortin, 1873.
Maussion, 1872.
Poitevin, 1843.
Rezé-Duverger, 1872.
Rivière, 1883.
Ruby (P.), 1872.
Salmon, 1884.

Ballon.

D. Bontemps, 1859.
Brémond, 1878.
Ph. Rabourdin, 1878.

Bazoge (La).

D. Rigaud, 1873.

Bernay.

D. De Trolong du Rumain, 1877.

Conlie.

D. Répin, ✻, 1859.
Rigon, 1853.
Ph. Herviaux, 1870.

Connerré.

D. Ménager, 1883.
Ph. Debled, 1885.
Mauté, 1872.

Coulhans.

Of. Troussard, 1874.

Ecommoy.

D. Germain, 1833.
Rameau, 1859.
Rondeau, 1854.
Of. Rondeau, fils, 1881.
Ph. Beaugé, 1864.

Loué.

D. Ledrain, 1874.
Pichon, 1833.
Ph. Poirier, 1870.

Montfort.

D. Bessirard, 1882.
Ph. Quelquejeu, 1839.

Parigné-l'Evêque.

D. Fournier, 1852.

Pont-de-Gennes (*Montfort*).

D. Chancerel, 1864.

Saint-Jean-d'Assé.

Of. Bouteloup, 1878.

Saint-Remy-de-Sillé.

D. Chevallier (Denis), 1884.

Savigné-l'Evêque.

Of. Salomon, 1881.

Sillé-le-Guillaume.

D. Lucas-Fontaine, 1877.
Touchard, ✻, 1860.
Ph. Crié, 1848.
Rousselière, 1839.

Suze (La).

D. Laporte, 1869.

Ph. Gasselin.

Vallon.

Of. Mauboussing, 1865.

Yvré-l'Evêque.

Of. Rousseau, 1862.

LA FLÈCHE.

D. Beauchef, 1865.
Bernard, 1860.
*Bordas (A.), 1881
Degaillé, 1851.
*Mauvais, 1878.
Ph. Bourdais, 1873.
Gautrelet, 1878.
Grobot, 1880.
Lesourd, 1862.

Auvers-le-Hamon.
(*Sablé-sur-Sarthe*).

Of. Coursin, 1848.

Bazouges.

Of. De Chalus, 1852.

Brulon.

D. Mascarel, 1872.
Ph. Duthey, 1878.

Cérans-et-Foulletourte.
(*Foulletourte*).

Of. Boiteau, 1871.
Pressoir, 1826.
Ph. Houssin, 1873.

Lude (Le).

D. Caudé, 1882.
Cousturier, 1852.
Ph. Mention, 1875.

Malicorne.

D. Bardet, 1883.

Mayet.

D. Guignard (Charles), 1881, de 11 h. à midi.
Lelièvre (Eug.-Louis), 1857.
Ph. Yvon, 1882.

Parcé.

Of. Pasteau, 1857.

Pontvallain.

D. Bordas (J.), 1880.

Précigné.

D. Riobé, 1860.

Sablé.

D. Glenereau, 1865.
Legludic (L.), 1867.
Mignot, 1845.
Rondelou, 1836.
Ph. Galereau, 1861.
Hodcent, 1880.
Perchaux, 1853.

Vaas.

Of. Chaplais, 1862.

MAMERS.

D. Gautier, 1858.
Godard, 1877.
Paoli (F.-X. de), 1873.
Raveleau, 1869.
Ph. Malherbe.
Louvrier, 1887.

Beaumont.

D. Drouin, 1879.
Poulain, 1877.
Ph. Madeleine, 1883.

Bonnétable.

D. Gouin, 1874.
Pichot, 1876.
Ph. Farce, 1872.
Guérin (Marie-Ern.), 1878.
Lamotte, 1877.

Boëssé-le-Sec.
(*La Ferté-Bernard*).

Of. Cornilleau, 1854.

Champaissant.

D. Monnier, 1875.

Chevancé.

Of. Lemaître, 1865.

Ferté-Bernard (La).

D. Barbay, 1843.
Coupé, 1874.
Martin (A.), 1273, mardi jeudi, dimanche, de 7 a 9 h.
Moreau, 1877.
Ph. Mézerette, 1876.
Rotrou, 1879.

Fresnay.

D. Gougaud, 1882.
Horeau, 1872.
Ph. Houdoux, 1872.
Robine, 1847.

Marolles-les-Brault.

D. Pasdeloup, 1878.
Ph. Jubault, 1879.

Montmirail.

D. Ballouhey, 1880.
Of. Lesage, 1852.

Saint-Cosme-de-Vair.

Of. Berger, 1864.

Saint-Georges-le-Gaultier

Of. Duval 1850.

Tuffé.

Of. Filleul, 1844.

SAINT-CALAIS.

D. Charbonnier, 1856.
Eltchaninoff.
Massé, 1856.
Sallé, 1884.
Ph. Chabrol, 1877.
Salmon, 1878.

Bessé-sur-Braye.

D. Drumetz (L.-F.), 1878.
Hytier (E.), 1861.

Bouloire.

D. Gény.
Januzewski, 1838.

Chartre (La).

D. Berthelot, 1864.
Houette, 1852, méd. canton.
Ph. Sornet, 1874.

Château-du-Loir.

D. Forest, 1863.
Houdoux, 1876.
Lemonnier, 1839.
Manceau, 1845.
Sallé, 1884.
Ph. Guillon.
Lecourt (L.), 1868.

Courdemanche.

D. Michel, 1877.

Dollon.

Of. Gremillon, 1873.

Grand-Lucé (Le).

D. Plu, fils, 1861.
Of. Plu, 1834.
Ph. Ménard, 1869.

Montaillé (*Saint-Calais*).

D. Chérouvrier, 1858.

Vibraye.

D. Chouippe, 1885.
Luria, 1884.
Narp, 1872.
Ph. Fleury, 1874.

SAVOIE.

Population : 268,361 hab. — 85 Docteurs en médecine ; 1 Officier de santé ; 37 Pharmaciens. — Association locale des Medecins du département.

Quatre arrondissements : Chambéry, Albertville, Moutiers, Saint-Jean-de-Maurienne.

CHAMBERY.

D. *Bazin (Auguste), 1866.
*Besson (Joseph), 1833.
*Carret (Franç.), 1867, méd. adj. de l'Hôtel-Dieu, méd. du bur. de bienfaisance.
*Carret (Jules), 1865.
*Cairon, 1878, secrét. de la Soc. locale.
*Dénarié (Gaspard), 1853.
Dénarié neveu, 1883.
*Grand (François), 1846; *n'ex. plus.*
Jarrin (François), 1830.
Massola (S.), 1848, cons. aux

eaux de Challes, de 11 h. à midi.
Masson, 1878.
*Perrotin, chir. adj. à l'Hôtel-Dieu, 1882.
Prallet, 1850.
*Veyrat, 1875, méd. en chef de l'Hôtel-Dieu, médecin spécialiste de l'institution nation. des sourds-muets.
Ph. Bebert (François), 1863.
Berthet (Joseph), 1831.
Bonjean (Joseph), 1837.
Carret (Antoine), 1830.
Chenu (J.).
Dorlyé (Claude), 1860.
Révil (Joseph), 1876.
Signoud, 1883.
Vellat, 1882.

Aix-les-Bains.

D. *Berthier (Louis), 1844.
*Blanc (L.), 1866, méd. insp.
*Bolliet.
*Brachet, 1864 méd. des hôp. d'Aix, secr. de la Soc. loc.
*Cazalis.
*Chaboud, 1856.
*Davat (Gaspard), 1834.
*Demeaux, 1860, méd. con.
*Folliet, 1878.
*Guilland, 1876.
Imbert.
Gaston ✻.
Legrand.
*Macé.
*Monnard.
*Petit, 1868.
Puistienne.
*Roé, 1879.
*Vidal (François), ✻, O. ✻.
Ph. Bocquin (Georges), 1860, trois diplômes d'honneur.
Folliet, 1877.

Albens.

D. *Rosset (Léon).
Ph. Garnier (Franç.).

Bassens (*Chambéry*).

D. *Baudry, ✻, 1884.

Challes-les-Eaux.
(*Chambéry*).

D. *Le Royer.
Massola.

Chatelard (Le).

Of. *Turinaz,
Ph. Gavard, 1874.

Chindrieux.

D. *Bellile (Alfred, 1859.

Echelles (Les).

D. *Ponsard (Félix), 1856.
Ph. Baleydier (Alphonse), 1872.
Signoud.

Grésy-sur-Aix.
(*Aix-les-Bains*).

D. *Revel (Edouard), 1852, trés. de la Soc. loc.

Lucey (*Yenne*).

D. Piollet (Pierre).

Montmélian.

D. *Duboulóz (J.-Baptiste), 1833.
Paget, 1874.
Ph. Bernard (Franç.), 1865.

Motte-Servolex (La).

Of. *Gasca (Gaétan), 1870.

Pont-de-Beauvoisin.

D. *Pichat (Bruno), 1838.
Ph. Petigny (Joseph), 1877.
Saluce, 1826.

Rochette (La).

D. Arnaud, 1882.
Ph. Liaudy, 1876.
Tracol, 1873.

Saint-Genix.

D. Chevallay (François), 1832.
Debauge (Jean).
Jarre (Léon), 1848.
Ph. Gallice.

Saint - Pierre - d'Albigny.

D. *Petit, 1878.
Ph. Estay (Paul).
Perret, 1847.

Yenne.

D. Lathoud (François), 1880.
Ph. Berthet (Laurent), 1848.

ALBERTVILLE.

D. *Armand (Jules), 1878, méd. de la Maison centrale.
*Arnal.
Blanc (Joseph), 1882, méd. des épidémies.
*Blanc (J.-B.), 1833.
Ph. Fontaine (François), 1868, memb. du Cons. d'hyg.
Garnier (François), 1823.
Michel (Louis), 1879.
Montfort (François), 1855, memb. du Cons. d'hyg.

Beaufort.

D. Laurent, 1884.

Chapelles (Les).
(*Bourg Saint-Maurice*).

D. Empereur, 1878.

Grésy-sur-Isère.

D. *Armand (Joseph), 1832.
Ph. Veyrat (Louis-Henri), 1858.

Ugines.

Ph. Buffet (Claude), 1853.

MOUTIERS.

D. *Dunand, 1878.
Jacquemond (Antoine).
*Laissus (J.-A.), 1828.
Laissus fils, 1860.
Ph. Blanc (Joachim), 1856.
Luppoz (Jean-Joseph), 1863.

Bourg-Saint-Maurice.

D. *Empereur, 1877.
*Rullier (Fortuné), 1849.
Ph. Barral (Pierre-Antoine), 1835
Jazuel (Jean-Marie), 1854.

Brides-les-Bains.

D. *Delastre, 1882.
Desprez, 1860.
Fodéré, 1883.
*Laissus (C.), de 7 à 9 h. mat. et soir.
*Philbert. 1876.

ST. JEAN DE MAURIENNE.

D. *Grange (Victor), 1869.
*Mottard (Antoine), 1833.
Ph. Truchet (Florimond), 1870.

Aiguebelle.

D. *Piot, 1873.
Ph. Brunier, 1851.
Giraud (Charles), 1831.

Chambre (La).

D. *Feyge (Joseph), 1849.

Modane.

D. *Gravier (Emilien), 1857.
Ph. Richard (Alexandre), 1860.

Saint-Michel.

D. *Rostaing (Jean-Franç.), 1851.

Thermignon.
(*Lanslebourg*).

D. Richard.

Valloires (*Saint-Michel*).

Ph. Ringuelet.

SAVOIE (HAUTE-)

Population : 273,801 hab. — 32 Docteurs en médecine ; 6 Officiers de santé ; 29 Pharmaciens. — Association locale des Médecins du département.

Quatre arrondissements : Annecy, Bonneville, Saint-Julien, Thonon.

ANNECY

D. Boymond.
*Callies, 1848, secrétaire de la Soc. loc.
*Duparc, 1856.
*Francoz (Félix), 1873.
Gaillard.
*Rey, 1869.
*Thonion, 1858, trésorier de la Soc. loc.
Ph. Calloud (Louis), 1846.

Lachenal, 1866.
Picon, 1877.
Sallaz.

Alby.

D. *Dagand, 1838.

Dingy-Saint-Clair (*Annecy*).

D. Dupont-Vieux (Mic.), 1873.

Faverges.

D. *Favre (Hyac.), 1849.
Raymondor.
Ph. Perret (Gabriel), 1877.

Rumilly.

D. *Carlioz, 1847.
*Comoz, 1867.
*Girod, 1830.
Guers (Alexandre), 1880.
Of. Gallet (Jean), 1875.
Ph. Berlioz (J.-J.), 1874.
Dunoyez (Camille), 1881.
Fane (Adolphe), 1881.

Talloires
(*Menthon-Saint-Bernard*).

D. *Adam, 1854.

Thônes.

D. *Moyettaz, 1872.
Ph. Richard, 1871.

BONNEVILLE

D. Galais (Pierre-Léop.), 1868.
Ph. Perrier (Pierre-Edg.), 1880.

Chamonix.

Of. Martin (Jules), 1872.

Cluses.

D. Girod (Louis), 1881.
Ph. Grosgurin (A.), 1881.

Roche (La).

D. *Dupont, 1874.
*Vaulet, 1854.
Ph. Clavel, 1866.
Guichard (Joseph), 1881.

Saint-Jeoire.

D. Bosson (Jean), 1883.
Of. Boimond (Jean), 1878.
Ph. Debiol (Jules), 1851.
Gauthier de Biozat, 1880.

Sallanches.

D. Laffin (J.-Fréd.), 1876.
Magdelain, 1832.
Payot (Alexandre), 1881.
Ph. Bardel, 1860.
Chamot, 1860.

Taninges.

D. *Anthonioz, 1830, à toute heure.
Berthet (François), 1878.

Viuz-en-Sallas.

D. *Gavard, 1856.

SAINT-JULIEN

D. *Chautemps, 1856.
*Desprez, 1837.
Ph. Duval (César), 1865.

Annemasse.

D. *Dupuis, 1872.
Ph. Perillat, 1869.

Cruseilles.

Of. Bouchet (Louis), 1868.
Ph. Bouchet (Jean-Pierre), 1860.

Fillinges (*Bonne-sur-Menoge*).

D. Dufresne, 1827.

Frangy.

D. *Chatenoud (Alexis), 1865.
Ph. Vial (Anthelme), 1878.

Pringy (*Annecy*).

D. Delavenay, 1854.

Reignier.

D. *Goy (Emile), 1880.
Montgellaz.
Ph. Michon (Joseph), 1841.

Seyssel.

Ph. Gandolphe, 1871.

Vulbans (*Valleiry*).

Of. Deluermoz (Eugène), 1868.

THONON

D. Albert, 1846.
*Dénarié, 1869.
*Dubouloz, 1839.
*Genoud, 1864.
*Tavernier, 1834.
*Vauttier, 1868.
Ph. Deroux (Ernest), 1881.
Maitre (Louis), 1880.

Douvaine.

D. *Genoud (P.-Marie), 1836.
*Germain (François), 1879.
Ph. Massalaz.

Evian-les-Bains.

D. Taberlet, méd. insp.
Dantand (Prosper).
*Million, 1848.
Rocque. — *L'hiver à Menton.*
Ph. Cachat, 1848.
Deroux, 1837.

Montriond

(Saint-Jean-d'Aulph).

D. *Garnier, 1857.

SEINE

(Voir pages 27 à 216.)

SEINE-ET-MARNE

Population : 347,323 hab. — 121 Docteurs en médecine ; 16 Officiers de santé ; 60 Pharmaciens. — Association locale des Médecins des arrondissements de Melun, Fontainebleau et Provins. — Association locale des Médecins de l'arrondissement de Coulommiers. — Association locale des Médecins de l'arrondissement de Meaux.

Cinq arrondissements : Melun, Coulommiers, Fontainebleau, Meaux, Provins.

MELUN

D. *Bancel-Dupuy, ✻, ✿ A., 1854, méd. en chef de la mais. centr., méd. en chef de l'hôp., méd. du chem. de fer P.-L.-M., secr. du Cons. cent. d'hyg., prés. de la Soc. loc. des arrond. de Melun, Fontainebleau et Provins.
Beugnon, chir. adj. de l'hôp., méd. du bur. de bienf.
*Guyot, ✻, 1859.
*Hantz, 1877.
*Marchesi, 1868.
Masbrenier, 1872, méd. ins. du serv. des aliénés, mem. du Conseil centr. d'hyg., chir. en chef de l'hôp., méd. des épid., chir. en chef de la maison centr., memb. titul. de la Soc. de méd. lég. et corr. de la Soc. de méd. psycholog.
*Roy (Arthur), ✿ A, 1877, méd. du bur. de bienf. et du collège, méd. adj. de l'hôp., méd. à la maison d'arrêt.
Ward, 1877.
Of. Lenormand, 1877.
Ph. Blereau, 1866.
Dol, 1839, phar. de la mais. centr.
Dupré, 1862, memb. du Cons. cent. d'hyg.
Heulot, 1874.
Journeil, 1844, vice-prés. du Cons. d'hyg. ; *n'exerce plus.*

Pigeon, 1852.
Ragot, 1876.
Rogier, 1849, membre du Cons. d'hyg.; *n'exerce plus.*
Roy, 1864, memb. du Cons. d'hyg.
Samson, 1879.

Blandy (*Le Châtelet-en-Brie*).
Michaut, 1878.

Brie-Comte-Robert.
D. *Auzelly, 1842, méd. en chef de l'hôp., vice-président de la Soc. locale.
*Pascal (F.), 1857, de 1 à 2 h.
Of. Roblin, ✻, 1877.
Ph. Bernard.
Sicot, 1876.

Barbizon.
D. Boyron, 1876.

Champeaux (*Guignes*).
D. Chauvel.

Chartrettes.
Of. Luiggi, ✻. 1857, de midi à 2 h.

Châtelet (Le).
D. *Nicoleau-Barraqué, 1846.
Nicoleau-Barraqué fils.

Chaumes.
D. *Labache, 1878, médecin de l'hôp.

Combs-la-Ville.
D. *Chollet, 1884.

Coubert.
D. *Alleaume, 1876.

Dammarie-les-Lys.
D. Denombré, 1881.

Héricy.
D. *Lafaye (J.), 1875.

Mormant.
D. Body, 1842, méd. du chem. de fer de l'Est.
*Lamothe, 1861.

Ozouer-la-Ferrière.
Of. Arluison, 1877.

Ozouer-le-Voulgis (*Guignes*).
D. *Macey, 1874.

Saint-Fargeau (*Ponthierry*).
D. Biez, 1860.

Seine-Port.
D. *Bauby, 1871.

Tournan.
D. *Sarrie (T.), 1884.
*Steibel, 1874, de midi à 1 h., à l'hôpital de 7 à 8.
Ph. Brunel, 1878.

COULOMMIERS

D. Courtois (A.), 1868, médecin adj. de l'hôp.
*Henry, 1873, méd. adj. à l'hôp.
Lorimy, 1876, secr.-trés. de la Soc. loc. de l'arrond.
*Mie (A.), ✻, ✿ A., 1848, méd. de l'hôp. et de la prison, vice-prés. du Cons. d'hyg., méd. des épid., prés. de la Soc. loc. de l'arrond., méd. du chemin de fer.
Ph. Bance, 1874.
Bucaille, 1872.
Pepin, 1875.

Boissy-le-Châtel (*Coulommiers*).
Of. Tillet (Ferdinand), 1827.

Choisy-en-Brie.
D. *Herbelin, 1849.

Faremoutiers.
D. *Omjéciuski, 1872.

Ferté-Gaucher (La).
D. *Delbet (Ernest), 1851, méd. de l'hôp.
*Gauthier, 1875.
Ph. Villette, 1879.

Fontenay-Trésigny.
D. Prévost (Lucien), 1861.

Jouy-sur-Morin.
D. Sourdet (Jules), 1877.

Meilleray (*La Ferté-Gaucher*).
Of. Lagardère, 1841.

Mortcerf.
D. *Delarue (Pierre), 1861.
Liné (Ch.), 1865.

Rebais.
D. *Allard, 1837, méd. de l'hôp.

*Farny, 1875.
Ph. Leblond, 1858.

Rozoy-en-Brie.

D. Charassin, 1878.
Moser, 1876.
Ph. Robin (Louis-Ernest), 1869.

Saint-Cyr-sur-Morin.

D. Donon, 1852.

Saints (*oulommiers*).

D. *Dupré (Ferdinand), 1866.

Touquin.

D. Aslanian (A.), 1880, de midi à 1 h.

Villeneuve-sur-Bellot.

D. Browkillo, 1881.
Of. Calvet, 1876.

FONTAINEBLEAU

D. *Foucault, 1872, méd. du ch. de fer P.-L.-M., méd. du bur. de bienfais., chir. de l'hôp., méd. de la prison. anc. int. des hôpit., secr. du Cons. d'hyg., secr. de la Soc. locale.
*Forgeot (H.), 1885.
Fontaine-Argier, 1875; ophthalmologie.
Girard, 1869.
*Lefèvre, 1875, méd. du bur. de bienfaisance.
Maloisel, ✻, 1840; *n'ex. plus.*
*Nicas, 1855, médecin de l'hôp., méd. du bureau de bienf., trés. de la Soc. loc. vice-prés. du Cons. d'hyg.
*Tabouret, ✻, 1840.
Ph. Bougarel, 1877: 1re cl., anc. chef de clinique.
Chaumezières, 1868.
Driard, 1879.
Dedet.
Sourdel, 1879; 1re cl.

Beaumont-du-Gâtinais.

D. Cosson, 1879, méd. de l'hôp.
Of. Lombard, 1875.

Bois-le-Roi.

Of. Bureau-Rioffrey, 1873.

Bourron.

D. *Durand, 1865.

Chapelle-la-Reine.

D. Sutils, 1873.

Château-Landon.

D. Ardilouze (J.), 1872, de midi à 2 h.
Denizet, 1866.
Ph. Lecordonnier, 1875.

Egreville.

D. *Bonnemaison.
Leroy, 1882.
Ph. Michéa, 1881; 1re cl.

Montereau.

D. *Fleur, 1879, médecin de la Compagnie P.-L.-M.
*Petit, 1870, mem. du Cons. d'hygiène.
Quintard, 1849, méd. de l'hôpital.
Varry, 1837.
Of. *Goupil (Jules), 1866.
Ph. Cœurderoy, 1872.
Montbrun, 1860.
Mouillard, 1856.

Moret.

D. *Driard, ✻, 1852.
*Retif, 1882.
Chaumer.
Procot, 1866.

Nemours.

D. *Chopy, 1875.
*Dumée, 1870, méd. de l'hôp.
*Durand, 1850.
Pellarin, ✻.
Ph. Boireau, 1841.
Lambert, 1881.
Simon, 1874.

Souppes.

D. Thoison, 1863.

Thomery.

D. *Hubin, 1835, vice-président de la Soc. locale.
*Queudot, 1881.

Voulx.

D. *Queudot, 1878.

MEAUX.

D. Beauvoisin (S.-G.), 1837.
*Charpentier, 1837, méd. du collège et des épid.
*Charpentier fils, 1871, anc. int. des hôp. de Paris, méd. adj. de l'hôp., méd. des prisons.
*Dufraigne, 1851, prés. de la Soc. loc. de l'arrond.
Henne, 1872.
Ferret, chirurgien de l'hôp.
Levadour (L.), chir.-dentiste.
Muller, 1857.
*Vilpelle, 1856, méd. en chef de l'hôp. de Meaux, méd. de la Soc. de sec. mut., trés. de la Soc. loc. de l'arr.
Ph. Aubin, 1875.
Bournier, 1874.
Dumée, 1875.
Marchand, 1877.
Roussel, 1873.

Chelles.

D. *Johannet, 1853.
Letard (F.-A.). 1876, de midi à 2 h.
Ph. Ebener, 1878.

Claye-Souilly.

D. Duclos.
Of. *Gueit-Dessus, 1860.
Ph. Pouyer, 1863.

Couilly.

D. Fraison (H.), 1883.
Glindzky, 1880.
Seguin, 1881.

Crécy-en-Brie.

D. Daprey, 1879.
Ph. Gorvel, 1875.

Crouy-sur-Ourcq.

D. *Despeaux, 1838, membre du Cons. d'hyg.
Ph. Krick, 1880.

Dammartin-en-Goële.

D. Moulard, 1880.
Ph. Sazazanas, 1877.

Esbly.

Of. *Arnous-des-Saulsayes, 1874.

Ferrières-en-Brie.

D. Guerder, 1864.

Ferté-sous-Jouarre (La).

D. Gaillardel, ✻, 1837.
Gratiot, père, 1832, méd. de l'hôpit., memb. du Cons. d'hyg., vice-présid. de la Soc. loc. de l'arrond.
*Gratiot fils, 1862.
Lagardère, 1873.
Levadour (L.), chir.-dent.
Ph. Delavault, 1877.
Favet, 1860.
Humair, 1849.

Juilly.

D. Mourey (S.), 1882.

Lagny.

D. Garnier, 1862, secrét. de la Soc. loc. de l'arrond.
Grillot, 1833.
Lemanski (Stéphane), 1883.
Naudier, 1872.
Picard, 1873.
Ph. Arbelin, 1855.
Dinan, 1877.
Moret, 1861.

Lisy-sur-Ourcq.

D. *Guillot, 1876.
Gondard (O.), 1874.
Ph. Grould, 1854.

Mitry-Mory.

D. *Guyochin, 1872.
Ph. Guyochin, 1870.

Noisiel (*Champs-sur-Marne*).

D. *Rousseaux, 1868.

Saacy.

D. Rigabert (F.), 1874.
Of. *Bégué, (J.-P.), 1842.

Saint-Soupplets.

D. *Petit, 1874.

Vareddes.

D. Codron, 1840.

PROVINS.

D. *Chevalier, 1848, m. du Cons. d'hyg., méd. du ch. de fer

de l'Est, de la prison, du bur. de bienf., vice-prés. de la Soc. loc.
Darolles, 1877.
*Montillot, 1862, chirurg. de l'hôp., méd. du dis., mem. du Cons. d'hyg.
Raphaël, 1842, méd. des épid., de l'hôp., memb. du Cons. d'hyg.
Ph. Anthéaume, 1866.
Berquier, ✻, 1857.
Soufflet, 1880.

Beton-Bazoches.

Of. Delporte, 1875.

Bray-sur-Seine.

D. *Cornu, 1854, méd. de l'hôp.
*Mauvezin, 1862, anc. int. des hôp.,
Ph. Dubois, 1843.
Vangeon, 1858.

Chenoise.

D. *Bonifas, 1858.

Donnemarie-en-Montois.

D. *Moulenq, 1849.
Rinckenbach, 1865.
Of. Cammartin, 1866.
Ph. Farabœuf, 1881.

Dontilly.

(Donnemarie-en-Montois).

D. Cartereau, 1829.

Gouaix.

D. *Thorel, 1848.

Jouy-le-Châtel.

D. *Marcille, 1863.

Nangis.

D. Deny, 1844, méd. de l'hôp.
*Dumas, 1876.
Ph. Colmant, 1841.
Lefort, 1873.

Savins

(Donnemarie-en-Montois).

Of. *Marchant.

Villiers-Saint-Georges.

D. Lallement, 1880.

SEINE-ET-OISE.

Population : 561,990 hab. — 235 Docteurs en médecine; 38 Officiers de santé; 158 Pharmaciens. — Association locale des Médecins du département.

Six arrondissements : Versailles, Corbeil, Etampes, Mantes, Pontoise, Rambouillet.

VERSAILLES.

D. *Berigny, ✻, 1834.
*Bernier (Emile), O. ✻.1840.
*Bonnefous (de) (Cas.), 1866.
*Bourotte (Louis), 1877, sec. de la Soc. loc.
Bréchot.
*Broussin, 1882, anc. int. des hôp. de Paris.
*Chaix (Edouard), 1858.
Conqueret, 1857.
Deghaye (A.), 1878, de 11 à midi.
*Delaunay (Eugène), 1865.
Galy-Brinlat, 1882.
*Gallicier (Théop.), 1868.
*Godefroy (Alph.), 1853, de 1 à 2 h.
*Godefroy (P.), 1882, de midi à 1 h.
Jacquemot, 1864.
*Jacquot, 1859.
Lauréal (de), 1874, anc. int. des hôpit. de Paris.
Laurent (Auguste), 1880.
*Leroux, ✻, 1855, chir. de l'hôp. civil.

*Liébaut, ✻, 1851.
Liébaut fils, 1882.
*Maurice, ✻, 1856, anc. int. des hôp., méd. de l'hosp. civil.
*Messager (Charles), 1847.
*Ozanne, ✻, ✻ I, 1840, méd. du lycée, chir. honor. de l'hospice civil.
*Paris (Adolphe), 1860, méd. adj. du lycée, méd. de l'hosp. civil.
*Pénard (Louis), ✻, 1848, anc. int. des hôpitaux. prés. de la Soc. loc., rue Colbert, 4.
*Rémilly, ✻, 1855, anc. int. des hôp. méd. de l'hosp.
*Roques-Pons.
*Royer (Paul), 1862.
*Sellier, insp. de l'Ass. pub[l].
*Thomas.
*Vedrine (L.), 1873.
*Velten, 1862, chir. de l'hôp. civ.
Yot (Emile-Arm.), 1873, trés. de la Soc. loc.

Ph. Autin, 1870.
Bischoff, 1878.
Bresson, 1878.
Chesnel, 1876.
Cizos (Emile), 1860.
Debains, 1862.
Delaistre, 1878.
Destrez (Auguste), 1864.
Dubrac (Charles), 1864.
Hébert, 1883.
Garnier, 1869.
Grandin (Paul), 1877.
Leclerc (Auguste), 1863.
Louis, 1859.
Louvard, 1867.
Martineau.
Oppermann, 1860.
Orbinot (Louis), 1875.
Oudinet.
Rabot (Eugène), 1853, doct. ès sciences, ex-interne des hôp. de Paris, vice-prés[t] du Cons. central d'hyg.[e] insp. des pharm., chim[t] exp. des tribunaux.
Senelet, 1881.
Stintzy, 1882.
Vacher, 1873.

Andrésy.

D. Ferrey, 1872.

Argenteuil.

D. Biron (G.), 1877; de 1 à 2 h., rue de la Liberté, 18.
*Dourlen (Gustave), 1865.
Froger, 1879.
Toussaint (Emile), 1880.
Ph. Barracau, 1877.
Fillon (Edouard), 1866.
Guilleminault, 1879.
Lefebvre, 1877.

Bellevue (*Meudon*).

D. Chenu, 1877.
*Groussin, 1864.
Leroy-Dupré, 1846.
Ribard, 1877.
*Tartivel, 1852.

Bezons.

D. Galliot (Jacques), 1837.
Ph. Frémont (E).

Bièvres.

D. Mey, 1877.
Ph. Corset, 1875.

Bougival.

D. Duborgia, 1851.
Megnin (Jules), 1869.

Celle-Saint-Cloud (La) (*Bougival*).

D. Boyer, 1876.

Chatou.

D. Gaillard (Th.), a Croissy.
*Le Grip (Charles), 1854.
Lelièvre (Auguste), 1863.
Ph. Bazot (Cl.), 1877.
Chatras, 1877.

Chaville.

D. Assaki.
Darin (Pierre), 1871.
Ph. Bideaux, 1880.
Mauger, 1875.

Conflans-Sainte-Honorine.

D. *Boireau (Louis), 1842.
*Gamas (Jules), 1840.
Katz, 1884, de 1 à 3 h.
Ph. Férard, 1866.
Perrier (B.), 12 août 1878.

Cormeilles-en-Parisis.

D. *Reygnier, 1855.
Verdié (Gilles), 1884.
Ph. Camuset, 1876.

Herblay.

D. Castang, 1883.
Of. Lemaire (J.-F.), 1840.

Houilles.

D. Fourrière (Auguste).
Legoy (A.), 1884.

Jouy-en-Josas.

D. Giberton-Dubreuil, 1876.

Maisons-sur-Seine.

D. *Augros, 1866.
Larger (Aimé), 1870.
*Licke (Joseph), 1853.
Ph. Augendre, 1875.
Margot, 1874.

Marly-le-Roi.

D. *Broussin (Jean-Bapt.), 1851.
Ph. Anglas, 1875.

Maule.

D. *Piton (B.-M.), 1868.
Of. Loncle (Ger.), 1865.
Ph. Debray, 1872.

Meudon.

D. *Chanu (Cl.), 1867.
Groussin (Lucien), 1876.
Ph. Durand, 1876.
Foullon, 1858.

Meulan.

D. Héliot (Adrien), 1875.
Hontang (G.-B.), 1833.
Jeanne (Hippol.), 1883, de midi à 2 h.
Rabel, 1865, médec. du bur. de bienf.
Ph. Delieuvin (A.), 1863, ex-int. des hôp.
Lamaury, 1876.
Lefeuvre, 1871.

Montesson.

D. Lecuyer (Ferd.), 1881.

Orgeval.

D. Martin (Alphonse), 1873, de 11 h. à midi, dim. exc.

Orsay.

D. Peyromore-Debord (G.-J.-M.), 1871.
Ph. Bonneaud, 1862.

Palaiseau.

D. *Delsol (Augustin), 1863.
*Morère, 1834, vice-prés. de la Soc. loc. du départ.
Ph. Rabant, 1861.

Poissy.

D. Doumic (Paul), ✻, 1855, de midi à 2 h.
Labarrière (Emile), 1878.
*Pineau (Henri), 1875.
Ph. Marmand, 1843.
Plénot, 1877.

Port-Marly (Le).

D. Pistrowsky, 1865.

Rueil.

D. Bacquias (J.-B.-Em.), 1852.
Bouillet (J.-P.).
*Launay (Jean-Pierre), 1863.
Ph. Conor, 1855.
Fialon, 1822.
Soulard, 1871.

Saint-Cloud.

D. *Desfossez, ✻, 1856.
Ercole (Dom.), 1875.
Roziès, 1867.
Surre, 1879.
Ph. Bourdel, 1854.
Duphilo, 1852.
Rozan (Jules), 1860.

Saint-Germain-en-Laye.

D. Binse, 1876.
*Gauthey, 1855.
Lalou (Jules), 1884.
Lamarre père.
*Lamarre fils, 1865.
Le Piez (A.), 1873, de 1 1/2 à 2 h. 1/2.
Mire (Blaise), 1863.
*Salet, 1864.

Seure (Jules), 1863.
Villiers-Herluison (Paul).
Weissenthanner, 1867.
Ph. Caruelle, 1867.
Duval, 1867.
Ledanois, 1875.
Leroy, 1867.
Marchand (Paul), 1859.
Merlhes (Joseph), 1878.
Speneux (Eugène), 1878.
Terral, 1859.

Sannois.

D. Margery, 1882.
Ph. Constant, 1875.

Sèvres.

D. Hutin (Léon), 1866.
Ledermann, 1884.
Lisseré (Pierre), 1836.
Midrin (Pierre), 1877.
Ph. Boiret (Edm.), 1880.
Hérissé (Charles), 1862.
Renard, 1864.
Veyriras, 1857.

Trappes.

D. *Fourmestreaux (de), 1874.

Triel.

D. Bagot (Jacques).
Dupont, 1878.
Fauny, 1874.
Ph. Brugerole, 1872.
Cartier (Léon).

Verrières-le-Buisson.

D. *Pélet, 1857.

Vésinet (Le).

D. Champomier, 1882.
Lesplats, 1868.
Maison, anc. int. des hôp.
Ph. Cornerais, 1855.
Serée (Albert), 1878.

Ville-d'Avray.

D. *Le Menant des Chenais, 1875.
Of. Guerdat, 1853.
Ph. Caillaud, 1869.

CORBEIL.

D. Boucher (Paul), 1868, anc. int. des hôp., médec. en chef de l'hôpital et de la maison d'arrêt et du ch. de fer, memb. du Cons. d'hyg.
*Ladmiral (Ern.), 1876, méd. adj. de l'hôp., membre du Cons. d'hyg.
Surbled, 1879.
Vignes.
Ph. Coignard (Alex.), 1868.
Jarry fils, secrét. du Bons. d'hyg.
Rossignol.

Ablon.

Ph. Robin, 1850.

Arpajon.

D. *Pépin (Eug.-Ch.), 1861, méd. de l'hôp.
Of. Bernard, 1859.
Ph. Bellentani (Adrien), 1847.
Pournin, 1875.

Ballancourt (*Mennecy*).

Of. Morin (Louis-Léonce), 1852.

Boissy-Saint-Léger.

D. Lajoux, 1869.

Brétigny-sur-Orge.

D. Mestivier (M), 1856, de 11 à 1 h.

Brunoy.

D. Loison (H.-L.-Alb.), 1876.
Ph. Bardin (Em.), 1re classe.
Léger.

Draveil.

D. Daucourt.

Essonne.

D. Cherière, 1880.
Ph. Lemoine (Marie-Fr.), 1866.

Longjumeau.

D. Combet (Louis), 1881.
Sarrola.
Ph. Desault, 1869.
Perrot (Gust.-Em.), 1861.

Mandres.

Of. Affichard (Arsène), 1865.

Mennecy.

D. *Lamire (Pierre), 1856.
Ph. Gauras.

Mongeron.

Ph. Hudolette, 1875.

Montlhéry.

D. Cros (Jean), 1865.
Guillou (Camille), 1876.
Ph. Baudouin (Alfred), 1865.

Ris-Orangis.

D. *Saint-Martin (de), 1870.

Savigny-sur-Orge.

D. Mazier, 1880.
Of. Lotz (Paul), 1867.
Ph. Clauss, 1875.

Saint-Michel-sur-Orge.

Ph. Rapp (Jean), 1872.

Saint-Vrain (*Bouray*).

D. Daussure (Alphonse), 1858.

Soisy-sous-Etiolles.

D. Lhoste, 1887.

Sucy.

D. Jaout (Paul), 1871.
Ph. Lemaire, 1845.

Villecresmes.

D. *Arthaud (Alexandre), 1839.

Villeneuve-Saint-Georges.

D. Geffroy (Paul-Louis), 1864.
Of. Dusouiche, 1877, de 1 à 2 h.
Ph. Grenet.

Villiers-sur-Marne.

D. Fillioux (Léonard), 1865, jeudi, dimanche de 2 à 4 h.

Yerres.

Of. Maugenest (Em.), 1875.

ÉTAMPES.

D. *Bourgeois, ✻, 1831.
Muret, 1853.
*Pastureau, 1875.
*Razin (Louis), 1869.
Ph. Delisle, 1861.
Lecerf, 1874.
Leproust, 1863.

Angerville.

D. Babault, 1864.
*Maillefer, 1857.
Ph. Grousteau, 1861.

Chalo-Saint-Mars (*Etampes*).

D. Barbereau, 1884.*
Vivier, 1885, de midi à 2 h.

Etrechy.

D. Woljanski, 1875.
Of. *Duhamel (Victor), 1868.
Ph. Chantereau, 1850.

Ferté-Alais (La).

D. Brieude (de), 1837.
*Merle, 1869.
Pauvert (Gustave), 1877.
Ph. Dejou, 1864.
Gille (Ch.), 1880, de 1 à 2 h., à Garche.

Lardy.

D. Dezotteux, 1850.

Méréville.

D. Primat, 1883.
Of. Vivet, 1853.
Ph. Foulon (Jean), 1869.

Milly.

D. *Carassus, 1851.
Grognot (Mathieu), 1840, de 1 à 4 h. les jeudis et de 11 à 1 h. les autres jours.
Ph. Baudin (Et.), 1875.

Pussay.

Of. Valckens (Jules), 1860.

Saclas.

Of. *Mermillod, 1853.

MANTES.

D. Baronnet (J.-Albert), 1877, de 1 à 2 h.
Bihorel, 1856, membre du Cons. d'hyg.
*Bonneau, 1853, médecin en chef de l'hôp., méd. des épidémies, vice-prés. du Cons. d'hyg.
Drouet, 1861.
Dupont, 1879.
Ph. Baucher, 1863.
Croutelle, 1872, membre du Cons. d'hyg.
Grave, 1867, membre du Cons. d'hyg.
Lecureur, 1836, membre du Cons. d'hyg.; *n'ex. plus.*
Lecureur (Amand).

Arthies (*Magny-en-Vexin*).
D. Caron (Jos.), 1860.
Bonnières.
Of. Guérin, 1853.
Lefèvre, 1861.
Saucisse, 1836; *n'ex. plus.*
Ph. Verneuil.
Breval.
D. Bihorel (Aug.), 1879.
Epône.
Of. Brossard, 1861.
Houdan.
D. Genret, 1870.
Planchais, 1881.
Ph. Guevel (Louis), 1880.
Louvard, 1879.
Magny-en-Vexin.
D. *Gauthier, 1865.
Pasquet, 1880.
Ph. Langlois, 1873.
Moreaux.
Roche-Guyon (La).
D. Bénard (Th.).
Ph. Vanneau, 1848.
Rosny-sur-Seine.
Of. Gorlier, 1841.
Saint-Clair-sur-Epte (*Magny-en-Vexin*).
Of. *Périer, 1862.
Septeuil.
Of. Gaullier, 1876.
Ph. Castera.

PONTOISE.

D. *Bibard, 1852, méd. en chef de l'Hôtel-Dieu, de la pris., du ch. de fer du Nord, membre du Cons. d'hyg.
Castaneda y Campos, 1878, lauréat de la Faculté de Paris, de 1 à 3 h.
Crimail, 1877, méd. de la Soc. de secours mutuels, chir. en chef de l'Hôtel-Dieu, méd. des épidémies, des Ecoles, membre du Cons. d'hygiène, insp. des pharm.
*Meunier, 1879, méd. adj. de l'Hôtel-Dieu.
Nicolas (L.-J.), 1880, de midi à 2 h.
*Parel, 1875, chir. adj. de l'Hôtel-Dieu, méd. du ch. de fer de l'Ouest.
Ph. Bournisien, 1879.
Brochat, 1882.
Darbins (Mathieu), 1870, membre du Cons. d'hyg., insp. des pharm.
Labaume, 1882.
Papin (Eug.), 1876.
Cyboulle (F.), dentiste.
Aulnay-lès-Bondy (*Le Bourget*).
D. Lefèvre (Henri), 1878.
Auvers-sur-Oise.
Of. Villain-Legrand, 1858.
Beaumont-sur-Oise.
D. *Grusson (M.-A.), 1863, anc. chir. de la marine.
Mey, 1877.
Pasykowski, 1880.
Ph. Mignot (Eug.), 1861.
Rossignol, 1872.
Belloy.
D. Darène, 1882.
Bessancourt (*Taverny*).
Of. Riblet, 1845.
Chars (*Marines*).
D. Dubois, 1861.
Deuil.
D. Clérault, 1877, de 1 à 2 h.
Guy, 1867.
Ph. Bonnefoy, 1874.
Domont.
D. Pomme (L.), 1876.
Mérimonde (de).
Ecouen.
D. Bélières, 1879.
Gros (J.), 1859 lundis, mercredi, venercdi de midi à 1 h.
Ph. Cheneau, 1867.
Enghien-les-Bains.
D. Clérault (de Deuil), 9 à 10 h.

*Gillebert d'Hercourt, 1831.
Feugier, 1864.
Japhet (L.-E.), ✻, 1856, méd. inspect.
Ph. Bovet, 1877.
Hallé, 1871.

Franconville.

D. Witkowski, 1872.

Gagny.

D. Creutzer (Jean), ✻, 1853, méd. de la Comp. des ch. de fer de l'Est.
Ph. Arnauld (Paul), 1872.

Gonesse.

D. *Broquet, 1879.
Michaud (Paul), 1876.
Ph. Parel, 1880.
Simon, 1877.

Isle-Adam (L').

D. *Abadie, 1859.
*Vannier, 1859.
Ph. Braille, 1863.
Capron, 1835.

Jouy-le-Comte (*L'Isle-Adam*).

D. Fritz, 1870.
*Saint-Avid (de), 1873.

Livry.

D. Herpin, 1863.
Lefèvre (H.) 1878, de midi à 2 h.
Yung, 1868.
Ph. Berneuil, 1879.

Louvres.

D. Bruel (Ant.), 1876.

Luzarches.

D. Barbier, 1849.
Okinczyc (Félix), 1873.
Ph. Araste, 1879.

Maffliers (*Montsoult*).

D. Duringe, 1844.

Mareil-en-France.

Of. Bedtinger, 1852.

Marines.

D. Cesbron, 1878.
Viennot, 1880.
Ph. Lebrun, 1879.
Levannier, 1841.

Marly-la-Ville (*Louvres*).

D. Voury, 1834.

Méry-sur-Oise.

Ph. Sézille, 1878.

Montfermeil.

D. Maimon, 1875.

Montlagnon.

D. Hourlier, 1880.

Montmorency.

D. *Legendre, 1865.
Millet, 1855.
Ph. Piécourd, 1836.
Thérain, 1878.

Montsoult.

D. Rousseau, 1882, de 8 à 9 h.

Neuilly-sur-Marne.

D. Vermeil, 1872.
Of. Fichot, 1877.
Ph. Ficher, 1874.

Noisy-le-Grand.

D. Descamps, 1876.
Ph. Coudurier, 1870.

Presles.

D. *Blanchard, 1864, memb. du Cons. d'hyg.

Raincy (Le).

D. Drouault, 1873.
Piédallu, 1878.
Thomas (Abel), 1876.
Verdier, ✻, A., 1868, méd. de la Cie de l'Est, de 1 1/2 à 2 1/2.
Ph. Basque, 1873.
Thévenot, 1872.

Roissy.

Of. Fittère, 1877.

Saint-Brice.

D. Bazin, 1839.

Saint-Leu.

D. Recullez, 1858.
Ph. Jubert (Eug.), 1872.

Sarcelles.

D. *Galvani, 1875.
Ph. Lorentz, 1880.

Taverny.

Of. *Desfossez, 1864.
Ph. Monge, 1872.

Viarmes.
Of. *Croix, 1864.
Ph. Naud, 1872.

Villiers-le-Bel.
D. *Leroy (Victor), 1859.
Ph. Passabosc, 1869.

RAMBOUILLET.

D. *Bergonier, 1871, méd. adj. de l'hôp.
*Diard (O.), 1861, méd. en chef de l'hôp. et des épid., méd. de la mais. d'arrêt, memb. du C. d'hyg., insp. des ph.
*Fournier, 1842, méd. du chem. de fer, membre du Conseil d'hygiène.
Ph. Louvard, 1850, membre du Cons. d'hyg., insp. des ph.
Prégent (Ch.), 1873.

Ablis.
D. Larrieu, 1882, méd. de l'hosp.

Beynes (*Neauphle-le-Château*).
Of. *Durand, 1862.

Bonnelles
(*Limours-en-Hurepoix*).
D. Laurent, 1881.

Chevreuse.
D. Duprilot, 1867 (Henri-Léon), de midi à 3 h.
Istria, 1879.
Ph. Girard (Ant.), 1881.

Dampierre (*Chevreuse*).
D. Dubarry, 1859.

Dourdan.
D. *Bals, 1857, méd. de l'hôp. et du ch. de fer, insp. des nourrissons.
Barbelet (Louis), 1874.
Ph. Belton (Eugène), 1861.
Legoy (Alph.), 1862.

Forges-les-Bains
(*Limours-en-Hurepoix*).
D. Doumenges, 1875, méd. de l'hôp. des enfants.
Ph. Plos (Gaston), 1869.

Limours-en-Hurepoix.
D. *Sève (Louis), 1866.
Ph. Leloup, 1841.

Marcoussis.
Ph. Boucaud (François), 1875.
Jozon, 1846.

Montfort-l'Amaury.
D. *L'Hoste, 1851, médecin de l'hôp.
Mazet, 1872.
Ph. Colle (Ant.), 1844.
Lesport (L.), 1882.

Neauphle-le-Château.
D. *Bertrand, 1856.
*Grellière (Jean), 1875.
*Sergeant, ✠, 1850, médec. de l'hôpital de Jouars-Pontchartrain.
Ph. Baron (Em.), 1877.
Reynaud, 1881.

Orgerus.
D. Baratzin, 1880.
*Boutet (A.-J.-P.), 1855.

Saint-Arnoult.
D. Aslanian, 1880.
Rémond (Jos.), 1868.
Ph. Bureu, 1838.

Saint-Chéron.
D. Aslanian, 1888.
*Bouillon-Lagrange, 1839, de 8 à 10 h. mat.
*Bouillon-Lagrange fils, 1867.
Ph. Gagnière (Ch.), 1862.

SEINE-INFÉRIEURE.

Population : 814,068 hab. — 187 Docteurs en médecine ; 93 Officiers de santé ; 228 Pharmaciens. — Association locale des Médecins du département. — Syndicats médicaux dans l'arrondissement du Havre, de Rouen, d'Elbeuf.

Cinq arrondissements : Rouen, Dieppe, le Havre, Neufchâtel, Yvetot.

ROUEN.

D. *Aubé, 1851 ; *n'exerce pas.*
*Ballay, 1869, médecin des hôpitaux.
*Barré (Em.-Ch.-A.), 1833, chir. hon. des hôpitaux, *n'exerce plus.*
Bellencontre, 1876.
Blanche (Louis-Emm.), 1849, médec. honor. des hôp., prof. à l'Ec. de médec.
Boucher, 1882 ; établissement hydrothérapique.
*Bourdon, 1876.
Caron, 1884.
*Cauchois, 1873, chirurgien des hôpitaux.
Cerné (A.), 1881, chir. adj. des hôp., prof. adj. à l'Ec. de méd.
Chaboux, 1875, médec. des hôpitaux.
Couronné (Em.-Alf.), 1866.
*Delabost, 1864, prof. à l'Ec. de médec., méd. honor. des hôpitaux.
Delarocque, 1826.
*Deshayes, 1870, méd. hon. des hôpitaux.
Duboc, 1882.
*Douvre, 1859, méd. hon. des hôp.
*Dubreuil (Hipp.), 1835.
Dubreuil (G.), 1869, médec. hon. des hôp.
Duménil (L.), ✱, 1854, prof. à l'Ec. de méd., prés. de l'assoc. départ.
*Duputel, 1873.
Gargam, 1881.
Filleul, 1882 ; *n'exerce plus.*
*Gauran, oculiste, 1865.
Gendron, 1883, anc. int. des hôp., méd. du Disp. de Martainville.
*Gressent, 1843, prof. adj. de clin. int., méd. honor. des hôpitaux.
*Gressent fils, 1874.
*Grout (Parfait), 1824.
*Hélot (Paul), 1870, chir. en chef de la Maternité.
Heuchel, ✱, 1856, de 1 à 2 h.
*Hue (Jude), 1867.
Hue (A.-F.), 1883, chir. des hôp., prof. adj. à l'Ecole de médecine.
Lainey, méd.-ocul., 1884.
*Laurent (Arm.-V.-A.), 1859.
*Lecoupeur, 1820.
Le Plé (Amédée), ✱, 1855.
Lerefait, 1884.
*Leroy (Aug.), 1857.
*Lesouef ; *n'exerce pas.*
*Leudet ✱, 1854, prof. à l'Ec. de méd., dir. de l'Ec. de médecine.
*Levasseur (P.-Léon), 1855, méd. des hôpit.
Lévesque, 1848, prof. à l'Ec. de médec., méd. hon. des hôpitaux.
Lévesque fils, 1879.
*Olivier (P.), 1869, profes. à l'Ec. de médec., méd. des hôpitaux.
Pennetier (Georges), 1865, prof. à l'Ec. de méd., dir. du Muséum.
Pétel, 1879, prof. adj. à l'Ec. de médec., chirur. en chef à l'hosp. gén.
Petitclerc, 1880, méd. des hôpitaux.
Potier (Louis-Théod.), 1842 ; *n'exerce plus.*
Pris, 1883.
*Quentin (Alexandre), 1867, à 1 h. 1/2.
*Thierry, ✿ A., 1868, prof.

d'acc. à l'Ec. de méd., m. des hôp.
*Tinel, 1858, prof. à l'Ec. de méd., vice-prés. de l'ass. départ., chir. à l'Hôtel-Dieu.
Tourneux, 1878, méd. des hôpitaux.
*Trinité (Ernest), 1859.
Welling (L. de), 1872, de 2 à 3 h.

Of. Aupinel, 1884.
Bonjour, 1833.
Carliez, 1876.
Fortin, 1860; *n'exerce plus.*
Friard, 1838.
Gaillard, 1823.

Ph. Auber, 1832.
Aupée, 1874.
Bertrand, 1855.
Blanchard, 1862.
Brossard (de), 1848, pharm. des hôpit.
Buisson, 1871.
Cauchois, 1872.
Cocatrix, 1865.
Crié, 1876.
Delamarre, 1879.
Demorteux, 1877.
Dillard, 1857.
Duboc, 1858.
Duboc fils, 1878.
Dubuc, 1856.
Duchemin, 1876.
Duclos, 1867.
Flour, 1880.
Fouquet, 1842.
Gascard, 1860, et Halley, 1859.
Geffroy, 1867.
Guignon.
Infray, 1865.
Lasnier, 1869.
Leclerc, 1880.
Lefebvre (Franç.), 1852.
Legendre, 1866.
Legrand, 1874.
Lelièvre, 1863.
Lesage, 1873.
Lucet, 1883.
Maheut, 1865.
Malbranche, 1843, pharmac. des hôp.
Mulot, 1874.
Paisant, 1844.
Perier, 1848.
Philidor, 1873.
Pomerais, 1867.
Pouchin, 1884.
Poussier.
Rose, 1863.
Rousseau (A.), 1880.
Savary, 1876.
Soudan.
Soyer, 1868.
Thieulin, 1873.
Vallet, 1869.
Van Assche, 1878.
Vattement, 1859.
Viel, 1845.
Weil, 1870.

Barentin.

Ph. Boulard.
Leseigneur, 1856.

Blainville-Crevon.

Of. Asselin.
Ph. Lebas, 1870.

Bois-Guillaume (*Rouen*).

D. Caron, 1844.
Ph. Gascard, 1860.

Boos.

Of. Hubert, 1840.

Bouille (La).

D. Magalon, 1872.
Ph. Lechevalier, 1840.

Buchy.

D. *Descamps, 1861.
Persac, 1859.
Ph. Thomas (P.), 1852.

Cailly.

D. Pierre, 1860.
Of. Couturier, 1830.
Ph. Andrieu, 1871.

Canteleu (*Rouen*).

D. Lecourt, 1881.
Ph. Gosselin, 1858.

Caudebec (*Elbeuf*).
D. Sassot.
Of. Zouin, 1837.
Ph. Arfeuille, 1880.
Valois.

Clères.
Ph. Guérie, 1857.

Croix Mare (*Motteville*).
Of. Bailleul (Aug.), 1851.

Darnetal.
D. Blockberger, 1865.
Delabrousse, 1880.
Of. *Lecouteux, 1847.
Ph. Gofestre, 1861.
Lévesque, 1879.

Déville (*Rouen*).
D. *Bataille, 1853.
Ph. Bourcier, 1850.
Lelièvre, 1861.

Duclair.
Of. Cavoret (Amédée), ✻, 1825.
*Maillard, 1875.
Ph. Deschamps (Augustin), 1855.
Ménielle, 1878.

Elbeuf.
D. *Bertrand (L.), 1861, médec. en chef de l'hôpital.
Beuzelin (G.), 1859.
Boutroux (A.-G), 1881, de 1 à 2 h.
Boyer.
Buffet.
Cherbonnier, 1866.
Glosclaude, 1869.
Justin (H.), 1829.
*Kuhn (Camille), 1861.
*Nicole, 1826.
*Rident, 1871.
Ph. Courage, 1872.
Gremont, 1872.
Herbille, 1858.
Horcholle, 1846.
Leborgne, 1861.
Lefresne (Ed.), 1869.
Lenient, 1863.
Lucas, 1835.
Pinchon, 1859.
Rouland, 1870.
Thoumlin, 1867.
Vergne, 1878.

Feuillie (La).
Ph. Lefebvre, 1880.

Grand-Couronne.
Of. Auger, 1865.

Grand-Quevilly (*Petit-Quevilly*).
D. Tribout (Alex.), O. ✻, 1845.

Houlme (*Malaunay*).
Ph. Auzon, 1853.

Jumièges.
Ph. Lefort (Gustave), 1863.

Limésy.
Of. Suin.

Malaunay.
Ph. Sauvage, 1880.

Maromme.
D. *Chaplain, 1874.
Ph. Lepersonnier, 1865.

Mesnil-Esnard (*Rouen*).
D. Taupin (L.), 1843.

Monville.
D. Ancelin, 1881.
Of. *Lesauvage (Ulysse), 1867.
Ph. Perrot, 1877.

Neuville-Champ-d'Oissel (La) (*Boos*).
Of. Flahaut, 1881.

Notre-Dame-de-Bondeville (*Maromme*).
Of. *Lefèvre (Florimond), 1852.

Oissel.
D. Cotoni (Joseph), 1880.
Ph. Rondel, 1869.

Pavilly.
D. Poupelle.
Of. Delépine, 1877.
Fauvel, 1838.
Ph. Pelhuche, 1870.
Vasseur, 1852.

Petit-Couronne (*Grand-Couronne*).
D. Thibout, 1845.

Petit-Quevilly.
Of. Lesueur.
Ph Kuntzmann, 1877.

Roumare (*Barentin*).
Of. Lorgueilleux, 1860.
Ry.
D. *Thibault, 1859.
Ph. Lafosse, 1870.
Saint-Etienne-du-Rouvray
Asile d'aliénés de St-Yon (femmes).
D. Cortyl, 1858, direct.-méd.
Martinencq, 1880, méd. adj.
Chambard, 1879, méd. adj.
Of. Broquin.
St-Martin-de-Boscherville (*Maromme*).
D. *Allain.
*Holley (Pierre-Aug.), 1848.
Saint-Pierre-les-Elbeuf (*Elbeuf*).
Ph. Boutard, 1843.
Sierville (*Clères*).
D. Lacombe (H.), 1831.
Sotteville-lès-Rouen
Asile d'aliénés de Quatre-Mares (Hommes).
D. Coulom, 1881.
Delaporte, 1866, direct.
Guyot, 1880, méd. adj.
Of. Guyot, 1837.
Loisel, 1877.
Ph. Lailler, 1853, pharm. en chef de l'asile des aliénés.
Leconte, 1848.
Ozanne, 1857.
Walés (Victor), 1879.

DIEPPE.

D. *Caron, 1868.
*Coursière, 1865.
*Cressent, 1834.
Delarue, 1839.
*Delarue fils, 1874.
*Hurpy (Albert), 1871.
*Lallemant, 1857.
Parell (de), 1879.
Ph. Brau, 1872.
Clavier (J.-B.), 1869.
Decrette (Emm.), 1869.
Frisson, 1878; *n'ex. plus.*
Genet, 1863.
Guillard (Pierre-X.), 1868.
Lemaitre (Anatole), 1872.
Surel.
Vievard, 1873.
Arques.
Of. *Diligence (Paul-L.), 1841.
Auffray.
Of. Prevost, 1877.
Bacqueville.
D. Barrère, 1883.
*Menard fils.
Ph. Dovergne.
Lebaron, 1853.
Bailly-en-Rivière.
Of. Lemercier.
Bosc-le-Hard.
Of. Langlois, 1851.
Ph. Lafosse, 1847.
Bourg-Dun (*Fontaine-le-Dun*)
Of. *Fourtet (Charles), 1846.
Criel.
D. Mouillard.
Envermeu.
D. Borely, 1884.
Of. Hébert, 1874.
Ph. Leriche, 1861.
Eu.
D. Bourgeois.
*Leconte (O.), 1836, de midi à 1 h.
Leconte fils, 1882.
Longchamp, 1833.
*Michellet (Et.-Al.-J.), 1866.
Ph. Briand (Ch.-Arch.), 1866.
Langlois.
Thibault, 1837.
Grandes-Ventes (Les).
Of. Lasnon, 1861.
Ph. Perchepied.
Longueville.
Of. Lefebvre, 1857.
Ph. Boulengé (Pierre-V.), 1870.
Luneray.
D. Ouvry, 1858.
Ph. Plichon, 1844.
Offranville.
Of. Choiseau (Emile), 1862.

Ouville-la-Rivière.

Of. Remoussin, 1854.
Ph. Letailleur, 1876.

Quincampoix.

Of. *Jacquelin, 1835.

St-Martin-en-Campagne
(Envermeu).

D. *Verdon (J.-B.-Jos.), 1871.

St-Nicolas-d'Aliermont

D. Vitel, 1879.
Of. Théry, 1847; *n'ex. plus.*

Torcy-le-Grand.

Of. *Prévost, 1845.

Tôtes.

P. Caussade (Clément), 1866.
Ph. Levesque, 1852.

Tréport (Le).

D. Coutan (F.), 1881, le matin de 8 à 9 h., l'été, de 1 à 2 h.
*Lemaire (A.), 1867.
Lemarchand (Constant), ✻, 1834, ancien inspecteur des bains; hydrothérapie maritime en toutes saisons.
Ph. Marette (Gustave), 1864.

Varvannes
(Anglesqueville-sur-Saône).

Of. Marchand (Myrtil), 1854.
Ph. Harel.

HAVRE (LE).

D. *Bélot (L.-A.), 1855.
Bossy (Fr.-P. de), 1843.
*Boutan, 1878, méd. sup. de l'hôp., méd. du bureau de bienfais.
*Brunschvig, 1884, chirurg. ocul. de l'hôp., spécialiste pour les malad. des yeux, méd. du bureau de bienf., rue de la Paix.
*Chauvel (Fr.), 1864, chirur. de l'hôp.
*Denouette (Louis-Anth.), méd. hon. de l'hôp.
*Dero (Louis-Jul.), 1864, médec. de l'hôp.
*Drouet (Louis-A.), 1875, médec. adj. de la Maternité.
*Dugardin, 1883, rue Bernardin-de-Saint-Pierre, 46.
*Fauvel (Jos.), 1862, chir. de l'hôp., médecin du disp.
*Ferrand, 1882.
Forget, 1884, rue de Normandie, 20.
Gavinzel, 1876.
*Gibert (Jos.-Henri), ✻, 1860, méd. des épid., présid. du syndicat.
*Grivot-Grandcourt.
Gouy, 1884, r. Fontenelle, 63.
Of. *Guilmin, 1882, médec. du bur. de bienf.
*Lafaurie (Jean), 1857.
Launay (Aug.), ✻, 1854, de de 3 à 4 h., lundi, mercredi, vendredi, samedi.
*Laurent, 1875 (Sanvic).
*Lausiès, méd. de l'hôp. et du bur. de bienf.
*Lecadre (Arth.-Jacq.), 1856, méd. du parquet.
*Lecam, 1878, chir. de l'hôp.
*Locène, 1878, chir. suppl. de l'hôp., médec. du bur. de bienfais.
Leclerc, méd. de marine.
*Legad, méd. de la douane, et du bur. de bienf.
*Lemercier (Pierre-A.), 1856, de l'hôp.
Leprévost, anc. int. des hôp. 1884.
*Lignerolles (de), ch. tit. de l'hôp. et du bur. de bienf.
*Lorentz, 1881, méd. du bur. de bienf. et du dispensaire Dollfus.
*Margueritte (P.-L.), 1862, l., merc., vend. de 2 à 3 h. m. hon. de l'hôp., vice-pr. de l'ass. départ.

*Maze (G.-H.), 1874, de 1 1/2 à 3 h., jeudi et dim. exc.
*Perrichot, 1859, méd. de la Maternité et du bureau de bienfais.
*Piasecki (J.-Alb.), 1864, ch. de l'hôp. (enfants).
*Powilewicz, méd. suppl. de l'hospice, rue de Sainte-Adresse, 63.
*Prez-Crassier (Ed.-L.) (de), 1869, méd. du bureau de bienfais.
*Roger (J.-Ad.-Pierre), 1868.
Ph. Baut (L.-J.-Benj.), 1869.
Belin.
Bellet (Pierre), 1836.
Bertaux (Nic.), 1859.
Berthelin (Am.-Vict.), 1871.
Bossy (de).
Clerc (Eug.-Franç.), 1870.
Dan, 1867.
Darlay.
Decamps.
Delamare.
Deronde, 1863.
Doray.
Drapied.
Dubuisson.
Dufour (Louis-F.), 1852.
Dupuis.
Enault, 1867.
Feuilloley (Nic.), 1840.
Frechon (Jean-Bapt.), 1840.
Gilhouet (G.).
Goubeau.
Grenier (Louis-Em.), 1856.
Hamel.
Hervieu.
Lecoq.
Lemaître (A.-Aug.), 1851.
Marais (Eug.-Méd.), 1872.
Marical (E.), ✻, 1857.
Metteil (Honoré), 1858.
Montreuil.
Néel (L.), 1880.
Percot.
Reculard.
Richer fils.
Rougier.
Weber (J.-B.), 1872.

Bolbec.

D. Auger.
*Crouzet (Paul), 1871.
*Hélot (Charles-Marie), 1858.
*Houel, 1884.
Ph. Baudeau.
Legrand (Achille), 1855.
Plinchon.
Richer (Dominique), 1842.

Bréauté (*Goderville*).

D. Hoarau.
Of. Hébert (L.-G.-), 1841.
Ph. Vasse (Aug.-A.), 1856.

Criquetot-Lesneval.

D. *Aubry, 1881.
Ph. Laurant.

Etretat.

D. Fidelin, 1873.
Miramont.
Ph. Leroy (Albert), 1869.

Fécamp.

D. *Dufour, 1881.
Gervais.
*Gosset (Ch.-Alb.), 1865.
Pequeur (Ach.-Théod.), 1861.
Valin (Jules), 1836.
Of. Valois (Victor), 1862.
Ph. Buisson (Placide), 1856.
Duhamelet (Gust.), 1852.
Lemarchand (Fréd.-Onés.), 1869.
Marchand (Charles).
Pasquier, 1831.

Goderville.

D. Gardeillan.
Of. Houel (Charles-A.), 1868.
Ph. Monnier (Louis-Em.), 1867.
Neveu.

Gonneville.
(*Criquetot-Lesneval*).

Ph. Montier (Louis-Fl.), 1856.

Harfleur.

D. *Devaucelles.
Ph. Bossy (A. de), 1841.
Georges (P.-M.).

Lillebonne.

D. Bourdin (P.-H.), 1853.
*Toutain, 1877.
Of. *Florion (Louis-Gust.), 1871.
*Hauguet.
Ph. Bataille (L.-Victor), 1850.
Neveu (Léopold), 1867.
Radenne (Paul).

Loges (Les).

Of. Bellet (Charles), 1839.
Coquatrix (Hyacinthe), 1855.
Ph. Jacquart (Alex.), 1872.

Montvilliers.

D. Baillard (E.), 1873.
Ducastel (G.-Ant.), 1837.
Ducastel fils (E.-W.), 1867.
Gressin, 1884.
Ph. Bontard.
Coisy.
Thiessé (Aug.), 1863.

Octeville.

Ph. Ameline (J.-J.), 1870.

Saint-Romain.

D. *Bouju, 1879.
*Fidel (Paul-Claude), 1866.
Ph. Gillet (Charles), 1863.
Lasnel (Ferdinand), 1845.

Sanvic.

D. *Laurent, 1876.
Ph. Denizet.
Mackiewicz (Josaphat).

Trouville.

Of. Lasnon (Etienne), 1856.

NEUFCHATEL-EN-BRAYE.

D. Correa de Sarra, 1820.
*Marquezy, 1856.
*Petit.
Of. Cayle.
Joly (Edmond), 1858.
Ph. Rouguon-Mestadier, 1875.
Simon, 1870.

Argueil.

Of. Sacquépée (V.-P.), 1872.
Ph. Labsolu.

Aumale.

D. Raulet (G.), 1880, de 1 à 2 h., le samedi de 3 à 6 h.
*Simon, 1832.
Of. *Hurpin (Sauveur-Al.), 1872.
Ph. Delassault (Paul).
Dubois (Jules), 1863.

Blangy-sur-Bresle.

Of. Bellancourt, 1844.
Cossard.
Dajon (Philippe), 1865.
Ph. Gauraz (Vit.-P.-Jos.), 1872.
Lasnel, 1845.

Caulé-Sainte-Seuve (La).
(Foucarmont).

Of. *Hurpin, 1862.

Croisy-La-Haye.

D. Beaudère (Henri), 1883.
Ph. Lecointre, 1849.

Feuillie (La).

Of. Govin (Charles), 1855.
Ph. Guédon, 1855.

Forges-les-Eaux.

D. Cavé, 1877.
*Mathon (A.), 1877.
Ph. Alexandre.
Fiquet, 1857.

Foucarmont.

D. Broutelles (Achille de), 1851
Of. *Ternisien, 1869.
Ph. Lasnier (Eugène), 1869.

Gaillefontaine.

D. *Charavron (B.), 1877, de midi à 2 h., lundi de 3 à 6 h.
Ph. Ouf (Alph.-Jules), 1872.

Gournay.

D. Duval, ✠ A, 1856.
*Nayville (de), 1855.
Pasquet.
Stocky, 1877.
Ph. Duboc (Evodé), 1870.
Etienne (Georges), 1856.
Hervieu (Gustave), 1871.
Lepetit, 1863.

Grandcourt *(Londinières).*

Of. *Milhet (Pierre-Ant.), 1839.

Londinières.

D. Choiseau, 1881.
Ph. Gueroult (Jacques-Désiré).

Saint-Saëns.

D. Raullet, 1883.
Of. Anneveu, 1864.
*Veule, 1837, *n'exerce p us.*
Ph. Lemercier.
Neveu.

YVETOT.

D. Bosquet, 1878.
*Fenestre, 1861.
Masson, 1857.
Omouton, 1835.
Ph. Aubry, 1874.
Jacob, 1873.
Laurant, 1877.
Martin, 1859.
Peltier, 1869.
Touzé, 1880.

Autretot (*Yvetot*).

D. Alméras, 1862, *l'été.*

Cany.

D. Lecoq (Edouard), ✻, 1859.
*Ménard, 1869.
Ph. Carnoy, 1869.
Hue, 1869.
D. Bréchot, 1876.
Of. Chivé, 1875.
Ph. Caron, 1872.
Lallouette, 1859.

Criquetot-sur-Ouville (*Yerville*).

D. Lesouef, 1862.

Doudeville.

D. Cocatrix, 1862.
Lelong (Emile-Martial), 1872.
Ph. Neveu, 1867.

Fauville.

Of. *Fondimare, 1858.
Lepape, 1851.
Ph. Hébert, 1867.
Thoumlin, 1845.

Fontaine-le-Dun.

Of. Trogneux, 1858.

Guerbaville (*La Mailleraye*).

Of. Pasquier, 1855.

Ourville.

Of. Dalanson, 1879.
Ph. Souplis, 1862.

Saint-Denis-d'Héricourt.

Ph. Boutard, 1846.

Saint-Laurent-en-Caux.

Of. Berthelot, 1864.
Ph. Beaudoin, 1856.

Saint-Valéry-en-Caux.

D. Leloutre, 1866.
Mosqueron, 1880.
Ph. Doutrelot, 1882.
Lhuintre, 1876.

Sassetot-le-Mauconduit.

Of. Renault, 1876.
Ph. Gallien, 1855.

Valmont.

D. Dupont, 1871.
Of. Verdière, 1837.
Ph. Hattinguais, 1867.

Veules.

D. *Potel, 1872.
Ph. Bellemère, 1839.

Vittefleur (*Cany*).

Of. Saint-Denis, 1860.

Yébleron (*Fauville*).

Ph. Roussel, 1840.

Yerville.

D. Lagnoux, 1871.
Of. Richard, 1863.
Ph. Grège, 1873.

SÈVRES (DEUX-)

Population : 336,655 hab. — 109 Docteurs en médecine 10 Officiers de santé ; 37 Pharmaciens. — Association locale de Médecins du département.

Quatre arrondissements : Niort, Bressuire, Melle, Parthenay.

NIORT

D. *Béranger (G.), 1878.
*Bocquel (A.), 1870, trés. de la Soc. loc.
*Bodeau (Ch.-Fr.), 1845, méd. de la Soc. phil. et du bur. de bienf.
*Eymer (P.-Vict.), 1850, chir. en chef de l'hosp., méd. du lycée Fontanes.
*Fayard (E.), 1882, méd. de la Soc. phil., du bur. de bienf. cant., de la pris., memb. du cons. d'hyg.
*Fontant (F.), ✻, 1829, chir, honor. de l'hôp.
*Gauné (P.), ✻, 1826, méd. honor. de l'hôp.
*Largeau, 1885.
Martin, 1856.
*Martineau (H.), 1869.
Martin-Dumagny, 1855, de midi à 4 h.
Mayet (R.), 1882, de midi à 2 h.
*Pillet (Ch.), 1872, ch. adj. de l'hôp.. méd. cant. du bur. de bienf., chem. de fer, des épid., memb. du cons. d'hyg., secr. de la Soc. locale.
*Puyleblanc, 1875, méd. du chem. de fer.
*Quinemant (Isaac), 1853, méd. en chef de l'asile des aliénés et méd. du ch. de fer.
*Roulland (Ch. St-Al.), 1860, méd. de l'Ecole normale, de la soc. de secours mutuels et du disp, méd. adj. de l'hôp., memb. du cons. d'hyg.
Solon (Théod.), 1866, méd. de la Soc. phil.
*Tonnet (Emile-Aug.), 1846, méd. adj. de l'hôp., prés. de la Soc. loc.
Of. Dépierris (Jules), 1843, méd. de la Soc. de sec. mut. et de l'état-civil.
Christoflau. méd. homœop.
Ph. Chatelain, 1873.
Galleloup, 1861.
Hublin (E.), 1862, secr. de la soc. loc. des pharm.
Limouzain (P.-V.), 1858, ph. en chef de l'hôp., memb. du Cons. d'hyg., présid. de la soc. loc. des pharm.
Logé (Melchior), 1869, m. du cons. d'hyg., trésor. de la soc. loc. ces ph.
Puy (A.), 1880.
Sauzé (Fr.), 1852.
Tiffaud (J.-B.), 1862.
Vuilly (A.), 1883.

Auge (*Saint-Maixent*).

D. *Tillé (M.), 1836.

Beauvoir-sur-Niort.

D. *Pellevoisin (M.), 1862, méd. cant., méd. du ch. de fer.
*Tillé (Henri), 1865.

Breloux (*La Crèche*).

D. *Brangier (Armand), 1856, méd. cant. et soc. de sec. mutuels.
Giraud (André), 1867, méd. de la Soc. de sec. mut.

Champdeniers.

D. *Ricochon (Jean), 1872, méd. cant., méd. du chem. de fer.
Senoble (Eug.-Ant.), 1877.
Of. *Maynier (Léopold), 1859.
Ph. Giraud (E.), 1883.

Cherveux (*Niort*).

D. *Varaillon, 1882.

Coulon.

D. *Roy (Aug.), 1860, méd. cant.
*Langot, 1883.

Coulonges-sur-l'Autize.

D. *Morillon (A.-F.), 1865, méd

cant., du chem. de fer. et des houillères de Faymoreau.
Of.*Martineau (Ed.), 1873.
Ph.Boutineau, 1883.

Echiré (*Niort*).

Of. Brangier (Alexis), 1862, méd. cant.

Épannes.
(*Frontenay-Rohan-Rohan*).

D. Proust, 1870.

Foye-Montjault (La).

D. Martin, 1881.

Frontenay-Rohan.

D. Gandouet, 1878, méd. cant.
*Giraud de Lamontagne (P.), 1853.
Malherbe (Achille), 1869.

Mauzé.

D. *Boutiron (Maurice), 1881.
Jousselin (L.-G.), 1868, méd. cant.
Morisset, 1838.
Ph.Clochar (A.-O.), 1864.

Saint-Hilaire-la-Palud.

D. Dupont (J.-B.), 1877. méd. cant.

Saint-Maixent.

D. *Beaudet (Cam.-Aug.), 1882.
Bertet, 1881.
*Carré (Léon), 1863, méd. de l'hôp.
*Chabot (E.-H.), 1852, méd. de l'hôp.
*Granet (Alfred), 1877, méd. cant., méd. du chem. de fer, m. de la comm. adm. de la soc. loc.
*Proust (E.-Aug.), 1845.
Ph.Molheau, 1872.
Papin, 1885.

Souché (*Niort*).

Of. Hipeaux, 1876.

BRESSUIRE

D. Brillaud (A.-F.), 1866, méd. de la Soc. phil., médec. hôp. cant. et du ch. de fer.
Drochon, 1882.
*Dupuis (Camille), 1861, m. du Conseil d'hyg.
Lecointre, 1882, méd. cant., méd. des pris. et du ch. de fer.
Ph.Barrion (Alf.), 1868, memb. du Cons. d'hyg.
Lavie (A.), 1872.

Argenton-Château.

D. Charrier (Adrien), 1871.
Charrier (Eugène), 1881, m. cant.
Michel (L.-Ern.), 1867.
Ph.Guérineau, 1885.

Aubiers (Les).

D. Maudet (Ch.-F.), 1845, méd. cant.
*Petiteau, 1869, memb. de la comm. adm. de la soc. loc.
Ph.Sochaczewski, 1885.

Cerisay.

D. Guinebertière, 1863, médec. cant.
Ph.Escalier-Maigre, 1874.

Chatillon-sur-Sèvres.

D. *Barrion (Ch.), 1867, méd. cant.
Ph.Béraud (Raoul), 1884.
Brin (J.-C.), 1867.

Laforêt-sur-Sèvres (*Cerizay*).

D. *Bouthet - Durivaud, 1857, memb. de la comm. adm. de la soc. loc.
Of. Baudry, 1882.

Oiron.

D. Foucard (E.-Ch.-A.), 1851, méd. cant., méd. inspect. des Eaux de Bilazais.

Saint-Clémentin
(*Argenton-Château*).

D. Gendron (Eug.-Fr.), 1841.
Gendron fils, 1881.

Saint-Jouin-sous-Châtillon
(*Châtillon-sur-Sèvres*).

Of. *Fruchard (P.-Désiré), 1833.

Sainte-Verge (*Thouars*).

D. Bergeon (E.-F.), 1852, méd. cant.; sénateur.

Saint-Varent.

D. Biais de Laterrière (Ch.-M.), 1837, méd. cant.

Thouars.

D. Barré (Henri), 1852, méd. de l'hôp. cant. et du ch. fer.
Charier (J.), 1883, méd. adj. de l'hôp., à midi.
Cotilleau, 1882.
Gallot (Eug.), 1866, médec. cant., méd. de la maison de force, du ch. de fer, memb. du cons. d'hyg.
Petiteau, 1871, méd. du ch. de fer.
*Reverdit (Paul), 1837.

Ph. Laurent, 1875, ph. hôp.
Moinier, 1883, pharm. de la maison de force.

MELLE

D. *Drouhet (J.-Isaac), 1839, méd. de la pris., de l'hôp. cant., memb. du cons. d'hyg. et de la commis. adm. de la soc. loc.
*Gautier (Léop.-Al.). 1865, méd. des épid.

Ph. Pineau (Marie-Fort.), 1875.
Saché (Ern.), 1869, membre du Cons. d'hyg. et du jury médical.

Brioux-sur-Boutonne.

D. *Gille (Just-Al.), 1873.
Rillaud (J.-Ph.), 1860, méd. cant.

Ph. Gille, 1885.

Celles-sur-Belle.

D. Gerbier (L.-An.), 1878, méd. cant., membre du conseil d'hyg.

Ph. Durand (Adrien-J.), 1856, memb. du Cons. d'hyg.

Chef-Boutonne.

D. *Gaillardon (Al.-J.-E.), 1863.
*Héliot (Apol.), 1870, méd. du ch. de fer.

Ph. Assimon (Ach.), 1872.

Chizé.

D. Rabec (Georges-Ferdinand), 1882.

Clussais (*Sauzé-Vaussais*).

D. *Masseloux (P.-A.), 1871, memb. du Cons. d'hyg.

Lezay.

D. Dabeaux (Charles).
Nicoullaud (Eug.-V.), 1859.

Ph. Marchand (Gust.), 1882.

Mothe-Saint-Héraye (La).

D. *Guionnet (Gabriel), 1830.
*Prouhet (J.-C.-P.-A.), 1866.
*Sauzé (Ch.), 1840, méd. cant.

Ph. Dupain. 1885.

Pamproux.

D. Blanchet (Etienne), 1874.

Prahec.

Of. Ginestet, 1875.

Saint-Martin-lès-Melle (*Melle*).

D. Pallardy (Ch.-Hyac.), 1854.

Saint-Roman-lès-Melle (*Melle*).

D. *Chabot (P.-Er.), 1822.
Clais (Ern.-Aug.), 1881.

Sauzé-Vaussais.

D. *Boudart (Paulin), 1863.
*Dupont (Fréd.), 1851, méd. cant.

Ph. Bourdon (Gust.), 1876.

PARTHENAY

D. Bouchet (Ch.), 1839.
Chevallereau (P.-Al.-F.), 1865, méd. de l'hôp., du ch. de fer, cant., memb. du cons. d'hyg
*Gaillard (H.-J.), 1861, memb. du Cons. d'hygiène et du Cons. d'admin. de la Soc. locale.

Ganne (L.-And.), 1837, député.
Marion (Jean), 1881, de 11 à 1 h., le mercredi, de 11 à 4 h.
*Rousseau (A.), 1882, memb. du Cons. d'hyg.
Ph. Chiron (Victor), 1877.
Savin, 1882, memb. du Cons. d'hyg.
Sechet, 1879.

Absie (L').

D. *Pouzet (J.), 1839, méd. cant. cant., memb. du conseil d'adm. de la soc. loc.
Pouzet (René), 1869.
Pouzet (Marcel), 1878.
Ph. Bazille, 1877.

Airvault.

D. Bonnet (P.-Em.), 1863.
Jaurand (Is.), 1881.
Martin (J.-L.), 1842.
Ph. Frey (C.), 1866.

Blireu-Bernard (*Moncoutant*).

D. Hay-Margirandière)Tancr.), 1883.

Chapelle-Saint-Laurent (La).

*Rouault (J.-A.-V.), 1866, méd. cant.

Mazières.

D. Verriet-Litardière, 1874.

Ménigoute.

D. *Prévost (P.), 1877, méd. cant., de midi à 1 h.

Moncoutant.

D. *Bonnain (G.-O.), 1836, méd. cant., vice-prés. de la soc. locale.
*Texier, 1880.
Ph. De Lagenest (Sim.), 1876.

Moutiers-sous-Chantemerle (*Moncoutant*).

D. Reverdy (M.-Fr.-A.), 1844.

Saint-Jouin-de-Marnes (*Saint-Loup-sur-Thouet*).

D. Bouchet, 1883, méd cant.
Guillon, 1883.

Secondigny-en-Gâtine.

D. Bonnin, 1877.
Lebeau (Noël-Gust.), 1875.

Thenezay.

D. *Comte, 1879.

Vautebis.

Of. *Brangier (V.-On.), 1866.

SOMME.

Population : 556,641 hab. — 79 Docteurs en médecine ; 152 Officiers de santé ; 88 Pharmaciens.— Association locale des Médecins du département.

Cinq arrondissements : Amiens, Abbeville, Doullens, Montdidier, Péronne.

AMIENS.

D. *Bax (P.-E.), 1869, trés. de la Soc. locale.
*Bernard (Edouard), 1861.
Brandicourt (Ch.-Om.), 1861.
*Cailleux (Am.), 1866.
*Delaire (Narcisse-A.), 1857.
*Dheilly (Firmin-H.), 1861.
*Dhourdin, 1884.
Du Roselle, 1885.
*Froment (C.L.-A.), 1870.
*Genty, 1866.
Hautcœur, 1873.
*Herbet (Ern.-Em.), ✻, 1854.
*Hubert (Georges), 1879.
*Josse.
*Léger.

*Lenoël (J.-J.-B.), ✻, 1854, prés. de la Soc. loc.
*Lenoël fils.
*Leroy (Pierre-J.-B.), 1872.
*Mollien (Julien-Aug.), 1867, trés. de la Soc. loc.
*Padieu (A.-Alf.), ❀ A., 1865.
Peaucellier, 1876.
*Peulevé (Vict.-Désiré), 1866, secrét. de la Soc. loc.
*Ravin (Ch.-Prosp.), 1857.
Richer (Marie-P.), 1860.
Of. De Créqny (Arthur), 1877.
*Devillevoix (Edm.), 1880, de 1 à 3 h.
Pauchet (Jean), 1836.
Paul, 1884.
Ph. Bibet (Louis), 1857.
Bor (Albert), 1873.
Bouillin (Jacq.-J.-B.), 1865.
Dacheux (Lucien), 1878.
Debionne (Jul.-Louis), 1879.
Dorchy (Ch.-H.), 1876.
Gernez (Aimable), 1868.
Godin (Eugène), 1876.
Gonse (Eug.-Paul), 1858.
Hallé 1884,
Herbet (Virgile), 1876.
Legoux (Gust.-Jean), 1868.
Moreuil, 1884.
Puche (Hippolyte), 1860.
Quarre (Jean-Bapt.), 1858.
Quentin (J.-Farcy), 1882.
Rattel (Théodore), 1876.
Savary (J.-Norbert), 1881.
Soyer (Emile-L.), 1878.
Trémolet, 1882.
Wallet (Clodom.), 1869, prof. de pharm.

Ailly-sur-Somme.

Of. *Hue (Alfred), 1859.

Airaines.

D. Machy (Aug.-Jos.), 1841.
Of. *Lheureux (Alb.-J.-B.), 1874.
Rauson (Paul-Nic.), 1827.
Ph. Lemaître, 1862.
Miannay (Adolphe), 1873.

Beaucamps-le-Vieux.

Of. Douchet (A.-E.-A.-J.), 1878.

Béhencourt
(*Villers-Bocage-Somme*).

Of. Gambier (Jules-Th.), 1846.

Belloy-sur-Somme
(*Picquigny*).

Of. *Caron (Onésime), 1853.

Boves.

D. Bemezon, 1884.
Of. Delabruyère, 1859.
*Vasseur (J.-B.), 1850.
Ph. Claude, 1872.

Camon (*Amiens*).

D. *Rovillain (Ferd.), 1882, de midi à 2 h.
Of. *Rovillain (Côme-Fr.), 1836, ❀, of. d'Ac. 1885, de midi à 2 h., vice-prés. de la Soc. locale.

Coisy.

Of. Rambeure, 1883.

Conty.

Of. Fournier (L.-F.), 1853.
Lemeré (Jules-Arm.), 1867.
Ph. Patenotte (Ed.-Ern.), 1860.
Payen (Louis-Joseph), 1833.

Corbie.

D. Curé, 1883.
*Gouilleux (E.), 1880.
Of. *Desmarquet (Omer), 1872.
Ph. Carnoy, 1880.
Fleurant (Emile), 1860.

Etoile (L') (*Flixecourt*).

Of. Devaucelle (J.-Félix), 1878.

Flesselles
(*Villers-Bocage-Somme*).

Of. *Chevalier (A.-C.), 1863.

Flixecourt.

Of. *Carette (Ern.-Marie), 1864.
*Pruvost, 1853.
Ph. Robert, 1876.

Fluy (*Molliens-Vidame*).

Of. Vacossin (Séverin), 1850.

Franvillers

Of. Dupré, 1842.

Hornoy.

Of. Cauchy (Louis-Ch.), 1825.

Durot (Anatole), 1852.
Ph. Périn (Armand), 1872.

Lignières-Châtelain
(*Poix-de-la-Somme*).
Of. *Niquet (L.-A.), 1851.

Liomer.
Of. Macrez (L.-Ferd.-Oct.), 1868.
Ph. Lancel (A.-M.-Joseph), 1879.

Marcelcave.
Of. Bulot, 1877.

Molliens-Vidame.
Of. Verrier (Marie-A.), 1880.
Ph. Verrier (A.-A.), 1848.

Oisemont.
Of. Léquibin, 1884.
Nortier, 1879.
Ph. Nampon (Joseph), 1880.

Picquigny.
D. Lefurme (Franç.-A.), 1838.
Of. *Delorme (Louis-J.), 1878.
Ph. Wachy (Pierre-Isid.), 1835.

Poix.
D. *Dumège (Henri-Jos.), 1880.
Of. Doffoy (Marie), 1875.
Ph. Bardet (Ernest-J.), 1859.

Pont-de-Metz (*Amiens*).
Of. Ducrocq (Louis-Paul), 1856.

Quevauvilliers.
Of. *Berneuil, 1875.
Ph. Le Cocq, 1883.

Querrieu.
Of. *Pauchet (Thomas).

Ribemont.
Of. Boura (Amédée), 1851.

Rubempré
(*Villers-Bocage-Somme*).
Of. *Goret (Jules-Arsène), 1854.

Sains.
Of. *Monard (Thim.-Aimé), 1863.

Saint-Maulvis (*Oisemont*).
Of. Damonneville (F.-G.), 1842.

Saint-Sauflieu.
Of. *Quignon (Dés.-Th.), 1850.

Saleux.
Of. *Pointin (Firmin), 1862.

Senarpont.
Of. Asselin (Alfred), 1853.
*Savreux (Léon), 1845.

Vignacourt.
Of. *Boury (Franç.-P.), 1871.
Lartigues (Fréd.-L.), 1822.
Ph. Ossel, 1876.

Villers-Bretonneux.
D. *Dubois (Henri-Stan.), 1858.
Sorel (E.), 1861, matin.
Ph. Vivot (L.-O.), 1874.

Villers-Bocage.
Of. *Péchin (Henri), 1839.

Warloy-Baillon.
Of. *Testard (Léon), 1869.

ABBEVILLE.

D. *Bellettre (Hipp.-Ch.), 1839.
*Farcy (I.-Z.), 1856.
*François (Ach.-D.), ✻, 1842.
*Hecquet.
*Léger (M.-F.-Emile), 1869.
*Simonnot (Denis), 1867.
*Tripier (P.-Eug.-Ant.), 1854.
*Tripier (Henri-Eug.), 1880.
Ph. Carrayrou (J.-B.), 1868.
Lang (Martin-A.), 1868.
Leuillier (Alex.), 1867.
Moynier (Paul-Louis), 1878.
Obert (Em.-Ed.), 1844.
Pajot (P.-Vict.-Al.), 1847.
Robert, 1879.

Ailly-le-Haut-Clocher.
D. Mazand, 1877, de 1 à 2 h.
Of. Behen (Louis), 1843.

Ault.
D. Castri, 1883.

Acheux.
Of. Bellancourt, 1868.

Béthencourt-sur-Mer
(*Woincourt*).
Of. *Joer (Ch.-Thierry), 1861.

Boisle (*Crécy-en-Ponthieu*).
Of. *Lecointe (L.-A.), 1873.

Cahon.
Of. Lecul (Valéry), 1838.

Cayeux-sur-Mer.
Of. *Riquier, 1839.
*Roux, 1876.
Ph. Hérot (Camille), 1882.

Crécy-en-Ponthieu.
Of. Devisme (Pierre-F.), 1853.
Tourneur (Gustave-A.), 1853.
Ph. Champagne (A.-Ch.), 1857.
Domvast (*Abbeville*).
Of. Dufestel (Aug.-Ars.), 1855.
Feuquières (*Valines*).
Of. Thorel (L.-F.-T.), 1858.
Ph. Personne (Germain), 1869.
Fressenneville (*Valines*).
Of.*Poyet (Ch.-O.-Heb.), 1858.
Friville-Escarbotin.
Of.*Sacépée (Louis-Th.), 1856.
Ph. Belettre (Charlem.), 1871.
Gamaches.
Of.*Gransire (Ach.-Léon). 1875.
Mercier (Jules-Denis), 1860.
Ph. Leblond (Arthur), 1875.
Longy (L.-D.-M.), 1857.
Hallencourt.
Of.*Groux (L.-A.-C.), 1849.
Huppy.
Of. Gourguechon, 1852.
Long.
Of. Moignet (Alphonse), 1846.
Longpré-les-Corps-Saints.
Of. Menssion (L.-Aug.), 1880.
Michaud (Gallien), 1842.
Ph. Robert (Louis-Henri), 1879.
Nouvion-en-Ponthieu.
Of.*Dewailly (Paul-Alph.), 1854.
Pont-Rémy.
Of. Tavernier (Alexandre), 1862.
Tirmont (Ernest), 1882.
Quend.
Of. Cagny (Jules-Ant.), 1853.
Quesnoy-le-Montant.
Of. Potel (Eug.-Alph.), 1875.
Rambures (*Oisemont*).
(Teine-Inférieure).
Of.*Tagaux (J.-B.-H.), 1857.
Rue.
D. Franqueville (E.-A.-A.).1874.
Maincourt (J.-B.-H.), 1873.
Ph. Peuvion (Ch.-Alcide), 1879.
Lhuillier (Nicolas), 1869.
Saint-Riquier.
Of.*Lesenne (Clodomir), 1871.

Ph. Lithlé (Albert), 1878.
Saint-Valéry-sur-Somme.
D.*Hubert (Théophile), 1873.
*Lommier (Eug.-Ant.), 1879, de 2 à 4 h.
Of. Gellé (Paul-Alph.), 1855.
Ph. Berton (Henri), 1881.
Derudder (Luc.-L.), 1880.
Titre (Le).
Of. Hecquet (Marie), 1882.
Vismes (*Gamaches*).
Of. Briois (Jacques), 1845.
Vron.
Of. Béthencourt, 1858.
Woincourt.
Of.*Crognier (Zéphir.), 1876.
Yvrencheux (*Saint-Riquier*).
Of.*Macron (Hippolyte), 1851.

DOULLENS.

D. Faux (Pierre-Franç.-L.), ✻, 1842, méd. de l'hôp., des épid., de la maison d'arrêt, memb. du Cons. d'hygiène, insp. des pharm.
Of. Mallet (Jules-Prudent),1829, méd. du bureau de bienf., memb. du Cons. d'hyg.
Ph. Hordequin (Amédée), 1868, ex-int. des hôp. de Paris.
Rabute (Félix), 1856, memb. du Cons. d'hyg., inspecteur des pharmacies.
Acheux.
D. Pombourcq, 1874.
Beauquesne.
Of. Duchassoy (Jules), 1855.
Wargnier (J.-B.-Ch.), 1829.
Ph. Bouquillon (Ch.), 1879.
Beauval.
Of. Tempez (Alph.), 1845, méd. du bureau de bienf.
Berneuil (*Domart*).
Of.*Lefebvre (P.-Dés.-A.), 1870.
Berteaucourt.
Of. Billet, 1879.
Bouquemain.
Of. Mapélin, 1858.

Candas (*Bernaville*).
Of. Dheilly (Eug.-Onés.), 1862,
Domart.
D. Tripier (Adolphe), 1840.
Of.*Bellet (Joseph-Firm.), 1879.
Ph. Pacques (Jean-Bapt.), 1844.
Fièffes.
Of.*Ducrocq (Odylle), 1882.
Halloy-les-Pernois (*Domart*).
Of. Vincent (P.-L.-N.), 1840.
Louvencourt (*Acheux*).
Of. Bourra (J.-Baptiste), 1851.
Lucheux (*Doullens*).
Of. Bondois (A.), 1852, méd. du bur. de bienfaisance.
Mailly-de-la-Somme.
Of. Carette (Ach.-Philog.), 1870.
Naours (*Villers-Bocage*).
Of.*Ducrocq (E.-E.-L.), 1875.
Toutencourt.
Of. Quillard (Ch.-Al.), 1862.

MONTDIDIER.

D. *Lefebvre (Ern.), 1832.
Levêque (Ch.-Alex.), 1880.
Morel (Louis-Ans.), 1847.
Thomas, 1875.
Ph. Besse fils (Vict.), 1855.
Aamot (Paul-Clém.), 1869.
Mercier, 1883.
Ailly-sur-Noye.
D. Mazaid (J.-J.-Emile), 1877.
Of. Fleury (Philibert), 1838.
Ph. Ficquet (Louis-Fr.), 1866.
Bouchoir.
Of.*Cuvillier (Gustave), 1880.
Boissière (La) (*Montdidier*)
Of. Leroy (Alph.-Aug.), 1861.
Bus.
Of. Desjardins, 1857.
Caix.
Of.*Quentin (Fr.-Gust.), 1858.
Contoire (*Pierrepont-sur-Cavre*).
Of. Maurisse (A.-Const.), 1854.

Davenescourt (*Montdidier*).
Of. Durand (J.-B.-F.), 1849.
Démuin (*Moreuil*).
Of. Delorme (Napoléon), 1833.
Flers-s.-Noye.
Of.*Fleury (Marie), 1872.
Fransart (*Roye*).
Of.*Leroy (Ern.-M.-C.), 1878.
Guerbigny (*Montdidier*).
Of.*Pluquet (Franç.-D.), 1856.
Hangest-en-Santerre.
D. Girbal (David), 1876.
Ph. Théry (Gustave), 1880.
Harbonnières.
Of. Prévost (Marie-Félix), 1859.
Hombleux.
D. Daudré (Emile), 1875.
Mézières (*Moreuil*).
Of.*Lejeune (Jul.-Arsène), 1853.
Moreuil.
D. Plantier (L.-P.), 1860.
Of.*Gaillard (Victor-Al.), 1862.
Lemaître (Annibal), 1855.
Ph. Braimne (M.-L., 1873.
Plessier-Rozanvillers (*Moreuil*).
Of.*Cauet (Anthime), 1858.
Quiry-le-Sec (*Bacouel.* - Oise).
Of.*Paradis (Josué-Ern.), 1864.
Rollot (*Montdidier*).
Of. Debourge (J.-B. Al.), 1863.
Rosières-de-Picardie.
D. Froidure, 1882.
Of. Bouffet (Narc.-Alex.), 1852.
Ph. Forêt (Stan.-Emile), 1860.
Roye.
D. Duquesnel (Em.-L.), 1857.
Poitevin (Edouard), 1864.
*Tresfort (Jean-Marie), 1875.
Of. Dercheu, 1863.
Ph. Colombier, 1876.
Fauconnet (Paul), 1881.
Lhomme (E.-Fl.-Is.), 1870.
Sourdon (*Ailly-sur-Noye*).
Of. Dufourmantelle (F.), 1854.
Tilloloy (*Roye*).
Of. Salmon (Louis), 1851.

PÉRONNE.

D.* André (Emm.-Aug.), 1857.
*Bouffet (Côme-Hon.), 1833.
Boulenger (Bénoni-M.), 1876.
*Dupré (Ch.-Gaétan), 1881.
Loiseaux (J.-Henri), 1875, de 10 h. à midi
Ph. Blouet (Hipp.), 1872.
Bourgeois (L.-Aug.), 1867.
Gigon, 1863.
Quentin, 1884.

Albert.

D.* Legoux (Edouard), 1866.
Poiteau (Alph.-Jos.), 1869.
Of. Ducastel (Eug.-Fr.), 1862.
Ph. Dufourmantelle (P.-A.), 1867
Duplan (Emile), 1862.
Michel, 1884.

Athies.

Of. Topart (Ovide), 1859.
Ph. Maseré, 1881.

Anthuille.

Of. Tilloy (Eug.-Joseph), 1844.

Bray-sur-Somme.

D. Flour (Ch.-F.-M.), 1873.
Lecoq (Hipp.-Alp.), 1852.
Of. Roussel 1862.
Ph. Warmel, 1875.

Cappy (*Bray-sur-Somme*).

Of. Estienne (Alfred), 1862.

Cartigny (*Péronne*).

Of. Dives (Pierre-Elie). 1828.

Cérisy-Gailly (*Bray-sur-Somme*).

Of.*Gruet (Evar.-Thim.), 1851.

Chaulnes.

D.* Morienval (Aug.-Des.), 1879.
Ph. Thuilliez, 1884.
Of. Quentin (J.-B.-Julien), 1852.
Ph. Thuilliez, 1875.

Combles.

D. Théry (Jules-E.-V.). 1881.
Ph. Darnelincourt, 1877.

Epehy.

Of.*Gossard, 1873.
Raverdy (Ch.-Emile), 1875.
Ph. Vallard (Ed.), 1877.

Esmery-Hallon (*Ham*).

D. De Buire (P.-L.-Ch.), 1869, de 1 à 2 h.

Estrées-Deniécourt.

Of. Gaujot (Constantin), 1823.

Flers (*Longueval*).

O.* Fleury.

Foucaucourt (*Estrées-Deniécourt*).

Of.*Bellier (Prosper-Jos.), 1840.

Ham.

D.* Dodeuil (Timol.), 1866, méd. du bur. de bienf.
Surnay (Ch.-Benoit), 1853, de 8 à 9 h. du mat. et de 1 à 2 h. du soir.
Of.*Nozo (Pierre-Cyrille), 1837.
Ph. Arnould, 1878.
Jourdain (Vict.-Alph.), 1859.

Herbecourt.

Of. Maseré (F.-Amédée), 1882.

Heudicourt (*Fins*).

Of.*Cattiaux (Antoine), 1857.
Raverdy (E.),

Hombleux.

D. Daudré, 1875.

Lieramont (*Fins*).

Of. Duprez (François), 1877.

Laviéville.

Of. Boura, 1875.

Longueval.

Of. Lallier (Jean-Pierre), 1843.

Manancourt (*Ytres*).

Of. Lecadieu (Ph.-J.,B.), 1863.

Matigny.

Of. Hénon (Jos.-Aimé), 1880.

Méaulte (*Albert*).

Of.*Vaillant (Ant.-Félix), 1827.

Méricourt-l'Abbé (*Ribemont-sur-l'Ancre*).

Of. Doutard (Louis-Ch.), 1844.

Miraumont.

Of.*Mouronval (Achille), 1840, de 9 à midi.

Moislains (*Péronne*).

Of. Pouret, 1878.

Monchy-Lagache (*Athies*).
Of. Gru (Charles-Félix), 1851.
Montauban (*Longueval*).
Of. Sergeant (Henri-Jos.), 1854.
Nesle.
D. Obry (Fr.-Adrien), 1848.
*Trépant (Léon-Aug.), 1872, à 1 h.
Of.*Braillon (Pascal-Alf.), 1872.
Ph. Lefeu (Charles), 1875.
Lemaire (Jules-Gust.), 1874.
Proyard (*Harbonnières*).
Of. Avronsart (Eugène), 1852.
Roisel.
D. Renau, 1882.
Ph. Boutrouille (J.-Edm.), 1873.
Ronsoy (*Epehy*).
Of. Legrand (Pierre), 1857.
Templeux-la-Fosse (*Roisel*).
Of. Regnard (L.-Ferd.), 1825.
Ville-sous-Corbie (*Bray-sur-Somme*)
D.* Duseval.
Vraignes.
Of. Muet (Pierre), 1855.

TARN.

Population : 359,232 hab. — 143 Docteurs en médecine; 15 Officiers de santé; 66 Pharmaciens. — Association locale des Médecins de l'arrondissement d'Albi. — Association locale des Médecins de l'arrondissemert de Castres.

Quatre arrondissements : Albi, Castres, Gaillac, Lavaur.

ALBI

D. Bascoul (Joseph), 1885, ✿, de midi à 2 h.
Bories (Hipp.), 1839.
*Boussac fils, 1867, chir. adj. de l'hosp., méd. des pris., méd. adj. du lycée, memb. du Cons. d'hyg.
*Campmas (G.), 1829, vice-présid. de la Soc. loc. de l'arrond.
*Cassan (G.), ✿ A., 1842, méd. en chef de l'hosp., méd. en chef de l'asile des aliénés du Bon-Sauveur, méd. du lycée, méd. des épid., membre du Conseil d'hyg.
*Caussé (Séverin), ✻, ✿ A., 1829, profess. d'accouch. à l'hôp., vice-prés. du Cons. d'hyg., médecin légiste, prés. des insp. de la phar. et de la Soc. loc. de l'arr.
*Compayré (V.), 1867, mem. du Cons. d'hyg., trés. de Soc. loc. de l'arr., inspect. des pharm.
Delbosc (Hipp.), 1857.
*Guy (Cas.), 1869, méd. adj. de l'hospice.
*Lalagade (P.-D.), ✻, 1839, chir. en chef de l'hospice, secr. du Cons. d'hyg., dir. de la vacc., inspect. de la pharm., secr. gén. de la Soc. loc. de l'arrond.
Lalagade (Georges), 1860.
*Massol (Léon), 1866.
Raynaud (J. F.-H.), ✻, 1834.
Ph. Alibert (Just.), 1867, memb. du Cons. d'hyg.
Augé (Césaire), 1879.
Camboulive (P.-Fr.), 1875, memb. du cons. d'hyg.

Ferret (Ch.), 1874.
Gourc (Louis), 1878.
Privat (H.-D.), 1854.
Verlac (Henri), 1859.

Alban.

D. *Boularan (Louis), 1875.
Boularan, 1884.
Pujol (P.-Em.-Emm.), 1876.
Ph. Poisson (Ad.), 1863.
Rességuier (Emile), 1852.

Castelnau-de-Lévis (*Albi*).

Of. Joucaviel (J.-A.), 1847.
Joucaviel (Léon), 1868.

Carmaux.

D. Blanc (Paul), 1850.
Cabot (P.-H.), 1866.
Calmels (Louis), 1878.
Revellat.
Vergnier.
Ph. Gaffie (Louis), 1862.
Issanchou (Simon), 1880.
Salesses (Gustave), 1865.

Lombers (*Réalmont*).

D. Calmels (P.-J.), 1835.

Monesties-sur-Cérou.

D. *Maffre (Jules), 1874.

Moularès (*Pampelonne*).

D. Jordain (J.-B.), 1823.
Jordain (J.-B.), 1835.
Ph. Bourdoncle (Louis), 1861.

Pampelonne.

D. Connac.
Ph. Pradines, 1874.

Réalmont.

D. *Armengaud (Emile), 1858.
Barreau (F.-Ch.), 1839.
Bourges (Martin), 1876.
*Calmels (Xavier), 1866.
Régy.
Ph. Calvet (Antoine), 1865.
Ranouf.

Saint-Juéry.

D. Giselard (Maurice), 1863.
Groc, 1857.

Teillet (*Alban*).

D. Jean (Hyacinthe), 1863.
Ph. Régy (Jean-Fr.-R.), 1855.

Trébas (*Valence-d'Albigeois*).

D. Roques (Paul), 1840.
Roques (Emile), 1872.

Valence-d'Albigeois.

D. Châtard (J.-P.), 1843.
*Chatard (M.), fils.
*Gaffié (Pierre), 1861.
Ph. Bosc (Victor), 1862.
Tarroux (P.-E.),

Villefranche.

D. *Puel (Firmin), 1873.
Puel (Jacques).
Ph. Mons, 1842.

Villeneuve-sur-Vère (*Albi*).

D. Alary (Henri), 1847.

CASTRES.

D. Andrieu, méd. adj. de l'hôp., memb. du bur. de bienf. et du Cons. d'hyg., trés. de la Soc. loc.
*Aribat (J.-J.), 1861.
Auriol (Louis), 1883.
*Calvel (Paul), 1852, membre du Cons. d'hyg.
*Castel, trés. de la Soc. loc.
Lagarrigue (de), médec. du bur. de bienf.
*Lavabre (Paul), 1830.
*Mahuzié (Gabriel), 1877.
*Paillé (Louis), ✻.
*Roumégous (P.), 1833, chir. adj. de l'hôp.
*Sicard père (P.-Em.), 🏵 A., 1837, médec. du bur. de bienf. et du collège, du disp. et de la Soc. protest.
*Sicard fils (Aug.), 1865, sec. du Cons. d'hyg., méd. de l'hôp., méd. des épid. et de la Soc. de St-Jacques.
Of. Piéglowski (Vincent), 1845, méd. du chemin de fer, memb. du Cons. d'hyg.
Ph. Estruc, 1850.
Fosse, mem. du Cons. d'hyg.
Jesse, 1871.

Labatut (D.), 1865; *n'ex. pl.*
Puech, 1874, memb. du Cons. d'hyg.
Régy, 1873.
Romanet, 1872.
Thomas.

Anglès-du-Tarn.

D. Dissiton (Henri-Félix), 1870.
Gazel (de) de la Remberge.
Rouanet (Louis), 1840.

Arfons (*Dourgne*).

D. *Gorry (Léon), 1866.

Bastide-Rouairoux (La).

D. Aussilous (L.-Xavier), 1854.
Calmet (Louis), 1861.
Ph. Laffon (Léon), 1865.

Boissezon

D. Curvalle.
Of. Zabala.

Brassac.

D. Durand.
Estève.
Ouradou (Benjamin), 1851.
Ph. Bouisset, 1872.
Calvet.

Cabannes-et-Barre (*Lacaune*).

Alengrin (Jos.-Bapt.), 1835.

Dourgne.

D. Jaurès, 1872.
Ph. Carayol (Barth.-Aug.), 1846.

Labruguière.

D. *Dallac (Léop.-Louis), 1852.
*Prades (Pierre), 1857.
Ph. Mialhe (Marc), 1866.

Lacaune.

D. Strehaiano.
Vergnes.
Ph. Barthe (Georges), 1828.

Lautrec.

D. Bertrac (S.). 1883.
Paulin (Jean), 1849.
Ph. Raboux (Louis), 1875.

Mazamet.

D. Bertrac (S.). 1883.
*Bonneville (G.), 1853, vice-prés. de la Soc. loc.
Lautard (Hector), 1851.
*Montsarrat (J.-B.), 1855.
Trille, 1875.
Ph. Cabibel (Jacques), 1842.
Fraspech.
Poitevin (Laurent), 1823.
Saussol (Louis), 1863.

Mondragon (*Lautrec*).

D. Vignier-Latour-Delbosq, 1856.

Montredon.

D. Baïsse.
Espinasse (Justin), 1872.
*Lavergne (Bernard), 1839, prés. de la Soc. loc.
Lavergne fils, 1884.
Ph. Dauzat (Louis), 1844.

Murat-sur-Viau.

D. *Rascol (Vict.-Ulysse), 1860.

Nages (*Lacaune*).

Of. Nègre, 1820.

Roquecourbe.

D. *Carayon (Camille), 1859.
Ph. Alibert (Jean-Louis), 1837.

Saint-Amans-Soult.

D. *Almarie (Xavier), 1864.

Saint-Pierre-de-Trivis. (*Vabre*).

D. *Cavaillès (J.-Raym.), 1835.

Sorèze.

D. Deydé.
Rossignol.
Ph. Gasc.

Soual.

D. Carrade (Isidore), 1853.
Dollac, 1872.
Lavalette (Emile de), 1836.
Of. Alberge (Aimé), 1847.
Ph. Dumas (Maurice), 1872.

Vabre.

D. Cavaillès.
*Fusies (Jules), 1859.
*Martin (L on), 1851.

Viane.

D. *Bon (Henri-Pierre), 1837.
Calvet.
Ph. Coulon (J.-J.), 1838.

Vicimur.

D. *Decazis (Victor-Jules), 1858.
Of. Herrera Deo gratias.
Ph. Gairaux (Louis-Alex.), 1857.

GAILLAC.

D. *Cestan (Eugène), 1854.
Coutaud (Hippolyte), 1879.
Facieu (Eugène), 1851.
Rigal (Hippolyte), ✻, 1857.
Saint-Plançat, 1852.
Rey (Léopold), 1875.
Thomas (Philadelphe), 1850.
Of. Coste (Elie), 1878.
Ph. Azémas (Gabriel), 1850.
Breil (Ernest), 1880.
Cros (Louis-Léon), 1867.
*Larroque (Clément), 1878.

Bastide-de-Lévis (La).

D. Fournès.

Cadalen.

D. Turrel (Vict.-Fr.), 1876.

Cahuzac-sur-Vère.

D. Duclos (Léon), 1878.
Of. Rossignol (Isidore), 1838.

Cordes.

D. *Deltel (Marcelin-Em.), 1856.
Facieu (Adolphe), 1859.
Lauzerat (Jules), 1865.
Orliac (Jules), 1877.
Ph. Deltel (Numa-Ed.), 1864.
Fabre (Jules-Henri), 1858.

Lagrave (*Gaillac-sur-Tarn*).

D. *Gisclard (Honoré), 1862.

Lisle.

D. Bertrand (Germain), 1842.
*Combes (Louis), 1871.
*Crouzet (Edouard), 1830.
Ségur (J.-B.), 1877.
Ph. Bournet (Auguste), 1873.

Montmiral.

D. Cassan (Amédée), ✻, 1872.
Ph. Privat (Henri-Dieud.), 1844.

Noailles (*Cordes*).

Of. Crouzet (Jean-Joseph), 1843.

Puicelci.

D. Delpech (Ferdinand), 1869
Of. Boyer (Alphonse), 1845.

Rabastens.

D. Baille (Jean-Jules), 1855.
Bérenguier (Jean), 1874.
Chamayou (V.-Guill.), 1846.
Gaubert (Jean-Marie), 1855.
Ph. Chambon (J.-P. de), 1845.
Peyronnet (Ch.), 1874.

Roquemaure
(*La Pointe-Saint-Sulpice*).

D. Sales (Casimir), 1871.

Salvagnac.

Of. Saint-Sardos (F. de), 1866.
Ph. Garrigues (Jean-Sim.), 1849.

Senouillac (*Gaillac-sur-Tarn*).

D. *Ichard (Jean-Flavien), 1855.

LAVAUR.

D. Bernet (Pierre-Henri), 1859.
Rossignol (Louis), 1839.
Salgues (Pierre-Aug.), 1847.
Ségur (Auguste), 1840.
Trilhe (P.), 1883.
Ph. Lachurie (Albert), 1865.
Sasserre (Gustave), 1857.
Tournier (Ernest), 1870.

Briatexte.

D. Bonsirven (Symph.), 1863.
Montet (Adr.-Hil.), 1866.
Ph. Bruguière (Aug.-Mar.), 1842.

Cambon (*Cuq-Toulza*).

Of. Jesse (Pierre-Fort.), 1846.

Cuq-Toulza.

D. Salinier (Joseph), 1875.

Damiate
(*Saint-Cap-de-Joux*).

D. Jausion, 1834.

Giroussens (*Lavaur*).

D. *Gouzi (Georges-Ch.), 1868.

Grulhet.

D. Almarie (Léon-Vict.), 1866.
Bastie (Jean-Ch.), 1840.
Bosquet (Emile), 1836.
Camboulives (Fr.-M.), 1876.
Ph. Balzame (Aug.-Eug.), 1870.
Martin (E.-B. de), 1836.

Labastide-Saint-Georges
(*Lavaur*).

D. Georges (Alphonse), 1872.
Of. Georges (Benoit), 1854.

Pointe-Saint-Sulpice (La).

D. Bastide (Emile), 1867.

Laurens (Guillaume), 1875.
Of. Dièche (Marie-Narc.), 1843.
Ph. Bossuge (Abel), 1867.

Puylaurens.

D. Saissac (Jacq.-Phil.), 1835.
Terson (Sam.-Emm.), 1858.
Ph. Albouy (Maurice), 1850.
Régy (Louis), 1867.

Saint-Paul-Cap-de-Joux.

D. Jausion (Urbain), 1876.
Jesse (Pierre-Ed.), 1855.
Ph. Fontes (J.-B.), 1835.

TARN ET-GARONNE.

Population : 221,364 hab. — 93 Docteurs en médecine; 11 Officiers de santé ; 57 Pharmaciens. — Association locale des Médecins du département.

Trois arrondissements : Montauban, Castel-Sarrazin, Moissac.

MONTAUBAN.

D. Alibert, 1869.
Audibert (Alfred), 1877.
*Benais (Gustave), 1870.
Bergis (Emmanuel), 1876.
Bories, 1874.
*Châteauvieux (de), Marie-Maurice), 1832.
Cougourenx (J.-Guill.), 1865.
*Darnis (J.-Ferdin.-Gust.), 1850, prés. de le Soc. loc.
Foissac (Maurice), 1869.
Guerchoux, 1874.
Guiraud (E.-B.-L.-A.), 1865.
*Lacaze (John Raym.), 1852. secr. de la Soc. loc.
Lacaze (Q.), 1883.
Lagarde (Charles), 1865.
Levêque (Alphonse), 1881.
Manhavialle, 1884.
*Rattier (J.-I.-L.), 1840.
*Rolland (G.-I.-L.), 1855.
*Rossignol (Félix), 1847.
Viguier (Edmond), 1861.
Ph. Anglade, 1870.
Dumaine, 1876.
Fermat, 1878.
Guerchoux (J.-Léonce), 1882.
Lacoste, 1860.
Lhomme, 1883.
Maffre, 1876.
Martin (Marie-Aug.), 1877.
Négrier (Auguste), 1881.
Pradines, 1870.
Prax (J.-E.-L.), 1847.
Valmary, 1882.
Verdier (Emilien), 1871.

Caussade.

D. Dambies (J.-Emm.), 1882, de 1 à 2 h.
Jourdan (J.-J.-G.), 1835.
Roudouly, 1877.
Ph. Charles (Joseph), 1878.
Delpech (Léon-Vict.), 1872.

Caylux.

D. *Constantin (B.-Th.), 1836.
Pagès (L.-G.-H.), 1871.
Peujade (Ulysse), 1858.
Ph. Malget (Germ.-Léop.), 1875.
Roques, 1883.

Française (La).

D. *Constans (P.-H.), 1842.
Of. *Lordat (Louis), 1850.
Ph. Anglade, 1874.

Laguépie.

D. *Larroque (Médard), 1840.
Ph. Granier (Léon-Fr.), 1855.

Mirabel (*Réalville*).

D. *Dumas (Eug.-César), 1839.

Molières.

D. *Bozouls (Florent), 1875.
Delbose (Ant.-Hipp.), 1867.
Ph. Bédué (Louis), 1871.

Pradines (Camille), 1870.

Monclar.

D. *Augé, 1872.
*Roques (Fr.-Aug.), 1852.
Ph. Gaurel (Augustin), 1856.

Montpézat.

D. Gisbert (Ant.-Léon), 1844.
*Rolland (Marc-Ant.), 1844.
Ph. Buzenac (Joseph), 1846.

Montricoux.

D. Dore (Pascal), 1860.

Négreplisse.

D. *Raffy (Fortuné), 1854, de midi à 2 h.
Ph. Ferrie, 1883.
Ph. Mallet, 1872.

Parizot.

Ph. Roux père et fils, 1840..

Puylagarde (*Caylux*).

D. Galtié (Paul), 1869.

Puylaroque.

D. Caudezaigues (Léop.), 1872.
Ph. Caudezaigues, 1865.

Réalville.

D. Régambert (Amable), 1839.

Saint-Antonin.

D. Davet (L.-L.-A.-G.), 1880.
Pouzergue (J.-L.-A.), 1873.
*Viguié (Jean), 1834.
Ph. Dutemps (M.-Ant.), 1839.
Mathet, 18.6.

Varen.

D. Villeneuve, 1860.

Vazerac (*Molières*).

Of. *Bozouls (Pierre), 1838.

CASTEL-SARRASIN.

D. Boë (Louis-Antoine), 1829.
Boë (A.-M.-J.), 1867.
Bole (François), 1855.
Kobryner (Joseph), 1872.
Ph. Grousset, 1870.
Issanjou (Jules), 1875.
Jougla, 1870.
Lierre (Jean-Bertr.), 1835.

Aucamville
(*Verdun-sur-Garonne*).

Of. Garres, 1863.

Beaumont-de-Lomagne.

D. Ségrestan (Jos.-Stan.), 1855.
*Vivent (Prosper), 1865.
Ph. Anglade (E.-Adrien), 1847.
Galopin (Denis), 1842.

Caumont
(*Saint-Nicolas-de-la-Grave*).

Of. Rossel (Jacq.-Adr.), 1828.

Cauze (Le)
(*Beaumont-de-Lomagne*).

Of. Cassaigneau (Math.), 1841.

Finhan.

D. Salut (Célestin), 1872.

Garganvillar (*Castel-Sarrazin*).

D. Moncouët (Omer), 1869.

Gimat
(*Beaumont-de-Lomagne*).

Of. Cornet (Benj.-J.-M.), 1877.

Grisolles.

D. *Authénac (Jean-Bapt.), 1852.
Dom (Clément), 1886.
Ph. Anglade (Adolphe), 1835.

Lachapelle (*Lavit*).

Of. Dupau (J.-P.-M.).

Lavit-de-Lomagne.

D. Maupas (Ant.-Eug.), 1832.
Poisson.
Roy (Elie-Jean), 1875.

Montech.

D. *Boudon (Jean), 1851.
Verdier, 1884.
Ph. Malet (Auguste), 1856.

Mothe-Cumont (La)
(*Beaumont-de-Lomagne*).

D. Sérilhac (J.-H.-F.), 1840.

Saint-Nicolas.

D. Carrère (L.-P.-E.), ✠, 1852.
*Reilhac (Henri-Eug.), 1847.
Ph. Gimbal (Félix), 1878.

St-Porquier (*Castel-Sarrazin*).

Of. *Grézel (Antoine), 1860.

Saint-Sardos
(*Verdun-sur-Garonne*).

Of. Laborderie (Auguste), 1855.

Verdun-sur-Garonne.

D. Laffitte (Paul), 1872.
Massonié (Oct.-Ach.), 1876.
Ph. Gauthier (Hector), 1859.
Jougla (Maurice), 1876.

MOISSAC.

D. Belle (Eug.Franç.), 1863.
*Brousse (Paulin), 1835.
Brousse (Armand-A.), 1862.
Chaubard (Jean-René), 1850.
Dupuy (Paulin), 1879.
Gillet (Ch.-Ant.), 1853.
Ph. Dargein (Jean-Jacq.), 1871.
Disse (Et.-Théod.), 1849.
Lafargue (Hippolyte), 1854.
*Marsollan, 1871.
Montané (J.-R.), 1842.

Auvillars.

D. Frejevu (Achille), 1876.
Guionnet (Amédée), 1870.
Ph. Ménigault (Eugène), 1861.

Bourg-de-Visa.

D. Capmas (Antoine), 1867.
Ph. Darles (Pierre), 1878.
Vigneau (Antoine), 1858.

Castelsagrat.

D. *Duhard (Louis-Ant.), 1846.
Duhard (Fr.-Adolp.), 1879.

Denzac (*La Magistère*).

D. Garros (Pierse), 1858.

Dunes.

D. Sassot (Alfred), 1874.

Lauzerte.

D. Gibert (Léopold), 1879.
Montagnac (Barth.), 1874, de midi à 2 h.
Of. Laniès (E.-F.), 1837.
Ph. Monziès (Urbain), 1860.
Roques (Arsène), 1878.

Magistére (La).

D. Larroche (de) (Isid.-F.-Léo), 1868.
Marcadet (Jean-Pierre), 1848.
Ph. Capot (Pierre), 1839.

Montaigut.

D. Bouch (B.-F.), 1850.
Ph. Bru (Louis), 1860.
Mazelié (Louis-Victor), 1850.

Valence.

D. Cabadé (Jean), 1867.
Dufaur (Henri-Joseph), 1877.
*Rodié-Talbère (G.), 1853.
Rodié-Talbère (P.-H.), 1882.
Ph. Couronnat (J.-Henri), 1876.
Labordère (P.-O.), 1830.
Béros (Ant.-Chéri), 1844.

VAR

Population : 293,763 hab. — 136 Docteurs en médecine ; 37 Officiers de santé ; 89 Pharmaciens. — Association locale des arrondissements de Draguignan et de Brignoles. — Association locale de l'arrondissement de Toulon.

Trois arrondissements : Draguignan, Brignoles, Toulon-sur-Mer.

DRAGUIGNAN.

D.* Balp, 1869.
Blanc, 1859, méd. du chem. de fer.
*Coulomb, 1858, médec. de l'Hôtel-Dieu, présid. de la Soc. loc. de l'arrond.
*Doze (Jean-Charles), 1874.
*Girard, 1862, chir. de l'Hôtel-Dieu et du dispensaire ophtalmique, prof. d'accouchement.
*Théus, 1882.
Ph. Blanc, 1857.
Ourdan, 1860.

Imbert, 1845.
Michel (Louis-Fabien), 1861.

Ampus.

Of.*Raybaud, 1836.

Arcs-sur-Argens (Les).

D.* Granier (Laurent), 1875.
*Lavagne, 1866, vice-présid. de la Soc. loc.
Ph. Clapier, 1844.
Rebuffel (J.-B.), 1871.

Aups.

D. Blacas (Jean-Louis), 1853.
Jean (Louis-André), 1851.
Bouisson (F.).
Ph. Jaumes, 1883.

Bargemon.

D. Blanc, 1881.
Of. Gibaud (Adolphe), 1875.

Bauduen.

Of. Aubert (César), 1872.

Callas.

D.* Marié (Isidore), 1855.
Pierrugues (L.-T.), 1839.
Ph. Laugier, 1835.

Callian.

D. Espitalier, 1872.

Cogolin.

D. Chauvin (Auguste), 1872.
Of. Cauvet, 1865.
Ph. Froin (Bernard), 1865.

Comps.

D. Bonnetty (Antoine), 1866.

Fayence.

D.* Talent (Noël-Fréd.), 1833.
Talent (François), 1881.
Ph. Talent (Gustave), 1877.

Figanières.

D. Boyer (Adrien), 1876.

Flayosc.

D. Beuf (Hipp.), 1871.

Fréjus.

D. *Mireur (Henri), 1867.
*Roquemaure (Joseph), 1865.
Ph. Amic, 1874.
Roux, 1864.
Grimaud.

Garde-Freinet (La).

D.* Courchet, 1866.
Martel, 1832.
Ph. Ollivier (Anatole), 1872.

Lorgues.

D.* Béraud, 1881.
Courdouan (Franç.), 1853.
*Siméon (J.-B.), 1839.
Ph. Gérard 1883.
Guierard, 1883.

Luc-en-Provence.

D.* Maurin (Franç.), 1853.
*Simon, 1882.
Ph. Giraud, 1867.
Jaubert, 1854.

Montauroux.

D. Aune, 1880.
*Perrimond (Fél.-L.-J.), 1865.
Ph. Ricard, 1881.

Muy (Le).

D. Laugier, 1885.
Of.*Henri (François), 1848.
Ph. Gueirard, 1855.

Plan-de-la-Tour (Le)

D.* Sigallas (Sylvain), 1848.
*Sigallas (Louis-Fran.), 1875.

Roquebrune.

D.*Pellet, 1877.
Ph. Abbe (Clém.-F.), 1874.

Sainte-Maxime

Of.*Porre (Romain-Hipp.), 1873.

Saint-Raphaël

D.* Bontemps, 1880.
Niepce, 1871.
Ph. Hébréard, 1873.

Saint-Tropez.

D. Aillaud, 1870.
Allaman, 1853.
Of.*Giraud, 1854.
Ph. Blanchet.
Ollivier, 1852.

Salernes.

D. Alibran, 1847.
*Augier (Jean-Ant.), 1847.
*Bernard, 1879.
Ph. Foubert (M.-J.-B.), 1871.

Seillans.

D. Albanel (Prosp.-Ant.), 1830.

Trans.

Of.*Jauffret, 1871.

Vidauban.

D.* Bernard, 1832
Boyer (J.-L.), 1353.
Of.*Ruat, 1858.
Ph.Votrain, 1861.

BRIGNOLES.

D. Aubert, 1864.
Gradelet, 1857.
*Patriti, 1872.
Ph.Bonnet, 1878.
Cauvet (Emile-Ed.), 1874.
Fabre, 1882.

Barjols.

D.* Basset, 1867.
Of. Paul, 1859.
Ph.Hérand.
Vautrin.

Besse-sur-Issole.

D. Decugis (V.), 1866, de 2 à 4 h.
Ph.Bouis (A.-M.-J.), 1867.

Bras.

D. Rebuffat, 1838.

Carcès.

D. Anthelmy, 1884.
Ph.Dauphin, 1878.

Cotignac.

D. Fabre, 1853.
Ph.Silvi (P.-Ant.), 1861.

Garéoult.

D. Trotobas, 1872.

Ginnasservis.

Of.Menut, 1869, tous les jours de 1 à 3 h.

Gonfaron.

Of.*Ardoin (P.-J.-J.-E.), 1867.
Ph.Monoyer.

Méounes.

Of. Décugis, 1863.

Nans.

D. Pradel, 1868.

Pignans.

D. *Davin (G.), 1850, dimanche et jeudi la matinée.
Vernet, 1844.

Pourrière.

D. Blanc (Jean-Marie), 1872.

Rians.

D. Fabre (J.-A.) 1857.
Ph.Dauphin (L.-J.-H.), 1859.

Roquebrussane (La).

D. Béguin, 1857.
Of. Hugues (C.-A.-R.), 1857.

Rougiers.

Of. Castinel (L.-Séverin), 1857.

Saint-Maximin.

D. Fabre, 1880.
Guigues, 1868.
Of. Madon, 1848.
Ph.Garnier, 1867.
Sayou, 1870.

Saint-Zacharie.

D. Aubert, 1840.

Tourves.

Of. Rollandy, 1858.
Ph.Marteaux, 1835.

Val (Le) (*Brignolles*).

Of. Emerat (Ch.), 1825.

Verdière (La).

Of. Feriaud (Emile), 1860.

Vinon.

D. Villemus (Alfred), 1875

TOULON-SUR-MER.

D. Arlaud.
*Aubin (Charles), secrét. de la Soc. loc.
Aurran, 1872.
*Barrallier (Aug.), dir. du serv. de santé de la mar. et des Ecol. de méd. nav. en retr.
Barthélemy.
*Beau, 1830, prof. à l'Ecole navale en retraite.
Bédarès, 1884.
*Bertrand (P.-A.), 1852, trés. de la Soc. loc.
*Bertrand (Marie), 1883.
Bonnescuelle de Lespinois.
Bouffier, 1857.
*Carence (J.-J.), ✻, 1861, 1er chir. en chef de l'Hôtel-

Dieu, méd. du lycée, mem. du Cons. d'hyg. memb. de la Com. de surv. des pris.
Casal (J.), de 1 à 3 h.
*Cauvin, vice-prés. de la Soc. loc.
Chabaud, 1883.
*Chapuis, 1865, prés. de la Soc. loc.
Cougit (Victor-Alex.), 1866.
*Cunéo (Bernard), 1853.
Desmoulins, 1883.
Gestin, direct. du service de santé de la marine.
Gibert, 1850.
Gués.
*Guillabert (V.), 1857, adm. des hosp. civils.
Guiol, 1867.
*Hiriart (J.-B.), 1823.
Jouany (Jules-Jos.), 1869.
*Jovenal (Maximim), 1863.
*Laure (F.), 1850.
*Long, 1874.
Merlin.
*Mège (P.-A.), 1863, trés. de la Soc. loc.
Ollivier.
Pellegrin (L.), 1872, de 1 à 2 h.
Perreymond, 1867.
Philip, 1883.
*Prat, 1859.
*Rey-Escudier (Edm.), 1869.
*Thomas (Félix), 1870.
Of. Cresp. (Antoine), 1836.
Fourniol, 1871.
Grand (L.), 1852.
*Thourette (M.), 1874.
Villars (Alph.), 1852.
Ph. Arbaud (Isidore), 1841.
Baumier (D.), 1859.
Bernard, 1877.
Calvi, 1873.
Coulombeaud (L.-Fr.), 1877.
Currel, 1872.
Daniel, 1871.
Ferrat (Jos.-Louis), 1827.
Gaudran (Antoine), 1824.
Gros (Jos.-Etienne), 1875.
Jordany, 1847.
Lindner, 1878.
Meynard, 1863.
Mornata, 1877.
Pélissier, 1873.
Pelloux, 1876.
Pencenat dit Pinchinatti, 1855.
Rayolle, 1838.
Ricoux, 1847.
Roustan, 1873.
Sens, 1874.
Servolle (Jos.), 1875.
Sigalon (Paulin), 1875.
Taxil, 1861.
Tirent, 1878.
Teirel, 1872.

Bandol.

Ph. Remusat (Etienne), 1876.

Beausset (Le).

D.* Fournier (E.-B.-A.), 1851.
*Piche (Gabriel), 1876.
Ph. Caron, 1877.

Cadière (La).

D. Boulet (Casimir), 1854.
Garcin (P.-Aug.), 1853.

Carnoules.

D. Laugier, 1878.

Collobrières.

D. Aumeran, 1865.
Of. *Hugues (Eugène), 1848.
Servant (J.-R.-G.), 1872.
Ph. Fillol, 1873.

Crau-d'Hyères (La).

Ph. Verignon (Ant.-Fr.), 1862.

Cuers.

D. Bernard (François), 1875.
Décugis, 1864.
*Dolonne (J.-Alex.), 1832.
Ph. Chautard (H.-E.-C.), 1869.
Long (Hippolyte-Aug.), 1847.

Garde-près-Toulon.

D. Franc.
Of. *Blanc (Eugène), 1858.

Hyères.

D.* Arène (Louis), 1881.

Bourgarel (Em.), 1857, insp. des eaux de Pierrefonds.
*Cessens, ✻, 1850.
*Chassinat (Raoul,) 1835.
Décugis (Bernardin), 1866.
*Décugis (Victor), 1866.
*Dubrandy, ✻.
Esclangon (Firmin), 1883.
Lonienski.
Marquez (Omer), 1847, ✻ A.
Roux, 1878, méd. de l'hôp.
Roux-Seignoret, 1881.
Sauze, 1881.
*Vidal (L.-Emp.), 1863, de midi à 2 h.
Of. Décugis (Ant.), 1840.
Biden.
Griffith.
Ph. Auguet.
Casteuil (Alexandre), 1868.
Gallant, 1881.
Massel (Jules-Alex.), 1868.
Powell.

Ollioules.

D. Coullet, 1868.
Of. Thomas (Jean), 1845.
Ph. Décugis (Charles), 1847.
Lantiez, 1875.

Pierrefeu.

Of. Martin (Hipp.), 1866.
Ph. Chambeiron, 1837.

Puget-Ville.

D. Grégoire, 1873.
Of. Blanc (Jean-Honor.), 1853.
Ph. Chautard (Fr.-C.), 1853.

Saint-Cyr.

Of. Nicaise (Jos.-Marie); 1853.

Saint-Nazaire.

D. *Raybaud (Félix-Max.), 1870.
Ph. Gaudran (Jean-Adolp.), 1862.

Seynes (La).

D.* Daniel (Clément), 1843.
*Daniel (Prosper), 1865.
Daniel (P.-J.-H.), 1876.
*Loro (Germain), 1871.
Ph. Beaussier (Antoine), 1827.
Bolin (A.-S.-J.), 1873.
Hugues (Cyrus), 1851.

Signes.

Of. Richelme (Louis), 1853.

Six-Fours.

D.* Audibert (Eug.-Fr.), 1848.

Solliès-Pont.

D.* Gensollen (Ch.-M.), 1868.
*Géry (Ernest-Félix), 1862.
Ph. Audier, 1870.
Pecout, 1874.

Valette-du-Var (La).

D. Millet (Ant.), 1833.
Of. Danillon (J.-A.), 1859.
Décugis (Guill.-Hyac.), 1836.
Ph. Courbassier (Aug.), 1832.

VAUCLUSE.

Population : 255,703 hab. — 82 Docteurs en médecine; 34 Officiers de santé; 54 Pharmaciens. — Association locale des médecins du département.

Quatre arrondissements : Avignon, Apt, Carpentras. Orange.

AVIGNON.

D.* Arnaud de Fabre (J.), 1865.
Barral, 1885.
*Blanc (Louis), 1875.
*Briolle, 1866.
*Cade (Edme), 1846.
*Carre (Marius), 1862.
*Cassin (P.-Ch.-Ant.), 1843.
Cassin (Paul), 1880.
*Clément, 1880.
*Denis (Edouard), 1868.
*Isnard (Achille), 1870.
*Larcher (Alfred), 1866.

Michel, 1884.
*Monier (Louis-Ernest, ✻, 1847, méd. en chef de l'Hôtel-Dieu, prés. de la Soc. loc.
*Pamard (Al.-Paul), ✻, ✿ A, 1861, chir. en chef. de l'Hôtel-Dieu, secr. de la Soc. loc.
*Taulier (Georges), 1873.
Villars (Achille), 1855, trés. de la Soc. loc.
*Yvaren (Jos.-Prosper), ✻, ✿ I., 1831.
Of. *Casimir (Jean-Joseph), 1839.
*Chauvet (Vincent), 1871.
Ph. Allard (Philippe), 1868.
Guilhaumont, 1845.
Audouard (Ludovic), 1875.
Barrière (Casimir), 1859.
Boussier (Léon-Félix), 1876.
Bouyac (Auguste), 1877.
Carbonel (Evariste), 1867.
Casimir (Jean-Jos.), 1848.
Chandron (Flav.), 1870.
Chauvet (Vincent), 1867.
Decour (Ferd.), 1872.
Duzas (Jules-Louis), 1864.
Gineston (Pierre-Alex.), 1844.
Nicolet (Jules), 1872.
Rouvière (Léopold), 1873.

Bédarrides.

D.* Daillan (Vict.-Etienne), 1863.

Caumont.

Of. Ode (J.-Bap.-Marie), 1844.

Cavaillon.

D. Bérard, 1867.
*Boussot (Aimé-Jean), 1835.
*Capeau (Jos.-Eugène), 1865.
Jourdan (Léon), 1851.
*Michel (Léon), 1859.
Ph. Andrieux (Paul-Em.), 1867.
Millaud (Fréd.), 1878.
Crespin (Fréd.), 1871.
Séguin (Ant.-Zachar.), 1854.

Courthézon.

Of. *Légier (Joseph-Marie), 1824.
Légier (Jean-Michel), 1846.

Isle (L').

D. Bioules, 1880.
*Bonnet (Jean-Franç.), 1848.
*Félix (Ch.-Ant.), ✻, 1834.
Saurel (Charles), 1837.
Of. Barnoin (Henri-Hon.), 1841.
Lamarche (Paul), 1884.
Ph. Autheman (Edouard), 1875.
Calac (Jean-Marie), 1881.
Savournin (Fortuné), 1872.

Montdevergues (*Avignon*).

D. Campagne (Pierre), 1854, méd. en chef de l'Asile des aliénés.
Febvré, méd. adj. de l'Asile, 1879.

Morières.

Of. Chantron, 1885.

Saint-Saturnin-d'Avignon (*Châteauneuf-de-Gadagne*).

Of. Deville (Joseph-Jer.). 1843.
Ph. Deville (Camille), 1874.

Sorgues

D.* Godlewski (Jean), 1870.
Ph. Chabanon (Ulysse), 1879.

Thor (Le).

Of. *Michel (Louis-Pierre), 1844.
Ph. Beauchamp (Alf.-Am.), 1869
Innocent (François), 1857.

Védènes.

Of. Sabatier (Ant.), 1854.

APT.

D.* De Ferry de la Bellonne, 1864.
Gros (Albert), 1883.
Lombard (Marius), 1867.
Of. Seymard (Eugène), 1854.
Ph. Chauvin (André-Léon), 1868.
Colignon (Eug.-Dés.), 1847.
Serres, 1883.

Beaumont.

Of. Sicard (Henri), 1881.

Bonnieux.

Of. *Bonnet (Edmond), 1876.

Cadenet.

D. *Eyriès (Hippolyte), 1864.

Verne (Jean-Baptiste), 1863.
Ph. Trotabas Maxime). 1878.

Cucuron (*Cadenet*).

D. Chauvet (Jos.-Hipp.), 1833.
Of. Eymieu (Louis-Gabr.), 1871.
Ph. Gassin (Victor), 1858.

Gordes.

D. Appy (Daniel), 1851.
Ph. Arbora, 1850.

Grambois.

D. Rey (Adrien-Marie), 1850.

Lauris-sur-Durance.

D. Aubert (Joseph-Denis), 1824.
Aubert, 1883.
Of. Boussot (Adrien), 1837.

Oppede (*Bonnieux*).

Of. *Bonnet (Jos.-Victor), 1869.

Pertuis.

D. Bassier (Franç.-Mich.), 1831.
Estachy ✻, méd. de l'hosp. 1869.
Maurizot (Jos.-Ant.), 1864.
Tournatoire, 1876.
Of. Fabre (Joseph-Marius), 1839.
Ph. Fabre (Jean-Etienne), 1844.
Turcan (Jean-Léon), 1868.
Pierre (Louis), 1882.

St-Martin-de-Castillon.

Of. Cane (J.-B.-H.), 1850.

Saint-Saturnin-les-Apt.

D. *Bagnol, O ✻, 1847.
*Clémens (Jean-Fort.), 1848.
*Reynaud-Lacroze (H.), 1870.

Tour-d'Aigues (La) (*Pertuis*).

Of. Barlatier (Julien), 1831.
Moutonnet (Henri), 1882.
Vidalon (Faustin), 1865.
Ph. Garcin (J.), 1876.

Viens.

Of. *Peyron.

Villelaure (*Cadenet*).

D. Michel (André-Casim.), 1838.

CARPENTRAS.

O. Augier (Etienne), 1846.
*Cavaillon (Adolphe), 1865.
Largaud (François), 1882.
Poujade (Louis-Cyp.), 1855.
*Santon (Théod.), 1861.
Tondut (Victor-Ant.), 1865.
Of. Petit (Aug.-Ant.), 1842.
Ph. Chevaly (Henri), 1883.
Ranchin (Raphaël), 1883.
Ph. Jouvent (Paul), 1875.
Laval (Gust.-Henri), 1861.

Aubignan (*Carpentras*).

Of. *Petit (Aug.-Ant.), 1850.

Bedoin (*Mormoiron*).

D. Raspail (Marie-Et.), 1861.
Romanowski (Jean), 1836.

Caromb.

D. Barre (Eug.), 1863.

Entraigues - sur - la - Sorgue

Of. Achard (Aug.), 1854.

Mazan.

D. Charasse, 1860.
Ph. Peyron (Martial-Ant.). 1872.

Monteux.

Of. Eyriès (François), 1856.
Ph. Fourrel (Ferd.), 1852.
Trabuc (E.), 1884.

Mormoiron.

D. *Roche (Jules-Alph.), 1873.

Pernes.

D. Alphant (Ch.-Hipp.), 1871.
Eyssèric (Aug.), 1849.
Of. Istria (Jonas), 1881.
Ph. Chauvin (Jos.), 1873.

Saint-Didier.

Bonamaison (L.). 1884.

Sarrians.

D. Plantin (François), 1862.

Sault-de-Vaucluse.

Of. Morizot (Franç.-Dom.), 1862.
Ph. Bonnet (Jean), 1838.
Magnan (F.), 1842.

ORANGE.

D. Dugat (Alfred), 1858.
*Féraud, 1880.
Marson (Louis), 1881.
*Millet (Gonzague), 1861, de 1 à 3 h.
Ph. Limasset (Louis), 1843.

Marson (Jean-Louis), 1878.
Richard (Fréd.), 1821.

Bollène.

D. Reyne (Louis), 1881.
Robert (François), 1880.
·Santon (André-Jos.), 1829.
Of. Ressaire (Ant.-H.), 1848.
Ph. Barthélemy (Alexis), 1867.
Ripert (Louis-Franç.), 1867.

Caderousse (*Orange*).

D. · Millet (Charles), 1875.

Camaret.

D. Latour (Louis-Alph.), 1867.

Gigondas (*Sablet*).

D. Blanchon (Charles), 1868.

Grillon (*Valréas*).

Of. Clément (J.-T.), 1855.

Joncquières.

Of. Nicolet (Ant.-Am.), 1851.

Malaucène.

D. Isnard (Jos.-Achille), 1849.
Ph. Brusset (Michel), 1883.

Mondragon.

D. Biscarrat (Philippe), 1879.

Sablet.

D. ·Desplans (Charles), 1857.

Sainte-Cécile (*Bollène*).

D. Goudareau (Pierre), 1853.
Of. Mounier (Frédéric), 1836.

Vaison.

D. Béraud (Léon), 1866.
·Mazen (Jules-Alex.), 1870.
Ph. Fourmon (V.-E.-J.), 1875.
Payre (Léon-Hipp.), 1868.

Valréas.

D. · Lemoyne (F.), 1874.
Ricou (Nap.-Ferd.), 1831.
Urdy (Raoul), 1879.
Of. Urdy (Pierre-Jean), 1840.
Ph. Gerbaud (Ant.-Franç.), 1843.
Suffize (Louis), 1875.
Privat (Pierre-Paul), 1874.

VENDÉE.

Population : 411,781 habitants. — 111 Docteurs en médecine ; 26 Officiers de santé ; 52 Pharmaciens. — Association locale des Médecins du département.

Trois arrondissements : La Roche-sur-Yon, Fontenay-le-Comte, les Sables-d'Olonne.

LA ROCHE-SUR-YON.

D. Blé, 1881.
·Bouriau (Paul-Emile), 1877.
Cullère, méd. dir. de l'Asile des aliénés, à la Grimaudière.
·Filandeau (P.), 1858, méd. de l'hôp., méd. des épid., memb. du Cons. d'hyg., trés. de la Soc. loc.
·Fillon (V.), 1854, chirur. de l'hôp., méd. de la prison, membre du Cons. d'hyg., secrét. de la Soc. loc.
·Gouraud (C.-A.), 1858, méd. de l'hôp., memb. du Cons. d'hygiène.
Ph. Bertault (Aymar), 1865.
Bineau, 1873.
Delavaud, 1882.
Guillemé (Calixte), 1864.

Aizenay.

D. · Meunier (A.), 1855, de midi à 1 h.
Ph. Vrignaud.

Beaurepaire (*La Gaubretière*).

D. Damour (Emile), 1865.

Belleville-sur-Vie.

D. Payraudeau (Jules).

Of. Logeais, 1859.

Boissière (La) (*Montaigu*).

Of.*Coudrin, 1845.

Brouzils (Les) (*Herbergement*).

D.* Laisné (J.-V.), 1858.

Chaize-le-Vicomte.

D. Loiseau (Aristide), 1860.

Of.*Dorie (Emile), 1859.

Ph.Cieutat, 1873.

Chantonnay.

D. Baudin (Toussaint), 1845.

*Ouvrard (Célestin), 1858.

Paris, 1880.

Robin, 1880.

Ph.Robin (Oscar), 1875.

Chauché (*Saint-Fulgent*).

Of.*Séguin (Marie-Ed.), 1861.

Chavagnes-en-Paillers.

D.* Jacqueneau, 1877.

Cugand.

D.* Clenet, 1874.

Epesses (Les) (*Les Herbiers*).

D. Billaud (Jean).

Bureau (Benjamin), 1846.

Essarts (Les).

D.* Eon (Augustin), 1849.

Rayaud, 1867.

Ph.Trastour, 1873.

Gaubretière (La).

D. Deshergues, 1878.

Herbergement (L')

Of. Hillaireau (Eugène), 1858.

Herbiers (Les).

D.* Chappot de la Chanonie (L.), 1855.

Moreau (Henri), 1853.

*Sallé (Louis), 1826.

Ph.Briaud (René), 1847.

Guilbaud (L.-Cyprien), 1842.

Lucs (Les).

D. Aubry (Henri), 1881.

Mareuil.

D.* Angeard (Maurice), 1854.

Buet, 1881.

*Bonnard (Philippe), 1851.

Ph.Rigaud (Edouard), 1866.

Montaigu.

D. Gouin (Alfred), 1866.

*Mignen (Gustave), 1874.

Ph.Beaudril, 1877.

Guichet (Alphonse), 1861.

Lemaître.

Mortagne-sur-Sèvre.

D. Basque (Pierre), 1865.

Cancalon (Auguste), 1869.

Ph.Loisel, 1885.

Lorin, 1875.

Mouchamps.

D.* Bouin (Marie-Jean), 1850.

Detroye (Ch.-Onés.), 1847.

Sarazin, 1883.

Ph.Guilbaud, 1883.

Poiré-sur-Vie (Le).

D.* Gouin (Camille), 1861.

*Porteau (Edouard), 1852.

Rocheservière.

D. Bonancheau, 1882.

Clochard, 1859.

Ph.Beneteau, 1876.

Bossis, 1852.

Sainte-Cécile.

Gourand (Charles), 1877.

Saint-Denis-la-Chevasse (*Belleville-sur-Vie*).

D.* Cormier, 1873.

Of.*Chauvin, 1876.

Saint-Florent-des-Bois.

D. Bruneau (Ch.), 1884.

Sainte-Florence.

D. Piveteau, 1874.

Saint-Fulgent.

Of.*Micheneau (Auguste), 1870.

Ph.Murat, 1876.

Saint-Laurent-sur-Sèvre.

D. Gaucher, 1875.

Of. Roulleau, 1862.

Ph.Rousselot, 1869.

Saint-Prouant (*Chantonnay*).

D.* Bonnenfant (Louis).

Tiffauges.

D. Hébert, 1878.

Of. Baudry (L), 1874, de 11 à 1 h.

Ph.Mesnard (François), 1863.

Verrie (La) (*Mortagne-sur-Sèvre*).

D. Bourgeois (Paul), 1853.

FONTENAY-LE-COMTE.

D.*Audé (Alex.), ✻, 1859, chir. de l'hôp., méd. de la prison.
Christin, 1880.
Clémenceau de la Loquerie, 1878.
*Mangou (Alexandre), 1857, méd. de l'hôp.
Mercier (Anatole), 1870.
Rousse (Auguste), 1865.
Ph. Léonard.
Rémérand (Jules), 1871.
Treilhard (Théophile), 1847.

Bouppère.

D. Noirault, 1845.

Breuil-Barret
(*La Châtaigneraie*).

D.* Perrotin (Charles), 1862.

Caillère (La).

Ph. Guillemé (Auguste), 1874.
Lainé (Pierre), 1828.

Chaillé-les-Marais.

D.* Charrier (E.-M.), 1862.
Fleury, 1874.
Ph. Giraudeau, 1877.

Chaix (*Fontenay-le-Comte*).

D.* Robin (Arm.-Ch.), 1847.

Champagné-les-Marais.

D. Périer, 1881.

Châtaigneraie (La).

D. Ducrocq, 1875.
Epron, 1869.
*Lenepveu.
Ph. Dubouays (Fr.-Marie), 1863.

Faymoreau

D. Sabatié, 1878.

Flocellière (La) (*Pouzauges*).

Of. Charonneau (Alfred), 1867.

Foussais (*St-Hilaire des-Loges*).

D. Pineau (Arthur), 1866.

Gué-de-Velluire.

D. Paquier, 1866.
Of. Joubert (Paul), 1868.

Hermenault (L').

D. Gaucher (P.-J.), 1875, de 2 à 4 h.

Luçon.

D.*Bousseau 1876.
*Chauveau (Ch.-G.), 1848.
*Choyau. ✻, 1869.
*Hurtaud (Jean), 1865.
*Merlau de Chanlé (M.), 1853.
*Raud, 1875.
Ph. Abadie (J.-P.-F.), 1847.
Baron (Camille), 1870.
Nouhaut-Thounain(M.), 1863.
Rigaud, 1874.

Maillezais.

D. Phélippeau (V.-G.), 1857.
Simonneau (L.), 1881, de midi à 2 h.
Ph. Doucin (Jacques), 1869.

Mouilleron-en-Pareds.

D. Ordonneau.
Poireau.
Of. Buchoux, 1863.

Nalliers.

Of. Bodin, 1876.
Ph. Gaudineau, 1875.

Nieul-sur-l'Autise.

Of.*Abadie (J.-B.-H.), 1851.
Ph. Caillaud (Pierre), 1871.
Guillon.

Pouzauges

D. Barbonneau, 1876.
Moris (Paul), 1868.
Ph. Bardoux (Charles), 1875.

Sainte-Hermine.

D. Courtin, 1876.
Gauly.
Pillaud (Aimé).
Ph. Guinaudeau (Jean). 1837.

Saint-Hilaire-des-Loges.

D. Bon (Théophile), 1868.

Saint-Michel-en-l'Herm.

D. Chauveau, 1883.
Davillé, 1880.

Saint-Pierre-du-Chemin.
(*La Châtaigneraie*).

D. Meunier, 1878.
Tessier, 1876.

Vix.

D. Mion, 1873.

Vouvant.
(*Faymoreau-Puy-le-Serre*).
D. Dehargues (Em. Aug.), 1861.

LES SABLES-D'OLONNE.

D. *Billiotte, 1874.
Canteteau, 1880.
Gaudin (Georges), 1874.
*Petiteau (Marcel), 1840.
Ph. Barreau, 1879.
Brelaudeau, 1884.
Foucaud (Edmond), 1863.
Létard (Jean-Marie), 1838.
Odin, 1874, anc. int. des hôp., memb. du Cons. d'hyg.

Angles.
D. Frappier (L.), 1859.

Apremont (*Palluau*).
Renaud (Hon.-Pierre), 1834.

Beaulieu-sous-la-Roche.
(*La Mothe-Achard*).
D. Dessoliès (Félix). 1870.

Beauvoir-sur-Mer.
D. Simon.
Ph. Gallet (Léopold), 1866.

Bois-de-Céné (*La Garnache*).
Of. Serph (Eugène), 1857.

Bouin.
D. *Pelletier (Paul-Eug.), 1861.
Of. *Serph (Eugène), 1857.

Chaise-Giraud (La).
(*Landevieille*).
Of. Beaudrit, 1872.

Challans.
D. *Neveu-Dérotric, 1856.
Dodin, 1881.
*Riou (Ed.-Louis), 1847.
Ph. Laprée, 1879.
Maisonneuve, 1873.

Champ-Saint-Père.
D. Viaud (André), 1870.

Coex (*Saint-Gilles-sur-Vie*).
Of. Porteau (Arm.-Ch.), 1831.

Garnache.
D. Faucheron, 1880.

Ile-d'Yeu.
D. Robuchon, 1870.

Isle-d'Olonne (*Olonne*).
Of. Meunier (Marc), 1847.

Jard (*Talmont*).
D. Potier (Léon-Stan.), 1858.

Longeville (*Avrillé*).
Of. *Joussemet, 1873.

Mothe-Achard (La).
D. Esnault (L.), 1857, à 11 h.
Of. Lausier, 1880.
*Nicoleau (Hyac.), 1824.
Ph. Brémont (Auguste), 1870.

Moutiers-les-Maufaits (Les).
D. Loiseau (Léon), 1875.
Ph. Viaud (Noël), 1867.

Nieul-le-Dolent (*Nesmy*).
Of. Nicoleau, 1865.

Noirmoutier.
D. Gustin, 1881.
Thibault,
Ph. Trastour, 1881.

Palluau.
D. Logeais, 1874.
Ph. Dugart.

Saint-Gilles-sur-Vie.
D. Chevrier, 1868.
Ph. Létard (Léon), 1855.

Saint-Hilaire-de-Talmont
(*Talmont*).
Of. Brianceau, 1873.

Saint-Jean-de-Mont.
D. Viaud (Auguste), 1837.
Ph. Berthereau, 1879.

Talmont.
D. Benoist (Charles), 1831.
Ph. Létard (Emile), 1865.

VIENNE.

Population : 340,295 hab. — 105 Docteurs en médecine ; 27 Officiers de santé ; 48 Pharmaciens. — Association locale des Médecins du département.

Cinq arrondissements : Poitiers, Châtellerault, Civray, Loudun, Montmorillon.

POITIERS.

D. *Auché (Arm.-G.), 1873.
*Bate (de la), profess. supp.
Berland (René), 1880, de midi à 2 h.
*Brossard, 1840, prof.
Chasseloup ; *n'exerce pas*.
*Chedevergne, ✻, 1863, prof. à l'Ecole de méd., méd. des hôp., vice-prés. de la Soc. loc.
*Constantin (Pierre-Sabin), 1853 ; *n'exerce pas*.
*Delagarde, prof. supp.
*Delaunay, ✿ I, 1851, méd. des hôp. et de la pris., profess.
Faure (Ph.-G.), 1866, de midi à 2 h.
*Jallet (Al.), 1856, chir. des hôp., profess.
Lachaise, professeur.
Lagrange, 1868.
Lusseau, 1870.
Mercenier (Stan.), 1852
Pion (P.), 1880, mardi, jeudi, samedi, de midi à 3 h.
*Poisson, prof. supp., 1875.
*Pouliot (Gust.). 1868, méd. des hôp.
Poupelard ; *n'exerce pas*.
*Robert (M.-Ch.), 1827, prof., trés. de la Soc. loc.
*Solaville, méd. des aliénés.
*Vetelay (Guy-Théod.), 1869 ; *n'exerce pas*.
Vieillechèze (Ed. de), 1845.

Ph. Arfeuille. 1880.
Berland, 1860.
Blais, 1856.
Chevrier, 1868.
Ducoux, 1849.
Dulin, 1876.
Grimaud, memb. du Cons. d'hyg. ; *n'exerce plus*.
Grimaud fils, 1852 ; *n'exerce plus*.
Joutaut, 1872.
Lacouture.
Lagenest.
Malapert père, membre du Cons. d'hyg. et du Jury médical ; *n'exerce plus*.
Poirault, 1855.
Proust, 1869.
Rambaud, ✿ A. 1877.
Sauvage, 1854.

Ayron.

D. Guillon, 1863.

Benassay (*Ayron*).

D. *Desminières, 1858.

Cellé-l'Evecault (*Lusignan*).

Champigny-le-Sec. (*Mirebeau-en-Poitou*).

Of. Dallay, 1853.

Dissay (*Jaulnay*).

Of. *Ardillaut, 1863.

Jaulnay.

D. Gambier, 1878.

Latillé (*Ayron*).

D. Blehée, 1871.

Ligugé.

D. Lestrade ; *n'exerce pas*.

Ribaud ; *n'exerce pas.*

Lusignan.

D. *Cibiel, 1874.
Dupuis. 1880.
Mayet, 1882.
Of. *Rémondet ; *n'exerce plus.*
Ph. Lamy, 1842.

Migné.

Of. *Murie père, 1848.

Mirebeau.

D. *Chauvineau, 1860.
Lecointre, 1883.
*Niezabitowski, 1834.
*Orlowski, 1871.
Ph. Lecointre (J.-V), 1854, ex-int. de l'hôp. de Tours, ex-int. des hôp. de Paris.
Maurin, 1878.

Neuville-de-Poitou.

D. *Benoist, 1850.
*Bourbier (*dit* Rosé), 1869.
Ph. Bourdin, 1859.

Roches-près-Marie (Les).

D. *Delineau, 1842.

Saint-Georges.

Of. *Piorry, 1877.

Saint-Julien-Lars.

D. Delaporte (J.-P.-A.), ✻, 1856, méd.-major des armées, en retraite.
Of. Yvonnet, 1875.

Saint-Sauvent.

Of. *Doazan, 1842.

Sanxay.

Ph. Ballu, 1868.

Vivonne.

D. *Lenoir, 1871.
Verriet de Litardière, 1878.
Ph. Valade, 1876.

CHATELLERAULT.

D. *Bergeon, 1862.
Contreau, 1839.
*Creuzé (Georges), 1872.
Fargue, 1866.
Lesguillon ; *n'exerce plus.*
*Mascarel (J.), ✻, 1841, méd. des épid., méd. en chef de l'hôp. de Châtellerault et des pris., memb. du Cons. d'hyg.
*Meynard, 1847, membre du Cons. d'hyg.
*Moreau, 1859.
Raguit, 1880.
Touchois, 1845.
Ph. Caillard, 1863.
Dehogues, 1874.
Mesnier.
Orillard, 1862.
Serph, 1876.

Bonneuil-Matours.

Of. Murie jeune, 1876.

Lencloître.

D. *Grimaud, 1837.
Of. Bergier, 1832.
Ph. Vincent, 1876.

Lésigny.

D. Bouchet, 1875.
Of. Gaillard ; *n'exerce plus.*

Ormes-sur-Vienne (Les).

D. Ligault, 1852.

Pleumartin.

D. David, 1873.
Massé, 1837.
Of. Pasquier, 1815 ; *n'ex. plus.*

Port-de-Piles
(*Les Ormes-sur-Vienne*).

D. Serreau, 1845.

Roche-Posay (La).

D. Bergerault, 1839.
Castaing, 1864.
Ph. Roche (D.), 1873, lauréat.

Saint-Gervais-les-Trois-Clochers.

D. Ménard, 1863.

Saint-Genest (*Lencloître*).

Of. Huguet, 1861.

CIVRAY.

D. *Descubes, 1866.
*Guilhaud, 1867.
Verger, 1839.

Ph. Lapeyre, 1849.
Peyramore, 1864.

Availles-Limouzine.

D. Chabrier, 1880.
*Tafforin 1864.

Charroux.

D. *Labroue, 1870.
Of. Courtaud, 1881.
Ph. Prévignault, 1870.

Couhé.

D. Chargelaigue, 1860.
Mercier, 1880.
Ph. Chantreau, 1872.

Gençais.

D. Bruneau.
D. *Barot fils, 1850.
Ph. Bellin (Narcisse), 1857.

Romagne.

Of. *Janier, 1856.

Sommières.

Of. Clémot, 1865.

Usson.

D. Houpert, 1877.

LOUDUN.

D. Amirault (Louis), 1882.
Balleyguier (H.) 1880.
*Doucet, 1833, méd. en chef de l'hôpit., vice-prés. du Cons. d'hyg., médec. des épid.
*Jamet, 1863, méd. adj. de l'hôp., méd. du chemin de fer de l'Etat, membre du Cons. d'hyg.
Pinchaud, 1880, méd. de la pris. et du chemin de fer de l'Etat.
Of. Bathereau, 1883.
Ph. Bernier, 1853.
Poirier (A.), 1857.
Roy, 1874.

Moncontour.

D. *Pinchaud, 1852.

Monts-sur-Guesnes.

D. Couillault, 1881.

Roiffé (*Les Trois-Moutiers*).

Of. *Bonneau, 1835; *n'ex. pas.*

Saint-Jean-de-Sauves.

D. Dumontié. (J.-J-B.), 1840.

St-Léger (*Les Trois-Moutiers*).

D. Marillet, 1872.

MONTMORILLON.

D. Ducellier, 1847.
*Guillé, sec. de la Soc. loc., 1866.
Of. Delacoux-Desrozeaux, 1845.
Ph. Collinet, 1860; *n'ex. plus.*
Renaud, 1870.
Tonnerie, 1875.

Adriers (*L'Isle-Jourdain*).

D. Thiaudière, 1866.

Angles-sur-Langlin.

D. Sabourin, 1873.
Of. *Murie, 1873.

Brigueuil-le-Chantre (*La Trimouille*).

D. *Renier, 1874.

Bouresse.

D. Laprade, 1839.

Chauvigny.

D. Gaudin, 1853.
Jouet, 1883.
Michiels, 1868.
Of. Pinganaud, 1874.
Ph. Ruffaud, 1855.

Isle-Jourdain (L').

D. *Magny (du), 1855.
*Ponteil, 1872.
Of. *Amillet, 1845.
*Augry-Laudonnière, 1854.
Ph. Maurat, 1836.
Pradeau, 1855.

Lussac-les-Châteaux.

D. *Delabiche; *n'exerce pas.*
*Verriet de Litardière, 1873.
*Thiaudière (Lucien), 1866, méd. de la comp. du ch. de fer d'Orléans.
Ph. Billaudeau, 1839.

Mortemer (*Lhommaizé*).

Of. *Bellot, 1853.

Persac.

D. Bernard, 1878.

Saint-Savin-sur-Gartempe.
D. Pacaud, 1866.
Of.Guillemot, 1851.
Ph.Gastineau, 1870.

Trimouille (La).
D. Jourdanne, 1868.
*Maurat, 1849.
Ph.Bertrand, 1864.

Verrières.
D. Piorry, 1876.
Ph.Tillé.

VIENNE (HAUTE-)

Population : 336,061 hab. — 118 Docteurs en médecine; 19 Officiers de santé; 56 Pharmaciens. — Association locale des Médecins du département.
Quatre arrondissements : Limoges, Bellac, Rochechouart, Saint-Yrieix.

LIMOGES.

D. *Bleynie (P.-Adolphe), 1833, prof. hon. à l'Éc. de méd.
*Bleynie (P.-Louis), ✿ A, 1855, prof. d'accouch. à l'École de méd., chir. adj.
*Bleynie (Fr.-Pierre), 1855.
*Boudet (M.-C.-G.), 1855, profess. supp. à l'École de méd., méd. de l'hôp.
Bourdeau d'Antony, 1883.
Boutelloux (Jules).
*Chénieux, profes. de path. ext., méd. de l'hôp., du lycée et des crèches, memb. du Cons. d'hyg.
Comeau (Jos.-Al. de), 1837.
Delotte, 1884.
*Dépéret-Muret (J.-B.), ✿ I, 1838, prof. de path. int., méd. du parquet.
Derignat, 1883.
*Donnet (Jules), 1858.
*Dubois (Elie), ✿ I, 1855, prés. de la Soc. loc., vaccin., méd. de l'hôp., du disp., des crèches, du bur. de bienf., de l'état civil et du chem. de fer, memb. du Cons. d'hyg.
*Dupont (Fr.-Pierre), 1844 méd. du chemin de fer.
*Duverger (Jean-Léop.), 1850, *n'exerce pas.*
Faucher, méd. de l'asile des aliénés.
Guillaumet (A.), 1881, prof. à l'École de pharm.
Lagrange (Fernand), 1870.
*Lemaistre (Mart.-Prosp.), ✿ A, 1850, prof. de clin. méd. de l'hôp., des épid., du chemin de fer et des pris., vice-prés. de la Soc. loc.
Lemaistre (Justin), profes. d'an., méd. de l'hôp.
Mallebay, 1878, méd. du bur. de bienf.
*Mandon (Jos.-Amb.), ✿ A, 1853, prof. de thér., méd. adj. de l'asile des aliénés.
*Mazard (Elie-Paul), ✿ I, 1843, prof. en retraite, méd. hon. de l'hôp., méd. du ch. de fer, prés. de la Soc. loc.
Périgord, méd. de l'état civil et des crèches, méd. adj. de l'hôp., memb. du Cons. d'hygiène.
Prouff, oculiste.

*Raymond. ✿ A, prof. supp., chir. de l'hôp., memb. du Cons. d'hyg., insp. des ph., memb. du bur. de bienf.
Raymondaud (Joseph), ✿I, 1853, vice-prés. de la Soc loc., prof. de clin. ext., ch. de l'hôp., memb. du Cons d'hyg, insp. des pharm.
Raymondaud (Gilbert), méd. adj. de l'hôp., prof. supp.
*Thouvenet (André), ✿A, 1851, prof. de physiol., méd. du lycée, memb. du Conseil d'hyg.
Of. Beaubrun, méd. de l'état civ.
*Blondet (Paul-Emile), 1836; *n'exerce plus.*
Dumont.
Tharaud.
Ph. Astaix (Jean-Bap.), ✱, 1844, dir. de l'Ecole de méd. et de pharm., prof. de chim., insp. des pharm.
Barny (J.-Bap.-Léon), 1842, prof., secr. du Cons. d hyg.
Besnard (Ch. du Temple), 1873.
Cabirol.
Couraud (Léon-Marie), 1869.
Courtaud (Ph.)
Delmas.
Denis.
Dumas (Jules).
Dumont (Pierre), 1872.
Guillaumet, chef des trav. chim. à l'Ecole de méd.
Henry.
Lambert (Fr.Oct.), 1856.
Lanxade (Emile), 1859.
Larue-Dubarry (Jul.), 1859, memb. du Cons. d'hyg., insp. des pharm.
Legros.
Magnol-Dumas (J.), 1857.
Maurice.
Parod.
Peyrusson (Gabriel), 1865.
Peyrusson (Ant.-Ed.), 1869, ex int. des hôp. de Paris.
Pillaut, prof. supp. à l'Ecole.
Régat (Germain), 1870.
Soumy (Fr.-Eug.), 1856.
Tarrade (François), 1869.

Aix-sur-Vienne.

D. Duverger (Ern.-Jos.), 1873.
*Forgemol (J.-B.-E.), 1834.
OJ. Duverger (J.-B), 1834.

Ambazac.

D. *Pouquet (Ant.-Alf.), 1863.

Bersac (*Laurière*).

D. Laborderie (F.-J.), 1854.

Châteauneuf-la-Forêt.

D. Duteillet (Camille), 1853.
Of. Tarrade (Pierre-Cél.), 1834.
Tarrade fils.

Croisille (La).

D. Blanc (A.), tous les jours à midi.

Eymoutiers.

D. Gramouzaud (J.-B.-F.), 1837.
Queyriaux (Jos.-Mar.), 1864.
*Raymond (Alex.), 1842.
Ph. Tavernier (Joseph), 1836.

Jonchère (La).

D. Pontis (Alex.Jos.), 1860.

Laurière.

D. *Pontis (J.-B.), 1851, méd. de la Comp. du chemin de fer d'Orléans.

Peyrat-le-Château.

D. Prevot (Martial-Fred.), 1873.

Pierre-Buffière.

D. Dépéret (Mich.-Pierre), 1831, vaccinateur.
Filhoulaud (Emile).
Lagrange (Chéri-P.), 1832.

Rempnat (*Nedde*).

D. Forest (Philippe), 1843.

Sauviat.

D. Périer.

St-Bonnet-la-Rivière.
(*St-Paul-d'Eyjeaux*).

Of. Lavergnolle (Ét.-Gr), 1826.

St-Julien-le-Petit.
(*Peyrat-le-Château*).
D. *Gaillard (Ant.), 1848, les dimanches.

Saint-Léonard.
D. Basty (du), méd. de l'hôp.
Bosset.
*Fargeaud (F.-B.-A.), 1837.
Fraissex (Georg.-Ars.), 1830.
Vallière, 1883.
Voisin (Léon-Marie), 1864., vaccin., méd. des Soc. de secours mutuels.
Ph. Bruneau.
Gloumeau (Louis), 1865.

Saint-Paul-d'Eyjeaux.
Of. Guérin (J.-Bap.), 1838.

Solignac.
Of. Verdeau (Jacq.-Marie), 1860.

Veyrac (*St-Victurnien*).
D. Peyrusson (P.-Ren.), 1850.

BELLAC.

D. *Labuze)Justin), ✻, 1871, memb. du Cons. d'hyg.
Méreau (Fr.-Adolph.), 1860, memb. du Cons. d'hyg.
*Vételay (Jos.-Théod.), 1863.
Ph. Audrin (Louis), 1874.
Blondet, 1875.
Robert (Franc.), 1852, anc. int. des hôp. de Paris, memb. du Conseil d'hyg.

Arnac-la-Poste.
D. Regnaud.
Of. Rebeyrol (Maurice), 1849.

Bessines.
D. *Duchâteau (J.-F.), 1836.
Laporte, 1889.

Bussières-Poitevine.
D. *Marchadier (Gust.), 1856.
Of. Léger (Ferd.), 1839.

Châteauponsac.
D. Borianne (Joseph), 1874.
*Brissaud (Pier-Am.), 1867.
Debelut.
Ph. Duchâteau (Hipp.-P.), 1841.

Compreignac.
Of. *Lagente (Pierre), 1843).

Dompierre (*Magnac-Laval*).
D. Genty (Jean), 1883.

Dorat (Le).
D. Dunoyer.
*Dupin-Vidard (Adr.), 1841.
Massoulard-Madfrans (Fr.), 1838.
*Thoumas (L.-P.), 1849, memb. du Cons. d'hyg., méd. des épid., méd. de la c[ie] du ch. fer d'Orléans.
Ph. Chassat, 1875.
Dru (Aloïs-Alph.), 1863 ; *n'exerce plus*.
Mondelet (Géd.-Jul.), 1856.
Rebeyrol (G.), 1869.
Robert-Lapayrière; *n'ex. pas*.

Les Chézeaux.
(*Saint-Sulpice-les-Feuilles*).
D. *Bomby (Ed.-Alf.), 1868.

Lussac-les-Eglises.
D. Mayaud (Alex.), 1873.
*Rougier (Fr.-Alex.), 1840.
Ph. Breton.

Magnac-Laval.
D. Aubrun (E.), 1851.
*Dubrac (Jos.-Alex.), 1872.
Ph. Landré (E.).
Sabourdy.

Mézières.
Of. *Rougier (Fr.-Aug.), 1870.

Morteroïles.
Ph. Lavillauroy.

Nantiat.
D. Audoynaud (Hyac.), 1869.
Jary (Clém.-Louis), 1869.

Rançon.
D. Vacherie (H.), 1872, memb. du Cons. d'hyg.

Razès.
D. Decrossas.

Saint-Bonnet.
D. Charreyron, 1875.

St-Sulpice-les-Feuilles.
D. Mondelet (Frédéric), 1857.
Of. Asseline (Ad.-Alb.-V.), 1870.

Ph. Marsault, 1874.

ROCHECHOUART.

D. *Marquet, 1876, vaccinateur, memb. du Cons. d'hyg.
Palier-Lapeyrière (J.-B.-A.), 1847.
*Poquillon (L.-J.-B.), memb. du Cons. d'hyg.
Ph. Masfrand.
Saumande (François), 1856, memb. du Cons. d'hyg.

Champagnac.

D. Massaloux-Lamonnerie.

Chéronnac (*Rochechouart*).

D. Chambounaud (Jos.), 1867.

Oradour-sur-Glane.
(*Saint-Victurnien*).

D. Desourteaux (F.-E.), 1866.

Oradour-sur-Vayrès.

D. Descubes, 1881.
Roche.

Saint-Junien.

D. *Font-Réaulx (J.-L. de), 1866, 8 à 10 h. mat.
Gautier, méd. du ch. de fer.
Tardif (Léon-Jos.), 1840.
*Teillet (Pierre-Sév.), 1837, méd. de l'hôp., memb. du Cons. d'hyg.
Ph. Font-Réaulx (Ad. de), 1872, anc. int. des hôp. et lauréat de l'École de pharmacie de Paris.
Gautier (Manuel), 1872.
Tarrade (P.), 1874, membre du Cons. d'hyg.

St-Laurent-sur-Gorre.

Braux, 1880.
Nicolas (Mart.-Th.), 1868.

Saint-Mathieu.

D. *Hugonneau, 1875, anc. int. des hôp. de Paris.

Saint-Victurnien.

D. Merlin-Lemas (A.-M.), 1845, méd. du chemin de fer.
*Merlin-Lemas, 1876.

Salles-Lavauguyon (Les).
(*Rochechouart*).

D. Prévost de Lavaud.

SAINT-YRIEIX.

D. Bellat, méd. de l'hôp.
Bonhomme-Lacour (L.), 1839 memb. du Cons. d'hyg.
*Bosvieux (Mart.-Alb.), 1835, méd. du bur. de bienfais., vaccin.
Burguet (Léonard), 1833.
*Escorne (Ant.), 1866, chir. de l'hôp., méd. des épid., memb. du Cons. d'hyg., habituellement requis par la justice, méd. de la compagnie d'Orléans.
Moreau, O. ✻, méd. de la prison.
Ph. Magrangeas, anc. int. des hôpit.
Pertat (Hyacinthe), 1844, memb. du Cons. d'hyg.
Thévenin.
Toussaint (Philippe), 1853, memb. du Cons. d'hyg.

Châlus.

D. Betolaud (Jacq.-Cl.), 1837.
Chéroux.
Ph. Papon (Théod.-Fél.), 1871.

Coussac-Bonneval.

D. Maleyx.
Of. Roux (Pierre), 1850.

Ligoure (*Solignac*).

D. *Le Play.

Magnac-Bourg.

Of. *Filhoulaud (J.-B.-N.), 1834.

Meyze (La).

D. Laporte fils.
Of. Laporte (J.-B.), 1838.

Nexon.

D. Frugier.
*Limousin (J.-B.-H.), 1836.
*Massy (Paul), 1866.
Ph. Bonnel.

Nouhaud.

Porcherie (La)
(*Saint-Germain-les-Belles*).
D. Darsonval (P.-C.), 1827.

St-Germain-les-Belles-Filles
D. Bethout.
*Cheize (Eugène), 1853.
Fressinet (P.-G.), 1840.
Mosnier (Ferd.), 1883.
Sensaud (Justin), 1840.
Ph. Cheize (Bernard), 1872.
Vaysses (Germain).

VOSGES.

Population : 407,082 hab. — 116 Docteurs en médecine ; 9 Officiers de santé ; 55 Pharmaciens. — Association des Médecins du département.

Cinq arrondissements : Epinal, Mirecourt, Neufchâteau, Remiremont, Saint-Dié.

EPINAL

D. *Ancel (L.-Joseph), ✿ A., 1868, méd. adj. des hosp., secr. de la Soc. loc.
*Berher.
Haemmerlin, 1878.
Lahalle, 1877.
Lafite (Charles), 1870.
*Martinet, ✻, 1850, médec. maj. en retraite, chirurg. des hosp.
Martinet, 1880.
Pierre (Stanislas), 1841, méd. des prisons.
Villemin (Léon), 1877.
Ph. Ballon, 1875.
Gebhart, 1870.
Isambart, 1855.
Lallemand (J.), 1848, memb. du Cons. d'hyg.
Paquet (Camille-Eug.), 1859.

Bains-en-Vosges.
D. *Bailly (Nicolas), 1844, insp. des Eaux de Bains.
Pommageot (F.), 1875, de 7 à midi pendant la saison thermale et de 10 h. à midi en hiver.
Ph. Faron (Nestor), 1853.

Bruyères-en-Vosges.
D. Didiergeorge (A.-Paul), 1862, chir. de l'hôp.
Mougeot (Joseph), ✻, 1837, méd. de l'hôp.
Sauton (J.), 1883.
Wackenheim (Eug.), 1880.
Ph. Gaudel (Emile), 1866.
Pargon (Sully), 1876.

Châtel.
D. Thomas (Ch.), 1853.
Ph. Gaud (Henri), 1860.

Padoux (*Rambervillers*).
D. *Cosserat, 1869.

Rambervillers.
D. *Fournier (Marie), 1867, méd. de l'hôp.
Lardier (Pierre), 1874, chir. de l'hôp.
Maugenot (Stanislas), 1836.
Pernet (Victor), 1878.
Ph. Geoffroy (Marie), 1864.
Haton, 1869.
Jointin, 1870.

Thaon.
D. Fiessinger (Ch.), 1879.
Ph. Ehrwein (Henri), 1881.

Uzemain (*Epinal*)
D. Champy (J.), 1870 de 7 à 9 h. et de midi à 1 h.

Xertigny.

D. *Thomassin (Nicolas), 1866.
Ph. Blaudez, 1870.

MIRECOURT.

D. *Bongel (Eugène), 1849.
*Chavane (Ernest), 1854.
*Frébillot (Louis), 1879.
*Joyeux (Jules), 1855.
*Masson (Marie), 1868.
Ph. Jeandel (Amédée), 1880.
Le Bègue (Ch.), 1861, anc. interne des hôp. de Paris, memb. du Cons. d'hyg.
Pommier (Ach.), 1854.
Rudolf (Joseph), 1877.

Charmes.

D. Chevreuse (Charles), 1833.
*Eury (Charles), 1873.
*Masson (Jules), 1868.
*Valentin (M.-Ch.-Edm.).
Weil, 1881.
Ph. Focachon (Théod.), 1872.
Rougeot (L.-Julien), 1863.

Bainville-aux-Saules (*Dompaire-Laviéville*).

D. Liégeois (Ch.), 1877.

Begnecourt (*Dompaire-Laviéville*).

D. Mathis (Franç.), 1839.

Contrexéville.

D. Aymé, 1860, de 7 à 10 h. mat. et de midi à 6 h.
Boichox (Jules), 1875.
Brongniart (J.), 1855.
Debout (Emile), ✻, 1855, méd. inspecteur des Eaux.
Graux, 1878.
Pierre (Gaston.)
Thierry, 1872.
Ph. Charbonnier, 1870.

Darney.

D. Ganiez (Ch.), 1859.
Harmand (Louis), 1876.
Ph. Irroy (Nicolas), 1844.
D. Sieber (Ch.), 1858.

Dompaire.

Colin (Paul), 1881.
*Legras (Marie), 1857.
*Resal (Joseph), 1861.
Ph. Cuny (Jean), 1871.

Escles (*Lerrain*).

D. Poirot (Fr.-Mansuy), 1869.

Mattaincourt (*Mirecourt*).

D. Kwiathowski (Paul), 1834.

Monthureux-sur-Saône.

D. Boyer, 1880.
Harmand (L.,) 1876, de 8 à midi.
Ph. Petigny (Amand), 1874.

Poussay (*Mirecourt*).

D. Sonrier (J.-J.), 1845.

Senonges (*Darney*).

Of. Oublette (Paul), 1848.

Vittel.

D. Bouloumié (Pierre). ✻, 1866. méd. consult.
*Lafosse, 1855.
Marc (Marie), 1866.
Ph. Thouvenot (Emile), 1868.

NEUFCHATEAU.

D. Charée (Hipp.), 1852.
Claudot (Charles), 1863.
Crussard (Armand), 1857.
Popu (Jean-Marie), 1881.
Ph. Lefebvre (Marie-Léop.) 1864.
Perrin (Aug.), 1863.
Richest, 1878.

Attignéville (*Neufchâteau*).

D. Alba (Casimir), 1864.

Autreville (*Martigny-les-Gerbonvaux*).

D. Contal (Gustave), 1868.

Bulgnéville.

D. Aymé (Charles), 1860.
Ph. Ferry (Joseph), 1884.

Châtenois.

D. Rolin (J.-B.), 1860.
Ph. Picard, 1874.

Coussey.

D. Lapanne (J.-Désiré), 1851.

Gironcourt.
Of. Houbaut (Léon), 1838.
Greux (*Coussey*).
Ph. Forgeot.
Lamarche.
D. *Gillet (A.), 1869.
Thouvenel (L.), 1835.
Ph. Laurent, 1881.
Liffol-le-Grand.
D. Chailly (Jules-César), 1874.
Saint-Ouen-lès-Parey.
D. Antoine (Jean-Fr.), 1863.
Vicherey (*Removille*).
D. Soyer (Ch.), 1878.
Vrécourt.
D. Deschamps (Th.), 1878.

REMIREMONT.

*Guyon (Ch.), 1864.
*Kinsbourg (Alph.), 1851.
*Tissier (Félix), 1874.
*Zeller (Jules), 1849, inspect. des Eaux de Bussang.
Jardel.
Df. Grillot (Alfred), 1867.
Of. Maucotel (Etienne), 1858.
h. Tocquaine (J.-Bapt.). 1829.
Bussang (*Le Thillot*).
Bornèque.
Cornimont.
D. *Larcher, 1872.
D. Charles.
Ph. Bontemps, 1870.
La Bresse.
D. Kléo (Emile), 1879.
Plombières.
D. Bottentuit, ✻.
*Daviller (Achille), 1873.
Leclère.
*Liétard (Alexand.), ✻, 1859, insp. des eaux de Plombières.
*Turck (Léopold), 1823.
Verjon, ✻.
Ph. Gentilhomme (P.), 1865.
Rupt.
D. Kuhn (V.-Em.), 1878.

Saint-Maurice-sur-Moselle.
D. Piscart (Rémy), 1840.
Saulxures-sur-Moselotte.
D. *Géhin (Jean), 1856.
Thillot (Le).
D. Brallet.
*Parisot (Louis), 1856.
Ph. Bretzner.
Frichement, 1881.
Vagney.
D. Gaillemain, 1858.
Ph. Bertrand.
Simon (Henri), 1880.
Val-D'Ajol.
D. *Wittmann, 1869.
*Fleurot (Emile), 1864.
Fleurot (Ernest).
Ph. Kelsch, 1879.

SAINT-DIÉ.

D. Grollemund, 1872.
Hugueny, 1883.
Mirbeck (Louis de), 1863.
Noël (Edouard), 1851.
Rousselot, 1879.
Stutel (Marie-Pierre), 1872.
*Vaulot (Valentin), 1854.
Of. Deiss, 1874.
Ph. Bardy (Henri), 1856.
Deiss (Ch.-Louis), 1871.
Feltz, 1877.
Gaudier (Paul), 1842.
Humbert (Emile), 1868.
Schmitt (Edouard), 1866.
Bertrimoutier (*St-Dié*).
D. Georgeon (J.-P.), ✻ 1863.
Corcieux.
D. Ecker (Charles), 1865.
Fraize.
D. Masson (J.-Bapt.), 1831.
*Mathieu (Ant.), 1856.
Ph. Deiss (Charles), 1842.
Deiss, 1879.
Gérardmer.
D. *Greuell (Armand), 1872. — *Etablissement hydrothérap.*
Of. Kelsch (Louis), 1841.

Ph. Kelsch, 1855.

Laveline.

Of. Ziénowicz (Apolonios), 1879.

Moyen-Moutier.

Ph. Engelhart.

Raon-l'Etape.

D. Masson (Henri), 1865.
Pierre (Etienne), 1879.
Raoult (Ch.), 1874, 10 à 11 h.
Vidil (Henri), 1868.

Ph. Cabasse (Paul), 1868.
Fortwengler (Séb.), 1876.

Senones.

D. André, 1831.
Larue, 1876.
Marchal, 1869.

Ph. Quenault, 1873.

YONNE.

Population : 372,589 hab. — 31 Docteurs en médecine) 24 Officiers de santé; 39 Pharmaciens. — Association locale des Médecins du département.

Cinq arrondissements : Auxerre, Avallon, Joigny, Sens, Tonnerre.

AUXERRE.

D. Chadzinsky.
Dejust, 1866.
*Dionis des Carrières, ✻, 1850
Droin, 1866.
Ficatier.
Martin.
Masson.
Pillot.
*Puissant, 1865.
Rousseau, direct. de l'asile des aliénés.
Tonnelier, 1856.
Vannereau.

Of. Souplet.

Ph. Bruant.
Daille (L.-G.), 1860, ex-int. des hôp., laur. de l'Ecole de Paris.
Doussot.
Ghyoot.
Lavieille.
Monceaux.
Pelletier.
Pottier.
Rouxel.

Appoigny.

D. *Chavance, 1852.
Mocquot.

Chablis.

D. *Gautherin, 1863.
Rampont (Philippe).
Rathier, 1847.

Ph. Gautherin, 1835.
Scagliola, 1882.

Cnamps.

Of. Droin.

Charbuy (*Auxerre*).

D. Desvignes (Jules), 1872.

Coulange-la-Vineuse.

D. Houdé (E.), 1861.
Populus, 1857, de midi à 2 h.

Coulange-sur-Yonne.

D. Bard, 1829.

Courson.

D. Courtet.
Ferrand, 1883.

Cravant.

D. Billout, 1851.
Quillot.

Druyes (*Coulange-sur-Yonne*).

D. Tournier, 1832.

Etais.

D Tournier, 1860.

Lainsecq (*Saint-Sauveur*).

D. Guillier 1860.

Leugny.

D. Tassin (Ed.), 1863.

Ligny-le-Châtel.

D. *Leroux, 1853.
Pimbet (D.), 1882.

Mailly-la-Ville (*Arcy-sur-Cure*).

Of. Vespérini, 1857.

Mailly-le-Château.

D. Mouly.

Maligny (*Ligny-le-Châtel*).

D. Rabé, 1862.

Migé.

D. Filet (H.-P.), médecin et vétérinaire.

Mont-St-Sulpice.

D. Motheré, 1855.

Ouanne

D. Duché, 1840.
Duché fils.

Pourrain.

D. Pied (Louis), 1868.

Saint-Bris.

D. Drouin.
Durand (Charles), 1883.

Saint-Florentin.

D. *Lordereau (A.), 1865. à 9 h. mat., et à 4 h. soir. Mais. de santé, établ. d'hydrop. ouvert toute l'année.
Regnard (L.), 1884.
Of. Momon.
Ph. Bertrand (Auguste).
Bertrand (Antonin).

Saint-Sauveur.

D. Merlou.
Pomier.
Roché (Ch.).

Seignelay.

D. Forestier.
Rativeau.
Ph. Peytavin.

Toucy.

Duguyot.
Paqueau (Fr.-Philib.), 1844
Roché (L.-Ed.), 1861.
Ph. Defrance.

Vermenton.

D. *Boudard, 1848.
Bureau.
Duchêne, 1817.
Ph. Guiard.

AVALLON.

D. *Bert, 1858.
Breuillard (Xavier), 1879.
*Gagniard, 1859.
Gulat, 188_.
Jarry, 1880.
Poulin, 1827.
Ph. Dardaillan (A.).
Rameau, 1855.
Richard, 1876.

Cussy-les-Forges.

D. Leriche, ✠ A. 1837.

Isle-sur-Serein.

D. Pruneau, 1870.
Vignes, 1881.

Joux-la-Ville (*Lucy-le-Bois*).

D. Ducrot, 1865.
Rétif, 1843.

Pizy (*Guillon*).

Of. Guinot, 1825.

Quarré-les-Tombes.

D. Simon, 1874.
Of. Voisenet, 1838.

Sermizelles (*Avallon*).

Of. Collin, 1854.

Vézelay.

D. Breuillard (Charles), 1880.
Haran, 1855.
Ph. Jaunau, 1842.
L. Legrip.
Pottier.

JOIGNY.

D. Baudelocque.
Grenet (Dominique), 1849.

Grenet, 1883.
Leriche (Ch.-A.), mercredi, samedi de midi à 2 h.
Picard (Jules), 1842, médec. de l'hôp. civil.
Tarnawsky (Gustave), 1867, de midi à 2 h.
Ph. Benoit (Elzéar), 1829.
Boucley.
Putois, 1856 (H.-E.).

Aillant-sur-Tholon.

D. Mercier (B.), 1882, mardi, de midi à 4 h.
Peltier, 1871.
Simoneau (Hip.), 1835.

Bléneau.

D. *Legendre (Ernest), 1850.
Vigneron.
Legendre (P.), 1883.

Brienon-l'Archevêque.

D. Leclerc (Désiré), 1838.
*Pouillot (Julien), 1861, de midi à 1 h.
Ph. Laire, 1855.

Bussy-en-Othe.

Of. Darnay (P.-H.), 1821.

Celle-Saint-Cyr (La).
(Cézy).

Of. Roy (Louis-Ph.), 1839.

Cerisiers.

D. Fort.

Chailley.

D. Thevenon.

Champignelles.

D. Desleau.

Charny.

D. Michalski.
*Rocher, 1851.
Ph. Blondin (Auguste), 1835.

Ferté-Loupière (La).

D. Franchis.
Of. Roy (François), 1830.

Guillon.

D. Vignes (L.), 1880.

Fleury-Vallée-d'Aillant.

D. *Lepelletier, 1857.

Laroche-Saint-Cydroine.

D. Musset (H.), 1830.

Rogny.

D. Combes, 1857.

Saint-Fargeau.

D. Boyer (M.-C.-G.), 1884, de midi à 2 h.
Masson, 1852.
*Toutée, vice-prés. de la Soc. loc.
Ph. Evezard.

Saint-Julien-du-Sault.

D. Bazot, 1837.
*Coste (Gustave), 1863.
Ph. Ablon, 1866.

Villefranche-Saint-Phal.

Of. Beullard (Philippe), 1839.

Villeneuve-sur-Yonne.

D. *Boulland.
*Esmenard, 1862.
Roy, 1875.
Ph. Bruloux.
Chassin, 1876.
Dervillebichot, 1881.
Guyollot.
Mayaud (P.), 8866.

Villiers-Saint-Benoît.

D. *Michalski, 1868.

SENS.

D. *Compérat (Alfred), 1836, *n'exerce plus.*
Lambert (Louis-Mat.), 1847, pharm., memb. du Cons.
*Dorne (Rémond), ✱, 1870.
Moreau (René), 1875, chir. adj. des hôp., inspect. des
*Mouchet, 1867, de midi 1/2 à 2 h.
*Péronne (E.-J.-B.), 1864.
*Quenouille (Jean-Adolphe), 1864, méd. en chef des hospices, memb. du Cons. d'hyg.
Ph. Bailly, ex-int., 1875.
Barbier, 1883.
Blandin, 1884.
Loriferne (Jean-Bapt.), 1856.
Pernot, 1866.

Virally (Georges), 1880, ex-int. des hôp. de Paris, lauréat de l'Ecole supér. de pharm.

Chéroy.

D. Marseille (G.-H.), 1881.

Courlon (*Serbonnes*)

D. *Bourbon (A.), 1859, de midi à 2 h.

Egriselles-le-Bocage.

D. Boyer.

Pont-sur-Yonne.

D. *Petit.
Sellier.

Ph. Paton, 1875.

Saint-Valérien.

Of. Boulé.
Claisse, 1827.

Sergines.

D. Goupil.

Thorigny.

D. Brissot, 1875.
*Colomb, 1840.
Courtois, 1882.

Villeneuve-la-Guyard.

D. Guillé.
Regnoult, ✻, 1850.

Ph. Dubois, 1836.

Villeneuve-l'Archevêque.

D. Mathieu, 1877.
*Thévenon (B.), 1865, de 11 à 6 h.

Ph. Guiollot, 1876.

TONNERRE.

D. *Droin, 1869.
Marquis (Auguste), 1846.
Maurice, 1869.
Violand.

Ph. Ferrand.
Grattier (G.), 1883.
Prunier, 1869.

Ancy-le-Franc.

D. *Bertail, 1873.
Goureau.
Renard (L.), 1883.
Thierry, 1850.

Ph. Marion, 1878.

Arthonnay (*Cruzy-le-Châtel*).

Of. Prunier (Auguste), 1854.

Cruzy-le-Châtel.

Of. Robert.

Etivey (*Noyers*).

D. Boubet, 1838.

Flogny.

D. *Beugnon, 1877.

Frangey.

D. Guillot, *n'exerce pas.*

Lézinnes.

Of. Guinot, 1859.

Neuvy-Sautour.

D. *Audigé, 1850.
*Bornot, 1854.

Nitry (*Noyers*).

D. Labosse (J.), 1853, dim. toute la journée; tous les jours à midi.

Noyers.

D. Langin, 1859.
Paillot, 1859.
Thottier, 1884.

Ph. Bernard, 1844.

Ravières-sur-Armançon.

D. Thierry, 1826.
Viardot, 1872.

Tanlay.

D. Mouton, 1854.

Tronchoy (*Tonnerre*).

Of. Chadrin, 1840.

COLONIES

AFRIQUE

ALGÉRIE

POPULATION . 290,000 Européens. - 2,860,000 indigènes.

ALGER.

POPULATION : 1,072,607 hab. — 90 Docteurs en médecine; 19 Officiers de santé; 59 Pharmaciens.

Quatre arrondissements : Alger, Tizi-Ouzou, Milianah, Orléansville.

ALGER.

D. Andréini (Rinaldo), 1844, r. de la Lyre, 5.
Auroux, 1859, rue Clauzel.
Barbier, 1843, rue Bab-el-Oued, 32.
Bertherand (Félix), ✵, ✵ A. 1845, rue de la Lyre, 36.
Bonello (Calcidoni), 1843, r. d'Oran, 14.
*Bourlier (Ch.-Nic.), 1864, prof., boulev. de la République, 1.
Brondel, 1881, r. de la Lyre.
*Bruch (C.), ✵, ✵ A, 1860, profess. à l'Ec. d'Alger, r. Arago, 1.
Cadenel (Aug.), 1844, rue d Tanger, 15.
*Caussanel, 1869, prof. à l'Ec. d'Alger, rue de la Lyre, 9.
Cochez, anc. int. des hôp., de 1 à 3 h., .. Waïsse, 2.
Caussidou, r. Labazoun, 6.
Césary, place du Théâtre.
*Collardot (V.), 1858, r. Cléopâtre, 3.
Deshayes, 1878, méd. mun., galerie Malakoff, 13.
Durand (F.), 1873, rue Henri-Martin, 29.
*Faure (J.-A.), 1840, méd. du Disp., rue Bruce, 9
Feuillet (J.-J.), 1847, passage Malakoff.

Frison (F.-A.), 1856, rue de la Lyre, 5.
Gavioli (Lucciano), 1866, rue de la Révolution, 2.
*Gémy (L.-A.), 1861, chir. de l'hôp. civil, r. de la Lyre.
Gérente (Paul), 1883, méd. direct. de l'asile des aliénés, rue de la Fleche.
Goignard (E.), O ✻, 1853, rampe Valée, 30, de 10 h. à midi.
*Gros (C.), 1860, professeur à l'Ecole de médecine, rue Dumont-d'Urville, 5.
Honsz, 1883, r. de Constantine, 22.
Jacquemard, 1872, rue Littré.
L. Jobert, 1840, rue de la Révolution, 2, méd. des Enfants assistés.
Lévy, 1883.
Martin (Emile), 1875, rue de la Lyre, 41.
Martin (A.), 1867, rue Bruce, 7.
*Martinez, 1883, rue de la Marine, 1.
Morin, directeur du service de santé de la marine, r. de la Lyre, 48.
Mohamed ben Larbey, 1884, r. d'Oran.
*Metz, méd.-adjoint à l'hôp. civil, sec.-adjoint de la Soc. loc., r. Rovigo, 46.
Rey, 1874, professeur, rue Bab-Azoum, 8.
Saliège, 1883.
Sauvage, 1861, rue de Strasbourg, 2.
*Sézary, 1870, méd. adjoint à l'hôp. civ., r. Ménerville, 1.
*Stéphann (E.), 1868, profes. suppl., r. de Rovigo, 18.
*Texier (L.), ✻, V. A., 1845, profess. à l'Ecole, présid. de la Soc. loc., rue de la Flèche, 1.
Trollier (H.), ✻, 1845, profes. à l'Ec., chir. de l'hôp. civil, rue Lamoricière, 1.
Vincent, 1878, r. d'Isly, 11.
Of. Ferrand, ✻, 1878, passage des Consuls.
Ginestou, 1842, rue Constantine, 15.
*Miguerès (Messod), 1825, r. Bab-el-Oued, 5.
Ph. Brenta, 1868.
Casset (Jean-Philippe), 1866.
Chavot, 1872.
Delara, 1874.
Dumain, 1873.
Knœrtzer (F.), 1879.
Lauras, 1866.
Legout, 1875.
Machetou.
Martin, 1882.
Massot, 1873.
Mattéi, 1881.
Mercier, 1864.
Monnet, 1874.
Mouline (A.).
Mullot, 1877.
Obrecht, 1881.
Pétrus, 1865.
Renoult, 1879.
Ribard (A.), 1878, élève de l'Ecole supér. de Paris, lauréat de l'Ecole de méd. et de pharmacie d'Alger, ex-interne des hôpitaux.
Romana, 1872.
Seror, 1881.
Simon, 1872.
Simounet, 1877.
Vallois, 1845.

Agha (L').

D. *Gouchet, 1879, sec. général de la Soc. loc.
Of. Rossel (L.), 1877, établissement médico-chirurgical, traitements spéciaux de toutes sortes. Séjour d'hi-

ver, convalescence, de 2 à 3 h.
Ph. Fayli, 1861.
Rames, 1868.

Ain-Bessem (*Aumale*).
D. Lafon, 1867.

Alma.
D. Coudray, 1872.

Arba.
Of. Jalabert, 1878.
Ph. Lallemant, 1861.

Aumale.
D. Castelbou, 1877.
Ph. Colle, 1877.
Gentili, 1878.

Azeffoun (*Tizi-Ouzou*).
D. Roy, 1875.

Azzazga.
Of. Carlini, 1880.

Beni-Mansour.
D. Barbe, 1883.

Berrouaghia.
D. Perrolaz, 1878.

Birkadem.
Of. Elias, 1882.
Ginestous, chargé du service des condamnés militaires.

Blad-Guitoun.
D. Raynaud, 1880.

Blidah.
D. Bresse, 1879.
Garny (Aug.), ✻, 1854.
Marcailhou d'Aimeric, 1867.
Ph. Fournier, 1875.
Pertus, 1880.
Piotrowski (Thomas), 1860.
Pourailly, 1875.
Silbereisen, 1875.

Boghari.
D. Alfonsi, 1878.

Bordj-Bouira.
D. Gensollen, 1867.
Martial, 1845.
Ph. Gémy, 1866.

Bordj-Ménaïel.
D. Reisser, 1865.
Of. Cancel, 1874.
Ph. Caire, 1868.

Bouffarik.
D. Chapuis, 1873.
Nublat, 1878.
Séguy, 1855.
Ph. Malaplate (J.-F.), 1835.
Ripert (Joseph), 1853.

Bourkika.
Of. Fargier-Lagrange, 1866, de 9 à 10 h.; maire de Bourkika.

Castiglione.
D. Destival, ✻, 1867.

Cheragas.
Of. *Bordo, 1872.

Cherchell.
D. Bruno (F.), 1884.
Durand, 1843.
Ph. Fagini (Scipion), 1837.

Dellys.
Ph. Duchamp, 1850.
*Hiard (Jean), 1843.

Djurjura.
D. N...

Douéra.
D. *Barbarin (Louis-Léon), 1844.
Du Souchay.
Of. Bécourt, 1880.
Ph. Aiguier, 1840.

Dra-el-Mizan.
D. Agussol, 1876.
Ph. Espagnac, 1865.

Duperré.
D. Nekkach.

El-Biar (*Alger*).
D. Etienne, 1877.

Fondouck.
Of. *Ali-ben-Mohammed-ben-Boulouch-bachi, 1867.

Gouraxa.
D. Colard, 1858.

Hammam-R'ira.
D. Brandt, 1854.

Koléah.
D. Desarbres, 1850.
Roussel, 1861.
Ph. Guizoni, 1865.
Laurens, 1880.

Kouba.
D. *Bureau (Jacques), 1837.
Hussein-Dey.
Of. Wendling, 1878.
Ph. Martal, 1883.
Maison-Carrée.
Of. Cournier, 1842.
Ph. Dévé, 1852.
Malakoff.
D. Fessard, 1877.
Of. Guichamaud, 1884.
Marengo.
D. Loaisel de Saulnays, 1870.
Ph. Girod, 1871.
Médéah.
D. Crouzat (Pierre-Paul), 1837.
Ph. Bergeron (Louis), 1859.
Tambareau (J.-B.-G.), 1863.
Ménerville.
D. Moret, 1878.
Ph. Bloch, 1878.
Montenotte.
D. Rieu (E.), 1883.
Mouzaïa-Ville.
D. Guers, 1874.
Mustapha.
D. *Battarel, 1872, méd.-aj. à l'hôp., vice-président de la Société locale.
Bayol, 1860.
Légerot, 1873.
Mourlet, 1846.
Moutet, 1879.
Rieu, 1883.
Of. Thomson, 1877.
Ph. Reverard, 1882.
Surleau, 1873.
Vincent, 1865.
Oued-el-Aleug.
D. Muratet, 1883.
Palestro.
Of. Prengrueber, 1876.
Rebeval.
D. Santelli (R.), 1878, jeudi à 2 h.
Rouiba.
Of. Charbonnier, 1866.
Rovigo.
D. Fournier, 1876.
Saint-Eugène.
D. Moreau, 1867.
Trolard, 1868.
Ph. Mercier, 1843.
Souk-el-Hâd.
D. Coulondon-Rougier, 1839.
Tablat.
D. Lacomme, 1872.
Tenez.
D. Esquive, 1873.
Ph. Goumaud, 1881.

TIZI-OUZOU.

D. Rivière, 1861.
Ph. Phelebon, 1873.

MILIANAH.

D. N...
Of. Delachaise, 1835.
Ph. Jourdan, 1879.
Affreville.
D. Méot (Alfred), 1859.
Ph. Jurot, 1878.
Bou-Medfa.
D. Lestage, 1874.

ORLÉANSVILLE.

D. Bouteloup, 1874.
Ph. Dupail, 1832.
Wojtasiewicz (Stan.), 1837.
Oued-Fodda.
Of. Jaubert, 1878.

CONSTANTINE.

Population : 1,141,940 hab. — 47 Docteurs en médecine ; 10 Officiers de santé ; 34 Pharmaciens.

Six arrondissements : Constantine, Bone, Guelma, Philippeville, Sétif, Bougie.

CONSTANTINE.

D. Barraud (Félix), 1860.
Béraud, 1852
Casanova, 1877.
Chevalier, 1880.
Hinglais, 1861.
Leroy, 1870.
Poulet (Louis-Aug.), 1837.
Treille, 1869.
Of. Kaddour-ben-Larbi, 1870.
Ph. Abadie, 1872.
Bennissol, 1880.
Daube, 1881.
Lacombe (Léonard), 1853.
Pastor, 1877.
Pellet, 1857.
Roze, 1876.
Salle, 1854.

Aïn-Mlila.

D. Franque, 1879.

Batna.

D. Sanrey, 1872.
Ph. Mondelin, 1877.

Châteaudun.

D. Vidal, 1854.

Condé-Smendou.

D. Ricau, 1874.

Duzerville.

D. N....

El-Miliah.

D. Talagrant, 1877.

Khenchela.

D. Taïeb, 1881.

Kroubs.

D. Marchesi, 1877.

Milah.

D. Boularan, 1879.

Oued-Athéménia.

D. N....

Oued-Zenati.

D. Martin, 1881.

Sidi-Merouan.

Of. Petrolucci, 1847.

BONE.

D. Ceccaldi, 1871.
Hagenmüller, 1877.
Mestre (Guillaume), 1831.
Milliot. (B.-M.). 1872.
Mouilleron, 1878.
Nicolas, 1872.
Quintard (Guillaume), 1862.
Willigens, 1872.
Of. Teddé (Jean), 1840.
Guglielmi (N.-M.-N.), 1873, de 2 à 4 h.
Ph. Barreau (Marie), 1860.
Guérin-Toudouze (A.), 1881.
Housset (Fulgence), 1869.
Hue (Joseph-Louis), 1840.
Leblanc, 1868.
Nègre, 1867.
Ponsot, 1881.
Rançon, 1881.
Richaud, 1857.

Bugeaud.

D. Millot, 1872.

Calle (La).

D. Montagnié (P.-Aug.), 1856.
Ph. Gruyer (Pierre-Ant.), 1844.

Duvivier.

D. Reboul, 1881.

Mondovi.

D. Agostini, 1870.
Of. Monotti, 1853.

Penthièvre.

Of. N....

Randon (*Bône*).

Of. Lovrioni, 1832.
Martin.

GUELMA.

D. Delabrousse, 1864.
Nouffert (Jean-Pierre), 1846.
Ph. Renier, 1863.
Tambareau (Raym.), 1863.

Laverdure.

D. Montferrand (N.-P.-A.), 1882, de 8 à 9 h. mat. et de 4 à 5 h. soir.

Oued-Cham.

D. Lecollier, 1866.

Soukaras.

D. Glada, 1880.
Ph. Curel, 1878.
Scaparone.

PHILIPPEVILLE.

D. Kayser (Alf.), 1851.
Clément, 1867.
Ricoux (René), 1867.
Of. Massoni, 1840.
Ph. Blanchet, 1880.
Monnier, 1876.
Nielly (Louis-Napol.), 1844.
Nielly (Jules), 1866.
Waton, 1881.

El-Arrouch.

D. Bergot, 1858.

Gastu.

Of. Camino, 1859.

Jemmapes.

D. Marathon, 1875.
Ph. Basso (Joseph), 1859.

Kollo.

D. Blessing, 1880.

Robertville.

D. Vialettes, 1870.

SÉTIF.

D. Bosc, 1878.
Decœur, 1836.
Ph. Delcamp, 1872.
Morfaux, 1873.

Aïn-Abessa.

Of. Martin, 1873.

Bordj-bou-Arreridj.

Of. Bernard, 1872.
Ph. Brilland, 1875.

Saint-Arnaud.

Of. Guglielmi, 1873.

BOUGIE.

D. Chevalier, 1869.
Ph. Goujon (F.). 1882.
Marguet, 1873.

Akbou.

D. Constant, 1877.
Of. Petain.

Bou-Saâda.

Of. N.....

Djidjelli.

D. Roger, 1861.
Ph. Batigne, 1877.

El-Kseur.

D. Roux, 1876.

Saint-Arnaud.

Of. Guglielmi, 1878.

ORAN.

Population : 155,915 hab. — 34 Docteurs en médecine ; 9 Officiers de santé ; 25 Pharmaciens.

Cinq arrondissements : Oran, Mascara, Mostaganem, Tlemcen, Sidi-bel-Abbès.

ORAN.

D. Autun, 1871.
Bernauer, 1842, suppléant à l'hôpital.
Cabaud, 1851.
Cauquil (Alex.), 1843.
Fonteneau (Aug.-L.), 1857, méd. de l'hosp.
Guglielmi, 1863.

Heynemann (Marie), 1841.
Lescure (F.), 1879, méd. de l'hôp., lundi, mercredi, vendredi de 3 à 4 h.
Lesonneur, 1874.
Lévy (Ch.) 1883, de 1 à 3 h.
Mondot, 1864.
Paul.
Peret, 1850.
Sandras, 1872.
Vinciguerra, 1877.
Of. Thorès, 1881.
Trémoulé (Léon), 1839.
Ph. Barthélemy (Joseph), 1866.
Barfibas (G.), 1880, 1re cl.
Bernard, 1875.
Duranton, 1879.
Giraud, 1882.
Gobert, 1867.
Krieger, 1877.
Loisant, 1837.
Mathieu, 1866.
Menouillard, 1875.

Aïn-Temouchenn.

D. Gaucher (Louis), 1849.
Labouré, 1879.
Ph. Pérelle, 1830.

Arzeu.

D. Suzzarini, 1875.
Ph P. de Maximy, 1877.

Bou-Sfer.

D. Loustalot, 1874.

Bou-Tlelis.

Of. Beynet, 1873.

Fleurus (*Oran*).

D. Charon, 1879.

Hammam-bou-Hadjar.

D. *Marlet, 1877.

Mers-el-Kebir.

D. Haufmann, 1877.

Miserghin.

D. Demons, 1859.

Saint-Cloud.

D. Barrière, 1879.

Saint-Denis-du-Sig.

D. Noël, 1877.
Turot (Henri), 1862.
Ph. David (Jules-Isaac), 1857.
Lamoureux, 1881.

Saint-Leu.

D. Duzan.

Sainte-Barbe-du-Tlélat.

D. Ravel, 1870.

Tiaret.

D. Cabaud, 1851.
Ph. Bachelet, 1877.

SIDI-BEL-ABBÈS.

D. Bernard, 1878.
Bonnet, 1880.
Fabriès, 1862.
Magnier, 1852.
Of. Gouvain, 1879.
Rico y Paya, 1878.
Ph. Garrouste, 1862.
Saget, 1879.
Tabarly, 1871.

Bou-Kanifis.

Of. Peloni, 1862.

Mercier-Lacombe.

Of. N....

Sidi-Chami (*Oran*).

D. Lelièvre (Max), 1882.

MASCARA.

D. Constant, 1874.
Tomassini, 1869.
Uhlmann, 1873.
Ph. Perrotte (Ed.), 1865.
Simian, 1879.

Oued-Taria.

Of. Colozzi, 1867.

Palikao.

D. Baudières, 1878.

Perrégaux.

D. Game (Michel), 1853.

MOSTAGANEM.

D. Brugnier, 1826.
Cellier, ✻, 1853.
Feldmuller, 1853.
Ph Mégy, 1873.

Aboukir.

Of. Toppin, 1876.

Aïn-Tedelès.

D. Fabre, 1873.

Cassaigne.

D. Finelli, 1878.

Inkermann.

Of. Corcellet, 1876.

Relizane.

D. N....
Froidefond, 1872.
Leprovost, 1876.
Ph. Bonhomme, 1853.
Rigaud, 1876.

Renault.

D. Guidicelli, 1882.

Zemmorah.

D. Petit.

TLEMCEN.

D. Lenepveu (Prosper), 1852.
Rullier (Edm.), 1858.
Tedeschi, 1882.
Vidal, 1854.
Ph. Briand, 1875.
Soipteur (Joseph), 1857.

Béni-Saf.

D. Mailhet (F.), 1867.
Malhe, 1867.

Lamoricière.

D. Voullemier, 1870.

Pont-de-l'Isser.

D. Alès, 1879.

Remchi.

D. Mohammed-b.-Nekach, 1880

ILE DE LA REUNION.

Population : 185,000 hab. — 36 Docteurs en médecine; 1 Officier de santé ; 17 Pharmaciens.

Deux arrondissements : Partie du Vent, Partie sous le Vent

PARTIE DU VENT.

SAINT-DENIS

(médecins civils).

D. Azéma, prés. de la Soc. loc.
*Leclère, secr. de la Soc. loc.
*Le Couteur, tr. de la S. loc.
Legras.
*Le Siner, vice-présid. d ecl Soc. loc.
Mac-Auliffe.
Mahé (P.).
*Ormières, ✵.
Richard.
*Saint-Perne.
Vinson (A.), ✵.
*Vinson (E.),
Of. Etrolle.
Ph. Athenasses (H.).
Bailly.
Boinvilliers.
Chatel.
Selec et Maureau.
Vergès.

Saint-André.

Robert.
Ph. Vinson.

Saint-Benoît.

D. Jacod de Cordemoy.
Michel.
Ph. Francière.

Sainte-Marie.

D. Le Coutour.

Sainte-Rose.

D. Hoarau-Benony.

PARTIE SOUS LE VENT.

SAINT-PAUL.

D. Fontarabie (Milhet de), ✻,
Fontarabie fils.
Lacaille.
Rivoalan.
Ph. Rivière.

Saint-Joseph.

D. Brunel.
*De Leissègues.
Ph. Vinchant.

Saint-Louis.

D. *Aubry.
Haorau.
Ph. Aubry.

Saint-Pierre.

D. *Barquisseau.
Bourayne.
Isautier.
Mahy (de).
Of. Trolé.
Ph. Célières.
Barquisson.
Michel.

MAYOTTE.

(SERVICE DE SANTÉ DE LA MARINE).

D. Balbaud, médec. de 1re cl., chir. du service.
Vandein, méd. auxil.

Nossi-Bé ou Helleville.

(SERVICE DE SANTÉ DE LA MARINE).

D. Jenevin, méd. de 1re cl., chef du service.
Marius, dit Sévère, m. auxil.

Sainte - Marie - Madagascar.

(SERVICE DE SANTÉ DE LA MARINE).

D. N...

SÉNÉGAL ET DÉPENDANCES.

POPULATION : 200,000 habitants.
Trois arrondissements : Saint-Louis, Bakel, Gorée.

AMÉRIQUE

ILE DE LA MARTINIQUE.

POPULATION : 150,695 hab. — 24 Docteurs en médecine ; 2 Officiers de santé; 30 Pharmaciens.
Deux arrondissements : le Fort-de-France, Saint-Pierre.

FORT-DE-FRANCE (LE).

(SERVICE DE SANTÉ).

D. Langellier-Bellevue, O. ✻, médecin en chef.
Dauvin, ✻.
Bouvier, ✻.
Bellamy.
Desgraves.
Le Coat de St-Haoun.
Gilbert (Pierre).
Ph. Rouhaut.
Pairault.

(MÉDECINS CIVILS).

D. Encognère, ✻.
Guérin, ✻.
Taly, ✻.
Ph. Badin.
Guitaud-Dufouqueray.
Lagarde.
Laporterie.
Latty.
Montaigue.
Sasias.

Anses-d'Arlets.

D. Hayot, ✻.

François.

Ph. Lafosse.
Sasias.

Lamentin.

Ph. Costet.
Dumoret.

Marin (Le).

O. Gaston, ✻.
Ph. Pignol.

Rivière-Pilote.

Ph. Roussille.
Sarlin.

Lorrain.

D. Salvy.

Saitne-Marie.

Of. Thaly.

Trinité (La).

D. Dardiguenave.
Delorge.
Ph. Alvarès.
Ballet.
Delorge.
Simoneau.

Saint-Esprit.

D. Duvallon.
Peu.
Ph. Allouis.
Devin.

Vauclain.

D. Désormeaux.
Lavau-Bouquet.

SAINT-PIERRE.

(SERVICE DE SANTÉ).

D. Thaly, méd. princ.
Lacroix, méd. de 2e cl.
Ph. Décoreis.

(MÉDECINS CIVILS).

D. Artières.
Baudin.
Chéneaux.
Cornilliac, ✻.
Fazeuille, ✻.
Gaston, ✻.
Marry, 1884.
Massias (de).
Morettin.
Néris.
Of. Arnaud.
Ph. Belleroche.
Berthé Saint-Ange.
Cabanel et Cie.
Charrier.
Debans.
Devin.
Hardy.
Magdelon.
Rouf (J.).
Salles (P.).

ILE DE LA GUADELOUPE

Population : 170 064 habitants. — 30 Docteurs en médecine ; 3 Officier de santé ; 27 Pharmaciens.

Trois arrondissements : la Basse-Terre, la Pointe-à-Pitre, Marie-Galante.

BASSE TERRE (LA).

(Médecins civils).

D. Gabre.
St-Félix-Colandeau.
Brassac, Brémond, Henry } Médecins milit.
Ph. Beaujan.
Souque.
Belourygey.
Mourice.
Gagneron.

Capesterre (La).

D. Massias de Bonne.
Mattéi.
Of. Lassalle.
Ph. Bernissant.
Houillier.

Petit-Bourg

Of. Biot.

Pointe-Noire.

Of. Ravel.

POINTE-A-PITRE (LA).

D. Carreau.
Corce, (méd. mil.)
Granger, ✻.
Guesde.
Hanne.
D. Isaac.
Jouannet.
Loiseau, ✻.
Léger.
Lherminier.
Raimond.
Ph. Ballet.
Boulogne-Boulognet.
Bory.
Chambertrand.
Capitaine.
Duportail.
Desgranges.
Gaube.
Guilliod.
Gedon.
Houllier.
Léger, Durant et Ce.
Sauvaire.
Wint (de).

Désirade (La).

D. Gauden de Hulin.

Moule (Le).

D. Nesty.
Poyen (de) (Gustave).
Ph. Michaux.
Rouge (J.).

Port-Louis.

D. Beaufond.
Duvignan.
Papin-Ruillier.
Ph. Donjoy.
Piron.

Petit-Canal.

D. Crane.

Saint-François.

D. Douënil (Alcide).

Sainte-Anne.

D. Bourgeois.

Morne-à-l'Eau

D. Raiffet.

Sainte-Rose

D. Antoine.
Ph. Cavaillier.

MARIE-GALANTE.

D. Gautier.
Ph. Raiffer (Th.).

Capesterre et St-Louis

D. Pélissié de Montémont.

GUYANE FRANÇAISE

Population : 26,960 habitants.

CAYENNE.

(médecins civils).

D. François.
Pain.
Vouijet.
Ph. Lannes (E.).
Relbèze.
Routern (J.).

SAINT-PIERRE ET MIQUELON (ILES).

Population : 5,000 habitants, et 12,000 dans la saison de la pêche.

SERVICE DE SANTÉ DE LA MARINE.

D. Ely, méd. de 1re cl.
Du bois Saint-Sévérin, méd. de 2e cl.
Ph. Neny, pharmacien de 2 classe.

ASIE

ÉTABLISSEMENTS FRANÇAIS DANS L'INDE[1]

Population : 125,992 habitants.

PONDICHÉRY.

(service de santé de la marine).

D. Quétand, méd. principal.
Cassien, ✻, méd. de 1re cl.
De Cessard, méd. de 2e cl.
Chevrier, méd. auxil.
Ph. Philaire, ph. de 1re cl.
Sambuc, aide-pharmacien.

(médecins civils).

D. Larrée.
Lebrun.
Ph. Aubry.
Morel (de).

CHANDERNAGOR.

N...

KARIKAL.

(SERVICE DE SANTÉ DE LA MARINE).
Of. Aubœuf.

MAHÉ.

(SERVICE DE SANTÉ DE LA MARINE).
D. Appoupellé, méd. de 2e cl., chir.

YANAON.

(SERVICE DE SANTÉ DE LA MARINE).
Of. N... méd. natif.

COCHINCHINE.

POPULATION : 1,500,000 habitants, dont 1,000 Européens.

SAIGON.

(MÉDECINS CIVILS).

D. Cardi.
Monceaux (Eug-V.). 1881.
Mougeot.

Ph. Guérin.
Lavié.

OCÉANIE

TAITI

SERVICE DE SANTÉ DE LA MARINE.

D. Chassaniol, méd. de 1re cl.
Jan, méd. de 2e cl.

Ph. Pottier, ph. de 2 cl.

PAPEETE.

(MÉDECINS CIVILS).

D. Bonnet (Max).
Guillasse.

Ph. Cardella.
Graffe.
Robertson.
Trusseau.

MÉLANÉSIE.

Population : 52,000 habitants.

Grall, méd. auxil.
Taroni, méd. auxil.
Beaumier, méd. auxil.
Carrière, méd. auxil.
Auvregand, méd. auxil.
Marcou, méd. auxil.
Vercoutre, méd. auxil.
Galbruner, méd. auxil.
Laganterie (comte), médecin auxil.
Ph. Campana, ph. de 1re cl.
Brousmiche, ph. auxil.
Forgue, ph. auxil.

ILE LIFOU.

Of. Deplanche.

WAGAP.

Of. Viellard.

DEUXIÈME PARTIE

RENSEIGNEMENTS

MINISTÈRE DE L'INSTRUCTION PUBLIQUE

RUE DE GRENELLE-SAINT-GERMAIN, 110.

MÉDECIN DU MINISTÈRE : M. **Augouard.**

ÉCOLE NORMALE SUPÉRIEURE. — Médecins, MM. **Bourdon, Fernet.**

BIBLIOTHÈQUE NATIONALE. — Médecins, MM. **N...** et **Vidal** de Poitiers).

LYCÉE LOUIS-LE-GRAND. — Médecins, MM. **Dumontpallier** et **Lancereaux.** — Chirurgien, M. **Désormeaux.** — Dentiste, M. **Magitot.**

LYCÉE HENRI IV. — Médecin, M. **Cornil.** — Médecin adjoint, M. **Letulle,** — Chirurgien, M. **Bremont.** — Dentiste, M. **N...**

LYCÉE SAINT-LOUIS. — Médecins, MM. **Troisier** et **Ollivier.** — Chirurgien, M. **Marc Sée.** — Dentiste, M. **Magitot.**

LYCÉE CONDORCET. — M. **Brémond** fils.

PETIT LYCÉE CONDORCET. — Médecin, M. **Berthelot.**

LYCÉE DE VANVES. — Médecin, M. **Degrusse.**

COLLÈGE ROLLIN. — Médecin, M. **Besnier** (Jules). — Chirurgien, M. **Gilette.** — Dentiste, M. **Nonat.**

COLLÈGE STANISLAS. — Médecin, M. **Gouraud.** — Dentiste, M. **N...**

COLLÈGE CHAPTAL. — Médecin, M. **Sevestre.** — Chirurgien, M. **N...**

ÉCOLE NORMALE PRIMAIRE. — Médecin, M. **A. Riant.**

FACULTÉS ET ÉCOLES

Inspecteur général. — M. le Dr **Gavarret.**

ENSEIGNEMENT DE LA MÉDECINE

L'enseignement médical se fait, en France, dans les Facultés de médecine, qui sont au nombre de six, et dans les écoles préparatoires de médecine et de pharmacie, qui sont au nombre de seize en comptant celle d'Alger.

FACULTE DE MÉDECINE DE PARIS

Les Cours du semestre d'hiver de la Faculté auront lieu dans l'ordre suivant, à partir du samedi 3 novembre 1885

Doyen. — M. **Béclard.** — Assesseurs du doyen. — MM. **Brouardel, Regnauld.** — Secrétaire, M. **A. Pupin**
Doyen honoraire. — M. **Vulpian.** — Professeur honoraire. — M. **Gosselin.**

CHAIRES	PROFESSEURS	MATIÈRES DES COURS	JOURS	HEURES
Physique médicale	M. GAVARRET. M. GARIEL, agrégé-suppléant	Phénomènes physiques de la phonation et de l'audition. Notions sommaires de mécanique appliquée. — Acoustique. — Chaleur. — Optique géométrique.	Lundi. Lundi, Mercr. Vendr.	à 4 h. (petit Amphithéat.) à midi (petit Amphithéat.)
Pathologie médicale	M. PETER	Les maladies tuberculeuses. — Les maladies rhumatismales. — Les maladies goutteuses. — Les anémies.	Mardi, Jeudi, Samedi	à 3 heures. (Grand Amphithéâtre.)
Anatomie	M. SAPPEY	Le système nerveux. — Les organes des sens. — L'appareil de la digestion.	Lundi, Mercr. Vendr.	de 4 à 5 h. (Grand Amphithâtre.)
Chimie médicale	M. GAUTIER (Armand)	Métalloïdes et métaux : leurs applications à la médecine.	Mardi, Jeudi, Samedi.	à midi. (Grand Amphithéat.)
Pathologie chirurgicale	M. LANNELONGUE	Maladies chirurgicales du membre inférieur. — Maladies chirurgicales des organes génitaux de l'homme.	Lundi, Mercr. Vendr.	à 3 h. (Grand Amphithéat.)
Opérations et Appareils	M. DUPLAY	Traitement chirurgical des maladies des vaisseaux et des nerfs. — Opérations qui se pratiquent sur les vaisseaux et les nerfs. — Traitement chirurgical des tumeurs.	Mardi, Jeudi, Samedi.	à 4 heures. (Grand Amphithéâtre.)
Histologie	M. X.		Mardi, Jeudi, Samedi.	à 5 h. Gd. Am.)
Anatomie pathologique	M. CORNIL	Anatomie pathologique générale. — Inflammations. — Bactéries. — Dégénérescences. — Tumeurs. — Lésions des os.	Mercredi, Vendredi.	à 5 h. Faculté (gr. Amph.)
			Lundi	à 1 h. 1/2 (Ec. pratique).
		Autopsies par M. CORNIL	Tous les jours	à 10 h. (Amph. Bichat, Hôtel-Dieu.
Histoire de la Médecine et de la chirurgie.	M. LABOULBÈNE	Histoire des principales découvertes en médecine et en chirurgie (*Suite*). — Biographie et bibliographie médicales.	Mardi, Jeudi, Samedi.	à 4 h. (petit (Amphith.).
Conférences de Médecine légale pratique.	M. BROUARDEL	Conférences de médecine légale pratique	Lundi, Mercr. Vend.	à 2 h. (à la Morgue)
CLINIQUES				
Cliniques médicales	MM. G. SÉE. HARDY. POTAIN. JACCOUD.	Cliniques médicales	à l'Hôtel-Dieu. à la Charité. à l'Hôpital Necker. à la Pitié.	Tous les jours de 9 h. à 10 h. du matin. — Visite des malades tous les matins.
Cliniques chirurgicales	MM. RICHET. VERNEUIL. TRELAT. LE FORT.	Cliniques chirurgicales	à l'Hôtel-Dieu. à la Pitié. à la Charité. à l'Hôpital Necker.	
Clinique de pathologie mentale et des Maladies de l'encéphale	MM. BALL	Clinique de pathologie mentale et des Maladies de l'encéphale.	à l'asile Ste-Anne.	
Clinique des maladies des enfants	GRANCHER	Clinique des Maladies des enfants.	à l'Hospice des Enfants Malades	
Clinique des maladies syphilitiques et cutanées.	FOURNIER	Clinique des Maladies syphilitiques et cutanées.	à l'Hôpital St-Louis	
Clinique des maladies du système nerveux.	CHARCOT	Clinique des Maladies du système nerveux	à la Salpêtrière.	
Clinique ophthalmologique	PANAS	Clinique ophthalmologique	à l'Hôtel-Dieu	
Clinique d'accouchements	PAJOT	Clinique d'accouchements	à la Clin. de la Facté.	
Cours Auxiliaires				
Pathologie interne	M. HALLOPEAU.	Maladies du système nerveux. — Névrose	Lundi, Mercr. Vend.	à 5 h. (amph Laënnec)
Pathologie externe	M. TERRILLON	Maladies chirurgicales des voies génito-urinaires de l'homme et de la femme.	Mardi, Jeudi, Samedi	à 5 h. (amph. Laënnec.)

Cours complémentaires

CHAIRES	PROFESSEURS	MATIÈRES DES COURS	JOURS	HEURES
Chimie	M. HANRIOT, agrégé.	Chimie biologique (digestion, sécrétion urinaire.	Mercredi	de 10 h. 1/2 à 11 h. 1/2. (École pratique rue Vauquelin.
Histoire naturelle médicale	M. RAPHAEL BLANCHARD, agrégé.	Zoologie médicale	Mardi, Jeudi, Samedi	à 2 h. (Grand Amphithéât.)
Accouchements	M. PINARD	Grossesse ; accouchement normal. — Opérations obstétricales	Mardi, Jeudi, Samedi	à 5 h. (petit amphith.)
Physiologie	M. REYNIER	Les muscles. — Le système nerveux. — Les organes des sens.	Lundi, Mercredi, Vendredi	à 5 h. (petit amphithéât.)
Anatomie pathologique	M. HANOT	Lésions des systèmes cardio-vasculaires et lymphatique.	Jeudi	à 2 heures, (École pratique rue Vauquelin.)
		Travaux pratiques		
Anatomie	M. FARABEUF, agrégé, chef des travaux anatomiques.	*Dissection*. — Démonstration par les prosecteurs et les aides d'anatomie.	Tous les jours	de midi à 4 h (15, rue de l'École-de-Médecine).
Anatomie : Cours du chef des Travaux anatomiques.	M. FARABEUF, agrégé, chef des travaux anatomiques.	Organes génitaux-urinaires		
Histoire naturelle	M. FAGUET, chef des travaux	Exercices pratiques ; Zoologie et botanique. — Conférences et démonstrations	Lundi et jeudi (1re série). Mardi et Vendredi (2e série.)	de 9 h. à 11 h.
Chimie médicale	M. HANRIOT, ag. chef des travaux.	Manipulations de chimie. — Conférences et démonstrations	Mardi, Jeudi, Samedi	de 8 h. à 10 h. et demie.
Physique médicale	M. GUÉBHARD, chef des travaux.	Manipulation de physique. — Conférences et démonstrations.	Mardi, Jeudi, Samedi.	de 1 h. à 6 h.
Anatomie pathologique	M. GOMBAULT, chef des travaux.	Exercices pratiques d'anatomie pathologique.	Tous les jours	à 2 h. (Ec. prat. r. Vauquelin. Laborat. d'an. pathologique,)
Histologie	M. CADIAT, agr., chef des travaux.	Exercices pratiques d'histologie	Mardi, Jeudi, Samedi	de 9 h. à 11 h matin. (Ec pratiq. r. Vauquel.

Semestre d'Hiver. — Division des études

1re ANNÉE

Chimie médicale.
Physique médicale.
Histoire naturelle médicale.
Travaux pratiques obligatoire (doctorat et officiat) { Chimie. Histoire naturelle.

2e ANNÉE

Anatomie.
Histologie.
Physiologie.
Pathologie interne.
Pathologie externe.
Travaux pratiques obligatoires (doctorat). { Anatomie. Histologie.
Travaux pratiques obligatoires (officiat). { Stage hospitalier. Anatomie.

3e ANNÉE

Anatomie.
Histologie.
Physiologie.
Anatomie et histologie pathologiques.
Pathologie interne.
Pathologie externe.
Opérations et appareils.
Thérapeutique et matière médicale.
Pharmacologie.
Clinique médicale et chirurgicale.
Travaux pratiques obligatoires (doctorat.) { Stage hospitalier. Anatomie.
Travaux aratiques obligatoires (officiat): { Stage hospitalier. Anatomie.

4e ANNÉE

Pathologie interne.
Pathologie externe.
Anatomie pathologique.
Pathologie et thérapeutique générales.
Pathologie expérimentale
Opérations et appareils.
Hygiène.
Thérapeut. et matière médic.
Pharmacologie.
Accouch. et malad. des femmes
Médecine légale.
Histoire de la médecine et de la chirurgie.
Cliniq. médic. et chirurgicale.
Clinique obstétricale.
Cliniques spéciales.
Travaux pratiques obligat. (doctorat). { Stage hosp. Anatomie pathologiq.
Travaux pratiques obligat. (officiat). { Stage hosp. Anatomie.

Le MUSÉE ORFILA et le MUSÉE DUPUYTREN sont ouverts aux élèves tous les jours, de **11** à **4** heures.
La BIBLIOTHEQUE est ouverte tous les jours de 11 h du matin à 5 h. de l'après-midi et tous les soirs de 7 h. 1/2 à 10 h.

AGRÉGÉS EN EXERCICE

Les agrégés en exercice près la Faculté de médecine de Paris sont répartis ainsi qu'il suit dans les quatre sections :

1re Section. — *Sciences anatomiques et naturelles.*

Anatomie et physiologie. — MM. **Farabeuf, Reynier, Rémy, Richet (Ch.).**

IIe Section. — *Sciences physiques, chimiques et naturelles.*

Physique. — MM. **Gariel, Guébhard.**
Chimie. — MM. **Hanriot, Lutz.**
Pharmacologie. — M. **Pouchet.**
Histoire naturelle. — **Blanchard.**

IIIe Section. — *Médecine proprement dite et médecine légale.*

Pathologie interne, clinique interne, pathologie générale, matière médicale et thérapeutique, hygiène, médecine légale et anatomie pathologique. — MM. **Debove, Hallopeau, Hanot. Hutinel, Joffroy, Landouzy, Quinquaud, Raymond, Rendu, Robin, Straus, Troisier.**

IVe Section. — *Chirurgie et accouchements.*

Chirurgie. — MM. **Bouilly, Campenon, Humbert, Kirmisson, Peyrot, Reclus, Richelot, Segond, Terrillon.**
Accouchements. — MM. **Budin, Pinard, Ribemont-Dessaignes, Charpentier.**

CLINIQUE DE LA FACULTÉ

HÔTEL-DIEU.

Chefs de clinique : **Capitan, Picqué, Personne** (de la)
CLINIQUE MÉDICALE. — Professeur, M. **G. Sée.**
CLINIQUE CHIRURGICALE. — Professeur, M. **Richet.**
CLINIQUE OPHTALMOLOGIQUE. — Professeur, M. **Panas.**

HÔPITAL DE LA CHARITÉ.

Chefs de clinique : **Siredey, Marchand.**
CLINIQUE MÉDICALE. — Professeur, M. **Hardy.**
CLINIQUE CHIRURGICALE. — Professeur, M. **Trélat.**

HÔPITAL DES CLINIQUES.

Chef de clinique : **Stapfer.**
CLINIQUE D'ACCOUCHEMENTS. — Professeur, M. **Pajot.**

HÔPITAL DE LA PITIÉ.

Chefs de clinique : **Netter, Verchère.**
CLINIQUE MÉDICALE. — Professeur, M. **Jaccoud.**
CLINIQUE CHIRURGICALE. — Professeur, M. **Verneuil.**

HÔPITAL NECKER.

Chefs de clinique : **Petit, Menars.**
CLINIQUE MÉDICALE. — Professeur, M. **Potain.**
CLINIQUE CHIRURGICALE. — Professeur, M. **Le Fort.**

HÔPITAL DES ENFANTS ASSISTÉS.

Chef de clinique : **Variot.**
CLINIQUE DES MALADIES DES ENFANTS.— Professeur, M. **Grancher.**

HÔPITAL SAINT-LOUIS.

Chef de clinique : **Brucher.**
CLINIQUE DES MALADIES CUTANÉES ET SYPHILITIQUES. — Professeur, M. **Fournier** (Alf.).

ASILE SAINTE-ANNE.

Chef de clinique : **Gilson.**
CLINIQUE DES MALADIES MENTALES ET NERVEUSES. — Professeur, M. **Ball.**

SALPÊTRIÈRE.

Chef de clinique : **Babinski.**
CLINIQUE DES MALADIES DU SYSTÈME NERVEUX. — Professeur, M. **Charcot.**

NOTA I. — Les places de chef de clinique sont données au concours; tout docteur en médecine, âgé de moins de 35 ans, peut concourir.

NOTA II. — Tous les élèves peuvent se livrer à l'étude pratique des accouchements, mais successivement et lorsqu'ils ont achevé leur quatrième année d'études.

ÉCOLE PRATIQUE DE DISSECTION ET D'OPÉRATIONS CHIRURGICALES

Chef des travaux anatomiques. — M. **Farabeuf.**
Chef du matériel. — M. **Delahousse.**

On n'admet à l'Ecole de dissection que les élèves qui ont pris inscription dans le trimestre, ou dont les motifs pour ne pas prendre inscription ont été jugés valables par le doyen. Le secrétaire de la Faculté délivre les cartes d'entrée pour les pavillons de dissection.

Des prosecteurs et des aides d'anatomie, nommés au concours pour trois ans, dirigent les travaux, veillent au bon ordre, usent des moyens de prévenir l'insalubrité, et répètent la description des organes ou les opérations qui ont été le sujet des dernières leçons des professeurs.

Le chef des travaux anatomiques, nommé pour dix ans, préside au classement des élèves et à la distribution des sujets, et surveille les études anatomiques. Il peut, en outre, faire partie du Jury des examens d'anatomie lorsqu'il a été agrégé de la Faculté.

Indépendamment des exercices anatomiques, un cours pratique d'opérations chirurgicales se fait chaque année dans les pavillons de la Faculté, du 1er avril au 30 juin. Les étudiants en cours d'études, qui désirent s'exercer aux opérations pendant ce temps, sont tenus d'acquitter un droit supplémentaire. La taxe des personnes étrangères à la Faculté est de 30 fr.

Tout docteur en médecine, autorisé par le Ministre de l'instruction publique à faire un cours public dans l'un des amphithéâtres de l'Ecole pratique, peut diriger les élèves dans leurs travaux anatomiques. Un pavillon spécial est affecté aux professeurs particuliers.

Chef des travaux anatomiques. — M. **Farabeuf**, chargé de faire un cours d'anatomie à l'Ecole pratique.

Prosecteurs. — MM. **Brun, Castex, Broca, Chaput, Michaux, Poirier, Ramonèdo, Barette, Tuffier.**

Aides d'anatomie. — MM. **Assaki, Boiffin, Beurnier, Damalix, Hache, Hamonic, Mètaxas, Festal, Phocas, Clado, Hallé, Harthmann, Vallin, Lejars, Merigot de Treigny, Villar, Montprofit, Demoulin, Villemin.**

LABORATOIRES.

LABORATOIRE DE PHARMACOLOGIE.

Directeur. — M. **Régnauld.**
Chef du laboratoire. — M. **Villejean.**
Préparateur. — M. **Heret.**

LABORATOIRE DE THÉRAPEUTIQUE.

Directeur. — M. **Hayem.**
Chef du laboratoire. — M. **Roussy.**
Préparateur. — M. **Winter.**

LABORATOIRE DE PATHOLOGIE EXPÉRIMENTALE.

Directeur. — M. **Vulpian.**
Chef du laboratoire. — M. **Bochefontaine.**
Préparateur. — M. **Pinet.**

LABORATOIRE DE CHIMIE MÉDICALE

Directeur. — M. **Gautier** (Armand).
Chef des travaux de chimie biologique. — M. **Bemont.**
Préparateurs. — MM. **Fauconnier. Chabrié.**

LABORATOIRE D'HISTOLOGIE.

Directeur. —
Chef du laboratoire. — M. **Cadiat.**
Préparateurs. — MM. **Retterer, Gaucher.**
Aides-préparateurs. — MM. **Launois, Sapelier.**

LABORATOIRE D'ANATOMIE PATHOLOGIQUE ET DES TRAVAUX PRATIQUES.

Directeur. — M. **Cornil.**
Directeur-adjoint. — M. **Gombault.**
Préparateurs. — MM. **Brault, Chantemesse.**
Moniteurs. — MM. **Toupet, Durand-Fardel, Jardet.**

LABORATOIRE DE PHYSIOLOGIE.

Directeur. — M. **Blécard.**
Chef du laboratoire. — M. **Laborde.**
Prosecteurs. — MM. **Rondeau, Gley.**
Aides préparateurs. — **Pignol, Martin.**

LABORATOIRE DES MALADIES MENTALES.

Chef. — M. **Bellangé.**
Aide. — **Boyé.**

LABORATOIRE DE MÉDECINE LÉGALE DE LA MORGUE.

Directeur. — M. **Brouardel.**
Chef des travaux. — M. **Descoust.**

M. **Ogier**, chef du laboratoire de chimie, à la Morgue. — M. **Josias**, préparateur du cours de médecine légale. — M. **Vibert,** chef du laboratoire d'anatomie pathologique, à la Morgue.

BIBLIOTHÈQUE.

La Bibliothèque de l'Ecole de médecine de Paris se compose de plus de cinquante mille volumes. Elle offre en première ligne les livres grecs, latins, arabes, français, allemands, anglais, italiens, espagnols, russes, relatifs : 1° à la médecine proprement dite ; 2° à la chirurgie ; 3° aux accouchements ; 4° à la physique ; 5° à la chimie ; 6° aux diverses branches de l'histoire naturelle. Indépendamment de cette source d'instruction spéciale, on y trouve des ouvrages de littérature grecque, latine et française, des ouvrages et beaucoup d'écrits dont les rapports avec les sciences médicales ne sont qu'indirects. On y conserve encore, pour être consultés occasionnellement, les manuscrits très précieux d'anciens médecins célèbres; les commentaires écrits de la main des doyens de l'ancienne Faculté de médecine, qui commencent en 1324 et finissent 1786.

Le public n'est pas admis dans la bibliothèque, qui est ouverte tous les jours, excepté le dimanche, de 11 heures à 5 heures, et le soir de 7 à 10 heures, pour les élèves et les médecins.

Bibliothécaire. — **Hahn.**

Bibliothécaires-adjoints. — MM. **Corlieu, Petit**

Sous-bibliothécaires. — MM. **Gouault, Thomas.**

MUSÉE ORFILA.

Conservateur. — M. **Cadiat.**

Ce musée consiste en une collection très précieuse et très riche des pièces d'anatomie soigneusement préparées, d'instruments de chirurgie, de physique, d'objets d'histoire naturelle et de matière médicale.

Ce musée contient un nombre considérable de préparations anatomiques propres à montrer, sous toutes ses faces, la composition et la structure de l'homme.

On y remarque également :

1° Un arsenal chirurgical complet, qui réunit tous les instruments usités dans les opérations et les accouchements, ainsi que ceux qui ne sont plus employés. Ces derniers sont là pour l'histoire de l'art.

2° Une très belle collection de pièces en cire, destinées à faire connaître les altérations pathologiques qu'il est possible de représenter, ainsi qu'un certain nombre de préparations anatomiques.

3° Les têtes en plâtre des principaux criminels qui ont été exécutés dans le ressort des Cours d'appel de Paris et de Versailles; les crânes de plusieurs de ces suppliciés se trouvent dans la première salle.

4° Une collection d'anatomie comparée.

Les élèves seuls et les docteurs munis d'une carte y sont admis tous les jours, de 11 heures à 4 heures, le dimanche excepté.

Modeleur d'anatomie en cire. — M. **Talrich** (Jules), rue de l'Ecole-de-Médecine, 41.

MUSÉE DUPUYTREN.

Conservateur. — M. **Gombault.**

Ce musée est destiné à *l'anatomie pathologique* ou *morbide.* L'ordre dans lequel les pièces anatomiques sont rangées dans cette collection est celui qui a été assigné par M. le professeur

Cruveilhier, et que déjà il avait indiqué dans ses ouvrages sur l'anatomie pathologique.

Modeleur d'anatomie en cire. — **M. Talrich** (Jules), rue de l'Ecole-de-Médecine, 41.

PRIX

PRIX CORVISART.

Arrêté ministériel du 25 février 1870.

Article premier. — Tous les élèves de la Faculté sont appelés à concourir aux prix d'encouragement fondés par M. le professeur Corvisart.

Art. 2. — Les élèves qui désireront concourir pour ces prix devront, au commencement de chaque année, se faire inscrire à cet effet dans l'une des cliniques internes. Le professeur leur désignera un ou plusieurs numéros de lits, et l'élève devra recueillir les observations de tous les malades qui y sont successivement admis.

Art. 3. — Une question de médecine pratique sera, au commencement de chaque année, proposée par les professeurs aux élèves des cliniques internes; les élèves devront en chercher la solution exclusivement dans les faits qui se passeront sous leurs yeux dans les salles de la clinique.

Art. 4. — Avant le 1er juillet de chaque année, chacun des concurrents remettra au bureau de la Faculté: 1° les observations recueillies au numéro du lit qui lui aura été désigné; 2° la réponse à la question proposée.

Art. 5. — Un jury, dont les professeurs de clinique feront nécessairement partie, sera chargé de présenter un rapport sur ces travaux et de soumettre à la sanction de la Faculté les noms des concurrents qu'il jugera dignes d'obtenir des médailles.

Art. 6. — Le résultat du concours sera immédiatement transmis au Ministre de l'Instruction publique.

Art. 7. — Les prix consisteront en médailles de vermeil accompagnées d'une somme réglée comme il suit:

Lorsqu'il y aura un seul lauréat, l'étudiant recevra une médaille de vermeil et une somme de 400 francs;

Lorsqu'il y aura deux lauréats, chacun des étudiants recevra une médaille de vermeil et une somme de 200 fr.

PRIX MONTYON.

Le prix Montyon, qui consiste en une médaille de vermeil et une somme de 300 francs en espèces, est accordé à l'auteur du meilleur ouvrage sur les maladies prédominantes dans l'année précédente, sur les caractères et les symptômes de ces maladies, et sur les moyens de les guérir.

Les mémoires de candidats doivent être déposés au bureau

de la Faculté avant le 1er juillet, sans désignation du nom de l'auteur, mais avec une épigraphe pour le faire connaître.

PRIX BARBIER

D'après les dispositions de M. le baron Barbier, la Faculté de Médecine décerne tous les ans un prix de 2,000 francs à la personne qui a inventé une opération, des instruments, des bandages, des appareils et autres moyens mécaniques reconnus d'une utilité générale et supérieurs à tout ce qui a été employé et imaginé précédemment.

Les travaux et les objets présentés doivent être déposés au Secrétariat de la Faculté, avant le 1er juillet.

PRIX CHATEAUVILLARD

Ce prix, dû aux libéralités de Mme la comtesse de Chateauvillard, née Sabatier, et de la valeur de 2,000 francs, est décerné, chaque année, par la Faculté de Médecine de Paris, au meilleur travail sur les sciences médicales, imprimé du 1er janvier au 31 décembre de l'année précédente. Les ouvrages destinés à ce concours doivent être écrits en français (les thèses et dissertations inaugurales sont admises au concours). Ils sont reçus au secrétariat de la Faculté du 1er au 31 janvier de l'année qui suit leur publication.

LEGS DU BARON DE TRÉMONT.

M. Joseph Girod de Vienney, baron de Trémont, ancien préfet, a légué à la Faculté de Médecine de Paris, par un testament en date du 5 mai 1847, une somme annuelle de 1,000 francs, en faveur d'un étudiant distingué et sans fortune.

Par décret du 8 septembre 1858, M. le Doyen a été autorisé à accepter ce legs au nom de la Faculté.

Les candidats qui voudront s'inscrire recevront, au Secrétariat de la Faculté, les renseignements sur la nature des pièces à fournir, qui seront reçues jusqu'au 1er juillet.

PRIX LACAZE.

Aux termes du testament de M. le docteur Lacaze, un prix d'une valeur de 10,000 fr. est accordé *tous les deux ans* au meilleur ouvrage sur la *phthisie* et sur *la fièvre typhoïde*, et ainsi de suite alternativement et à perpétuité.

Les mémoires des concurrents doivent être soumis au Secrétariat de la Faculté avant le 1er juillet.

En 1886, il y aura lieu de décerner le prix pour la période biennale (*Fièvre typhoïde*).

LEGS BARKOW.

Mme de Barkow, née Guibert, par un testament en date du 2 juillet 1828, a fait à l'Université un legs universel pour être employé à aider des jeunes gens pauvres à faire de bonnes études et à s'ouvrir par ce moyen une carrière honorable.

Le revenu actuel est de 3,000 fr. ; il est affecté à l'entretien de bourses dans les établissements d'enseignement supérieur de Paris.

Pour participer à ce legs, les candidats devront en faire la demande avant le 1er juillet. Cette demande doit être accompagnée de toutes les pièces de nature à éclairer la Faculté sur leur situation de fortune et celle de leur famille.

Thèses récompensées.

La Faculté, après avoir examiné les thèses soutenues devant elle dans le cours de l'année scolaire, désigne à M. le Ministre celles qui paraissent dignes d'une récompense (médaille d'argent, médaille de bronze, mention honorable).

Sont admises au concours les thèses ayant obtenu les notes extrêmement satisfait et très satisfait.

Bourses de Doctorat en Médecine

Arrêté du Ministre de l'Instruction publique concernant le mode de concession des bourses de doctorat en médecine (15 novembre 1879).

Le Ministre de l'Instruction publique et des Beaux-Arts:

Vu le Règlement du 5 novembre 1877;

Vu l'Arrêté du 29 juin 1878;

Le Comité consultatif de l'Enseignement public entendu,

Arrête :

Art. 1er. — Les bourses de doctorat en médecine sont données au concours pour une année.

Les concours ont lieu au siège des Facultés.

Art. 2. — Le concours comprend deux épreuves :

Une épreuve écrite; — une épreuve orale.

Trois heures au plus sont accordées pour l'épreuve écrite;

L'épreuve orale ne peut durer plus d'un quart d'heure pour chaque candidat.

Le mérite de chacune des épreuves, écrite et orale sera exprimé en chiffre de 0 à 20

Art. 3. — Les candidats s'inscrivent au Secrétariat de l'Académie dans laquelle ils résident. Ils doivent être Français et âgés de dix-huit ans au moins et de vingt-huit ans au plus.

Ils désignent en s'inscrivant la Faculté à laquelle ils désirent être attachés, et joignent à cette déclaration les pièces énumérées dans l'article 2 du Règlement du 5 novembre 1877.

(Ces pièces sont : 1° leur acte de naissance; 2° leurs diplômes dans les sciences et dans les lettres; 3° une note revêtue de leur signature et indiquant la profession de leur père, la demeure de leur famille, l'établissement ou les établissements dans lesquels ils ont fait leurs études, le lieu ou les lieux qu'ils ont habités depuis leur sortie desdits établissements; 4° un certificat du chef ou des chefs desdits établissements constatant, avec une appréciation du caractère et de l'aptitude du candidat, l'indication des succès qu'il a obtenus dans le cours de ses classes, et des renseignements sur la situation de fortune de sa famille.)

Art. 4. — Les candidats pourvus des grades de bachelier ès lettres, et de bachelier ès sciences restreint, qui ont subi chacun de ces examens avec la note *Bien*, pourront obtenir une bourse de première année.

Art. 5. — Sont admis à concourir :

1° Les candidats qui ont subi avec la note *Bien* le premier examen probatoire prévu par l'article 3 du décret du 20 juin 1878.

Les épreuves porteront sur la physique, la chimie et l'histoire naturelle médicales.

2° Les candidats pourvus de huit inscriptions, qui ont subi avec la note *Bien* le premier examen probatoire, et qui justifieront de leur assiduité aux exercices pratiques.

Les épreuves porteront sur l'ostéologie, l'arthrologie et myologie.

3° Les candidats pourvus de douze inscriptions, qui ont subi avec la note *Bien* la première partie du second examen probatoire.

Les épreuves porteront sur l'anatomie, la physiologie et l'histologie.

4° Les candidats pourvus de seize incriptions, qui ont subi avec la note *Bien* la deuxième partie du second examen probatoire.

L'épreuve écrite portera sur la pathologie interne et la patho logie externe.

Art. 6. — Les Etudiants justifiant de grades de bachelier ès sciences restreint, et qui continuent leurs études d'après l'ancien régime, seront admis à concourir, s'ils ont obtenu la note *Bien* à l'examen correspondant à leur temps de scolarité; les épreuves seront les mêmes pour les Etudiants de l'un et de l'autre régime d'études.

Art. 7. — Le concours a lieu annuellement dans la dernière semaine du mois d'octobre.

Art. 8. — Les Membres du Jury sont désignés, sur la proposition des Facultés, par le Ministre, qui détermine également es sujets des compositions écrites.

ART. 9. — Immédiatement après la clôture du concours, le Recteur tranmet au Ministre les propositions de la Faculté, en y joignant les compositions des candidats, les procès-verbaux où sont indiquées les notes données à l'examen oral et le classement des compositions de l'épreuve écrite. Cet envoi sera complété par les pièces justificatives mentionnées à l'article 3.

Ces documents sont soumis à l'examen du Comité consultatif de l'Enseignement public, qui dresse une liste générale des candidats par ordre de mérite.

ART. 10. — Conformément aux dispositions de l'article 1er du présent arrêté, tout boursier qui voudra obtenir une nouvelle bourse devra subir les épreuves du concours correspondant à l'année d'études dans laquelle il doit entrer.

Chaque boursier sera l'objet d'un rapport spécial sur son assiduité aux cours et aux exercices pratiques.

ART. 11. — Les Arrêtés des 5 novembre 1877 et 28 juin 1878 sont et demeurent abroges en ce qui concerne les bourses de doctorat en médecine.

N. B. Le montant de la bourse est de 1,200 francs, payable par douzièmes à la caisse de la Faculté.

Vu :

Le Secrétaire de la Faculté, PUPIN.

Le Doyen, J. BÉCLARD

FACULTÉ DE MÉDECINE DE MONTPELLIER

Doyen. — M. **Castan.**
1er assesseur. — M. **Grasset.**
2e assesseur. — M. **Lannegrâce.**
Secrétaire. — M. **F. J. Blaise.**
Doyen honoraire. — M. **J. Benoit.**

CHAIRES.	PROFESSEURS. MM.
Anatomie	**Benoit**, doy. hon.
Accouchements	**Dumas.**
Histoire naturelle médicale et botanique	**Planchon.**
Chimie médicale	**Engel.**
Physique médicale	**Moitessier.**
Clinique interne	**Combal.** **Dupré.**
Clinique externe	**Tédenat.** **Dubrueil.**
Clinique obstétricale et gynécologie	**Dumas.**

Clinique des maladies mentales et nerveuses.......... **Cavalier.**
Hygiène.......... **Bertin-Sans.**
Médecine légale et toxicologie.......... **Jaumes.**
Opérations et appareils.......... **Grynfeltt.**
Pathologie interne.......... **Castan.**
Pathologie externe.......... **Chalot**, ch. du c.
Physiologie.......... **Lannegrâce.**
Thérapeutique et matière médicale.......... **Grasset.**
Anatomie pathologique et histologie.......... **Estor.**

PROFESSEURS HONORAIRES: **MM. Courty, Martins** et **Dumas** père.

COURS AUXILIAIRES

Anatomie : M. le Dr **Gilis,** prosecteur, chargé des fonctions de chef des travaux anatomiques. — M. **Batigne,** aide d'anatomie, chargé des fonctions de prosecteur,

COURS COMPLÉMENTAIRES.

Maladies des vieillards.......... **Hamelin.**
Maladies des enfants.......... **Battle.**
Maladies syphilitiques et cutanées.......... **Gayraud.**

AGRÉGÉS EN EXERCICE.

1re Section. — *Sciences anatomiques et naturelles.*

Anatomie et physiologie. — MM. **Bimar, Jacquemet.**
Histoire naturelle. — M. **Granel.**

IIe Section. — *Sciences physiques, chimiques, et toxicologie.*

MM. **de Girard, Ville.**

IIIe Section. — *Sciences médicales*

Pathologie interne, clinique interne, pathologie générale, thérapeutique et matière médicale, hygiène et médecine légale.

MM. **Carrieu, Mairet, Mossé, Regimbeau, Blaise** et **Baumel.**

IVe Section. — *Chirurgie et accouchements.*

Chirurgie et accouchements. — MM. **Serre, Roustan, Chalot, Tedenet, Dumas** (Léon).

FONCTIONNAIRES ATTACHÉS A LA FACULTÉ.

MM.

Chef des travaux anatomiques.......... **Chalot.**
Chef des travaux physiques.......... **Lauret,** délégué.
Chef des travaux chimiques.......... **Ville.**
Chef des travaux d'anatomie, pathologique et d'histologie.......... **Carrieu.**

	MM.
Chef des travaux pratiques de physiologie.	**François.**
Chef de clinique médicale	**Brousse.**
Chef de clinique chirurgicale............	**Saussol..**
Chef de clinique obstétricale	**Guinier.**
Chef de clinique des maladies des vieillards	**Sarda.**
Chef de clinique des maladies des enfants.	**Hortolès.**
Chef de clinique des maladies syphilitiques et cutanées	**Diffre.**
Prosecteur	**Gilis.**
Jardinier en chef	**Roux.**
Préparateur de chimie..................	**Hugouneng.**
Préparateur d'anatomie pathologique.....	**Courrent.**
Préparateur de physique................	**Lauret.**
Préparateur de clinique médicale.........	**Mossé.**
Préparateur de médecine légale..	**Planas.**
Préparateur d'hygiène et thérapeutique...	**Pradal.**
Préparateur d'histoire naturelle.........	**Planchon** (L.).
Aide de botanique	**Planchon** (L.).
Aides d'anatomie.......................	**Puech** et **Castan.**
Aide des travaux pratiques de physique..	**Cannac.**
— — — de chimie....	**Nègre.**
— — — de physiologie	**Abelout.**
— — — de médecine opératoire..	**Cros.**
— — — d'anatomie pathologique et d'histologie.	**Guibert**
— — — d'hist. natur..	**Gaziglia.**
Conservateur des collections	**N...**
Conservateur de botanique	**Barrandon.**
Bibliothécaire	**Gordon.**
Bibliothécaire-adjoint..................	**Coste.**
1er Commis au secrétariat	**Debarry** (Jacques))
2e Commis au secrétariat	**Debarry** (Laurent.

FACULTÉ DE MÉDECINE DE NANCY.

Doyen. — M. **Tourdes.**

Doyen honoraire. — M. **Stoltz.**

Professeurs honoraires. — MM. **Bach, Cailliot, Stoltzt.**

CHAIRES.	PROFESSEURS. MM.
Anatomie générale descriptive	**Lallement.**
Histologie	**Baraban,** agrégé.
Physiologie	**Beaunis.**
Anatomie et physiologie pathologiques	**Feltz.**
Pathologie générale et interne	**Hecht**; adjoint **Demange.**
Pathologie externe	**Heidenreich**; adjoint **Bechet.**
Médecine opératoire	**Chrétien.**
Matière médicale et thérapeutique	**Godfrin.**
Botanique et histoire naturelle	**Macé,** agrégé.
Chimie médicale et toxicologie	**Garnier,** agrégé.
Physique médicale	**Charpentier.**
Hygiène	**Poincaré.**
Médecine légale	**Tourdes.**
Cliniques externes	**Gross.** **Weiss,** agrégé.
Cliniques internes	**Parisot.** **Bernheim.**
Clinique obstétricale et d'accouchements	**Hergott**; ad. **Roussel** et **E. Parisot.**
Clinique ophthalmologique	**Rohmer,** agrégré.
Clinique des maladies syphilqees	**Spillmann,** agrégé.
Clinique des maladies scrofulouss et cutanées	**Hergott** fils, agrégé
Clinique des vieillards	**Demange** (C.) agr.
Clinique des maladies mentales	**Langlois,** ch. du c.
Chef des travaux anatomiques	**N...**
Chef des travaux de physiologie	**René.**
Chef des travaux d'histologie	**Sadler.**
Chef des travaux d'anatomie pathologique	**Baraban.**
Chef des travaux de chimie	**Lemblin.**
Chef des travaux de physique	**Dumont.**
Chef des travaux d'histoire naturelle	**Vuillemin.**
Chef de clinique médicale	**Simon.**
Chefs de clinique chirurgicale	**Guillemin** et **Étienne.**
Chef de clinique obstétricale	**Remy.**
Chef de clinique ophthalmologique	**Aubry.**
Préparateur d'hygiène	**Vallois.**
Préparateur de thérapeutique	**Devaux.**

AGRÉGÉS EN EXERCICE.

Secrétaire agent comptable de la Faculté. — M. **Bonnet.**

MM. **Demange** (E.), **Garnier, Hergott, Spillmann, Schmitt, Rohmer, Baraban, Bagnéris, Macé.**

FACULTÉ MIXTE DE MÉDECINE ET DE PHARMACIE DE BORDEAUX

Doyen. — M. **Denucé.**
Secrétaire. — M. **F. Lambert des Tilleuls.**

	MM.
Anatomie	**Bouchard.**
Anatomie pathologique	**Coyne.**
Anatomie et histologie	**Viault.**
Physiologie	**Oré.**
Hygiène	**Layet.**
Médecine légale	**Morache,**
Médecine expérimentale	**Jolyet.**
Physique	**Merget.**
Chimie	**N...**
Histoire naturelle	**Guillaud.**
Pharmacie	**Figuier.**
Matière médicale	**Perrens.**
Pathologie interne	**Dupuy** (Paul).
Pathologie externe	**Azam.**
Pathologie générale	**Vergely.**
Thérapeutique	**Fleury** (de).
Médecine opératoire	**Masse.**
Clinique interne	**Picot.** **Pitres.**
Clinique externe	**Denucé.** **Lannelongue.**
Clinique d'accouchements	**Moussous.**
Clinique ophtalmologique	**Badal.**

AGRÉGÉS.

SECTION DE MÉDECINE.

MM. **Arnozan.**
Artigalas.

MM. **Rondot.**
Lande.

SECTION DE CHIRURGIE ET D'ACCOUCHEMENTS

MM. **Boursier.**
Dudon.
Demons.

MM. **Lagrange.**
Lefour.
Piéchaud.

ANATOMIE ET PHYSIOLOGIE.

MM. N..., Planteau.

CHARGÉS DE COURS ANNEXES.

Clinique chirurgicale des enfants.........	**Bitot.**
Clinique médicale des enfants	**Negrié.**
Clinique vénérienne.....................	**Venot.**
Clinique des maladies mentales..........	**Taguet.**

FACULTÉ MIXTE DE MÉDECINE ET DE PHARMACIE DE LILLE

Doyen. — M. **Wannebroucq.**
Doyen honoraire. — M. **Cazeneuve.**
Professeur honoraire. — **Parise.**

PROFESSEURS TITULAIRES.

	MM.
Anatomie............................	**Testut.**
Physiologie..........................	**Wertheimer,** chargé du cours.
Anatomie pathologique et pathologie générale..........................	**Herrmann,** chargé du cours.
Pathologie médicale..................	**Leray,** ch. du c.
Pathologie externe...................	**Baudry,** ch. du c.
Clinique externe.....................	**Paquet** et **Folet.**
Clinique interne.....................	**Wannebroucq** et **Hallez.**
Accouchements, clinique obstétricale.....	**Pilat.**
Thérapeutique et matière médicale......	**Joire.**
Hygiène.............................	**Arnoult.**
Chimie médicale et toxicologie..........	**Garreau.**
Pharmacie et matière médicale	**Lotar.**
Médecine légale......................	**Castíaux.**
Histoire naturelle	**Moniez.**
Clinique des maladies cutanées et syphilitiques	**Leloir,** chargé du cours.
Physique	**Terquem,** chargé du cours.
Chimie organique.....................	**Lescœur.**
Histologie...........................	**Tourneux.**
Médecine opératoire..................	**Dubar,** ch. du c.

Professeurs agrégés : MM. **Gaulard, Doumer.**
Chargés des fonctions d'agrégés : MM. **Castelain, Thibaut.**

COURS COMPLÉMENTAIRES

Ophthalmologie. — M. **Cuignet**, chargé du cours.
Maladies cutanées et vénérieures. — M. **Leloir**, chargé du cours.
Maladies des enfants. — M. **Castelain**, chargé du cours.
Maladies mentales et nerveuses. — M. **Dubiau**, chargé du cours.
MAITRES DE CONFÉRENCES. — MM. **Gaulard, Barrois.**
Bibliothécaire. — M. **Maguin.**
Chef des travaux d'anatomie. — M. **Chotin.**
Agrégés. — **Gaulard, Leroy, Dumer, Baudry, Demon, Wertheimer. Dubar.**
Chefs de clinique. — **Colas, Hochstetter, Coppens, Traill, Richez, Cochet.**

FACULTÉ MIXTE DE MÉDECINE ET DE PHARMACIE DE LYON

Doyen. — M. **Lortet.**
Assesseurs du doyen. — MM. **Bondet, Crolas, Monoyer.**

	MM.
Anatomie	**Paulet.**
Physiologie	**Morat.**
Anatomie générale et histologie	**Renaut.**
Anatomie pathologique	**Tripier** (R.).
Médecine expérimentale et comparée	**Chauveau.**
	Glénard.
Chimie minérale	**Cazeneuve.**
Chimie organique et toxicologie	**Monoyer.**
Physique médicale	**Lortet.**
Zoologie et anatomie comparée	**Crolas**
Pharmacie	**Tessier.**
Pathologie interne	**Berne.**
Pathologie externe	**Mayet.**
Pathologie et thérapeutique générales	**Rollet.**
Hygiène	**Soulier.**
Thérapeutique	**Cauvet.**
Matière médicale et botanique	**Lacassagne.**
Médecine légale	**Poncet.**
Médecine opératoire	**Bondet.**
Clinique médicale	**Lépine.** — M. **Rambaud**, adjoint.
— —	**Ollier.**
chirurgicale	**Tripier** (Léon).
— —	

MM.

Clinique obstétricale .... **Bouchachourt.**
— ophthalmologique .... **Gayet.**
— Maladies syphilitiques.......... **Gailleton.**
— Maladies mentales............. **Pierret.**

Cours cliniques complémentaires.

Maladies des femmes,.................. **Laroyenne.**
Maladies des enfants.................. **Perroud.**

ÉCOLES PRÉPARATOIRES DE MÉDECINE ET DE PHARMACIE

ALGER (Académie d'Alger).

Directeur. — M. **Texier**, ✻, ۞ A.

PROFESSEURS TITULAIRES

MM.

Anatomie.............................. **Trolard.**
Physiologie .... **Rey.**
Pathologie interne....................... **Texier**, ✻, ۞ A.
Pathologie externe....................... **Vincent**, ch. du c.
Clinique médicale....................... **Gros**, ✻.
Clinique chirurgicale.................... **Bruch**, ✻, ۞ A.
Accouch., mal. des femmes et des enfants. **Trollier**, ✻, ۞ A.
Chimie et toxicologie................... **Duval.**
Histoire naturelle........................ **Trabut.**
Pharmacie et matière médicale......... **Battandier**, ۞ A.
Hygiène et médecine légale............. **Sézary.**
Thérapeutique........................... **Bourlier.**

COURS COMPLÉMENTAIRES ET CLINIQUES

Maladies syphilitiques et cutanées....... **Gémy.**
Maladies des enfants.................... **Caussanel.**

PROFESSEURS SUPPLÉANTS

Pour les chaires d'anatomie et de physiol. **N...**
Pour les chaires de médecine propr. dite. **Moreau.**
Pour les chaires de chirur. et d'accouch. **Merz.**
Pour les chaires de pharm. et de mat. méd. **Ducruzel.**
Pour les chaires de chimie org. et de phys. **Guillemin**, ۞ A.
Pour l'histoire naturelle.................. **Soulié.**
Chef des travaux anatomiques.......... **Deshayes.**

Chef des travaux chimiques............. **Ducruzel.**
Chef de clinique médicale............... **Saliège.**
Chef de clinique chirurgicale............ **N...**
Chef de clinique obstétricale............ **N...**

PRÉPARATEURS

Prosecteur d'anatomie................... **Ramakers.**
Aide d'anatomie......................... **Géghre.**
Préparateur de physiologie .... **Chalançon.**
— de chimie.................. **Hanoune.**
— d'histoire naturelle......... **Benoit.**
— de pharm. et de mat. méd. **Paterne.**

AMIENS (Académie de Douai)

Directeur. — M. **Lenoël**, ✻, ✿ A.

Directeur honoraire. — M. **Herbet**, ✻, ✿, I. ✠.

PROFESSEURS TITULAIRES

	MM.
Anatomie............................	**Mollien**, ✿ A.
Physiologie..........................	**Scribe.**
Pathologie interne..................	**D'Heilly.**
Pathologie externe et médecine opératoire.	**Peulevé**, ✿ A.
Clinique interne.....................	**Padieu**, ✿ A.
Clinique externe.....................	**Herbet**, ✠, ✿ A.
Accouch., mal. des femmes et des enfants.	**Lenoël** père, ✻, ✿ A.
Chimie et toxicologie...............	**Boz**, ✿ A.
Histoire naturelle...................	**Bernard.**
Pharmacie et matière médicale..........	**Debionne.**
Hygiène et thérapeutique..............	**Richer**, ✿ A.
Physique............................	**Delage.**

Professeurs suppléants. — MM. **Léger**, pour la chaire de patholohie externe, clinique externe et accouchements; **Bax**, pour les chefs de clinique interne et de pathologie interne; **Lenoël** (Louis), pour les chaires d'anatomie et de physiologie; **Wallet**, pour les chaires de chimie et toxicologie, pharmacie et matière médicale, hygiène et thérapeutique.

Chef de clinique interne. — M. **Paucellier.**
Chef de clinique externe. — M. **Huber.**
Chef des travaux anatomiques. — M. **Léger.**
Chef des travaux chimiques. — M. **Wallet.**
Prosecteur. — M. **Peaucellier.**
Préparateur de chimie. — M. **Pasquier.**
Secrétaire. — M. **Foyard.**
Bibliothécaire. — M. **Chivot.**

ANGERS (Académie de Rennes)

Directeur. — M. **Meleux**, ✿ I.
Secrétaire. — M. **Jagot.**

PROFESSEURS TITULAIRES

	MM.
Anatomie..............................	**Meleux**, ✿ I.
Physiologie............................	**Legludic**, ✿ A.
Pathologie externe et médec. opératoire.	**Douet.**
Clinique externe........................	**Dezanneau**, ✿ A.
Pathologie interne......................	**Feillé**, ✿ A.
Clinique interne........................	**Faree**, ✻, ✿ I.
Accouch., mal. des femmes et des enfants.	**Guignard**, ✿ A.
Histoire naturelle......................	**Lieutaud**, ✿ A.
Hygiène et thérapeutique...............	**Bahuaud.**
Chimie et toxicologie..................	**Tesson.**
Pharmacie..............................	**Raimbault**, ✿ A.

Professeurs suppléants. — MM. **Grippat**, anatomie ; **Jagot**, médecine ; **Mâreau**, chirurgie ; **Gaudin**, physique.
Chef des travaux anatomiques. — M. **Motais**, ✿ A.
Chef des travaux chimiques. — M. **Hébert.**

ARRAS (Académie de Douai)

Directeur. — M. **Trannoy.**
Secrétaire. — M. **Lestocquoy.**

PROFESSEURS TITULAIRES

	MM.
Anatomie..............................	**Baudouin.**
Physiologie............................	**Couchemard.**
Thérapeutique et hygiène..............	**Leclercq.**
Pathologie externe et médecine opératoire.	**Lescardé.**
Clinique externe.......................	**Lestocquoy.**
Pathologie interne.....................	**Dusard.**
Clinique interne.......................	**Trannoy.**
Accouch., malad. des femmes et des enf.	**Germe.**
Pharmacie et matière médicale..........	**Segard.**
Chimie et toxicologie..................	**Gossard.**
Histoire naturelle.....................	**Lobert.**
Chirurgie des armées...................	**Taffin.**

PROFESSEURS SUPPLÉANTS

Pathologie interne.....................	**Goudemant.**
Pathologie externe et accouchements....	**Taffin.**
Chef des travaux anatomiques..........	**Baudouin.**
Chef des travaux chimiques.............	**N...**
Préparateur du cours de chimie.........	**Duhaupas.**
Prosecteur.............................	**Duhautey.**

BESANÇON (Académie de Besançon)

Directeur. — M. **Chenevier**, ✻.

PROFESSEURS TITULAIRES

	MM.
Anatomie............................	**Bruchon**, ✿ I.
Physiologie	**Bornier**, ✿ I.
Pathologie externe et médec. opératoire..	**Druhen** jeune, ✿ I.
Pathologie interne..................	**Eruhen** aîné, ✻.
Clinique obstétricale et gynécologie.....	**Sanderet de Valonne**, ✻.
Pharmacie et matière médicale.........	**Faivre**, ✿ A.
Clinique externe....................	**Saillard**, ✿ I.
Clinique interne....................	**Coutenot**, ✻.
Thérapeutique et hygiène..............	**Chenevier**, ✻.
Histoire naturelle....................	**Magnin**.
Chimie et toxicologie.................	**Boisson** ✿ A.
Physique médicale....................	**Henry** ✿ I.
Chimie organique....................	**Tailleur**.

PROFESSEURS SUPPLÉANTS CHARGÉS DU COURS

Histologie uormale....................	**Gounand**.
Anatomie pathologique.................	**Gauderon**.
Chirurgie des armées..................	**Chapoy** (A.).

Chef des travaux anatomiques. — M. **Chapoy** A ✿.
Chef des travaux chimiques. — M. **Serres**.
Secrétaire agent comptable. — M. **Boutet**, ✿ I.
Conférencier de botanique. — M. **Paillot**.

CAEN (Académie de Caen)

Directeur. — M. **Bourienne**.
Directeur honoraire. — M. **Leroy de Langevinière**.

PROFESSEURS TITULAIRES

	MM.
Anatomie............................	**Fayel-Deslongrai**
Physiologie..........................	**Wiard**.
Pathologie externe et médecine opératoire	**Delouey**.
Clinique externe.....................	**Denis-Dumnont**.
Pathologie interne....................	**Auvray**.
Clinique externe.....................	**Maheut**.
Accouch., maladies des femmes et des enf.	**Bourienue**.

Hygiène et thérapeutique............... **Chancerel.**
Chimie et toxicologie.................... **Lepetit.**
Pharmacie et matière médicale.......... **Charbonnier.**
Histoire naturelle........................ **Pihier.**
Physique................................. **Pauchon.**

PROFESSEURS SUPPLÉANTS

Pour les chaires d'anatomie et de physiol. **Moutier.**
Pour les chaires de médecine............ **Gidon.**
Pour les chaires de chirurgie et d'accouch. **Simon.**
Pour les chaires des sciences naturelles... **Catois.**

Chef des travaux anatomiques. — M. **Gidon.**
Secrétaire agent comptable. — M. **Carlet.**

CLERMONT-FERRAND (Académie de Clermont-Ferrand).

Directeur. — M. **Fleury**, O. ✻.
Directeur honoraire. — M. **Bertrand**, O. ✻.
Secrétaire. — M. **Dourit**, ✻.

PROFESSEURS TITULAIRES

MM.
Anatomie................................ **Tixier.**
Clinique externe......................... **Fleury**, O. ✻.
Clinique interne......................... **Bourgade.**
Acc., maladie des femmes et des enfants... **Nivet**, ✻.
Chimie et toxicologie.................... **Huguet.**
Hygiène et thérapeutique............... **Imbert-Gourbayae**
Physiologie.............................. **Gagnon.**
Pathologie externe et médecine opératoir. **Ledru**, ✻.
Pathologie interne....................... **Dourif**, ✻.
Pharmacie et matière médicale.......... **Rocher.**
Histoire naturelle........................ **Girod**, ch. du cours.

PROFESSEURS SUPPLÉANTS CHARGÉS DU COURS

MM. **Fredet, Blandin, Fouriaux, Girod, Truchot** fils.
Chef des travaux anatomiques.......... **Pojolat.**
Chef des travaux chimiques............ **Bergouhnioux.**

DIJON (Académie de Dijon)

Directeur. — M. **Gautrelet.**

PROFESSEURS TITULAIRES

	MM.
Anatomie	**Maillard.**
Physiologie	**Tarnier.**
Pathologie externe et médecine opérat.	**Fleurot.**
Pathologie interne	**Misset.**
Clinique externe	**N...**
Clinique interne	**Morlot, ✻.**
Accouch., mal. des femmes et des enf.	**Gautrelet.**
Hygiène et thérapeutique	**Collette.**
Pharmacie et matière médicale	**Viallanes.**
Chimie et toxicologie	**Margottet.**
Histoire naturelle	**Laguesse.**

PROFESSEURS SUPPLÉANTS

Pour les chaires de médecine propr. dite.	**Deroye.**
Pour les chaires de chirurg. et d'accouc.	**Parizot.**
Pour les chaires d'anat. et de physiol.	**Pauffard.**
Pour les chaires de matière médicale, pharmacie et physique	**Hébert.**

PROFESSEUR HONORAIRE : M. **Chanut**

Chef des travaux anatomiques. — M. **Deroye.**

Prosecteur. — **N...**

Chef des travaux pratiques. — M. **Hébert.**

Secrétaire agent comptable. — M. **François.**

GRENOBLE (Académie de Grenoble)

Directeur. — M. **Berger.**

Directeur honoraire. — M. **Aribert-Dufresne.**

PROFESSEURS TITULAIRES

	MM.
Anatomie	**Allard.**
Physiologie	**Montaz.**
Pathologie interne	**Bisch.**
Pathologie externe et médecine opérat.	**Turel.**
Clinique externe	**Girard.**
Clinique interne	**Berger.**
Accouch., mal. des femmes et des enf.	**Rey.**
Thérapeutique et hygiène	**Berlioz.**
Pharmacie et toxicologie	**Breton.**
Chimie et toxicologie	**Raoult.**
Histoire naturelle médicale	**Carlet.**

PROFESSEUR HONORAIRE : M. **Michaud**

PROFESSEURS SUPPLEANTS

	MM.
Anatomie et physiologie	**Nicolas,**
Pathologie externe	**Gallois.**
Pathologie interne	**Pegoud.**
Chimie et pharmacie	**Girond.**

Histoire naturelle.......................... **Gagneu.**

Chef des travaux anatomiques. — M. **Pegoud.**

Chef des travaux chimiques. — M. **Verne.**

Secrétaire. — M. **Imbert.**

LIMOGES (Académie de Poitiers)

Directeur. — M. **G. Raymondaud.**

Directeur honoraire. — M. **Astaix**, ✻.

Secrétaire. — M. **Pillault.**

PROFESSEURS TITULAIRES

	MM.
Pathologie interne....	**Depuret-Muret.**
Clinique externe........................	**Raymondaud** père.
Clinique interne.........................	**Lemaistre** (Prosper).
Accouc., mal des femmes et des enfants.	**Bleynie** (Douis).
Histoire naturelle.........................	**Barny**, ✻.
Chimie et toxicologie....................	**Astaix**, ✻.
Hygiène et thérapeutique................	**Mandon.**
Anatomie...................................	**Lemaistre** (Justin).
Physiologie...	**Thouvenet.**
Pathologie externe et médecine opérat..	**Chenieux.**
Pharmacie et matière médicale.........	**Pillault.**
Professeurs honoraires....	**Bleynie** père. — **Mazard.**

PROFESSEURS SUPPLÉANTS

Pathologie interne....................	**Boudet.**
Anatomie et physiologie...............	**G. Raymondaud** fils.
Pathologie externe et accouchements....	**Raymond.**
Chimie et pharmacie....................	**Guillaumet.**

Chef des travaux anatomiques. — M. **Vautrtn.**

Chef des travaux chimiques. — M. **Besnard.**

Prosecteur. — **N...**

Préparateur de chimie. — M. **Guéraud.**

MARSEILLE

ÉCOLE DE PLEIN EXERCICE

Directeur. — M. **Chapplain.**

Secrétaire. — M. **Vigneau.**

PROFESSEURS TITULAIRES

	MM.
Clinique chirurgicale (1re chaire).	**Chapplain.**
— — (2e —).........	**Combalat.**
Clinique médicale (1re chaire)...........	**Girard.**
— — (2e —)...........	**Villard.**

Physiologie........................... **Livon.**
Thérapeutique......................... **Laget.**
Anatomie.............................. **Rampal.**
Chimie médicale....................... **Rousset.**
Pathologie interne.................... **N...**
Pathologie externe.................... **Pirondl.**
Anatomie pathologique .... **Nicolas-Duranty.**
Clinique obstétricale................. **Magail.**
Hygiène et médecine légale............ **N...**
Histoire naturelle.................... **Bouisson.**
Pharmacie............................. **Roustan.**
Physique medicale..................... **Cailol de Voncy.**
Matière médicale...................... **Heckel.**
Histologie............................ **Jourdan.**

PROFESSEURS SUPPLÉANTS

Médecine.............................. **N...** / **Fallot.**
Chirurgie............................. **Villeneuve.** / **Marcorelles.**
Anatomie et accouchements............. **N...**
Accouchements et gynécologie.......... **Queirel.**
Sciences naturelles................... **Pauchon.** / **Rietsch.**

Chef des travaux chimiques. — M. **Robert.**
Chef des travaux anatomiques. — M. **Gamel.**
Chef des travaux d'histoire naiurelle et micrographie — M. **Roule.**

NANTES (Académie de Rennes)

ÉCOLE DE PLEIN EXERCICE

Directeur. — M. **Laennec**, ✿ I.
Professeur honoraire. — M. **Delamare**, ✿ I.

PROFESSEURS TITULAIRES

MM.

Anatomie.............................. **Jouon.**
Physiologie........................... **Laënnec.**

PROFESSEURS TITULAIRES

MM.

Physique.............................. **Leduc.**
Chimie................................ **Andouard**, ✿ A.
Pharmacie............................. **Herbelin**, ✿ A.
Botanique et zoologie élémentaire..... **Bureau**, ✿ A.
Matière médicale...................... **Ménier**, ✿ A.
Histologie élémentaire et anatomie patho-

logique	**A. Malherbe**, ✿ A.
Pathologie médicale	**Viaud-Grand-Marais**, ✿ A.
Pathologie chirurgicale et médecine opératoire	**Montfort.**
Thérapeutique	**Chartier**, ✿ A.
Médecine légale et hygiène	**Lapeyre**, ✿ I.
Accouch. et clinique d'accouchements	**Guillemet.**
Clinique médicale	**Trastour**, ✿ A. **Malherbe** père, ✿ I.
Clinique chirurgicale	**Heurtaux**, ✿ A. **Chenantais**, ✿ A.

PROFESSEURS SUPPLÉANTS

Anatomie et physiologie	**Rouveau.**
Chaires de médecine	**Kirchberg.** **Hervouet.**
Chaires de chirurgie	**Dianoux.** **Poisson,**
Sciences physiques et naturelles	**Bertin.**

Chef des travaux anatomiques et physiologiques. — M. **Lerat.**
Chef des travaux chimiques et physiques. — M. **Audraiu.**
Secrétaire et bibliothécaire. — M. **Aubineau.**

PRÉPARATEURS DES COURS

Chef de clinique médicale. — M. **Ollive.**
Chef de clinique chirurgicale. — M. **Touaille de Laraboie.**
Prosecteur. — M. **Colonna.**
Aide d'anatomie. — M. **Mounier.**
Aide de clinique ophtalmologique. — M. **Touchaleaume.**
Préparateurs des sciences physiques et naturelles. — MM. **Allaire** et **Perrouin.**

POITIERS (Académie de Poitiers)

Directeur. — M. **Chédevergne.**

PROFESSEURS TITULAIRES

	MM.
Anatomie	**Lachaise**, ch. du c.
Pathologie externe et médecine opérat.	**Poisson.**
Clinique externe	**Chédevergne.**
Pathologie interne	**Brossard.**
Clinique interne	**Robert.**
Accouch., mal. des femmes et des enfants.	**Jallet.**
Hygiène et thérapeutique	**Delagarde.**
Chimie et toxicologie	**Guitteau.**
Pharmacie et matière médicale	**Mauduyt.**
Physiologie	**Delaunay.**

PROFESSEURS SUPPLÉANTS

Pour les chaires de médecine propr. dite. **Roland.**
Pour les chaires de chir. et d'accouch... **Pion.**
Pour les chaires d'anat. et de physiologie. **Lachaise.**
Pour la chaire de pharmacie et de toxic. **Jouteau.**

Chef des travaux anatomiques. — M. **Lachaise.**

Secrétaire agent comptable, — M. **Boistard.**

REIMS (Académie de Paris)

Directeur. — M. **Luton.**

Secrétaire. — M. **Gentilhomme.**

PROFESSEURS TITULAIRES

	MM.
Anatomie	**Harman.**
Physiologie	**Moret.**
Pathologie externe et médecine opérat..	**Gentilhomme.**
Clinique externe	**Décès.**
Pathologie interne	**Strapart.**
Clinique interne	**Luton.**
Accouchements	**Panis** (Alph.).
Histoire naturelle	**Lemoine.**
Hygiène et thérapeutique	**Henrot** (H.).
Chimie et toxicologie	**Grandval** fils.
Pharmacie et matière médicale	**Lajoux.**
Physique	**Bertinet.**

Professeurs honoraires. — MM. **Decès** père, **Thomas, Doyen.**

PROFESSEURS SUPPLÉANTS

Pour les chaires de médecine	**Langlet.**
Pour les chaires de chirurgie	**Levêque.**
Pour les chaires d'anat. et de physiolog.	**Colleville.**
Pour la chaire d'accouchements	**Levêque.**
Pour la chaire de pharmacie	**Valser.**
Pour les chaires de physique et chimie..	**Tissier.**

Chef des travaux anatomiques. — M. **Jolicœur.**

Préparateur de chimie. — M. **Karger.**

Préparateur d'histoire naturelle. — M. **N...**

RENNES (Académie de Rennes)

Directeur. — M. **Delacour.**

PROFESSEURS TITULAIRES

	MM.
Anatomie	**Lhuissier.**
Physiologie	**Lefeuvre.**
Pathologie interne	**Bruté.**
Pathologie externe et médecine opérat...	**Petit.**

Clinique externe .... } **Aubrée.** **Dayot.**
Clinique interne .... **Delacour.**
Clinique des accouch. et gynécologie .... **Perret.**
Hygiène et thérapeutique .... **Regnault.**
Pharmacie et matière médicale .... **Macé**, ✿.
Chimie et toxicologie .... **Bellamy.**
Histoire naturelle .... **Louveau.**

Professeur honoraire. — M. **Pontallié.**
Professeur de physique. — M. **N...**

PROFESSEURS SUPPLÉANTS

Pour les chaires de physique .... **N,..**
Pour les chaires de médecine prop. dite. **N...**
Pour les chaires de chirurg. et d'accouch. **Blin.**
Pour les chaires d'anatomie et de physiol. **Accolas.**
Pour les chaires d'histoire naturelle, chimie et pharmacie .... **Porcher.**

Chef des travaux chimiques. — M. **Bellamy.**
Chef des travaux histologiques. — M. **Crié.**
Chef des travaux anatomiques. — M. **Bertheux.**
Secrétaire agent comptable. — M. **Treich.**

ROUEN (Académie de Caen)

Directeur. — M. **Leudet.**

PROFESSEURS TITULAIRES

MM.

Anatomie .... **Tinel.**
Physiologie .... **Pennetier.**
Pathologie externe et médecine opérat... **Merry-Delabost.**
Clinique externe .... **Duménil.**
Pathologie interne .... **Lévesque.**
Clinique interne .... **Leudet.**
Acc., mal. des femmes et des enfants.... **Thierry.**
Pharmacie et matière médicalee .... **Duprey.**
Chimie et toxicologie .... **J. Clouet.**
Histoire naturelle .... **Blanche.**
Hygiène et thérapeutique .... **Olivier.**

PROFESSEUR ADJOINT

Clinique interne .... **Gressent.**

PROFESSEURS SUPPLÉANTS

Pour les chaires de chirurgie .... **Hue** (F.-A.).
Pour les chaires de médecine .... **Pételi.**
Pour les chaires d'anat. et de physiol.... **Cerné.**
Pour les chaires des sciences accessoires. **Thieulin.**

Chef des travaux anatomiques. — M. **Cauchois.**
Secrétaire. — M. **Rossignon.**

ÉCOLE DE MÉDECINE DE TOULOUSE

Directeur. — M. **Caubet.**

PROFESSEURS TITULAIRES

MM.

Anatomie........................ **Bonamy.**
Physiologie .... **Toussaint.**
Pathologie externe et médecine opérat... **Labédat.**
Pathologie interne.................... **Caubet.**
Clinique externe...................... **Ripoll.** **Jeannel.**
Clinique interne...................... **Noguès.** **Bonnemaison.**
Accouchements .... **Labat.**
Pharmacie et matière médicale......... **Brœmer.**
Hygiène et thérapeutique............... **Basset.**
Histoire naturelle médicale............ **Lamic.**
Chimie .... **Frébault.**
Physique........................... **Halsey.**

PROFESSEURS SUPPLÉANTS

Pour les chaires de pathologie interne et de clinique médicale................. **Saint-Ange.**
Pour les chaires de chirurgie et d'accouc. **Maynard.**
Pour les chaires d'anat. et de physiolog. **Fontagnères.**
Pour les chaires de matière médicale et pharmacie.......................... **Lespiau.**

PROFESSEURS HONORAIRES

MM. **Joly** et **Noulet.**

Chef de clinique médicale. — *M.* **André.**
Chef des travaux anatomiques. — M. **Cadène** (Michel).
Chef des travaux de chimie. — M. **Frébault.**
Chef des travaux de physique. — M. **Brœmer.**
Chef des travaux d'histoire naturelle. — M. **Lamic.**
Bibliothécaire. — M. **Graciette.**
Secrétaire. — M. **Maizerac.**

TOURS (Académie de Poitiers).

Directeur. — M. **Danner,** ✻.

PROFESSEURS TITULAIRES

MM.

Anatomie........................ **Giraudet,**
Physiologie .... **Danner,** ✻.

Chimie et toxicologie.................... Grandin.
Histoire naturelle...................... Barnsby.
Clinique interne........................ Charcellay, ✻.
Clinique externe........................ Herpin, O. ✻.
Pathologie interne...................... Duclos, O. ✻.
Pathologie externe et médecine opératoire Courbon, ✻.
Accouchements........................... Thomas (L.), ✻.
Hygiène et thérapeutique................ Bodin.
Pharmacie et matière médicale........... Dupont.

PROFESSEURS SUPPLÉANTS

MM.
Chaires de chirurgie.................... Herpin (O.).
Anatomie et physiologie................. Ledouble.
Chaires de médecine..................... Sainton (H.).
Chimie et histoire naturelle............ N.

Chef des travaux anatomiques. — M. **Meunier.**
Chef des travaux chimiques. — M. **Wolff.**
Secrétaire. — M. **Lecoy.**

ENSEIGNEMENT DE LA PHARMACIE

La France est le seul pays de l'Europe qui possède des établissements spéciaux pour l'enseignement de la pharmacie. Cet enseignement se fait dans les Ecoles supérieures de pharmacie, qui sont au nomqre de trois, et dans les Ecoles préparatoires de médecine et de pharmacie.

Les Écoles supérieures de pharmacie confèrent le titre de pharmacien de première classe et le certificat d'aptitude à la profession d'herboriste de première classe; elles délivrent, en outre, mais seulement pour les départements compris dans leur ressort, les certificats d'aptitude pour les professions de pharmacien et d'herboriste de deuxième classe.

ÉCOLE SUPERIEURE DE PHARMACIE DE PARIS

ADMINISTRATION

Directeur. — M. **Chatin.**

Administrateurs. — MM. **Chatin, Milne-Edwards, Jungfleisch.**

Secrétaire agent comptable. — **M.**

Tous les élèves placés chez les pharmaciens de la circonscription de l'École doivent être inscrits au secrétariat, et ne peuvent changer sans en faire la déclaration.

La bibliothèque de l'École est ouverte aux élèves le lundi, le mercredi et le vendredi, de 11 heures à 4 heures.

PROFESSEURS.

	MM.
Botanique et herborisations..............	**Chatin.**
Zoologie....................................	**Milne-Edwards** (A.).
Histoire naturelle des drogues simples....	**Planchon.**
Toxicologie................................	**Bouis.**
Pharmacie chimique.........................	**Baudrimont.**
Chimie.....................................	**Riche.**
Physique...................................	**Le Roux.**
Chimie organique...........................	**Jungfleisch.**
Pharmacie galénique........................	**Bourgoin.**
Minéralogie et hydrologie..................	**Bouchardat.**
Botanique cryptogamique....................	**Marchand.**

AGRÉGÉS EN EXERCICE

MM. **Beauregard, Chastaing, Prunier, Quesneville, Moissan, Villiers, Gérard.**

COURS DU 1er SEMESTRE

Zoologie. — M. **Milne-Edwards**, mardi et samedi, midi 1/2.

Histoire naturelle des médicaments. — M. **Planchon**, lundi, mercredi et vendredi, à 4 heures.

Chimie générale. — M. **Riche**, mardi, jeudi et samedi, à 4 h. 1/4.

Physique. — M. **Le Roux**, mardi, jeudi et samedi, à 2 h. 3/4.

Pharmacie galénique. — M. **Bourgoin**, lundi, mercredi et vendredi, à 8 h. 1/2.

Chimie analytique. — M. **Prunier**, lundi, mercredi et vendredi, à 9 h. 1/2.

COURS DE 2e SEMESTRE

Botanique phanérogamique. — M. **Chatin**, mardi et jeudi, à midi 1/2,

Toxicologie. — M. **Bouis**, mardi, jeudi, samedi, à 3 h. 1/2.

Pharmacie chimique. — M. **N...**, mardi, jeudi, samedi, à 8 h. 1/2.

Chimie organique. — M. **Jungfleisch**, lundi, mercredi et vendredi à 4 h. 1/2.

Botanique cryptogamique. — M. **Marchand**, mardi, jeudi et samedi, à 9 h. 1/2.

Hydrologie et histoire des minéraux. — M. **Bouchardat**, lundi, mercredi et vendredi, à 9 heures.

Les cours commencent en novembre et finissent en août; sont annoncés par voie d'affiches.

TRAVAUX PRATIQUES.

Ouvrant le 16 avril.

Professeurs : MM. **Lextret, Leidié, Marie.**

Agrégés : Manipulations de Chimie. — 1re année, M. **Mo san.** — 2e année, M. **Villiers.**

Manipulations de physique et de micrographie. — 3e ann M. **Gérard.**

Les bureaux du secrétariat sont ouverts de midi à 4 heur tous les jours, excepté dimanches et fêtes.

Le registre des inscriptions est ouvert, pendant les périoc réglementaires, les mardis, jeudis et samedis, de midi à 2 h.

Les bulletins de versement pour consignations afférentes a examens de fin d'études sont délivrés les mardis, jeudis et ve dredis, de 2 à 4 heures.

PRIX

Le règlement du 14 août 1858 a institué à l'Ecole supérieu de pharmacie de Paris un concours à la suite de chacune d trois années d'études exigées des aspirants au titre de pha macien de première classe.

Le prix de troisième année ou grand prix consiste en u médaille d'or de 250 fr., plus 500 fr. de remise sur les droi d'examen et 50 fr. de livres.

Le prix de deuxième année consiste en une médaille d'arger plus 150 fr. de remise sur les droits d'examen.

Si le même élève remportait les trois prix dans trois cours co sécutifs, il lui serait fait remise entière des frais de réceptio

---

ÉCOLE SUPÉRIEURE DE PHARMACIE DE MONTPELLIE

Directeur. — M. **Diacon.**
Secrétaire. — M. **Blaise** (F.-J.).

	MM.
Chimie analytique et toxicologie........	**Jeanjean.** **Imbert.**

AGRÉGÉS

Physique............................	**Malosse.**
Chimie..............................	**Massol.**
Histoire naturelle..................	**Courchet.**
Pharmacie...........................	**Gay.**

Préparateur de physique. — M. **Bourdel.**
— chimie. — M. **Beluzon.**
— histoire naturelle. — **N.**,.
— toxicologie. — M. **Guilhaumon.**

ÉCOLE SUPÉRIEURE DE PHARMACIE DE NANCY

Directeur. — M. **Jacquemin**, ✻.
Directeur honoraire. — M. **Oberlin**, ✻.
Secrétaire agent comptable. — M. **Bonnet.**

	MM.
Chimie inorganique	**Jacquemin**, ✻, professeur.
Chimie organique	
Chimie des corps organisés..............	
Toxicologie	**Schlagdenhauffen**, professeur.
Physique	
Histoire naturelle médicale botanique ...	**Bleicher**, ✻, professeur.
Botanique et zoologie	
Matière médicale......................	**Godfrin**, chargé du cours.
Pharmacie chimique	**Haller**, agrégé, ch. du cours.
Pharmacie galénique (cours complément.)	**Delcominète**, ch. du cours.
Minéralogie et hydrologie (cours compl.)..	**Held**, agrégé, chargé du cours.
Zoologie, cryptogamie (cours complém.).	**Thouvenin**, chargé du cours.

AGRÉGÉS

	MM.
Chimie......................................	**Haller.**
Analyse chimique et toxicologie.........	**Held.**

CHEFS DES TRAVAUX PRATIQUES

Chimie, toxicologie et pharmacie........	**Klobb.**
Histoire naturelle et micrographie.......	**Thouvenin.**

INTERNAT EN PHARMACIE DES HOPITAUX DE PARIS

Conditions du concours, *voy.* à l'Assistance publique (préfecture du département de la Seine).

MUSÉUM D'HISTOIRE NATURELLE

Au Jardin des Plantes

Professeur directeur. — M. **Frémy.**
Professeur directeur suppléant. — M. **Decaisne.**
Chef des bureaux d'administration. — M. **Chezal.**

Les galeries sont ouvertes au public tous les jours de une à quatre heures, ainsi que le dimanche de une à cinq heures.

Les étudiants, munis d'une carte spéciale, sont admis à travailler tous les matins.

COURS	PROFESSEURS MM.
Anatomie comparée	**Pouchet.**
Anthropologie	**De Quatrefages.**
Chimie appliquée aux corps organisés	**Chevreul.**
Chimie appliquée aux corps inorganisés	**Frémy.**
Culture	**Cornu.**
Géologie	**Daubrée.**
Minéralogie	**Des Cloiseaux.**
Physiologie générale	**Rouget.**
Physique appliquée aux sciences naturelles	**Becquerel** (E.).
Botanique (organographie et physiologie végétale)	**Van Tieghem.**
Botanique (classification et familles naturelles)	**Bureau.**
Physique végétale	**Ville** (Georges).
Zoologie (mammifères, oiseaux)	**Milne-Edwards** (A.)
Zoologie (reptiles et poissons	**Vaillant** (Léon).
Zoologie (animaux invertébrés)	**Blanchard.**
Zoologie (mollusques et zoophytes)	**Perrier** (E.).
Paléontologie	**Gaudry.**
Pathologie comparée	**Bouley.**
Physiologie végétale	**Dehérain.**

AIDES NATURALISTES	
Anatomie comparée	**Gervais** (Henri).
Paléontologie	**Fischer.**
Anthropologie	**Hamy.**
Physiologie comparée	**Philipeaux.** **Gréhant.**
Zoologie (mammifères et oiseaux)	**Oustalet.** — **Huet.**
Zoologie (reptiles, batraciens et poissons)	**Sauvage.**
Zoologie (insectes, crustacées, arachid.)	**Lucas.** — **Künckel d'Herculais.**
Zoologie (mollusques et zoophytes)	**De Rochebrune.** **Poirier.**
Géologie	**Meunier** (Stanislas).

Minéralogie.......................... **Jannettaz.**
Chimie organique..................... **Arnaud.**
Chimie inorganique................... **Terreil.**
Physique............................. **Becquerel** (H.).
Botanique (organographie et physiologie végétale)............................ **Renault.** — **Costantin.**
Botanique (classification et familles)..... **Poisson.**
Pathologie comparée.................. **Gibier.**

CONSERVATEURS DES GALERIES

Anatomie comparée et anthropologie.... **Desmarest.**
Zoologie et minéralogie.............. **Bocourt.**
Botanique............................ **Hérincq.**

COLLÈGE DE FRANCE

Rue des Ecoles, 5

Administrateur. — M. **Renan.**
Secrétaire. — M. **Bouchon-Brandely.**

COURS DE SCIENCES	PROFESSEURS MM.
Mécanique céleste....................	**Lévy** (Maurice).
id.	**N...**, supléant.
Mathématiques........................	**Jordan.**
Physique mathématique...............	**Bertrand, N...**, sup.
Physique expérimentale...............	**Mascart.**
Chimie minérale......................	**Schützenberger.**
Chimie organique.....................	**Berthelot**, C ✱.
Médecine.............................	**Brown-Séquard.**
Anatomie générale....................	**Ranvier.**
Histoire naturelle des corps organisés...	**Marey.** — **Franck.** (Franç.), suppl.
Histoire naturelle des corps inorganiques.	**Fouqué.**
Embryogénie comparée.................	**Balbiani.**

FACULTÉ DES SCIENCES

Doyen. — M. **Jamin.**
Les cours de la Faculté s'ouvriront le jeudi 5 novembre 1885, à la Sorbonne.

1er SEMESTRE

PROFESSEURS	MM.
Géométrie supérieure	Darboux.
Calcul différentiel et calcul intégral	Picard.
Mécanique rationelle	Appell.
Astronomie mathématique et mécanique céleste	Tisserand.
Calcul des probabilités et physique mathématique	Lippmann.
Mécanique physique et expérimentale	Poincaré.
Physique	N...
Chimie (Ce cours aura lieu rue Michelet, 3.)	Troost.
Chimie (rue Michelet, 3)	Debray.
Zoologie, anatomie, physiologie comparée	De Lacaze-Duthien
Physiologie. (Ce cours aura lieu rue de l'Estrapade, 18)	Paul Bert.

COURS ANNEXES

Chimie biologique	Duclaux.

CONFÉRENCES

Sciences mathématiques	Raffy. Puiseux.
Sciences physiques	Mouton. Joly. Salet. Riban. Jannetaz.
Sciences naturelles	Chatin. Joliet. De Lacaze-Duthiers. Vesque. Velain.

2e SEMESTRE

Algèbre supérieur	Hermite.
Calcul intégral	Picard.
Astronomie physique	Bonnet.
Mécanique	Appell,
Physique mathématique	Lippmann.
Mécanique physique et expérimentale	Poincaré.
Physique (2e partie)	Jamin.
Chimie organique	Friedel.
Minéralogie	Hautefeuille.
Zoologie, anatomie, physiologie comparée	N...
Botanique	Duchartre.
Géologie	Hébert.
Physique céleste (cours annexe)	Wolf.

JOURS ET HEURES DES COURS

Lundi. — MM. Picard, 8 h. 1/2; Mouton, 9 h.; Riban, 9 h.; Velain, 9 h.; Chatin, 10 h.; Lippmann, 10 h. 1/2; Vesque, midi; Joly, 1 h.; Troost, 1 h.; Puiseux, 3 h; Paul Bert, 3 h. 1/2; N..., 4 h.

Mardi. — MM. Poincaré, 8 h. 1/2; Jannetaz, 8 h. 1/2; Tisserand, 10 h. 1/2; N..., 1 h. 1/2; Duclaux, 2 h. 1/2; De Lacaze-Duthiers, 3 h. 1/2; Salet, 3 h. 1/2.

Mercredi. — Appell, 8 h. 1/2; Mouton, 9 h.; Riban, 9 h.; Darboux, 10 h. 1/2; Debray, 2 h. 1/2; Raffy, 3 h.

Jeudi. — MM. Picard, 8 h. 1/2; Mouton, 9 h.; Riban, 9 h.; Velain, 9 h.; Chatin, 10 h.; Lippmann, 10 h. 1/2; Vesque, midi: Troost, 1 h.; Duclaux, 2 h. 1/2; Pruvot, 3 h.; N..., 4 h.

Vendredi. — MM. Appel, 8 h. 1/2; Mouton, 9 h.; Riban, 9 h.; Darboux, 10 h. 1/2; Debray, 2 h. 1/2; Puiseux, 3 h.; Paul Bert, 3 h. 1/2.

Samedi. — Poincaré, 8 h. 1/2; Jannetaz, 8 h. 1/2; Pruvot, 10 h.; Tisserand, 10 h. 1/2; Joly, 10 1/2; N..., 1 1/2; Raffy, 3 h.; De Lacaze-Duthiers, 3 h. 1/2; Salet, 3 h. 1/2.

ACADÉMIES ET SOCIÉTÉS SAVANTES

ACADÉMIE DES SCIENCES

Secrétaire perpétuel pour les sciences mathématiques. — **M. Bertrand**.

Secrétaire perpétuel pour les sciences physiques. — M. **Jamin**.

SCIENCES MATHÉMATIQUES

1re SECTION *Géométrie*	2e SECTION *Mécanique*
1856. — Hermitte (Charles).	1868. — Saint-Venant (Adhém.-Jean-Claude, Barré de).
1862. — Bonnet (Pierre-Ossian).	1868. — Philips (Edouard).
1881. — Jordan (Marie-Ennemond-Camille).	1873. — Resal.
1884. — Darboux (Jean-Gast.).	s.83. — Lévy (Maurice).
1885. — Laguerre (Edm.-Nic.).	

3e SECTION

Astronomie

1847.— Faye.
1873.— Janssen.
1873.— Lœwy.
1875.— Mouchez.
1878.— Tisserand.
1883.— Wolf.

4e SECTION

Géographie et Navigation

1863.— Pâris.
1866.— Jurien de la Gravière.
1867.— Abbadie (D').
1880.— Perrier.
1884.— Bouquet de la Grye.
1885.— Grandidier.

5e SECTION

Physique générale

1860.— Fizeau.
1865.— Becquerel.
1873.— Berthelot.
1878 — Cornu.
1884.— Mascart.

SCIENCES PHYSIQUES

6e SECTION

Chimie

1826.— Chevreul.
1857.— Fremy.
1868.— Cahours.
1877.— Debray.
1878.— Friedel.
1884.— Troost.

7e SECTION

Minéralogie

1861.— Daubrée.
1862.— Pasteur.
1869.— Des Cloizeaux.
1877.— Hébert.
1881.— Fouqué.
1882.— Gaudry.

8e SECTION

Botanique

1854.— Tulasne.
1861.— Duchartre.
1863.— Naudin.
1866.— Trécul.
1874.— Chatin.
1877.— Van Tieghem.

9e SECTION

Économie rurale

1839.— Boussingault.
1852.— Peligot.
1868.— Bouley.
1872.— Mangon.
1882.— Schlœsing.
1881.— Reiset.

10e SECTION

Anatomie et Zoologie

1852.— Quatrefages.
1862.— Blanchard.
1871.— Lacaze-Duthiers.
1879.— Edwards (Alph.).

11e SECTION

Médecine et Chirurgie

1874.— Gosselin.
1876.— Vulpian.
1878.— Marey.
1882.— Bert (Paul).
1883.— Richet.
1883.— Charcot.

ACADÉMICIENS LIBRES

1867. — Larrey.
1873. — Cosson.
Lesseps.
Favé.
Damour.
Lalanne.
Freycinet.
Haton de la Goupillière.
De Fauque de Jonquières.
Cailletet.

ASSOCIÉS ÉTRANGERS

Owen, à Londres.
Krunnier, à Berlin.
Airy, à Greenwich.
Tcherichef, à St-Pétersbourg.
Candolle, à Genève.
Don Pedro d'Alcantara, empereur du Brésil.
Thomson, Glascow.
Bunsen, Heidelberg.

MEMBRES CORRESPONDANTS

1re SECTION. — *Géométrie*

1863. — Neumann (Franz-Ernst), à Kœnisgberg.
1863. — Sylvester (James-Joseph), à Baltimore.
1868. — Weierstrass (Charles), ✻, à Berlin.
1868. — Kronecker (Léopold), ✻, à Berlin.
1880. — Brioschi (François), à Milan.
1884. — Salmon (Georges), à Dublin.

2e SECTION. — *Mécanique*

1865. — Clausius (Julien-Emmanuel-Rudolph), O ✻, à Bonn.
1869. — Caligny (Anatole-François Hue, marquis de), ✻, rue de l'Orangerie, 18, à Versailles.
1875. — Broch (Ole-Jacob), O ✻, à Christiania.
1875. — Boileau (Pierre-Prosper). O ✻, rue de la Bibliotheque, 7, à Versailles.
1876. — Colladon (Jean-Daniel), ✻, à Genève.
1879. — Dausse (Marie-François-Benjamin), ✻, à Grenoble.

3e SECTION. — *Astronomie*

1851. — Hind (John-Russel), à Londres.
1859. — Adams (John-Couch), à Cambridge.
1863. — Cailey (Arthur), à Cambridge.
1865. — Struve (Otto-Wilhelm), C ✻, à Pulkova.
1873. — Lockyer (Joseph-Norman), à Londres.
1874. — Huggins (William), à Londres.
1874. — Newcomb (Simon), à Washington.
1879. — Stephan (Jean-Marie-Edouard), ✻, à Marseille.
1879. — Oppolzer (Théodore d'), O ✻, à Vienne.
1879. — Hall (Asaph), à Washington.
1879. — Gylden (Jean-Auguste-Hugo), O ✻, à Stockolm.
1879. Schiaparelli (Jean-Virginius), à Milan.

1888. — De La Rue (Warren), C ✻, à Londres.
1881. — Fould (Benjamin-Apthorp), à Cordoba.
1885. — Wolf (Rudolf), à Zurich.

4e SECTION. — *Géographie et Navigation*

1861. — Tchihatchef (Pierre-Alexandre de), C ✻, à Florence.
1866. — Richards (le vice-amiral sir George Henry), à Londres.
1872. — David (abbé Armand), missionnaire en Chine.
1872. — Ledieu (Alfred-Constant-Hector), O ✻, à Brest, et à Paris, rue du Cherche-Midi, 36.
1876. — Nordenskiold (Nils.-Adolf-Erik, baron), C ✻, à Stockholm.
1885. — Ibanez de Ibero (Charles), à Madrid.

5e SECTION. — *Physique générale*

1865. — Weber (Wilhem-Eduard), à Gœttingue.
1867. — Hoin (Gustave-Adolphe), au Logelbach, près Colmar.
1870. — Helmholtz (Hermann-Louis-Ferdinand), C ✻, à Berlin.
1870. — Kirchhoff (Gustave-Robert), C ✻, à Heidelberg.
1870. — Joule (James-Prescott), à Manchester.
1879. — Stokes (George-Gabriel), à Cambridge.
1880. — Abria (Jérémie-Joseph-Benoit), O ✻, à Bordeaux.
1882. — Lallemand (Etienne-Alexandre), ✻, à Poitiers.

6e SECTION. — *Chimie*

1859. — Hofmann (August-Wilhelm), à Berlin.
1866. — Marignac (Jean-Charles-Galinard de), à Genève.
1866. — Frankland (Edward), à Londres.
1869. — Dessaignes (Victor), à Vendôme.
1873. — Williamson-Alexander-Williams), à Londres.
1878. — Lecoq de Boisbaudran (Paul-Emile dit François), ✻, à Cognac, et à Paris, rue de Prony, 36.
1888. — Chancel (Gustave-Charles-Bonaventure), ✻, à Montpellier.
1880. — Stas (Jean-Servais), ✻, à Bruxelles.

7e SECTION. — *Minéralogie*

1874. — Kokscharow (le général Nicolas de), à St-Pétersbourg.
1874. — Studer (Bernard), ✻, à Berne.
1877. — Lory (Charles), à Grenoble.
1879. — Abich (Guillaume-Germain), à Venise.
1879. — Favre (Jean-Alphonse), ✻, r. des Granges, 6, à Genève.
1884. — Hall (James), à Albany.
1885. — Prestwich (Joseph), à Oxford.
1885. — Gosselet (Jules-Auguste-Alexanrre), ✻, à Lille.

8e SECTION. — *Botanique*

1866. — Hookers (sir Jos. Dalton), à Kew, près Londres.
1869. — Pringsheim (Nathanael), à Cerlin.
1872. — Planchon (Jules-Emile), ✻, à Montpellier
1876. — Saporta (le comte Louis-Charles-Joseph-Gaston de), ✻, à Aix.
1878. — Gray (Asa), à Cambridge (Massachusets, Etats-Unis).
1881. — Clos (Dominique), à Toulouse.
1885. — Sirodot (Simon), ✻, à Rennes.
1885. — Grand'Enry (François-Cyrille), ✻, à Saint-Etienne.
1885. — Agardh (Jacob-Georges), à Lund.

9e SECTION. — *Economie rurale*

1863. — Martins (Charles-Frédéric), O ✻, au Jardin des Plantes, à Montpellier.
1865. — Vergnette-Lamotte (le vicomte Gérard-Elisabeth-Alfred-de), ✻, à Beaune.
1866. — Marès (Henri-Pierre-Louis), à Montpellier.
1879. — Lawes (John-Bennett), à Rothamsted Saint-Albans station Hertforshire.
1881. — Gasparin (Paul-Joseph de), ✻, à Orange.
1882. — Demontzey (Gabriel-Louis-Prosper), à Aix.
1883. — Gilbert (Joseph-Henri), à Rothamster Saint-Albans, etc.
1884. — Corvo (Joao de Andrade), G. C. ✻, à Lisbonne.
1885. — Lechartier (Georges-Vital), à Rennes.

10e SECTION. — *Anatomie et Zoologie*

1866. — Beneden (Pierre-Joseph Van), à Louvain.
1867. — Siébold (Charles-Théodore-Ernest de), à Munich.
1872. — Loven (Svenon-Louis). à Stockolm.
1873. — Steenstrup (Johannes-Japetus-Smith), à Copenhague.
1883. — Dana (James-Droight), à New-Haven (Connecticut).
1873. — Carpentier (Guillaume-Benjamin), à Londres.
1879. — Huxley (Thomas-Henry), à Londres.

11e SECTION. — *Médecine et Chirurgie*

1859. — Virchow (Rudolph), à Berlin.
1874. — Ollier (Louis-Xavier-Edouard-Léopold), O ✻, à Lyon.
1874. — Tholozan (Joseph-Désiré), O ✻, à Téhéran.
1878. — Chauveau (Jean-Baptiste-Auguste), O ✻, à Lyon.
1879. — Donders (François-Corneille), à Utrecht.
1879. — Palasciano (Ferdinand-Antoine-Léopold), à Naples.
1885. — Hannover (Adolphe), à Copenhague.
1885. — Paget (sir James), à Londres.

ACADÉMIE DE MÉDECINE

CRÉÉE PAR ORDONNANCE DU 20 DÉCEMBRE 1820

Séance tous les mardis à trois heures

Rue des Saints-Pères, 49

Président. — M. **Bergeron.**
Vice-président. — **Trélat.**
Secrétaire perpétuel. — M. **Béclard**, au siège de l'Académie.
Secrétaire annuel. — M. **Proust.**
Trésorier. — M. **E. Caventou.**

1re SECTION

Anatomie et Physiologie. — 10.

1847. — Baillarger.
1862. — Béclard.
1862. — Sappey.
1869. — Vulpian.
1872. — Marey.
1877. — Luys.
1878. — Sée (Marc).
1879. — Tillaux.
1880. — Polaillon.
1882. — Duval.

2e SECTION

Pathologie médicale. — 13.

1842. — Guérin (Jules).
1862. — Roger.
1867. — Hérard.
1869. — Sée (Germain).
1872. — Bernutz.
1874. — Villemin.
1877. — Jaccoud.
1878. — Peter.
1879. — Fournier.
1882. — Bucquoy.
1882. — Potain.
1883. — Ball.
1884. — Siredey.

3e SECTION

Pathologie chirurgicale. — 10.

1850. — Ricord.
1850. — Larrey.
1860. — Gosselin.
1869. — Verneuil.
1874. — Trélat.
1875. — Perrin.
1876. — Le Fort (Léon).
1877. — Panas.
1880. — Labbé.
1883. — Lannelongue.

4e SECTION

Thérapeutique et histoire naturelle médicale. — 10.

1853. — Chatin.
1867. — Guéneau de Mussy.
1857. — Hardy.
1868. — Marrotte.
1873. — Moutard-Martin.
1880. — Dujardin-Beaumetz.
1880. — Paul (Constantin).
1883. — Ferréol.
1883. — Vidal.

5e SECTION

Médecine opératoire. — 7.

1866. — Richet.
1867. — Legouest.
1868. — Guérin (Alph.).
1877. — Rochard.
1878. — Guyon.
1879. — Duplay.
1881. — Cusco.

6e SECTION

Anatomie pathologique. — 7.

1858. — Robin.
872. — Bourdon.

1873. — Charcot.
1873. — Laboulbène.
1875. — Empis.
1877. — Lancereaux.
1884. — Cornil.

7e SECTION

Accouchements. — 7.

1862. — De Villiers.
1863. — Blot.
1866. — Barthez.
1882. — Tarnier.
1873. — Hervieux.
1880. — Guéniot.
1884. — Charpentier.

8e SECTION

Hygiène publique, médecine légale et police médicale. — 9.

1855. — Bergeron.
1872. — Roussel.
1878. Guéneau de Mussy (H.).
1879. — Lagneau.
1869. — Proust.
1880. — Colin (Léon).
1880. — Brouardel.
1881. — Besnier.

9e SECTION

Médecine vétérinaire. — 5.

1855. — Bouley.
1861. — Reynal.
1863. — Colin (Gabriel).
1875. — Goubaux.
1879. — Leblanc.

10e SECTION

Physique et Chimie médicales. — 10.

1858. — Gavarret.
1861. — Regnauld.
1863. — Berthelot.
1874. — Giraud-Teulon.
1878. — Bouis.
1879. — Gautier.
1882. — Gariel.
1882. — Bouchardat (Gustave).
1884. — Schutzenberger.

11e SECTION

Pharmacie. — 10.

1858. — Bouchardat (Apollin.).
1867. — Mialhe.
1870. — Caventou.
1872. — Lefort (Jules).
1877. — Planchon.
1877. — Riche.
1879. — Bourgoin.
1880. — Jungfleisch.
1880. — Méhu.

Académiciens libres. — 6.

1823. — Chevreul.
1854. — Milne-Edwards.
1873. — Pasteur.
1874. — Le Roy de Méricourt.
1875. — Dechambre.
1883. — De Quatrefages.

FONCTIONNAIRES DE L'ACADÉMIE

Directeur du service de la vaccine. — M. **Blot.**
Bibliothécaire. — M. **René Briau.**
Bibliothécaire-adjoint. — M. **Dureau.**
Chef des travaux chimiques. — M. **Hardy.**

ASSOCIÉS NATIONAUX

Girardin, à Rouen, 1864.
Stoltz, à Nancy, 1864.
Martins, à Montpellier, 1871.
Chauveau, à Lyon, 1876.
Leudet, à Rouen, 1883.
Ollier, à Lyon, 1883.
Cazeneuve, à Lille, 1883.

ASSOCIÉS ÉTRANGERS

Balenchana, à Madrid, 1845.
Virchow, à Berlin, 1847.
Bunsen, à Heidelberg, 1867.
Owen (R.), à Londres, 1874.
Hooker, à Londres.

VACCINATIONS

On vaccine gratuitement le mardi et le samedi de chaque semaine, à midi, à l'Académie de médecine; l'Académie envoie du vaccin à toutes les personnes qui lui en demandent, franc de port, sous le couvert du ministre du commerce.

SOCIÉTÉ DE CHIRURGIE DE PARIS

Cette Société a pour but l'étude et les progrès de la chirurgie.

PRIX DUVAL. — La Société de chirurgie, après une donation de M. Duval, a fondé, à titre d'encouragement, un prix annuel de la valeur de 100 fr. en livres, pour l'auteur de la meilleure thèse de chirurgie publiée en France dans le courant de l'année.

Autant que possible, les recherches doivent porter sur un seul objet et s'appuyer sur des observations recueillies par l'auteur lui-même dans un service d'hôpital.

Tous les auteurs anciens et modernes qui ont traité le même sujet devront être indiqués, ainsi que la source précise des citations.

Seront admis seuls à concourir les docteurs ayant rempli les fonctions d'interne définitifs dans les hôpitaux civils ou ayant un grade analogue dans les hôpitaux militaires ou de la marine.

Les thèses soutenues depuis le 1er janvier d'une année jusqu'au 31 décembre de la même année sont seules admises au concours pour le prix de l'année suivante.

Les candidats devront adresser *franco* deux exemplaires de leur thèse au secrétariat de la Société, rue de l'Abaye, 3, avant le 15 janvier, et indiquer dans la lettre d'envoi les hôpitaux où ils ont fait leurs études.

PRIX GERDY. — Ce prix est biennal et de la valeur de 2,000 fr.

PRIX DEMARQUAY. — Ce prix est biennal et est de 800 fr.

PRIX LABORIE. — Ce prix de la valeur de 1,200 francs, est donné tous les ans à l'auteur du meilleur mémoire sur un sujet de chirurgie déterminé par la Société. Les candidats à ce prix ne doivent pas se faire connaître.

La Société de chirurgie de Paris tient ses séances au palais abbatial, place de l'Abbaye, le mercredi, à trois heures et demie.

Secrétaire. — M. **Horteloup**.

MEMBRES TITULAIRES

MM. Anger (Théop.), Berger, Bouilly, Cruveilhier (Ed.), Delens, Désormeaux, Desprès; Duplay, Farabeuf, Giraud-Teulon, Guéniot, Gillette, Horteloup, Labbé (Léon), Lannelongue, Ledentu, Lucas-Championnière, Magitot, Monod, Mepveu, Nicaise, Périer. Polaillon, Pozzi, Reclus, Richelot, de Saint-Germain, Sée (Marc), Tarnier, Terrier, Terrillon, Tillaux, Trélat, Verneuil.

MEMBRES HONORAIRES

MM. Blot, Boinet, Bouley (H.), Deguise fils, Forget, Gosselin, Guérin (Alph.), Guyon (Félix), Larrey, Lefort, Legouest, Marjolin, Monod, Panas, Paulet, Perrin (Maurice), Richet, Ricord.

SOCIÉTÉ MÉDICALE DES HOPITAUX DE PARIS

Cette Société, fondée en 1849, a pour but l'étude et les progrès de la médecine pratique; l'examen de toutes les questions relatives aux établissements hospitaliers; la défense des intérêts du corps médical des hôpitaux. Elle se compose de membres *titulaires*, de membres *honoraires* et de *correspondants*.

Sont admis comme membres *titulaires* les médecins des hôpitaux civils de Paris et du bureau central, les médecins chefs de service des hôpitaux militaires de Paris. Les membres *titulaires* peuvent devenir *honoraires* après cinq années.

Les conditions d'admission sont une demande écrite adressée au Prosident de la Société, et l'acquit d'un droit de diplôme.

Peuvent être admis aux mêmes conditions et en présentant un mémoire original inédit, comme membres *correspondants*, les chefs de service d'un hôpital civil ou militaire, en province ou à l'étranger.

Les séances de la Société sont publiques. Elles ont lieu le deuxième et le quatrième vendredi de chaque mois, à trois heures et demie, au palais abbatial, rue de l'Abbaye, 3.

Secrétaire général. — M. **Desnos.**

MEMBRES TITULAIRES

MM. Audhoui, Baillarger, Ball, Balzer, Bergeron, Bernutz, Besnier (E.), Blachez, Bouchard, Bourneville, Brouardel, Bucquoy, Cadet de Gassicourt, Cazalis, Charcot, Colin, Cornil, Cuffer, Damaschino, Danlos, Debove, Delassiauve, Descroizilles. Desnos, Dieulafoy, d'Heilly, Dreyfus-Brisac, du Castel, du Cazal, Duguet, Dujardin-Beaumetz, Dumontpallier, Empis, Féréol, Fernet, Ferrand, Fournier (A.), Frémy, Gallard, Jardin-Roze,

Gille, Gingeot, Gombault, Gouguenheim, Fouraud (Xavier), Grancher, Gueneau de Mussy (Henri), Guibout, Guyot (Jules), Hallopeau, Hanot, Hardy, Hayem, Hérard, Hervieux, Huchard, Hutinel, Jaccoud, Joffroy, Labadie-Lagrave, Labbé (Ed.), Laboulbène, Labric, Lacassagne, Lacombe, Lallier, Lancereaux, Landouzy, Landrieux, Lasègue, Laveran, Lecorché, Legroux, Lépine, Lereboullet, Libermann, Liouville, Luys, Maingault, Martineau, Matice, Mauriac, Mesnet, Millard, Moissenet, Moutard-Martin, Moutard-Martin (Robert), Ollivier, Parrot, Paul, Peter, Potain, Proust, Quinquand, Rathery, Raymond, Rendu, Rigal, Robin, Roger (H.), Roques, Sevestre, Simon (Jules), Simonbet, Siredey, Straus, Tenneson, Troisier, Triboulet, Vallin, Vidal, Villemin, Voisin, Zuber.

MEMBRES HONORAIRES

MM. Barthez, Bourdon, Champouillon, Dechambre, Gendrin, Guéneau de Mussy, Marrotte, Nonat, Huche, Vulpian, Woillez.

CORRESPONDANTS

MM. Bonnemaison, à Toulouse ; Bourgeois, à Étampes ; Caradec, à Brest ; Cazin, à Beck-sur-Mer ; Girard, à Marseille ; Lagout, à Aigueperse ; Leuget, à Rouen ; Monteils, à Mende ; Rames, à Aurillac ; Reviliiot, à Genève ; Leux, à Marseille ; Sorel, aux hôpitaux militaires d'Afrique ; Vergely, à Bordeaux.

SOCIÉTÉ DE MÉDECINE DE PARIS

Dans les premières années qui suivirent la Révolution française, Corvisart, Hallé, Desgenettes, Delens, Fourcroy, Boyer, Leclerc, formèrent le premier noyau de la *Société de santé*, instituée le 22 mars 1796. Plus tard, cette réunion prit le nom de *Société de médecine de Paris*, et fonda le *Journal général de médecine, chirurgie et pharmacie*, qui remplaça le *Journal de médecine* de Vandermonde, Boyer et Leroux des Tillets. La Société de médecine a été reconnue d'utilité publique le 5 février 1878. Ses bulletins paraissent dans l'*Union médicale*.

La Société de médecine de Paris tient ses séances à trois heures et demie les deuxième et quatrième samedis de chaque mois, rue de l'Abbaye, 3.

Président. — M. **de Beauvais.**
Vice-président. — M. **Gillebert d'Harcourt** père.
Secrétaire général. — M. **Thorens.**
Trésorier. — M. **Perrin.**

SOCIÉTÉ DES MÉDECINS DES BUREAUX DE BIENFAISANCE DE PARIS

Cette Société, fondée en 1852, a pour but l'amélioration de toutes les parties du service des secours médicaux accordés à domicile aux indigents par la Ville de Paris. Elle s'occupe de toutes les questions réglementaires et scientifiques qui s'y rattachent. Elle se propose, en outre, de resserrer l'union qui doit régner entre les Médecins des Bureaux de bienfaisance et de maintenir l'honneur de la profession.

La Société se compose de membres titulaires et de membres honoraires, qui tous doivent être docteurs en médecine. Elle se réunit à l'Assistance publique le deuxième mercredi de chaque mois, celui de septembre excepté, à huit heures du soir.

Président. — M. **Le Coin**,
Secrétaire général. — M. **Passant**.

SOCIÉTÉ DES MÉDECINS DE L'ÉTAT CIVIL

Président. — M. **Granet**.
Secrétaire général. — M. **Jaubert**.

CHAMBRE SYNDICALE DES INSTRUMENTS ET APPAREILS DE L'ART MÉDICAL

Siège : rue de Lancry, 10. — Séances le 1er mardi de chaque mois. — Arbitrage. — Examen de questions d'intérêt professionnel.

Président honoraire. — M. **Falgas**.
Président. — M. **Wickam** (G.).
Vice-présidents. — MM. **Boissonneau, Lardit**.
Secrétaire. — M. **Quatrebard**.
Trésorier. — M. **Graillot**.

SOCIÉTÉ DES MÉDECINS DES BUREAUX DE BIENFAISANCE DE PARIS

Cette Société, fondée en 1852, a pour but l'amélioration de toutes les parties du service des secours médicaux accordés à domicile aux indigents par la Ville de Paris. Elle s'occupe de toutes les questions réglementaires et scientifiques qui s'y rattachent. Elle se propose, en outre, de resserrer l'union qui doit régner entre les Médecins des Bureaux de bienfaisance et de maintenir l'honneur de la profession.

La Société se compose de membres titulaires et de membres honoraires, qui tous doivent être docteurs en médecine. Elle se réunit à l'Assistance publique le deuxième mercredi de chaque mois, celui de septembre excepté, à huit heures du soir.

Président. — M. **Le Coin.**
Secrétaire général. — M. **Passant.**

SOCIÉTÉ DES MÉDECINS DE L'ÉTAT CIVIL

Président.................... M. **Granet.**
Secrétaire général........... M. **Jaubert.**

CHAMBRE SYNDICALE DES INSTRUMENTS ET APPAREILS DE L'ART MÉDICAL

Siège : rue de Lancry, 10. Séances : le 1er mardi de chaque mois. — Arbitrage. — Examen de questions d'intérêt professionnel.

Président honoraird. — M. **Falgas.**
Président. — M. G. **Wickam.**
Vice-présidents : MM. **Boissonneau, Lardit.**
Secrétaire. — M. **Quatrebard.**
Trésorier. — M. **Graillot.**

SOCIÉTÉ ANATOMIQUE

La Société anatomique a été fondée le 3 décembre 1803, dans le sein de l'École pratique, par Dupuytren, alors chef des travaux anatomiques, puis réorganisée par M. le professeur Cruveilhier, le 22 janvier 1826.

Elle tient ses séances tous les vendredis, à trois heures, à l'École pratique. On y lit des mémoires originaux, on y présente des pièces pathologiques; les plus importantes sont déposées dans le cabinet de la Faculté. La Société accueille aussi les communications verbales.

Les *bulletins* mensuels des travaux de la Société forment 30 volumes in-8°, avec une table générale. A dater de l'année 1856 commence une *nouvelle série* de bulletins, publiés par les soins de M. Masson, libraire. La *Gazette hebdomadaire de médecine et de chirurgie*, organe de la Société, publie en outre le compte rendu de ses séances.

Président. — M. **Desprès.**

Secrétaire. — M. **N...**

SOCIÉTÉ DE MÉDECINE PRATIQUE

La Société de médecine pratique, créée en 1808, se compose de soixante membres titulaires, d'un nombre illimité de membres honoraires, d'associés libres et de correspondants. Tous les membres s'imposent l'obligation de donner, chaque année, plusieurs observations écrites.

Pour être admis titulaire, le candidat justifie d'un titre légal : il adresse à la Société une demande signée de lui et de deux de ses membres, et lit ou doit faire lire un mémoire manuscrit sur l'une des branches de l'art de guérir.

Sont exclus de la Société : ceux qui vendent des remèdes secrets, qui mettent un tableau à l'extérieur de leur habitation, qui font placarder ou distribuer leur adresse dans les rues, ou qui affichent des consultations.

La Société de médecine pratique tient ses séances à la mairie du VIe arrondissement, les 1er et 3e jeudis de chaque mois, à 4 heures précises.

Secrétaire général. — M. **Gillet de Grandmont.**

SOCIÉTÉ MÉDICO-PRATIQUE

Fondée le 2 septembre 1805 (15 fructidor an XIII), par Fr.-Th. Duchâteau, la *Société médico-pratique* eut dans le principe un but à la fois scientifique et philanthropique. Aussi porta-t-elle le nom de *Société médico-philanthropique*.

C'est dans le groupe de médecins « rapprochés, selon l'expression de Duchâteau, par les liens de la cordialité et de la confraternité en une association intime, » que germa l'idée d'un appui mutuel contre les vicissitudes du sort.

Tout sociétaire malade était libre d'en informer la Société, et de désigner deux de ses confrères pour le remplacer dans sa clientèle.

Les secours en argent, lorsqu'il y avait lieu d'en allouer, l'étaient sur l'avis des référendaires qu'un collègue malade, — on réservait son nom, — *réclamait* l'application des articles philantropiques.

Depuis l'organisation de l'Association des médecins de la Seine et des médecins de France, la Société médico-pratique, sans cesser de tenir étroitement serrés les liens de la confraternité, a suivi une voie exclusivement scientifique.

Elle se compose de membres titulaires, honoraires et correspondants. Le nombre des membres titulaires est limité à soixante : celui des honoraires à douze. Pour en faire partie, il faut être reçu docteur en médecine et en chirurgie. Peuvent en outre y être admis les savants connus par leurs travaux dans l'une des branches accessoires de l'art de guérir.

La Société médico-pratique tient ses séances le *quatrième* lundi de chaque mois à la mairie du IVe arrondissement.

Les procès-verbaux officiels sont publiés dans l'*Union médicale*.

Président. — M. **Huchard** (Henri).

Secrétaire général. — M. **Cyr**.

SOCIÉTÉ DE BIOLOGIE

La Société de biologie, fondée en 1848, a pour sujet d'études spéciales : l'*anatomie comparée*, la *physiologie expérimentale, pathologique et comparée*, la *physique* et la *chimie appliquée à l'étude des êtres vivants*.

Cette Société se compose de quarante membres titulaires, de vingt associés nationaux ou étrangers, et membres correspondants.

Elle tient ses séances tous les samedis, de trois à cinq heures, à l'Ecole pratique de la Faculté.

Secrétaire général. — M. **Dumontpallier**.

SOCIÉTÉ DE MÉDECINE LÉGALE

La *Société de médecine légale* a été fondée le 10 février 1868.

Elle a pour but de faire progresser la science et de prêter un concours désintéressé dans toutes les circonstances où elle pourrait être consultée, dans l'intérêt de la justice.

Elle se compose de membres titulaires, de membres honoraires et de membres correspondants, nationaux ou étrangers.

Les membres titulaires sont choisis parmi les personnes qui cultivent une branche quelconque des sciences médicales et parmi celles qui s'occupent de droit et de jurisprudence.

Le nombre des membres titulaires est fixé à soixante.

Dans le nombre total, les magistrats ou les avocats figurent pour un quart.

Une commission permanente, composée du président, du secrétaire général et de neuf membres titulaires, est chargée de recevoir, dans l'intervalle des séances, toutes les demandes d'avis motivés qui peuvent être adressées à la Société, et d'y répondre immédiatement, s'il y a lieu.

Les travaux de la Société sont publiés dans les *Annales d'hygiène publique et de médecine légale*, puis réunies en fascicules et en volumes.

Leur collection comprend maintenant six volumes in-8° publiés par la maison J.-B. Baillière et fils; plus un volume édité par l'Imprimerie nationale, qui contient les *Actes* du **Congrès international de médecine légale**, tenu en 1878, sous le patronage du Gouvernement, pendant l'Exposition universelle.

La Société tient ses séances le second lundi de chaque mois, à 3 heures *précises*, Palais de Justice, dans la salle d'audience de la 5e chambre du Tribunal civil (entrée par le boulevard du Palais). Ses séances sont publiques pour les médecins et les étudiants en médecine.

Secrétaire général. — M. **Gallard.**

SOCIÉTÉ DE THÉRAPEUTIQUE

La Société, fondée le 25 novembre 1866, se réunit le *deuxième* et le *quatrième* mercredi de chaque mois, à la mairie du 1er arrondissement.

Secrétaire général. — M. **Paul** (Constantin).

SOCIÉTÉ CLINIQUE DE PARIS

La Société, fondée en 1877, se réunit le deuxième et le quatrième jeudi de chaque mois à la mairie du VIIIe arrondissement, rue d'Anjou-Saint-Honoré, 8, à huit heures du soir.

Secrétaire général. — M. **Bottentuit.**

SOCIÉTÉ D'HYDROLOGIE MÉDICALE
DE PARIS

Secrétaire général. — M. **Leudet.**

SOCIÉTÉ MÉDICALE DU LOUVRE

Président. — **Douvillé.**
Vice-Président. — **Bretonneau.**
Secrétaires. — **E. Richard** et **Lenoir.**
Trésorier. — **Vautier.**
Archiviste. — **P. Richard.**

SOCIÉTÉ D'ANTHROPOLOGIE

Cette Société, fondée en 1859, tient ses séances les premier et troisième vendredis de chaque mois, rue de l'Abbaye, 3, à trois heures.

Secrétaire général. — M. **Topinard.**

SOCIÉTÉ BOTANIQUE DE FRANCE

Secrétaire général. — M. **Schœnefeld.**

SOCIÉTÉ CHIMIQUE

SOCIÉTÉS D'ARRONDISSEMENTS

Dans un grand nombre d'arrondissements de Paris, des Sociétés, composées de médecins de l'arrondissement, ont été fondées et se réunissent régulièrement tous les mois.

SOCIÉTÉ DE PHARMACIE

Cette Société tient ses séances le premier mercredi de chaque mois, à deux heures, à l'École de pharmacie, rue de l'Arbalète.

Président. — **A. Petit.**
Vice-Président. — M. **Vigier** (Pierre).
Secrétaire général. — M. **Planchon.**
Secrétaire. — M. **Yvon.**
Trésorier. — M. **Desnoix.**
Archiviste. — M. **Wurtz.**

SOCIÉTÉ D'ÉMULATION

POUR LES SCIENCES PHARMACEUTIQUES.

Cette Société se réunit le premier et le troisième mardi de chaque mois à l'Ecole de pharmacie, rue de l'Arbalète.

SOCIÉTÉ MÉDICO-PSYCHOLOGIQUE

La Société médico-psychologique a été fondée en 1855.
Secrétaire général. — **Loiseau.**

SOCIÉTÉ DE MÉDECINE PUBLIQUE & D'HYGIÈNE PROFESSIONNELLE

La Société de médecine publique et d'hygiène professionnelle est instituée pour l'étude approfondie et la solution de toutes les questions d'hygiène et de salubrité, de médecine et de police sanitaires, nationales et internationales, d'épidémiologie et de climatologie, d'hydrologie, de statistique médicale et de particulièrement d'hygiène des professions; en un mot, de toutes les questions afférentes à la médecine sociale.

Essentiellement scientifique, la Société dont le siège central est à Paris, est ouverte à tout savant qui, par ses titres, ses études et sa compétence spéciales, est capable d'apporter un concours efficace aux travaux de la Société : ainsi, médecins, vétérinaires. chimistes, physiciens, météorologistes, ingénieurs, architectes, sont appelés à en faire partie.

Secrétaire général. — M. **Napias.**

SOCIÉTÉ MÉDICALE DU PANTHÉON

Fondée en 1831, sous le nom de *Société médicale du douzième arrondissement*, cette Société a pris le nom qu'elle porte aujourd'hui en 1856. Ses statuts et son règlement ont été approuvés par le ministre de l'Instruction publique le 10 novembre 1861. Ses séances ont lieu le premier mercredi du mois à huit heures du soir, à la mairie du IVe arrondissement.

Secrétaire général. — M. **Benoît de la Grandière.**

SOCIÉTÉ MÉDICALE DE L'OPÉRA

Fondée en 1835. — IXe arrondissement. — Ses séances ont lieu le deuxième jeudi de chaque mois, à la mairie, rue Drouot, à 8 heures du soir.

Secrétaire général. — **Delefosse.**

SOCIÉTÉ MÉDICALE DE L'ÉLYSÉE

Secrétaire général. — **Lepileur.**

Fondée en 1837 par les internes en pharmacie des hôpitaux de Paris, elle a pour but d'exciter, d'entretenir l'émulation parmi ses membres, et de leur fournir les moyens de s'instruire en les tenant au courant de la science; elle concourt autant qu'il est en elle, à son perfectionnement et à ses progrès. Le cercle des études dont elle s'occupe comprend : la physique, la chimie, les sciences naturelles, la matière médicale, la toxicologie et la pharmacie. — Elle publie la suite de ses travaux dans un recueil spécial. A des époques déterminées chaque fois par une délibération expresse, elle propose et distribue des prix dont elle fixe les sujets et la valeur.

La Société se compose de membres résidents, *titulaires*, *honoraires*, *associés libres*, et de membres *correspondants*. — Sont admis comme candidats au titre de membre titulaire : 1° les internes ou ex-internes en pharmacie des hôpitaux de Paris : 2° les lauréats des Écoles de pharmacie; 3° les personnes dont la demande est appuyée d'antécédents scientifiques suffisants ou tout au moins d'un travail spécial inédit. Nul n'est admis comme candidat au titre de membre titulaire s'il n'est présenté par deux membres titulaires ou honoraires, et s'il n'a adressé au Président une demande écrite contenant l'exposé des titres qu'il croit pouvoir apporter à l'appui de sa candidature. Le titre de correspondant est conféré aux membres titulaires qui, un an après leur entrée dans la Société, cessent de résider à Paris et qui en adressent la demande écrite au Président.

Président perpétuel. — **Bussy.**
Secrétaire général. — **Bougarel.**

SOCIÉTÉ FRANÇAISE D'HYGIÈNE

Fondée le 7 mai 1877

Séances le deuxième vendredi de chaque mois, à la Société d'encouragement pour l'Industrie nationale, rue du Dragon, 30.

Président d'honneur. **S. M. l'Empereur du Brésil.**
Président. — M. **Marié-Davy.**

Vice-Présidents. — M. **Moutard-Martin, Muller** (Em.), **Bonnafont, Durand-Fardel.**

Secrétaires. — MM. **Saffray** (Ch.), **de Pietra Santa, Joltrain** (A.), **Ménière** (d'Angers).

SOCIÉTÉ MÉDICALE DU XVIIe ARRONDISSEMENT

La Société se réunit le dernier vendredi de chaque mois à 8 h. 1/2 du soir, à la Mairie du XVIIe arrondissement.

SOCIÉTÉ MÉDICALE DU XVIIIe ARRONDISSEMENT

Cette Société fondée depuis un an, tient ses séances le premier samedi de chaque mois et s'occupe surtout de toutes les questions concernant la dignité et les intérêts professionnels et scientifiques de ses membres.

Président. — M. le Dr **Arnault.**

Secrétaire général. — M. le Dr **Savoye.**

SOCIÉTÉS MÉDICALES DES DÉPARTEMENTS.

Les principales villes de départements où existent des Sociétés médicales sont : Amiens, Auxerre, Besançon, Bordeaux, Colmar, Dijon, Douai, La Rochelle, le Havre (la Société de médecine du Havre se réunit à l'hôtel de ville le troisième vendredi de chaque mois), Lille, Limoges, Lyon, Marseille, Metz, Mont-de-Marsan, Montpellier, Moulins, Nantes, Nancy, Nîmes, Périgueux, Poitiers, Rouen, Saint-Étienne, Strasbourg, Toulouse, Tours.

MINISTÈRE DE L'INTERIEUR

Place Beauvau

DIRECTION DU SECRÉTARIAT ET DE LA COMPTABILITÉ

Rue Cambacérès, 7

Médecins du Ministère. — MM. **Fiquet, Gillebert d'Hercourt, Laburthe, Yves.**

ASSOCIATION GÉNÉRALE DE PRÉVOYANCE ET DE SECOURS MUTUELS

DES MÉDECINS DE FRANCE

L'Association générale de Prévoyance et de Secours mutuels des Médecins de France a été approuvée par arrêté du ministre de l'Intérieur, le 31 août 1858.

Le but de l'Association générale, comme celui des Sociétés locales qui la composent, est :

De venir au secours des sociétaires que l'âge, les infirmités, la maladie, des malheurs immérités réduisent à un état de détresse;

De secourir les veuves, les enfants et les ascendants laissés sans ressources par des sociétaires décédés;

De donner aide et protection à ses membres;

De maintenir par son influence moralisatrice l'exercice de l'art dans les voies utiles au bien public et conformes à la dignité de la profession:

De préparer et fonder les institutions propres à compléter et perfectionner son œuvre d'assistance.

L'Association générale précède à son œuvre par deux opérations.

Premièrement :

Elle prépare l'organisation des *Sociétés locales;*

Elle forme une *Société centrale* destinée à réunir les docteurs en médecine établis dans le département de la Seine; — les docteurs en médecine établis dans les arrondissements et les départements où il n'existe pas de société locale agrégée à l'association générale; — les médecins de l'armée et de la flotte; les médecins qui, par la nature de leurs services, n'ont pas de résidence fixe ou résident hors de France.

Deuxièmement :

Elle relie entre elles les Sociétés ainsi formées;

Elle agrège les Sociétés déjà existantes;

Elle prépare, fonde et administre les établissements d'assistance de toute nature qui rentrent dans le but de l'institution, et plus particulièrement la Caisse des pensions viagères qu'elle a fondée en 1863.

L'association générale est représentée par des Assemblées générales.

Elle est dirigée et administré par un Conseil général.

CONSEIL GÉNÉRAL

PRÉSIDENT

M. **H. Roger** (1), Président réélu de l'Association (20 mars 1881), boulevard de la Madeleine, 15.

VICE-PRÉSIDENTS

MM. **Cazeneuve**, Lille (Nord).
Larrey, rue de Lille, 91.
Ricord, rue de Tournon, 6.
Bouchacourt, Lyon (Rhône).

SECRÉTAIRE GÉNÉRAL.

M. **Foville**, boulevard Saint-Germain, 177.

VICE-SECRÉTAIRES.

MM. **L. Martineau**, 24, rue Cambon.
Blache (R.), 5, rue de Suresnes.

TRÉSORIER GÉNÉRAL DE L'ASSOCIATION.

M. **Brun**, 23, rue d'Aumale.

MEMBRES DU CONSEIL.

MM. **Bancel**, Melun (Seine-et-Marne).
Bergeron, rue Saint-Lazare, 75.
Bourienne, Caen (Calvados).
Boutin, rue de Hambourg, 18.
Burdel, Vierzon (Cher).
Brouardel, boulevard St-Germain, 195.
Bucquoy, rue de l'Université, 81.
Cornil, rue Saint-Guillaume, 19.
Denucé, Bordeaux (Gironde).
Dufay, Blois (Loir-et-Cher).
Durand-Fardel, à Vichy (Allier); r. Guénégaud, 17, Paris.
Gallard, rue Monsigny, 7.
Gavarret, rue de Grenelle-Saint-Germain, 73.
Gosselin, rue Saint-Lazare, 81.
Hérard, rue de Rome, 11.
Horteloup, rue de la Victoire, 76.
Hugot, Laon (Aisne).

Jaccoud, boulevard Haussmann, 62.
Laennec, Nantes (Loire-Inférieure).
Lannelongue, rue François Ier, 3.
Le Roy de Méricourt, rue Cambacérès, 5.
Lunier, rue de l'Université, 6.
Marjolin, rue Chaptal, 16.
Marquez, à Hyères (Var).
Passant, 39, rue de Grenelle-Saint-Germain.
Penard, Versailles (Seine-et-Oise).
Peter, rue de Hambourg, 20.
Ranse (de), avenue Montaigne, 85.
Richelot, 25, rue Clapeyron.
Thomas (Louis), Tours (Indre-et-Loire).

MEMBRES HONORAIRES DU CONSEIL GÉNÉRAL.

MM. **Jeannel,** Villefranche-sur-Mer (Alpes-Maritimes).
Desgranges, Lyon (Rhône).
Barthez, avenue de Messine, 30.

CONSEIL JUDICIAIRE ET ADMINISTRATIF.

MM. **Andral** (Paul), Cours-la-Reine, 38.
Morillot, ruede Richelieu, 60.
Bétolaud, avenue Marceau, 31.
Guerrier, cité Trévise, 3.
Vannesson, quai Voltaire, 33.

MEMBRE HONORAIRE DU CONSEIL JUDICIAIRE.

Me Bosviel, rue de Richelieu, 60.

NOTAIRE DE L'ASSOCIATION.

Me Huillier, boulevard Haussmann, 83.

SOCIÉTÉ CENTRALE

BUREAU DE LA COMMISSION ADMINISTRATIVE

Président............... M. **Gosselin**, C. ✻.
Vice-Président........... M. **Leroy de Méricourt**, O. ✻.
Secrétaire............... M. **Piogey**, ✻.
Vice-Secrétaire.......... M. **R. Blache**, ✻.
Trésorier................ M. **Brun**, O. ✻, trésorier de l'association générale.

MEMBRES DE LA COMMISSION ADMINISTRATIVE

MM.
Amodru.
Baldy.
Basset.
Bonne.
Bonvallet.
Bottentuit.
Bourdin.
Campardon.
Cartaz.
Chevalet.
Dreyfous.
Duguet.
Eloy.
Landouzy.
Laugier.

MM.
Lelongt.
Ley.
Minière (Emile).
Moutard-Martin.
Neumann.
Passant.
Piogey (Emile).
Radou.
Ranse (de).
Richard d'Aulnay.
Richelot (Gustave).
Roques.
Sanné.
Troisier.
Wickham (Rob.).

Le droit d'admission est de 12 fr.; la cotisation annuelle est de 12 fr.

ASSOCIATION DES MÉDECINS DE LA SEINE

Cette Association se compose uniquement des *docteurs* en médecine ou en chirurgie reçus dans une des Facultés de France et habitant le département de la Seine.

Elle a pour but principal de venir au secours des médecins que l'âge, l'infirmité, la maladie, un malheur imprévu, sont venus frapper et arrêter dans leur carrière.

Fondée le 19 juillet 1833, sous les auspices d'Orfila, définitivement constituée au mois d'octobre de la même année, et entrée en fonctions au mois de janvier suivant, elle a été reconnue comme *Etablissement d'utilité publique* par décret du 16 mars 1851.

ARTICLE DES STATUTS RELATIFS AUX ADMISSIONS

1° Tout *docteur* en médecine ou en chirurgie, reçu en France et habitant le département de la Seine, qui veut être admis dans la société, doit en faire la demande par écrit à la commission générale. Il déclare, dans cette demande, connaître les statuts de la Société et les adopter.

Cette demande est présentée par les deux membres de la Société et la commission générale vote sur la validité de cette demande dans la séance qui suit celle où la présentation a été faite (art. 2, 3 et 9 des Statuts).

2° Chaque membre de l'Association est tenu de payer, au

moment de son admisson, à titre de rétribution d'admission, une somme de *douze* francs. La rétribution annuelle est de *vingt* francs (art. 16 et 17).

Cette Association dispose d'un capital de plus de 360,000 fr.

BUREAU

Président. — M. **Béclard.**
Vice-Président. — MM. **Guéneau de Mussy** (Noël) et **Richet.**
Secrétéire général. — E.-L. **Orfila.**
Secrétaire général-adjoint. — M. **Barth.**
Trésorier. —M. **Genouville** fils.
Trésorier adjoint. M. **Nélaton.**

CONSEIL JUDICAIRE

M. **Vautrain**, avocat à la cour d'appel de Paris, — M. **Denon**, notaire.

ASSOCIATION MUTUELLE DES MÉDECINS ALIÉNISTES DE FRANCE

Président. — M. **Baillarger.**
Secrétaire. — M. **Métivié** (Albert).
Trésorier. — M. **Lunier.**

ASSOCIATION GÉNÉRALE DES MÉDECINS DE FRANCE

CONSEIL D'ADMINISTRATIOT

Président. — M. **A. Petit**, à Paris, 8, rue Favart.
Vice-présidents. — MM. **Rabot**, à Versailles. — **Desnoix**, à Paris, 17, rue Vieille-du-Temple.
Secrétaire général. — M. **Crinon**, à Paris, 45, rue de Turenne.
Secrétaire-adjoint. — M. **Dupuy**, à Paris, 34, boulevard des Invalides.
Trésorier. — M. **A. Fumouze**, à Paris, 78, faub. St-Denis.
Archiviste. — M. **Julliard**, à Paris, 72, rue Montmartre.

CONSEILLERS DE PARIS.

MM. **André-Pontier**, 48, boulevard St-Germain.
Blottière, 56, rue de Sèvres.
Boymond, 21, faubourg St-Honoré.
Dethan, 25, rue Baudin.
Ferrand, 18, quai de Béthune.
Genevoix (Em.), 7, rue de Jouy.
Gigon, 25, rue Coquillière.
Labélonye, 99, rue d'Aboukir.
Vigier aîné, 60, rue du Bac.
Vigier (Ferd.), 12, boulevard Bonne-Nouvelle.

CONSEILLERS DES DÉPARTEMENTS.

MM. **Antheaume**, à Provins (Seine-et-Marne).
Bléreau, à Melun (Seine-et-Marne).
Boulé, à Bourges (Cher).
Brochet, à Lisieux (Calvados).
Debains, à Versailles.
Deleuvre, à Lyon.
Duval, député de la Haute-Savoie.
Eberlin, à Marseille.
Henrot, à Reims (Marne).
Martin-Barbet, à Bordeaux.

SOCIÉTÉ DE PRÉVOYANCE DES PHARMACIENS

DU DÉPARTEMENT DE LA SEINE.

La *Société de prévoyance entre les pharmaciens du département de la Seine* a pour but de secourir des confrères tombés dans le malheur ; de venir en aide à leurs veuves ou à leurs enfants ; de procurer des places aux élèves en pharmacie, de leur offrir des prix, et d'assister ceux qui seraient malades ou qui auraient été blessés dans l'exercice de leur profession ; de protéger l'exercice légal de la pharmacie contre les empiètements des professions étrangères.

Il y a trois catégories de prix, suivant que les concurrents ont atteint six, quatre ou deux années de stage. Dans le premier cas, le premier prix est constitué par des livres et 200 francs ; le second prix, par des livres. Dans la seconde catégorie, premier prix, des livres et 150 francs ; second prix, des livres. Dans la troisième, premier prix, des livres et 100 francs ; second prix, des livres. La Société décerne, en outre, des mentions honorables.

La Société compte actuellement plus de quatre cents membres; l'encaisse est de plus de 150,000 francs.

CONSEIL D'ADMINISTRATION POUR L'ANNÉE 1884-1885.

MM. **N...**, Président.
Vigier (Ferd.), Vice-Président;
Chassevant, Secrétaire général.
Gigon, Secrétaire-adjoint.
Labélonye, Trésorier.
Crinon, Archiviste.
Baetz, **Blaise**, **Blottière**, **Brunswick**, **Collin**, **Dethian**, **Galbrun**, **Giraudet**, **Jaunet**, **Naline**, Conseillers.

CONSEIL JUDICIAIRE.

Me **Moret** (successeur de Me Coulombel), avocat au Conseil d'Etat et à la Cour de cassation, 13, rue de Tournon.
Me **Bogelot**, avocat à la Cour d'appel, 4, rue Perrault.
Me **Guillain** (Léon), avoué d'appel, successeur de E. Levaux., 186, rue de Rivoli.
Me **Baudouin**, avoué de première instance, 14, aven. Victoria.
Me **Picart**, huissier, faubourg St-Martin, 34.

BUREAU DE PLACEMENT DES ÉLÈVES.

M. **Blottière**, pharmacien, 56, rue de Sèvres.

AGENTS DE LA SOCIÉTÉ.

M. **Joigneau**, 66, rue de Bondy.
M. **Doux**, vérificateur des mémoires des sociétés de secours mutuels, à la pharmacie centrale des hôpitaux, quai de la Tournelle, 47.

INSPECTION GÉNÉRALE DES ÉTABLISSEMENTS DE BIENFAISANCE ET DU SERVICE DES ALIÉNÉS

INSPECTEURS GÉNÉRAUX.

MM. **Claveau**, **Comte de Flers**, Dr **Foville**, **Pellat**, **Dauzon**, **Lacharrière** (Ch. de), **Granier**, **Maréchal Lebrun**, Dr **A. Regnard**.

ASILES D'ALIÉNÉS

Tableau des départements renfermant, soit des Asiles publics, soit des Quartiers d'aliénés annexés à un hôpital, soit des

Établissements privés recevant des Aliénés des départements.

NOTA. La lettre H indique que l'asile est annexé à un hôpital; la lettre P inpique un Établissement privé faisant fonction d'asile public. Tous les autres sont des asiles départementaux.

Nom du département	Nom de la commune	Désignation de l'établissement	Noms des directeurs et médecins
			MM.
Ain	Bourg P.	Ste-Madeleine (fe) / St-Georges (hom.)	Louis, médecin en chef. Bourgarel, — Adam (A.), m. d. adjoint
Aisne	Prémontré		Viret, méd. directeur. Bellat, méd. adjoint.
Allier	Ste-Catherine, com. d'Yzeure		Reverchon, méd. direct.
Alpes-Marit.	Nice P.		Planat, méd. en chef.
Ardèche	Privas P.		Nier, —
Ariège	Saint-Lizier		Fabre, méd. directeur.
Aude	Limoux P.		Rougé, med. en chef.
Aveyron	Rhodez		Longeaud, méd. direct.
Bouches-d-Rh	Marseille		Cartoux, directeur. Boubila, médecin en ch. (femmes). Pons, méd. en ch. (hom.). Abram, adjoint.
	Aix		Dauby, méd. directeur. Maunier, med. adjoint.
Calvados	Caen P.		Lallier, directeur. Maheut, méd. en chef. Wiard, — Caron, méd. adjoint.
Cantal	Aurillac H.		Pradenhes, méd. en ch. Girou, méd. adjoint.
Charente	Breuty pr. Angoulême		Péon, méd. directeur.
Charente-Inférieure	Lafond, commune de La Rochelle		Mabille, méd. directeur.
Cher	Bourges		Peybernès, méd. direct. Jollet, adjoint.
Corrèze	La Cellette P.		N..., méd. en chef.
Côte-d'Or	La Chartreuse, à Dijon		Marandon de Montyel, méd. directeur. Garnier, adj.
Côtes-du-Nord	Bégard P.		Lemat, méd. en chef.
	Lehon, pr. Dinan P.		Barbé-Guillard, m. en ch.
	Saint-Brieuc H.		Grosvallet, —
Eure	Evreux		Brunet, méd. directeur. Bessière, méd. adj.

Nom du département	Nom de la commune	Désignation de l'établissement	Noms des directeurs et médecins
Eure-et-Loir..	Bonneval...........		Hil-enbaud, méd. direct.
Finistère.....	Morlaix (femmes) H. Saint-Athanas, près Quimper (hommes		Sanquier, méd. en chef. Homery, méd. direct.
Garonne (Hte-	Toulouse, Braqueville		Bouteille, méd. direct. Caillau, méd. adjoint.
Gers.........	Auch...............		Maret, méd. direct.
Gironde	Bordeaux..........		Eleuret, méd. direct. Taguet, méd. en chef,
	Cadillac (hom.).....		Guilbert, directeur. Campan, méd. en chef.
Hérault.......	Montpellier.....	H..	Cavalier, méd. en chef.
Ille-et-Vilaine.	St-Méen (Rennes)...		Mairet, méd. adjoinr. Poret, méd. direct.
Indre-et-Loire	Tours..........	H..	Broquere, mée. adj.
Isère	Saint-Robert, comm. de Saint-Égréve..		Sainton. Pinot, directeur.
Jura..........	Dôle		Dufour, méd. en chef. Bécoulet, méd. direct.
Loire (Haute-)	Le Puy........	P..	Guillemin, méd. adj. Vissaguet (Hom.), méd. en chef. Bonhomme (Fem.), id.
Loire-Infér....	Nantes.........	H..	Biante.
Loiret........	Orléans	H..	Bru.
Loir-et-Cher..	Blois.		Doutrebente, méd. direct. Millet.
Lot...... ...	Leyme.............		Miret, directeur. Dubuisson, méd. én chef.
Lozère	Saint-Alban.........		Allemandou, méd. direct.
Maine-et-Loire	Sainte-Gemmes, près Angers...........		Petrucci, méd. direct. Larrieu, adjoint.
Manche......	Pont-Labbé.....	P..	Legruel.
	Pentorson......	H..	Bellet.
	Saint-Lô........	P..	Lhomond.
Marne........	Châlons............		Bonnet, médr direct. Paris, adjoint.
Marne (Haute-)	Saint-Dizier.........		Danis, méd. direct.
Mayenne.....	Laroche-Gandon, co[e] de Mayenne......		Lapointe, méd. indirect. Pagès, méd. adjoint.
Meurthe......	Maréville près Nancy		Mirepoix, directeur. Langlois, méd. en ch. (h[es]) Sizaret, méd. en ch. (f[es]).
Meuse........	Fains pr. Bar-le-Duc		Giraud fils, méd. direct. Chaussinand, adjoint.
Morbihan.....	Vannes.........	H..	Trémant.
Nièvre	La Charité..........		Gallopin, méd. direct.

Nom du département	Nom de la commune	Désignation de l'établissement	Noms des directeurs et médecins
Nord	Armentières. (hom.)		Dubiau, méd. directeur. Adam, adjoint.
	Lommelet		Bouchaud, méd. en chef.
	Bailleul. (femmes)		Leblond, directeur. Belle, méd. en chef. Nollé, adjoint.
Oise	Clermont		Bransoulié, directeur. Labitte (Gust.), méd. en chef (hommes). Frièse. médecin en chef (hommes). Labitte (Georges), adjoint.
Orne	Alençon		Germain Cortyl, méd. dir.
Pas-de-Calais	Saint-Venant		Dursoult, direc.-méd.
Puy-de-Dôme	Clermont		Hospital.
Pyrénées (Bes)	Pau		Lafitte, méd. directeur. Girma, adjoint.
Rhône	Bron		Lebègue, directeur. Pierret, méd. en ch. (fes). Max Simon, m. en ch. (hes) Brun, méd. adjoint.
Sarthe	Le Mans		Aubry, directeur, Mordret, méd. en chef.
Savoie	Bassens		Fusier, méd. directeur. Pichinot, médecin adjoint.
Seine	Asile Ste-Anne (asile clinique).		X..., directeur. Benjamin Ball, pr. de cl. Gilson, méd. adj., ch. de clinique. Bouchereau, m. en ch. (fes) Dagonet, — (hes) Magnan, méd. en chef du bureau d'admission.
	Bicêtre (hom.). H.		J. Voisin, Bourneville. Charpentier.- Denis, ad.
	Salpêtrière (fem.) F.		Voisin (Auguste), Legrand du Saulle, J. Falret. Ferré, adjoint.
Seine-et-Oise	Asile de Ville-Evrard		Espiau de Lamaestre, direct.-méd. en chef. Rey, Schils, adjoints.
	Asile de Vaucluse		Bigot, méd. directeur. Boudry, Camuset, Keraval, adjoints.
Seine-Inférieu.	Rouen, Quatres-Mares (hommes)		Delaporte, méd. direct. Guyot, adjoint.
	Rouen, Saint-Yvon (femmes)		Cortyl, méd. directeur. Martinencq. Chambard, adjoint.

Nom du département	Nom de la commune	Désignation de l'établissement	Nom des directeurs et médecins
Sèvres (Deux-)	Niort.........	.H..	Pellevoisin.
Tarn.........	Alby..........	P..	Cassan.
Tarn-et-Gar ..	Montauban.....	H..	Rolland.
Vaucluse......	Avignon...........		Llanta, directeur. Campagne, méd. en chef. Febvre, adjoint.
Vendée.......	La Roche-sur-Yon..		Cullerre, méd. aajoint.
Vienne........	Poitiers...........		Solaville.
Vienne (Hte-)..	Limoges...........		Faucher, méd. directeur.
Yonne.........	Auxerre...........		Rousseau, méd. direct. Chadzinsky, adjoint.

COMITÉ SUPÉRIEUR DE PROTECTION ENFANTS DU PREMIER AGE

Président. — M. **le sous-secrétaire d'État au Ministère de l'Intérieur.**

Vice-président. — MM. **Schœlcher**, sénateur; **T. Roussel**, sénateur.

MEMBRES

MM.

Le docteur **Liouville**, député.

Le conseiller d'État, directeur de l'administration départementale et communale.

Buquet, inspecteur général honoraire des services administratifs du Ministère de l'intérieur.

Le docteur **Béclard**, délégué de l'Académie de Médecine.

Le docteur **Bergeron**, secrétaire de l'Académie de médecine.

Gille, délégué de la Société de charité maternelle.

Marbeau, président de la Société des crèches.

Le docteur **Marjolin**, président de la Société protectrice de l'Enfance de Paris.

Le docteur **Pellat**, inspecteur général des seruices administratifs du Ministère de l'intérieur.

SECRÉTAIRES

Payelle, chef de bureau, secrétaire

Rouito, secrétaire-adjoint.

ETABLISSEMENTS DE BIENFAISANCE

QUI RELÈVENT DIRECTEMENT DU MINISTÈRE DE L'INTÉRIEUR

HOSPICE DES QUINZE-VINGTS

28, RUE DE CHARENTON

Consultation gratuites tous les jours de midi à 4 heures, dimanches et fêtes exceptés.

Médecin en chef. — M. **Fieuzal.**

Chef de clinique. — M. **Ferret.**

Cet établissement fut fondé par Saint-Louis, en 1062, pour trois cents ou quinze-vingts pauvres aveugles. Sept cents pensions ont été créées en faveur d'aveugles externes, savoir : cent pensions de 200 fr.; deux cents cinquante pensions de 150 fr.; et trois cents cinquante pensions de 100 fr. Pour être admis, soit aux places de membres aveugles, soit aux pensions, il faut être dans un état de cecité absolue et d'indigence constatées; les choix se font parmi les aveugles de tous les départements.

La clinique ophtalmologique se divise en deux services principaux :

1° Cliniques interne pour tous les malades venant de Paris ou des départements et dont l'état nécessite le traitement en chambre.

2° La clinique externe pour les malades qui viennent consulter journellement de midi à 4 heures.

Le nombre des malades traités à la clinique pendant les années 1881-82-83 a été ainsi réparti.

CLINIQUE INTERNE

Nombre des malades entrés : 1384.
Nombre de consultations ou journées de traitement : 18613.
Nombre de malades guéris : 1162.
Proportion des malades guéris 84 0/0.

CLINIQUE EXTERNE

Nombre de malades soignés : 22355.
Nombre de consultations ou journées de traitement : 88963.

RÉCAPITULATION

Consultations internes et externes : 107.576.
Nombre de malades traités : 23.739.
Malades externes traités dans le cours de l'année 1884.
Nombre de malades anciens 32.809.

1° Nombre de malades nouveaux inscrits : 8757; ensemble : 41.466.

Moyenne des malades nouveaux par jour : 28.

Nombre de consultations données par jour : 107.

2° Nombre des admissions à la clinique : 762.

Durée moyenne du séjour : 12.

Ces 8.757 malades ont donné lieu à un chiffre de 9.240 maladies et à 1089 opérations sans y comprendre les autres petites opérations chirurgicales.

Mouvement de la clinique pendant le 1er trimestre 1885.

Malades nouveaux......	2.109
— anciens........	9.713
Ensemble..............	11.822

La clinique opthalmologique fait publier tous les trimestres un bulletin rendant compte de toutes les opérations ou traitement faits dans cet établissement ainsi que le mouvement de la population et lés observations de chaque chef de service.

En dehors de cette clinique ophtalmologique il existe, à l'hospice national des Quinze-Vingts une clinique dentaire ouverte au public deux fois par semaine les mardi et vendredi de 9 h. a 11 heures du matin sous la direction du Dr **Pietkiewicz** assisté de ses élèves.

MAISON DE CHARENTON

A SAINT-MAURICE, PRÈS CHARENTON

Les admissions d'aliénés, à titre gratuit, ne peuvent être autotorisées que par le ministre de l'intérieur. Il y a trois classes de pensions : 1re class, 1,425 fr. et au-dessus ; 2e. 1.175 fr. 3e, 828.

Médecins. — M. **Christian** (quartier des hommes); M. **Ritti** (quartier des femmes).

Chirurgien. — M. **Decorse**.

Pharmacien. — M. **Rémond.**

INSTITUTION DES BÈGUES DE PARIS

10. AVENUE VICTOR HUGO

Directeur. — Docteur **Chervin**, de 10 heures à midi.

L'Institution des Bègues de Paris a été fondée en 1867, avec le concours du ministère de l'Instruction publique pour le traitement du bégaiement et de tous les autres défauts de prononciation, par la méthode Chervin.

Le traitement dure 20 jours et ne comprend ni remède, ni opération, ni l'emploi d'aucun appareil dans la bouche ; il est basé sur des exercices gymnastiques de la phonation.

Cette institution est subventionnée par le ministère de l'intérieur et la ville de Paris. Les personnes qui désirent être admises à suivre gratuitement les cours de l'Institution doivent en faire la demande à M. le préfet de la Seine en justifiant de leurs titres à la gratuité.

INSTITUTION DES SOURDS-MUETS

RUE SAINT-JACQUES, 254

Clinique otologique, consultations gratuites pour les maladies des oreilles. Mardi, jeudi, samedi, de 9 à 10 heures.

Pour être admis dans l'institution comme boursier, il faut avoir dix ans et pas plus de quinze; produire l'acte de naissance l'extrait baptistaire, un certificat de vaccine, d'indigence, et celui de l'infirmité. Le ministre de l'intérieur nomme aux places vacantes.

Médecin en chef. — M. **Ladreit de la Charrière.**
Médecin adjoint. — M. **Fournié** (Edouard).
Dentiste. — M. **Hardy.**
Pharmacien.— M. **Ansart.**

INSTITUTION DES SOURDES-MUETTES DE BORDEAUX

Un décret impérial du 11 septembre 1859 affecte exclusivement l'institution de Bordeaux aux jeunes filles atteintes de surdi-mutité. La durée des études y est de six ans. L'Etat y entretient à ses frais 75 bourses divisibles par fractions.

Médecin. — M. **Coyne.**
Médecin adjoint. — M.

INSTITUTION DES SOURDS-MUETS DE CHAMBÉRY

Cet établissement, destiné à l'éducation des jeunes sourds-muets des deux sexes, était une institution royale des Etats sardes.

INSTITUTION DES JEUNES AVEUGLES

BOULEVARD DES INVALIDES, 56

Cette institution est consacrée à l'instruction des jeunes garçons et des jeunes filles aveugles. Elle fut fondée en 1791 par Louis XVI. Valentin Hauy, qui avait formé en France un établissement pour l'éducation des aveugles, en fut le premier instituteur.

Le gouvernement, au moyen d'une subvention accordée à cet établissement, y entretient un certain nombre d'élèves. Le chiffre des bourses a été fixé à cent vingt, qui doivent être divisées, autant que possible en demi-bourses et trois quarts de bourses, dans la proportion de deux tiers pour les jeunes garçons et d'un tiers pour les jeunes filles. Les demandes en admissions gratuites sont adressées au ministre de l'intérieur et doivent être accompagnées : 1° de l'extrait de naissance de l'élève proposé, qui ne doit avoir ni moins de neuf ans ni plus de treize; 2° de l'extrait de baptême; 3° d'un certificat médical certifiant que l'enfant est frappé de *cécité totale*; qu'il n'a point de maladie contagieuse; qu'il n'est point en idiotisme; 4° d'un certificat de vaccine ou de petite vérole; 5° enfin, d'un certificat de bonne conduite et d'indigence, délivré par le maire de la commune qu'habitent les parents.

Médecin. — M. **Claisse.**
Médecin adjoint. — M. **Brongniart.**
Chirurgien. — M. **Desormeaux.**
Oculiste. — M. **Landolt.**
Dentiste. — **Hartivieg.**

ASILE DE VINCENNES

COMMUNE DE SAINT-MAURICE

Cet établissement, situé dans la commune de Saint-Maurice-Charenton, près Paris, reçoit temporairement pendant leur convalescence :

1° Les ouvriers atteints de blessures ou de maladie en travaillant sur les chantiers de travaux publics, dans le département de la Seine; 2° les ouvriers faisant partie d'une Société de secours mutuels qui a passé un abonnement avec l'Asile; 3° ceux travaillant chez des facricants, industriels ou patrons qui ont également passé des abonnements avec l'Asile; 4° les convalescents envoyés par les hôpitaux de Paris et de la banlieue; 5° les convalescents envoyés par les bureaux de bienfaisance de Paris; 6° enfin, moyennant un prix de journée, les convalescents qui ne rentrent dans aucune de ces catégories.

Médecins. — MM. **du Mesnil, Bloch.**

ASILE DU VÉSINET

L'Asile du Vésinet, situé dans la commune de Croissy (Seine-et-Oise), est affecté aux femmes convalescentes. Il reçoit temporairement pendant leur convalescence :

1° Les ouvrières faisant partie d'une Société de secours mutuels qui a passé un abonnement avec l'Asile; 2° celles travaillant chez des fabricants, industriels ou patrons qui ont également passé des abonnements avec l'Asile; 3° les convalescentes envoyées par les hôpitaux de Paris et de la banlieue; 4° les convalescentes envoyées par les bureaux de bienfaisance de Paris; 5° enfin, moyennant un prix de journée, les convalescentes qui ne rentrent dans aucune de ces catégories.

Médecins. — MM. **Capmas**, résidant; **Lelièvre**, suppléant.

ASILE DE LA PROVIDENCE

CHAUSSÉE DES MARTYRS, 13

Cet établissement a été fondé en 1804. Il sert de retraite à soixante vieillards des deux sexes, qui y sont logés, nourris, blanchis et soignés en cas de maladie. Il y a six places gratuites. Pour les autres, il doit être payé une pension annuelle de 700 francs.

Médecin. — M. **Piogey**.

INFIRMERIE DE MARIE-THÉRÈSE

RUE DENFERT-ROCHEREAU, 9

Médecin. — M. **Bossu**.
Médecin adjoint. — M. **N...**
Chirurgien. — M. N...
Dentiste. — M. **Boulu**.

HOPITAL DE ROTHSCHILD

RUE PICPUS, 76

Fondé par M. le baron James de Rothschild en faveur des Israélites malades.

Consultations gratuites tous les jours de 9 h. à midi, samedi et dimanche exceptés. Ces consultations se donnent au n° 74. Admission des malades de suite.

Médecin. — M. **Leven**.
Médecin adjoint. — M. **Rueff**.
Chirurgien consultant. — M. **Marc Sée**.

MAISON DE SANTÉ DES RELIGIEUX HOSPITALIERS DE SAINT-JEAN-DE-DIEU

RUE OUDINOT, 19

Chambres particulières. Le prix varie de 8 à 20 fr. par jour. — Les malades peuvent être soignés par un médecin de leur choix, mais à leurs frais.

Médecin. — M. **Mène.**

HOPITAL DES DAMES DIACONESSES

(HOPITAL PROTESTANT)

RUE DE REUILLY, 95

Médecins. — MM. **Boutin** et **Morin.**

Chirurgiens. — MM. **Ch. Monod**, appelé pour les opérations et M. **Moricand.**

HOSPICE DU MONT-GENÈVRE

Cet établissement, situé sur la montagne de ce nom, dans l'arrondissement de Briançon, sert de refuge momentané, pendant les temps de tourmente ou de neige, aux voyageurs qui vont de France en Sardaigne par la route d'Espagne en Italie. Cette maison hospitalière, dont l'origine remonte au XIVe siècle, possède quelques propriétés rurales dont les revenus, joints à une subvention de l'État, lui permettent de venir annuellement en aide a 4,500 voyageurs, la plupart indigents.

Jacquot, inspecteur général des mines.
Pasteur, de l'Académie française, etc.
Grimaux, professeurs à l'École polytechnique et à l'Institut agronomique.
Giraud, Directeur honoraire du Ministère du commerce.
Regnault, professeur à la faculté de médecine.

MÉDECINS DES THÉATRES

Théâtre de l'Opéra. — MM. Dubrisay, Magnin, Leroy de Méricourt, Paul (Constantin), Mauriac, Hervé de Lavaur, Ladreit de la Charrière, Firmin, Bergeron, Chéron, Bouchut, Charpentier-Méricourt.

Médecins-Suppléants. — MM. Hayem, Onimus, Guyot, Leudet, Abadie, Menière, Benoit du Martouret, Peter, Anger (Benjamin), Redard, de Pezzer, Dehenne.

Chirurgien-consultant. — M. Trélat.

Méd.-Pédicures. — MM. Moreau-Marmont, Welsch (Xavier).

Pharmacien. M. Chevrier.

Théâtre-Français. — MM. Coqueret, Carpentier-Méricourt, Faivre, Ferréol, Gaye, Paul (Constantin), Philippar, Portefaix, Pietra Santa, Blondeau, Hervé de Lavaur.

Chirurgiens. — MM. Bergeron, Gosselin, Larrey, Richet, Oulmont.

Théâtre de l'Odéon. — MM. Brochin, Porak, Legrand du Saulle, Monceaux, Mène, Pinel, Barré, Blachez, Decori, Lemaréchal, Le Sourd.

Théâtre des Nations. — MM. Cazalis, Delineau, Demonts-Porcelet, Froissy, Lecoconnier, Lhuillier, Mouly, Douville, Coqueret, Fraigniaud, Gaye, Richard (Paul), Servaux, Tissier, Vigouroux, Rue, Collin, Doré.

Théâtre du Châtelet. — MM. Coqueret, Coursserant, Deleschamps Cazalis, Girard, Nuzillat, Bar, Douvillé, Foissy, Gaye, Philippar, Tissier, Vivien, Delineau, Carpentier, Duchesne, Loiseau, Floquet.

Chirurgiens.— MM. Fano, Lacronique.

Théâtre de la Porte-Saint-Martin. — MM. Decaudin, Delineau, Ducor, Chabert, Dubourg, Roussin, Maugin, Baudin, Lagoguey, Coursserant, Obissier, Allix, Perrussel, Labarthe, Rochette, Cazalis, Lhuillier, Van Gelder, Prat.

Théâtre de la Renaissance. — MM. Cazalis, Gérard, Delage, Hirtz (L.) Decori, Carpentier, Legras, Reinvillier, Jaubert, Hervé de Lavaur, Labarthe, Brochin, Regnier, Vivien, Lermoyez, Balzer.

Théâtre des Variétés. — MM. Bourgeois, Collineau, Hulot, Poignet, Serrand, Paris, Michel, Malterre, Blum, Collin, Bureau, Prat, Bernard, Lapra, Duchesne.

Théâtre du Palais-Royal. — Médecins, MM. Barnier, Carpentier-Méricourt, Corlieu, Lapra, Mayer, Menière, Poignet, Saint-Germain.

Théâtre des Bouffes. — MM. Dupierris, médecin en chef, Serrand, Duvivier, Bourgeois, Corlieu, Gérard, Berthet, Servaux, Collin, Doré, Picard, Benoit du Martouret, Garrigou Désarènes, Douvillé, Delineau.

Suppléants. — MM. de Pezzer, Ruaux, Fauquez.

Théâtre Beaumarchais. — Médecin en chef : M. Puel; médecins : MM. Dupouy, Franquet, Miquel, Gibert, Delineau.

Théâtre du Chateau d'Eau. — MM. Puel, médecin en chef, Delineau, Leménager, Denouh, Richet, Maygrier, Marmata, Socquet, Roussin, Dupouy, Grange, Guillot, Lhuillier, Liébaut.

Théâtre des Menus-Plaisirs. — MM. Duval, Labarthe, Sailly, Vivien.

Cirque d'hiver. — M. Géry, médecin en chef, Delineau, Landois, Fayard, Tourangeon, Peltier, Miot, Ehrard, Bureau, de Montfinnat.

Cirque des Champs Elysées. — Piétré, médecin en chef, Raymond, Faure Miller, Siry, Dal-Piaz, Delnieau, Wecker, Pilloud, Laburthe, Lepetit, Ley.

MINISTÈRE DU COMMERCE

HOTEL DU MINISTRE, QUAI D'ORSAY, 25.

Bureaux. — Boulevard Saint-Germain, 244.

MÉDECINS DU MINISTÈRE. — MM. **Camus, Lavieille.**

COMITÉ CONSULTATIF D'HYGIÈNE PUBLIQUE DE FRANCE

PRÉSIDENT

M. **Brouardel**, médecin des hôpitaux, professeur à la Faculté de médecine.

VICE-PRÉSIDENT

M. **J. Bergeron**, membre de l'Académie de médecine.

MEMBRES DE DROIT

MM.

Le Directeur des affaires commerciales et consulaires au ministère des affaires étrangères.

Le Président du conseil de santé militaire.

L'Inspecteur général; président du Conseil supérieur de santé de la marine.

Le Conseiller d'Etat, Directeur général des douanes.

Le Directeur de l'Administration générale de l'Assistance publique.

Le Conseiller d'Etat, Directeur du commerce intérieur au Ministère du commerce.

L'Inspecteur général des services sanitaires.

L'Inspecteurgénéra des Ecoles vétérinaires.

L'Architecte, inspecteur des services extérieurs du Ministère du commerce.

MEMBRES NOMMÉS

MM. **J. Gavarret,** membre de l'Académie de médecine, professeur à la Faculté de médecine de Paris.

Peter, membre de l'Académie de médecine, médecin des hôpitaux, professeur à la Faculté de médecine de Paris.

Gallard, médecin des hôpitaux de Paris.

Liouville, membre de la Chambre des députés, docteur en médecine.

Dubrisay, docteur en médecine, ancien interne des hôpitaux.

Paul Dupré, Conseiller d'Etat.

Chatin, membre de l'Institut, membre de l'Académie de médecine, directeur de l'Ecole supérieure de pharmacie de Paris.

Jacquot, inspecteur général des mines.

Pasteur, de l'Académie française, etc.

Grimaux, professeur à l'Ecole polytechnique et à l'Institut agronomique.

Giraud, directeur honoraire du ministère du commerce.

Regnauld, professeur à la Faculté de médecine.

SECRÉTAIRE

M. le docteur **Vallin,** médecin principal de 1re classe de l'Académie de médecine.

AUDITEURS

MM. **De Mesnil,** médecin en chef de l'asile National de Vincennes.

Granet, professeur à la faculté de médecine.

Martin (A.J), secrétaire général adjoint de la Société de médecine publique et d'hygiène.

Napias, inspecteur général du service administratif au Ministère de l'intérieur, secrétaire adjoint.

Pouchet (Gabriel), agrégé à la Faculté de médecine.

Richard, médecin major de 1re classe à l'Ecole de médecine militaire du Val-de-Grâce.

SERVICES EXTÉRIEURS DU MINISTÈRE

ÉCOLES VÉTÉRINAIRES

Ces établissements, destinés à former des vétérinaires, sont au nombre de trois, et situés à Alfort près Paris, à Lyon et à Toulouse.

Tous les sujets de l'âge de 17 à 25 ans peuvent être admis au nombre des élèves : les uns aux frais des parents, et les autres titulaires de bourses et demi-bourses.

La pension est de 450 fr. par an, payable par trimestre et d'avance; tous les élèves sont soumis au même régime, sont habillés de la même manière et reçoivent la même instruction.

L'époque d'entrée est fixée au 1er octobre de chaque année; nul ne peut être reçu que d'après une autorisation du ministre de l'agriculture et du commerce. Les sujets autorisés à se présenter ne prennent définitivement rang parmi les élèves qu'après avoir prouvé, devant le jury d'examen, qu'ils réunissent les conditions requises, qui sont : de savoir forger, en deux chaudes, un fer de cheval ou de bœuf, et de faire preuve de connaissances sur la langue française, l'arithmétique, la géométrie et la géographie.

Toute demande à l'effet d'obtenir l'autorisation d'entrer dans l'une des écoles vétérinaires doit être adressée, avant le 1er septembre de chaque année au plus tard, au ministre de l'agriculture et du commerce, avec l'acte de naissance du pétitionnaire, un certificat de bonne conduite, une attestation constatant qu'il a été vacciné ou qu'il a eu la petite vérole, et une obligation souscrite sur papier timbré, par les parents, de payer, par trimestre et d'avance, la pension, à raison de 450 francs par an.

Le gouvernement fait les frais de deux cent quarante demi-bourses, dont deux par département à la nomination du ministre, sur la présentation du préfet, et soixante-huit à la nomination directe du même ministre. Pour qu'un élève obtienne un de ces dégrèvements, il faut qu'il ait étudié, pendant six mois au moins, comme élève payant pension, et qu'il se soit fait remarquer par la régularité de sa conduite et par des succès dans ses études. L'élève titulaire d'une demi-bourse peut en obtenir une seconde, mais toujours après six nouveaux mois d'études et comme récompense de sa conduite et de ses succès.

Le ministre de la guerre entretient à l'Ecole d'Alfort quarante élèves militaires pour la service de corps de troupes à cheval.

Les élèves qui, après leur dernière année d'études, sont reconnus en état d'exercer la médecine vétérinaire, reçoivent, s'ils le demandent, un diplôme dont le prix est fixé à cent francs.

Les Ecoles vétérinaires ont des hôpitaux où sont reçus et traités tous les animaux malades. Les propriétaires de ces animaux n'ont à payer que la pension alimentaire donc le prix est fixé chaque année.

INSPECTION GÉNÉRALE DES ÉCOLES VÉTÉRINAIRES

Inspecteur. — M. **Bouley**, etc.

ÉCOLE VÉTÉRINAIRE D'ALFORT

Directeur. — M. **Goubaux.**
Professeurs. — MM. **Colin, Saunier, Baron, Trasbot. Nocard, Bailliet, Barrier.**
Chefs de service. — MM. **Cadiot. Moussu, Vignardot.**
Médecin. — M. **Du Mesnil.**
Méd. adjoint. — M. **Desportes.**

ÉCOLE VÉTÉRINAIRE DE LYON

Directeur-professeur. — M. **Chauveau.**
Professeurs. — MM. **Chauveau, Rey, Saint-Cyr, Arloing, Péteaux, Cornevin.**
Chefs de service. — M. **Galtier.**
Médecin de l'École. — M. **Bianchi.**

ÉCOLE VÉTÉRINAIRE DE TOULOUSE

Directeur-professeur. — M. **Baillet.**
Professeurs. — MM. **Baillet, Toussaint, Bidaud, Peuch, Neumann.**
Chefs de service. — **Mauri, gabat, gaulanié.**
Médecin de l'École. — **Caubet.**

SOCIÉTÉ CENTRALE DE MÉDECINE VÉTÉRINAIRE

Les séances sont publiques.

Elle se tiennent à Paris, à la mairie du IVe arrondissement, le deuxième jeudi du mois, à trois heures. Outre ces séances ordinaires, il en est d'extraordinaires qui ont lieu sur la convocation du président.

MÉDECINS SANITAIRES EN ORIENT

MM.
Le Dr **Chaumery**, à Alexandrie.
Le Dr **Mahé**, à Constantinople.
Le Dr **Suquet**, à Beyrouth.

MM.
Le Dr **Pougny**, à Smyrne.
Le Dr **Blanc**, à Suez.
Le D^r^ **DeKostalot de Bachoué**, à Djeddah.

SERVICE SANITAIRE DU LITTORAL

DIRECTEURS DE LA SANTÉ

MM. Michel, à Nice.
Gustiniani, à Ajaccio.
Chapuis, à Toulon.
Marroin, à Marseille.
Touchard, à Cette.
Berchon, à Pauliac.

MM. Griffon du Bellay, à Saint-Nazaire.
Aumer, à Brest.
Guiffart, à Cherbourg.
Launay, au Havre.
Dieu, à Dunkerque.

MÉDECINS DE LA SANTÉ.

MM.
Ferrier, au lazaret de Trompeloup.
Lefrançois, à Cherbourg.
Durand, au lazaret de Mindin.

MM.
Melquiond, à Marseille.
Chancel, au lazaret de Marseille.

MÉDECINS-INSPECTEURS DES EAUX MINÉRALES

ET CONSULTANTS.

ABSAC (Charente). — *Chlorurées sodiques.* — Atonie; fièvres intermittentes. — Dr **Lagarde.**

AIX (Bouches-du-Rhône). — *Bicarbonatées calciques.* — Névroses; rhumatismes; affections utérines. — Dr **Bourguet,** insp.

AIX-LES-BAINS (Savoie). — *Sulfureuses.* — Rhumatismes; maladies de la peau; syphilides. — Dr **Blanc,** insp.; Dr **Puistienne,** adj. — Drs **Cazalis, Frénoy, Legrand, Monard, Roe, Vacary,** cons.

ALET (Aude). — *Bicarbonatées.* — Dyspepsie; migraine; chlorose. — Dr **Gorguos.**

ALLEVARD (Isère). — *Sulfureuses.* — Maladies des organes respiratoires et de la peau. — Dr **Isoard,** insp. Drs **Niepce** père, **Niepce** fils, **Mansord, Chatin, Baron** cons.

AMÉLIE-LES-BAINS (Pyrénées-Orientales). Les bains y sont ouverts toute l'année. — *Sulfureuses.* — Dermatoses; maladies des organes respiratoires; rhumatismes; blessures anciennes. — Dr **Genieys,** Dr **Granier,** consultants.

AMPHION (Haute-Savoie). — *Ferrugineuses bicarbonatées.* — Chlorose; stérilité par défaut de vitalité de l'organe générateur; troubles nerveux; atonie. — Dr **Alriq.**

ANDABRE et LE CAYLA (Aveyron). — *Alcalines, gazeuses et ferrugineuses.* — Dyspepsies; chlorose; anémie; gravelle. — Dr **El. Martin.**

AUDINAC (Ariège). — *Salines ferrugineuses, laxatives et diuré-*

tiques. — Catarrhe vésical; affections des viscères abdominaux. — Dr **Dubuc,** insp.

AULUS (Ariège). — *Sulfatées calciques.* — Syphilis ancienne; asthénie de l'estomac. — Dr **Bordes-Pagès.**

AURILLAC (Cantal). — Dr **Séguiniol.**

AUTEUIL (Seine).—*Ferrugineuses.*—Gastralgie; chlorose; anémie.

AVÈNE (Hérault). *Alcalines et arsenicales.* — Maladies de la peau; syphilis; scrofule. — Dr **Ferret,** insp.

AX (Ariège). — *Sulfureuses.* — Maladies de la peau; rhumatismes; catarrhes. — Dr **Auphan.**

BAGNÈRES-DE-BIGORRE (Hautes-Pyrénées).—*Arsenicales et ferrugineuses.*—Anémie; chlorose; névralgies; rhumatismes; malad. de la peau.— Dr **Dejeaune,** insp.; Dr **Alban Delagarde,** adj.

BAGNÈRES-DE-LUCHON (Haute-Garonne). — Sources *sulfureuses;* sources *ferrugineuses.* — Scrofules: engorgements glanduleux herpétisme; catarrhes; atonie.— Dr **N...,** insp.; Drs **Aymard** et **Lavergne F.** — Dr **Valdès,** méd. cons.

BAGNOLES (Orne). — *Sulfureuses et ferrugineuses.* — Scrofule; maladies de la peau; chlorose. — Dr **Joubert.**

BAGNOLS (Lozère). — *Sulfureuses.* — Maladies de la peau; catarrhes; scrofule. — Dr **E. Monteils,** insp.

BAINS (Vosges). — *Sulfatées sodiques, arsenicales.* — Rhumatismes; affections nerveuses. — Dr **Bailly** fils.

BALARUC (Hérault). — *Chlorurées sodiques.* — Scrofules; maladies de la moelle épinière.—Dr **Planche,** insp.; Dr **Chrestien,** adj.

BARBAZAN (Haute-Garonne). — *Sulfatées calc ques ferrugineuses.* — Gastralgie; chlorose; anémie. — Dr **Estradère.**

BARBOTAN (Gers). — *Ferrugineuses.* — Rhumatismes; paralysie. — Dr **Lafaille.**

BARÉGES (Hautes-Pyrénées). — *Sulfureuses.* — Scrofule; lymphatisme; syphilis; rétractions musculaires; blessures anciennes. —Dr **Grimaud,** insp. honoraire.—**Armieux, Artigalas, Betous, Grimaud, Madamet,** consultants.

BILAZAS (Deux-Sèvres). *Sulfureuses.* — Maladies de la peau; chlorose. — Dr **Foucart.**

BONDONNEAU (Drôme). — *Alcalines sulfureuses iodurées.* — Scrofule; syphilis; affections cutanées; goitres. — Dr **Grasset.**

BOUDOUYRE (Drôme).— Dr **Breyton.**

BOULON LE (Pyrénées-Orientales). — *Bicarbonatées sodiques ferrugineuses et arsenicales.*

BOURBON LANCY (Saône-et-Loire). — *Chlorurées sodiques.* — Paralysie; rhumatismes; scrofule. — Dr **Merle.**

BOURBON-L'ARCHAMBAULT (Allier). — *Chlorurées sodiques.* — Paralysie; rhumatismes; scrofule. — D. **Regnault** (Paul), insp.

BOURBONNE-LES-BAINS (Haute-Marne). — *Salines.* — Rhumatismes; scrofule; paralysie. — Dr **Magnien,** adj.; Dr **Mercier,** cons.

BOURBOULE (LA) (Puy-de-Dôme). — *Chlorurées sodiques arsenicales.*

— Maladies de la peau; dartres; scrofules. — Dr **Peyronnel**; Dr **Eymery, Danjoy, Vérité, Fauverteix, Veyrières, Riberolles.**

BOURRASOL (Haute-Garonne). — *Ferrugineuses bi-carbonatées.*

BRIDES-LES-BAINS (Savoie). — *Sulfatées calciques.* — Anémie; chlorose; obésité. — Dr **Philbert.** — Drs **Delastre, Desprez, Fodéré,** consult.

BUSSANG (Vosges). — *Ferrugineuses arsenicales.* — Dyspepsie anémie; chlorose. — Dr **Zeller.**

CADÉAC (Hautes-Pyrénées). — *Sulfureuses.*— Anémie; chlorose; rhumatismes. — Dr **N...**

CALDANICCIA (Corse). — *Sulfureuses.*— Anémie; chlorose; rhumatisme. — Dr **Versini.**

CAMBO (Basses-Pyrénées). — *Sulfureuses ferrugineuses.*— Anémie; chlorose; rhumatismes. — Dr **Dotézac.**

CAMBRETTE (LA) et CAMOINS (Bouches-du-Rhône). — *Sulfureuses* — Anémie; chlorose. — Dr **Lahuppe.**

CAMOINS (Bouches-du-Rhône).— *Sulfurées calciques froides.*

CAMPAGNE (Aude). — *Ferrugineuses salines.* — Chlorose; dyspepsie: gastralgies: catarrhe vésical. — Dr **Dufour.**

CANAVEILLES (Pyrénées-Orientales). — *Sulfurées sodiques, sulfurées alcalines.*

CAPVERN (Hautes-Pyrénées).— *Ferrugineuses salines.* — Catarrhe vésical; gastralgies; goutte, etc. — Dr **Calès**, insp.; Dr **Ricaud**, adj.

CARCANIÈRES et ESCOULOUBRES (Ariège). — *Sulfureuses.* — Maladies de la peau: rhumatismes; anémie. — Dr **Campoussy.**

CASSUÉJOULS (Aveyron). — *Ferrugineuses.* — Anémie; rhumatismes. Dr **Bongrand.**

CASTEL-JALOUX (Lot-et-Garonne).— *Ferrugineuses.* — Anémie, chlorose, etc. — Dr **Laujac.**

CASTERA-VERDUZAN (Gers). — *Sulfureuses ferrugineuses* — Maladies de la peau; catarrhes; rhumatismes; chlorose; gravelle. — Dr **Labatte** insp.

CAUTERETS (Hautes-Pyrénées). — *Sulfureuses.*— Scrofules; dartres; rhumatismes; maladies des voies respiratoires et de la gorge. — Dr **Bouyer** (Achille), insp.; Dr **Michel Évariste**, adj. — **Bordenave, Bouvyer** (Jules), **Daudirac, Duhoureau. Dupré** fils, **Farges, Flusin, Guinier, Lahillonne, de Larbès, Moinet, Pedebidon, Raveau, Robert, Rozier, Saint-Martin, Sénac-agrange, Serrand,** cons.

CAUVALAT (Gard). — *Sulfurées calciques.* — Rhumatismes; syphilis, scrofules. — Dr **Cambacedès**, insp.

CELLES (Ardèche). — *Carbonatées calciques.* — Scrofules; phtisie — Dr **Frachon.**

CHALDETTE (LA) (Lozère). — *Carbonatées sodiques.* — Anémie; chlorose. — Dr **Gras.**

CHALLES (Savoie). — *Sulfureuses iodurées et bromurées.* — Syphilis-scrofules; goutte. — Dr **Royer.**

CHARBONNIÈRES (Rhône). — *Ferrugineuses.* — Chlorose; dyspepsie. — Dr **Girard.**

CHATEAU-GONTHIER (Mayenne): — *Bicarbonatées ferrugineuses.* — Dyspepsie; chlorose; dysménorrhée; gravelle. — Dr **Mahier.**

CHATEAUNEUF (Puy-de-Dôme). — *Salines.* — Gastralgies; rhumatismes. — Dr **Boë.**

CHATELDON (Puy-de-Dôme). — *Bicarbonatées ferrugineuses.* — Gastralgies; dyspepsie. — Dr **N...**

CHATELGUYON (Puy-de-Dôme). — *Sulfatées sodiques.* — Engorgement des viscères abdominaux; constipation. — Dr **Baraduc,** Dr **Voury.**

CHAUDESAIGUES et FONTAINES (Cantal). — *Carbonatées sodiques.* — Rhumatismes; paralysie; névroses. — Dr **Biron.**

CHERBOURG (Manche). — *Ferrugineuses bicarbonatées froides*

CLERMONT-FERRAND (Puy-de-Dôme). — Plusieurs sources *bicarbonatées et chlorurées sodiques ferrugineuses.*

CONDILLAC (Drôme). — *Calciques iodées.* — Embarras gastriques — Dr **Pize.**

CONTREXÉVILLE (Vosges). — *Sulfatées calciques.* — Goutte; catarrhes; gravelle; chlorose. — Dr **Debout,** insp. — Drs **Brongniart, Graux, Aymé, Boichox, Pierre, Thierry,** cons.

COURS (Gironde). — *Ferrugineuses.* — Chlorose; anémie. — Dr **Roumat.**

CRANSAC (Aveyron). — *Magnésiennes sulfatées.* — Engorgements des viscères abdominaux, foie, rate; rhumatismes. Dr **Miquel.**

CUSSET (Allier). — *Bicarbonatées sodiques.* — Anémie; dispepsie; gravelle. — Drs **Saintorin, Coignard,** cons.

DAX (Landes). — *Sulfatées calciques.* — Rhumatismes; paralysie. — Dr **Massie. Barth de Sandfort, Labattut, Fourg, Mora.**

DESSAIGNES (Ardèche). — *Bicarbonatées sodiques froides.*

DIGNE (Basses-Alpes). — *Sulfureuses.* — Maladies de la peau. — — Dr **Romieu,** insp.

DINAN (Côtes-du-Nord). — *Ferrugineuses.* — Anémie; chlorose. — Dr **Barbé-Guillard,** insp.

DOLAINCOURT (Vosges). — *Sulfurées sodiques arsénicales froides.*

EAUX-BONNES (Basses-Pyrénées). — *Sulfureuses.* — Maladies des voies respiratoires. — Dr **Meunier,** insp.; Dr **Andral,** adj.; Drs **Cazaux, Cazenave de la Roche,** cons.

EAUX-CHAUDES (Basses-Pyrénées). *Sulfureuses.* — Gastralgies; névroses; chlorose.—Dr **Jolien,** insp.; **Herr** (G.), cons.

ENCAUSSE (Haute-Garonne) — *Sulfatées calciques.* — Engorgement des viscères abdominaux; hystérie. — Dr **Tapie.**

ENGHIEN (Seine-et-Oise). — *Sulfurées calciques.* — Maladie de la peau et du larynx; catharres; rhumatismes. — Dr **Japhet,** inspecteur. — Dr **Gillebert d'Hercourt,** médecin consultant.

ERQUY-LES-BAINS (Côtes-du-Nord). — *Sulfureuses ferrugi-*

neuses. — Drs **Bourienne, Dayot, Dobet des Forges, Fichon, Grenier, Legludic,** cons.

ESCALDAS (Pyrénées-Orientales). — *Sulfurées sodiques.* — Maladies de la peau, **D. Sevenne,** insp.

ESCOULOUBRES (Ariège). — *Sulfureuses.* — Maladies de la peau, catharres. — Dr **De Campoussy.**

EUZET (Gard). — *Bitumo-sulfurées calciques magnésiennes.* — Catarrhes ; affections des voies respiratoires. — Dr **Rouch.**

ÉVAUX (Creuse). — *Sulfatées sodiques.* — Affections de l'estomac ; rhumatismes ; gravelle ; tumeurs blanches ; dartres. — Dr **Bona,** insp.

ÉVIAN-LES-BAINS (Haute-Savoie). — *Bicarbonatées mixtes.* — Affections chroniques du tube digestif; gastralgie; dyspepsie; pyrosis; catarrhes vésicaux ; éréthisme nerveux. — Dr **Taberlet,** insp.; Dr **Rocque,** cons.

FONCAUDE (Hérault). — *Bicarbonatées calciques.* — Gastralgies; rhumatismes. Dr **Bertin.**

FONSANCHES (Gard). — *Sulfurées sodiques.* — Gastralgies ; chlorose ; catarrhes ; mal. de la peau.—Dr **Demorey-Dellettre.**

FORGES-LES-BAINS (Seine-et-Oise). — *Carbonatées sodiques.*— Scrofules ; chlorose.

FORGES-LES-EAUX (Seine-Inférieure).— *Ferrugineuses crenatées.* — Chlorose; dyspepsie; faiblesse de l'intestin. — Dr **De Welling,** insp. — Dr **Thomas Caraman,** cons.

FOURCHAMBAULT (Nièvre). — *Bicarbonatées calciques.*

FUMADES ou AUZON (Gard). — *Sulfurées calciques bitumineuses.* — Phthisie; catarrhes; angines; mal. de la peau.— Dr **Larguier.**

GANTIES (Haute-Garonne). — *Bicarbonatées calciques* et *ferrugineuses.* — Gastralgies; rhumatismes; anémie.

GAZOST (Hautes-Pyrénées). — *Sulfureuses iodobromurées.* — Maladies de la peau; ulcères.

GRAMAT (Lot). — *Ferrugineuses bicarbonatées.* — Anémie; gastralgies; rhumatismes.

GRÉOULX (Basses-Alpes). — *Sulfureuses.* — Rhumatismes; névralgies; maladies de la peau; affections scrofuleuses externes; vieux ulcères; Dr **Allemand** (Ader), insp.

GUAGNO (Corse). — *Sulfureuses.* — Maladies de la peau; rhumatismes; blessures. — Dr **Perelli.**

GUILLON (Doubs). — *Sulfureuses.* — Chlorose; anémie; scrofules; maladies nerveuses. — Dr **Marfaing,** insp.

GUITTERA (Corse). — *Sulfureuses.* — Maladies de la peau; rhumatismes. — Dr **Piazza.**

HAUTERIVE (Allier). — *Bicarbonatées sodiques.* — Chlorose; affections de l'estomac. — Dr **Durand-Fardel.**

LABARTHE-RIVIÈRE (Haute-Garonne). — *Sulfatées calciques.* — Névralgies; maladies des femmes.

LABASSÈRE (Hautes-Pyrénées). — *Sulfureuses.*— Catarrhes; affections des voies respiratoires.

LA BAUCHE (Savoie). — *Ferrugineuses bicarbonatées.* — Chlorose; dyspepsie; anémie. — Dr **Massola**, insp.

LA CAILLE (Haute-Savoie). — *Sulfureuses alcalines.* — Maladies des bronches, du larynx, des voies urinaires.

LACAUNE (Tarn). — *Alcalines arsénicales thermales.*

LAC-VILLERS (Doubs). — *Ferrugineuses bicarbonatées.* — Chlorose; anémie. — Dr **Ravier.**

LA MALOU (Hérault). — *Bicarbonatées sodiques ferrugineuses.* — Chlorose; anémie; rhumatismes; dyspepsie; paralysies nerveuses. — Dr **Boissier.**

LA MALOU-LE-BAS et VERNIÈRE (Hérault). — *Bicarbonatées sodiques.* — Dr **Cros.**

LA MOTTE-LES-BAINS (Isère). — *Salines chloro-bromurées.* — Rhumatismes; sciatiques; scrofules. — Dr **Gubian**, insp.

LARIVIERE-SOUS-AIGREMONT (Haute-Marne). — *Ferrugineuses bicarbonatées.*

LA ROCHE-POSAY (Vienne). — *Nitro-sulfureuses ferrugineuses.* — Anémie; chlorose; maladies de la peau. — Dr **Bergerault.**

LAVARDENS (Gers). — *Bicarbonatées calciques.* — Dyspepsie; gastralgie. — Dr **N...**

LUXEUIL (Haute-Saône). — *Chlorurées sodiques et ferro-manganiques.* — Chlorose; anémie; rhumatismes. — Dr **Tillot;** Dr **Champouillon**, cons.

LUZ (Hautes-Pyrénées). — *Source Barzun-Barèges, sulfureuse.* — Névroses, dermatoses, affections des voies respiratoires et des organes génito-urinaires. — Dr **Armieux.**

LYON (Rhône). — *Ferrugineuses.* — Chlorose; anémie.

MARCOLS (Ardèche). — *Bicarbonatées sodiques ferrugineuses.* — Anémie; chlorose; appauvrissement du sang; dyspepsie. — Dr **N...**

MARLIOZ (Savoie). — *Sulfureuses bromurées et iodurées.* — Affections des voies respiratoires; engorgements glandulaires; maladies de la peau; anciens ulcères.

MARTIGNÉ-BRIANT (Maine-et-Loire). — *Ferrugineuses bicarbonatées.* — Chlorose; anémie.

MARTIGNY-LES-BAINS (Vosges). — *Sulfatées calciques avec chlorure de lithium.* — Rhumatismes; gravelle urique; diathèse goutteuse. — Dr **Gillet**, insp.

MAYRES (Ardèche). — *Sulfatées calciques.*

MÉDAGUE (Puy-de-Dôme). — *Bicarbonatées sodiques.* — Dyspepsie; rhumatisme; anémie; chlorose.

MIERS (Lot). — *Sulfatées sodiques purgatives.* — Gastralgie; dyspepsie; engorgements viscéraux. — Dr **Fraysse.**

MOLITG (Pyrénées-Orientales). — *Sulfureuses.* — Maladies de la peau; catarrhes. — Dr **Cantié.**

MONESTIER (Hautes-Alpes). — *Sulfatées sodiques.* — Gastralgie; dyspepsie. — Dr **N...**

MONTBRUN (Drôme). — *Sulfurées calciques froides.*

MONT-DORE (Puy-de-Dôme). — *Bicarbonatées arsénicales.* — Catarrhes; asthme; phthisie pulmonaire; affections rhumatismales, névroses; maladies de la peau. — Dr **Cazalis,** adj. — Dr **Nicolas** (J.), Dr **Glaesel,** cons.

MONTÉGUT-SECLA (Haute-Garonne). — *Bicarbonatées calciques.* — Gastralgie; dyspepsie. — Dr **N...**

MONTMIRAIL (Vaucluse). — *Sulfatées sodo-magnésiques.* — Affections de la peau; catarrhes pulmonaires.— Dr **Cavuillier fils.**

NABIAS (Hautes-Pyrénées).— *Sulfureuses.* — Maladies de la peau; catarrhes.

NÉRIS (Allier). — *Bicarbonatées sodiques.* — Dyspepsie; névralgies.— Drs **De Ranse, Faure.**

NEYRAC (Ardèche). — *Ferrugineuses.* — Anémie; scrofule. — Dr **N...**

NOSSA (Pyrénées-Orientales). — Dr **Pacull.**

OLETTE (Pyrénées-Orientales). — *Sulfureuses.* — Maladies de la peau et des voies urinaires. — Dr **Gingibre.**

OREZZA (Corse). — *Ferro-gazeuses.* — Chlorose; gastralgie. — Dr **Perelli.**

ORIGNY (Loire). — *Ferrugineuses bicarbonatées.* — Dyspepsie; chlorose. — Dr **Faure.**

ORIOL (Isère). — *Bicarbonatées ferrugineuses et alcalines gazeuses,*

PASSY (Seine.) — *Ferrugineuses sulfatées.* — Anémie; chlorose

LE PESTRIN (Ardèche). — *Bicarbonatées mixtes ferrugineuses.*

PIERREFONDS (Oise). — *Sulfureuses.* — Maladies des voies respiratoires et de la peau; catarrhes. — Dr **Bourgarel.**

PIETRAPOLA (Corse). — *Sulfureuses.* — Scrofules; paralysies; accidents syphilitiques. — Dr **Perelli.**

PLOMBIÈRES (Vosges). — *Sulfatées sodiques ferrugineuses bicarbonatées.* — Maladies chroniques ou nerveuses de l'estomac et de l'intestin; fièvres intermittentes; paralysies; dermatoses dartreuses. — Dr **Liétard,** insp.; — Dr **Maurel,** adjoint insp. hon. — Drs **Bottentuit, Leclerc,** cons.

PONT-DE-BARET (Drôme). — *Bicarbonatées calciques.* — Dyspepsies; gastralgies. — Dr **Crozat.**

POUGUES (Nièvre). — *lcalines calciques ferrugineuses gazeuses.* — Dyspepsie; gravelle; catarrhe vésical. — Drs **Bovet** (Ch.). **Millot, Rougon,** cons.

PRÉCHACQ (Landes). — *Chlorurées sodiques.* — Scrofules; lymphatisme. — Dr **Batbedat.**

LA PRESTE (Pyrénées-Orientales). — *Sulfureuses.* — Maladies de la peau et des voies urinaires.

PROPIAC (Drôme). — *Sulfatées calciques.* — Névroses.

PROVINS (Seine-et-Marne). — *Ferrugineuses.* — Anémie; dyspepsie.

PUZZICHELLO (Corse). — *Sulfurées calciques.* — Engorgements abdominaux; accidents syphilitiques.

QUÉZAC (Lozère). — *Bicarbonatées sodiques manganésiennes.* — Gastralgie; dyspepsie.

RENAISON (Loire). — *Bicarbonatées mixtes.* — Gastralgies.

RENLAIGUE (Puy-de-Dôme). — *Bicarbonatées ferrugineuses gazeuses.*

RENNES-LES-BAINS (Aude). — *Ferrugineuses bicarbonatées chlorurées sodiques et magnésiennes.* — Chlorose; anémie; rhumatismes; engorgements glanduleux; lymphatisme. — **Chabbey,** adj. — Dr **Vaysse.**

RIEUMAJOU (Hérault). — *Bicarbonatées calciques.*

ROCHE-POSAY (la) (Vienne). — Dr **Pallus.**

ROUZAT (Puy-de-Dôme). — *Bicarbonatées calciques et chlorurées sodiques.* — Anémie; scrofules; rhumatismes.

ROYAT (Puy-de-Dôme). — *Bicarbonatées sodiques chlorurées ferrugineuses.* Gastralgies; dyspepsies; maladies de la peau et des voies respiratoires. — Drs **Boucaumont,** insp., **Petit (A.)** cons.

SAIL-LES-BAINS (Loire). — *Silicatées.* — Dartres; scrofules; syphilis.

SAIL-SOUS-COUZAN (Loire). — *Bicarbonatées sodiques ferrugineuses.* — Gastralgies; dyspepsie; gravelle. — Dr **Goin,** insp.

SAINT-ALBAN (Loire). — *Bicarbonatées sodiques ferrugineuses.* — Gastralgies; dyspepsie; catarrhes; maladies de peau. — Dr **Servajean.**

SAINT-AMAND (Nord). — *Sulfureuses.* — Affections rhumatismales; ré ractions musculaires. — Dr **Isnard..**

SAINT-BOÈS Basses-Pyrénées. — *Sulfurées calciques bitumineuses.*

SAINT-CHRISTAU (Basses-Pyrénées). — *Ferro-cuivreuses et arsénicales.* — Chlorose; maladies de peau. — Dr **Vigneau,** insp.; — Dr **Bénard** (Paul), cons.

SAINT-DENIS-LES-BLOIS (Loir-et-Cher). — *Ferrugineuses iodées.* — Chlorose; anémie; scrofules. — Dr **Arnoult.**

SAINT-GALMIER (Loire). — *Alcalines.* — Dyspepsie; gastralgies. — Dr **Commarmond.**

SAINT-GERVAIS (Haute-Savoie). — *Chlorurées sodiques sulfureuses ferrugineuses.* — Gastralgies; maladies de la peau. — Dr **Deligny** (de Toul), insp.

SAINT-HONORÉ (Nièvre). — *Sulfureuses, sodiques et arsenicales.* — Maladies de la peau; asthme; catarrhes; pneumonies. — Dr **Collin,** méd. insp.; — Drs **Binet, Comoy, Odin** (Marius), cons.

SAINT-JEAN-DE-LUZ (Basses-Pyrénées).

SAINTE-MADELEINE-DE-FLOURENS (Hte-Garonne). — *Ferrugineuses bicarbonatées.* — Gastralgies; dyspepsie; chlorose. — Dr **N...**

SAINTE-MARGUERITTE ou VIC-LE-COMTE (Puy-de-Dôme). — *Ferrugineuses.*

SAINTE-MARIE (Cantal). — *Ferrugineuses.* — Anémie; dyspepsie. — Dr **Méjansac.**

SAINTE-MARIE (Hautes-Pyrénées). — *Alcalines.* — Dyspepsie;

embarras gastriques; engorgement des viscères abdominaux. — Dr **Méjansac.**

SAINT-MÉLANY (Ardèche). — *Sulfatées sodiques.*

SAINT-LAURENT-LES-BAINS (Ardèche). — *Bicarbonatées sodiques.* — Rhumatismes; névralgies; blessures; plaies par armes à feu; ulcères atoniques. — Dr **Fuget du Panget.**

SAINT-LOUBOUER (Landes). — *Sulfhydratées calcaires.* — Affection scrofuleuses et syphilitiques; maladies de la peau. — Dr **Arrat.**

SAINT-MAURICE (Puy-de-Dôme). — *Bicarbonatées ferrugineuses.* — Anémie; chlorose; scrofules.

SAINT-MYON (Puy-de-Dôme). — *Ferrugineuses bicarbonatées.* — Gastralgies; engorgements de la rate; fièvres intermittentes rebelles. — Dr **N...**

SAINT-NECTAIRE (Puy-de-Dôme). — *Chlorurées bicarbonatées sodiques.* — Névralgies; scrofules; rhumatismes; catarrhes utérins; conjonctivité granuleuse; taies de la cornée. — Dr **Gareybau**, insp.

SAINT-PARDOUX (Allier). — *Ferrugineuses acidules.* — Gastralgie; dyspepsie.

SAINT-SAUVEUR (Hautes-Pyrénées). — *Sulfureuses.* — Affections nerveuses; maladies des femmes et des voies urinaires. — Dr **Caulet,** insp.

SAINT-YORRE (Allier). — *Bicarbonatées sodiques.* — Gastralgies; dyspepsie.

SALIES-DE-BÉARN (Basses-Pyrénées). — *Chlorurées sodiques, bromo-iodurées.* — Chlorose; gastralgies; maladies de la peau; scrofule; rhumatismes; métrite chronique. — Dr **Du Pourgue.**

SALINS (Jura). — *Bromo-chlorurées sodiques.* — Scrofules; lymphatisme; rhumatismes. — Dr **Dumoulin,** insp.; Dr **Guyenot,** cons.

SALINS-LE-MOUTIERS (Savoie). — *Chlorurées sodiques.* — Maladies de la peau; scrofules; chlorose; anémie; goutte atonique; paralysies, insp. — Dr **Laissus,** Drs **Delastre, Desprez, Fodéré,** cons.

SANTENAY (Côte-d'Or). — *Chlorurées sodiques.* — Chlorose; scrofules; dyspepsie.

SEGRAY (Loiret). — *Sulfatées calciques ferrugineuses.* — Dyspepsie; chlorose. — Dr **Latour.**

SERMAIZE (Marne). — *Sulfatées magnésiques.* — Gastralgies; affections des voies urinaires et des viscères abdominaux; pertes séminales. — Dr **Damourette.**

SILVANÈS (Aveyron). — *Ferrugineuses arsenicales* et *magnésiennes.* — Anémie; chlorose; affections des voies digestives et des voies urinaires. — Dr **Calvet.**

SIRADAN (Hautes-Pyrénées). — *Sulfatées calciques ferrugineuses bicarbonatées.* — Affections de la peau; gravelle; engorgements du foie; dyspepsies.

TERCIS (Landes). — *Chlorurées sodiques.* — Dr **Sourrouille,** insp.

TRÉBAS (Tarn). — *Sulfureuses* et *ferrugineuses.* — Chlorose; maladies de la peau.

URIAGE (Isère). — *Chlorurées sodiques sulfureuses.* — Lymphatisme; scrofules; scrofulides; abcès froids; tumeurs blanches; dartres humides, eczémateuses, impétigineuses. — Dr **Doyon.**

USSAT (Ariège). — *Bicarbonatées calciques et magnésiennes.* — Névroses; affections des voix digestives; maladies utérines; hystérie. — Dr **Bonnans.**

VACQEIRAS-MONTMIRAIL (Voy. *Montmirail*).

VALS (Ardèche). — *Sources bicarbonatées sodiques; sources sulfatées arsenicales ferrugineuses.* — Affections des voies digestives, du foie; diabète; albuminurie; gravelle; catarrhe de la vessie; diathèse goutteuse et rhumatismale; anémie; cachexie paludéenne; scrofule. — Dr **Lafosse,** insp.

VILLEMINFROY (Haute-Saône). — *Sulfatées-calciques magnésiennes.*

VERNET-PRADES (Ardèche). — *Bicarbonatées-sodiques, ferrugineuses et arsénicales très gazeuses.*

LE VERNET (Pyrénées-Orientales). — *Sulfureuses.* — Maladies de la peau, des organes respiratoires et des voies digestives; rhumatismes; scrofules. — Dr **Pigiowski** (établissement Coudere). — Dr **Massé** (établissement Mercader).

VIC-LE-COMTE (Voir *Sainte-Marguerite*).

VIC-SUR-CÈRE (Cantal). — *Bicarbonatées ferrugineuses.* — Gastralgie; chlorose; anémie; affections scorbutiques; goutte; gravelle. — Dr **Vialette.**

VICHY (Allier). — *Bicarbonatées alcalines.* — Maladies des voies digestives, du foie gravelle; diabète; rhumatismes. — Dr **Willemin,** adj.; Drs **Cyr** et **Cornillon,** adj. en second.

VILLENEUVE-DES-ESCALDES (Pyrénén.-Orient.). — Dr **Companyo.**

VINÇA (Prénées-Orientales). — *Sulfurées sodiques* — Maladies de la peau : rhumatismes ; paralysies.

VISOS (Hautes-Pyrénées). — *Sulfureuses bitumineuses.* — Scrofules; ulcères; plaies.

VITTEL (Vosges). — *Sulfatées calciques magnésiennes bicarbonatées ferrugineuses.* — Dyspepsie; entérite chronique; gravelle; goutte; catarrhe vésical; anémie. — Dr **Patezon.** — Dr **Bouloumié,** cons.

ALGÉRIE

LES-BAINS-DE-LA-REINE (Oran). — *Chlorurées sodiques bromurées.* — Ulcères ; rhumatismes ; engorgements abdominaux.

BEN-HAROUN (Alger). — *Bicarbonatées chlorurées sodiques.* — Dyspepsie; gravelle; engorgements viscéraux.

HAMMAM-MELOUANE (Alger). — *Chlorurées sodiques.* — Scrofules; engorgements.

HAMMAM-MESKOUTINE (Constantine). — *Sulfatées calciques et chlorurées sodiques.* — Maladies de la peau ; syphilis.

HAMMAM-R'IRA (Alger). — *Sulfatées calciques.* — Maladies de la peau; rhumatismes. — Dr **Garial.**

MOUZAIA-LES-MINES (Alger). — *Bicarbonatées sulfatées sodiques.* — Gastralgies; dyspepsies.

OIOUM-SEKHAKNA (Alger). — *Chlorurées sodiques.* — Maladies de la peau; chlorose; dyspepsie.

SALAH-BEY et LE HAMMA (Constantine). — *Bicarbonatées calciques.* — Maladies de la peau; gastralgies.

SOURCE-DES-CÈDRES (Alger). — *Ferrugineuses bicarbonatées.* — Ulcères; cachexie paludéenne; chlorose.

MINISTÈRE DE LA JUSTICE

Place Vendôme, 11 et 13; Bureaux, rue de Luxembourg, 26.

MÉDECINS DU MINISTÈRE. — MM. **Delbet, Thevenet.**

IMPRIMERIE NATIONALE

MÉDECINS. — MM. **Culler, Charrier.**

TRIBUNAUX (PARIS)

TRIBUNAL DE PREMIÈRE INSTANCE.

EXPERTS COMMIS HABITUELLEMENT PAR LE TRIBUNAL.

Médecins. — MM. Bergeron (Georges), Boys de Loury, Brouardel, Delens, D'Heurle, Laugier, Depaulmier, De Pietra Santa-Piogey.

Maladies mentales. — MM. Legrand du Saulle, Voisin, Lunier, Blanche, Motet, Bouchereau, Bal, Garnier (Paul).

COUR D'APPEL DE PARIS

EXPERTS ASSERMENTÉS PRÈS LA COUR.

Médecins. — MM. Bergeron (Georges), Brouardel, Delens, Laugier.

Chimistes et pharmaciens. — MM. **Mitouart, Lefebvre, Dollemont, Roussin.**

MINISTÈRE DE LA GUERRE

RUE SAINT-DOMINIQUE, 10

7e DIRECTION (SERVICE DE SANTÉ)

Directeur. — M. **Baudouin,** O. ❋, médecin inspecteur.

OFFICIERS ATTACHÉS A LA DIRECTION

MM. **Feuvrier,** ❋, méd. principal de 2e classe ; **Granjux,** ❋, méd. major de 1re classe; **Schaenffilé,** ❋, pharmacien major de 1re classe.

MÉDECIN DU MINISTÈRE

M. **Leguey,** O ❋, médecin-major de 1re classe en retraite.

DIRECTION DU SERVICE DE SANTÉ DU GOUVERNEMENT DE PARIS

rue de Bourgogne, 50

Directeur. — M. **Colin,** C ❋, méd. inspecteur.

OFFICIERS ATTACHÉS A LA DIRECTION.

MM. **Grandjean,** méd. major de 1erclasse (détaché du Gros-Caillou); **Guillere**. officier d'administration de 1er classe; **Thomas,** adj. d'administration de 1er classe.

COMITÉ CONSULTATIF DE SANTÉ.

MM. **Didiot,** C ❋, médecin insp. général, président. — MM. **Perrin** (Maurice), C ❋ ; **Colin** (Léon), C ❋; **Daga,** O ❋; médecins inspecteurs. — MM. **Coulier** C ❋, pharmacien inspecteur ; **Chambé,** secrétaire ❋, méd. major de 1er classe.

MÉDECINS ET PHARMACIENS INSPECTEURS DU SERVICE DE SANTÉ.

Médecins. — MM. **Didiot,** inspecteur général, **Perrin, Collin, Daga, Baudouin, Gaujot, Vedrines, Cevie et Paulet, Villemin.**

Pharmacien. — M. **Coulier.**

1er *Corps d'armée.* — LILLE.

Inspecteur générale du service de santé. — M....

Direct. du service de santé	MM. **Arnould,** méd. pr. de 1er cl.
Adjoint................	**Lafille,** aid. maj. de 1er cl.

2e *Corps.* — AMIENS.

Inspecteur gén..........	MM. ....
Direct. du service de santé	**Giard,** méd. prin. de 1re cl.
Adjoints...............	**Ferraton,** aid. maj. de 1re cl.
Pharmacien.............	**Balland,** ph. maj. de 1re cl.

3e *Corps*. — ROUEN.

Inspecteur général...... MM. .....
Directeur du serv........ **Weber**, méd. pr. de 1re cl.
Adjoint.................. **Labit**, aid. maj. de 1re cl.
Pharmacien............... **Judicis**, ph. m. de 1re cl.

4e *Corps*. — LE MANS.

Inspecteur général....... MM. **Perrin**, méd. insp.
Directeur................ **Leplat**, méd. p. de 1re cl.
Adjoint.................. **Kaufmann**, m. maj. de 2e cl.
Pharmacien............... **Rebuffat**, ph. m. de 1re cl.

5e *Corps*. — ORLÉANS.

Inspecteur............... MM. **Colin**, méd. insp.
Directeur................ **Widal**, méd. pr. de 1re cl.
Adjoint.................. **Lemoine**, aid. maj. de 1re cl.
Pharmacien............... **Bernard**, ph. m. de 1re cl.

6e *Corps*. — CHALONS-SUR-MARNE.

Inspecteur............... MM. **Daga**, méd. insp.
Directeur................ **Dauvé**, m. p. de 1re cl.
Adjoint.................. **Mart. de St. Semmeria**, a. m. 1re cl.

7e *Corps*. — BESANÇON.

Inspecteur............... MM. **Daga**.
Directeur................ .....
Adjoint.................. **Arnold**, m. m. 2e cl.

8e *Corps*. — BOURGES.

Inspecteur............... MM. **Levié**, méd. insp.
Directeur................ **Boisseau**, m. p. de 1re cl.
Adjoint.................. **Pilon**, a. m. 2e cl.

9e *Corps*. — TOURS.

Inspecteur............... MM. **Levié**, méd. insp.
Directeur................ **Mourlon**, m. p. 1re cl.
Adjoint.................. **Delamare**, m. maj. 2e cl.
Pharmacien............... **Amsler**, ph. m. 1re cl.

10e *Corps*. — RENNES.

Inspecteur............... MM. **Perrin**, méd. insp.
Directeur................ **Aron**, m. p. 1re cl.
Adjoint.................. **Gancel**, a. m. 1re cl.
Pharmacien............... ....

11ᵉ *Corps*. — Nantes.

Inspecteur .... MM. **Perrin**, méd. insp.
Directeur .... **Fée**, m. p. de 1ʳᵉ cl.
Adjoint .... **Belliard**, a. m. de 1ʳᵉ cl.
Pharmacien .... **Moullade**, ph. m. 1ʳᵉ cl.

12ᵉ *Corps*. — Limoges.

Inspecteur .... MM. **Levié**, m. insp.
Directeur .... **Raoult**, m. p. 1ʳᵉ cl.
Adjoint .... **Galibern**, a. m. 1ʳᵉ cl.
Pharmacien .... **Pons**, ph. m. de 1ʳᵉ cl.

13ᵉ *Corps*. — Clermont-Ferrand.

Inspecteur .... MM. **Gaujot**, méd. insp.
Directeur .... **Papillon**, m. p. 1ʳᵉ cl.
Adjoint .... **E. Durand**, a. m. 2ᵉ cl.
Pharmacien .... **Boué**, ph. m. 1ʳᵉ cl.

14ᵉ *Corps*. — Lyon.

Inspecteur .... MM. **Gaujot**, méd. insp.
Directeur .... **Gaujot**, méd. insp.
Adjoint .... **Bruant**, méd. m. 2ᵉ cl.
Pharmacien ....

15ᵉ *Corps*. — Marseille.

Inspecteur .... MM. **Gaujot**, méd. insp.
Directeur .... **Levié**, méd. insp.
Adjoint .... **Bercher**, m. m. 1ʳᵉ cl.
Pharmacien ....

16ᵉ *Corps*. — Montpellier.

Inspecteur .... MM. **Vedrènes**, méd. insp.
Directeur .... **Frilley**. m. p. de 1ʳᵉ cl.
Adjoint .... **Bachoz**, m. m. 2ᵉ cl.
Pharmacien ....

17ᵉ *Corps*. — Toulouse.

Inspecteur .... MM. **Vedrènes**, méd. insp.
Directeur .... **Mathis**, m. p. 1ʳᵉ cl.
Adjoint ....
Pharmacien ....

18ᵉ *Corps*. — Bordeaux.

Inspecteur .... MM. **Vedrènes**, méd. insp.
Directeur .... **Vedrènes**, méd. insp.
Adjoint .... **Lagrange**, a. m. 1ʳᵉ cl.
Pharmacien ....

19e *Corps*. — ALGÉRIE.

Division d'Alger.

Inspecteur.. .... MM. **Paulet**, méd. insp.
Directeur .... **Paulet**, méd. insp.
Adjoint.................. **Schmith**, m. m. 2e cl.
Adjoint.................. **Raynal**, a. m. 1re cl.
Pharmacien............... ....

Division d'Oran.

Directeur................ MM. **Arnaud**, m. p. 1re cl.
Adjoint.................. ....
Pharmacien............... ....

Division de Constantine.

Directeur................ MM. **Debaussaux**, m. p. 1re cl.
Adjoint.................. **Escard**, a. m. 1re cl.
Pharmacien............... ....

Division d'occupation de Tunisie.

Directeur................ MM. **Guillemin**, m. p. de 1re cl.
Adjoint.................. **Lallemant**, m. m. 2e. cl.
Pharmacien............... ....

CORPS DU TONKIN.

Directeur................ MM. **Dujardin-Beaumetz**, m. princ. 1re cl.
Adjoint.................. ....
Pharmacien............... ....

ECOLE D'APPLICATION DE MÉDECINE ET DE PHARMACIE MILITAIRES

A l'hôpital du Val-de-Grâce, à Paris.

Pour être admis à cette Ecole, il faut être reçu docteur, subir un concours qui a lieu tous les ans en octobre, ou bien sortir de l'Ecole du service militaire de santé après avoir obtenu le diplôme de docteur. L'engagement est de dix ans. La durée des études est de un an.

Directeur. — M. **Perrin**, O ✻, médecin inspecteur.

Sous-directeur. — M. **Servier**, O ✻, médecin inspecteur de 1re classe.

Adjoint à la direction. — **Galand**, O. ✻, méd.-major de 1re cl.

PROFESSEURS.

Clinique médicale de laryngoscopie, — M. **Villemin**, O. ✻, médecin principal de 1re classe.

Clinique chirurgicale. — M. **Servier**, ✻, médecin principal de 1re classe.

Hygiène et médecine légale militaire. — M. **Vallin**, ✻, médecin principal de 1re classe.

Anatomie. — M. **Porcet**, ✻, médecin principal de 1re classe.

Epidémie des armées. — M. **Kelsch**, ✻, méd. princ. de 1re cl.

Opérations et appareils. — M. **Chauvel**, ✻, m. princ. de 2e cl.

Toxicologie et chimie appliquées à l'hygiène. — M. **Marty**, ✻, pharmacie principale de 1re classe.

PROFESSEURS AGRÉGÉS.

MM. **Richard**, **Lubanski**, médecins-majors de 1re classe : **Chavasse**, **Bousquet**, **Poulet**, **Vaillard**, **Robert**, médecins-majors de 2e classe.

M. **Râby**, pharmacien-major de 1re classe.

BIBLIOTHÉCAIRE ET CONSERVATEUR DES COLLECTIONS.

M. **Deluy**, O. ✻, médecin-major de 1re classe, en retraite.

AIDES-MAJORS SURVEILLANTS.

MM. **Dziewonski**, **Boyer**, **Georges Zœller**.

HOPITAL DU VAL-DE-GRACE

MM. **Doucet**, médecin principal de 1re classe
Kelsh, médecin principal de 1re classe.
Chauvel, médecin principal de 1re classe.
Laveran, médecin principiapl de 2e classe.
Robert, médecin major de 1re classe.
Richard — —
Lubanski — —
Galand — —
Poulet, médecin major de 2e classe.
Chavasse — —
Vaillard — —
Lacronique: médecin aide-major de 1re classe.
Descours — —
Marty, pharmacien de 1re classe.
Raby — —
Simon — —
Domergue, pharmacien aide-major de 1re classe.

HOPITAL MILITAIRE DU GROS-CAILLOU

MM. **Hattute,** méd. principal de 1re classe en chef.
Vallin, médecin principal de 1re classe.
Barthélemy, **Grandjean**, médecins-majors de 1re classe.
Annesley, **Munier**, médecins major de 2e classe.
Ferrier et **Ramey,** aides-majors de 2e classe.
Pélissié, pharmacien principal de 1re classe.
Parant, pharmacien-major de 1re classe.
Dulud, — aide-major de 1re classe.

HOPITAL MILITAIRE SAINT-MARTIN

MM. **Tarneau,** médecin principal de 1re classe en chef.
Moussu, médecin principal de 2e classe.

MM. **Monnier.** médecin major de 1re classe.
Loison-Valois, méd. aide-major de 1re classe.
Mullet, pharmacien principal de 1re classe.
Deleusse, pharmacien-major de 1re classe.
Garnier, id. id. de 1re classe.
Perier id. id. de 2e classe.

HOPITAL MILITAIRE DE VINCENNES

MM **Pallé** (C.-B.), méd. principal de 1re classe en chef.
Challan, médecin principal de 2e classe
Lenoir, médecin-major de 1re classe.
Blaise — —
Bedoin — —
Sieur, aide-major de 2e classe.
Thomas, pharmacien-major de 1re classe.
David, id. id. de 2e classe.
Vienner des Bourdin, pharmacien-major de 1re classe.

PHARMACIE CENTRALE DES HOPITAUX MILITAIRES

106, RUE DE L'UNIVERSITÉ

MM. **Schmitt,** pharmacien de 1re classe.
Ulrich, médecin de 1re classe.
Bousson, médecin de 2e classe.
Grelletz, aide-major de 1re classe.
Durieu, aide-major de 1re classe.
Zegou, aide-major de 1re classe.

HOTEL DES INVALIDES

Médecin. — M. **Vincent,** méd. principal de 7re classe.

Pharmaciens. — MM. **Thomas,** méd. major de 1re classe. — **Grellely,** aide-major de 1re classe.

MAISON DE LA LÉGION D'HONNEUR, A SAINT-DENIS

MM. Bouchut, médecin en chef.
Le Roy des Barres, chirurgien résidant.
Feltz, médecin auxilliaire.
Gillet de Grandmont, médecin oculiste adjoint.
Sormani, chirurgien-dentiste.
Calmettes, médecin-auriste.
Barthez, Roger (Henri), médecins consultants.
Gosselin, Larey, chirurgiens consultants.

ÉCOLE MILITAIRE SUPÉRIEURE

M. Boucher, médecin-major de 2e classe.

ECOLE D'APPLICATION DE FONTAINEBLEAU

M. Fournié, médecin-major de 2e classe.

ECOLE MILITAIRE DE SAINT-CYR

MM. Viry, médecin-major de 1re classe en chef.
Caillet, médecin-major de 2e classe.
Boucher, médecin-aide-major de 1re classe.

ÉTAT-MAJOR DU GOUVERNEMENT MILITAIRE DE PARIS

M. Raoul (C.), médecin principal de 1re classe.

PRISONS MILITAIRES ET DÉPOTS DE RECRUTEMENT DE LA SEINE

MM. **Barthélemy**, ✻, médecin-major de 1re classe.
Apte. — —

GRANDE CHANCELLERIE DE LA LÉGION D'HONNEUR

Médecin honoraire. — M. **Dupuis** (Alexandre).
Médecin. — M. **Fabre** (A.).

MINISTERE DE LA MARINE ET DES COLONIES

RUE ROYALE-SAINT-HONORÉ, 2.

SERVICE DE SANTÉ DE LA MARINE ET DES COLONIES

CONSEIL SUPÉRIEUR DE SANTÉ

Rochard J.-E.), C. ✻, inspecteur général, président, à Paris.
Walter C ✻, médecin-inspecteur, membre, à Paris.
Delavaud O ✻, pharmacien-inspecteur, membre, à Paris.
Rochefort (E.-G.-M.) ✻, médecin de 1re classe D. secrétaire, à Paris.
Rochard (E.), médecin de 1re classe D. attaché à l'inspection générale, à Paris.

ARCHIVES DE MÉDECINE NAVALE.

de Roy de Méricourt C ✻, médecin en chef, directeur de la rédaction, à Paris.

ECOLES DE MÉDECINE NAVALES

BREST

Jossic O ✻, directeur, conf. d'épidémiologie et d'hygiène.
Nielly ✻, médecin-professeur, clinique médicale et pathologie interne.

Féris, médecin-professeur, thérapeutique, médecine légale.
Treille, hygiène navale, pathologie exotique.
Cras (C.), O ✻, médecin en chef, clinique chirurgicale, pathologie externe.
Auffret, ✻, médecin en chef, médecine opératoire.
Fontan, médecin-professeur, anatomie, physiologie.
Carpentin, O ✻, pharmacien en chef, chimie médicale, chimie toxic.
Bavay, ✻, pharmacien en chef, histoire naturelle médicale, pharmacologie, pharm., physique médic.
Coutance (E.), pharmacien-professeur, pharmacie, physique médicale.
N..., ✻, D., médecin de 1re classe, agrégé, pathologie générale élémentaire, séméiotique.
Lossouarn, D., médecin de 1re classe, agrégé, chirurgie élément. théorique et pratique.
Guyot, médecin de 1re classe, agrégé, anatomie descriptive.
Corre, ✻ D., médecin de 1re classe, agrégé, accouchements, maladies des femmes et des enfants.
Lapeyrère, pharmacien de 1re classe, agrégé, pharmacie extemporanée, manipulations chimiques.
Lallour, ✻, médecin de 1re classe, en retraite, bibliothécaire de l'école.

ROCHEFORT

Maisonneuve O ✻, directeur, conf. d'épidémiologie, d'hygiène.
Bourru, ✻, médecin profes., clinique médicale, pathologie interne.
Treille, ✻, médecin-professeur, thérapeutique, médecine légale.
Duchateau, médecin-professeur, hygiène générale, hygiène navale, pathologie exotique.
Duplouy, O ✻, médecin en chef, clinique chirurgicale, pathologie externe.
Léon, ✻, médecin en chef, médecine opératoire.
Bonnafy, ✻, médecin-professeur, anatomie, physiologie.
Morio, ✻, pharmacien-professeur, chimie médicale, chimie toxicologique.
Cunisset, ✻, pharmacien en chef, pharmacie, phys. médicale.
Peyremol, O ✻, pharmacien en chef, histoire naturelle, médicale, pharmacologie.
Burot, D, médecin de 1re classe, agrégé, pathologie générale élémentaire, séméiotique.
Fontorbe, D., méd. de 1re classe, agrégé, chirurgie élément. théorique et pratique.

Palmade, D., médecin de 1re classe, agrégé, anat. descriptive.

Méry, ✻, D., médecin de 1re classe, agrégé, accouchements, maladies des femmes et des enfants.

Taillotte, pharmacien de 1re classe, agrégé, pharmacie extemporanée, manipulations chimiques.

Louvel, médecin de 1re classe, en retraite, bibliothécaire de l'école.

TOULON

Gestin, O ✻, directeur, conf. d'épidémiologie, d'hygiène, etc.

Cunéo, O ✻, médecin en chef, clinique médicale, pathologie interne.

Thomas, ✻, médecin en chef, thérapeutique, médecine légale.

Guès, ✻, médecin-professeur, hygiène générale, hygiène navale, pathologie exotique.

Barthélemy (C.), O ✻, médecin en chef, clinique chirurgicale, pathologie externe.

Merlin, O ✻, médecin en chef, médecine opératoire.

Rouvier, ✻, médecin-professeur, anatomie, physiologie.

Héraud, ✻, D., pharmacien en chef, chimie médicale, chimie toxicologique.

Sambuc, ✻, pharmacien-professeur, physique médicale.

Billaudeau, ✻, pharmacien-professeur, histoire naturelle médicale, pharmacologie.

Galliot, D., médecin de 1re classe, agrégé, pathologie générale élémentaire, séméiotique.

Bodet, D., médecin de 1re classe, agrégé, chirurgie élémentaire théorique et pratique.

Reynaud (Ph.), D., médecin de 1re classe, agrégé, anatomie descriptive.

N..., D., médecin de 1re classe, agrégé, accouchements, maladies des femmes et des enfants.

Porte, pharmacien de 1re classe, agrégé, pharmacie extemporanée, manipulations chimiques.

Ferrat, ✻, médecin de 1re classe, en retraite, bibliothèque à l'école.

CONSEILS DE SANTÉ DES PORTS SANS ÉCOLE

CHERBOURG

Cotholendy, O ✻, directeur, président.
Lucas, O ✻, médecin en chef, membre.

Brassac, O ✱, méd. en ch. membre.
Doué (Ph.-M.), ✱, pharmacien en chef, membre.

LORIENT

Béranger Féraud, O ✱, directeur, président.
Chastany, O ✱, médecin en chef, membre.
Duburquois, ✱, méd. en chef, membre.
Degorce, ✱, pharmacien principal, membre.

MINISTÈRE DES TRAVAUX PUBLICS

BOUL. SAINT-GERMAIN, 246.

MÉDECINS DU MINISTÈRE. — MM. **Dujardin-Beaumetz, Obissier, Crestey, Dreyus, Brissac.**

MÉDECINS DE L'ÉCOLE DES PONTS ET CHAUSSÉES ET DE L'ÉCOLE DES MINES. — M. **Passant.**

MÉDECINS DES CHEMINS DE FER.

COMPAGNIE DE L'EST.

Médecin en chef. — M. **Créquy.**
Médecins. — MM. **Caresme, Oulmont** (Paul), **Mathieu.**
Médecins pour Paris-Villette. — MM. **Decori, Schweich.**
Médecin de la ligne de Vincennes. — M. **Commenge.**

COMPAGNIE DE LYON.

Médecin en chef. — M. **Devilliers.**
Médecins. — MM. **Augier, Leroux, Morisson, Martin** (Aimé).

COMPAGNIE DU NORD.

Médecin en chef. — M. **Worms.**
Médecins. — MM. **Leven.**— Adjoints, MM. **Fiaux, Weill.**
Chirurgien. — M. **Perier.**

GARE DE PARIS-LA CHAPELLE.

Médecins. — MM. **Guieysse, Andrieu, Gaspais.**

COMPAGNIE D'ORLÉANS

Médecin en chef. — M. **Gallard.**
Médecins. — MM. **Bouchard, Salone. Bureaux.**
Médecins de ligne de Sceaux. — M. **Le Pileur.**

COMPAGNIE DE L'OUEST

Médecin en chef. — M. **Bergier.** — Adjoint, M. **Lanquetin.**
Médecins. — MM. **Baudot, Drouadaine, Folley, Laugier, Morand, Piberet, Sicaud.**

MINISTÈRE DES AFFAIRES ÉTRANGÈRES

Médecin du ministère. — M. **Hervé de Lavaur.**
Médecins adjoints. — MM. **Audhoui, Lécorché.**

MINISTÈRE DES FINANCES

PLACE DU PALAIS-ROYAL

Médecins du ministère. — MM. **Hardy, Mauriac, Moutard-Martin, Michel Perrussel, Carpentier-Méricourt, Coursserant.**

Manufacture des tabacs. — Médecin, M. **N...**

Banque de France. — Médecin, M. **N...**

Caisse d'amortissement. — Médecin, M. **N...**

Mont-de-piété. — Médecin, M. **N...**

Octroi de Paris. — Médecins, MM. **N..., Renaud, Martin** (Ch.).

Contributions indirectes. — Médecins, MM. **Magnin, Thiaut.**

Administration des douanes. — Médecin, M. **Dupuis** (A.). — Médecin adjoint, M. **Gallois.**

MINISTÈRE DES POSTES ET TÉLÉGRAPHES

RUE DE GRENELLE, 99

Médecin. — M. **Sée** (Marc).

Médecins adjoints. — MM. **Cartaz, Desnos** (Eugène), **d'Heurle, Huchard** (H.), **Reber, Rousseau, Berthelot, Colson, Veyssière, Venet.**

PRÉFECTURE DU DÉPARTEMENT DE LA SEINE

Au Palais du Luxembourg.

Médecin de la préfecture. — M. **Worms** (Jules).

ASSISTANCE PUBLIQUE

ADMINISTRATION GÉNÉRALE

Cette administration, située avenue Victoria, 3, est placée sous l'autorité du préfet de la Seine et du ministre de l'intérieur.

CONSEIL DE SURVEILLANCE.

MM. le **Préfet de la Seine.**
le **Préfet de Police.**
Bayvet, adm. du Bureau de bienfaisance du 8e arrond., boulevard Haussmann, 82.
Béclard, doyen de la Faculté de Médecine, place de l'Ecole-de-médecine.
Bernheim, avoué à la Cour d'appel, rue du Marché Saint-Honoré, 11.
Bouchardat, professeur à la Faculté de médecine, administrateur du bureau de bienfaisance du IVe arrondissement, rue du Cloître-Notre-Dame, 8.
Dietz-Monnin, sénateur, rue Labruyère, 38.
Dubrisay, docteur, adjoint au maire du 1er arrondissement, rue de Marengo, 6.
Ferry (Emile), maire du IXe arrond., rue Choron, 10.
Goupy, membre de la Chambre des prud'hommes, rue de Rennes, 71.
Leblond, sénateur, rue des Saints-Pères, 81.
Moutard-Martin, méd. des hôpitaux, boulevard Haussmann, 136.
Nast, président du Conseil de surveillance du Mont-de-Piété, boulevard Haussmann, 52.
Nicaise, chirurgien des hôpitaux, boul. Malesherbes, 37.
Robinet, membre du Conseil municipal, rue du Cherche-Midi, 33.
Rochard, négociant, rue du Pont-Neuf, 2 *bis*.
Salverte (de), maître des requêtes au Conseil d'Etat, avenue Marceau, 54.
Thomas, maire du 13e arrond., avenue d'Italie, 48.
Voisin, conseiller à la Cour de cassation, rue Séguier, 16.

DIRECTION.

Directeur. — M. **E. Peyron**, place de l'Hôtel-de-Ville, 3.
M. **Brelet**, secrétaire général.

BUREAU CENTRAL D'ADMISSION

DANS LES HÔPITAUX ET HOSPICES.

Tous les individus qui ne sont pas assez malades pour être admis d'urgence dans l'hôpital le plus voisin de leur domicile, sont obligés de se présenter au bureau central d'admission, où ils sont examinés, et où ils reçoivent, s'il y a lieu, un bulletin d'hôpital.

On donne également des bandages aux personnes munies

d'un certificat d'indigence des bureaux de bienfaisance, les lundis et vendredis, à 11 heures.

Il est aussi établi un bureau central des consultations gratuites pour l'orthopédie.

Ce bureau central est ouvert tous les jours depuis onze heures jusqu'à quatre. Les médecins et chirurgiens chargés de l'examen des malades sont :

Médecins. — MM. **Danlos**, **Gingeot**, **Cuffer**, **Robin**, **Roques**, **Balzer**, **Moizard**, **Dejérine**, **Gombault**, **Tapret**, **Barth**, **Letulle**, **Chauffard**, **Oulmont**, **De Beurmann**, **Muselier**, **Brissaud**, **Merklen**, **Faisans**.

Chirurgiens. — MM. **Peyrot**, **Bouilly**, **Blum**, **Reclus**, **Félizet**, **Richelot**, **Kirmisson**. **Schwartz**, **Reynier**, **Henriet**, **Segond**, **Quénu**, **Nélaton**, **Prengrueber**, **Campenon**, **Jalaguier**.

PHARMACIE CENTRALE

Pharmacien en chef, directeur. — M. **N...**
Chef des laboratoires. — M. **Doux**.
Chef des magasins. — M. **Queudeville**.
Économe. — M. **Dublanc**.

AMPHITHÉATRE D'ANATOMIE DES HOPITAUX DE PARIS

SITUÉ SUR LE TERRAIN DE L'ANCIEN CIMETIÈRE DE CLAMART

rue du Fer-à-Moulin.

Directeur des travaux anatomiques. — M. **Tillaux**.
Prosecteurs. — MM. **Walther**, **Ricard**.
Chef du laboratoire d'histologie. — M. **Siredey**.

HOPITAUX ET HOSPICES

Les hôpitaux sont consacrés au traitement des malades indigents.

Les hospices et maisons de retraite sont destinés à recevoir les aliénés, les enfants abandonnés et les vieillards infirmes qui n'ont pas le moyen de subvenir à leur existence.

HOTEL-DIEU.

PARVIS NOTRE-DAME.

On reçoit dans cette maison les blessés et les malades, à l'exception des enfants, des incurables, des fous et des individus attaqués de maladies vénériennes ou chriqonues. Consultation de 8 à 9 h.

Médecins. — MM. **Empis** (lundi). **Sée** (G.) (mardi). **Moutard-Martin** (mercredi). **Gallard** (jeudi). **Vulpian** (vendredi). **Bucquoy** (samedi).

Chirurgiens. — MM. **Panas** (tous les jours). **Richet** (lundi, mercredi, vendredi). **Tillaux** (mardi, jeudi, samedi).

Pharmacien. — M. **Villejean.**

HOPITAL DE LA CHARITÉ

RUE JACOB, 47.

Les malades ou blessés sont reçus comme à l'Hôtel-Dieu. Consultations gratuites de 9 à 10 h. excepté les dimanches et fêtes. Admission des malades après la consultation.

Médecins.—MM. **Laboulbène** (lundi). **Féréol** (mardi). **Hardy** (mercredi). **Desnos** (jeudi). **Peter** (vendredi). **Luys** (samedi).

Chirurgiens. — MM. **Desprès** (lundi, mercredi, vendredi.) **Trélat** (mardi, jeudi, samedi.)

Accoucheur. — M. **Budin** (tous les jours).

Pharmacien. — M. **Méhu.**

HOPITAL DE LA PITIÉ

RUE LACÉPÈDE, 1.

Les malades sont reçus les jeudis et dimanches de 1 à 3 h. Consultations gratuites de 9 à 10 h.

Médecins. — MM. **Brouardel** (lundi). **Dumontpallier** (mardi). **Jaccoud** (mercredi). **Lancereaux** (jeudi). **Cornil** (vendredi). **Audhoui** (samedi).

Chirurgiens. — MM. **Polaillon** (lundi, mercredi, uendredi). **Verneuil** (mardi, jeudi, samedi).

Accoucheur. — M. **Maygrier.**

Pharmacien. — M. **Chastaing.**

HOPITAL NECKER

RUE DE SÈVRES, 151

Les admissions se font de suite. Consultations gratuites de 9 à 10 h.

Médecins. — MM. **Blachez** (lundi). **Rigal** (mardi). **Rendu** (mercredi). **Potain** (jeudi).

Chirurgiens. — MM. **Le Fort** (lundi, mercredi, vendredi). **Guyon** (Félix) (mardi, jeudi, samedi.)

Pharmacien. — M. **Leidié.**

HOPITAL LARIBOISIÈRE

RUE AMBROISE-PARÉ, 2.

Consultations gratuites à 9 h.

Médecins. — MM. **Siredey** (lundi). **Proust** (mardi). **Paul** (C.) (mercredi). **Bouchard** (jeudi). **Duguet** (samedi). **Gérin-Roze** (samedi).

Chirurgiens. — MM. **Duplay** (lundi, mercredi, vendredi). **Anger** (Benjamin) (mardi, jeudi, samedi).

Accoucheur. — M. **Pinard** (tous les jours).

Pharmacien. — M. **Adam.**

HOPITAL TENON

RUE DE LA CHINE.

Consultations gratuites à 9 h.

Médecins. — MM. **Straus** (lundi). **Landouzy** (mardi). **Troisier** (mercredi). **Hanot** (jeudi). **Lacombe** (vendredi). **Dreyfus-Brisac** (samedi). **Moutard-Martin** (R.), **Danlos.**

Chirurgiens. — MM. **Lucas-Championnière** (lundi, mercredi, vendredi). **Gillette** (mardi, jeudi, samedi.)

Accoucheur. — M. **Bar** (lundi et jeudi).

Pharmacien. — M. **Guinochet.**

HOPITAL LAENNEC

RUE DE SÈVRES, 42.

Les consultations se donnent à 9 h., même rue, n° 40.

Médecins. — MM. **Ball** (lundi). **Damaschino** (mardi). **Ferrand** (mercredi). **Legroux** (jeudi).

Chirurgien. — M. **Nicaise** (tous les jours).

Pharmacien. — M. **Gay.**

Les consultations des vendredis et samedis sont faites à tour de rôle.

HOPITAL BEAUJON

RUE DU FAUBOURG SAINT-HONORÉ, 208.

Consultations gratuites à 9 h.

La consultation du lundi est donnée alternativement par MM. Millard et Gombault. Celle du samedi alternativement par MM. Guyot et Fernet.

Médecins. — MM. **Guyot** (mardi). **Fernet** (mercredi). **Gombault** (jeudi). **Millard** (vendredi).

Chirurgiens. — MM. **Labbé** (Léon) (lundi, mercredi, vendredi). **Cruveilher** (mardi, jeudi, samedi).

Accoucheur. — M. **Ribemont** (tous les jours).

Pharmacien. — M. **Sonnié-Moret**.

HOPITAL SAINT-ANTOINE

RUE DU FAUBOURG SAINT-ANTOINE, 184.

Consultatisns gratuites à 9 h. et demie. Admission de suite.

Médecins. — MM. **Mesnet** (lundi). **Hayem** (mardi). **Dieulafoy** (mercredi), **Tenneson** (jeudi). **Raymond** (vendredi). **Hutinel** (samedi). **Landrieux**.

Chirurgiens. — MM. **Périer** (lundi, mercredi, vendredi). **Delens** (mardi, jeudi, samedi).

Pharmacien. — M. **Lextreit**.

HOPITAL SAINT-LOUIS

RUE BICHAT, 42.

Consultations gratuites : pour les médecins, à 9 h.; pour le chirurgiens, à 10 h.

Médecins. — MM. **Besnier** (Ernest) (lundi). **Vidal** (mardi). **Lailler** (mercredi). **Hallopeau** (jeudi). **Guibout** (vendredi) **Fournier** (samedi).

Chirurgiens. — MM. **Pean** (lundi, mercredi, vendredi). **Le Dentu** (mardi, jeudi, samedi).

Accoucheur. — M. **Porak** (tous les jours à 9 h., au n° 40).

Pharmacien. — M. **Lutz**.

HOPITAL COCHIN

RUE DU FAUBOURG SAINT-JACQUES, 45.

Admission tous les jours. Consultations gratuites à 10 h.

Médecins.— MM. **Gouraud** (lundi, mercredi, vendredi). **Dujardin-Beaumetz** (mardi, jeudi, samedi).
Chirurgien. — M. **Th. Anger** (tous les jours).
Chirurgien chargé du serv. d'accouchement. — M. **Marchand**.

CLINIQUE D'ACCOUCHEMENT ET DE GYNÉCOLOGIE

RUE D'ASSAS, 89.

Admission de suite.
Consultations gratuites.
Chirurgien.— M. **Pajot** (jeudi à 9 h., Maladies des Femmes).
Sage-femme en chef. — Mme **de Soyre** (tous les jours, à 3 h.).

HOPITAL TROUSSEAU

RUE DE CHARENTON, 89.

Spécialement consacré aux enfants maldaes.
Consultations à 8 h. 1/2. Admissions de suite.
Médecins. — MM. **Triboulet**, lundi et jeudi. **Cadet-Gassicourt**, mardi et vendredi. **D'Heilly**, mercredi et samedi.
Chirurgien. — M. **Lannelongue**.
Pharmacien. — **Lafont**.
Dentiste. — M. **N...**

HOPITAL DES ENFANTS

RUE DE SÈVRES, 149.

Spécialement consacré aux enfants malades.
Consultations de 8 à 10 heures.
Médecins.— MM. **Grancher** (lundi). **Descroizilles** (mardi). **Ollivier** (jeudi). **Labric** (vendredi). **Simon** Jules (samedi).
Chirurgien. — M. **de Saint-Germain** (tous les jours, jeudi excepté).
Pharmacien. — M. **N...**,
Dentiste. — M. **N...** (mardi de 9 à 10 heures).

HOPITAL DU MIDI

BOULEVARD DE PORT-ROYAL.

Consultations gratuites de 8 à 10 h. du matin. Excepté dimanches et fêtes.

Spécialement consacré à la guérison des maladies vénériennes pour les hommes, soit en admettant les malades dans l'hôpital, soit en leur donnant des conseils et des remèdes dont ils font usage chez eux.

Médecins. — MM. **Humbert** (lundi et jeudi). **Mauriac** (mardi et vendredi). **Ducastel** (mercredi et samedi).

HOPITAL DE LOURCINE

RUE DE LOURCINE, 111.

Consultations gratuites de 9 à 10 heures.

Cet hôpital est plus spécialement consacré à la guérison des maladies vénériennes pour les femmes, soit en admettant les malades dans l'hôpital, soit en leur donnant des conseils et des remèdes dont elles font usage chez elles.

Médecids. — M. **Martineau** (mardi). **Roques** (jeudi).
Chirurgien. — M. **Pozzi** (samedi).

MATERNITÉ

BOULEVARD DU PORT-ROYAL.

Admission des femmes enceintes tous les jours à 1 h. précise y compris dimanches et fêtes. Consultations gratuites à 9 h.

Dans cette Ecole, destinée à former des élèves sages-femmes, pour les départements de la France, on enseigne : 1° la théorie et la pratique des accouchements ; 2° la vaccination ; 3° la saignée ; 4° la connaissances des plantes dont l'usage convient aux femmes enceintes et en couches.

Les élèves, y sont logées, nourries, chauffées, éclairées en commun, fournies de linge de lit et de table et de tabliers, au moyen d'une pension.

Le séjour à l'Ecole ne peut être moindre d'une année commençant au 1er juillet. Le prix de la pension est de 1,000 fr.

Médecin. — M. **Labadie-Lagrave** (mardi, jeudi, samedi).
Chirurgien en chef, professeur. — M. **Tarnier** (lundi, mercredi, vendredi).
Chirurgien professeur adjoint. — M. **Marchand**.
Pharmacien. — M. **Prunier**.
Sage-femmes en chef. — Mme **Henry**.
Dentiste. — M. **Andrieu**.

HOPITAL BICHAT

BOULEVARD NEY (PRÈS LA PORTE DE SAINT-OUEN.)

Consultations gratuites à 9 heures.

Médecins. — MM. **Huchard** (lundi et mercredi), **Gouguenheim** (mardi, vendredi).

Chirurgien. — M. **Tessier** (mardi, jeudi et samedi).

Maladies du nez, des yeux et des oreilles, le jeudi, Dr **Tessier.**

Maladies du larynx, le vendredi, Dr **Gouguenheim.**

Pharmacien. — M. **Patein.**

Vaccinations (vaccin de génisse), le lundi à 8 h. du matin.

HOPITAL ANDRAL

RUE DES TOURNELLES, 35.

Médecin. — M. **Debove.**

MAISON MUNICIPALE DE SANTÉ

RUE DU FAUBOURG SAINT-DENIS, 200.

Cette maison est destinée à recevoir des malades qui paient : dans les chambres, à deux lits, 7 et 6 fr. par jour ; dans chambres à trois lits, 5 fr. et 4 fr. 50 c., dans les chambres de quatre à six lits, 4 fr. — Il y a, en outre, de petits appartements particuliers, à 15 fr. par jour, et des chambres particulières avec dépendances, formant de petits logements, à 12 fr., à 10 fr. et à 8 fr.

Médecins. — MM. **Labbé** (Ed.), **Lécorché.**

Chirurgiens. — MM. **Horteloup, Sée** (Marc).

Pharmacien. — M. **Joulie.**

MAISON DE SANTÉ

10, RUE DE PICPUS

Médecins. — MM. **Compagnon, Garnier.**

HOSPICE DES ENFANTS ASSISTÉS

RUE DENFERT-ROCHEREAU, 74.

Consultations gratuites les lundi, mercredi, vendredi, à 9 hr

Cet hospice est destiné à la réception, à l'allaitement et au placement à la campagne des enfants assistés et orphelins et à recevoir les enfants des parents malades dans un des hospices de l'assistance publique.

Médecins. — M. **Sevestre.**
Chirurgien. — M. **Guéniot.**
Dentiste. — M. **Andrieu** (E.)

HOSPICE DE LA VIEILLESSE (FEMMES)

SALPÊTRIÈRE, BOULEVARD DE L'HOPITAL, 47.

Consultations gratuites à 9 h. et demie. Admission des malades de suite.

Médecins des infirmeries. — MM. **Charcot** (mardi). **Joffroy** (mercredi).

Médecins des aliénés.— MM. **Falret** (lundi). **Voisin** (vendredi), **Legrand du Saulle** (samedi).

Médecin adjoint. — M. **Fére.**
Chirurgien. — M. **Terrillon** (jeudi).
Pharmacien. — M. **Viron.**

HOSPICE DE LA VIEILLESSE (HOMMES)

A BICÊTRE.

Médecin en chef. — M. **Cuffer.**

Médecin des aliénés. — MM. **Bourneville** (lundi et jeudi). **Charpentier** (mardi et vendredi). **J. Voisin** (mercredi et samedi).

Médecin adjoint. — M. **Deny.**
Chirurgien. — M. **Berger** (tous les jours).
Pharmacien. — M. **Vialla.**

ALFORT.

Consultations gratuites tous les jours non fériés de 7 à 10 h. et demie du matin.

HOSPICE DES INCURABLES

AVENUE DE LA RÉPUBLIQUE, A IVRY.

Consultations gratuites à 8 heures et demie.

Hospice consacré aux indigents des deux sexes atteints d'infirmités graves et incurables.

Médecin. — M. **Quinquaud** (tous les jours).
Chirurgien. — M. **Monod** (mardi, jeudi, samedi).
Pharmacien. — M. **André**.

HOSPICE DES MÉNAGES

RUE DU VIVIER, A ISSY.

Destiné aux époux indigents en ménage, dont l'un doit être âgé au moins de soixante-dix ans et l'autre au moins de soixante.
Médecin. — M. **Robin**.

HOSPICE DEVILLAS

PLACE DE LA MAIRIE, A ISSY.

Maison fondée par M. Devillas et destinée à recevoir *gratuitement* des vieillards infirmes des deux sexes, âgés de soixante-dix ans, pour quatre cinquièmes parmi les indigents secourus par les Bureaux de bienfaisance de Paris, et un cinquième parmi ceux du culte protestant.
Médecin. — M. **Robin**.

HOSPICE DE LAROCHEFOUCAULD

15, AVENUE D'ORLÉANS A MONTROUGE-PARIS.

Maison réservée aux personnes des deux sexes, âgées et infirmes, qui payent une pension ou une somme fixe et déterminée.
Médecin. — M. **Marsalès**.

MAISON DE SAINTE-PÉRINE

ET

MAISON DE RETRAITE CHARDON-LAGACHE

RUE DE LA MUNICIPALITÉ, A AUTEUIL-PARIS.

Consacrées aux personnes de l'un et l'autre sexe, âgées ou infirmes, qui payent une pension annuelle ou une somme fixe lors de leur admission. Le prix de la pension est moins élevé à la maison Chardon-Lagache.
Directeur : M. **Salard**.
Médecin. — M. **Gingeot**.

HOSPICE SAINT-MICHEL

A SAINT-MANDÉ.

Maison fondée par M. Boulard, ancien négociant, et destinée à recevoir douze vieillards septuagénaires.
Médecin. — M. **Foucher.**

HOSPICE DE LA RECONNAISSANCE

AU PETIT-L'ÉTANG, COMMUNE DE GARCHES.

Hospice fondé par M. Michel Brezin, ancien fondeur mécanicien, et destiné à recevoir les ouvriers sexagénaires appartenant à cette profession.
Médecin. — M. **Gille.**

HOPITAL TEMPORAIRE

RUE PASCAL, 76

Consultations gratuites à 9 heures.
Cet hôpital, installé sur les terrains dépendant de l'hôpital de Lourcine, est consacré au traitement des maladies et affections ordinaires aiguës.
40 lits de médecine. — 20 de chirurgie.
Médecins et chirurgiens, les mêmes que ceux de l'hôpital de Lourcine.
N. B. Quoique dépendant de l'administration de l'hôpital de Lourcine, l'hôpital Temporaire en est absolument distinct. On y traite comme dans tous les hôpitaux ordinaires, les maladies qui n'ont rien de commun avec le caractère spécial de l'hôpital des vénériennes.
Médecins. — MM. **Martineau** (lundi), **Roques** (Samedi).
Chirurgien. — M. **Pozzi** (mardi).

MAGASIN CENTRAL D'ALIMENTATION

91, BOULEVARD DE L'HOPITAL

Directeur. — M. **Douce.**

SECOURS A DOMICILE

BUREAUX DE BIENFAISANCE

Ier ARRONDISSEMENT. — A la mairie du Louvre, place du Louvre.
Médecins. — MM. **Boissier**, **Carpentier-Méricourt**, **Regnault**, **Richard** (E.-L.), **Richard** (P.-G.).

IIe ARRONDISSEMENT. — A la mairie de la Bourse, rue de la Banque, 8.

Médecins. — MM. **Barnier**, **Légué**, **Lobligeois**, **Martelière**, **Pascalis**, **Radou**.

IIIe ARRONDISSEMENT.—A la mairie du Temple, place du Temple.
Médecins. — MM. **Dupouy**, **Petit**, **Roger**, **Regard**, **Rueff**, **Rayer**, **Lavallée**.

IVe ARRONDISSEMENT. — A la mairie de l'Hôtel-de-Ville, rue François-Miron, 4.

Médecins. — MM. **Avezou**, **Commenge**, **Deel**, **Dezarnaulds**, **Garnier**, **Guyard**, **Henzel**, **Malbey d'Echerac**, **Mérijot**, **Rechs**, **Soudée**, **Vigoureux**.

Ve ARRONDISSEMENT. — A la mairie du Panthéon, pl. du Panthéon.

Médecins. — MM. **Barrault**, **Brochin**, **Deffaux**, **Delisle**. **Fiévet**, **Garran de Balzan**, **Gervais**, **Laugier**, **Lecoconnier**, **Roussy**.

VIe ARRONDISSEMENT. — A la mairie du Luxembourg, place Saint-Sulpice.

Médecins. — MM. **Foucart**, **Lecoin**. **Lemaréchal**, **Panien**, **Pruvost**, **Reuss**, **Tranchant**, **Venet**, **Vinache**.

VIIe ARRONDISSEMENT. — A la mairie du Palais-Bourbon, rue de Grenelle-Saint-Germain, 116.

Médecins. — MM. **Audigé**, **Bader**, **Blet**, **Fodéré**, **Loiseau**, **Meige**, **Tisné**, **Tolédano**.

VIIIe ARRONDISSEMENT. — A la mairie de l'Elysée, rue d'Anjou-Saint-Honoré, 11.

Médecins. — **Boncour** (Paul), **Diday**, **Guyet**, **Pierreson**, **Siry**. **Thorens**.
Consultations gratuites pour les maladies des yeux, par M. le docteur **Magne**, les mardis et samedis, à 3 heures.

IXe ARRONDISSEMENT. — A la mairie de l'Opéra, rue Drouot, 6.

Médecins. — MM. **Besnier**, **Blondet**, **Federowicz**, **Geneste**, **L'Epine**, **Piberet**.

Xe ARRONDISSEMENT. — A la mairie de l'Enclos-Saint-Laurent, faubourg Saint-Martin, 72.

Médecins. — MM. **Boivin, Chabert, Fissiaux, Gérard, Hemey, Masson, Piérin, Pignol, Rœser, Rotillon, Tripet, Weisgerber.**

XIe ARRONDISSEMENT. — A la mairie Popincourt, place Voltaire.

Médecins. — MM. **Bousci, Calmeau, Cornilleau, Humbert, Landois, Laurent, Malterre, Miquel, Montignac, Naudet, Pasteau, Rogron, Tourangin, Trapenard.**

XIIe ARRONDISSEMENT. — Avenue Daumesnil.

Médecins. — MM. **Block, Dombax, Gibert, Jobbé-Duval, Jourjon, Mesny, Morisson, Mallet.**

XIIIe ARRONDISSEMENT. — A la mairie des Gobelins, barrière d'Italie.

Médecins. — MM. **Boulland, Bureaux, Devillez, Franco, Lafont, Lecoconnier, Navarre, Paulier, Rives, Vollant.**

XIVe ARRONDISSEMENT. — A la mairie de l'Observatoire. (Petit-Montrouge).

Médecins. — MM. **Bénard, Bonne, Coumeton, Fèvre, Lévy** dit **Frankel, Magret** (H.), **Piérin, Magret** (A.), **Dupré.**

XVe ARRONDISSEMENT. — A la mairie de Vaugirard, Grande-Rue.

Médecins. — MM. **Ancelin, Destrem, Leboucq, Legrand, Mignot-Danton, Queyssac, Simon, Tapie, Doury.**

XVIe ARRONDISSEMENT. — A la mairie de Passy, av. du Trocadéro.

Médecins. — MM. **Chansit, Raoult, Saint-Martin, Sée.**

XVIIe ARRONDISSEMENT. — Rue Truffaut, 17 (Batignolles).

Médecins. — MM. **Arnaud, Demay, Fabre, Lebeau, Masson, Mugnier, Rauran-Séailles.**

XVIIIe ARRONDISSEMENT. — Place des Abbesses.

Médecins. — MM. **Boh, Bontemps, Dive, Doucet, Fabre, Franckel, Gaspais, Gouverné, Josset, Mook, Savoye, Perrachon.**

XIXe ARRONDISSEMENT. — A la mairie des Buttes-Chaumont, rue de Crimée, à La Villette.

Médecins. — MM. **Baucher, Forestier, Pellat, Piéplu, Ruelle, Salis, Savornin, Tarius, Texier, Jonnia, Gérard, Gillet.**

XXe ARRONDISSEMENT. — A la mairie de Ménilmontant, place des Pyrénées.

Médecins. — MM. **Albert, Braunberger, Brohon, Chenet, Emery, Hingelbach, Outin, Perrin, Pilon, Taquet, Dupré.**

SOCIÉTÉ PHILANTHROPIQUE DE PARIS

FONDÉE EN 1780.

Association bienfaisante établie sous le patronage de Louis XVI, et instituée plutôt pour prévenir la misère que pour la faire cesser. Telle qu'elle est constituée aujourd'hui, elle s'adresse à la classe intermédiaire entre ceux qui peuvent subvenir aux frais de maladie et les indigents pour qui sont établis les Bureaux de bienfaisance. Cette classe qui, lorsqu'elle est occupée et bien portante, jouit d'une aisance relative, ne demande rien, *souvent même donne*, et pour qui l'hôpital est un objet de terreur et d'humiliation, trouve dans la Société philanthropique l'assistance *momentanée* dont elle a besoin au point de vue médical et pharmaceutique sous une forme que les secours publics sont loin de présenter.

De plus, la Société entretient huit fourneaux dans lesquels on distribue des proportions alimentaires à un prix inférieur à celui de revient, elle s'est constituée la patronne, la protectrice de ces institutions utiles et morales dites *société de secours mutuels*. Enfin, elle distribue chaque année une somme de 3,700 fr., fournie par les fondations de MM. Wolf et Nast, entre de jeunes ouvriers et ouvrières distingués, pour faciliter leur premier établissement.

Ainsi, garantir le présent par les soupes économiques, l'éventuel par les dispensaires, l'avenir par les Sociétés de prévoyance et les primes d'encouragement, telle est la noble mission que chaque souscripteur contribue à remplir.

La souscription annuelle de 40 fr. donne droit à 100 bons de portions alimentaires et à une carte de dispensaire avec laquelle on peut faire traiter pendant toute l'année une succession de malades.

Le bureau central est rue d'Orléans-Saint-Honoré, 17.

Président. — M. le marquis de **Mortemart.**

Agent général. — M. **A. Laporte.**

PREMIER DISPENSAIRE

RUE CAMBACÉRÈS, 10.

Pour le service des VIIIe, IXe, XVIe et XVIIIe arrondissements

Docteurs. — MM. **Boissier, Lobligeois.**

Chirurgiens-dentistes. — MM. **Andrieu, Regnard.**

Pharmaciens. — MM. **Brunschwik, Ducrot, Gobillard Schreiner.**

DEUXIÈME DISPENSAIRE

RUE DE BONDY, 5.

Pour le service des IIIe, IVe, Xe, XVIIIe et XIXe arrondissements

Docteurs. — MM. **Boyer, Chabert.**
Dentiste. — M. **Goldenstein.**
Pharmaciens. — MM. **Chiron, Leborgne, Millet, Schneider, Vigier.**

TROISIÈME DISPENSAIRE

RUE DE LA ROQUETTE, 33.

Pour le service des XIe XIIe et XXe arrondissements.

Docteur. — M. **Michaux.**
Chirurgien-Dentiste. — M. **Regnard.**
Pharmaciens. — MM. **Dreyer, Gérard, Millet.**

QUATRIÈME DISPENSAIRE

RUE LACÉPÈDE, 15.

Pour le service des Ve, XIIIe et XIVe arrondissements.

Docteurs. — MM. **Lecoconnier, Tison, Rives, Vincent, Bruslé.**
Cirurgien-dentiste. — M. **Couderc.**
Pharmaciens. **Cabanne-Thelle, Lamy, Pascalis, d'Escayrac, Monnier, Thomas, Soyrac, Verwaest.**

CINQUIEME DISPENSAIRE

RUE DE SÈVRES, 79.

Pour le service des VIe, VIIe et XVe arrondissements

Docteurs. — MM. **Béral, Favale.**
Chirurgien-dentiste. — M. **Couderc.**
Pharmaciens. — MM. **Blotitère, Swift, Laboureur père, Laboureur, Vigier.**

SIXIEME DISPENSAIRE

RUE SAINT-HONORÉ, 115.

Pour le service des Ier et IIe arrondissements.

Docteur. — M. **Delaunay.**
Chirurgien-dentiste. M. **Couderc.**
Pharmacien. — M. **Château.**

MÉDECINS INSPECTEURS.

ÉCOLES ET SALLES D'ASILES COMMUNALES DE LA VILLE DE PARIS

Ier arr. — MM. **Duroziez, Richard** (P.), **Carpentier-Méricourt.**

IIe arrondissement. — MM. **Dreyfous, Lobligeois, Radou.**

IIIe arrondissement. — MM. **Magnant, Pellier, Rochette Wuillamier, Socquet.**

IVe arr.—MM. **Demont-Porcelet, Garnier, Rech Vigouroux**

V[e] arrondissement. — MM. **Barraux, Boyé, Deffaux, Delisle, Gervais, Parizot.**

VIe arrondissement. — MM. **Boucheron. Piéchaud.**

VIIe arrondissement. —MM. **Audigé, Delaunay. Tolédano.**

VIIIe arr. — MM. **Canuet, de la Personne, Thorens.**

IXe arrondissement. — MM. **Hirtz, Laburthe, Variot.**

X[e] arrondissement. — MM. **Béclère, Bloch, Chenet, Goguel, Lefebvre, Mareau, Sweich.**

XIe arrondissement. — MM. **Calmeau, Chevallereau, Cornilleau, Guillot, Landois, Laurent, Malterre, Miquel, Pasteau, Signez, Tourangin, Trapenard, Verneau.**

XIIe arrondissement. — MM. **Binet, Bloch** (E.-A.), **Bonnefoy, Gilbert, Jourjon, Mallet, Morisson, Yvon.**

XIIIe arrondissement, — MM. **Bureaux, Chatelain, Francoz, Joseph, Mangenot, Paulier, Rives, Rochette.**

XIVe arrondissement. — MM. **Bénard, Chevassu, Dupré, Fèvre, Floquet, Lévy** dit **Frankel, Macqret.**

XVe arrondissement. — MM. **Bra, Leboucq, Mignot-Danton, Queyssac, Simon, Tapie.**

XVIe arrondissement. — MM. **Laurand, Ory, Raffinesque.**

XVIIe arrondissement. — MM. **Blayrac, Eloy, Ramonat, Riche. Podat Ruaux. Rubt, Van, Gelder.**

XVIIIe arrondissement. — MM. **Delaunay. Deschamps, Doucet. Gaschet. Gaspais, Mook, Pelaprat, Savoye, Thil, Gerrachon, Decours.**

XIX[e] arrondissement. — MM. **Barbarin, Baucher, Delhomme. Gager. Gillet, Goix. Moser. Tarrins.**

XXe arrondissement. — MM. **Balland, Braunberger. Chenet, Eomery, Laloy, Miguet, Outin. Perrin, Pilon.**

SERVICE DE STATISTIQUE MUNICIPALE

Chef. — M. le Dr **Bertillon.**

Commission consultative et permanente instituée auprès du bureau de statistique municipale.

MM. **Poubelle**, préfet de la Seine, président.

Vergniaud, secrétaire général de la préfecture de la Seine, vice-président;

Clamageran, conseiller d'État;
le docteur **Lamouroux**, conseiller municipal;
le docteur **Frère**, conseiller municipal;
Pelletier, directeur de l'administration générale;
Ferry (Emile), maire du IXe arrondissement;
le docteur **Bourdon**, membre de l'Académie de médecine, inspecteur de la vérification des décès;

MM.

Levasseur, membre de l'Institut;
le docteur **Worms**, médecin de la préfecture de la Seine;
Lemoine, ingénieur des ponts et chaussées;
le docteur **Du Mesnil**, médecin de l'asile de Vincennes;
Loua (Toussaint), chef du bureau de la statistique générale de France au ministère de l'agriculture et du commerce;
Alphand, inspecteur général des ponts et chaussées, directeur des travaux.
Kœchlin-Schwartz, maire du VIIIe arrondissement;
Le Roux, chef de division de la préfecture de la Seine;
Motheré, ancien chef de bureau de la préfecture de la Seine, vice-président de la Société de statistique de France;
le docteur **Martin** (Georges), conseiller municipal;
le docteur **Métivier**, conseiller municipal;
Cochut, directeur du Mont-Piete;
le docteur **Jaubert**, inspecteur de la vérification des décès, secretaire général de la Société des médecins de l'état-civil;
le docteur **Chervin**, directeur des *Annales de démographie internationale*;
Nouvel (Paul), ancien notaire, à la Cour d'appel de Paris;
le docteur **Bloch** (Adolphe);
Valabrègue, directeur de l'hospice des Enfants-Assistés;
Renaud (Georges), attaché au cabinet du ministère des finances;
Mascart, directeur du bureau central météorologique;
Marié-Davy, directeur de l'Observatoire de Montsouris;
Pasquier, sous-directeur des affaires municipales.

M. **De Metz** (Georges), sous-chef du bureau de la statistique municipale, remplira les fonctions de secrétaire de la commission.

MÉDECINS DES EPIDÉMIES

Médecin en chef. — M. **N...**
Pour l'arrondissement de Saint-Denis. — M. le Dr **N...**
Pour l'arrondissement de Sceaux. — M. le Dr **Cazalis**.

MÉDECIN DE L'INSPECTION GÉNÉRALE DE LA SALUBRITÉ

M. **Mayer** (Alexandre).

MÉDECINS DE L'OCTROI DE PARIS

MM. **Worms, Ballet, Delaporte, Laugier, Monin, Moreau, Puel, Durand, d'Echerac.**

SERVICE DE LA VÉRIFICATION DES DÉCÈS

MÉDECINS INSPECTEURS.

Vérification des décès: M. **Hervé de Lavaur.**
Ecoles : MM. **Laburthe, Hirtz, Variot, Renault, Josias.**

		MM.
Ier, IIe et IVe arrondissements	.....	**Jaubert.**
IIIe et XIe	id............	**Labarraque.**
Ve, VIIIe et XIVe	id............	**Philippaux.**
VIIIe, XVIe et XVIIe	id............	**Douvillé.**
VIe, VIIe et XVe	id............	**Bourdon.**
IXe, et XVIIIe	id............	**Hervé de Lavaur.**
XIIe et XXe	id............	**De Séré.**

MÉDECINS INSPECTEURS SUPPLÉANTS.

MM. **Dallais, Philippaux.**

MÉDECINS DE L'ÉTAT CIVIL.

Ier arrondissement	MM.	Blumenthal, Picard, Girard.
IIe	id	Villette, Voelker.
IIIe	id	Lhuillier, Peutray, O. Lhuillier, Roussel.
IVe		Davesne, Ballet, Moretin, Moret.
Ve	id	Deleschamps, Moathus, Arnould. Vimont.
VIe	id	Mathieu-Sicaud, Monceaux, Paillet, Vallienne, Faure, Grenet, Thévenod.
VIIe	id	
VIIIe arrondissement	MM.	Dal Piaz, Poirier, Raymond.
IXe	id	Diéder, Naret, Rousseau.
Xe	id	Croizeau, Gauchet, Grammaire, Labarraque.
XIe	id	Leménager. Mouton, Richet.
XIIe	id	Andrieux, Monribot, Robin.
XIIIe	id	Mallet, Sénéchal, Volland.
XIVe	id	Lecoq, Thelmier, Lœwenhard, Roubaud, Benard.

XVe id Fouques, Leboucq, Salès, Pellieux.
XVIe id Pinel, Guède.
XVIIe id Baldy, Gasne, Testaud, Andrey, Baldou, Maugin.
XVIIIe id Briguel, Willette, Dubroca, Fourès, Landur, Latour de Lordes, Laurans.
XIXe id Albert, Courtois, Marty, Savornin fils, Pivion.
XXe id Bauchet, Bayle, Métivier, Daumas, Miguet.

MÉDECINS DE LA COMPAGNIE DES OMNIBUS

Médecins pour Paris. — MM. **Gontier**, **Legras** et **Moreau**.
Médecins pour la banlieue. — MM. **Josias**, **Lebel**, **Pirault des Chaumes**, **Soudry**.

COMMISSION DES LOGEMENTS INSALUBRES

Président. — M. **le Préfet de la Seine**.
Président délégué. — M. **Bidault**, conseiller de préfecture.
Vice-présidents. — MM. **Cartier**, **Devillebichot**, **Landois**.
Sécrétaires. — MM. **Collin**, **Dubuisson**, **Leroux**.

MEMBRES.

MM.

Allard, archit., r. de Trévise, 35.
Arnold, architecte, boul. Voltaire, 242.
Bonnamaux, architecte, rue de Dunkerque, 53.
Bouhon, adm. du bur. de bienf.
Buisset, architecte, r. d'Ulm, 38.
Cartier, architecte, boulevard Henri IV, 27.
Cassanas, architecte-vérificat., rue des Gardes, 6.
Charpentier, doc. en méd., med. adj. résidant à l'hosp. de la Salpêtrière.
Collin, artiste-peintre, rue de Rennes, 152.
Decron, architecte, rue de la Chaussée-d'Antin, 38.

MM.

Delaunay, licencié en droit, docteur en méd., boulev. Magenta, 95.
Devillebichot, avocat, rue Boursault, 49.
Du Mesnil, méd. de l'as. de Vincennes, rue du Cardinal-Lemoine, 14.
Fouqué, membre de l'Institut, prof. au Collège de France, rue Humbolt, 23.
Gilet-Vital, ingénieur civil, quai Jemmapes, 74.
Grandpierre, vice-président du Cons. des Prud'hommes (métaux), boul. de Belleville, 64.
Hudelo, ingénieur civil, quai de Béthune, 14.

MM.

Landois, docteur en médecine, r. d'Angoulême-d-Temple, 18.

Leguay, architecte, rue de la Sainte-Chapelle, 3.

Leroux, architecte, rue Peyronnet, 149.

Maugin, docteur en médecine, avenue Carnot, 26.

MM.

Napias, docteur en médecine, rue du Rocher, 68.

Perrin (E.-R.), docteur en méd., rue de Saintonge, 66.

Radoux, architecte, rue du Faubourg Poissonnière, 156.

Schaere, rue Berthollet, 17.

Sinaud, arch., b. Ornano.

Vielard, archit., r. Blanche, 72.

M. **Jourdan**, chef des bureaux des logements insalubres à la Préfecture de la Seine.

PREFECTURE DE POLICE

ORDONNANCE DE POLICE

DU 8 JUILLET 1804 (pour Paris)

Les inhumations ne peuvent, dans aucun cas, être faites que sur l'avis des médecins ou chirurgiens qui ont suivi la maladie, ou ceux qui sont préposés à la visite des décédés; cet avis est transmis à l'officier de police et à l'officier de l'état civil.

Aucune autopsie ne peut être faite sans le consentement de la famille et sans que le médecin opérateur en ait préalablement prevenu l'officier de police.

Les rapports des médecins chargés de constater le décès doivent contenir avec la plus grande précision, les renseignements suivants :

1° Les nom, prénoms de la personne décédée;

2° Le sexe et l'état civil;

3° L'âge;

4° La profession ou celle des parents;

5° La date du décès, mois, jour et heure;

6° Le quartier, la rue et le numéro du domicile;

7° L'étage et l'exposition:

8° La nature de la maladie;

9° S'il y a lieu à l'autopsie, les motifs qui peuvent la déterminer;

10° Les causes antécédentés et les complications survenues;

11° La durée de la maladie;

12° Les noms des personnes qui ont donné des soins aux malades;

13° Les noms des personnes qui ont fourni les médicaments nécessaires;

14° Noter très exactement la position dans laquelle on aura trouvé le cadavre; faire mention s'il a été dérangé de son lit mortuaire, ou bien s'il a été enseveli ou s'il a subi d'autres opérations, telles que division des téguments, autopsie ou moulage.

ARRÊTÉ

DU PRÉFET DE LA SEINE, RELATIF A L'AUTOPSIE DES CADAVRES
(Du 14 décembre 1821)

Art. 1er. — Il ne pourra être procédé, même sur la réquisition des particuliers, à l'ouverture d'un cadavre qu'après la vérification légale du décès.

CONSEIL D'HYGIÈNE ET DE SALUBRITÉ

COMPOSITION DU CONSEIL

M. le **Préfet de police**, président.
M. **Riché** (Alfred), vice-président annuel.
M. **Patin**, secrétaire.

MEMBRES TITULAIRES

MM. **Alexandre**, chef du service vétér. sanit. de la Seine;
Alphand, inspecteur général des Ponts et Chaussées, directeur des travaux de Paris aux Tuileries;
Dr **Béclard**, doyen de la Faculté de médecine;
Bezanoou, chef de la 2e division;
Dr **Bouchardat**, professeur à la Faculté, membre de l'Académie de médecine;
Dr **Levraud**, membre du Conseil général;
Dr **Bourgoin**, membre de l'Académie de médecine;
Boussingault, membre de l'Institut;
Dr **Brouardel** (P.), membre de l'Academie de médecine;
Chatin, directeur de l'Ecole supérieure de pharmacie, membre de l'Institut et de l'Académie de médecine;
Dr **Colin** (Léon), professeur de l'École du Val-de-Grâce;
Desaiu, architecte en chef à la Préfecture de police;
Dr **Dujardin-Beaumetz**, membre de l'Académie de médecine;
Dr **Frère**, membre du Conseil genéral;
Faucher (Léon), ingénieur;
Dr **Gautier** (Armand), membre de l'Académie de médecine;
Goubaux (Arm.), membre de l'Académie de médecine;
Dr **Hardy** (E.), chef des trav. chim. à l'Acad. de médec.
Julien, ingénieur des mines;
Lax, ingénieur en chef des Ponts et Chaussées;

Dr **Jungfleisch**, membre de l'Académie de médecine ;
Dr **Lagneau**, membre de l'Académie de médecine ;
Dr **Lancereaux**, médecin des hôpitaux, membre de l'Académie de médecine ;
Dr **Larre** (baron), membre de l'Institut ;
Dr **Legouest**, membre de l'Académie de médecine ;
De Luynes, professeur au Conservatoire des Arts et Métiers;
Dr **Ollivier**, agrégé à la Faculté, médecin des hôpitaux ;
Pasteur, membre de l'Institut ;
Patin, chef du bureau sanitaire ;
Pèligot, membre de l'Institut ;
Riche (Alfred), membre de l'Académie de médecine ;
Dr **Schutzenberger**, professeur au Collège de France ;
Du Souich, inspecteur général des Mines ;
Dr **Trélat**, membre de l'Académie de médecine ;
Troost, professeur à la Faculté des sciences ;
Gragnon, secrétaire général de la Préfecture de police;
Dr **Voisin**, médecin de la Salpêtrière.

MÉDECINS CHARGES DE LA VISITE DES ALIÉNÉS

INFIRMERIE SPÉCIALE DU DÉPÔT.

Legrand du Saulle, médecin en chef; **Garnier** (Paul), premier adjoint : **Féré** (Ch.), deuxième adjoint.

MÉDECINS-INSPECTEURS DES ASILES PRIVÉS.

MM. **Ollivier** (A.) et **Laborde**.

INSPECTEURS DES ASILES PUBLICS D'ALIÉNÉS

MM. **Blachez, Garnier, Legras, Ritti.** — MM. **Briand, Marchan** adjoints.

MÉDECINS-INSPECTEURS DES ENFANTS DU PREMIER AGE

MM. les docteurs **Picard, Thévenet, Blanche, Duvernet, Allix, Radou, Ley, Villeneuve, Vergne, Depasse, Josias, Jobbé-Duval, Du Mesnil.**

Adjoints. — MM. les docteurs **Campion-Ledé, Suberbie, Berthelot, Curie.**

Suppléants. — MM. les docteurs **Courmont, Ruelle, Los-**

talot-Bachoué, Soudée, Prengrueber, Vallois, Lenoix, Letulle, Moser, Le Baron, Dupré, Benoît, Guerrier, Mugnier.

Médecin-inspecteur chargé de la contre-visite des nourrices à la préfecture de police. — M. le Dr **Lacronique.**

Adjoint. — M. le Dr **Vincent.**

INSPECTION DES DÉPOTS ET FABRIQUES D'EAUX MINÉRALES

Médecins inspecteurs. — MM. **Calvo, Duprat, Huchard, Pietra-Santa.**

MÉDECINS DES PRISONS

Maison d'arrêt et de correction cellulaire. (Mazas.)

De Beauvais, médecin en chef.
Bergeron, médecin adjoint.
Fissiaux, médecin adjoint.

Dépôt des Condamnés. (Grande-Roquette.)

Ballue, médecin.
Jean, médecin adjoint.
N..., médecin adjoint.

Sainte-Pélagie.

Laugier, médecin en chef.
Haussmann, médecin adjoint.
De Latour de Lordes, méd. adj.
N..., interne en pharmacie.

Maison de justice. (Conciergerie.)

Materne, médecin.
Le Coin, médecin adjoint.

Dépôt près la Préfecture.

Voisin, médecin.
Ballet, Rol, Sclafer, Yves, adjoints.

Maison de répression de Saint-Denis.

Feltz, médecin.
Iszenard, médecin adjoint.

Maison d'Éducation correctionnelle. — (Petite-Roquette.)

Motet, médecin.
Guyard, médecin adjoint.
Nogaro, médecin adjoint.

Maison d'arrêt et de correction de Saint-Lazare.

PREMIÈRE SECTION.

Le Pileur, médecin

DEUXIÈME ET 3e SECTIONS.

Salubrité (vénériennes).

Boureau, médecin.
Cheron, médecin.
Leblond, médecin.
Guillaumet, médecin adjoint.
Obertin, médecin adjoint.
Lutaud, médecin adjoint.
Fauquez, médecin adjoint.
Chipier, médecin adjoint.
Sinety (de)., méd. adj.

MAISON D'ARRÊT ET DE CORRECTION DE LA SANTÉ

Médecin. — M. **Petit.**
Médecin-adjoint. — M. **Barrault.**

INFIRMERIE CENTRALE DES PRISONS DE LA SEINE ÉTABLIE A LA MAISON DE LA SANTÉ

Médecin. — M. Albert **Josias.**
Chirurgien consultant. — M. **Anger** (Th.).

DÉPOT DE MENDICITÉ DE LA SEINE ÉTABLI A VILLERS-COTTERETS (AISNE)

Médecin. — M. le Dr **Vendrand.**
Médecin adjoint. — M. le Dr **Brassard.**
Pharmacien. — M. **Poumerol.**

SERVICE DE SANTÉ DE LA POLICE MUNICIPALE

Médecin en chef. — M. **Nuzillat.**
Médecin en chef adjoint. — M. **Gillebert d'Hercourt.**
Médecin en chef honoraire. — M. **Coqueret.**
Médecin oculiste. — M. **Dehenne.**

MÉDECINS DIVISIONNAIRES.

MM.
Gillebert d'Hercourt.......... Ier et IIe arr. — Poste de la r.-de la Banque.
Vivien.......... IIIe et IVe arr. — Poste de l'Impr. nation.
Bertrand........ Ve et XIIIe arr. — Poste des Gobelins.
Venet........... VIe et XIVe arr. — Poste de la rue de l'Abbé-Grégoire.
Worbe.......... VIIe et XVe arr. — Poste du boul. Grenelle.
Bourgeois ...... XVIe arrond. — Poste central.
Jacquemard..... VIIIe et XVIIe arr. — Poste central.
Hervé de Lavaur IXe et Xe arr. — Poste central.
Barbé...... .... XVIIIe arrond. — Poste central.
Brulfert......... XIXe arr. — Poste central.
Carpentier-Méricourt.......... XXe arrond. — Poste central.

Luchesne....... XIe et XIIe ar. — Poste du boul. Diderot.
Médecins auxiliaires. — MM. Fabre, Gérard, Avezou, Redard Scheving fils, Simard, Demay, Ormières.
La visite a lieu à 9 h. du matin.

COMMISSION DES RETRAITES

MM. les Drs **Nuzillat, Lacronique, Passant.**

DISPENSAIRE DE SALUBRITÉ

Médecin en chef. — M. **Clerc.**
Médecin en chef adjoint. — M. **M. Passant.**
Médecins ordinaires. — MM. Augier, Caby, Chatillon, Commenge, Dal-Piaz, Darin, Davesne, Diéder, Jarriand, Jaubert, Landois, Lemoyne, Migon, Pouget.
Médecins adjoints. — MM. **Le Maguet, Calandeau. Descoust, Rodet, Le Noir, Piogey, Bureaux, Boussi, Roussy, Deleschamps.**
Médecin consultant. — M. **Ricord** (Philippe).

VILLA PENTHIÈVRE

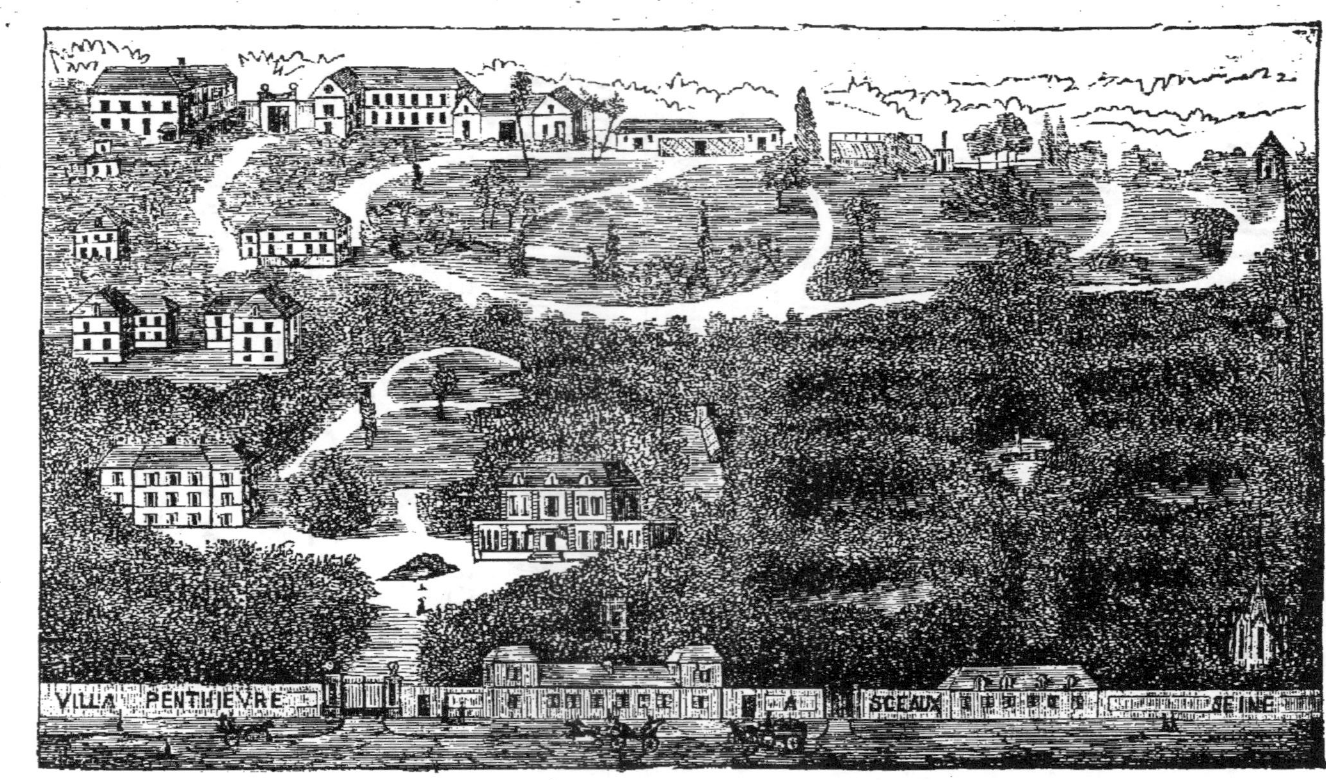

CHLORAL PERLÉ LIMOUSIN

Hydrate de chloral en capsules dragifiées, le flac. de 40 drag. de 25 c. 3 fr. Sous cette forme, pas de mauvais goût, pas de constriction à la gorge. Dosage rigoureux du médicament.

SIROP DE CHLORAL DE LIMOUSIN. — 1 gramme d'hydrate de chloral par cuillerée à bouche (3 fr. le flacon de 250 gr.)

OXYGÈNE

Asphyxie, Asthme, Chlorose, Diabète, Dyspepsie, Scrofules, Convalescences, etc.

APPAREIL
COMPLET
pour fabriquer soi-même et respirer le gaz oxygène

—

PRIX :
130 fr.

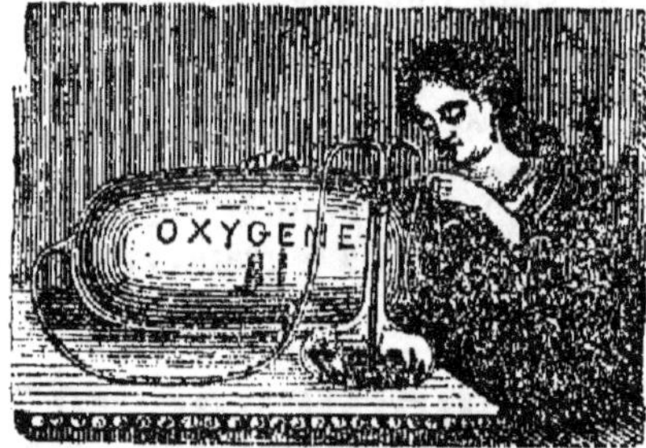

INHALATEUR
LIMOUSIN
50 fr.
LOCATION
pour Paris
5 fr.
PAR SEMAINE
Province port et emballage en plus
GAZ
10 c. le litre.

EAU GAZEUSE LITHINÉE
Prix. 1 fr : 25 (0 gr. 50 carbonate de Lithine par bouteille).

CAPSULES TÆNIFUGES (*Extrait éthéré de fougère mâle et calomel*)

Ces Capsules, préparées selon la formule du Dr Créqny (0,50 d'extrait et 0,05 de calomel par capsule), se prennent habituellement le matin à jeun, une à une, toutes les 5 minutes. Dose : 16 capsules pour un adulte. — Il est bon de faire un repas léger le soir du jour qui précède l'administration du médicament — Le Tænia est presque toujours expulsé avec la tête une ou deux heures après l'ingestion de la dernière capsule. — **LE FLACON de 16 capsules, 7 francs.**

COMPTE-GOUTTES TITRÉ DE LIMOUSIN

Ce Compte-gouttes est indispensable pour le dosage de tous les médicaments actifs.

Suivant les indications données par M. Lebaigue, dans son intéressant travail sur les gouttes, le tube de cet instrument a une section de 3 millimètres, et il donne des gouttes toujours égales du poids de 5 centigrammes avec l'eau distillée.

Chaque instrument est accompagné d'un tableau indiquant le rapport du poids à la goutte pour les principaux médicaments.

Prix avec l'étui : 1 fr. 50

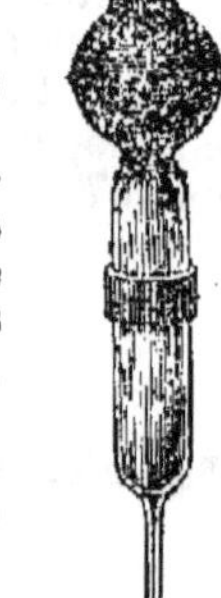

Ce même Compte-gouttes gradué à 1 ou 2 cent. cubes pour remplacer les burettes graduées. (*Voir le travail du Dr Bonhomme, Répertoire de pharmacie* 1874, 10 février. — **Prix : 2 francs.**

S. LIMOUSIN, ✠, pharmacien, 2 *bis*, rue Blanche, à Paris. *Dépôt chez les principaux pharmaciens et droguistes*

M^ON^ LE BELLEGUIC

ORTHOPÉDISTE MÉCANICIEN

BANDAGISTE B. S. G. D. G.

68, Rue d'Aboukir, 68

Fournisseur des hôpitaux et, depuis 1848, à l'Administration générale de l'Assistance publique, des appareils orthopédiques destinés aux indigents du département de la Seine.

Price Medal à l'Exposition universelle de Londres, 1862, pour les perfectionnements qu'il a apportés dans les appareils de traitement orthopédique.

MÉDAILLE D'ARGENT A L'EXPOSITION UNIVERSELLE DE 1867.

Inventeur de la jambe artificielle pour la désarticulation de la cuisse (coxo-fémoral), fonctionnant par l'emploi d'un caleçon en peau de daim.

Breveté pour un nouveau bandage qui a été expérimenté dans les hôpitaux, et dont le succès a été apprécié par plusieurs professeurs.

Fabrique spéciale d'appareils orthopédiques, membres artificiels, — appareils pour le traitement des pieds bots. Ceintures à inclinaison, corsets pour le mal de Pott. Corset d'attitude et dissimulateur à tuteurs aléraux et bartettes, apprécié par le Corps médical, tant par ses succès que par son application simple et facile.

Ceintures hypogastriques et de tous genres, bandages, béquilles, bas pour varices, etc.

INVENTEUR D'UN NOUVEL APPAREIL

SOUTIEN HYGIÉNIQUE

Modèle déposé et Breveté en France et à l'Étranger

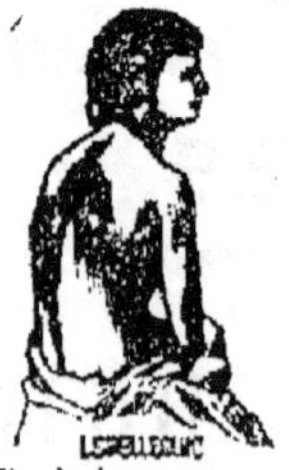

Vu de dos sans app.

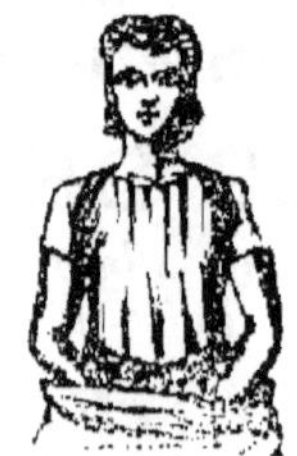

Vu devant avec app.

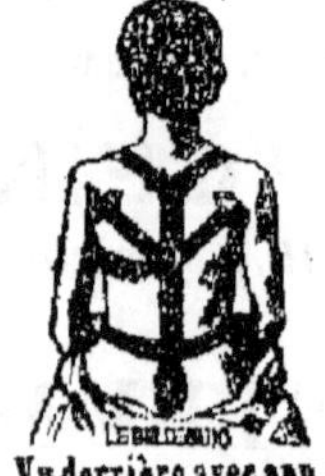

Vu derrière avec app.

Le soutien hygiénique est destiné à combattre les voussures de la colonne vertébrale, souvent déterminées par des dispositions natives à certaines maladies, **phthisie, diverses affections de l'estomac tendance à la déviation de la colonne vertébrale,** etc., etc. Aussi le recommandons-nous à MM. les Docteurs, comme indispensable pour les sujets faibles et prédisposés à la voussure dorsale.

Une notice sera envoyée gratuitement à MM. les Médecins qui en feront la demande.

Aucun dépôt en France.

TABLE DES MATIERES

	Pages.
Académies et Sociétés savantes	617
Académie des sciences	617
— de médecine	622
Aliénés (Inspection générale du service des)	642
— (Médecins chargés de la visite des)	702
Amphithéâtre d'anatomie des hôpitaux de Paris	682
Assistance publique	680

	Pages
Association des médecins de la Seine....................	639
— générale de prévoyance et de secours mutuels des médecins de France..................	636
— générale des pharmaciens de France........	593
— mutuelle des médecins aliénistes de France.	640
Avis de l'éditeur	1
Bandages Pissot-Bourcy. (Voy. Annonces).	
Bibliothèque de la Faculté de médecine..	578
Bourboule (la). (Voy. Annonces).	
Bureau central d'admission dans les hôpitaux..........	681
Bureaux de bienfaisance (Médecins des)..............	692
Calendrier	3
Chambre syndicale des instruments et appareils de l'art médical..	627
Chemins de fer (Médecins des)....................... ..	623
Chloral Limousin (V. Annonces).	
Clin et Cie (Produits du docteur) (Voy. Annonces).	
Cliniques de la Faculté de médecine.................	578
Clinique d'accouchement et de gynécologie............	686
Collège de France	615
Colonies (Liste des)	531
Comité consultatif d'hygiène publique de France.......	654
Commission des retraites..................................	705
Conseil de santé des ports sans école..................	678
— de santé des armées.................................. ..	649
Conseil d'hygiène publique de salubrité	701
— supérieur de santé de la marine	706
Contrexéville (Voy. Annonces).	
Coqueluche..............	4
Décès (Service de la vérification des)................	698
Dispensaire de salubrité...................................	705
Docteurs du département de la Seine (liste générale)....	27
Eaux minérales (Inspection des dépôts et fabriques d')...	703
— Médecins (inspecteurs et consultants des).	658
Ecole pratique de dissection et d'opérations chirurgicales	583
— militaire supérieure....................................	673
— d'application de médec. et de pharmacie militaires	672
— d'application de Fontainebleau..................	675
— militaire de Saint-Cyr.	676

Pages.
Ecoles de médecine navale. 675
Ecole et hôpital dentaires de Paris. (Voy. Annonces.)
Ecoles préparatoires de médecine et de pharmacie..... 598
Alger 598
Amiens 599
Angers 600
Arras.......... 600
Besançon 601
Caen.......... 601
Clermont-Ferrand.......... 601
Dijon 602
Grenoble.......... 603
Limoges 564
Marseille.......... 604
Nantes.......... 605
Poitiers 606
Reims.......... 607
Rennes.......... 607
Rouen 608
Toulouse.......... 609
Tours.......... 609
Ecole supérieure de pharmacie de Paris.......... 610
— — — de Montpellier.......... 612
— — — de Nancy.......... 613
Ecoles vétérinaires.......... 655
— — d'Alfort 656
— — de Lyon.......... 657
Ecole vétérinaire de Toulouse.......... 657
Embaumements. 6
Enfants du premier âge (Comité supér de protection des). 646
Enfants du premier âge (Médecins-inspecteurs des) 702
Epidémies (Médecins des).......... 697
Etablissements de bienfaisance (Inspection générale des) 642
— qui relèvent du Ministère de l'Intérieur... 647
Etat-major du gouvernement militaire de Paris.......... 675

Faculté de médecine de Paris.......... 578
— — de Montpellier.......... 591
— — de Nancy.......... 593
— mixte de médecine et de pharmacie de Bordeaux 595
— — — — de Lille 596
— — — — de Lyon.... 597
— des sciences 615

Gardes-malades.......... 158
Grande chancellerie de la Légion d'honneur.......... 676
Grillages en fils de fer galvanisé 217

Pages.
Asile de la Providence........ 651
— de Vincennes........ 650
— du Vésinet........ 650

Hernies (contention des) Fichot. (Voy. Annonces).
Hôpitaux et hospices........ 682
Hôpital Andral........ 688
— Beaujon........ 685
— Cochin........ 685
— de la Charité........ 683
— de la Pitié........ 683
— de Lourcine........ 687
— de Rothschild........ 654

Hôpital des Enfants........ 686
— du Midi........ 686
— Laennec........ 684
— Lariboisière........ 684
— Maternité........ 687
— militaire du Val-de-Grâce........ 673
— — de Vincennes........ 674
— — du Gros-Caillou........ 674
— — Saint-Martin........ 674
— Necker........ 684
— Saint-Antoine........ 685
— Temporaire........ 691
— Trousseau........ 686
— Saint-Louis........ 685
— Tenon........ 684
— Bichat........ 688
Hospice de la Reconnaissance........ 694
— de Larochefoucauld........ 690
— de la Vieillesse (femmes)........ 689
— de la Vieillesse (hommes)........ 689
— des Enfants assistés et orphelins........ 688
— des Incurables........ 689
— des Ménages........ 690
— des Quinze-Vingts........ 647
— Devillas........ 690
— du Mont-Genèvre........ 652
— Saint-Michel........ 694
Hôtel Dieu........ 683
Hôtel des Invalides........ 675

Infirmerie Marie-Thérèse........ 651
Institut orthopédique (docteur Apolinario) (Voy. Annonces).
Institution des Bègues de Paris........ 648

Pages

Institution des jeunes aveugles........................ 649
— des sourds-muets........................ 649
— des sourds-Muets de Chambéry.............. 649
— des sourdes-muettes de Bordeaux........... 649
Imprimerie nationale........................ 618
Inspection des dépôts et fabriques d'Eaux minérales 614
Internat en pharmacie des hôpitaux de Paris........... 613

Maison d'accouchements........................ 683
— des dames diaconnesses........................ 652
— de Charenton........................ 548
— de santé, rue de Picpus........................ 688
— de Sainte-Périne et maison Chardon-Lagache.... 690
— de santé des religieux hospitaliers de Saint-Jean de Dieu........................ 652
— municipale de santé.. 688

Laboratoires 547
Légion d'honneur à Saint-Denis (Maison de la).......... 675
Listes générales des départements 217
— par rues des médecins et pharmaciens de la Seine 461
Logements insalubres (Commission des)............... 699

Moniteur de l'hygiène publique (Voy. Annonces).
Magasin central d'alimentation........................ 691
Maïzaline........................ 171
Masseurs et ventouseurs........................ 158
Médecine (Enseignement de la)........................ 577
Médecins. Promotion 1884-85 dont les adresses ne sont pas parvenues........................ 160
Médecins inspecteurs des écoles et salles d'asile communales de la Ville de Paris........................ 696
Médecins sanitaires en Orient........................ 657
Ministère du commerce........................ 654
— de la guerre........................ 669
— de la marine et des colonies........................ 676
— de la justice........................ 668
— de l'instruction publique 577
— de l'intérieur 635
— des affaires étrangères........................ 680
— des finances 680
— des postes et télégraphes.... 680
— des travaux publics........................ 679
Musée Dupuytren 578
— Orfila........................ 578
Muséum d'Histoire naturelle........................ 614

Page

Octroi de Paris (Médecins de l') 698
Officiers de santé et dentistes (Liste des) 145
Omnibus (Médecins de la Cie des) 699

Parisienne (la) 24
Pastilles Kupfer 5
Pepsine Boudault 2
Perles antinévralgiques 4
Pharmacie centrale 682
Pharmacie centrale des hôpitaux militaires 674
— (Enseignement de la) 610
Pharmaciens du département de la Seine (Liste des) 129
Pilules suisses 1
Pin d'Autriche 2
Police municipale (Service de santé de la) 704
Préfecture de police 700
— du département de la Seine 680
Principales spécialités de la pharmacie normale 29
Prisons militaires et dépôts de recrutement de la Seine 676
Prisons (Médecins des) 703
Progrès de la thérapeutique en 1885, par le docteur Dupouy 7

Sages-femmes (Principales) 155
Salamandre (la) 70
Santé (maison d'arrêt et de correction de la) 704
Service sanitaire du littoral 654
Salubrité (Inspection générale de la) 698
Société anatomique 629
— botanique de France 632
— centrale de médecine vétérinaire 637
— chimique 632
— clinique de Paris 634
— d'anthropologie 632
— de biologie 630
— de chirurgie de Paris 624
— de médecine de Paris 626
— de médecine légale 630
— de médecine pratique 629
— de médecine publique et d'hygiène professionnelle 633
— d'émulation pour les sciences pharmaceutiques 633
— de pharmacie 632
— de prévoyance des pharmaciens de la Seine 641
— des médecins de l'état civil 627
— des médecins des bureaux de bienfaisance 627
— de thérapeutique 631

Pages.
— d'hydrologie médicale.............................. 631
— française d'hygiène.............................. 634
— médicale de l'Elysée.............................. 634
— médicale de l'Opéra.............................. 634
— médicale des hôpitaux de Paris.............................. 625
— médicale du Louvre.............................. 632
— médicale du Panthéon.............................. 633
— médicale du XVIIe arrondissement.............................. 635
— médicale du XVIIIe arrondissement.............................. 635
— médico-pratique.............................. 629
— médico-psychologique.............................. 633
— philanthropique de Paris.............................. 694
Sociétés d'arrondissements.............................. 632
Sociétés médicales des départements.............................. 635
Soutien hygiénique.............................. 6
Statistique municipale (Service de).............................. 696

Théâtres (Médecins des).............................. 652
Tribunaux (Experts commis par les).............................. 668

Ver solitaire.............................. 25

Imprimerie Alcan-Lévy, 18, passage des Deux-Sœurs

NOUVEAU TRAITEMENT DES MALADIES DU CŒUR

Comme spécifique de ces affections, il existe une préparation qui donne les meilleurs résultats, ce sont les **DRAGÉES LE BRUN** *à la caféine iodoformée.* Nous ne pouvons en donner une meilleure preuve qu'en donnant ici quelques-uns des milliers de certificats envoyés à M. Le Brun par les Médecins qui les ont expérimentées, et qui ont été émerveillés de leur action.

12 février 1885.

M. Le Brun. — Je me suis bien trouvé de vos Dragées Toni-Cardiaques, mais c'est surtout sur une de mes clientes que les résultats ont été vraiment surprenants. Madame Massion, fermière à La Maladrerie près Caen, âgée de 80 ans d'une constitution forte mais affaiblie par l'âge, était atteinte depuis plusieurs mois de palpitations, oppression considérable et œdème des membres inférieurs. Le pouls dans certains moments se réduisait à un véritable tremblotement. Sur mon conseil, elle a fait venir par l'intermédiaire de son pharmacien un flacon de vos Dragées Toni-Cardiaques, et, en quinze jours, le résultat a été merveilleux car l'oppression est disparue, ainsi que l'œdème des extrémités inférieures, et le pouls est redevenu normal.

Je la soignais depuis fort longtemps par la digitale et les antispasmodiques sans aucun succès.

Veuillez agréer, Monsieur, ma considération la plus distinguée.

Dr Ch. LETELLIER, médecin de la Maison d'arrêt à Caen.

P. S. — Vous pouvez faire l'usage que vous jugerez convenable de ma lettre.

2 juin 1885. — Monsieur Le Brun,

Pendant quelques semaines, j'ai traité par tous les moyens ordinaires un homme de 32 ans, atteint d'asystolie cardiaque et en proie à toutes les complications de cette situation morbide grave, sueurs, essoufflements, sans pouvoir obtenir le soulagement désiré. C'est alors que je me suis décidé à employer vos Dragées Toni-Cardiaques, et je dois vous dire ici qu'elles m'ont réussi au delà de mes espérances ; je demeure convaincu de la valeur thérapeutique de votre précieux médicament et, ce sera avec la plus entière confiance, que je l'ordonnerai désormais dans ma clientèle.

Dr YVES FICHON, lauréat de l'École de Médecine.
Médecin consultant à Erquy-sur-Mer (Côtes-du-Nord).

4 juin 1885. — Monsieur Le Brun,

J'ai fait prendre vos Dragées Toni-Cardiaques à un vieillard atteint d'insuffisance aortique avec asystolie, enflé depuis les pieds jusqu'à la région épigastrique, immobilité presque absolue, gêne respiratoire, etc., etc. Sous l'influence de votre médicament, l'émission de l'urine est devenue beaucoup plus abondante et j'ai assisté pendant quelques jours à de l'amélioration, mais passagère, car la famille de mon client n'ayant pas voulu faire le sacrifice d'acheter votre produit, j'ai dû revenir à la digitale, et mon malade est décédé. En somme, je crois que votre médicament peut rendre aux praticiens de sérieux services et je vous autorise à vous servir de ma lettre, dont je confirme le contenu en honneur et conscience, en vous priant d'agréer mes salutations empressées.

Dr J. DURIEUX, à Juillac (Corrèze).

7 juillet 1885 — Monsieur Le Brun,

J'ai employé vos Dragées Toni-Cardiaques dans un cas d'insuffisance mitrale chez une personne ne pouvant supporter la digitale. Ma malade a éprouvé une amélioration sérieuse et vos Dragées Toni-Cardiaques à base de caféine et d'iodoforme ont, certes, agi beaucoup plus efficacement que la caféine pure chez ma malade qui prenait cependant auparavant des doses assez fortes de ce médicament. Agréez, Monsieur, mes salutations empressées.

LETORT, médecin, à Bierné (Mayenne).

www.ingramcontent.com/pod-product-compliance
Lightning Source LLC
LaVergne TN
LVHW011115230826
846092LV00001BB/7

9782329707419